常见危重症病例集

百例诊治与精析

方　堃　龚仕金　主编

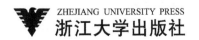

浙江大学出版社

图书在版编目(CIP)数据

常见危重症病例集:百例诊治与精析 / 方堃,
龚仕金主编. —杭州:浙江大学出版社,2019.8
(2023.7重印)

ISBN 978-7-308-18771-8

Ⅰ.①常… Ⅱ.①方… ②龚… Ⅲ.①急性病—诊疗
—病案 ②险症—诊疗—病案 Ⅳ.①R472.2

中国版本图书馆 CIP 数据核字(2018)第 283470 号

常见危重症病例集:百例诊治与精析

方　堃　龚仕金　主编

策　　划　张　鸽

责任编辑　张　鸽　代小秋

责任校对　季　峥

封面设计　雷建军　黄晓意

出版发行　浙江大学出版社

（杭州市天目山路 148 号　邮政编码 310007）

（网址:http://www.zjupress.com）

排　　版　杭州朝曦图文设计有限公司

印　　刷　广东虎彩云印刷有限公司绍兴分公司

开　　本　889mm×1194mm　1/16

印　　张　33

字　　数　1006 千

版 印 次　2019 年 8 月第 1 版　2023 年 7 月第 3 次印刷

书　　号　ISBN 978-7-308-18771-8

定　　价　228.00 元

浙江大学出版社市场运营中心联系方式:0571-88925591;http://zjdxcbs.tmall.com

《常见危重症病例集:百例诊治与精析》

编 委 会

主　　编:方　堃　龚仕金

副 主 编:潘孔寒　孙　静　任丹虹

学术秘书:李志会

编　委(按姓氏拼音排序):

方　堃　杭州市红十字会医院	孙　静　杭州市红十字会医院
龚仕金　浙江医院	孙磊明　杭州市红十字会医院
胡　炜　杭州市第一人民医院	唐卫东　杭州市富阳区第一人民医院
李国辉　杭州市红十字会医院	田　昕　浙江省丽水市中心医院
李志会　杭州市红十字会医院	魏安琪　杭州市红十字会医院
林乐清　杭州师范大学附属医院	杨　莹　杭州市第三人民医院
骆建军　中国人民解放军第 117 医院	杨　政　杭州市红十字会医院
马建忠　杭州市第一人民医院	张美齐　浙江省人民医院
潘孔寒　浙江大学附属邵逸夫医院	张思泉　杭州市西溪医院
任丹虹　杭州市红十字会医院	张伟文　浙江省衢州市人民医院
石占利　杭州市红十字会医院	章佳颖　杭州市红十字会医院
舒伟锋　杭州市红十字会医院	

编　者(按姓氏拼音排序):

蔡　玲　陈　君　陈学清　崇爱国　方红龙　何　鸣　洪本谷　胡建华

蒋永波　金　丹　郦航洋　林　玲　刘　贤　鲁海燕　麻建平　明自强

欧伟根　潘华飞　求沛锋　沈晓园　沈　晔　苏　俊　汤　蓓　唐坎凯

唐路平　唐文学　王丹琼　王剑荣　王　磊　王秋雁　王勇刚　吴晓平

吴云龙　徐　靓　徐善祥　杨善伟　杨雪林　余美红　曾小康　张　剑

郑　坚　郑　宇　周建仓　周可幸　周　玲　朱侠凯　朱　英　诸葛建成

序

在国外，重症医学是 20 世纪七八十年代创建的一门新兴临床学科。在国内，重症医学近 30 年来也得到了迅速发展，大大提高了对临床危急重症患者的抢救成功率，同时在应对自然灾害及突发事件中发挥了巨大的作用，挽救了众多危急重症患者的生命，学科影响力也不断攀升。

目前，全国很多二级以上医院设立了重症医学科，配备了先进的脏器监测及支持设备，开展对各种危急重症患者的救治工作。在学科发展壮大的同时，优秀重症医学专科医师仍相对短缺，重症医学基层从业医师的水平良莠不齐，因此对重症医学医师的规范培训及医师水平的提升迫在眉睫。

重症医学科最突出的特点是跨专业、多学科，所以需要高素质的医护人员。该学科患者病情复杂、变化迅速，医护人员需要第一时间做出判断，动态观察，并及时调整治疗方案，才能赢得抢救时机。这对工作在临床一线的各级医务人员提出了更高的要求，他们亟须更新知识及提高技能，同时也亟须借鉴别人的经验和教训。本书以此为出发点，积极收集临床常见的危急重症病例，注重诊断、临床思维、病理生理过程分析及治疗处理，由有近 30 年重症医学临床工作经验的方堃主任和龚仕金主任共同主编，编委和编写团队悉心编纂而成。

本书编委及病例撰写者都是具有多年重症医学专业工作经验的临床一线医生，他们结合自己的实际工作及最新的理论知识，回顾性总结了一些临床常见、自己又有切身体验的危急重症相关病例，通过详尽地介绍病史，逐步展示诊疗过程，阐述临床思路，系统地剖析疾病相关知识点，扼要地总结经验教训，以期达到提升重症医学基层从业医生临床水平的目的。

他山之石，可以攻玉。每一个病例都是一个故事，背后更有艰辛和泪水，当然也有喜悦，更可供借鉴。依此体例编写的病例集在重症医学领域并不多见，读后令人耳目一新。相信本书的出版必将为临床各科人员尤其重症医学科及急诊科的医务工作者提供帮助，使其拓宽视野、提升临床水平，同时造福广大危急重症患者。

严静

2019 年 6 月 28 日

前　言

重症医学是近 30 年来迅速发展起来的医学新学科。重症监护病房(Intensive care unit,ICU)的医护人员每天面对的是各种病情严重复杂的患者,而此类患者具有病情进展迅速、合并多种基础疾病、涉及多个系统、易出现复杂并发症等特点。患者在 ICU 不仅需要获得监护与支持,而且需要病因诊断与综合治疗。ICU 医护人员不仅需要透彻理解疾病过程的病理生理,而且需要重症临床思维和临床经验。我国 ICU 医师队伍普遍年轻,也不断有新人加入。在面对复杂而又危重的病情时,ICU 医师需要有快速准确地判断和采取治疗的能力,但这有时是非常困难的。为了互增临床经验,拓展重症疾病的诊断思路,我们在众多同道的支持和帮助下,历时 5 年,悉心收集临床常见的典型重症病例,精心编纂成书,供重症医学临床医师,尤其是年轻医师阅读,也可供相关专业医师参考阅读。

本书涉及感染与脓毒症,呼吸、循环、神经系统重症,血管性疾病,严重创伤,横纹肌溶解综合征,急性中毒,高脂血症性胰腺炎,产科重症及其他重症等 105 个临床常见的危急重症病例。本书所选择的为 ICU 或急诊治疗抢救成功的危急重症病例,或虽然抢救失败但其反映的问题对临床医师有一定借鉴作用的病例。对每个病例的分析都是在临床病例资料的基础上,评估病情严重程度并判断当前亟须解决的问题,理清诊疗思路,从病例及疾病两个层面进行剖析并总结经验教训。希望临床医生通过对某个病例的学习,可以对该疾病有一个比较全面的认识,并对其合并某些情况进行分析和判断,在错综复杂的临床表现中快速抓住主要矛盾或矛盾的主要方面并做针对性的处理。

病例集的编写有其特殊性,有些病例可能是回顾性的总结和分析,有可能存在某些临床资料的缺失,也可能存在某些治疗方案或措施不恰当的问题。此外,由于危急重症常同时累及多个系统,所以在章节划分时出现困难;反过来,不同病例也常有相同或相似的临床表现,在疾病层面剖析中难免会有内容的重复。又因编写过程历时较长,所以有些观点难免与当下最新的理念有所出入。由于水平有限,编写经验不足,书中难免有不当或疏漏之处,恳请前辈、同行和读者们指正。

作为主编,我们衷心感谢各位编委和编者的辛勤付出,特别感谢严静教授在本病例集编写过程中所给予的指导并作序。

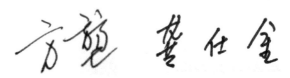

2019 年 5 月 18 日于杭州

目　　录

第一章 感染与脓毒症

概　论

■■■ 定　义 ■■■

一、感　染

感染是指病原微生物、潜在病原微生物或其毒素侵入机体,引起机体组织局部或全身炎症反应的过程。需要强调的是,临床上许多感染可能无法获得病原微生物的证据。

二、脓毒症

脓毒症是指由感染所导致的生理、病理和生物化学异常的综合征,是影响公众健康的一个重大问题。根据 Sepsis 3.0,脓毒症为机体对感染的反应失调而导致的危及生命的器官功能障碍。

三、感染性休克

感染性休克是指存在循环和细胞代谢紊乱,且严重到足以增加患者死亡率的一种脓毒症。诊断标准为在脓毒症的基础上伴有持续性的低血压,尽管接受了充分的液体复苏治疗,但仍需要使用升压药以维持平均动脉压(Mean arterial pressure,MAP)≥65mmHg,且血乳酸水平>2mmol/L。

■■■ 诊 疗 思 路 ■■■

一、确定患者有无感染

由于 ICU 患者常常无法提供主诉,所以临床医生需要根据患者临床表现、实验室检查及影像学检查来全面评估是否存在感染。感染的临床表现包括非特异性全身炎症反应、相应感染部位特异性的体征,以及感染进展后出现的休克、进行性器官功能障碍等。

（一）非特异性全身炎症反应

非特异性全身炎症反应有发热(体温>38℃),低体温(体温<36℃),心率>90 次/min,呼吸急促(呼吸频率>20 次/min),精神状态改变,明显水肿或液体正平衡(24h 超过 20mL/kg),高血糖症(血糖水平>140mg/dL 或 7.7mmol/L)且无糖尿病病史。

（二）感染部位特异性体征

感染部位特异性体征如下。

若有咳嗽、咳痰、胸痛、呼吸困难、低氧等呼吸道症状,则需考虑呼吸道、胸膜相关感染。

若有腹痛、腹泻、呕吐、黄疸等消化道症状,则需考虑腹腔感染。

若有神志改变、头痛、恶心、呕吐,则需考虑中枢神经系统感染。

若有尿频、尿急、尿痛、血尿、腰痛等泌尿系统症状,则需考虑泌尿系统感染。

手术后患者若在1~4周出现发热伴有切口部位化脓,则需考虑术后感染。

若有发热伴动静脉置管穿刺点的脓性渗出,则需考虑导管相关性感染的可能。

若有发热、寒战伴新出现的心脏杂音,则需考虑感染性心内膜炎。

若皮肤有破溃及红肿热痛表现,则需考虑皮肤软组织感染。

(三)休克及器官功能障碍表现

1.血流动力学改变

血流动力学改变表现为低血压(SBP<90mmHg,MAP<70mmHg,或成年人 SBP 下降幅度超过 40mmHg 或低于年龄段正常值两个标准差)。

2.器官功能障碍指标

器官功能障碍指标如下。

(1)动脉低氧血症(PaO_2/FiO_2<300)。

(2)急性少尿,即使给予足够的液体复苏,尿量仍然低于 0.5mL/(kg·h)且至少持续 2h。

(3)血肌酐水平上升大于 0.5mg/dL 或 44.2μmol/L。

(4)凝血功能异常(国际标准化比值>1.5 或活化部分凝血活酶时间>60s)。

(5)肠梗阻(肠鸣音消失)。

(6)血小板减少(血小板计数<100×10^9/L)。

(7)高胆红素血症(血浆总胆红素>4mg/dL 或 70μmol/L)。

3.组织灌注指标

组织灌注指标如下。

(1)高乳酸血症(乳酸水平>2mmol/L)。

(2)毛细血管再充盈时间延长或皮肤出现花斑。

(四)实验室检查

1.外周白细胞计数及分类

外周血白细胞是临床初步鉴别感染与否的最基本、最常用的指标,主要观察白细胞计数及分类比例。感染经常伴有白细胞增多,但是对于严重的全身性感染,白细胞计数也可能正常甚至低于正常范围。因其变化受诸多因素影响,特异性不高,故需结合临床表现及其他实验室指标综合判断。

2.C 反应蛋白

C 反应蛋白(C reactive protein,CRP)是急性时相反应蛋白之一,是一个敏感的炎症指标,常于疾病初发的 6~8h 开始升高,24~48h 达到高峰,升高幅度与感染或炎症严重程度呈正相关。CRP 检测快速、便捷,不受年龄、性别、贫血与否等因素的影响,且较白细胞计数变化更具有特异性。细菌感染时,血清 CRP 水平可呈中等至较高程度升高,80%患者的 CRP 水平超过 100mg/L,88%~94%患者的 CRP 水平超过 50mg/L。在有病毒感染时,CRP 水平多正常或轻度升高。但 CRP 的特异性并不高,其在许多非感染性疾病,如外伤、手术、心肌梗死、恶性肿瘤,特别是自身免疫性疾病患者中,也可显著升高。

3.降钙素原

降钙素原(Procalcitonin，PCT)是目前临床常用且参考意义较大的判断细菌感染的一个重要生物标志物，主要用于全身重症细菌感染的诊断，也可根据其动态变化判断感染的严重程度、治疗效果，评估预后并指导抗生素治疗的启动及停用。PCT在局灶性感染中往往正常或仅有轻度增高，因此不能作为细菌感染的唯一判断标准。但PCT在一些非细菌感染引起的发热中往往不会增高，因此可以作为发热时病原学及病因学判断的辅助指标。与其他标志物一样，临床在应用PCT时也要注意结合患者临床表现及联合其他生物标志物进行动态评价。

4.真菌感染相关生物标志物

(1)(1,3)-β-D-葡聚糖(BG)：在诊断侵袭性真菌感染(Invasive fungal infections，IFI)时，G试验具有较高的敏感性。若为阴性结果，则可较好地排除肺部真菌感染。但部分研究显示其阳性预测值较低，这可能与导致假阳性的各种因素有关，如输注白蛋白或球蛋白、血液透析、输注抗肿瘤的多糖类药物、使用磺胺类药物、外科手术后及标本接触纱布等。

(2)半乳甘露聚糖(Galactomannan，GM)试验：GM是广泛存在于曲霉和青霉细胞壁中的一类多糖。对于深部曲霉感染的患者，血清GM试验水平增高可比影像学诊断提前7d左右出现。动态监测重症感染患者GM试验水平，可有助于判断真菌播散程度、治疗反应和预后。

5.乳　酸

在全身性感染时，组织缺氧使乳酸生成增加。在常规血流动力学监测指标改变之前，组织低灌注和缺氧就已经存在，血乳酸水平已经升高，血乳酸水平升高与疾病严重程度密切相关。在发生感染性休克后，血乳酸水平>4mmol/L，病死率可达80%。因此，血乳酸水平可作为评价疾病严重程度和预后的重要指标之一。但引起高乳酸血症的因素有很多，仅监测血乳酸水平尚不能充分反映组织的灌注情况。动态监测血乳酸水平的变化对疾病预后的评价更有价值。

导致血乳酸水平升高的常见因素如下。

(1)氧输送不足(低氧血症，晚期心力衰竭，心源性或低血容量性休克，严重创伤)。

(2)脓毒症。

(3)儿茶酚胺过多(沙丁胺醇或肾上腺素输注，嗜铬细胞瘤)。

(4)乳酸清除减少(肝功能异常、肾功能衰竭)。

(5)糖原异生障碍(双胍类药物服用、酒精中毒)。

(6)ATP供给与需求的不平衡(剧烈运动、一氧化碳中毒)。

(7)肿瘤。

(8)代谢问题(维生素B_1缺乏、丙酮酸羧化酶缺乏)。

(五)病原体检查

对于可疑感染患者，应在应用抗生素之前留取血培养。如果当下无法获取标本，则及时应用抗生素更为重要。对所有可疑感染源均应留取标本进行培养，包括血、尿、脑脊液、伤口渗液、呼吸道分泌物等培养，但常规并不通过纤维支气管镜(简称纤支镜)或开放手术等有创操作来留取。培养的选择应来自对可疑感染源的临床判断，不建议没有目标地广泛留取培养，因为这有可能误导抗生素的选择。如果临床提示了明确的感染部位，则通常不需要对其他部位留取培养(血培养除外)。在留取标本与延误治疗的协调问题上，目前认为在45min内开启抗生素治疗，则为没有延误。

建议在给予新的抗生素前留取2套以上血培养(需氧瓶＋厌氧瓶)。研究显示，连续留取血培养以及在体温峰值时留取血培养并不能提高分离率。有相关指南推荐了留取培养和运送标本的具体方法。

当怀疑有导管相关性感染时，需从导管中留取1组血培养，同时留取1组外周血培养。根据两组血培养的阳性报警时间差(导管血报阳时间早于外周血 2h 以上),可确诊导管相关性感染。

当怀疑不是导管相关性感染而是其他部位感染时,至少从外周抽取 1 组血培养。抽血方案选择如下。①首选:所有血培养均为外周血,经静脉穿刺抽取;②次选:从导管抽血时,是从每个导管抽取 1 组,而不是从一个导管的多个管腔留取多组;③再次选:从一个导管的多个管腔抽取多组。

(六)影像学检查

合理应用胸部 X 线片、CT、超声、MRI 等影像学检查,以帮助寻找感染部位。

(七)其他检查

对于疑有结核病的患者,应做结核菌素试验(Purified protein derivative,PPD),及痰找抗酸杆菌、结核杆菌培养、血检抗结核抗体等检查。

对于疑有白血病、急性再生障碍性贫血、恶性组织细胞病、骨髓增生异常综合征的患者,应行骨髓穿刺检查。

对于经一般检查仍不能确认是否存在感染的患者,有时需取活检组织行病理学检查。

二、评估感染程度

(一)脓毒症

对于可疑或明确感染的患者,其序贯器官衰竭评估(Sequential organ failure assessment,SOFA)≥2 分,可诊断为脓毒症。

(二)感染性休克

感染性休克是存在循环和细胞代谢紊乱,且严重到足以增加死亡率的一种脓毒症。诊断标准是在脓毒症的基础上伴有持续性的低血压,尽管接受了充分的液体复苏治疗,但仍需要使用升压药以维持平均动脉压(MAP)≥65mmHg,且血乳酸水平>2mmol/L。

三、寻找感染部位

寻找可能的感染部位对感染源的控制及抗生素治疗是非常重要的。ICU 常见的感染原因包括:呼吸机相关性肺炎,导管相关性血流感染,手术部位感染,导尿管相关泌尿系统感染,腹腔感染,颅内感染,及以上原因或其他原因引起的血源性感染。

(一)呼吸机相关性肺炎

呼吸机相关性肺炎(Ventilator-associated pneumonia,VAP)是指气管插管或气管切开患者在接受机械通气 48h 后发生的肺炎。撤机、拔管 48h 内出现的肺炎仍属 VAP。机械通气超过 48h,或撤机、拔管 48h 内的患者若出现以下症状,则需要考虑 VAP:①胸部 X 线影像可见新发的或进展性的浸润阴影;②体温>38℃或<36℃;③外周血白细胞计数>10×10⁹/L 或<4×10⁹/L;④气管、支气管内出现脓性分泌物。早期病原学检查结果对 VAP 的诊断和治疗具有重要意义。在对疑诊 VAP 患者经验性应用抗生素之前,应留取标本行病原学检查。

(二)导管相关性血流感染

导管相关性血流感染(Catheter related blood stream infection,CRBSI)患者的表现可有:穿刺点蜂窝织炎或脓性渗出,菌血症,脓毒症(发热,心动过速,呼吸急促,白细胞计数上升),重症脓毒症(脓毒症伴有脏器功能不全)或脓毒性休克(如重症脓毒症伴休克)。在少数情况下,患者可表现为化脓性血栓性静脉炎,感染性心内膜炎,骨髓炎或迁徙部位有脓肿。

在对疑有 CRBSI 者应用抗生素之前需留取血培养,其中至少 1 份是经外周静脉穿刺获得的,另 1 份从可疑的导管内抽取。

在对中心静脉导管进行培养时,应培养其末端,而不是其皮下段。

以下任一条件符合即可确诊 CRBSI:①有一次半定量导管培养阳性(每导管节段≥15CFU)或定量导管培养阳性(每导管节段≥100CFU),同时至少一个经皮血液培养和导管末端培养获得同种微生物。②在定量血培养时,导管血培养结果是静脉血培养结果的 3 倍或 3 倍以上。③对于差异报警时间,导管血培养阳性的报警时间比静脉血培养阳性的报警时间早 2h 或 2h 以上。④外周血和导管出口部位脓性培养均呈阳性,并且为同一株微生物。

(三)导尿管相关性泌尿系统感染

导尿管相关性泌尿系统感染可表现为无局部症状的发热,也可表现为膀胱炎症状(发热、耻骨上疼痛、血尿、脓尿),肾盂肾炎症状(发热、寒战、腰痛、肋脊角压痛、恶心、呕吐)或尿脓毒症。

对于有尿路感染高危因素的患者(肾移植、粒细胞减少或近期有尿路手术/尿路梗阻的患者),如果有尿路感染的临床征象,则有必要进行相应的实验室检查。取尿液进行镜检、革兰染色和培养。

对于留置导尿的患者,不能从引流袋中取尿液,而应该从导尿管口留取。

为防止细菌繁殖,须在 1h 内将尿样送至实验室进行检验。如果送检时间大于 1h,那么需要将尿样冷藏处理(也可用防腐剂,但更推荐冷藏处理)。

对于留置导尿的患者,如果尿液培养的菌量大于 10^3 CFU/mL,就可确诊为菌尿或念珠菌尿。但即使培养出更多的菌量或者存在脓尿,也不能确定导管相关性菌尿或念珠菌尿是患者发热的原因。通常情况下,这不会引起发热。

如果怀疑患者存在导尿管相关的尿路源性的脓毒症,那么应将尿样进行离心和革兰染色,以助于识别病原菌和选择相应的抗感染治疗。

对于留置导尿者,不推荐采用快速试纸法来评估可能的导尿管相关性感染。

(四)手术部位的感染

对每一位术后发热患者都应考虑是否存在手术部位感染。大部分手术部位感染发生于术后 1～4 周,偶尔也可出现于术后 1 周或 1 个月。其临床表现及可能的病原菌与手术部位有关。

检查发热患者的手术切口,至少每日 1 次,注意有无红肿、化脓、压痛等症状。

如果疑有切口感染,则需要敞开切口,并送标本培养。

如果手术部位存在感染,那么需要从切口最深处或手术器官处取得脓液进行革兰染色和培养。组织活检或抽吸法取标本优于拭子法。

浅表手术切口感染的分泌物并不需要革兰染色和培养,因为敞开后引流以及局部切口的处理就已足够,并不一定需要抗生素治疗。不推荐进行浅表分泌物的拭子检查,因为其经常会被皮肤表面的细菌所污染。

烧伤创面的感染需按相应的指南来确定。

(五)中枢神经系统感染

对于新出现发热的患者,如果出现难以解释的意识改变或局部神经体征,那么在没有禁忌证的情况下,需要考虑行腰穿检查。

如果新近发热的患者出现新的局部神经体征,并提示有枕骨大孔以上水平的病变,那么在腰穿检查前常需行影像学检查。如果发现有肿块,那么需请神经内科或神经外科会诊,以确定最佳的诊断方法。

对于颅内有植入物的发热患者,需要从脑脊液池中抽取脑脊液进行检查。如果脑脊液流向蛛网膜下腔的通路被阻断,此时若仍然从腰大池抽取脑脊液,那么要谨慎考虑。

如果脑室置管的患者出现昏迷或脑膜炎体征，则应拔除引流管并进行导管尖端的培养。

对脑脊液需进行革兰染色和细菌培养，检测葡萄糖、蛋白质情况以及进行细胞计数和分类。根据患者病情，决定是否进行结核、病毒、真菌和脑瘤等的相关检查。

（六）胃肠道感染

如果患者 1d 内有 2 次以上的大便，而临床上又有艰难梭菌感染的危险因素，或者临床评估后提示有必要进行实验室检查，则应送 1 份粪便标本进行艰难梭菌共同抗原的检查，采用 EIA 法检测艰难梭菌毒素 A 和 B，或采用组织培养法进行检查。

如果第 1 份粪便标本经 EIA 法检测艰难梭菌的结果为阴性，则需再送 1 次进行 EIA 法检测。若第一份标本的共同抗原检测结果为阴性，则不需要送第二份标本。

如果患者病情危重，不能进行艰难梭菌的快速检测或检测结果为阴性，那么需要考虑进行纤维乙状结肠镜检查。

如果患者病情危重，那么在获得检查结果之前可经验性地应用万古霉素治疗。若 2 次较可靠的粪便检查结果均为阴性，则不建议行经验性治疗。虽然经验性治疗在成本-效率上比进行相关检查来明确诊断更有优势，但因为有增加耐药菌的风险，所以不推荐经验性应用抗生素（尤其是万古霉素）治疗。

对于来院时没有腹泻以及非 HIV 感染的患者，很少需要进行其他肠道病原菌的粪便培养。只有对有流行病学需要或者有免疫缺陷的患者，才需要进行其他肠道病原菌的粪便培养及虫卵、寄生虫的检查。

根据临床和流行病学的需要，进行粪便诺沃克病毒的检查。这项检查通常只在省级实验室才能开展，或者是在该病毒感染暴发时进行。具体可咨询政府有关感染控制和公共健康的部门。

四、治疗措施

（一）感染源的控制

在确认感染源后，尽早采取有效的措施控制感染源，这对患者预后是非常重要的，尤其对于脓毒症和感染性休克患者，在初始复苏成功后，应尽快控制引起感染性休克的可疑感染灶。临床实践表明，如果没有充分的感染源控制，那么即使给予快速复苏并应用了恰当的抗生素，也不可能稳定或改善一些更严重的临床状况。鉴于这样的实际情况，对于危急重症患者，尤其感染性休克患者，在感染源被控制之前，做再多努力也不可能稳定病情。

需要及时控制的感染灶包括腹腔脓肿，胃肠道穿孔，肠缺血或肠扭转，胆管炎，胆囊炎，肾盂肾炎伴梗阻或脓肿，坏死性软组织感染，其他深部组织间隙的感染（如脓胸或感染性关节炎），以及植入物感染。控制感染源的相应措施包括脓肿引流、感染坏死组织清创、去除潜在的感染植入物，最终控制持续微生物污染的感染源。对于肺部感染患者，肺部痰液的充分引流也是控制感染源的重要部分。要确定最佳的感染源控制方法必须权衡具体干预措施的疗效和风险，包括这些干预措施造成的菌群转移的风险、伴随而来的潜在的治疗延误及干预成功的概率。控制感染源的干预措施可能引起更多的并发症，如出血、瘘管或意外的器官损伤等。一般来说，应该选择微创的方法来控制感染源。当其他介入方法效果欠佳或不能及时进行时，应该考虑开放外科干预措施。手术探查的指征有：经影像学检查评估后诊断仍然不明确，不确定经皮穿刺微创操作的成功概率，操作失败导致的延误有发生患者死亡的风险。对于具体的临床情况，要考虑可供选择的治疗方案、患者对治疗方案的倾向性及临床医生的专业能力。不同医疗机构之间配备的医疗设备条件有所不同，这也会影响临床决策，例如是否有可利用的手术、介入硬件和软件设施。

此外，血管内的医疗植入物（如中心静脉导管）也可能是脓毒症或感染性休克的潜在感染源，若其成为可疑的感染源，则应在新的血管通路建立起来后迅速拔除中心静脉导管。如果植入物无法去除，那么在不存在感染性休克及真菌性败血症的情况下，一些植入物、隧道导管感染通过延长抗菌疗程是可以得到有效治疗的。然而，拔除导管（联合抗菌治疗）才是明确的治疗手段，并且在可能的情况下应优先选择。

（二）抗生素应用

及时用药是提高抗生素有效性的关键因素。对于确认感染的患者，抗生素越早给予，效果越好。对于脓毒症及感染性休克患者，需要在1h内静脉应用抗生素。

初始治疗必须选择广谱抗生素，以覆盖所有可能的病原菌。经验性抗生素的选择取决于患者既往病史、临床状态及当地的流行病学特点等很多有关的因素。关键性的患者因素包括临床综合征的性质，感染部位，伴随的潜在疾病，慢性器官衰竭病史，用药史，植入装置，是否存在免疫抑制或其他形式的免疫低下状态，近期已知的特定病原体感染或定植，先前3个月接受过抗生素等情况。在选择抗生素时的考虑因素包括感染发生时患者所处的环境（比如社区、慢性病疗养机构、急性病保健医院）、当地病原流行病学以及当地社区与医院常见的病原体药敏情况。此外，还需考虑潜在的药物不耐受和药物毒性。

一旦确定病原体及药敏结果和（或）临床体征获得充分改善，就需要将经验性抗生素治疗转变为窄谱的针对性治疗。合理的抗生素降阶梯治疗应建立在临床症状充分改善的基础上，即使培养是阴性的。当不存在感染时，应当及时中止抗生素治疗，以降低发生抗生素耐药病原体感染或药物相关副作用的可能。因此，继续或停止抗生素治疗，或改为窄谱抗生素治疗，必须建立在临床医生的判断和临床资料的基础上。

非感染所致的全身炎症反应不需要抗生素治疗，如重症胰腺炎、大面积烧伤表现为非感染所致的急性炎症反应。对于无疑似感染证据的这类患者，应避免持续性全身应用抗生素治疗，使其感染耐药病原体或引发药物相关副作用的可能性降至最低。

基于药代动力学或药效动力学原理以及每种药物的特性，优化抗生素的给药策略。

对于脓毒症、感染性休克患者，可能需要早期联合用药。

对于多数感染患者，7~10d的抗生素疗程通常已足够。但是，对于临床治疗反应慢、感染灶无法清除、金黄色葡萄球菌菌血症、真菌和病毒感染或免疫缺陷（包括粒细胞减少在内）的患者，则需要延长疗程。在评估患者所需的治疗时间时，应该考虑宿主因素，特别是其免疫状态。例如，对于中性粒细胞减少性感染和脓毒症患者，治疗时间通常至少需要持续至其中性粒细胞水平恢复。此外，治疗时间也与感染病原体的特性有关，特别是非复杂性金黄色葡萄球菌菌血症患者至少需要治疗14d；而对血管内感染的复杂性菌血症患者，需要治疗6周。非复杂性菌血症的诊断依据如下：①排除心内膜炎；②没有植入假体；③抗生素治疗后随访2~4d，血培养为阴性；④有效抗生素治疗72d后开始退热；⑤没有转移性感染的证据。

对于念珠菌血症（不管是否与导管相关）和深部念珠菌感染患者，无论是否与脓毒症相关，都需要更长时间的抗生素治疗。对于所用抗生素敏感性低的高度耐药革兰阴性菌感染患者，其病原体清除速度较慢，也需要延长抗生素的治疗时间。感染的性质和部位也会影响疗程。由于药物渗透性有限，所以对于较大的脓肿和骨髓炎需要治疗更长时间。众所周知，对于心内膜炎患者，需要延长抗生素治疗时间；但严重的心内膜炎往往表现为心力衰竭或心源性休克和栓塞，而不是脓毒症或感染性休克，这会影响抗生素的应用。特别对于危重感染患者，各种其他因素也会影响最佳治疗时间的确定。如果ICU医生不确定，则应咨询感染科医生。

（三）其他治疗措施

1.脏器功能支持

早期的脏器功能支持能阻止普通感染向脓毒症、感染性休克甚至多器官功能不全综合征

(Multiple organ dysfunction syndrome，MODS)/多器官功能衰竭(Multiple organ failure，MOF)发展。脏器功能支持包括机械通气、循环功能支持、血液净化治疗等。所有的脏器功能支持都建立在强有力的抗感染基础上，如果患者感染持续恶化，那么难免会发展为多器官功能不全综合征。

2.营养支持

营养不良是影响感染患者预后的一个独立危险因素。对存在营养不良风险的患者早期进行营养干预和支持，可改善其临床结局。

(四)脓毒症和感染性休克患者的诊治

1.早期复苏

(1)脓毒症及感染性休克属医疗急症，推荐立即给予治疗与复苏。

(2)对于脓毒症导致的灌注不足患者，推荐在第一个3h内至少给予30mL/kg晶体液静脉输注。

(3)推荐在早期液体复苏之后，应反复评估患者血流动力学状态以指导后续的液体复苏。反复评估应当包括全面临床检查，评估可获取的生理学指标(心率、血压、动脉血氧饱和度、呼吸频率、体温、尿量和其他可用的指标)，以及监测其他非侵入性或侵入性的可利用的指标。

(4)如果临床检查无法得出明确的诊断，则推荐进一步行血流动力学评估(例如心功能评估)以确定休克的类型。

(5)建议应用可用的动态指标来预测液体反应性，因为动态指标比静态指标好。

(6)对于需要应用血管活性药物的感染性休克患者，推荐平均动脉压初始目标为65mmHg。

(7)乳酸水平升高为组织低灌注的指标，推荐通过应用能使乳酸水平正常化的方案来指导复苏。

2.诊　断

对于疑似脓毒症或感染性休克的患者，推荐在抗生素用药前恰当地留取病原学培养，且不能延误抗生素治疗。恰当的病原学标本应包括至少2套血培养(需氧瓶＋厌氧瓶)。

3.抗生素治疗

(1)推荐在识别脓毒症及感染性休克后1h内尽快静脉应用抗生素。

(2)推荐对脓毒症或感染性休克患者经验性应用一种或几种抗生素广谱治疗，以覆盖所有可能的病原体(包括细菌和有可能的真菌或病毒)。

(3)推荐一旦确定病原体及药敏结果和(或)临床体征获得充分改善，就需要将经验性抗生素治疗转变为窄谱的针对性治疗。

(4)不推荐对非感染因素所致的严重炎症状态(如重症胰腺炎、烧伤)的患者持续全身预防性应用抗生素。

(5)对于脓毒症或感染性休克患者，抗生素给药策略的优化需基于公认的药代动力学或药效动力学原理以及每种药物的特性。

(6)建议对感染性休克患者早期给予经验性联合用药(至少使用两种不同种类的抗生素)，以针对最有可能的细菌病原体。

(7)对于多数其他类型的严重感染患者，包括菌血症和不合并休克的脓毒症患者，不建议常规联合用药。

(8)不推荐将联合用药作为中性粒细胞减少的脓毒血症或菌血症的常规治疗。

(9)如果在感染性休克早期采用联合用药，那么建议在有临床症状改善和(或)感染缓解证据的最初几天内停止联合用药。这适用于靶向(培养结果为阳性)和经验(培养结果为阴性)联合用药。

(10)对于大多数脓毒症或感染性休克相关的严重感染，建议抗生素疗程为7～10d。

(11)建议对临床治疗反应慢、感染灶无法清除、金黄色葡萄球菌菌血症、一些真菌和病毒感染或免疫缺陷的患者(包括粒细胞减少在内)延长抗生素疗程。

(12)建议对某些患者进行短疗程抗生素治疗,尤其是在经感染灶解除后临床症状迅速改善的腹腔感染、泌尿系脓毒症和非复杂性肾盂肾炎患者。

(13)对于脓毒症或感染性休克患者,建议每日对是否可以行抗生素降阶梯治疗进行评估。

(14)建议监测降钙素原水平,以缩短脓毒症患者的抗生素疗程。

(15)建议监测降钙素原水平,以助于停止对初始疑似脓毒症而之后感染的临床证据有限患者的经验性抗生素治疗。

4.感染源的控制

(1)对于脓毒症或感染性休克患者,推荐尽快明确或排除具体解剖部位的需要紧急控制的感染源,并且在做出诊断后尽早采取有助于感染源控制的药物或操作干预。

(2)推荐在新的血管通路建立后,尽快拔除可疑的引起脓毒症或感染性休克的血管内植入物。

5.液体治疗

(1)推荐进行补液试验,只要血流动力学指标不断改善,就继续给予补液治疗。

(2)在脓毒症或感染性休克患者的初始液体复苏及随后的扩容治疗中,推荐选用晶体液。

(3)建议将平衡液或生理盐水作为脓毒症或感染性休克患者的复苏液。

(4)对于需要大量晶体液治疗的脓毒症或感染性休克患者,建议在初始复苏和后续的扩容治疗中,除补充晶体液之外,还可适当补充白蛋白。

(5)不推荐应用羟乙基淀粉对脓毒症及感染性休克患者进行扩容。

(6)在脓毒症或感染性休克患者的液体复苏阶段,相比于明胶,我们更建议用晶体液。

6.血管活性药物

(1)推荐将去甲肾上腺素作为首选血管升压药。

(2)建议在应用去甲肾上腺素的基础上加用血管加压素(极量为 0.03U/min)或肾上腺素中的任意一种,以达到目标 MAP;或加用血管加压素(极量为 0.03U/min),以降低去甲肾上腺素的用量。

(3)建议仅对特定患者用多巴胺替代去甲肾上腺素作为血管升压药物,例如发生快速型心律失常风险较低以及绝对或者相对心动过缓的患者。

(4)不推荐将小剂量多巴胺用于肾脏保护。

(5)对于在给予充分的液体负荷以及应用血管活性药物之后仍然存在持续低灌注的患者,建议应用多巴酚丁胺。一旦开始应用血管加压药物,就应以组织灌注为目标滴定式给药;而在面临低血压或心律失常持续恶化时,需减药或者停药。

(6)只要条件允许,建议尽快对所有应用升压药物的患者行动脉置管并连续监测血压。

(龚仕金)

病例 1-1　感染性休克

引　言

脓毒症是指由感染引起的宿主反应失调导致的危及生命的器官功能障碍。脓毒症和感染性休克是主要的医疗问题,全球每年有数百万人患脓毒症,且死亡人数超过患者数的 1/4,其死亡率与多发伤、急性心肌梗死及脑卒中相当。对脓毒症进行早期识别和恰当处理,可改善脓毒症患者的预后。

一、接诊时病情简介

(一)入 ICU 前的情况

1. 患者主诉和基本情况

患者,男性,67 岁,农民,因"发现右腹股沟可复性肿块 10 年,不能回纳伴腹痛 3 天"入院。

2. 入院查体

T 37.7℃,BP 70/62mmHg,R 40 次/min,神志清。呼吸促,两肺未闻及啰音。HR 140 次/min,律齐。腹部微隆,右下腹膜刺激征阳性,肠鸣音消失。右侧腹股沟区可及 3cm×5cm 肿块,质地韧,不能回纳,活动欠佳,压痛明显。局部皮肤正常,四肢末端湿冷。

3. 辅助检查

(1)血气分析:pH 7.41,$PaCO_2$ 24.3mmHg,PaO_2 70.6mmHg,HCO_3^- 15.0mmol/L,碱剩余—7.3mmol/L,血乳酸 6.76mmol/L。

(2)肾功能:尿素氮 20.76mmol/L,肌酐 228μmol/L。

4. 入院诊断及治疗

①右侧股疝嵌顿;②感染性休克;③急性肾损伤。

予以积极扩容、去甲肾上腺素 1μg/(kg·min)维持血压;并急诊行股疝嵌顿松解＋疝囊高位结扎＋小肠部分切除术,术中出血 200mL,尿量 250mL;术中发现腹腔有 200mL 左右淡血性液体,小肠坏死发黑,部分肠壁浆膜层破裂,术中切除坏死小肠 150cm;术后转入 ICU。

(二)入 ICU 后的情况

1. 体格检查

T 36.5℃,P 122 次/min,R 16 次/min,BP 80/60mmHg,全麻未醒。两侧瞳孔等大(瞳孔直径2.5mm),对光反射迟钝,球结膜水肿。呼吸机支持,PC 模式:PC 16cmH₂O,PEEP 8cmH₂O,$FiO_2$80%～100%,VT 410mL,SpO_2 86%,两肺呼吸音减低,闻及湿啰音。HR 122 次/min,律齐。腹软,肝脾肋下未触及。在膈下、盆底引流管各 1 根,引流出少量血性液体。四肢末梢湿冷,皮肤呈花斑样。两侧巴氏征阴性。

2. 辅助检查

(1)血气分析:pH 7.30,$PaCO_2$ 40.8mmHg,PaO_2 56.9mmHg,HCO_3^- 19.4mmol/L,碱剩余—6.7mmol/L,血乳酸 5.19mmol/L。

(2)血常规:白细胞计数 0.95×10⁹/L,中性粒细胞百分比 60.0%,血红蛋白 138g/L,血小板计数73×10⁹/L,C 反应蛋白 85.0mg/L。

(3)生化:尿素氮 19.14mmol/L,肌酐 212μmol/L。

(4)床边胸片:双肺感染性病变(见图 1-1-1)。

3. 入科诊断

①股疝嵌顿、绞榨性肠坏死;②腹腔感染、感染性休克;③多脏器功能不全,包括急性呼吸窘迫综合征(Acute respiratory distress syndrome,ARDS),急性肾损伤(Acute kidney injury,AKI)等;④吸入性肺炎。

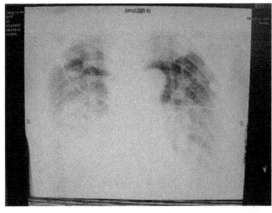

图 1-1-1　床边胸片:双肺感染性病变

二、病因、病情严重程度评估及亟须解决的问题

患者为老年男性,急性起病,入院时有低血压、代谢性酸中毒、急性肾损伤,病情凶险。病因考虑为腹腔感染引起的脓毒症并发感染性休克,合并多脏器功能障碍综合征,APACHE 评分 29 分,患者死亡风险高。

目前,亟须解决腹腔感染、呼吸衰竭、感染性休克等问题。治疗的关键在于积极控制感染源,阻断全身炎症反应,需行机械通气、液体复苏、抗感染及其他脓毒症集束化治疗。

三、诊治经过及思路

(一)早期液体复苏

入科后给予积极液体复苏和目标导向血流动力学管理。脓毒症和感染性休克患者血流动力学改变的基础是外周血管收缩舒张功能异常,血管通透性改变,从而导致血流分布异常,可出现循环系统的低容量状态,宜早期行液体复苏,在第一个 3h 内至少给予 30mL/kg 晶体液静脉输注。早期液体复苏之后,应反复评估患者的血流动力学状态,以指导后续的液体复苏。平均动脉压的初始目标为 65mmHg,使乳酸水平正常化以指导复苏。但由于患者合并 ARDS,氧合不稳定,所以我们适当控制晶体液补充,加强胶体(白蛋白、血浆)的补充,同时监测 ABP、CVP、$ScvO_2$。经过上述处理后,患者血压逐渐回升,乳酸水平下降,循环趋于稳定。

(二)抗生素使用

患者感染部位考虑为腹腔和肺部,常见致病菌为革兰阴性菌,不排除革兰阳性球菌感染,且患者病情凶险,故选用亚胺培南/西司他丁 0.5g 静滴 q8h,万古霉素 1.0g 静滴 q12h 抗感染,以覆盖所有可能的病原体,抗生素疗程为 7~10d。在使用抗生素前留取血、痰培养。

(三)感染源控制

对于脓毒症或感染性休克患者,要尽快明确感染源,尽早采取有助于控制感染源的干预。该患者被诊断为右侧股疝嵌顿,急诊行股疝嵌顿松解+疝囊高位结扎+小肠部分切除术。术后第 9 天,患者出现高热,左侧盆底引流管周围有黄绿色混浊液体,左侧中下腹部压痛、腹肌紧张,鼻饲亚甲蓝后,左侧盆底引流管内见亚甲蓝样液体,肠瘘诊断明确。急诊行吻合口外置+腹腔冲洗引流术。术中见腹腔内有淡黄色渗液 200mL,肠管表面有黄绿色脓苔,缝合针眼处见少量渗液。术后返回 ICU。

(四)机械通气

患者在脓毒症基础上并发 ARDS,$PaO_2/FiO_2 < 100$。给予机械通气,采用 PCV 模式,实施"肺保护策略",PEEP 6~10cmH$_2$O,FiO$_2$ 50%~80%,目标潮气量为 6mL/kg,平台压高限目标为 30cmH$_2$O,并应用高 PEEP 及肺复张手法治疗,后期根据病情调整,并制定镇痛镇静策略。

(五)早期肠内营养支持

患者术后第 9 天出现肠瘘,行吻合口外置+腹腔冲洗引流术。术后每天丢失肠液 2000mL。该患者属于高位肠瘘,瘘的部位越高,漏出量也越大,对机体的危害也越重,使患者的内环境及营养状态不容易得到有效的改善和维持,从而影响预后。我们及时对该患者采用了肠内营养加肠液回输治疗,促进患者对肠内营养物质的吸收,有效维持患者的内环境稳定。

(六)疾病转归

患者机械通气 31d 后脱离呼吸机,拔除气管插管;38d,转回普外科继续治疗;50d 后,好转出院。

四、病例剖析

(一)病例层面的剖析

患者为老年男性,急性起病,主要症状为发现右腹股沟可复性肿块 10 年,不能回纳伴腹痛 3d,伴高热、低血压、氧合不稳定。据辅助检查,同时结合胸部摄片(双下肺广泛散在斑片状渗出病灶),诊断明确。入院后,给予积极的抗感染、液体复苏、机械通气、脏器保护、腹腔引流等综合治疗,病情有所改善。术后第 9 天,患者又出现高热,伴左侧中下腹部压痛、腹肌紧张,鼻饲亚甲蓝后,左侧盆底引流管内见亚甲蓝样液体,肠漏诊断明确,再次急诊行吻合口外置＋腹腔冲洗引流术。后继续予以积极抗感染、肠内营养＋肠液回输营养支持等综合治疗,病情好转。

(二)疾病层面的剖析

脓毒症和感染性休克是重症医学面临的重要临床问题。随着人口的老龄化、肿瘤发病率的上升及侵入性医疗手段的增加,脓毒症发病率不断攀升,全球每年新增发病数百万人次,其中有 1/4 的患者死亡。感染性休克的治疗,包括早期液体复苏、病原学诊断、抗感染药物治疗及感染源的控制等。集束化方案的实施是优化脓毒症管理的基石。

早期有效的液体复苏对稳定脓毒症导致的组织低灌注或感染性休克至关重要。脓毒症导致的组织低灌注可以表现为急性器官功能障碍和(或)血压降低及血乳酸水平升高。以前的指南反复推荐予以程序性定量复苏,其依据是 Rivers 公开发表的 EGDT 方案。目前,虽然这种方法受到了挑战,但这些干预措施是无害的。因此,先前的目标仍然是安全的,可以考虑使用。目前,推荐对感染性休克患者在第一个 3h 内予以 30mL/kg 的晶体液开始早期液体复苏,这种固定的液体量促使临床医生在获得患者更确切信息及等待更精准测量的血流动力学参数的同时即可开始复苏。早期液体复苏之后,应反复评估血流动力学状态以指导后续的液体复苏。评估包括全面的临床检查和可获取的生理学指标(包括心率、血压、动脉血氧饱和度、呼吸频率、体温、尿量和其他可用的指标),以及其他一些非侵入性或侵入性的监测指标,包括中心静脉压等。原则上,当收缩压达到 90mmHg,脉压＞30mmHg,心率≤100 次/min,呼吸≤32 次/min,指甲和唇色泽改善,尿量＞30mL/h 时,即可开始手术。近年来,超声心动图能更细致地评估血流动力学问题的原因。液体复苏宜选用晶体液,还可适当补充白蛋白,不推荐应用羟乙基淀粉。

脓毒症感染源控制原则包括感染源的早期诊断和及时处理。对予可以通过手术或引流等方法清除的病灶,均应在复苏成功后尽快清除。合适的手术时机和正确的手术方式的选择是决定治疗效果的关键。对于外科感染性休克,必须争取尽早手术,但麻醉本身会加重休克,手术创伤与毒素吸收又会加重病情,因此在休克的基础上施行手术易形成恶性循环,引起不可逆的中毒性休克,并最终可能导致患者因合并多脏器功能衰竭而死亡;但若过分强调待休克稳定后再进行手术,也可能丧失最佳的手术时机而导致抢救失败。目前认为,对于必须手术清除病灶者,即使病情危急,也应创造条件尽快手术,术前准备应尽量快。术前准备主要包括液体复苏,迅速扩容,纠正酸中毒,应用血管活性药物和大剂量抗生素。对于严重脓毒症者,应尽早静脉使用广谱抗生素治疗,以覆盖可能的病原菌,并在抗生素使用前留取合适的标本,但是不能为留取标本而延误抗生素的使用。如果病症不处理、休克不能改善,则应果断进行手术治疗。手术以简单、有效为原则,时间尽可能短。

对于脓毒症所致的严重 ARDS 患者,宜实施"肺保护策略",目标潮气量为 6mL/kg 预测体重,平台压高限目标为 30cmH_2O,使用高 PEEP。对于 ARDS 患者,升高 PEEP 可以使参与气体交换的肺泡打开,防止呼气末肺泡塌陷,最大限度地减轻高平台压所致的肺损伤。对于重度 ARDS 患者,可应用肺复张手法。跨肺压的短暂升高有助于开放复张不充分的肺泡,促进气体交换,但在实施时应密切监测患者,一旦病情恶化应及时终止。若 $PaO_2/FiO_2 < 150$,则可进行俯卧位通气。如果应用神经肌

肉阻滞剂,则时间不超过 48h。ARDS 患者出现肺水肿的机制包括毛细血管通透性增加、静水压增加和胶体渗透压降低。保守性的液体管理策略可以使 ARDS 患者的液体输注量和体重增加最小化,从而缩短机械通气时间,减少 ICU 住院天数,且对肾功能衰竭的发生率和病死率无影响。

五、经验教训总结

脓毒症和感染性休克患者病情多危重,病死率较高。严重脓毒症患者发病后治疗的及时程度及具体措施极可能影响预后。早期有效的液体复苏对稳定脓毒症所导致的组织低灌注或感染性休克至关重要。在救治过程中,本病例在入科的第一个 3h 内予以 30mL/kg 的晶体液进行早期液体复苏,这种固定的液体量使临床医生在获得患者更确切信息及等待更精准测量的血流动力学参数的同时,即开始复苏,平均动脉压的初始目标为 65mmHg,通过使血乳酸水平正常化来指导复苏,从而避免器官功能的进一步损害。该患者救治成功的关键是二次手术时机的准确把握。对复杂的腹腔感染所致脓毒症的治疗关键是控制感染源。消除腹腔脓毒症的关键步骤是切除受影响的器官和(或)修复胃肠道功能。

参考文献

1. Angus DC,Linde-Zwirble WT,Lidicker J,et al. Epindemiology of severe sepsis in the United States:analysis of incidence,outcome,and associate costs of care[J]. Crit Care Med,2001,29(7):1303-1310.

2. Dellinger RP. Cardiovascular management of septic shock[J]. Crit Care Med,2003,31(3):946-955.

3. Martin GS,Mannino DM,Eaton S,et al. The epidemiology of sepsis in the United States form 1979 through 2000[J]. N Engl J Med,2003,348(16):1546-1554.

4. Linde-Zwirble WT,Angus DC. Severe scpsis epidcmiology:sampling,selection,and socicty [J]. Crit Care,2004,8(4):222-226.

5. Dombrovskiy VY, Martin AA, Sunderram J, et al. Rapid increase in hospitalization and mortality rates for severe sepsis in the United States:a trend analysis from 1993 to 2003[J]. Crit Care Med,2007,35(5):1244-1250.

6. Dellinger RP,Levy MM,Rhodes A,et al. Surviving Sepsis Campaign:international guidelines for management of severe sepsis and septic shock,2012[J]. Intensive Care Med,2013,39(2):165-228.

7. Rivers E,Nguyen B,Havstad S,et al. Early goal-directed therapy in the treatment of severe scpsis and septic shock[J]. Nengl J Med,2001,345(19):1368-1377.

8. Burns KE,Adhikari NK,Slutsky AS. et al. Pressure and volume limited ventilation for the vebtilatory management of patients with acute lung injury:a systematic review and meta-analysis [J]. PLoS One,2011,6(1):e14623.

9. Jimcnc MF,Marshall JC. Source control in the management of sepsis[J]. Intensive Care Med,2001,27(Suppl 1):S49-S62.

(陈学清)

病例 1-2 药物性肝损伤(肝内淤胆型)合并感染性休克

引言

药物性肝损伤(Drug-induced liver injury,DILI)是指因药物本身或其代谢产物引起的肝脏损害，在我国的发生率较高，仅次于病毒性肝炎及脂肪性肝病(包括酒精性及非酒精性)。由于其临床表现缺乏特异性或较隐匿，所以常常不能被及时发现或确诊。感染性休克患者因为病情危重，存在多脏器功能衰竭(包括肝功能不全的可能)，且使用的治疗药物较多，所以更易发生药物性肝损伤。

一、接诊时病情简介

(一)入 ICU 后的情况

1.患者主诉及现病史

患者，男性，91 岁，因"反复咳嗽、咳痰伴胸闷、气促 10 年，加重伴神志不清 1 日"入院。

10 多年前，患者在家中无明显诱因下出现咳嗽、咳痰，每日晨起咳痰较多，痰量中等，痰呈白色泡沫样，痰黏稠，有时伴胸闷、气促，活动后加重，休息后可缓解，无发热、寒战，无胸痛、心悸，无头晕、头痛，无端坐呼吸，当时未重视和诊治。10 多年来，上述症状反复发作，天气变化时易发，多次在外院就诊，被诊断为"慢性阻塞性肺疾病"；多次血气分析提示 $PaCO_2$ 在 75mmHg 左右，长期住院治疗，平时规律予以噻托溴铵粉吸入剂 1 吸 bid 及应用无创呼吸机，超声心动图提示肺动脉压(Pulmonary artery pressure,PAP)47mmHg，长期口服呋塞米利尿治疗。1 个月前，患者痰液较前增多，给予化痰、平喘、无创机械通气、抗感染等治疗，患者胸闷、气促无改善，$PaCO_2$ 逐渐升高，波动于 90mmHg 左右。1 天前，患者出现咳痰无力，伴神志不清，血气分析提示"pH 7.276，$PaCO_2$ 107.7mmHg，PaO_2 123.6mmHg"，考虑"肺性脑病"。经口气管插管后，拟"慢性阻塞性肺疾病急性加重期，2 型呼吸衰竭，肺性脑病"收入 ICU。患者既往有冠状动脉粥样硬化性心脏病、房颤、股骨颈骨折、颅内肿瘤切除术、面神经麻痹、十二指肠溃疡病史，对青霉素、庆大霉素、红霉素、链霉素过敏。

2.入科查体

T 36.7℃，P 106 次/min，R 15 次/min，BP 132/77mmHg，浅昏迷，平车推入病房。双侧瞳孔等大等圆，直径为 1mm，对光反射灵敏。颈软无抵抗，颈静脉无怒张。桶状胸，双肺呼吸音低，可闻及呼气相哮鸣音。HR 120 次/min，心律绝对不齐，第一心音强弱不等，各瓣膜区未闻及杂音。腹平软，肠鸣音正常，3~5 次/min。生理反射存在，病理反射未引出。双下肢无水肿。

3.辅助检查

(1)血气分析：pH 7.560，$PaCO_2$ 53.0mmHg，PaO_2 101.0mmHg，碱剩余 23.0mmol/L，实际碳酸氢根 47.5mmol/L，吸氧浓度 40%，血乳酸 0.90mmol/L。

(2)Pro-BNP：2032.00pg/mL。

(3)降钙素原定量检测：0.38ng/mL。

(4)生化：总蛋白 55.98g/L，白蛋白 32.91g/L，球蛋白 23.07g/L，尿素 7.30mmol/L，总胆红素 19.23μmol/L，直接胆红素 6.04μmol/L，间接胆红素 13.19μmol/L，谷氨酸氨基转移酶 24.9U/L，天门冬氨酸氨基转移酶 18.5U/L，碱性磷酸酶 69.4U/L，谷氨酰转肽酶 61.3U/L，肌酐 52.99μmol/L，尿酸 119μmol/L，肾小球滤过率 112.1mL/(min·1.73m²)，K^+ 3.70mmol/L。

(5)血常规：白细胞计数 12.6×10⁹/L，中性粒细胞百分比 95.2%，红细胞计数 2.63×10¹²/L，血红蛋白 77g/L,血小板计数 136×10^9/L,超敏 C 反应蛋白 89.90mg/L。

(6)肝炎系列:正常。

(7)腹部 B 超:肝内胆管结石,胆囊泥沙样结石。

(8)肺部 CT:两肺多发炎症,左肺明显;提示慢性支气管炎、肺气肿,肺动脉局部增宽,两侧胸腔积液(右侧斜裂少量积液)。

4.入科诊断及治疗

入科诊断:①慢性阻塞性肺疾病急性加重期,肺源性心脏病,呼吸衰竭(2 型),肺性脑病,呼吸机辅助通气状态;②冠状动脉粥样硬化性心脏病,不稳定型心绞痛,心律失常,持续性房颤,心功能 Ⅲ 级;③股骨颈骨折(陈旧性);④十二指肠溃疡;⑤颅内肿瘤切除术后,面神经麻痹。

患者入科后,给予严密心电、血压、SpO$_2$ 监护;A/C 压力支持模式机械通气;给予化痰、平喘、预防消化道出血、免疫调节;根据既往痰培养结果,给予头孢哌酮/舒巴坦 2.0g 静推 q8h 及左氧氟沙星 0.4g 静滴 qd 联合抗感染,及甲强龙 40mg bid 抑制气道高反应性,舒芬太尼镇痛,丙泊酚联合咪达唑仑镇静、营养支持等治疗。

经上述治疗后,患者肺炎好转,但 2 周后出现腹胀、高热,体温最高达 38.5℃,血压下降至 75/35mmHg,血气分析提示血乳酸水平偏高,代谢性酸中毒,白细胞计数、超敏 C 反应蛋白、降钙素原明显增高,血培养为大肠埃希菌,腹部 CT 示肠管广泛积气。考虑肠源性感染、感染性休克,行液体复苏,用去甲肾上腺素和多巴胺维持血压,先后予以亚胺培南、替加环素、达托霉素、卡泊芬净抗感染治疗。2d 后,出现少尿;行 CRRT 3d 后,自主尿量>1000mL,停用。同时,出现总胆红素水平增高,以直接胆红素水平升高为主;在休克纠正、自主尿量恢复后,患者胆红素水平仍进行性升高,腹部 B 超显示肝内胆管结石、胆囊泥沙样结石,未见肝内胆管扩张。此时,生化提示总胆红素 264.76μmol/L,直接胆红素 155.26μmol/L,间接胆红素 109.50μmol/L,谷氨酸氨基转移酶 27.8U/L,天门冬氨酸氨基转移酶 63.5U/L,碱性磷酸酶 400U/L,谷氨酰转肽酶 304.6U/L,肝功能损害明显加重,生化指标仍为升高趋势。在腺苷蛋氨酸联合异甘草酸酶护肝治疗的基础上,再次予以血液透析+血液灌流 1 次,并加用熊去氧胆酸片利胆治疗。复查腹部 CT 提示,胰腺外形饱满及左肾前筋膜和侧锥筋膜增厚,淀粉酶和腹部 B 超检查均无急性胰腺炎证据。

二、病因、病情严重程度及亟须解决的问题

该患者高龄,有多种基础疾病,休克后总胆红素水平逐步增高,以直接胆红素水平增高为主;但休克纠正后,总胆红素水平仍进行性增高,且持续时间较长(休克纠正后约 2 周),肝酶水平升高不明显,呈现胆酶分离现象。患者胆红素水平升高早期与感染性休克相关;休克纠正后,若胆红素水平仍持续升高,则考虑为 DILI。根据《2015 年中国药物性肝损伤诊治指南》[1],对该患者 DILI 的分级为 4 级,即急性肝衰竭(Acute liver failure,ALF)。

亟待解决的问题为用药和肝脏保护,给予常规护肝药物,改善内环境,优化心功能,胃肠营养支持,激素等。治疗的关键在于停用或改用可能引起肝脏进一步损伤的药物,包括镇静药物、抗真菌药物,必要时予以血浆置换治疗。

三、诊治经过和思路

(一)原发病治疗

患者入科后,肺部 CT 提示两肺渗出性改变明显,考虑肺炎,予以头孢哌酮/舒巴坦与左氧氟沙星注射剂在联合抗感染,并予以沐舒坦化痰,多索茶碱解痉,甲强龙 40mg 静推 qd 抗炎,并予以纤维支气管镜辅助吸痰、肺叩打、鼓肺、振动排痰等肺部物理治疗。患者神志转清,呼吸机条件逐步下调,复查

肺部 CT 双下肺病灶明显吸收,炎症指标下降,肺部炎症好转。1 月 28 日,患者再次出现高热,血培养提示大肠埃希菌,当时腹胀明显,不能排除腹腔来源,并出现血压下降,考虑血行感染、感染性休克。予以充分液体复苏,用去甲肾上腺素、多巴胺维持血压,先后予以亚胺培南/西司他丁、替加环素、达托霉素、卡泊芬净抗感染,患者循环逐步稳定,炎症指标下降,呼吸机脱机锻炼。

(二)呼吸衰竭治疗

患者有慢性阻塞性肺疾病,入院后两肺哮鸣音明显,血气分析提示 2 型呼吸衰竭,予以经口气管插管、呼吸机辅助通气;后因脱机拔管困难,予以气管切开。在呼吸机支持方面,给予合适的 PEEP 支持和潮气量,并加强肺部痰液的引流。

(三)血流动力学和感染性休克液体复苏

患者病情好转后再次加重,出现感染性休克。根据 2012 SCC 严重脓毒症和脓毒性休克指南,推荐予以 30mL/kg 液体复苏,监测尿量、$ScvO_2$、CVP 等指标评估复苏终点;并予以去甲肾上腺素和多巴胺维持血压,根据腹内压变化,保持 MAP 大于肾脏灌注压+腹内压,6h 内完成治疗目标。同时,患者 BNP 较高,CTnI 偏高,考虑心功能不全,适当补充白蛋白、血浆等胶体,减少肢体水肿、渗出。

(四)肾脏替代治疗

患者休克后,尿量明显减少;在充分评估容量反应性、确认充足的液体复苏后,患者自主尿量仍偏少,且患者心功能较前恶化,予以 CRRT(CVVHDF 模式)稳定内环境,保护脏器功能,同时清除炎症因子。3d 后,患者自主尿量逐步增多,每日在 1000mL 以上,停止 CRRT,复查肾功能指标较前好转。2 周后,患者胆红素水平仍持续增高,予血液透析+血液灌流 1 次,尽可能清除引起肝损伤的药物及代谢产物。

(五)肝功能损害处理

患者休克后逐步出现总胆红素水平增高,以直接胆红素水平增高为主;入院后,多次复查 B 超,均提示肝内胆管结石、胆囊泥沙样结石,未见肝内胆管扩张。予以腺苷蛋氨酸联合异甘草酸酶、熊去氧胆酸护肝利胆治疗。患者休克纠正后,内环境逐渐正常,尿量增多,组织器官灌注不足逐步纠正,但患者仍腹胀明显,胆红素水平进行性增高,最高至 264.73μmol/L。期间曾给予血液灌流 1 次,并停用可能导致肝功能损害的药物(包括镇静镇痛药物、抗真菌药物等),患者肝功能指标逐步下降,每天总胆红素水平下降 10~20μmol/L。

(六)腹胀和肠内营养支持

患者有长期慢性腹胀病史,平素进食较多后即可出现腹胀情况。此次病情加重,腹胀明显,监测腹内压变化,腹内压最高可达 25mmHg,腹部 CT 提示广泛肠管积气,予以通便、灌肠等治疗,但效果欠佳,考虑患者存在休克、药物、脏器功能等多重因素。休克纠正后,予以早期鼻饲肠内营养支持、刺激胃肠道蠕动、加用胃肠动力药等治疗。

(七)镇静镇痛及辅助治疗

患者入科后,予以气管插管、呼吸机辅助通气;患者烦躁明显,予以舒芬太尼镇痛,吗啡、咪达唑仑镇静治疗,RASS 镇静评分目标-2~0 分,CPOT 镇痛评分 0~2 分。但给予患者的镇静镇痛药物剂量较大,对胃肠道蠕动影响较大,不能排除镇静镇痛药物引起的腹胀加重。患者听力差,每日唤醒后予以佩戴助听器;并与患者解释、沟通病情,患者烦躁状态略有好转。

(八)疾病转归

第 56 天行自主呼吸试验,通过后予以脱机,气管切开处 T 管吸氧。患者内环境稳定,停用血管活性药物,自主尿量至 2000mL 以上,腹胀好转,腹内压为 10～15mmHg,总胆红素水平下降至 30μmol/L 以下,转至普通病房进行进一步康复治疗。

四、病例剖析

(一)病例层面的剖析

在患者出现感染性休克、多脏器功能衰竭后,立即予以感染性休克集束化治疗方案,后休克得以纠正,组织脏器灌注好转,但总胆红素水平进行性增高且持续时间较长。治疗方面,最大化减少药物对肝脏的损害,且予以药物护肝、血液灌流等治疗,但患者胆红素水平仍进行性升高。腹部 B 超提示肝内胆管结石,但未见肝内胆管扩张。腹部 CT 可见胰腺饱满。淀粉酶水平轻度增高。排除急性胰腺炎、急性化脓性胆管炎的可能。同时,予以优化心功能,改善内环境。心功能恶化引起的肝脏淤血性表现无依据。另在使用激素的情况下,胆红素水平未下降,亦不支持毛细胆管炎的诊断。同时,排除免疫、代谢、肝炎方面引起的肝脏损害。结合患者胆红素水平变化和相关的可能导致肝损害的药物使用过程,考虑 DILI(肝内淤胆型)。在充分评估感染严重程度和类型后,停用抗真菌药物,逐步减少使用并停用镇静镇痛药物,继续护肝治疗,同时继续予以通便、灌肠解除腹胀,维持内环境稳定,患者胆红素水平逐步下降。

(二)疾病层面的剖析

由药物引起的肝病占非病毒性肝病的 20%～50%,占暴发性肝衰竭的 15%～30%。在发达国家,DILI 的发病率估计在 1/10 万～20/10 万,其中 12% 的患者住院,6% 的住院患者死亡。已知全球有 1100 多种具有潜在肝毒性的上市药物,常见的包括非甾体类抗炎药(Non-steroid anti-inflammatory drugs,NSAIDs)、抗感染药物(含抗结核药物)、抗肿瘤药物、中枢神经系统用药、心血管系统用药、代谢性疾病用药、激素类药物、某些生物制剂和 TCM-NM-HP-DS 等。不同药物可导致相同类型的肝损伤,同一种药物也可导致不同类型的肝损伤。DILI 的发生可能与遗传学因素相关,如药物代谢酶、药物转运蛋白、人类白细胞抗原系统(Human leucocyte antigen,HLA)等的基因多态性,也可能与非遗传风险(包括高龄、女性、妊娠、基础疾病等)相关。同时,药物本身化学性质、剂量、疗程,以及药物相互作用常可影响 DILI 的潜伏期、临床表型、病程和结局。DILI 的靶细胞主要是肝细胞、胆管上皮细胞,及肝窦和肝内静脉系统的血管内皮细胞,其损伤模式复杂多样。基于受损靶细胞的类型,DILI 可分为肝细胞损伤型、胆汁淤积型、混合型和肝血管损伤型。DILI 的临床表现通常无特异性。多数患者可无明显症状,仅有血清 ALT、AST 及 ALP、GGT 等肝脏生化指标的不同程度升高。部分患者可有乏力、食欲减退、肝区胀痛及上腹不适等消化道症状。淤胆明显者可有全身皮肤黄染、大便颜色变浅和瘙痒等。少数患者可有发热、皮疹、嗜酸性粒细胞增多甚至关节酸痛等过敏表现,还可能伴有其他肝外器官损伤的表现。病情严重者可出现 ALF 或亚急性肝衰竭(Subacute liver failure,SALF)。

DILI 的基本治疗原则如下。①及时停用可疑肝损伤药物,尽量避免再次使用可疑或同类药物;②应充分权衡停药引起原发病进展和继续用药导致肝损伤加重的风险;③根据 DILI 的临床类型,选用适当的药物治疗;④对于 ALF/SALF 等重症患者,必要时可考虑紧急行肝移植。及时停用可疑的肝损伤药物是最为重要的治疗措施。在疑诊 DILI 后立即停药,约 95% 的患者可自行改善甚至痊愈,少数发展为慢性,极少数进展为 ALF/SALF。有报道称,肝细胞损伤型 DILI 的恢复时间为(3.3±3.1)周,胆汁淤积型为(6.6±4.2)周。在护肝药物方面,可选用 N-乙酰半胱氨酸(N-Acetylcysteine,NAC)。2014 年 ACG 的 IDILI 临床诊治指南推荐应用 NAC 治疗早期 ALF 患者。对于胆汁淤积型 DILIU 患者,可选用熊去氧胆酸(Ursodesoxycholic acid,UDCA)或腺苷蛋氨酸(S-Adenosylmethionine,SAMe);对于出现肝性脑病和严重凝血功能障碍的 ALF/SALF,以及失代偿性肝硬化患者,可考虑肝移植。

五、经验教训总结

　　DILI 较难鉴别，是一种排除性诊断，需早期排除休克、内环境紊乱、肝炎、心功能恶化致肝瘀血、免疫紊乱、代谢性疾病、酒精等因素导致的肝功能损害，药物护肝治疗效果差，关键在于停用导致肝脏损害的药物。本病例在救治过程中，因合并存在感染性休克，所以胆红素水平增高与休克同时发生，较难在第一时间明确肝功能损害的原因，且可能干扰的相关因素较多，在第一时间纠正休克的同时需同步排除其他因素引起的肝功能损害。如休克得到纠正，仍存在肝功能持续恶化，则需考虑药物性因素。急性 DILI 患者大多预后良好；胆汁淤积型 DILI 一般在停药 3 个月～3 年恢复。该患者在被确诊为 DILI 后，立即停用可导致肝损害的药物，肝功能逐步恢复，未造成进一步损害。目前，无证据证明2 种或 2 种以上抗炎保肝药物对 DILI 的疗效更好。及时停用可疑的肝损伤药物是最为重要的治疗措施。停药后，大部分 DILI 患者肝功能可自行改善，甚至痊愈，少数发展至慢性，极少数进展至 ALF/SALF。

参考文献

　　1. 于乐成，茅益民，陈成伟. 药物性肝损伤诊治指南. 中华肝脏病杂志，2015，23(11)：1752-1769.

　　2. Kullak-Ublick GA，Andrade RJ. Merz M，et al.，Drug-induced liver injury：recent advances in diagnosis and risk assessment[J]. Gut，2017;gutjnl-2016-313369.

　　3. 陈灏珠，林果为. 实用内科学[M]. 13 版. 北京：人民卫生出版社，2009.

　　4. Navarro VJ，Senior JR. Drug-related hepatotoxicity. N Engl J Med，2006，354(7)：731-739.

（龚仕金）

病例 1-3　中心静脉导管不能拔除的角膜假丝酵母菌血症

引　言

　　导管相关性感染是 ICU 患者血流感染的常见原因之一。在美国，院内血流感染的病例每年超过 20 万例，其中 90% 与中心静脉导管有关。在 ICU，中心静脉插管患者较不插管患者发生血流感染的概率高出 20～30 倍。念珠菌血症通常排名第三或第四位，死亡率可达 47%。在发生感染性休克时，死亡率更高。其治疗时机的把握和感染源控制与死亡率密切相关。

一、接诊时病情简介

（一）入 ICU 前的情况

1. 患者主诉和基本情况

　　患者，女性，67 岁，因"乏力、关节痛 30 余年，发热、咳嗽、气急 7 个月，加重 1 周"于 2016 年 4 月 11 日入 ICU 治疗。

　　患者在 30 余年前出现全身乏力、关节痛；10 年前，在我院被诊断为"系统性红斑狼疮，狼疮性肾炎，肾性高血压"；7 个月前，患者出现咳嗽、咳痰、低热，体温波动于 37.5℃ 左右。既往病史：2013 年 5 月 16 日，头颅 CT 报告首先考虑双侧脑室旁区多发腔隙性脑梗死，桥脑处可疑低密度影；2015 年 8 月 10 日，出现急性左心力衰竭，植入临时血透导管，开始行血液透析治疗；2015 年 10 月 9 日，植入长期血透导管;2016 年 4 月 4 日,患者体温升高至 39.0℃,伴气急、水肿、血压下降,给予抗感染治疗、补液、血管活性药物治疗,行床边 CRRT。后,患者气急加重但氧饱和度下降,给予气管插管、呼吸机支持、补液升压治疗,于 4 月 11 日转入 ICU。

2.入院查体

T 37.8℃,BP 112/62mmHg,R 18 次/min,HR 89 次/min,神志清,消瘦貌,反应淡漠。双肺散在湿啰音。心律不齐。腹胀,肠鸣音 3～5 次/min,未见胃肠波形。四肢无水肿。

3.拟诊

①系统性红斑狼疮,狼疮性肾病,肾性高血压;②肺部感染。

4.其他说明

激素服用病史:2005 年 1 月,肾穿刺,狼疮性肾炎(Ⅴb 型),甲强龙 0.5g 静滴 3d,泼尼松 20mg 口服 qd(3 个月)减量至 15mg 口服 qd,自行减量泼尼松 5mg 口服 qd;2015 年 8 月 14 日,因病情变化,给予甲强龙 20mg 静推 qd;至 8 月 21 日,甲泼尼龙 4mg 口服 qd;至 2015 年 11 月 16 日,调整为甲泼尼龙 8mg 口服 qd;入 ICU 后,激素剂量无更改。

(二)入 ICU 后的情况

1.体格检查

T 35.0℃,P 77 次/min,R 12 次/min,BP 144/60mmHg,双侧瞳孔直径 0.2cm,昏迷状态,GCS 评分 1+1+2 分,营养差,消瘦,全身皮肤、巩膜无黄染,无出血点,无皮疹,气管插管,双肺呼吸音粗,可闻及湿啰音和痰鸣音,心界扩大,HR 77 次/min,心律齐,腹平软,肝脾肋下未及,四肢无水肿。双侧巴氏征阴性。锁骨下长期血透导管 1 根(半年),PICC 导管 1 根(3 个月)。

2.辅助检查

(1)血培养及药敏:2016 年 3 月 26 日,血培养(1 张为外周血,1 张为血透导管)结果均为角膜假丝酵母菌(伊曲康唑 S[①],氟康唑 S,5-氟尿嘧啶 S,伏立康唑 S,两性霉素 B S)。

(2)痰培养:2016 年 4 月 2 日,痰培养(1 张),近平滑假丝酵母菌(++);2016 年 4 月 5 日,痰培养(1 张),阴性。

(3)血气分析:血液酸碱度 7.37,$PaCO_2$ 39mmHg,PaO_2 168mmHg,碱剩余－3.4mmol/L,实际 HCO_3^- 21.1mmol/L,血乳酸 0.5mmol/L。

(4)血常规:白细胞计数 $7.2×10^9$/L,中性粒细胞百分比 93.0%,红细胞计数 $2.37×10^{12}$/L,血红蛋白 80g/L,血小板计数 $104×10^9$/L,超敏 C 反应蛋白 86.00mg/L。

(5)肺部 CT:双肺间质性改变;双侧胸腔积液及心包积液(见图 1-3-1)。

3.入科诊断

①念珠菌血症,感染性休克;②重症肺炎,Ⅰ型呼吸衰竭,机械通气;③系统性红斑狼疮,狼疮性肾病,肾性高血压;④多发性腔隙性脑梗死,脑萎缩,症状性癫痫;⑤尿路感染;⑥骨质疏松。

二、病因、病情严重程度评估及亟须解决的问题

患者有中心静脉导管植入:锁骨下长期行血透导管 1 根,已植入半年;PICC 导管 1 根,已植入 3 个月。关于血源性感染的来源,首先考虑导管相关性感染。评估病情,患者原发性疾病为系统性红斑狼疮(Systemic lupus erythematosus,SLE)合并多脏器功能不全、衰竭,长期行血液透析治疗及服用激

---

① S:代表敏感(Sensitivity)。

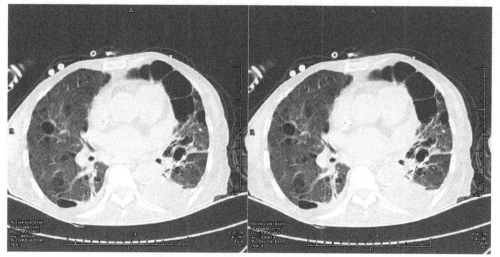

图 1-3-1　肺部 CT:双肺间质性改变;双侧胸腔积液及心包积液

素,基础疾病严重,免疫功能低下,有多脏器功能不全,菌血症诊断明确。在该情况下,APACHEⅡ评分高达 30 分,病死率高,病情危重。

亟须解决的问题是患者基本生命体征的维持、静脉导管的拔除和抗真菌药物的选择。

三、诊治经过及思路

(一)呼吸衰竭的处理

纠正患者的呼吸衰竭。患者入科以后,给予机械通气,CPAP 模式通气,设置呼吸参数,吸氧浓度设置至少保证氧分压在 60mmHg 以上。

(二)维持循环稳定

患者虽有尿毒症,但在血压不稳定的情况下,仍需补充足够的容量,在适当液体复苏的同时加用血管活性药物,维持循环稳定,改善微循环。该患者无尿,因此给予 CVP 监测,使 CVP 保持在 8～12mmHg,中心静脉血氧饱和度(ScvO$_2$)达到 70% 以上,用这两项指标评估液体复苏的效果。在血管活性药物的选择上,首选去甲肾上腺素,在 0.03～1.5μg/(kg·min)调节,维持平均动脉压＞65mmHg。

(三)酸碱平衡、内环境的稳定

在肾内科,给予患者每周 2 次的血透治疗;在 ICU,给予 CRRT,模式为 CVVH,前稀释 800mL＋后稀释 800mL,持续血透,采取肝素＋鱼精蛋白体外抗凝方案,迅速稳定内环境、电解质,保持液体平衡,清除炎症因子。

(四)其他对症治疗

给予物理和药物降温,以降低氧耗;镇痛镇静;营养支持等。

(五)静脉导管的拔除

迅速拔除患者的 PICC 导管,重建液体输入通路。但患者锁骨下的血透导管为永久性的植入导管,需要到手术室拔除。请肾内科植入该导管的医生前来会诊,认为该患者拔除血透导管存在巨大的出血风险。家属也拒绝拔除血透导管。因此,透导管未予以拔除。

(六)抗生素的选择

患者有三唑类抗生素服用史,入科后给予注射用醋酸卡泊芬净 50mg qd 静滴,首剂 70mg 抗感染治疗。并覆盖阴性菌,根据患者的肾功能情况,给予美罗培南 0.5g q12h 静滴。

(七)疾病转归

患者经过抗感染治疗、液体复苏后,血液循环趋于稳定。在未拔除血透导管的情况下,治疗 1 周后,血培养转为阴性。在第 1 次血培养转阴后,继续抗感染治疗 2 周,停用抗真菌药物,后未复发。但因患者多脏器功能不全、衰竭,有腔隙性脑梗死和脑萎缩的病史,脱机依然困难,需要长期给予呼吸机辅助通气治疗。

四、病例剖析

(一)病例层面的剖析

该患者为老年女性,原发疾病为系统性红斑狼疮,后期合并肾功能衰竭,需要血液透析治疗,在肾内科长期住院。该患者有长期血透导管和 PICC 导管的植入,基础疾病严重、免疫功能低下、多脏器功能不全,是院内感染的高危人群。患者在发生念珠菌血症以后,出现了一个慢性疾病急性发展的过程,在感染指标上升的同时,出现循环不稳定、呼吸衰竭,需要血管活性药物治疗和呼吸机辅助通气治疗。在并发念珠菌血症的情况下,患者出现高钾、代谢性酸中毒等一系列内环境紊乱反应,出现休克症状。免疫功能低下的患者出现念珠菌血症,病死率极高,需及时、有效地给予抗感染、抗休克治疗。同时,尿毒症患者在感染期稳定内环境也非常关键,需要在床边持续血液透析治疗,以迅速稳定内环境,为治疗争取时间。

2016 版 IDSA 指南提出,对于非中性粒细胞缺乏念珠菌血症患者,若考虑中心静脉导管为感染源,且导管可被安全拔除,则推荐尽早拔除中心静脉导管,但该决定需个体化考虑。此次,患者发生了角膜假丝酵母菌的血行感染,首先考虑导管相关性感染。但患者的血透导管为长期导管,且患者有多年系统性红斑狼疮病史,血管条件极差,拔除血透导管后出血的风险极高。因此,患者中心静脉的拔除问题成为临床难点。考虑和商议再三后,选择了先不拔除血透导管。2016 版 IDSA 念珠菌病治疗指南同时指出,强烈推荐将棘白菌素作为非中性粒细胞缺乏念珠菌血症患者的首选药物。在肾内科,患者接受了三唑类抗真菌药物的抗感染治疗。虽然在用药期间,患者血液循环稳定,但病菌没有被清除,所以在停用抗真菌治疗后,患者又出现循环不稳定、呼吸衰竭的情况。因此,需注意抗真菌药物对少见假丝酵母菌在体外培养敏感但体内耐药的情况。患者接受了棘白菌素类抗生素的抗感染治疗,同时接受呼吸支持、液体复苏和抗感染治疗等。病情在 24h 内趋于稳定,停用血管活性药物;1 周以后,患者血培养即转为阴性,在有效抗感染治疗 2 周后停用,患者病情稳定,未有复发。

(二)疾病层面的剖析

导管相关性感染是 ICU 患者血流感染的常见原因之一,发生率和死亡率均高。对深静脉留置的导管行体外培养,取导管尖端 5cm 左右,半定量培养菌落计数>15CFU/mL[①],或者定量培养细菌计数>102CFU/mL,且与外周血培养为同一致病菌,可确诊排除其他部位的感染。

患者一旦发生导管相关性感染,病情通常凶险,可能很快出现脓毒血症、循环不稳定、脏器功能不全等一系列临床综合征。因病原菌培养需要一定时间,而导管相关性感染缺乏特异性临床表现,所以临床医生需早期识别、早期处理。当患者出现以下情况时,需考虑导管相关性感染:①感染的临床表

---

① CFU:Colony forming units,菌落形成单位。

现有发热、寒战,置管处局部红肿、包块,或有脓性分泌物,或伴有疼痛;②留置中心静脉导管或血透导管的患者,间断出现同一病原菌菌血症;③常见的致病菌有金黄色葡萄球菌、表皮葡萄球菌、铜绿假单胞菌、大肠埃希菌、流感嗜血杆菌和念珠菌等;④导管尖端培养阳性率高于外周血,且出现培养阳性的时间早于外周血至少 2h。

念珠菌菌血症常见于长期中心静脉置管、免疫功能低下的患者,病死率高达 47%,常见的宿主原因包括:①老年(年龄>65 岁)、营养不良、肝硬化、胰腺炎、糖尿病、慢性阻塞性肺疾病、肾功能不全、严重烧伤/创伤和肠道功能不全;②存在念珠菌定植,尤其是多部位分离出真菌或者在某一部位持续定植。

对导管相关性感染,最有效的处理是拔除静脉导管;对于不能拔除的静脉导管,抗生素封管治疗被认为是有效的治疗措施之一。对念珠菌感染的患者,亦可用棘白菌素类、两性霉素 B 和 70%乙醇封管治疗。导管相关性感染的疗程通常为血培养转阴性后 14d;对于导管不能拔除的患者,疗程可适当延长,根据患者临床表现、感染指标,确定停药时间。

五、经验教训的总结

对 ICU 内中心静脉置管的患者,要警惕导管相关性感染的风险。特别是合并免疫缺陷、置管时间相对较长的患者,一旦出现感染症状,就需检查局部置管部位有无病变,留取置管部位和外周静脉血进行血培养。早期抗感染治疗需覆盖可能的病原菌。对高危或高度怀疑导管相关性感染的患者,需及时拔除静脉导管。对于中心静脉导管不能拔除的患者,要及时、有效地给予抗感染治疗,加强支持治疗,适当延长抗感染疗程,也可取得较好的疗效。

参考文献

1. Pappas PG, Kauffman CA, Andes PR. Clinical practice guidelines for the management of candidiasis: 2016 update by the Infectious Diseases Society of America[J]. Clin Infect Dis,2016,62 (4):409.

2. Wang H, Xiao M, Chen SC, et al. *In vitro* susceptibilities of yeast species to fluconazole and voriconazole as determined by the 2010 National China Hospital Invasive Fungal Surveillance Net (CHIF-NET) study[J]. J Clin Microbiol,2012,50(12):3952.

(任丹虹)

病例 1-4　副溶血弧菌感染合并休克

引　言

副溶血弧菌(*Vibrio parahaemolyticus*,VP)是一种革兰阴性嗜盐细菌,属弧菌科弧菌属。霍乱弧菌、哈氏弧菌和创伤弧菌等均为该属成员。副溶血弧菌广泛存在于海洋环境中,其在海洋环境中的分布与海水的温度有关。夏季时,海水中的副溶血弧菌含量最高,且其密度与海水温度呈正相关。该菌可在鳕鱼、沙丁鱼、牡蛎等海产品中被分离,食用被副溶血弧菌污染的未煮熟的海产品可导致急性胃肠炎,从而引起腹泻、头痛、呕吐、恶心、腹部痉挛和低热等症状。虽然大部分由副溶血弧菌引起的胃肠炎可通过自身免疫系统得到抑制,但其对患有肝病或免疫紊乱的群体有生命威胁。副溶血弧菌除了可引起胃肠炎外,还可引起伤口感染和败血症。

一、接诊时病情简介

(一)入 ICU 前的情况

1.患者主诉和基本情况

患者,女,53 岁,平时零售海鲜,因"发热、腿痛 31 小时"于 8 月 1 日入院。

31h 前,患者在湿热环境下工作 10h 后出现发热,当时未测体温;伴左小腿疼痛、气急、乏力、精神软,当时未予以重视及治疗。15h 前,患者出现全身发绀、昏迷,到当地人民医院就诊,测体温 41℃,查血压低,头颅 CT 未见明显异常。予以补液等治疗后,体温下降到 38℃,血压未见明显好转,建议转入上级医院继续治疗。患者遂来我院急诊,急诊予以多巴胺维持血压、气管插管等治疗后,以"发热待查,热衰竭"转入 ICU。

患者既往有双下肢静脉曲张病史 10 余年,未予以治疗;无高血压、糖尿病及心脏、肾脏、肝脏疾病史,否认药物和食物过敏史。

2.入院查体

患者意识昏迷,GCS 评分 1+1+3 分,双侧瞳孔直径 0.2cm,对光反射灵敏,T 37.9℃。气管插管呼吸机支持,PCV 模式(FiO$_2$ 50%,R 15 次/min,PC 25cmH$_2$O,PEEP 5cmH$_2$O)。心电监护:HR 58 次/min,BP 118/42mmHg[去甲肾上腺素 0.12μg/(kg·min),多巴胺 20μg/(kg·min)],但氧饱和度 99%。颈静脉无怒张,气管居中,双肺呼吸音清,未闻及啰音。心律齐,心界无扩大,未闻及病理性杂音。腹部膨隆,肝脾肋下未及,移动性浊音阴性。双下肢重度水肿,左下肢小腿外侧有水疱和局部皮肤发黑。

3.辅助检查

(1)尿常规:pH 5.5,隐血(+++),蛋白(+-)。

(2)凝血功能:凝血酶原时间 21.6s,国际标准化比值 1.78,部分凝血活酶时间 51.3s,纤维蛋白原 3.4g/L,D-二聚体 6310μg/L。

(3)血常规:白细胞计数 3.9×10^9/L,中性粒细胞百分比 89.4%,血红蛋白 131g/L,血小板计数 83×10^9/L,C 反应蛋白>160mg/L。

(4)生化:总蛋白 46.9g/L,白蛋白 25.7g/L,谷氨酸氨基转移酶 39U/L,天门冬氨酸氨基转移酶 45U/L,总胆红素 44.9μmol/L,尿素 14.09mmol/L,肌酐 115μmol/L,肌酸激酶 782U/L,乳酸脱氢酶 262U/L。

(5)血气分析:血液酸碱度 7.10,PaCO$_2$ 57.7mmHg,PaO$_2$ 82.2mmHg,碱剩余-11.4mmol/L,实际 HCO$_3^-$ 17.9mmol/L,血乳酸 1.7mmol/L。

4.拟诊

①发热待查:热衰竭? ②多器官功能衰竭。

(二)入 ICU 后的情况

1.入科查体

患者昏迷状态,GCS 评分 1+1+3 分,双侧瞳孔直径 0.2cm,对光反射灵敏,BP 112/58mmHg[去甲肾上腺素 0.15μg/(kg·min)],HR 83 次/min,血氧饱和度 99%。颈静脉无怒张,气管插管,双肺呼吸音粗,未闻及啰音。心律齐,心界无扩大,各瓣膜区未闻及病理性杂音。腹部膨隆,肝脾肋下未及,移动性浊音阴性。双下肢重度水肿,左下肢小腿外侧有水疱和局部皮肤发黑。

2.辅助检查

(1)血常规:白细胞计数 6.2×10^9/L,血小板计数 81×10^9/L,C 反应蛋白>160mg/L。

（2）BNP：9970pg/L。

（3）前降钙素原：14.49ng/mL。

（4）8月4日左下肢水疱液培养：副溶血弧菌。

（5）床边胸片：两肺纹理增多增粗。

（6）头颅CT：未见明显异常。

（7）腹部B超：未见明显异常。

3.入科诊断

①左下肢皮肤软组织感染；②多器官功能衰竭。

二、病因、病情严重程度评估及亟须解决的问题

患者为中年女性，突发高热、昏迷、多脏器功能衰竭，查体发现左下肢小腿外侧有水疱和局部皮肤发黑。病因除考虑热衰竭外，还需考虑局部感染引起的脓毒血症、感染性多脏器功能衰竭，病情凶险、进展迅速。

亟须解决的问题是明确诊断，寻找可能的病原菌，同时纠正呼吸衰竭、低血压状态，维持患者生命体征和脏器支持。

三、诊治经过及思路

（一）明确病因

患者入院诊断为发热待查，故明确病因是诊治患者的首要问题。发热可分为感染性发热和非感染性发热。感染性发热包括原发社区感染（颅内、肺部、消化道、胆管、腹腔、皮肤软组织等）和院内感染（呼吸机相关肺炎、导管相关血流感染、导尿管相关感染、手术切口感染等）。非感染因素有物理因素导致的发热（热衰竭）、肾上腺皮质功能不全、甲亢危象、急性溶血反应及免疫性发热等。该患者有高热，下肢皮肤水疱，C反应蛋白水平增高，降钙素原升高，提示存在感染性休克。热衰竭导致的休克一般不存在感染指标升高，也不会有明确的下肢疼痛病史。在明确感染后，下一步是明确感染的部位。结合患者病史、体格检查和辅助检查，予以胸片检查排除肺部感染，B超检查排除胆管、腹腔感染。该患者存在下肢皮肤的红、肿、热、痛，符合皮肤软组织感染的表现。因此，诊断主要考虑下肢皮肤软组织感染。常见的感染病因如下。①丹毒：主要致病菌为A组β溶血性链球菌，也可出现脓疱、水疱或小面积的出血性坏死，好发于小腿、颜面部，特点是沿着淋巴管扩散快，局部坏疽的发生率较低。②金黄色葡萄球菌感染：一般常见形成毛囊炎、疖、痈，感染部位较为局限。③创伤弧菌感染：症状包括呕吐、发烧、腹泻、低血压、肿胀和疼痛等，此类弧菌感染可以很快速地传播，并导致严重的肌炎和肌膜炎，引发严重的坏疽。该患者病情进展快，已经出现多器官功能衰竭，并且左下肢有坏疽趋势，因此首先考虑创伤弧菌感染。

在抗感染治疗上，在病原菌未确定的情况下，应尽可能覆盖可能的病原菌。目前，考虑的致病菌有以下几种。①溶血性链球菌；②金黄色葡萄球菌；③创伤弧菌。其中，创伤弧菌通常对多种抗生素敏感，如氨苄西林、头孢噻肟、头孢他啶、奈替米星、左氧氟沙星、复方新诺明等。因此，青霉素类抗生素可以同时覆盖3种主要致病菌，故初步应用哌拉西林/他唑巴坦4.5g微泵静注q8h。8月4日细菌培养结果回报为副溶血弧菌，加用左氧氟沙星0.5g静滴qd控制感染。

（二）呼吸衰竭处理

患者有严重感染性休克合并多器官功能衰竭，故行经口气管插管机械通气。机械通气采用PCV模式，实施"肺保护策略"，并制定镇痛镇静策略。10d后，患者全身情况好转，撤离呼吸机。

(三)血流动力学和液体复苏

感染性休克均需积极液体复苏,最初 3h 的液体复苏量大于 30mL/kg。我们适当控制晶体补充,加强胶体(白蛋白、血浆)补充,同时监测 ABP、CVP、ScvO$_2$。患者入科后,PiCCO 提示:CI 3.02L/(min·m^2),SVRI 1223SM^2/cm^5,GEDVI 590mL/m^2,EVLWI 8.9mL/kg,PVP 3.1。根据 PiCCO 和临床指标动态补充血容量,逐步降低去甲肾上腺素的剂量。患者入科后 48h,血压回升,循环趋稳定,撤去升压药,后续未出现明显血流动力学波动。

(四)伤口处理

根据血流动力学改善情况,及伤口坏疽进展不快、局部存在筋膜张力过高的情况,8 月 3 日予以清创、切开减压(见图 1-4-1),并予以 VSD 封闭引流。8 月 6 日、8 月 28 日,再次清创。

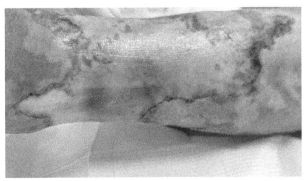

图 1-4-1　左下肢第 1 次清创后

(五)疾病转归

患者于 9 月 14 日出院,肢体功能保存良好。

四、病例剖析

(一)病例层面的剖析

患者为中年女性,53 岁,既往无基础疾病,以发热、肢体疼痛为主诉,并迅速出现多器官功能衰竭,全身体格检查和超声、胸片检查基本排除肺部、腹部感染,主要考虑下肢感染。能够导致患者出现坏死性筋膜炎的病原体不多,主要为链球菌、葡萄球菌、创伤弧菌。其中,创伤弧菌发病急,死亡率高,最值得警惕。询问病史,患者平时零售海鲜,结合患者肢体坏疽,疾病快速进展,因此考虑创伤弧菌感染的可能性大。4d 后,细菌培养结果为副溶血弧菌,但处理原则基本相同,予以大量液体复苏、机械通气。根据可能的感染病原菌,结合患者情况,应用青霉素类抗生素,并且予以早期清创和切开减压,患者预后良好。本例患者诊治成功可能得益于典型的皮疹及早期诊断。及时地应用广谱抗生素以及患肢切开引流可能对改善创伤弧菌(Vibrio vulnificus,VV)感染的预后有帮助。但对于合并多器官功能障碍综合征(Multiple organs dysfunction syndrome,MODS)的患者,对多器官功能不全综合征的支持治疗直接影响 VV 的预后。但在出现肢体筋膜坏死后,抗生素往往难以奏效。因此,早期减张、引流、彻底清除坏死组织是提高下肢创伤弧菌性脓毒症治愈率的关键。

(二)疾病层面的剖析

弧菌属细菌是重要的医学病原菌。其中,副溶血弧菌主要引起胃肠道感染,创伤弧菌主要通过伤口接触导致蜂窝织炎。本例患者的细菌培养结果为副溶血弧菌,但致病机制和临床表现有创伤弧菌的特点。创伤弧菌广泛分布在海水中,可从牡蛎等海产品中分离得到。创伤弧菌主要通过伤口接触海水造成感染,也可经口感染。当经伤口感染时,可导致蜂窝织炎及骨髓炎等多种炎症;当经口感染时,常迅速导致菌血症或败血症。在感染创伤弧菌后,如不及时治疗,病死率很高。美国 FDA 的一项报告指出,1992—2007 年,美国共报道 459 例创伤弧菌感染病例,病死率为 51.6%;2006 年,日本 106 例创伤弧菌感染者中,病死率为 67%。创伤弧菌主要引起胃肠炎、脓毒症以及皮肤和软组织感染。其中,脓毒症的发生率较高,且病死率常大于 50%;患者如果在 72h 内未得到相应处理,病死率会增加到 100%。

早期诊断是治疗成功的关键。创伤弧菌感染的主要易感人群有慢性肝病患者等,该人群发病多数有下肢的特征性皮损,表现为肢体肿痛、蜂窝织炎伴渗液、皮肤出血性大疱或溃疡,这可能与其胶原酶、弹性蛋白酶、溶血素以及磷脂酶 A_2、磷脂酶 B 等致病因子有关。创伤弧菌感染初期的表现不具有特异性,往往容易造成误诊、漏诊。据报道,意识障碍、肢体乏力等症状易被误诊为"脑血管意外";因下肢肿痛入院,出现皮肤发红者,易被误诊为"丹毒";还有的被误诊为"血栓性静脉炎"。

由于创伤弧菌感染的早期诊断比较困难,且具有高度的致死性,所以对可能存在创伤弧菌接触史且临床出现创伤弧菌感染早期症状的患者,临床医生应迅速做出判断,早期使用针对性强效的抗生素,必要时行外科清创引流,以降低患者病死率。

参考文献

1. Kaneko T,Colwell RR. Ecology of *Vibrio parahaemolyticus* in Chesapeake Bay[J]. J Bacteriol,1973,113(1):24-32.

2. Duan JY,Su YC. Occurrence of *Vibrio parahaemolyticus* in two or egon oyster-growing bays[J]. J Food Sci,2005,70(1):M58-M63.

3. Liston J. Microbial hazards of sea food consumption[J]. Food Technol,1990,44(12):56-62.

4. Su Y C,Liu C. *Vibrio parahaemolyticus*:a concern of sea-food safety[J]. Food Microbiol,2007,24(6):549-558.

5. Daniels NA,MacKinnon L,Bishop R,et al. *Vibrio parahaemolyticus* infections in the United States. 1973—1998[J]. J Infect Dis,2000,181(5):1661-1666.

6. Jones MK,Oliver JD. *Vibrio vulnificus*:disease and pathogenesis[J]. Infect Immun,2009,77(5):1723-1733.

7. Inoue Y,Ono T,Matsui T,et al. Epidemiological survey of *Vibrio vulnificus* infection in Japan between 1999 and 2003[J]. J Dermatol,2008,35(3):129-139.

8. Anderson M,Knudson M,Frieberg E,et al. Fatal *Vibrio vulnificus* sepsis in vertically acquired hepatitis C[J]. J Pediatr Gastroenterol Nutr,2013,56(5):e32-e33.

(王剑荣)

病例 1-5 急性梗阻性化脓性胆管炎合并多脏器功能衰竭

引 言

急性梗阻性化脓性胆管炎(Acute obstructive suppurative cholangitis,AOSC)是造成胆管疾病患者死亡的最重要、最直接的原因,疾病进展急骤,常合并多脏器功能衰竭,若不及时救治,死亡率高于 20%。

一、接诊时病情简介

(一)入 ICU 前的情况

1.患者主诉和基本情况

患者,男性,60 岁,保安,因"上腹部胀痛伴发热 12 小时"入院。

患者入院前 12h 因食用油腻食物后出现上腹部胀痛不适,开始呈阵发性,伴恶心、呕吐,后自觉症状加重,呈持续性钝痛,并出现发热、寒战,测体温 38.0℃左右,急诊于我院。既往有高血压病史,具体不详。

2.入院查体

T 37.6℃,HR 106 次/min,R 26 次/min,BP 73/49mmHg。神志清,痛苦貌,全身皮肤、巩膜轻度黄染。腹平,上腹部剑突下及右上腹均有压痛,无反跳痛。

3.辅助检查

(1)血常规:白细胞计数 1.62×10^9/L,血小板 30×10^9/L,C 反应蛋白＞160mg/L。

(2)血生化:血淀粉酶 86U/L,血肌酐 220mg/dL。

(3)腹部 CT:胆总管结石,胆囊结石。

4.拟诊及治疗

①急性梗阻性化脓性胆管炎;②感染性休克;③多脏器功能衰竭(循环、呼吸、肾脏、凝血系统衰竭)。

予以吸氧、禁食、补液、抗休克、抗感染等治疗。腹痛无明显改善,血压持续下降,且逐渐出现心率增快、呼吸困难。当天急诊行"胆总管切开取石＋T 管引流术",术后转入 ICU 治疗。

(二)入 ICU 后的情况

1.入科查体

T 38.1℃,HR 136 次/min,R 30 次/min,BP 95/60mmHg(在去甲肾上腺素维持下),SpO_2 88%。气管插管,机械通气(PC 模式,FiO_2 100%,PC 25cmH_2O,PEEP 8cmH_2O)。形体肥胖,神志清,痛苦貌,烦躁多动,呼吸急促,全身皮肤、巩膜轻度黄染。两下肺呼吸音略低,未闻及干湿啰音。心律齐。腹隆,轻度肌紧张,腹部创口敷料干,未见渗血,肠鸣音消失。

2.辅助检查

(1)动脉血气分析:pH 7.250,PaO_2 74mmHg,$PaCO_2$ 42mmHg,HCO_3^- 12.0mmol/L,碱剩余 -16.0mmol/L,血乳酸 4mmol/L。

(2)血常规:白细胞计数 1.88×10^9/L,中性粒细胞百分比 83.20%,血红蛋白 90g/L,血小板计数 61×10^9/L,C 反应蛋白＞160mg/L。

(3)血生化:葡萄糖 6.24mmol/L,尿素氮 12.46mmol/L,肌酐 290mg/dL,直接胆红素 31.9μmol/L,间接胆红素 6μmol/L,谷氨酸氨基转移酶 19U/L,K^+ 5.39mmol/L,Ca^{2+} 1.75mmol/L,淀粉酶 115U/L。

(4)腹部 CT:胆囊增大,囊内见结节状高密度影,其上方胆总管扩张,胰腺未见明显异常(见图 1-5-1)。

3.入科诊断

①急性梗阻性化脓性胆管炎;②感染性休克;③多脏器功能衰竭(循环、呼吸、肾脏、凝血系统);④高钾血症;⑤急性呼吸窘迫综合征(Acute respiratory distress syndrome,ARDS)。

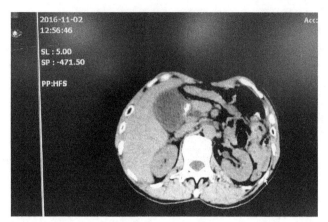

图 1-5-1　腹部 CT：胆囊增大，囊内见结节状高密度影，上方胆总管扩张，胰腺未见明显异常

二、病因、病情严重程度评估及亟须解决的问题

该患者为老年男性，有食用油腻食物史，根据患者症状和检查结果，首先考虑急性梗阻性化脓性胆管炎。患者有典型的 Reynolds 五联症表现，严重程度属重度，并发多器官功能不全综合征，病情凶险。

亟须解决感染性休克、呼吸衰竭、急性肾功能衰竭、高钾血症、酸碱紊乱等问题。治疗的关键在于去除病因，控制感染，维持生命体征平稳。已对患者行胆管引流手术，胆总管引流出大量脓液。目前，需行抗感染性休克集束化治疗、机械通气、液体复苏、血液净化及降血钾治疗等。

三、诊治经过及思路

(一)病因学治疗

已对患者行"胆总管切开取石＋T 管引流术"。患者入 ICU 后仍需接受感染性休克集束化治疗，包括：送检血培养；针对胆管感染以革兰阴性菌和厌氧菌为主，选用亚胺培南/西司他丁 0.5g 静滴 q8h；后期根据培养结果调整抗生素。

(二)呼吸衰竭处理

患者并发 ARDS，术后带管进入 ICU。入 ICU 后，继续给予机械通气，采用 PCV 模式，实施"肺保护策略"，PEEP 6～8cmH$_2$O，FiO$_2$ 100％，之后根据病情调整。同时，给予舒芬太尼、咪达唑仑等镇痛镇静，并制定镇痛镇静策略。

(三)血流动力学监测和液体复苏

对感染性休克需积极液体复苏；但患者存在急性肾功能衰竭，我们在实行 CRRT 的同时需加强胶体(白蛋白、血浆)的补充，同时监测 ABP、CVP、ScvO$_2$。入 ICU 后 2h，血压回升，循环趋稳定，后续未出现明显血流动力学波动。

(四)血液净化

患者的急性肾功能衰竭是由感染引起的，故在外科手术充分引流和抗感染治疗的同时，联合 CRRT 稳定内环境、保持液体平衡和清除炎症因子。入科当日即行连续性静脉-静脉血液滤过(Continuous veno-venous hemofiltration，CVVH)；CVVH 6 次后，尿量增多(>3000mL/24h)，停做 CVVH。

(五)早期肠内营养支持

患者入科当日行胃管置入，在血流动力学平稳后鼻饲整肽型配方，逐渐加量，入科 1 周内达 1500mL/d。

(六)疾病转归

患者机械通气 5d 后脱离呼吸机,拔除气管插管;入科 8d 后,一般情况改善,无明显腹胀、腹痛,大便正常,T 37.1℃,HR 94 次/min,R 19 次/min,BP 125/78mmHg。转回普外科病房继续治疗;22d后,患者康复出院。

四、病例剖析

(一)病例层面的剖析

该患者为老年男性,急性起病,以持续上腹剧痛伴发热为主要症状。辅助检查:血直接胆红素水平明显升高,白细胞及血小板计数低,血氧饱和度低;腹部 CT 提示胆囊增大,囊内见结节状高密度影,其上方可见胆总管扩张,胰腺未见明显异常。基本排除其他致病因素,故急性梗阻性化脓性胆管炎、多脏器功能衰竭诊断明确。入院后,给予积极的手术治疗,并予以液体复苏、机械通气、血液净化、脏器保护、早期肠内营养等综合治疗,病情逐渐恢复。

(二)疾病层面的剖析

急性梗阻性化脓性胆管炎是在胆管梗阻的基础上伴发胆管急性化脓性感染和积脓,胆管高压,大量细菌内毒素进入血液,导致败血症、感染性休克及多脏器功能衰竭等一系列严重并发症。其好发年龄为 40～60 岁,老年人的病死率明显高于其他年龄组。致病菌主要有大肠埃希菌、肺炎克雷白杆菌、粪链球菌和某些厌氧菌。首选的治疗是采取手术或 ERCP 引流解除胆管梗阻、胆管减压和胆管引流。

感染性多脏器功能衰竭是 ICU 最常见的死亡原因。研究证实,多器官功能不全综合征发生的主要病理基础是全身炎症反应,免疫功能紊乱,凝血系统激活,但目前尚无有效遏制多器官功能不全综合征发展的手段,临床也缺乏特效的治疗措施。原发疾病的控制是防治多器官功能不全综合征的根本和关键。

五、经验教训总结

急性梗阻性化脓性胆管炎合并多器官功能不全综合征患者病情多危重,治疗难度大。因此,诊治的关键是尽早明确诊断,行急诊手术治疗和术后对多器官功能不全综合征进行治疗。在本病例的救治过程中,入科当日即行手术治疗,并给予合适的抗感染治疗、早期液体复苏、维持血流动力学平稳、行 CVVH 治疗纠正水电解质及酸碱紊乱和清除炎症介质等,这些均在整个治疗过程中起重要作用。

参考文献

1. 中华医学会外科学分会胆道外科学组. 急性胆道系统感染的诊断和治疗指南(2011)[J]. 中华消化外科杂志,2011,2(10):9-13.

2. 姚咏明,刘峰. 多脏器功能障碍综合征与脏器功能支持策略[J]. 中华急诊医学杂志,2006,4(15):293-294.

3. 李建国,李明泉. 严重脓毒症/脓毒症休克与血液净化治疗[J]. 中华急诊医学杂志,2016,2(25):142-144.

(郑　宇)

病例 1-6　肺炎克雷白杆菌肝脓肿合并颅内迁徙性感染

引　言

既往认为,社区获得性肝脓肿最主要的病原菌是大肠埃希菌;然而近 10 年来,已经逐渐转变为肺炎克雷白杆菌,且在我国台湾地区和韩国报道尤其多。目前,我国台湾地区 80%～90% 的肝脓肿由肺炎克雷白杆菌引起。我国大陆地区也有近 70% 的肝脓肿致病菌是肺炎克雷白杆菌,而且极易继发血行扩散及迁徙性感染。此类肝脓肿患者通常为社区获得性感染,既往无胆管疾病史。在西方国家非亚裔人口中,社区获得性肺炎克霉伯菌肝脓肿的比例亦逐渐增加。肺炎克雷白杆菌毒力强,所致肝脓肿临床感染症状严重,容易并发肺、颅内及眼眶等部位的迁徙性感染。

一、接诊时病情简介

1.患者主诉及基本情况

患者,男性,66 岁,退休干部,因"腰背部酸痛不适 10 天,头痛、发热伴胡言乱语 5 天,昏迷 1 天",于 2015 年 3 月 3 日入院。

患者 10d 前无明显诱因下出现腰背部酸痛,伴乏力,无发热,无尿痛、尿急,未予以重视。约 5d 前,出现发热,体温波动于 37.7～38.6℃,伴头痛(以双侧颞部为主的胀痛),无咳嗽、咳痰,无呕吐,无抽搐,偶有胡言乱语,能很快自行恢复正常。就诊于当地医院,血常规提示白细胞计数 8.4×10^9/L,中性粒细胞百分比为 92%,C 反应蛋白 160mg/L,头颅 CT 提示"左侧顶枕叶区腔隙性脑梗死",腹部 CT 提示"肝脓肿"。予以"阿洛西林钠"抗炎后,症状无明显改善。1d 前,患者头痛,胡言乱语,烦躁较前加重,后出现昏迷,转来我院急诊并收入 ICU。

自发病来,患者大小便如常,食欲减退,睡眠一般。患者有 2 年糖尿病病史,未正规服药治疗;否认高血压病史;否认胆管结石及手术史;否认家族性、遗传性疾病病史;否认药物、食物过敏史。

2.入科查体

昏迷,GCS 评分 1＋1＋3 分。双侧瞳孔等大等圆,对光反射存在。T 38.7℃,P 137 次/min,R 31 次/min,BP 165/86mmHg,颈项强直,全身淋巴未及明显肿大。听诊双肺呼吸音粗,未闻及干湿啰音。心律齐,各瓣膜听诊区未闻及病理性杂音。腹膨隆,腹软,肠鸣音 3 次/min,按压右上腹时有皱眉痛苦貌。

3.辅助检查

(1)血常规:白细胞计数 11.9×10^9/L,中性粒细胞百分比 89.4%,血红蛋白 152 g/L,血小板计数 49×10^9/L,C 反应蛋白 246.7mg/L。

(2)术前免疫:丙肝抗体(一),人类免疫缺陷病毒抗体(一),梅毒抗体胶体金试验(一),乙肝表面抗原(一)。

(3)腹部 CT 增强:肝内多发病灶,首先考虑脓肿(见图 1-6-1)。

(4)头颅 CT 平扫:入院时,轻度脑积水;7d 后复查,提示双侧额顶叶新发多个低密度影,考虑多发脑脓肿形成(见图 1-6-2)。

4.入科诊断

①脓毒血症;②肝脓肿;③昏迷查因:颅内感染? 代谢性脑病?;④2 型糖尿病。

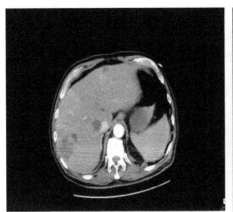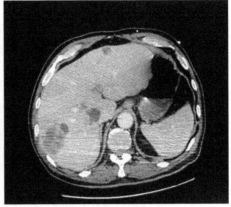

图 1-6-1 腹部 CT:肝内多发低密度影,部分分隔成蜂窝状

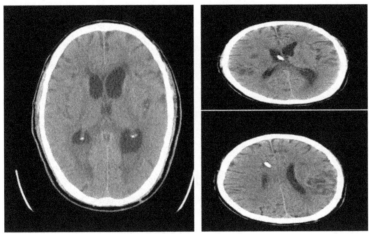

图 1-6-2 头颅 CT:入院时,轻度脑积水(左);7d 后复查,提示双侧颞顶叶新发多
个低密度影(右上,右下),考虑多发脑脓肿形成

二、病因、病情严重程度评估及亟须解决的问题

该患者为老年男性,有基础疾病(糖尿病)。此次发病符合社区获得性肺炎克雷白杆菌肝脓肿并发颅内迁徙性感染的诊断,诊断明确。肺炎克雷白杆菌致病性高,毒力强,所致感染临床症状严重,但较少发生颅内迁徙感染。该患者颅内出现多发病灶,提示病情凶险,死亡风险极高,预后不良。

治疗以积极引流、有效抗感染为主,辅以呼吸支持、循环管理、营养支持等治疗。

三、诊治经过及思路

(一)抗感染治疗

该患者急诊及入科后多次送检的血培养结果均为阴性,需排除革兰阳性菌血流播散感染的可能。入科后,予以亚胺培南/西司他丁钠 1.0g q8h 加利奈唑胺 0.6g 静滴 q12h 抗感染治疗;明确病原菌为肺炎克雷白杆菌及有颅内感染后,停用利奈唑胺针和亚胺培南/西司他丁钠,改用美罗培南 1.0g 静滴 q8h 抗感染治疗。

(二)颅内感染的处理

收住 ICU 后,立即行腰椎穿刺,见引流脑脊液呈浑浊淡黄色,测压为 39cmH$_2$O。脑脊液常规示红细胞计数 230/μL,白细胞计数 39000/μL,中性粒细胞百分比 79%;生化示潘氏实验阳性,脑脊液葡萄糖<0.28mmol/L(2.5~4.44mmol/L),脑脊液氯化物 133mmol/L(119~129mmol/L),脑脊液微量

蛋白 11950.4mg/L(150～450mg/L)。考虑患者有化脓性脑炎。多次送检的脑脊液检测发现有革兰阴性杆菌,但培养结果为阴性,符合近年文献报道的社区获得性肺炎克雷白杆菌肝脓肿(Klebsiella pneumonia liver abscess,KPLA)易发生迁徙性感染的特点。给予甘露醇脱水、丙戊酸钠抗癫痫等治疗,并请神经外科留置侧脑室引流管减压。

(三)肝脓肿处理

入院后第 3 天,行床边 B 超引导下肝脓肿穿刺引流术,术中引出脓性分泌物,培养结果为对绝大多数抗生素敏感的肺炎克雷白杆菌。

(四)对症治疗

患者意识不清,予以气管插管保护气道,并给予营养支持等治疗。

(五)病情转归

患者肝脓肿引流通畅,炎症指标好转。入院 7d 后,再次复查胸部、腹部及头颅 CT,见肺部炎症及肝脓肿有所好转,但双侧额颞顶叶出现多发低密度影(见图 1-6-2),考虑颅内脓肿。之后,患者意识进一步变差。由于患者病情危重,预期预后差,家属要求转回当地医院治疗。患者在转回当地医院 7d 后死亡。

四、病例剖析

(一)病例层面的剖析

该患者为老年男性,有基础疾病(糖尿病)。此次急性起病,腰背部酸痛不适 10d,当地医院诊断为"肝脓肿"。在诊治过程中,患者出现头痛、发热伴胡言乱语 5d,昏迷 1d。多次肝脓肿穿刺液的培养结果均为肺炎克雷白杆菌。脑脊液培养结果虽为阴性,但涂片为阴性杆菌,基本符合肺炎克雷白杆菌涂片表现。诊断符合社区获得性肺炎克雷白杆菌肝脓肿并发颅内迁徙性感染。患者诊断明确,治疗以积极引流、有效抗炎为主。该患者由于并发颅内感染,所以治疗效果不理想。

(二)疾病层面的剖析

最近研究发现,大肠埃希菌肝脓肿更多见于老年女性,患者常合并胆管疾病或恶性肿瘤,并以局部移位引起腹腔感染为主。而肺炎克雷白杆菌肝脓肿较常见于糖尿病患者。因此,对类似本例合并糖尿病基础疾病的社区获得性肝脓肿患者,在经验性抗感染时,首先需覆盖肺炎克雷白杆菌。

肺炎克雷白杆菌属于肠杆菌科,为革兰阴性杆菌,有丰富的荚膜,属于条件致病菌,常导致呼吸道感染、腹腔感染、泌尿系感染及败血症等。肺炎克雷白杆菌致病相关毒力因子是参与肝脓肿发病的重要因素之一。相关毒力因子包括:①荚膜多糖等细菌表面抗原;②铁载体,即夺取铁的系统,代表细菌竞争宿主体内铁来源的能力,比如 $aerobatin$,此类物质对铁离子有极高亲和力;③黏附因子。但肺炎克雷白杆菌的毒力因子目前研究最多的是荚膜多糖。已知荚膜抗原(K 抗原)有 77 种,它们被编号为 K_1—K_{82}(一些 K 型已经被发现是相同的)。K_1—K_6 是最常见的荚膜抗原。在我国台湾地区,75% 的肺炎克雷白杆菌肝脓肿是由血清型 K_1 或 K_2 肺炎克雷白杆菌引起的。K_1/K_2 血清型肺炎克雷白杆菌抗白细胞吞噬、补体/白细胞介导的细胞损伤作用高于非 K_1/K_2 型。由于导致社区获得性肝脓肿的肺炎克雷白杆菌绝大多数为 K_1 或 K_2 血清型,因此 K_1/K_2 型荚膜多糖一直以来被认为是主要的毒力因子。然而,肺炎克雷白杆菌的毒力不仅与荚膜多糖相关,也与其他非荚膜毒力因子基因相关,如 $magA$ (Mucoviscosity-associated gene A,黏性相关基因 A)、$rmpA$(Regulator of mucoid phenotype gene A,黏液表型调节基因 A)及 $aerobactin$ 等。$rmpA$ 和 $magA$ 是主要的毒力相关基因。$rmpA$ 是一种荚膜多糖的合成调节基因,参与辅助荚膜的合成,与肺炎克雷白杆菌的高黏液表型相关。敲除 $rmpA$ 的肺炎克雷白杆菌对小鼠的毒力下降为原来的 1%，同时导致抗吞噬作用及黏液表型丢失。但我们并不能通过 *rmpA* 的存在与否来预测患者是否发生迁徙性感染。而 *magA* 基因位于 K1 荚膜多糖体生物合成区内，可以说，*magA* 阳性基本上就是 K1 型肺炎克雷白杆菌。*magA* 与细菌高黏性、血清抵抗和抗细胞吞噬有关，*magA* 被认为与肺炎克雷白杆菌肝脓肿迁徙性感染直接相关。研究显示，社区获得性肝脓肿中高毒力的肺炎克雷白杆菌的独特毒力主要来自其荚膜结构，它决定了黏附、抗血清杀菌、抗吞噬和远处定植的特性，而 *magA* 是其主要的毒力因子。

过去大多认为迁徙性感染多见于金黄色葡萄球菌等革兰阳性菌，而革兰阴性的肠杆菌相对少见。最近发现，肺炎克雷白杆菌肝脓肿极易继发血行扩散及迁徙性感染。这类肺炎克雷白杆菌肝脓肿患者通常为社区获得性感染，既往无胆管疾病病史；所感染细菌毒力强，临床感染症状严重，容易并发肺、颅内及眼眶等部位的迁徙性感染。因此，相对于毒力较弱的传统肺炎克雷白杆菌，这种肺炎克雷白杆菌被称为高毒力肺炎克雷白杆菌。在肺炎克雷白杆菌肝脓肿患者中，迁徙性感染的发生率高达 10%～45%，尤其是合并糖尿病的患者。肺、颅内及眼眶是最常见的迁徙性感染的部位，约 1/3 的肺炎克雷白杆菌肝脓肿患者在入院时即合并有迁徙性感染的临床表现。本例患者早期即出现颅内感染的临床征象。当地医院在 CT 检查发现肝脓肿后，临床思维就局限于肝脓肿了，对肺炎克雷白杆菌肝脓肿可能并发迁徙性颅内感染的认识不足。入我院后，我们快速进行腰椎穿刺，证实患者合并颅内感染，且后续的微生物学资料强烈支持两处病灶极有可能同为肺炎克雷白杆菌感染。2013 年，我国台湾地区一项纳入 12050 例细菌性肝脓肿病例的大型分析表明，相比于对照组，细菌性肝脓肿患者 1 年内继发肺脓肿、脓胸、肾/肾周脓肿、硬膜外脓肿及脾脓肿的风险高出 26.71,18.56,43.21,51.32 和 126.51 倍。对肺炎克雷白杆菌肝脓肿亚组分析显示，在 12/15 个观察的继发感染指标中（包括肺炎、肺脓肿、脓胸、脑膜炎、肾/肾周脓肿、感染性心内膜炎等），肺炎克雷白杆菌肝脓肿患者的风险更高。可见，在肝脓肿的病原菌中，肺炎克雷白杆菌较大肠埃希菌等其他病原菌更易并发迁徙性感染及脓毒血症。本例患者在治疗后尽管炎症指标好转，但持续意识无法恢复，复查 CT 证实新发颅内多发脓肿，预后较差，转入当地医院后不久就死亡了。

肺炎克雷白杆菌肝脓肿一旦合并颅内感染或眼内炎，预后就很差，所以临床医生在诊断肺炎克雷白杆菌肝脓肿时需早期告知患者及其家属并发迁徙性感染的风险。同时，在早期给予充分抗生素治疗的基础上，严密关注和尽早识别并发的迁徙性病灶，这是提高患者预后的关键。需注意的是，肺炎克雷白杆菌尽管临床表现毒力强，目前绝大多数引起肺炎克雷白杆菌肝脓肿的药敏试验提示，其对临床上大部分抗生素是敏感的（正如本例患者），这与院内获得性感染的肺炎克雷白杆菌多为多重耐药不同。但是，最近已有报道称社区获得性肝脓肿已有高耐药的高毒力肺炎克雷白杆菌感染。

五、经验教训总结

社区获得性肝脓肿的致病菌已经逐渐转变为肺炎克雷白杆菌，尤其多见于合并糖尿病基础的患者。这种肺炎克雷白杆菌的细菌毒力强，临床感染症状严重，极易并发肺、颅内及眼眶等部位的迁徙性感染，且一旦发生，往往预后较差。因此，对肺炎克雷白杆菌肝脓肿患者治疗的关键是需早期告知患者迁徙性感染的风险，并尽早有效引流、合用广谱抗生素。

参考文献

1. Siu LK，Yeh KM，Lin JC，et al. *Klebsiella pneumoniae* liver abscess：a new invasive syndrome[J]. Lancet Infect Dis，2012，12(11)：881-887.

2. Tsai FC，Huang YT，Chang LY，et al. Pyogenic liver abscess as endemic disease，Taiwan

[J]. Emerg Infect Dis,2008,14:1592-1600.

3. Liu Y,Wang JY,Jiang W. An increasing prominent disease of *Klebsiella pneumoniae* liver abscess:etiology, diagnosis, and treatment[J]. Gastroenterol Res Pract,2013,2013:258514.

4. Tian LT,Yao K,Zhang XY, et al. Liver abscesses in adult patients with and without diabetes mellitus:an analysis of the clinical characteristics, features of the causative pathogens, outcomes and predictors of fatality:a report based on a large population, retrospective study in China[J]. Clin Microbiol Infect,2012,18(9):E314-E330.

5. Moore R,O'Shea D,Geoghegan T, et al. Community-acquired *Klebsiella pneumoniae* liver abscess:an emerging infection in Ireland and Europe[J]. Infection,2013,41(3):681-686.

6. Chen SC,Wu WY,Yeh CH, et al. Comparison of *Escherichia coli* and *Klebsiella pneumoniae* liver abscesses[J]. Am J Med Sci,2007,334(2):97-105.

7. Yu WL,Ko WC,Cheng KC, et al. Comparison of prevalence of virulence factors for *Klebsiella pneumoniae* liver abscesses between isolates with capsular K_1/K_2 *and non-K_1/K_2 serotypes*[J]. Diagn Microbiol Infect Dis,2008,62(1):1-6.

8. Lin YC,Lu MC,Lin C, et al. Activation of IFN-γ/STAT /IRF-1 in hepatic responses to *Klebsiella pneumoniae* infection[J]. PLoS One,2013,8(11):e79961.

9. Keller JJ,Tsai MC,Lin CC, et al. Risk of infections subsequent to pyogenic liver abscess:a nationwide population-based study[J]. Clin Microbiol Infect,2013,19(8):717-722.

10. Russo TA,Shon AS,Beanan JM, et al. *Hypervirulent K. pneumoniae* secretes more and more active iron-acquisition molecules than "classical" *K. pneumoniae* thereby enhancing its virulence[J]. PLoS One,2011,6(10):e26734.

11. 张嵘,王选,吕建新. 碳青霉烯类抗生素耐药 K_1 型肺炎克雷白杆菌一株的分离及耐药机制分析[J]. 中华医学杂志,2014,94 (46): 3666-3670.

12. Li W,Sun G,Yu Y, et al. Increasing occurrence of antimicrobial-resistant hypervirulent (hypermucoviscous) *Klebsiella pneumoniae* isolates in China[J]. Clin Infect Dis,2014,58(2): 225-232.

（周建仓　潘孔寒）

病例 1-7　嗜水气单胞菌感染致坏死性筋膜炎及脓毒性休克

引　言

嗜水气单胞菌为条件致病菌,广泛分布于自然界的各种水体中,当外界条件适宜其生长繁殖时,常引起条件性致病,是典型的人-兽-鱼共患病病原菌,它可以引起多种水产动物的脓毒症和人类腹泻。嗜水气单胞菌可以产生毒性很强的外毒素,如溶血素、组织毒素、坏死毒素、肠毒素和蛋白酶等,接触伤口后可出现坏死性筋膜炎,导致全身多脏器功能衰竭等。

一、接诊时病情简介

1. 患者主诉和基本情况

患者,男性,64 岁,司机,因"车祸伤致全身多处外伤 4 天"入院。

患者 4d 前因车祸掉入水沟中,致左小腿、右侧颞部、右肘关节等全身多处疼痛,伴多处皮肤破损流血,流血不止,且左小腿明显(见图 1-7-1)。当地医院给予简单清创,肌注破伤风疫苗,止血,固定,输液治疗。次日,左下肢剧痛,伴发热、胸闷、气闭,病情较前明显加重,转入我院。急诊全麻下行左下肢清创负压封闭引流(Vacuum sealing drainage,VSD)＋外固定术,术后出现严重低氧血症、脓毒性休克,病情危重,带气管插管转入 ICU 抢救。既往体健。

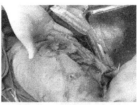
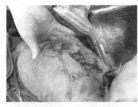
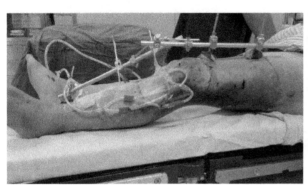
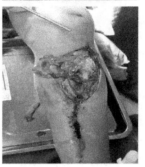
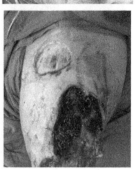

图 1-7-1　患者局部创面照片

2.入科查体

T 38.3℃,HR 150 次/min,R 30 次/min,在大剂量去甲肾上腺素维持下血压 83/56mmHg。气管插管,机械通气,双肺呼吸音低,可闻及湿啰音。心音弱。头部右侧颞骨后部皮肤裂伤缝合伤口干燥、无渗出。左小腿敷料包扎,下肢超膝关节的支具托包扎在位,小腿踝足肿胀,肢端血供可,各脚趾能屈伸活动。右肘可见敷料包扎创口,右肘换药时见 0.5cm 长小创口,无缝合,创口内小血管外露,已予以敷料包扎,腕指活动可,指端血运佳。

3.辅助检查

(1)血气分析:血液酸碱度 7.27,HCO₃⁻ 12.0mmol/L,碱剩余—13.0mmol/L,氧饱和度 87％。

(2)血常规:白细胞计数 18×10⁹/L,中性粒细胞百分比 97.7％,红细胞计数 2.57×10¹²/L,血红蛋白 76g/L,血小板计数 30×10⁹/L,C 反应蛋白＞200mg/L。

(3)肝肾功能:总胆红素 197.4μmol/L,直接胆红素 146.2μmol/L,间接胆红素 51.2μmol/L,前白蛋白 44.1mg/L,总蛋白 40.8g/L,尿素氮 16.9mmol/L,肌酐(血清)177μmol/L。

(4)急诊心梗 4 项:肌酸激酶 1746U/L,肌酸激酶同工酶 154U/L,肌红蛋白 6577.0ng/mL,肌钙蛋白 0.33ng/mL,BNP 2882.3pg/mL。

(5)前降钙素原:10.96ng/mL。

(6)左胫腓骨中上段平扫＋三维重建:左侧胫腓骨中上段粉碎性骨折,关节囊积液(见图 1-7-2)。

(7)床边胸片:双肺散在渗出性病变,右下肺明显(见图 1-7-3)。

4.入科诊断

①左侧胫腓骨中上段粉碎性骨折,急性横纹肌溶解综合征(坏死性筋膜炎);②脓毒性休克;③肺部感染,呼吸衰竭,急性呼吸窘迫综合征(Acute respiratory distress syndrome,ARDS);④多脏器功能不全。

二、病因、病情严重程度评估及亟须解决的问题

该患者病因考虑为严重创伤导致挤压综合征、急性横纹肌溶解综合征、坏死性筋膜炎形成,继发严重左下肢感染,导致脓毒性休克、多脏器功能不全。严重创伤合并脓毒血症患者,病程分期为早期(急性期),炎症反应剧烈,极易并发骨筋膜室综合征和多器官功能障碍综合征(Multiple organ dys-function syndrome,MODS)/多脏器功能衰竭(Multiple organ failure,MOF),病情凶险。

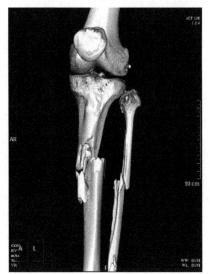 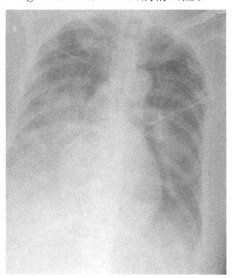

图 1-7-2 左胫腓骨中上段平扫十三维重建:左 图 1-7-3 床边胸片:双肺散在渗出性病变,
侧胫腓骨中上段粉碎性骨折,关节囊积液 右下肺明显

目前,亟须解决呼吸衰竭、休克、肾衰竭等问题。治疗的关键在于呼吸循环支持和阻断全身炎症反应,需行机械通气、肺复张、液体复苏、血液净化、外科清创减压、截肢及其他脓毒症集束化治疗。

三、诊治经过及思路

(一)呼吸衰竭处理

患者在重症肺炎的基础上合并 ARDS,立即行经口气管插管、机械通气。机械通气采取 PCV 模式,实施"肺保护策略",PEEP 6~8cmH$_2$O,FiO$_2$50%。之后,根据病情调整,予以咪达唑仑等镇静,并制定镇痛镇静策略。

(二)血流动力学和液体复苏

对严重创伤患者均需积极给予液体复苏。但严重创伤患者存在毛细血管渗漏,复苏中会有大量液体进入组织间隙,导致多部位水肿,加重组织缺氧及腹腔高压。因此,我们适当控制晶体的补充,加强胶体(白蛋白、血浆)的补充,同时监测 ABP、CVP、ScvO$_2$、乳酸。患者经液体复苏后,循环趋于稳定。

(三)外科治疗

患肢严重感染,导致坏死性筋膜炎形成,外科清创及截肢处理至关重要,甚至需要反复多次清创。对本例患者,在入院时行左下肢清创 VSD 引流十外固定术,术后左下肢肿胀明显,给予局部清创后效果不佳,3d 后行左下肢截肢术,术后仍出现残端反复感染,多次清创坏死组织及残端 VSD 引流后好转。

(四)抗感染治疗

该患者有重症脓毒症,导致多脏器功能衰竭(呼吸、循环、肾等),降钙素原水平较前明显升高。在左下肢清创时,多部位分泌物培养提示嗜水气单胞菌、肺炎克雷伯菌及粪肠球菌感染,早期给予亚胺培南联合替加环素治疗;后行左下肢截肢术,术后仍出现残端反复感染,在积极清创的同时,根据药敏结果选用头孢哌酮舒巴坦联合替加环素。

(五)血液净化

该患者有严重左下肢创伤,休克,急性横纹肌溶解综合征,引起左下肢骨筋膜室综合征,坏死性筋膜炎形成,导致急性肾功能衰竭。因此,治疗的关键是尽早清除肌红蛋白及坏死组织,恢复肾功能,同时联合 CRRT(模式为 CVVH)稳定内环境。

(六)腹腔高压的处理

该患者发生严重创伤、休克。因此,大剂量使用血管活性药物,早期采用深镇静。但患者出现严重腹胀,多次测腹内压在 15~20mmHg,为腹腔高压(Abdominal high pressure,IAH)2 级。采取积极措施降低腹腔高压,防止其进一步进展为腹腔间室综合征(Abdominal compartment syndrome,ACS)。治疗初始在综合治疗的基础上行胃肠减压、导泻、应用促胃肠动力药、中药鼻饲通腑泻下、控制晶体入量、加强胶体补充及用 CRRT 保持液体平衡。

(七)肠内营养支持以及对症治疗

严重脓毒症患者早期分解代谢特别严重,因此营养支持也特别重要。多个指南推荐在初步复苏循环相对稳定后,应立即给予肠内营养。本患者在入科次日行胃镜下空肠营养管置入,早期予以糖盐鼻饲;中期予以短肽型营养配方;后期予以整蛋白型营养配方,后逐渐加量,入科 1 周达 1500mL/d。并给予降糖、纠正酸碱电解质紊乱等综合治疗。

(八)疾病转归

患者入院后气管插管;机械通气 22d 后,气管切开;入科后 63d,经过 9 次清创及截肢手术,成功脱机,病情好转后转回创伤外科,并且患者于 17d 后康复出院。

四、病例剖析

(一)病例层面的剖析

该患者为中老年男性,车祸伤致全身多处疼痛入院,主要症状为左下肢清创外固定支架后出现持续肿痛,继发呼吸困难。辅助检查:血肌红蛋白 1612ng/mL,血象高,C 反应蛋白、降钙素原水平明显升高,BNP 偏高,血氧饱和度低,床边胸片示两肺多发感染,ARDS 诊断明确。结合患者外伤史、污水接触史,明确患者因严重创伤导致挤压综合征、急性横纹肌溶解综合征、坏死性筋膜炎形成,继发严重左下肢感染,导致脓毒性休克、多脏器功能不全(心、肝、肾等)。入院后,给予积极的液体复苏、机械通气、血液净化、脏器保护、左下肢截肢及反复清创 VSD 引流、早期肠内营养、抗感染等综合治疗,病情逐渐恢复。

(二)疾病层面的剖析

嗜水气单胞菌,弧菌科气单胞菌属,为革兰阴性短杆菌,极端单鞭毛,没有芽孢和荚膜(见图 1-7-4),刚从病灶上分离的病原菌常两个相连,广泛分布于自然界的各种水体中,是多种水生动物的原发性致病菌,为条件致病菌,是典型的人-兽-鱼共患病病原菌。它能产生毒性很强的外毒素,具有侵袭性,病变发展迅速,能引发急性胃肠炎、外伤感染、败血症、尿路感染、褥疮感染、胆囊炎、腹膜炎、肺炎、脑膜炎、坏死性肌炎和骨髓炎等。

嗜水气单胞菌感染致坏死性筋膜炎及脓毒性休克,导致多脏器功能不全(心、肝、肾等),死亡率高,但少有报道。因此,临床医生对嗜水气单胞菌感染的认识不足。有国外资料表明,坏死性筋膜炎致命的皮肤软组织混合感染如处理不及时,极易导致多脏器功能衰竭,危及生命。其发病机制可能涉及以下三个方面:①有外伤史,接触污染的水源,带菌的水生生物;②皮肤软组织感染,导致坏死性筋

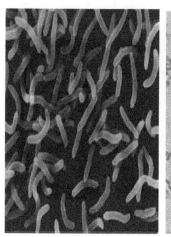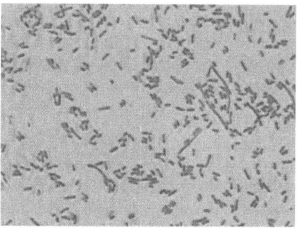

图 1-7-4 嗜水气单胞菌镜下形态

膜炎形成;③继发脓毒血症及多脏器功能衰竭。在治疗上,除脓毒症常规集束化治疗之外,对本例嗜水气单胞菌感染的治疗关键在于尽早清除坏死组织,保护重要脏器功能。

五、经验教训总结

嗜水气单胞菌引起的食物中毒、介水传染病、感染性腹泻、继发感染、败血症、坏死性筋膜炎等少有发生,但其死亡率及致残率高,已成为公共卫生关注的问题。对嗜水气单胞菌感染患者,应积极采取综合治疗措施降低病死率。因坏死组织往往合并多种病原菌感染,故早期应用广谱抗生素需覆盖所有可能的病原菌。如感染部位明确,坏死范围较大,则应早期外科介入,彻底清创引流,必要时截肢。

参考文献

1. Tsai Y, Shen S, Yang T, et al. Monomicrobial necrotizing fasciitis caused by *Aeromonas hydrophila* and *Klebsiella pneumoniae*[J]. Medical Principles and Practice, 2015, 24(5):416-423.

2. Ponnusamy D, Kozlova EV, Sha J, et al. Cross-talk among flesh-eating Aeromonas hydrophila strains in mixed infection leading to necrotizing fasciitis[J]. Proceedings of the National Academy of Sciences, 2016, 113(3):722-727.

3. Monaghan SF, Anjaria D, Mohr A, et al. Necrotizing fasciitis and sepsis caused by *Aeromonas hydrophila* after crush injury of the lower extremity[J]. Surg Infect (Larchmt), 2008, 9(4):459-467.

4. Grim CJ, Kozlova EV, Ponnusamy D, et al. Functional genomic characterization of virulence factors from necrotizing fasciitis-causing strains of *Aeromonas hydrophila*[J]. Applied and Environmental Microbiology, 2014, 80(14):4162-4183.

(田 昕)

病例 1-8 孕产妇宫腔感染致脓毒性休克

引 言

孕产妇因胎膜早破,引起宫腔内感染,导致脓毒性休克(Septic shock),累及呼吸、循环、肝脏、肾脏、凝血等,造成多器官功能衰竭(Multiple organ failure,MOF),疾病进展急骤,病情凶险,若不及时救治,则死亡率可达80%以上。

一、接诊时病情简介

(一)入ICU前的情况

1.患者主诉及现病史

患者,女性,29岁,农民,因"停经20^{+3}周,阴道流液2天,发热1天"入院。

患者停经20^{+3}周,5d前产检见宫颈扩张,羊膜囊突出至宫颈口,拟"先兆流产"收住当地医院,予以"硫酸镁静滴"保胎治疗。2d前,出现阴道流液,考虑"胎膜早破";当天晚上,患者体温升高至37.9℃。1d前,予"阿奇霉素0.5g静滴 qd"抗感染治疗;当天中午,体温升至39.0℃,予以物理降温;14:50,体温升至40.2℃,高热时伴寒颤、寒战,遂给予"奥硝唑静滴"及退热治疗;22:30,患者自觉乏力、头晕明显,呼吸困难伴胸闷不适,无尿,考虑"感染性休克",经补液、升压后由救护车送至我院。

2.入院查体

T 37.0℃,R 22次/min,HR 134次/min,BP 112/71mmHg(去甲肾上腺素维持),意识清,四肢湿冷,全身多处皮肤见紫红色瘀斑,口唇发绀,两肺未闻及明显啰音,腹软,压痛(±),宫底平脐。常规消毒后阴道检查:宫口4cm,阴道内可触及部分胎体。

3.辅助检查

(1)血常规+快速C反应蛋白:白细胞计数36.6×10^9/L,中性粒细胞百分比88.6%,血红蛋白104g/L,血小板计数18×10^9/L,快速超敏C反应蛋白143mg/L。

(2)凝血功能/D-二聚体/ATⅢ:凝血酶原时间>150.0s,凝血酶原时间正常对照11.9s,凝血酶原活动度无法检测,纤维蛋白原无法检测,部分凝血活酶时间111.7s,凝血酶时间>60.0s,抗凝血酶Ⅲ47.9%。

(3)生化:谷氨酸氨基转移酶15U/L,总胆红素79.8μmol/L,CK同工酶97U/L,乳酸脱氢酶1378U/L,肌酐235μmol/L,葡萄糖6.87mmol/L,K$^+$ 3.40mmol/L,Na$^+$ 136.0mmol/L。

4.拟诊及治疗

①G3P1* 孕20^{+3}周,双胎;②晚期难免流产;③宫内感染;④脓毒性休克;⑤瘢痕子宫。

患者于次日00:56分娩两死胎,胎膜部分残留,阴道出血多,行B超引导下清宫术。04:28,输注血小板,同时急诊行腹式子宫全切+双侧输卵管切除术。术后06:45,转入ICU抢救治疗。

(二)入ICU后的情况

1.入科查体

T<35.5℃,HR 132次/min,R 14次/min,BP 123/62mmHg(去甲肾上腺素维持),经皮血氧饱和度79%。麻醉未清醒,气管插管机械通气(AC+PC模式,氧浓度100%,PEEP 10mmHg)。双侧瞳孔直径4.0mm,对光反射迟钝。两肺呼吸音粗,可闻及湿啰音。腹尚软,腹部切口尚干洁。盆腔引流管1根,引流出血性液。留置导尿,无尿。

2.辅助检查

(1)血常规+快速C反应蛋白:白细胞27.5×10^9/L,中性粒细胞百分比85.6%,血红蛋白38g/L,血小板68×10^9/L,快速超敏C反应蛋白134mg/L。

---

* G3P1:妊娠3次,分娩1次。

（2）急诊凝血功能/D-二聚体/ATⅢ：凝血酶原时间 25.8s，国际标准化比率 2.17，凝血酶原活动度 23%，D-二聚体 158.90mg/L。

（3）生化：谷氨酸氨基转移酶 26U/L，天门冬氨酸氨基转移酶 87U/L，总胆红素 118.9μmol/L，直接胆红素 89.7μmol/L，肌酐 217μmol/L。

（4）降钙素原定量：60.00ng/mL。

（5）脑利钠肽：2575pg/mL。

（6）血气分析：pH 7.37，PaO_2 157mmHg，$PaCO_2$ 32mmHg，碱剩余 -6.0mmol/L，乳酸 13.4mmol/L。

（7）血培养：大肠埃希菌（两张）。

（8）床边胸片：两肺感染性病变，双下肺为主（见图 1-8-1）。

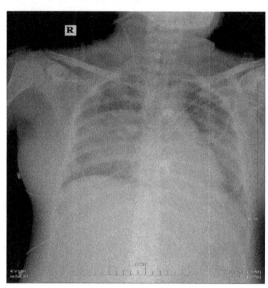

图 1-8-1 两肺渗出性改变，两下肺为主

3.入科诊断

①宫内感染，脓毒性休克，多器官功能障碍综合征；②G3P1 孕 20^{+3} 周，双胎；③晚期难免流产；④子宫全切术后。

二、病因、病情严重程度评估及亟须解决的问题

该患者病因考虑为胎膜早破，引起逆行性宫腔感染，死胎，炎症反应剧烈，累及呼吸、循环、肝脏、肾脏、凝血等，造成多脏器功能障碍/衰竭。经充分液体复苏，休克不能纠正，血压需去甲肾上腺素维持，脓毒性休克诊断明确，病情凶险。

目前，亟须解决呼吸衰竭、休克、急性肾损伤、肝功能异常、凝血功能异常等问题。患者目前已切除了感染病灶（子宫），治疗的关键在于迅速控制感染，阻断全身炎症反应，需行机械通气、液体复苏、血液净化、补充凝血因子、补充血小板、护肝降酶等治疗。

三、诊治经过及思路

（一）控制感染

患者已切除了感染病灶（子宫）；考虑患者宫腔内感染逆行入血，且病情危重，需覆盖阴性菌、厌氧菌、阳性菌，予以亚胺培南/西司他丁＋利奈唑胺抗感染治疗；血培养回报为大肠埃希菌，即停用利奈唑胺。7d 后，血炎症指标明显下降，复查血培养为阴性，病情趋于平稳后，予以降阶梯抗感染治疗。

(二)呼吸衰竭处理

患者在重症感染的基础上并发 ARDS,手术时已行经口气管插管机械通气,术中、术后氧和不佳,氧和指数<100%。机械通气采取 AC+PC 模式,实施"肺保护策略",PEEP 10cmH₂O,FiO₂ 100%。之后,根据病情调整,予以咪达唑仑等镇静,并制定镇痛镇静策略。

(三)血流动力学和液体复苏

脓毒性休克属于分布性休克,需积极液体复苏,同时存在毛细血管渗漏,复苏中会出现大量液体进入组织间隙,导致多部位水肿,加重组织缺氧。我们适当控制晶体补充,加强胶体(白蛋白、血浆)的补充,同时根据 PiCCO 监测数据及 CVP 动态变化,超声检测下腔静脉宽度指导补液。患者早期循环极不稳定;入科后 4d,循环趋稳定,去甲肾上腺素开始逐步减量后停用。

(四)血液净化

该患者急性肾损伤,无尿,予以 CRRT 稳定内环境、保持液体平衡和清除炎症因子。患者在本科行 CRRT 21d,因肾功能仍未恢复,转肾内科继续血透治疗 33d 后停止血透;出院时,尿量>1100mL/d。肾功能:血肌酐 296μmol/L。

(五)凝血功能异常处理

该患者多次输注新鲜冰冻血浆补充凝血因子,输注血小板提高血小板浓度。因患者凝血功能、肝功能异常,故 CRRT 采取无肝素抗凝方式,亦造成血小板在管路及滤器中消耗。考虑到产妇大多处于高凝状态,1 周后采取低分子量肝素抗凝方式以减少血小板消耗。

(六)肝功能异常处理

该患者转氨酶水平仅轻度升高,总胆红素、直接胆红素、间接胆红素水平均同步升高,总胆红素水平最高可达 504μmol/L,应用还原性谷胱甘肽+腺苷蛋氨酸护肝降酶,在予以 CRRT 的同时连用了有降胆红素作用的 HA 330 Ⅱ灌流器,胆红素水平逐步下降。

(七)早期肠内营养支持

该患者病情重,病程长,因此营养支持也特别重要。多个指南推荐,在脓毒性休克复苏后,应早期建立肠内营养。本患者在入科第 3 天,循环相对平稳后,即置入空肠营养管,予以鼻饲整肽型配方,逐渐加量;入科 1 周,达 1500mL/d,既保证了热量,又降低了反流误吸的概率。

(八)疾病转归

患者于机械通气 18d 后脱离呼吸机,拔除气管插管;入科后 21d,生命体征平稳,T 37.1℃,HR 86 次/min,R 18 次/min,BP 125/78mmHg,仍无尿,转肾内科继续治疗;35d 后,患者康复出院。

四、病例剖析

(一)病例层面的剖析

该患者为年轻女性,妊娠期妇女,急性起病,以阴道流液、发热为主要症状,迅速出现休克。辅助检查提示,血白细胞水平明显升高、血降钙素原水平升高、血小板水平降低、凝血酶原时间延长、血肌酐水平升高、胆红素水平升高、氧合指数降低(<100%),血培养结果为大肠埃希菌。床边胸片提示两肺渗出病灶,以两下肺为主。基本排除其他致病因素,故脓毒性休克、宫内感染诊断明确。入院后,给予积极的液体复苏,去除感染病灶(自行分娩出死胎后,立即切除子宫),行抗感染、机械通气、血液净化、脏器保护、早期肠内营养等综合治疗,病情逐渐恢复。

(二)疾病层面的剖析

脓毒症是指因感染引起宿主反应失调而导致危及生命的器官功能障碍。脓毒症来势凶猛,病情发展迅速,即使在现有良好的危急重症监护条件下,仍然是发病率高、死亡率高、花费巨大的一种疾病,并且目前尚缺乏确切的治疗手段,是危急重症医学面临的一大难题。

以往认为,脓毒症患者死于过度炎症反应所致的组织器官损伤、脏器衰竭。随着研究的不断深入,越来越多的研究发现脓毒症是极为复杂的免疫功能紊乱状态,一部分表现为免疫激活,另一部分则表现为免疫抑制。除炎症反应外,细胞功能、代谢及微循环的改变均参与脓毒症的病理生理过程,各介质、系统、通路及病原体相互作用,导致不同的结局。

脓毒症的发病机制可能涉及以下几个方面。①严重感染:细菌感染是脓毒症发生的主要因素之一。革兰阴性菌的内毒素、革兰阳性菌的外毒素均在感染中起重要作用。但后来的研究发现,有相当一部分脓毒症患者始终不能获得确切的感染灶和细菌学依据。随后的研究证实,脓毒症可以不依赖于细菌和毒素持续存在而发生和发展,细菌和毒素作用可以触发脓毒症,但其发生与否及轻重程度则与机体的反应性密切相关。②失衡的炎症反应:当感染严重或机体遭受严重的创伤后,免疫系统就可能被过度激活,从而产生和释放大量的炎症介质,同时机体产生的多种炎症因子又形成瀑布效应,使炎症反应不断放大至不能控制。并且,在炎症反应加重的同时,抗炎反应系统也随之加强,在清除异物抗原及破碎组织碎片的同时造成正常脏器组织的损伤,从而导致器官功能障碍甚至衰竭。③机体细胞功能紊乱:在脓毒症的病理生理过程中,很多细胞发生功能障碍,有的细胞表现为过度激活,有的则表现为功能抑制。中性粒细胞的过度激活和延迟凋亡,使它们在循环和组织中存在的时间延长,释放大量的毒性介质导致附近组织的细胞损害加重。对因脓毒症死亡的动物和人类的研究发现,大量的 CD4 T 淋巴细胞和 B 细胞凋亡增加,并且淋巴细胞功能降低,产生细胞因子减少,导致免疫功能紊乱。脓毒症患者树突细胞和巨噬细胞凋亡增加亦有报道。另外,脓毒症患者肠黏膜细胞的凋亡也增加,肠上皮细胞的凋亡导致上皮完整性被破坏,肠黏膜机械防御能力下降。关于脓毒症患者是否存在血管内皮细胞凋亡增加,还需要进一步的研究。④机体代谢变化:在发生脓毒症时,机体发生了显著的代谢改变,包括胰岛素抵抗、脂肪分解增加、负氮平衡及蛋白质从骨骼肌向内脏的转移。⑤机体微循环的变化:微循环是循环系统的最末部分,通过向各个器官组织传递物质、能量,并将组织废物带走而发挥功能。微循环功能障碍表现为通透性改变和血流量改变。在发生脓毒症时,微循环血流量减少,特别是小血管的流量,功能性的血管密度降低,非灌注和暂时灌注的血管的比例增加,氧供调节受损,不能维持有效的血氧饱和度水平。与微循环系统关系密切的还有内皮系统和血细胞。当发生脓毒症时,红细胞发生聚集,变形性下降,并且与血管内皮发生黏附现象;而内皮细胞发生收缩运动和退变、空泡形成,引起血流阻碍,进一步造成微血管结构的破坏。

对脓毒症的治疗主要包括早期液体复苏、病原学诊断、抗感染药物治疗及感染源的控制等。集束化方案的实施是优化脓毒症管理的基石。对该例患者,也给予了血流动力学监测,指导液体复苏和循环支持,以及用 CRRT 来稳定内环境。

五、经验教训总结

脓毒性休克患者病情多危重,常并发多脏器功能衰竭,炎症反应强烈,治疗难度大,病死率极高,尤其妊娠期妇女有其独特的生理及内分泌特点,社会关注度高。因此,诊治的关键是尽早明确病因、早期液体复苏及尽早控制感染。在本病例的救治过程中,入科当日即给予充分液体复苏,在血小板水平低、凝血功能差的情况下,顶着压力做了子宫切除,去除了感染源,并经验性选择了广谱抗生素治疗,后经血培养明确病原菌给予目标性治疗。多脏器功能支持和内环境的稳定亦是整个治疗过程中最重要的一个环节。通过 PiCCO 监测及超声评估指导液体复苏,机械通气支持,升压强心治疗,早期

CRRT,大剂量新鲜冰冻血浆及血小板输注,护肝降酶治疗,早期肠内营养等及时准确的治疗,使患者转危为安。

参考文献

1.2016 年脓毒症与脓毒性休克处理国际指南[J].中华急诊医学杂志,2017,26(3):263-266.

2.邢进,李锐,张或.脓毒症病理生理研究进展[J].中国急救复苏与灾害医学杂志,2009,4(3):175-178.

（田　昕）

病例 1-9　肺癌伴军团菌肺炎合并肺脓肿、多脏器功能不全

引　言

重症肺炎导致呼吸衰竭是 ICU 内常见的疾病。有时,通过各种微生物的培养可以找到病原菌,但更多的时候找不到病原菌。要找到被收入 ICU 的重症肺炎患者的感染源并不容易。军团菌属于革兰阴性杆菌,在非典型肺炎中是病情最重的一种,未经有效治疗者病死率可高达 45%。其发病的病例数占社区获得性肺炎(Community-acquired pneumonia,CAP)的 2%~15%,占医院获得性肺炎的 1%~40%。在我国以嗜肺军团菌血清 1 型最为多见(在 90%以上),军团菌常与其他细菌(如铜绿假单胞菌等)混合感染。本例患者在治疗过程中,经过及时检查,发现了少见的病原菌及导致肺炎的真正原因,有一定借鉴意义。

一、接诊时病情简介

(一)入 ICU 前的情况

1.患者主诉和基本情况

患者,男,58 岁,农民,因"咳嗽 1 个月加重伴发热、咯血 2 天"入院。

该患者为中老年男性,嗜烟,吸烟指数为 800 年支(40 支/天,吸烟 20 年),嗜酒 15 年,每天白酒二两;入院前 1 个月,淋雨后出现咳嗽,咳少量黄色痰;1 周后,患者感左上胸部隐痛,夜间不能平卧,在当地医院治疗稍好转;入院前 2d,症状加重,伴发热、畏寒、寒战,体温最高达 39.0℃,左上胸痛加重,伴胸闷、气促,伴少许咯血和尿量减少的情况,在当地医院 CT 检查示"左肺大片肺部炎症和实变,左胸腔积液,肺气肿",以"重症肺炎"予以"泰能、氟康唑、万古霉素"抗感染及对症支持治疗 1d,高热不退,病情无好转。为求进一步诊治,至我院急诊,急诊拟"重症肺炎,Ⅰ 型呼吸衰竭"收住入院。

2.入院查体

意识清,精神软,不能平卧,双侧瞳孔 3.0mm,对光反射灵敏,T 35.7℃,R 26 次/min,BP 134/89mmHg,颈部及双侧锁骨上等处浅表淋巴结未及肿大。胸廓对称,无畸形,胸壁无压痛,两肺叩诊呈清音;右肺呼吸音粗,可闻及湿啰音;左肺呼吸音稍低,可闻及少量湿啰音。HR 122 次/min,律齐,各瓣膜听诊区未闻及杂音。腹平软,无压痛,肝脾肋下未及。肾区无叩痛。双下肢无水肿。

3.辅助检查

(1)血常规:白细胞计数 15.6×10^9/L,中性粒细胞百分比 89.9%,血红蛋白 126g/L,血小板计数

$220\times10^9/L$,C 反应蛋白 169mg/L。

(2)血气分析:pH 7.372,PCO_2 36.7mmHg,PO_2 51.1mmHg,碱剩余－3.4mmol/L,SpO_2 93.3%。

(3)血生化:肝功能、心肌酶及肌钙蛋白水平大致正常,尿素氮 10.0mmol/L,肌酐 116μmol/L,葡萄糖 6.0mmol/L。

(4)胸部 CT:左肺大片肺部炎症和实变,左胸腔积液,肺气肿(原片资料已丢失)。

4.拟诊及处置

①重症肺炎,左胸腔积液;②Ⅰ型呼吸衰竭;③急性肾损伤。

患者至我院急诊室 3h 后因病情危重转入 ICU。

(二)入 ICU 后的情况

1.入科查体

意识清,精神软,不能平卧,T 36.3℃,BP 80/59mmHg。R 32 次/min,呼吸急促。右肺呼吸音粗,可闻及湿啰音;左肺呼吸音稍低,可闻及少量湿啰音。HR 135 次/min,律齐,各瓣膜听诊区未闻及杂音。腹平软,无压痛,肝脾肋下未及。肾区无叩痛。双下肢无水肿。

2.辅助检查

(1)血常规:白细胞计数 $11.2\times10^9/L$,中性粒细胞百分比 90.1%,C 反应蛋白 199mg/L。

(2)血气分析:pH 7.3,$PaCO_2$ 26.1mmHg,PaO_2 50mmHg,SpO_2 91%。

(3)血生化:肌酐 142μmol/L,葡萄糖 6.22mmol/L。

(4)降钙素原:100ng/mL。

3.入院诊断及治疗

①重症肺炎,伴左侧脓胸,左气胸;②Ⅰ型呼吸衰竭;③脓毒症性休克;④急性肾损伤。

入 ICU 后,患者血压下降明显,需要去甲肾上腺素维持血压。入科后约 1h,患者突感恶心,全身大汗淋漓,高流量面罩吸氧下呼吸十分费力,遂予以气管插管机械通气治疗。急诊床边胸片检查(见图 1-9-1)提示左肺大片实变、左气胸伴胸腔积液,立即予以胸腔闭式引流。引流管除引流出气体外,还引出较多暗红色的脓血性液,送培养,胸水常规报告示白细胞计数 75900/L,红细胞计数 14100/L,李凡他试验阳性。引流后胸片见图 1-9-2。

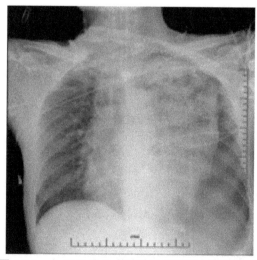

图 1-9-1　入 ICU 后 1h 的胸片提示左肺大片实变、左气胸伴胸腔积液

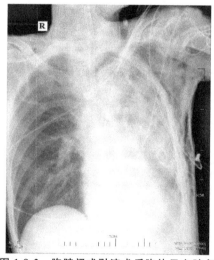

图 1-9-2　胸腔闭式引流术后胸片示左肺复张、左侧胸腔积液

二、病因、病情严重程度评估及亟须解决的问题

该患者为老年男性,嗜烟,800 年支(40 支/天×20 年)。外院胸部 CT 检查结果示左肺上叶肺炎。1 个月前,患者有上呼吸道感染病史,现在有发热、左上胸部隐痛、胸闷不能平卧及气促的表现,考虑为重症肺炎,引起肺炎的病原菌有待进一步明确。患者入科后出现低血压,降钙素原高达 100ng/mL,无尿,血肌酐水平上升,考虑为脓毒性休克、急性肾损伤,可能发展为急性肾衰竭。病情进展迅速,是否会合并其他脏器继发损伤不明确。

亟须解决的问题是,明确病原菌,选择合适的抗感染治疗方案;给予循环支持和抗休克治疗。此外,患者出现急性呼吸衰竭,胸片结果提示左肺部感染严重,可能合并脓肿、气胸,需给予机械通气、胸腔闭式引流纠正呼吸衰竭,必要时还需给予 CRRT。

三、诊治经过及思路

(一)抗感染治疗

送检痰培养和血培养后,予以亚胺培南/西司他丁 1.0g q12h＋利奈唑胺 0.6g q12h 抗感染。送检痰培养,查痰找抗酸杆菌以排除肺结核,行肺炎支原体抗体、肥达氏＋外斐氏反应、流行性出血热等检查以进一步排除其他病原体感染。后期痰培养结果:铜绿假单胞菌(＋＋＋),军团菌尿抗原检测为阳性,予以左氧氟沙星 0.6g qd 联合亚胺培南/西司他丁 1.0g q8h 抗感染治疗。

(二)早期液体复苏

联合血流动力学、CVP 监测和彩超,进行容量监测下补液抗休克治疗。在第一个 3h 内至少给予 30mL/kg 晶体液静脉输注;早期液体复苏后,应通过反复评估血流动力学状态以指导后续的液体复苏。血压逐渐回升,乳酸水平下降,循环趋稳定。

(三)呼吸衰竭的治疗

入院约 2h,患者突感恶心,呕吐出胃内容物,全身大汗淋漓,呼吸急促(R 33 次/min),心率快(HR 120 次/min)。通知麻醉科行气管插管,成功后接呼吸机辅助通气。患者左侧脓胸和气胸,考虑肺部感染后肺脓肿破溃导致。给予胸腔闭式引流,见大量气体引流出,之后引流出红褐色液体。患者氧合逐渐好转。

(四)肾功能衰竭的治疗

患者急性肾功能不全,第 2 天仍然无尿,肌酐水平上升到 242μmol/L,给予床边 CRRT。

(五)纤维支气管镜检查

对明确诊断具有重要作用。对该患者给予床边纤维支气管镜检查,可见气管、左右支气管及各叶、段黏膜充血水肿,左支气管内可见暗红色血性液。第 11 天,纤维支气管镜下左支气管下端刷检结果:找到非小细胞癌细胞,倾向于鳞癌。隔日,病理结果确诊为鳞癌。

(六)其他对症处理

予以甲泼尼龙抗炎,制酸护胃,多索茶碱平喘,氨溴索化痰治疗等。

经过治疗,患者升压药用量逐步减少,氧合稳定,降钙素原水平逐步降低。入科后第 5 天,给予胸部 CT 检查(见图 1-9-3),提示左肺不张、实变、左侧皮下气肿;行纤维支气管镜检查下左支气管检查,结果提示左侧主支气管中段黏膜不规则增厚,结节状增生隆起,管腔狭窄,易出血,上下叶开口不能进入,毛刷刷检标本及活检标本送检病理。几天后,病理结果确诊为鳞癌。

患者病情经过上述处理，在入科第 15 天拍胸片后（见图 1-9-4）拔除左胸引流管，肾功能较前好转，意识稍转清，感染指标较前明显下降；于第 17 天，拔除气管导管改雾化面罩通气，继续抗感染、血透、补充营养等治疗后，拒绝进一步手术治疗，于入院第 22 天回当地医院继续治疗。

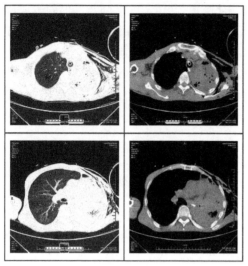

图 1-9-3　入科后第 5 天的胸部 CT 示左肺不张、实变、皮下气肿

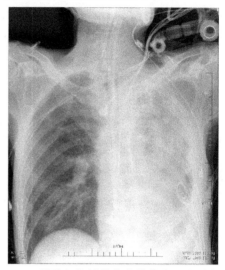

图 1-9-4　拔除气管插管前胸片检查示左肺复张、左侧胸腔积液

四、病例剖析

（一）病例层面的剖析

　　该患者为老年男性，有长期吸烟史，亚急性起病，出现呼吸衰竭合并急性肾功能不全等；感染指标升高，胸片示肺部感染、胸腔积液、肺脓肿，胸部 CT 示肺部感染、肺不张，痰培养结果示铜绿假单胞菌（＋＋＋），军团菌尿抗原检测试剂盒仅能检测出 Lp1 型军团菌，该例患者后期军团菌抗原为阳性，因此考虑为军团菌引起的重症肺炎。患者有长期大量吸烟史，合并阻塞性肺炎，需考虑肺癌基础上的肺部感染的可能性，用纤维支气管镜取病理标本检查，结果为肺鳞癌。

　　该患者入院后，先按脓毒性休克指南规范化进行治疗，第一时间给予病原学检测和在病原学不明时给予广谱抗生素联合抗感染治疗。在治疗中，联合血流动力学、CVP 监测和彩超进行精确的容量监测，以合理进行休克的复苏治疗。并注意保护各脏器，避免呼吸机相关性肺炎的发生。而早期使用 CRRT 和肠内营养等 ICU 综合性生命支持治疗手段，是患者病情好转的基本保证，使查找病因的时间充分并且及时接受针对病原学的精准治疗。早期给予泰能＋利奈唑胺抗感染治疗，但效果欠佳，有经验医生会诊后高度怀疑军团菌感染后合并铜绿假单胞菌感染。因为军团菌肺炎在临床上极少见，一般合并铜绿假单胞菌感染存在，愈后差，普通抗生素治疗效果差，加用大环内酯类抗生素治疗后，临床治疗效果明显。患者并未从胸片及胸部 CT 上发现肺癌，能及时考虑到肺不张的可能因素并在及时给予纤维支气管镜检查支气管时，刮取部分组织后进行病理检查，结果发现鳞癌，明确了患者的真正病因。

（二）疾病层面的剖析

　　军团菌需在 BCYE 或者其他特殊培养基上才能培养得到。该患者经尿抗原检测试剂盒检测仅能检测出 Lp1 型军团菌，检测较为困难；在影像学上无特征性表现，因此，军团菌性肺炎在临床上较难诊断。军团菌肺炎发病潜伏期为 2～10d，各种年龄段人群均可发生，多见于老年人，合并慢性疾病、免疫低下者易感染。其症状除高热、咳嗽等肺部感染症状外，可合并肺外症状，包括头痛、肌肉酸痛、腹泻及肝肾功能不全、衰竭，普通抗生素治疗效果差，针对性使用喹诺酮类、大环内酯类抗生素治疗效果明显。因此,对于有基础疾病,包括肺癌患者,在β-内酰胺类药物治疗效果差的情况下,需覆盖不典型病原菌治疗,同时进行必要的检查,进一步明确病因。纤维支气管镜是呼吸系统疾病的重要检查手段。在胸部 CT 和胸部 X 线平片未能得到阳性结果,或者已发现肺部病灶时,通过纤维支气管镜检查不但能了解气道内情况,还能找到病原学、病理学依据。对该例患者刮取部分组织进行病理检查,结果为肺鳞癌。

五、经验教训总结

在肺癌合并肺部感染的情况下,肺部感染的检查结果往往会掩盖对患者肺癌的诊断。该例患者入院时的主诉为"咳嗽 1 个月,加重伴发热、咯血 2 天"。考虑到患者的年龄和长期吸烟史,我们在寻找病原菌、控制肺部感染的同时,仍需积极查导致肺部感染的根本原因。该例患者为原发性肺癌合并军团菌肺部感染,引起重症肺炎,导致肺脓肿、胸腔积液、急性肾损伤等一系列损伤。得到正确诊断的途径是结合病史,应用综合检查方式,层层剖析。临床治疗的关键是掌握因果关系,明确病因,对症治疗。该病例开阔了 ICU 医生的思路,有很好的借鉴意义。

参考文献

[1] 朱庆义.军团菌和军团菌病的诊断[J].中华检验医学杂志,2011,34(2):187-189.

[2] 路凤.军团菌病的流行概况[J].国外医学·卫生学分册,2008,35(2):78-82.

[3] 马坚,胡必杰.军团菌肺炎研究进展[J].中国实用内科杂志,2011,31(12):970-973.

(田　昕)

病例 1-10　两性霉素 B 治疗念珠菌血症感染

引　言

念珠菌血流感染的发病率在不同国家的医学中心存在差异,住院患者的发病率为 0.19‰～2.5‰。念珠菌血症的病死率高达 39%～60%。白色念珠菌仍是念珠菌感染发病率最高的致病菌。

一、接诊时病情简介

(一)入 ICU 前的情况

1.患者主诉和基本情况

患者腹膜透析 5 年,呕吐 5d,收入肾内科,当天查出右侧腹股沟疝、肠梗阻;出现休克表现转入ICU。入 ICU 第 2 天,外科行"右侧腹股沟嵌顿疝松解＋坏死肠段切除端端吻合术＋无张力平片修补术",术后入 ICU;术后第 4 天,转回外科;术后第 9 天,考虑肠瘘,行"坏死肠段切除＋回肠末端造瘘术";术后第 19 天,因脓毒性休克加重,出现呼吸衰竭,再次入 ICU。

既往病史:慢性肾炎、慢性肾功能不全 11 年,腹膜透析 5 年;4 年前脑出血,留有右侧肢体活动不利。

2.入院查体

入院查体:T 37.5℃,P 130 次/min,R 20 次/min,BP 96/62mmHg,神志清,精神软,皮肤湿冷,伸舌偏右。双肺未闻及明显湿啰音。心界向左扩大,律齐。腹软,无肌紧张和反跳痛,右侧腹股沟处有压痛,可触及包块。

第 2 次入 ICU 前查体:T 39℃,P 120 次/min,R 23 次/min,BP 118/68mmHg。面罩吸氧(8L/min),末梢氧饱和度 95%。肺部可闻及痰鸣音,腹部切口周围有压痛及反跳痛。

3.入院诊断

①右侧腹股沟疝嵌顿,肠梗阻,肠瘘术后;②腹腔感染,脓毒性休克;③慢性肾炎,慢性肾功能不全,慢性肾脏病(Chronic kidney disease,CKD)5 期,维持性腹透,肾性高血压,肾性贫血,高钾血症;④脑出血后遗症。

(二)入 ICU 后的情况

1.入科查体

患者昏睡,呼吸费力,张口点头样呼吸,给予气管插管机械通气。T 37.3℃,P 130 次/min,R 26 次/min,BP 92/60mmHg。双侧瞳孔等大等圆,直径 0.3cm。双肺可闻及哮鸣音和痰鸣音。心律齐,各瓣膜听诊区未闻及明显杂音。腹略胀,腹带加压包扎,辅料洁,无渗出。腹部 3 根引流管接引流袋,可见少量黄褐色液体。人工肛袋畅,肠鸣音未闻及。右侧肢体偏瘫,左侧肌力查体不合作,双足背轻度水肿,右巴氏征阳性,左巴氏征未引出。

2.辅助检查

(1)血常规:白细胞计数 17.3×10⁹/L,中性粒细胞百分比 96.3%,血小板计数 67×10⁹/L,C 反应蛋白>200mg/L。

(2)降钙素原:17.83ng/mL。

(3)血气分析:氧浓度 45%,pH 7.31,PaO₂ 143mmHg,PaCO₂ 49mmHg,碱剩余-2mmol/L,血乳酸 1.9mmol/L。

(4)胸片:双肺渗出性病变(见图 1-10-1)。

(5)腹部 CT:未见明显异常(见图 1-10-2)。

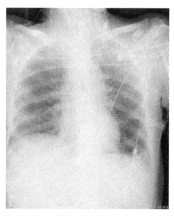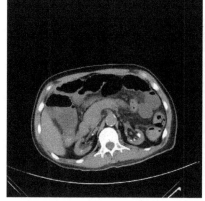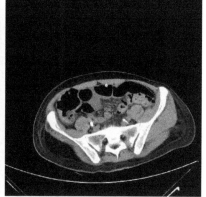

图 1-10-1 胸片:双肺渗出性病变　　　　图 1-10-2 腹部 CT:未见明显异常

3.入科诊断

①右侧腹股沟疝嵌顿,肠梗阻,行右侧腹股沟嵌顿疝松解+坏死肠段端端吻合术+无力平片修补术,肠瘘术后,行回肠末端造瘘术;②腹腔感染,脓毒性休克;③I型呼吸衰竭,机械通气;④慢性肾炎,慢性肾功能不全,慢性肾脏病 5 期,维持性透析状态,肾性高血压,肾性贫血,高钾血症;⑤脑出血后遗症。

二、病因、病情严重程度评估及亟须解决的问题

该患者原有尿毒症,长期接受血液透析治疗。此次发病病因明确,为右侧腹股沟疝导致肠梗阻而出现肠坏死,术后出现肠瘘、腹腔感染、血行感染、脓毒性休克。一系列情况导致呼吸、循环衰竭,疾病

严重性评分——APARCHⅡ评分为 34 分,死亡风险系数为 82.36%。

目前,亟须解决的问题有对腹腔感染、血行感染和肺部感染的控制;抗休克,循环支持治疗;患者切口已张开,每日有大量的脓性液体渗出,故有腹部切口愈合等问题。

三、诊治经过及思路

(一)感染的控制

给予亚胺培南/西司他丁和阿米卡星抗感染治疗;第 2 天,口头报告血培养有真菌生长,加用卡泊芬净;3d 后,正式报告为白假丝酵母菌,考虑患者病情严重,血白细胞计数由 $17.3\times10^9/L$ 上升到 $30.0\times10^9/L$(见图 1-10-3),继续给予卡泊芬净,因不能排除革兰阳性球菌感染,故加用万古霉素;3d 后,因停用万古霉素和阿米卡星,将亚胺培南/西司他丁加大剂量至 2g q8h。患者 7 月 28 日血常规示白细胞计数 $21.0\times10^9/L$,降钙素原水平升至最高,腹水培养为大肠埃希菌,患者体温仍在 38℃ 以上,停用亚胺培南/西司他丁,改用阿米卡星至 8 月 5 日停用。使用卡伯芬净 22d。8 月 11 日报告 8 月 6 日血培养结果仍有白假丝酵母菌,改用伏立康唑 7d,血白细胞计数仍有 $20.0\times10^9/L$,体温仍波动于 38～39.5℃,无下降趋势。8 月 17 日停用伏立康唑,改用两性霉素 B 5mg/d,每日增加 5mg,增至 25mg 后 qd ivgtt;至 9 月 4 日以后,改为隔日 25mg ivgtt,共 26d。3 次血培养结果为阴性而停用,期间先后联合应用左氧氟沙星、哌拉西林和亚胺培南。

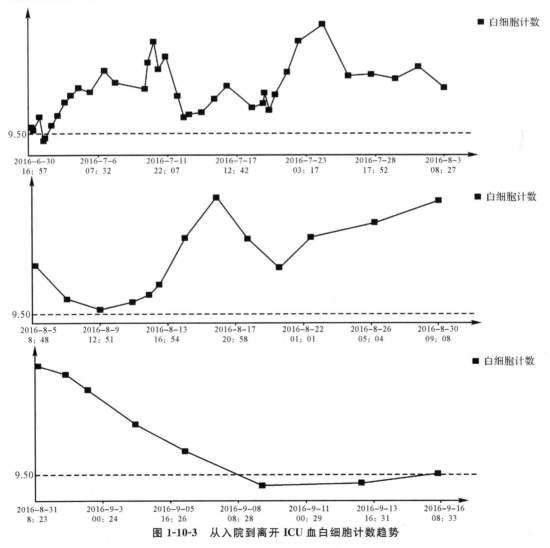

图 1-10-3　从入院到离开 ICU 血白细胞计数趋势

（二）血液净化治疗

患者自腹部手术后无法进行腹膜透析,改用床旁血液透析滤过治疗,模式为 CVVHDF。前期因腹部渗液明显,所以容量评估、液体平衡困难,且感染一直波动,去甲肾上腺素最高用至 1.5μg/(kg·min)。因患者经济原因且病程较长,所以未予以 PiCCO 监测。我科根据患者血压、CVP 以及乳酸等指标维持患者液体平衡(见图 1-10-4)。经治疗,患者脱机前 1 周停用去甲肾上腺素,循环和电解质稳定。

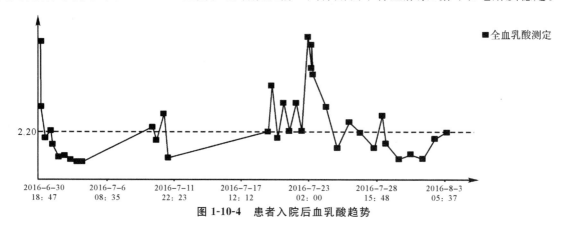

图 1-10-4　患者入院后血乳酸趋势

（三）营养支持

热量保证在 2000cal/d 以上,最高达 2600cal/d,前期给予肠内营养加肠外营养,后期给予肠内营养。蛋白质用量保证在 1.5g/kg 以上,最高达 2.5g/kg。间断输送血浆和红细胞,补充造血原料。

（四）疾病转归

患者于 7 月 19 日第 2 次到 ICU;至 9 月 14 日脱机;9 月 17 日,转回普通病房;10 月 2 日,好转出院。

四、病例剖析

（一）病例层面的剖析

患者起病的原因是长期腹膜透析造成腹股沟疝,导致了一系列并发症和多脏器衰竭。白色假丝酵母菌血行感染,首先考虑导管相关性,但患者有腹腔手术史,不能排除腹部因素。患者腹水培养结果一直是革兰阴性杆菌,未培养出真菌,故腹部因素的概率相对较低。

患者用卡泊芬净 22d,血培养仍有白假丝酵母菌,故改用伏立康唑。使用伏立康唑 7d 后,体温仍高于 38℃,血白细胞计数反而呈上升趋势,去甲肾上腺素剂量增加了 2.5 倍,故改用两性霉素 B。我们也在考虑体温上升和血白细胞计数上升是否与腹腔感染未控制或肺部感染有关,但腹腔前期是大肠埃希菌,后期是奇异变形杆菌,药敏提示为非多重耐药菌。肺部前期是铜绿假单胞菌,后期是鲍曼不动杆菌,两者都是多重耐药菌,胸片未见明显加重的感染。针对阴性菌,抗感染的抗生素前期基本是亚胺培南/西司他丁和阿米卡星,后期以左氧氟沙星和哌拉西林为主,也联合过亚胺培南和阿米卡星。而且加用两性霉素 B 后,临床表现逐步好转,升压药也逐渐减量,说明导致患者一系列临床症状和血象上升的原因为白色念珠菌的血行感染。该患者在应用两性霉素 B 后,未出现明显的不良反应。患者相对年轻,肠功能尚好,肠内营养热量最高达 3380cal,使腹部切口经 2 个月基本愈合,预后良好。

（二）疾病层面的剖析

白假丝酵母菌是常见的念珠菌,对药物的敏感性高。2016 年 IDSA 念珠菌临床实践指南指出,无论是非粒细胞缺乏还是粒细胞缺乏念珠菌血症,均首选棘白菌素类。两性霉素B脂质体可作为备选方案,用于其他抗真菌方案不耐受或耐药的患者,剂量为3~5mg/kg。如患者临床情况稳定且药敏试验对伏立康唑敏感,在血培养阴性5~7d后,可以将棘白菌素或两性霉素B脂质替换成伏立康唑。对于慢性播散性念珠菌病患者,首选两性霉素B脂质体或棘白菌素。对于ICU中疑似念珠菌病的患者,首选棘白菌素经验性治疗,也可选用两性霉素B脂质体。以上均无应用两性霉素B的任何推荐,两性霉素B因不良反应大,临床上已很少应用,也无大型临床研究的证据。但本例患者应用两性霉素B取得了较为理想的效果,成功出院。

五、经验教训总结

因两性霉素B不良反应大,临床应用越来越少,但它仍是抗真菌的有效药物。两性霉素B价格相对便宜,对一些经济压力大、无法坚持其他药物治疗的患者可尝试应用。

参考文献

1. 李光辉. 念珠菌血症的诊断和抗真菌治疗[J]. 中国感染与化疗杂志,2011,11(2):98-100.

2. Wisplinghoff H, Bischoff T, Tallent SM, et al. Nosocomial bloodstream infections in US hospitals: analysis of 24,179 cases from a prospective nationwide surveillance study[J]. Clin Infect Dis,2004,39(3):309-317.

3. Falagas ME, Roussos N, Vardakas KZ. Relative frequency of albicans and the various non-albicans Candida spp among candidemia isolates from inpatients in various parts of the world: a systematic review[J]. Int J Infect Dis,2010,14(11):954-966.

（王秋雁 蔡 玲）

病例1-11 肾综合征出血热合并真菌感染性心内膜炎

引 言

真菌感染性心内膜炎(Fungal endocarditis,FE)是罕见并潜在致命的一种疾病,发病率低,目前对它的认识非常有限。尽管内外科治疗感染性心内膜炎的方法不断改进,但是其病死率和致残率仍然相当高。广谱抗生素或侵入性医疗操作(包括长期留置静脉导管、心脏内装置、人工心脏瓣膜置换术等)的应用,造成真菌感染的发病率不断增加。但由于FE缺乏特异性的临床特征和体征,所以早期识别非常困难,常常导致诊治延迟,并极大地影响预后。

一、接诊时病情简介

(一)入ICU前情况

1. 患者主诉和基本情况

患者,男性,50岁,农民,因"发热、巩膜黄染10余天,呼吸困难3天"入院。

患者入院前10d,无明显诱因下出现发热,最高体温39.6℃,伴有皮肤、巩膜黄染,当地医院查白细胞计数21.8×10^9/L,血小板计数48×10^9/L,总胆红素139.7μmol/L,血肌酐711μmol/L。转某省级医院住院治疗。3d前,出现呼吸窘迫,氧饱和度下降,胸部CT提示双肺广泛炎症,双侧胸腔中等量积液,予以气管插管机械通气,流行性出血热病毒抗体阳性,转入我院。既往有高血压病史,未正规治疗。

2. 辅助检查

缺辅助检查结果。

3. 入院诊断

①肾综合征出血热;②多脏器功能衰竭(急性肝功能衰竭、急性肾功能衰竭、急性呼吸衰竭);③肺部感染。

(二)入 ICU 后情况

1. 入科查体

T 39.5℃,HR 122 次/min,R 22 次/min,BP 172/94mmHg。患者处于药物镇痛镇静状态。双侧瞳孔等大等圆,直径 2mm,对光反射灵敏。全身皮肤、巩膜重度黄染。经口气管插管呼吸机辅助呼吸,双肺呼吸音粗,可闻及明显干湿啰音。心律齐,各瓣膜区未闻及明显杂音。腹平软,肝脾肋下未及。双下肢轻度水肿。

2. 辅助检查

(1)血气分析:pH 7.36,HCO_3^- 14.7mmol/L,碱剩余 −10mmol/L,PaO_2 148mmHg,氧饱和度 99%。

(2)血常规:白细胞计数 $14.73×10^9$/L,中性粒细胞百分比 88.3%,血红蛋白 97g/L,红细胞压积 0.28,血小板计数 $80×10^9$/L。

(3)生化:尿素氮 80.3mmol/L,肌酐 810μmol/L,总胆红素 102μmol/L,谷氨酸氨基转移酶 165U/L,天门冬氨酸氨基转移酶 78U/L,淀粉酶 1201U/L,脂肪酶 1847U/L,降钙素原 7.4ng/mL,proBNP 11353pg/mL,肌钙蛋白 T 0.236ng/mL,血乳酸 2.4mmol/L。

(4)凝血功能:凝血酶原时间 39.1s,活化部分凝血活酶时间 59.1s,D-二聚体 65.85mg/L。

(5)腹部 B 超:脂肪肝,脾大,脾静脉增宽。

(6)床边胸片:双肺感染(见图 1-11-1)。

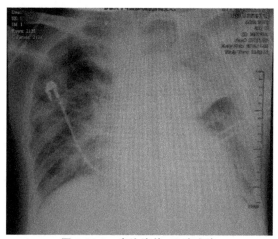

图 1-11-1　床边胸片:双肺感染

3. 入科诊断

①肾综合征出血热;②多脏器功能衰竭(急性肝功能衰竭、急性肾功能衰竭、急性呼吸衰竭、弥散性血管内凝血);③肺部感染;④急性胰腺炎;⑤脂肪肝。

二、病因、病情严重程度评估及亟须解决的问题

该患者既往无明显基础疾病。本次病因为汉坦病毒感染引起的一种自然疫源性疾病,并发急性呼吸衰竭、急性肝功能衰竭、急性肾功能衰竭、急性胰腺炎等多脏器功能不全,病情凶险。

目前,亟待解决的问题是肾功能衰竭、肝功能衰竭、肺部感染、呼吸衰竭等。治疗的关键在于控制感染,阻断全身炎症反应,需要机械通气、血液净化、控制感染、维持内环境及水电解质平衡等。后期,患者继发格林巴利综合征、真菌性血流感染、真菌性感染性心内膜炎、脑梗死等,需要给予免疫调节、抗真菌及手术治疗等。

三、诊治经过及思路

(一)呼吸衰竭的处理

患者在病毒感染的基础上合并肺部细菌感染,继续经口气管插管呼吸机辅助呼吸,选用亚胺培南/西司他丁钠抗感染,予以舒芬太尼联合右美托咪定镇痛镇静,并制定镇痛镇静策略。

(二)肾衰竭的处理

由于疾病本身导致血管通透性增加,血浆外渗,血容量减少,肾间质水肿,以致肾小球滤过率急剧下降和肾小管受压,此外免疫损伤导致肾功能损伤,故及时行 CRRT 以稳定机体的内环境。10d 后,患者进入多尿期,停用 CRRT。

(三)凝血机制的异常

弥散性血管内凝血消耗了大量凝血因子。此外,弥散性血管内凝血引起继发性纤溶亢进,使纤维蛋白原降解产物增多;肝脏受损,对肝素灭活减少;肾功能衰竭,使肝素排泄减少;血浆蛋白大量外渗,与肝素结合减少,促使游离肝素增加,均能引起凝血异常。在改善肝、肾功能的同时,需补充新鲜血浆,纠正凝血异常。

(四)真菌血症的治疗

在患者肺部感染得到控制后,停用亚胺培南/西司他丁钠,体温及感染指标一度正常,后又出现体温升高。血培养提示热带假丝酵母菌,首先考虑导管相关性感染。及时拔除中心静脉导管,根据药敏试验结果给予伏立康唑抗真菌治疗,感染仍没有得到控制。后换用卡泊芬净抗真菌治疗,感染得到控制。

(五)真菌性感染性心内膜炎的治疗

查体发现二尖瓣区收缩期杂音,心超提示二尖瓣前叶及左心室心内膜赘生物(见图 1-11-2),考虑合并真菌性感染性心内膜炎,继续用卡泊芬净抗感染,并请心外科医师会诊。考虑患者一般情况差,难以耐受手术,建议保守治疗。

(六)格林巴利综合征的治疗

入院第 7 天停用镇痛、镇静药物后,发现患者神志淡漠、精神软、四肢肌力Ⅲ级、双侧巴氏征阴性,不能排除病毒性脑炎,行腰椎穿刺及头颅 CT 检查。颅内压力:14cmH_2O。脑脊液常规:潘氏试验阳性(++),有核细胞计数 9×10^6/L,红细胞计数 470×10^6/L。脑脊液生化:葡萄糖 3.7mmol/L,蛋白3260mg/L,氯 128mmol/L。脑脊液免疫:腺苷脱氨酶 1.0U/L,乳酸脱氢酶 127U/L,IgG 0.59g/L,IgA 0.16g/L,IgM 0.12g/L。脑脊液涂片:抗酸杆菌阴性,细菌培养阴性。头颅 CT:右侧额颞叶出血伴水肿(见图 1-11-3)。请神经内科医师会诊,考虑格林巴利综合征不能排除,予静滴丙种球蛋白

0.4g/kg 静滴×5d。患者肌力较前改善,1 周后复查腰椎穿刺。颅内压力:15.5cmH₂O。脑脊液常规:潘氏试验阳性(+),有核细胞计数 1×10⁶/L,红细胞计数 3×10⁶/L。脑脊液生化:葡萄糖 4.2mmol/L,蛋白 1656mg/L,氯 142mmol/L。脑脊液免疫:腺苷脱氨酶 2.0U/L,乳酸脱氢酶 77U/L,IgG 0.35g/L,IgA 0.04g/L,IgM 0.00g/L。脑脊液细菌培养阴性。

(七)脑梗死的治疗

患者出现肌力进行性下降,左侧肢体肌力 0 级,右侧肢体肌力 3 级。入院第 32 天头颅 CT 检查:右侧小脑半球大片低密度灶(见图 1-11-4),考虑心内膜赘生物脱落导致脑梗死,给予对症及支持治疗。

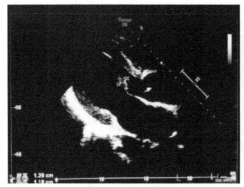 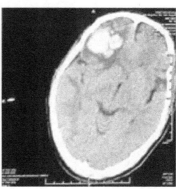 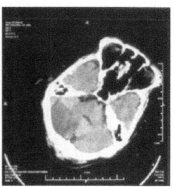

图 1-11-2　心超:二尖瓣前叶及左室心内膜赘生物　　图 1-11-3　头颅 CT:右侧额颞叶出血伴水肿　　图 1-11-4　头颅 CT:右侧小脑半球大片低密度灶

四、病例剖析

(一)病例层面的剖析

该患者为中年男性,急性起病,以发热为首发症状,后出现皮肤、巩膜黄染,呼吸困难。辅助检查提示汉坦病毒 IgM 抗体阳性,胆红素、谷氨酸氨基转移酶、天门冬氨酸氨基转移酶、尿素氮、肌酐、白细胞、降钙素原等水平均明显升高,胸部 CT 提示双肺感染,故肾综合征出血热、肝功能衰竭、急性肾功能衰竭、肺部感染、呼吸衰竭诊断明确。患者系在病毒感染的基础上继发肺部细菌感染,在感染病原体不明的前提下,给予广谱抗生素亚胺培南/西司他丁钠,同时予以继续通气、CRRT、护肝治疗等,肺部感染得到控制,肝肾功能逐渐好转。患者出现肌力降低,结合腰椎穿刺脑脊液检查结果,考虑为病毒感染导致的格林巴利综合征,给予静滴丙种球蛋白后肌力好转。其后又出现反复感染,血培养证实为热带假丝酵母菌,虽然及时拔除中心静脉导管,根据药敏试验结果给予伏立康唑抗真菌,但感染仍得不到很好的控制,换用卡泊芬净后感染指标好转,但并发真菌性心内膜炎及脑梗死,转上级医院进一步治疗。上级医院组织相关学科会诊后,认为无手术指征,继续内科保守治疗。后患者循环不稳定,多脏器功能衰竭,自动出院。

(二)疾病层面的剖析

肾综合征出血热(Hemorrhagic fever with renal syndrome,HFRS)是一种自然疫源性疾病,主要传染源为鼠。临床表现以发热、休克、充血、出血和急性肾功能衰竭为主,在我国又称为流行性出血热(Epidemic hemorrhagic fever,EHF),主要由汉坦病毒和汉城病毒引起,发病机制至今仍未完全清楚。多数研究提示,汉坦病毒是本病发病的始动因子,一方面病毒感染能导致感染细胞功能和结构的损害;另一方面,病毒感染诱发的人体免疫应答和各种细胞因子的释放,既有清除病毒保护机体的作用,又有引起机体组织损伤的不利作用。对本病的治疗以综合疗法为主,早期应用抗病毒治疗,中晚期则针对病理生理进行对症治疗。"三早一就地"仍是本病治疗的原则,即早期发现、早期休息、早期治疗和就近治疗。治疗中要注意防治休克、肾功能衰竭和出血。

真菌性心内膜炎(Fungal endocarditis,FE)患者大多有人工心脏瓣膜、起搏器等装置,以及发病前经过侵入性操作或长期应用广谱抗生素,部分患者因合并免疫系统疾病曾长期接受激素治疗,与医疗保健相关性感染的关系密切。白色念珠菌是绝大多数真菌性心内膜炎的最常见致病菌,但是非白色念珠菌的真菌,特别是近平滑念珠菌感染致真菌性心内膜炎已经出现增长迹象。近年来,曲霉菌属越来越常见,这类条件致病菌尤其常见于免疫功能低下和人工瓣膜置换术后的患者。

栓塞事件在真菌性心内膜炎中非常常见。栓子和免疫复合物的沉积造成心内膜炎的心外表现,并导致全身多个器官发生损害,最常涉及的部位包括神经系统、肾、下肢动脉、脾、冠状动脉和肠系膜动脉。这是由于真菌性心内膜炎常常伴随有大而脆的赘生物,来自于这些赘生物的栓子常常导致严重的并发症。真菌性心内膜炎的总治愈率非常低,主要的死亡原因包括难治性心力衰竭、脓毒症和脑卒中。预后不良的原因可能包括巨大赘生物,真菌入侵心肌造成损害,全身广泛的系统性脓毒性栓塞,严重的瓣周并发症(穿孔、假性动脉瘤、心肌脓肿),抗真菌药物难以进入菌栓和赘生物达到杀菌作用等。多项研究认为,手术联合抗真菌药物治疗的效果明显优于单纯药物治疗。由于抗真菌药物难以起到杀菌作用,内科治疗往往又疗效欠佳,所以常常需要手术治疗。2009 年欧洲心脏病学会关于感染性心内膜炎的指南规定,若患者存在药物难以控制的感染(如瓣膜脓肿、假性动脉瘤等),真菌或多重耐药菌感染,发生过至少一次栓塞事件且主动脉瓣或二尖瓣存在超过直径 10mm 的赘生物,则应尽早手术治疗。

格林巴利综合征是由体液和细胞共同介导的神经系统自身免疫性疾病,其病因尚未完全阐明。有人认为这与病毒直接感染有关,常见病毒有巨细胞病毒、EB 病毒、肝炎病毒、单纯疱疹病毒及带状疱疹病毒、流感 A 及 B 病毒等。而导致肾综合征出血热的病毒主要为汉坦病毒,由虫媒传播,其基本病理变化为全身小血管广泛性损害,主要引起心、肾等器官功能衰竭,亦可引起神经系统损伤,如脑或脊髓出血及中毒性损害等。本病急性或亚急性起病,呈迟缓性瘫痪(以下肢为主),同时可伴感觉及自主神经功能障碍,进展迅速者可在短期内出现严重肢体瘫痪,甚至呼吸肌麻痹,进而死亡。对本病主要采取综合治疗方法。血浆置换及免疫球蛋白静脉滴注治疗为一线治疗方案,可消除外周血免疫活性细胞、细胞因子和抗体等,减轻神经损害。对有呼吸肌麻痹者,应及早行气管插管或气管切开。以上治疗方案可使患者病情恢复时间缩短。

五、经验教训总结

真菌性心内膜炎多见于医疗相关性感染和免疫功能低下患者,栓塞事件的发生率高。既往研究发现,神经系统并发症在这类患者中高发,部分患者以心外表现为首发症状,易造成诊断延误。本病例也是在患者出现脑梗死后考虑栓子来源时行心脏超声检查,发现二尖瓣前叶及左心室内膜增强回声团,才考虑感染性心内膜炎的诊断。因此,我们认为,对于有长期应用广谱抗生素史、侵入性操作、基础性心脏病或免疫抑制等的患者,当并发血流感染时,应该保持高度警惕,注意对心脏的听诊,及时行经胸或食管超声检查。

格林巴利综合征常继发于病毒感染,但罕见由汉坦病毒感染引起的报道。当病毒感染患者出现不能用其他原因解释的肌无力等表现时,及时行腰椎穿刺、脑脊液检查,往往能及时获得诊断,并给予相应的治疗,改善患者的预后。

参考文献

1. Thuny F,Crisoli D,Collart F,et al. Management of infective endocarditis:challenges and perspectives[J]. Lancet,2012,379:965-975.

2. 王焕玲.范洪伟,王爱霞,等.真菌性心内膜炎 6 例临床分析[J].中国抗感染化疗杂志,2005,5：205-209.

3. Baddley JW,Benjanfin DK Jr,Patel M,et al. Candida infective endocarditis[J]. Eur J Clin MicrobM Infect Dis，2008,27：519-529.

4. Falcone M,Barzaghi N,Carosi G,et al. Candida infective endocarditis：report of 15 cases from a prospective muhicenter study[J]. Medieine (Bahimore),2009,88：160-168.

5. Habib G,Hoen B,Tornos P,et al. Guidelines on the prevention,diagnosis and treatment of infective endocarditis (new version 2009)：the task force on the prevention,diagnosis,and treatment of infective endocarditis of the European Society of Cardiology (ESC). Endorsed by the European Society of Clinical Microbiology and Infectious Diseases (ESCMID) and the International Society of Chemotherapy (ISC) for Infection and Cancer[J]. Eur Heart J,2009,30：2369-2413.

（张思泉）

病例 1-12　尿路结石致脓毒性休克

引　言

脓毒症(Sepsis)是由感染引起的全身炎症反应综合征,可发展为严重脓毒症(Severe sepsis)和脓毒性休克(Septic shock)。严重脓毒症和脓毒性休克是重症医学面临的重要临床问题。随着人口老龄化、肿瘤发病率上升及侵入性医疗手段的增加,脓毒症的发病率不断上升。全球每年新增加数百万例脓毒症患者,其中有超过 1/4 的患者死亡。尿路感染是常见的感染性疾病。尿路结石所导致的休克危险性大,死亡率高。尿路结石所导致的脓毒性休克很大一部分是由取石手术后造成感染所引发的。

一、接诊时病情简介

(一)入 ICU 前的情况

1.患者主诉和基本情况

患者,女性,56 岁,农民,因"下腹部痛伴发热 1 天"入院。

患者 1d 前在无明显诱因下,突发下腹部疼痛,呈持续性发作,阵发性加重,感畏寒、发热,体温未测;伴腰酸背疼,腹痛、腹胀、腹泻,拉黄色稀便;有恶心、呕吐,呕吐物为胃内容物,无咖啡色液;全程无肉眼血尿,无尿频、尿急、尿痛,无排尿不畅,无胸闷、气急,无盗汗,无肛排停止。本院急诊 B 超示"肝血管瘤,右侧输尿管下段结石伴右肾积水、右肾结石",电解质检查 K^+ 2.68mmol/L。为求进一步诊治来我院,门诊拟"右侧输尿管下段结石伴右肾积水、右肾结石"收住入院。

发病来,患者精神软,胃纳睡眠差,体重无明显增减。

2.入院体检

T 39.9℃,BP 92/55mmHg,P 104 次/min,R 22 次/min。腹平软,肝脾肋下未触及,下腹部轻压痛,无肌卫反跳痛。双肾区未及明显包块,右肾区叩痛阳性,左肾区无叩痛。双侧输尿管行径区无压痛。耻骨上区不充盈,无压痛,未及包块,尿道口未见明显分泌物。

3.辅助检查

(1)腹部 B 超：①肝血管瘤;②右侧输尿管下段结石伴右肾积水、右肾结石。

（2）电解质：K^+ 2.68mmol/L。

（3）尿常规：隐血（干化学筛查）（＋），白细胞（干化学筛查）250，比重 1.010，pH 5.00，镜检白细胞 1＋/HP，镜检红细胞（－），蛋白质（－）。

4. 拟诊及治疗

①右输尿管下段结石；②右肾积水；③右肾结石；④尿源性脓毒症；⑤低钾血症。

入院后予以头孢美唑钠 2.0g bid 抗感染，补液对症处理。入院当天，患者血压持续偏低，约 70/40mmHg，HR 80 次/min，律齐。用吲哚美辛降温后，体温为 37.9℃。血常规：白细胞计数 4.4×10^9/L，中性粒细胞百分比 86.7％，血红蛋白 86g/L，血小板计数 43×10^9/L，C 反应蛋白 50mg/L。予以积极补液对症处理。入院当天液体入量为 3800mL。次日，患者仍有发热、畏寒伴下腹不适，血压偏低，予以更换抗生素，使用头孢哌酮/舒巴坦 2.0g q8h 抗感染，同时积极补液。10：08，血压低至 60/35mmHg，体温升至 38.8℃，予以多巴胺升血压。同时，急诊行经尿道右侧输尿管镜下置管引流术＋结石取出术。术后转重症医学科。

（二）入 ICU 后的情况

1. 入科查体

患者麻醉未醒，气管插管机械通气（A/C VC 模式，FiO_2 100％，Vt 500mL，F 15 次/min，PEEP 5cmH_2O）。T 39.8℃，BP 99/60mmHg（多巴胺＋间羟胺维持下），HR 108 次/min，SpO_2 91％。肺部呼吸音粗，可闻及少许湿啰音。心律齐。腹软，无压痛反应，移动性浊音阴性。留置导尿通畅，尿色淡血性。肢端无湿冷。

2. 辅助检查

（1）床边胸片：两肺感染性病变（见图 1-12-1）。

（2）血生化：总胆红素 86.41μmol/L，直接胆红素 58.26μmol/L，间接胆红素 28.15μmol/L。

（3）血常规：白细胞计数 15.3×10^9/L，中性粒细胞百分比 86.1％，血红蛋白 83g/L，血小板计数 26×10^9/L，C 反应蛋白＞200mg/L。

（4）凝血功能：凝血酶原时间 22.7s，国际标准化比值 1.96，活化部分凝血活酶时间 111.6s。

（5）血气分析：pH 7.41，$PaCO_2$ 23mmHg，PaO_2 89mmHg，血乳酸 8.6mmol/L，HCO_3^- 15mmol/L，BE －9.1mmol/L，SpO_2 97％。

3. 入科诊断

①尿路结石伴感染；②右肾积水；③右肾结石；④重症脓毒症，感染性休克；⑤急性呼吸窘迫综合征。

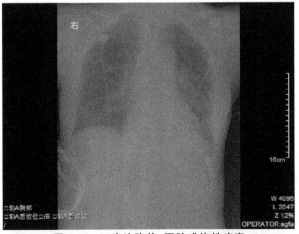

图 1-12-1　床边胸片：两肺感染性病变

二、病因、病情严重程度评估及亟须解决的问题

患者尿路感染导致脓毒性休克诊断明确,目前外科已行置管引流术＋结石取出术。根据入科时所需呼吸机支持参数偏高,两肺可闻及湿啰音,胸片提示双肺渗出改变,考虑存在休克相关的急性呼吸窘迫综合征。

目前,亟须解决感染控制、抗休克、纠正急性呼吸衰竭等问题。治疗的关键在于进一步控制感染,需继续采取机械通气、液体复苏等集束化治疗。

三、诊治经过及思路

(一)抗感染治疗

患者入科前已接受"经尿道右侧输尿管镜下置管引流术＋结石取出术",引流通畅,感染源被控制。根据病史,首先考虑尿路感染,留取尿、血、痰培养,入科后 1h 内予以亚胺培南/西司他丁＋万古霉素抗感染。入院当天及次日,血培养结果为大肠埃希菌(4 张);次日尿培养结果为正常菌群生长。停用万古霉素,继续给予亚胺培南/西司他丁,疗程 14d。

(二)血流动力学监测和液体复苏

入科后予以林格、白蛋白、血浆等扩容补液补充凝血因子,用去甲肾上腺素维持血压,用氢化可的松改善血管张力,同时监测有创动脉血压、CVP、ScvO$_2$。入 ICU 第 1 天,液体入量 5795mL,尿量 3700mL。监测 CVP 20→15→8cmH$_2$O。ScvO$_2$ 62％,乳酸 8.8mmol/L。7:03,ScvO$_2$ 77％,乳酸 3.2mmol/L,较前有所好转,但仍需去甲肾上腺素维持血压。第 2 天,行 PiCCO 监测血流动力学。15:11,PiCCO 监测:CI 4.03L/(min·m^2),SVRI 1910 dyn·s/(m^2·cm^5),CFI 4.11/min,GEF 17％,SVV 17％,GEDI 1007mL/m^2,ITBI 1258mL/m^2,ELWI 11mL/kg。考虑容量过负荷,予以减慢输液速度,用呋塞米利尿,用多巴酚丁胺强心治疗。当天 23:24,PiCCO 监测:CI 3.74L/(min·m^2),SVRI 1548,CFI 4.7/min,GEF 26,SVV 8,GEDI 804,ITBI 1004mL/m^2,ELWI 8mL/kg。容量负荷较前纠正,血管外肺水减少。入 ICU 第 4 天,停用血管活性药物。

(三)呼吸衰竭的处理

对急性呼吸窘迫综合征患者行机械通气治疗。呼吸机辅助通气 AC/VC 模式采用肺保护策略,小潮气量通气 6mL/kg,FiO$_2$ 60％,PEEP 9cmH$_2$O。之后,根据病情调整,同时予以咪达唑仑＋芬太尼镇静镇痛,并制定镇痛镇静策略。

(四)血小板下降的处理

入科后,患者血小板计数进行性下降。入科第 2 天,血常规示白细胞计数 8.9×10^9/L,中性粒细胞百分比 73.7％,红细胞计数 2.9×10^{12}/L,血红蛋白 77g/L,血小板计数 17×10^9/L,C 反应蛋白＞179mg/L。予以间隙输注血小板。之后,患者病情得到控制,血小板计数回升至正常范围(见图 1-12-2～图 1-12-4)。

(五)其他对症治疗

患者血糖偏高,加强血糖控制,用短效胰岛素将血糖控制在 10mmol/L 以下;预防应激性溃疡;维持水电解质酸碱平衡;早期营养支持,入科第 2 天予以百普力鼻饲,视病情逐步加量,5d 内达 1500mL/d。

(六)疾病转归

患者入院第 5 天,两份外周血培养转阴性;入院第 12 天,尿常规:隐血(干化学筛查)＋＋(50),白

细胞(干化学筛查)阴性,比重1.010,pH 7.00,镜检白细胞2~3/HP,镜检红细胞1+/HP。机械通气8d后,顺利脱机拔管。患者入住ICU后10d,患者一般情况好转,呼吸、循环稳定。转回泌尿外科病房10d后,患者痊愈出院。

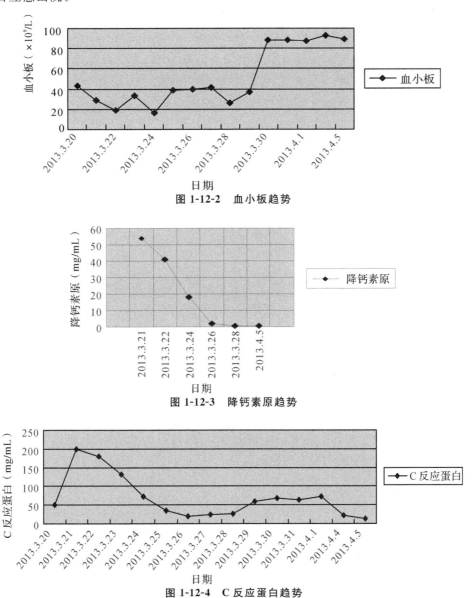

图1-12-2　血小板趋势

图1-12-3　降钙素原趋势

图1-12-4　C反应蛋白趋势

四、病例剖析

(一)病例层面的剖析

该患者为中老年女性,因"下腹部痛伴发热1天"入院,辅助检查B超示"右侧输尿管下段结石伴右肾积水、右肾结石"。入院后,病房予以抗炎补液对症处理,患者仍有高热伴有血压进行性下降,外科急诊行经尿道右侧输尿管镜下置管引流术+结石取出术。术中见输尿管下段结石形成,完全堵塞输尿管,输尿管内有大量脓性分泌物,结合患者血常规、C反应蛋白、降钙素原水平升高明显,尿路感染明确,存在全身炎症反应综合征(Systemic inflammatory response syndrome,SIRS)。患者收缩压低于90mmHg或较原有基础下降40mmHg以上至少1h,或血压维持依赖输液和(或)血管活性药物;有组织灌注不良的表现,但血乳酸水平高,合并感染导致的器官功能障碍:双肺渗出灶需机械通气,伴氧合指数<250mmHg;胆红素>34.2μmol/L;国际标准化比值>1.5,血小板计数<100×10⁹L。因此,患者脓毒性休克诊断明确。

在3h内完成了患者血乳酸水平的测定,在应用抗生素前获得血培养标本。给予液体复苏,输注30mL/kg晶体溶液。在6h内需达到中心静脉压(Central venous pressure,CVP)8~12mmHg,平均动脉压(Mean arterial pressure,MAP)≥65mmHg,尿量≥0.5mL/(kg·h),中心静脉氧饱和度≥70%或混合静脉血氧饱和度≥65%。对血乳酸水平升高的患者,复苏目标为血乳酸水平达到正常。6h内对早期液体复苏无反应的低血压患者,可应用缩血管药物维持MAP≥65mmHg,首选去甲肾上腺素;在容量复苏后,持续动脉低血压(感染性休克)或初始血乳酸≥4mmol/L,需测量CVP,测量中心静脉氧饱和度(Central venous oxygen saturation,ScvO₂),可应用PiCCO指导容量管理。患者对早期液体复苏有反应,入科6h,ScvO₂达标,血乳酸水平下降。

该患者为脓毒性休克合并高血糖者,需采用强化胰岛素治疗。有资料表明,胰岛素具有抗炎作用,强化胰岛素治疗可以降低外科患者的病死率。使用强化胰岛素治疗将患者血糖控制在10mmol/L以下。合并急性呼吸窘迫综合征,予以肺保护策略机械通气。其脓毒性休克治疗还包括镇静镇痛管理、免疫调理、持续性肾脏替代治疗、应激性溃疡预防、深静脉血栓预防及营养支持治疗等。

(二)疾病层面的剖析

尿路结石脓毒性休克是由病原微生物及其毒素引起的一种微循环障碍状态,可以导致组织缺氧、代谢紊乱、细胞损害甚至多器官功能衰竭。尿路结石所致的脓毒性休克发病速度非常快,需要及时地诊断与治疗。尿路结石致脓毒性休克引发的原因很多,依次为:术前尿路感染未能得到良好的控制,术中输尿管灌注压力过高、输尿管损伤、手术时间过长及术后引流不畅等。当患者出现脓毒性休克时,及早、正确地选择抗生素控制感染是影响脓毒性休克患者预后的主要因素之一。根据文献报道,尿路感染病原菌绝大多数为革兰阴性肠道杆菌,其中,大肠埃希菌约占80%。并且革兰阴性杆菌的耐药性已十分严重,尤其是大肠埃希菌和肺炎克雷白杆菌产ESBLs的比例分别达27.5%和22.2%。故给应给予亚胺培南/西司他丁+万古霉素的广谱覆盖方案;待培养结果回报,可改为目标性治疗。同时,应请泌尿外科积极介入,考虑手术控制感染源。

五、经验教训总结

尿路感染导致脓毒症在ICU患者中占一定比例,致病菌大多为革兰阴性杆菌,其中大肠埃希菌占80%,金黄色葡萄球菌约占10%~15%。在选择抗生素时,需覆盖可能的致病菌。此外,手术控制感染源是治疗成功的关键。本例患者虽然起病凶险,但手术控制、抗生素合理选择与及时精准的液体复苏环环相扣,取得了较好的疗效。

参考文献

1.中华医学会重症医学分会.中国严重脓毒症/脓毒性休克治疗指南(2014)[J].中华内科杂志,2015,54(06):557-581.

2.洪艳华,陈前进.尿路感染致病菌的耐药性监测[J].中华医院感染学杂志,2006,16(10):1181-1182.

3.饶建明,任毅馨,丁平,等.输尿管镜下钬激光碎石术后感染性休克原因分析及临床对策医学临床研究[J].2011,28(1):105-107.

(唐卫东)

病例 1-13 墙体挤压后胃穿孔致脓毒性休克

引 言

脓毒症（Sepsis）是由感染引起的全身炎症反应综合征，可发展为严重脓毒症（Severe sepsis）和脓毒性休克（Septic shock）。严重脓毒症和脓毒性休克是急危重症领域的重大难题。随着人口老龄化、肿瘤发病率上升及侵入性医疗手段的增加，脓毒症的发病率不断上升，全球每年新增加数百万例脓毒症患者，其中有超过 1/4 的患者死亡。与多发伤、急性心肌梗死以及卒中相似，脓毒症的早期识别以及合理的处理是可以改善预后的。

一、接诊时病情简介

(一)入 ICU 前的情况

1.患者主诉和基本情况

患者，男性，51 岁，农民，因"食欲缺乏 5 天，意识障碍 1 天"收入院。

患者 5d 前干活时，不慎被墙体挤压，当时未有不适，其后自觉食欲缺乏，无腹痛，无恶心、呕吐，无畏寒、发热，未引起重视，一直在家卧床休息，少量进食；1d 前，患者出现意识障碍，被工友发现后送入急诊室。

2.入院查体

患者神志不清，经口气管插管机械通气；T 36.0℃，HR 133 次/min，BP 65/37mmHg（用去甲肾上腺素维持），SpO₂ 95%；双侧瞳孔不等大，左侧直径 0.4cm，右侧直径 0.25cm，光反应存在；颈软，颈静脉无充盈，气管位置居中，双肺呼吸音粗，双肺未闻及干湿啰音；HR 133 次/min，心律齐；腹肌紧张，肝脾肋下未触及；四肢肌力检查不配合，肌张力无亢进，病理征未引出。

3.辅助检查

(1)头颅 CT 提示：未见异常。

(2)腹部 CT 提示：膈下大量游离气体，腹盆腔积液伴盆腔积血（见图 1-13-1 和图 1-13-2）。

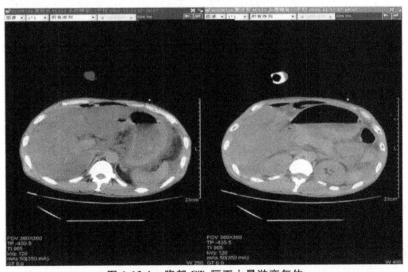

图 1-13-1 腹部 CT:膈下大量游离气体

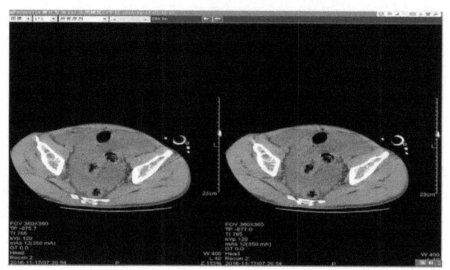

图 1-13-2 腹部 CT:腹盆腔积液伴盆腔积血

(3)血常规+C 反应蛋白:白细胞计数 3.6×10^9/L,中性粒细胞百分比 90.0%,淋巴细胞百分比 8.6%,红细胞计数 4.4×10^{12}/L,血红蛋白 142g/L,血小板计数 125×10^9/L,C 反应蛋白 40mg/L。

(4)血气分析:pH 6.75,$PaCO_2$ 23mmHg,PaO_2 71mmHg,HCO_3^- 3.0mmol/L,氧饱和度 96%。

(5)急诊生化:K^+ 6.20mmol/L,Na^+ 126mmol/L,Cl^- 149mmol/L,尿素氮 17.3mmol/L,肌酐 149μmol/L。

4.入院诊断及治疗

①消化道穿孔,弥漫性腹膜炎,感染性休克;②代谢性酸中毒;③高钾血症;④低钠血症。

入院后,急诊在全麻下行"剖腹探查+胃穿孔修补术+腹腔冲洗引流术",术中见胃小弯侧约 3.5cm 破口,腹腔内可见约 3000mL 褐色脓性液体,术中需要大剂量去甲肾上腺素维持血压。为进一步诊治,带气管插管转入 ICU。

(二)入 ICU 后的情况

1.体格检查

患者神志不清,急性病容,经口气管插管接呼吸机辅助通气,VC 模式,Vt 420mL,FiO_2 60%,R 15 次/min,PEEP 8cmH_2O。床边监测:T 35.5℃,HR 144 次/min,ABP 78/45mmHg(用大剂量去甲肾上腺素维持),SpO_2 94%。双侧瞳孔等大等圆,直径约 0.15cm,光反应迟钝。胃肠减压监测有暗红色液体,胃肠营养管通畅。两肺呼吸音粗,可闻及少许湿啰音。心律齐,各瓣膜区未闻及病理性杂音。腹部敷料干燥在位,两根腹引管通畅在位,左侧引出淡血性液体,右侧引出咖啡色样液体。双下肢无水肿,肢端凉。

2.辅助检查

(1)血气分析:pH 7.01,$PaCO_2$ 60mmHg,PaO_2 89mmHg,HCO_3^- 15mmol/L,碱剩余—15.8mmol/L,SpO_2 95%,血乳酸 2.7mmol/L。

(2)凝血功能:凝血酶原时间 26.3s,国际标准化比值 2.30,活化部分凝血活酶时间 166.1s,凝血酶时间 36.6s,纤维蛋白原 0.800g/L,D-二聚体(手工) 1.1mg/L。

(3)血常规+CRP:白细胞计数 3.1×10^9/L 中性粒细胞百分比 85.0%,淋巴细胞百分比 11.1%,红细胞计数 3.5×10^{12}/L,血红蛋白 110g/L,血小板计数 44×10^9/L,C 反应蛋白 47mg/L。

(4)降钙素原:>100ng/mL。

(5)血生化:谷氨酸氨基转移酶 469U/L,天门冬氨酸氨基转移酶 2009U/L,总胆红素 13.90μmol/L,

直接胆红素 7.70μmol/L,间接胆红素 6.20μmol/L,总蛋白 20.9g/L,白蛋白 13.8g/L,球蛋白 7.10g/L,尿素氮 18.5mmol/L,尿酸 571μmol/L,肌酐 183μmol/L,淀粉酶 622U/L,钾 4.67mmol/L,钠 141mmol/L。

(6)腹水常规:透明度浑浊,凝块无,有核细胞计数 0.29×10⁹/L,淋巴细胞百分比 61.00%,中性粒细胞百分比 39.00%,黏蛋白定性试验阳性,镜检红细胞 2+个/HP,颜色为暗红色。

(7)腹水生化:乳酸脱氢酶 1476.60U/L,葡萄糖 6.99mmol/L,C 反应蛋白 18.00mg/L,腺苷脱氨酶 13U/L,淀粉酶 1017U/L,氯 114.30mmol/L,总蛋白 15g/L。

(8)床边胸片:双肺少许渗出(图见 1-13-3)。

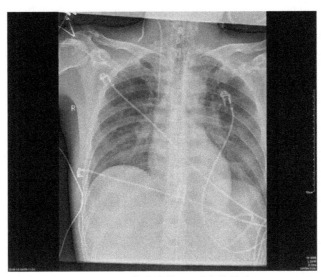

图 1-13-3 床边胸片:双肺少许渗出

3.入科诊断

①胃穿孔修补术后,弥漫性腹膜炎;②重症脓毒症,感染性休克;③呼吸衰竭。

二、病因、病情严重程度评估及亟须解决的问题

患者诊断明确,考虑胃穿孔后导致弥漫性腹膜炎、脓毒性休克。目前,已在外科行胃穿孔修补及腹腔冲洗引流术。但患者就诊延误,病程长达 5d,已出现脓毒性休克才就诊,细菌毒素已入血。入科时,APACHE Ⅱ 评分 37 分,死亡风险极高,存在死亡三角——代谢性酸中毒、低体温、凝血功能异常。

目前,亟须解决感染、休克、呼吸衰竭、后续营养支持等问题。治疗的关键在于进一步感染控制、液体复苏、抗休克、多器官功能不全综合征预防及集束化治疗等。

三、诊治经过及思路

(一)呼吸衰竭处理

采用肺保护策略,初始潮气量为 6mL/kg,平台压 30mmHg 以下,调整 PEEP 防止肺泡塌陷,维持经皮氧饱和度在 92% 以上。其后,根据病情调整。如有严重急性呼吸窘迫综合征,则需调整潮气量、PEEP 等参数或模式。同时予以芬太尼+咪达唑仑镇痛镇静,并制定镇痛镇静策略,CPOT 评分 0~1分,RASS 评分 -2~0 分。

(二)血流动力学监测和液体复苏

入科后第 1 小时,予以林格液 1000mL 扩容,观察容量反应性,继续用去甲肾上腺素维持血压,使MAP>65mmHg。同时,监测 ABP、CVP、ScvO₂、血乳酸水平等,测得 CVP 8cmH₂O,血乳酸 2.2mmol/L,

$ScvO_2$ 70%,但患者尿量仍少,去甲肾上腺素剂量仍较大。故继续予以林格液补液,同时加用白蛋白扩容,并输注血浆改善凝血功能,使 3h 内液体量>30mL/kg,并行 PiCCO 监测血流动力学。PiCCO提示:CI 3.53L/(min·m²),SVI 27mL/m²,GEDI 636mL/m²,ITBI 795mL/m²,ELWI 6mL/kg,SVRI 1485dyn·s/(cm⁵×m²),CVP 11cmH₂O,提示容量不足,心功能尚可,血管外肺水指数正常,还有补液空间,故继续予以补液。同时继续使用去甲肾上腺素。入科后 24h,液体入量 8125mL,尿量2500mL。此时,去甲肾上腺素剂量较前下降;血乳酸水平为 2.2mmol/L,未降至正常范围。次日PiCCO 监测提示:CI 5.28L/(min·m²),SVI 35mL/m²,GEDI 724mL/m²,ITBI 905mL/m²,ELWI 9mL/kg,SVRI 1520dyn·s/(cm⁵·m²),CVP 10cmH₂O,提示心功能正常,容量基本够,肺水指数略高,予以适当补液,减慢速度。同时予以利尿处理,观察利尿后血压及去甲肾上腺素剂量情况。第 3天,患者血乳酸水平降至正常,用小剂量去甲肾上腺素维持血压。PiCCO 监测:CI 4.15L/(min·m²),SVI 47mL/m²,GEDI 951mL/m²,ITBI 1189mL/m²,ELWI 5mL/kg,SVRI 1665dyn·s/(cm⁵·m²),CVP 8cmH₂O,提示容量负荷较前纠正,血管外肺水减少。第 4 天,患者停用血管活性药物。

(三)控制感染的治疗

在发现感染原因后,一旦有手术指征,应立即手术。根据手术情况,考虑腹膜炎,为胃穿孔后感染引起。在使用抗生素之前,留取血培养(两个部位需氧与厌氧培养),并留取感染部位培养、腹水培养。入科后 1h 内,予以亚胺培南/西司他丁+利奈唑胺联合抗感染;患者 11 月 17 日和 18 日血培养未见细菌生长;11 月 17 日和 22 日腹水培养见克柔假丝酵母菌;11 月 26 日和 12 月 1 日腹水培养未见细菌生长。故培养结果出来后停用利奈唑胺,并加用卡泊芬净抗真菌治疗。病情好转后,予以降阶梯治疗,改用头孢哌酮舒巴坦治疗,停用抗真菌药物至出院。

(四)血糖控制

患者有应激性高血糖,在两次血糖水平>180mg/dL 时,启用短效胰岛素治疗,血糖上限180mg/dL并每 1~2 小时对血糖进行监测,直到血糖水平以及胰岛素剂量稳定,然后改为每 4 小时对血糖进行监测。

(五)营养支持

该患者发生胃穿孔,于术中留置鼻肠管。在血流动力学相对稳定后,48h 予以百普力滋养性营养。随后,根据患者的耐受性,增加肠内营养的量。

(六)其他治疗

其他治疗包括应激性溃疡预后、深静脉血栓防治、水电解质酸碱平衡维持及中医药治疗等。

(七)疾病转归

患者入科后第 4 天,停用血管活性药物;第 5 天,脱机拔管;第 7 天,能顺利进行肠内营养并逐步达到目标热量;第 8 天,转普通病房;第 21 天后,出院休养。

四、病例剖析

(一)病例层面的剖析

该患者为中老年男性,既往无明显基础疾病,有重物挤压病史;就诊时有意识障碍、气促、尿少、心率快,需用大剂量血管活性药物维持血压;低体温。需查找出现一系列症状的原因。患者腹部 CT 检查提示膈下大量游离气体、盆腔积液伴盆腔积血。血常规提示白细胞计数偏低,且以中性粒细胞为主,C 反应蛋白高,QSOFA 评分大于 2 分,考虑有感染,患者合并呼吸衰竭、循环衰竭、凝血功能异常、肾功能异常、严重水电解质酸碱失衡等多器官受损表现,且需要血管活性药物维持 MAP>65mmHg,血乳酸水平≥2mmol/L。故患者消化道穿孔、弥漫性腹膜炎、脓毒性休克诊断明确。术中探查发现,胃小弯侧有约 3.5cm 破口,腹腔内可见约 3000mL 褐色脓性液体。故患者诊断更加明确,不仅找到感染病灶为胃穿孔引起感染所致,而且及时控制感染源,清除脓性坏死物质及冲洗引流。

对患者,术中明确感染原因,并清除了坏死组织,控制了感染源,给予冲洗引流。另一个重要操作是在术中留置了胃肠营养管,为早期开放肠内营养提供了可靠的途径。进入 ICU 后,1h 内进行广谱抗生素经验性治疗,并根据胃肠道细菌分布情况,予以广覆盖,包括革兰阴性杆菌、阳性球菌、厌氧菌等。该患者初期使用亚胺培南/西司他丁钠及利奈唑胺;5d 后,腹水培养结果提示克柔假丝酵母菌,故及时调整抗感染方案,停用抗阳性菌治疗,改用棘白菌素类卡泊芬净抗真菌联合治疗。

临床遇到腹部手术、发病时间长的患者,在初始抗生素治疗的同时还要考虑念珠菌属感染的可能性。对脓毒性休克患者的早期复苏及液体管理也非常重要。在此患者补液过程中,选择了多种参数进行容量管理,避免了盲目补液及液体过负荷造成的不利影响。其他治疗还包括合理的机械通气策略、营养支持治疗、镇静镇痛管理、血糖管理、应激性溃疡的预防及深静脉血栓预防等。

(二)疾病层面的剖析

消化道穿孔易发生脓毒性休克。与其他原因引起的脓毒性休克一样,其发病机制尚未完全阐明,由感染细菌所产生的细菌毒素可促发复杂的免疫反应,除内毒素(革兰阴性肠杆菌细胞壁释放的脂多糖中的类脂组分)外,还有大量介质,包括肿瘤坏死因子、白三烯、脂氧合酶、组胺、缓激肽、5-羟色胺和白细胞介素-2 等。最初的变化为动脉和小动脉扩张,周围动脉阻力下降,心排血量正常或增加。当心率加快时,射血分数可能下降,心排血量可减少,周围阻力可增加。尽管心排血量增加,但血液流入毛细血管进行交换的功能受损,氧的供应和二氧化碳及废物的清除减少,这种灌注的下降使肾及脑特别受影响,进而引起一个或多个脏器衰竭。因此,早期对全身性感染的筛查、识别和治疗尤为重要。

对急性腹膜炎所致脓毒症的治疗,与大多数脓毒症一样,需要从以下几个方面进行。

1.早期复苏

早期复苏包括 3h 内、6h 内集束化治疗,具体包括乳酸浓度测定(乳酸水平≥4mmol/L),在使用抗生素前进行血培养,使用广谱抗生素,如有低血压或乳酸水平>4mmol/L,立即予以液体复苏,首选晶体液。当液体量大时,可用白蛋白扩容。不建议用羟乙基淀粉。当复苏效果差时,应给予升压药物。监测 CVP、ScvO₂、乳酸指标,结合补液试验、下肢被动抬高试验、血流动力学指标、床边超声等进行动态评估。在血管活性药物的选择方面,首选去甲肾上腺素。如剂量过大,可以加用血管加压素或者肾上腺素,以降低去甲肾上腺素的剂量。若在经过充分的液体负荷以及使用血管活性药物之后,仍然存在持续的低灌注,则可使用多巴酚丁胺。若无法达到血流动力学稳定,则可静脉使用氢化可的松,剂量为 200mg/d。

2.感染源控制

感染部位特异性的快速诊断,确定对感染部位是否有可以进行感染源控制的措施,尤其是脓肿引流,受感染坏死组织清创,去除潜在感染的装置,并最终控制持续微生物感染的来源。感染灶包括腹腔脓肿,胃肠道穿孔,肠缺血或肠扭转,胆管炎,胆囊炎,肾盂肾炎伴有梗阻或脓肿,坏死性软组织感染,其他深间隙感染(如脓胸或脓毒症关节炎)和植入装置感染。对该病例,及时找到了感染源,清除了脓性坏死物,为进一步治疗打好了基础。在感染治疗上,应在 1h 内静脉使用抗生素,经验性使用一种或者几种广谱抗生素进行治疗,以期覆盖所有可能的病原体(包括细菌以及潜在的真菌或者病毒)。一旦微生物可以确认,且药敏试验结果明确和(或)临床症状体征改善充分,就需要将经验性抗生素治疗转为窄谱抗生素治疗。抗生素的使用剂量应该基于目前公认的药效学/药代动力学原则以及每种药物的特性予以最优化,疗程为7~10d。对于临床改善缓慢,感染源难以控制,金黄色葡萄球菌相关性菌血症,一些真菌以及病毒感染,或者免疫缺陷(包括中性粒细胞减少症),可予以长疗程。每日评估,降阶梯使用抗生素治疗。

3.脏器功能支持

在患者发生多脏器功能不全、衰竭时,对脏器功能的支持也是不可缺少的治疗。机械通气策略宜采用肺保护策略,初始潮气量为 6mL/kg。$PaO_2/FiO_2 < 150$,可使用俯卧位通气。床头抬高 $30°\sim45°$,以减少反流误吸,防止 VAP 的发生,并制定脱机方案。当患者出现急性肾损伤时,建议采用 CRRT 或者间断性 RRT。在血流动力学不稳定的脓毒症患者中,我们建议采用 CRRT 对液体平衡进行管理。脓毒症患者常出现应激性高血糖,基于规范流程的血糖管理方案,在两次血糖水平 >180mg/dL 时,启用胰岛素治疗,目标是血糖上限水平 ≤180mg/dL,每 1~2 小时对血糖进行监测,直到血糖水平以及胰岛素剂量已经稳定;然后改为每 4 小时对血糖进行监测。为预防应激性溃疡,可以使用 PPI 或者 H2RA。

4.VTE 防治

对脓毒症患者还需防治 VTE,评估 VTE 发生的风险(包括出血风险)。如无出血禁忌,则可使用低分子量肝素钠;若存在禁忌,则使用机械性 VTE 预防。

5.营养支持

对于耐受肠内营养的患者,早期启动肠内营养,早期启动滋养/低热量肠内营养,随后需要根据患者的耐受性,增加肠内营养的量,不建议常规检测胃残余量。但是对于喂养不耐受或者存在反流误吸高风险的患者,建议监测胃残余量,留置幽门后喂养管,不推荐用 ω-3 脂肪酸加强免疫,不建议补硒,不使用精氨酸,不使用谷氨酰胺。

五、经验教训总结

胃肠穿孔是外科常见的急腹症。腹部外伤是引起胃肠穿孔的常见原因。对于闭合性腹部外伤导致的胃肠穿孔,部分患者的早期临床症状不典型,抢救必须争分夺秒,一旦发生感染性休克,就会对患者的生命造成极其严重的威胁,易导致死亡。患者以"食欲缺乏"入院,腹部体征不明显,但休克明显,血红蛋白水平下降不明显,白细胞计数偏低,C 反应蛋白水平高。追问病史得知患者有腹部挤压病史。因此,及时行腹部 CT 检查明确诊断尤为重要。患者腹部 CT 提示存在消化道穿孔,当即行剖腹探查术。不能因为需大剂量血管活性药物而延误治疗。入 ICU 后,予以血流动力学监测、早期液体复苏、液体管理、抗感染、引流、机械通气、营养支持、脏器保护等治疗,患者病情逐渐恢复。

参考文献

1.薄禄龙,卞金俊,邓小明. 2016 年脓毒症最新定义与诊断标准:回归本质重新出发[J]. 中华麻醉学杂志,2016,(3):90.

2.中华医学会重症医学分会.中国严重脓毒症/脓毒性休克治疗指南(2014)[J]. 中华内科杂志,2015,54(6):557-581.

3.王亿胜. 探讨消化道穿孔致感染性休克患者的临床救治措施[J]. 世界最新医学信息文摘(连续型电子期刊),2015,(58):115.

4.郑振华,郭国明,季勇,等. 外伤性胃肠穿孔 60 例诊治体会[J]. 航空航天医学杂志,2015,(11):1373-1374.

(唐卫东)

病例 1-14 糖尿病高渗性昏迷伴感染性休克

引 言

感染性休克(Septic shock)亦称脓毒性休克,是指由微生物及其毒素等产物引起的脓毒性综合征伴休克。感染灶中的微生物及其毒素、胞壁等产物侵入血液循环,激活宿主的各种细胞和体液系统,产生细胞因子和内源性介质,作用于机体各种器官、系统,影响其灌注,导致组织细胞缺血、缺氧、代谢紊乱、功能障碍,甚至多器官功能衰竭。

一、接诊时病情简介

(一)入 ICU 时的情况

1.患者主诉和基本情况

患者,男性,27 岁,身高 180cm,体重 130kg,既往体健,因"突发意识障碍 1 小时余"入我院。

患者于 10d 前在我院行"电子胃镜"检查,检查后饮食不佳,有进食恶心、呕吐感。近期,进碳酸饮料较多,约 1500mL/d。入院前 1h,被朋友发现意识不清,呼之不应,急呼"120"送至我院。入抢救室时,患者呼之不应,对刺激无反应,无大小便失禁,测指血糖示"HI";尿常规提示尿葡萄糖 4+,尿酮体(一);血气分析提示 pH 7.26,血乳酸 5.60mmol/L,碱剩余－8.60mmol/L,Na^+ 123mmol/L,K^+ 6.00mmol/L,血红蛋白 180.00g/L。考虑"糖尿病高渗性昏迷",立即予以纠酸、补液,并以血管活性药物维持血压,气管插管接呼吸机保证氧供。鉴于患者病情危重,请 ICU 会诊后,拟"糖尿病高渗性昏迷"收住 ICU。

2.入科查体

T 38.4℃,HR 115 次/min,R 22 次/min,BP 110/50mmHg[用去甲肾上腺素 0.32μg/(kg·min)维持]。接呼吸机辅助通气,PCV 模式,PS 20cmH₂O,PEEP 6cmH₂O,吸入氧浓度 60%,SpO_2 94%。患者处于镇静状态,颈静脉无怒张,双肺呼吸音粗,无明显干湿啰音。心律齐,各瓣膜听诊区未闻及病理性杂音。腹部膨隆,移动性浊音阴性。双下肢无水肿,双侧巴氏征阴性。

3.辅助检查

(1)血常规＋C 反应蛋白:白细胞计数 $18.31×10^9/L$,中性粒细胞百分比 91.3%,淋巴细胞百分比 4.0%,血红蛋白 123g/L,超敏 C 反应蛋白 98.52mg/L。

(2)降钙素原定量:>100ng/mL。

(3)尿常规:尿葡萄糖 4+,尿胆红素 1+,尿酮体(一),尿蛋白 3+,尿淀粉酶 3106U/L。

(4)血浆 D-二聚体:3880.0μg/L。

(5)血气分析:pH 7.31,血清 Na^+ 159mmol/L,血清 K^+ 2.40mmol/L,葡萄糖>27.80mmol/L,血乳酸 5.20mmol/L,碱剩余－6.20mmHg。

4.入科诊断

①糖尿病高渗性昏迷;②感染性休克;③低血容量性休克;④急性肾功能衰竭;⑤高钠血症,低钾血症,代谢性酸中毒;⑥消化道出血。

二、病因、病情严重程度评估及亟须解决的问题

该患者病因考虑为大量摄入含糖饮料引起糖尿病高渗性昏迷,并发感染性休克、急性肾功能衰

竭等。

目前,需解决呼吸衰竭、内环境紊乱、休克、感染等问题。治疗的关键在于迅速稳定内环境和纠正休克,需行机械通气、CRRT(稳定内环境)、应用血管活性药物、补液及抗感染治疗等。

三、诊治经过及思路

(一)呼吸衰竭处理

机械通气采用 PCV 模式,实施"肺保护策略"。PCV 模式:PC 18cmH$_2$O,PEEP 8cmH$_2$O,FiO$_2$ 100%,SpO$_2$ 94%。之后,根据病情调整,予以咪达唑仑等镇静,并制定镇痛镇静策略。入科后第 9 天,PC 18cmH$_2$O,PEEP 10cmH$_2$O,FiO$_2$ 50%,SpO$_2$ 98%。入科后第 14 天,拔除气管插管(SpO$_2$ 93%,氧流量 6L/min),患者出现喉头水肿,予以甲强龙 120mg,并予以无创辅助通气。

(二)血流动力学和液体复苏

入科第 1 天,予以 PiCCO 监测:CI 3.47L/(min·m^2),SVRI 1323dyn·s/(cm^5·m^2)[用去甲肾上腺素 1.1μg/(kg·min)维持],ELWI 8mL/kg,SVV 29%,液体复苏量达 11000mL。入科第 2 天,经积极液体复苏后,患者循环有所好转[用去甲肾上腺素 0.16μg/(kg·min)维持],平均动脉压维持在 65mmHg 左右。PiCCO 监测:CI 2.22L/(min·m^2),SVRI 2093 dyn·s/(cm^5·m^2),ELWI 9mL/kg,SVV 13%。入科第 8 天,拔除 PiCCO 导管。入科第 10 天,患者 BP 110/65mmhg,撤除血管活性药物。

(三)血液净化

患者在抢救室 16h 补液 16000mL,尿量 300mL。入 ICU 后查生化提示,白蛋白 23.30g/L,肌酐 374μmol/L,脑利钠肽 4460ng/L,予以 CRRT 稳定内环境。入科第 2 天,液体入量 11000mL,出量 4400mL,其中 CRRT 脱水量 4100mL,尿量 300mL。入科第 8 天,液体累计正平衡 34000mL,尿量 1200mL。入科第 9 天,尿量 2000mL,肌酐水平降至 150μmol/L,停用 CRRT。

(四)抗感染治疗

入科第 1 天,血常规示白细胞计数 17.35×10^9/L,中性粒细胞百分比 91.9%,血红蛋白 127g/L,超敏 C 反应蛋白 183mg/L。因考虑到患者体重 130kg,抗生素的剂量均在常规的基础上加量 1/3,予以亚胺培南/西司他丁 1g 静滴 q8h 抗感染。入科第 2 天,血常规示白细胞计数 26.03×10^9/L,中性粒细胞百分比 90.7%,超敏 C 反应蛋白 228.59mg/L,降钙素原 48.793ng/mL,加予利奈唑胺 0.6g 静滴 q8h 抗感染。入科第 8 天,查血常规示白细胞计数 9.50×10^9/L,中性粒细胞百分比 94.4%,超敏 C 反应蛋白 85.41mg/L,降钙素原 1.99ng/mL,T 38.6℃,加用伏立康唑 200mg 静滴 q8h(首剂 600mg)抗感染(见图 1-14-1 和图 1-14-2)。入科第 19 天,T 38.2℃,停用亚胺培南/西司他丁,改为头孢哌酮/舒巴坦 2g q6h 继续抗感染治疗。

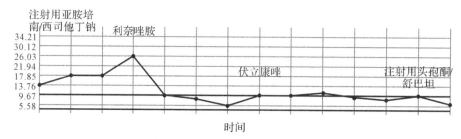

图 1-14-1　白细胞计数变化趋势

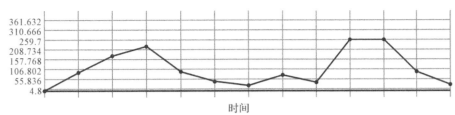

图 1-14-2　超敏 C 反应蛋白(快速法)变化趋势图

(五)褥疮治疗

患者经过积极抢救治疗后,全身情况逐渐稳定,内环境稳定,肾脏功能恢复,但一直存在低热,虽经抗生素积极抗感染但并无明显改善。入科第 31 天,查看骶尾部压疮(见图 1-14-3),此处压疮系抢救时压迫所致。当时血液循环不稳定,床小,体型大,无法进行较好的翻身,又无气垫床,初始较浅,后逐渐发展到如图 1-14-3 所示,考虑结痂下存在坏死及感染,予以处理。处理:①切排褥疮部位,引流出大量脓性分泌物;②给予骶尾部褥疮行清创 VSD 负压吸引术(见图 1-14-4);③给予利奈唑胺 0.6g q8h 静滴。清创后,体温、中性粒细胞百分比逐渐恢复正常。

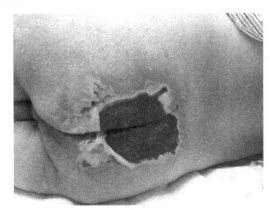

图 1-14-3　患者尾骶部 3 度压疮

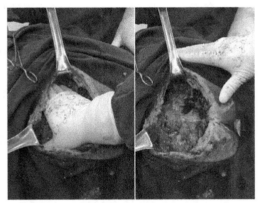

图 1-14-4　给予尾骶部褥疮切排清创,VSD 负压吸引

(六)疾病转归

经治疗后,患者病情逐渐趋于稳定,于入科后第 14 天,拔除气管插管;于入科后第 31 天,行骶尾部褥疮清创 VSD 负压吸引术;于入科后第 38 天,行骶尾部褥疮清创 VSD 吸引及游离植皮术;入科后第 72 天,患者病情稳定,无不适主诉,出院。

四、病例剖析

(一)病例层面的剖析

该患者为年轻男性,急性起病,因"突发意识障碍 1 小时余"入院。入院检查提示感染指标明显上升,尿糖 4+,尿淀粉酶水平明显升高,血糖极高,合并低钾、高钠。结合病史及辅助检查,诊断如下:①糖尿病高渗性昏迷;②感染性休克;③低血容量性休克;④急性肾功能衰竭;⑤高钠血症,低钾血症,代谢性酸中毒;⑥消化道出血。考虑患者为摄入大量含糖饮料引起糖尿病高渗性昏迷,并发感染性休克、急性肾功能衰竭等,感染源考虑为患者原有肠道感染,休克后有肠道黏膜通透性增加、菌群移位入血的可能。入院后,给予机械通气、CRRT 稳定内环境、应用血管活性药物、补液及抗感染治疗等,病情逐渐恢复。

此外,需防治 ICU 中昏迷患者出现的褥疮,一旦发生,应根据褥疮等级积极处理。该例患者为三期褥疮,给予清创引流和 VSD 负压吸引,取得了较好的效果。

(二)疾病层面的剖析

1.糖尿病高渗性昏迷

糖尿病高渗性昏迷是糖尿病的严重急性并发症之一,多发生于已有数周多尿、体重减轻和饮食减少病史的 2 型糖尿病老年患者,指患者最终出现的精神错乱、昏睡或昏迷的状态。常见的病因有感染、急性肠胃炎、胰腺炎、脑血管意外、严重肾疾患、血液或腹膜透析、水摄入不足、大量摄入含糖饮料等。发病机制为体内胰岛素相对缺乏使血糖升高,并进一步引起脱水,最终导致严重的高渗状态。

对糖尿病高渗性昏迷患者需启动代谢、心、肾功能监护,并观察神经系统症状和体征变化。治疗上主要包括以下几个方面。

(1)补液:糖尿病高渗性昏迷患者往往严重脱水,开始的补液量达到 10L 甚至更多。然而,因为糖尿病高渗性昏迷患者往往年龄较大、病情较重,所以需要酌情调整补液速度。专家主张首先给予250mL 补液量,快速静脉滴注,如需要可反复补液,以尽快补充血容量。随后,持续静脉补液,补液量为 150~250mL/h,具体情况可根据患者的心肺状态和血浆清渗透压情况调整。

(2)胰岛素治疗:就糖尿病高渗性昏迷患者使用胰岛素的问题,专家意见不一。因为对一些糖尿病高渗性昏迷患者,仅仅通过补液就可以使血糖水平恢复正常;对于那些补液不足的患者,如果有潜在的突发少尿(肾功能衰竭)或脑水肿风险,则胰岛素不应作为初始治疗。但是,如果患者的血糖下降速率每小时没有达到 50~70mg/dL,那么即使进行了适当的补液治疗,也可能还需要 0.1U/kg 体重(最多 10U)的静脉胰岛素滴注。对本例患者仅进行了补液治疗,在补液和 CRRT 下,内环境趋于稳定。

(3)其他治疗:注意纠正电解质紊乱,积极去除诱因,输氧,对尿少者可静脉滴注呋塞米。

2.感染性休克

(1)致病机制:感染性休克是指因感染引起宿主反应失调而导致危及生命的器官功能障碍,存在循环、细胞代谢功能异常,病死率比较高。在初始几小时内,尽快识别与恰当处理,可改善患者的预后。

①宿主因素:原有慢性基础疾病,如肝硬化、糖尿病、恶性肿瘤、白血病、烧伤、器官移植以及长期接受肾上腺皮质激素等免疫抑制剂、抗代谢药物、细菌毒类药物和放射治疗,或应用留置导尿管或静脉导管可诱发感染性休克。

②致病菌:感染性休克的常见致病菌为革兰阴性菌,如肠杆菌科细菌等。革兰阳性菌(如葡萄球菌等)也可引起休克。某些病毒性疾病(如流行性出血热)在病程中也易发生休克。某些感染(如革兰阴性菌败血症、暴发性流脑、肺炎、化脓性胆管炎、腹腔感染)易并发休克。

③发病机制:感染灶中的微生物及其毒素、胞壁产物等侵入血液循环,激活宿主的各种细胞和体液系统,产生细胞因子和内源性介质,作用于机体各种器官、系统,影响其灌注,导致组织细胞缺血缺氧、代谢紊乱、功能障碍,甚至发生多器官功能衰竭。

(2)对感染性休克的治疗:如下。

①早期液体复苏:初始液体复苏脓毒症和脓毒性休克是临床急症,推荐立即开始治疗与复苏。对脓毒症所致的低灌注进行液体复苏需要在起始 3h 内输注至少 30mL/kg 的晶体液。在完成初始液体复苏后,需要反复评估血流动力学状态,以指导进一步的液体使用。对于需要使用血管活性药物的脓毒性休克患者,推荐初始的目标平均动脉压为 65mmHg,推荐将去甲肾上腺素作为首选的血管加压药物。在早期复苏及随后的血容量扩充阶段,如需补充大量晶体液,也可以加用白蛋白。

②抗感染治疗:对于可疑脓毒症或脓毒性休克患者,推荐只要不明显延迟抗微生物治疗,就应先

常规进行包括血培养在内的合适的微生物培养。推荐在 1h 内尽快静脉给予抗生素治疗。对于脓毒症或脓毒性休克患者,推荐使用一种或者多种抗生素进行经验性的广谱治疗,以期覆盖所有可能的病原体,包括细菌及可能的真菌或者病毒。一旦确认病原微生物并获得药敏试验结果和(或)临床情况已充分改善,就需要缩小经验性抗生素治疗的范围。对于非感染原因引起的严重炎症状态(如严重胰腺炎、烧伤),不推荐持续全身预防性使用抗生素。对于中性粒细胞减少的脓毒症/菌血症,反对常规进行联合治疗。对于脓毒性休克,如果初始启动了联合治疗,而在之后的几天内临床症状好转/感染缓解,则推荐停止联合方案的降阶梯治疗。这适合于目标性(培养阳性的感染)和经验性(培养阴性的感染)的联合治疗。此外,对感染源的控制也非常重要。对于需要紧急控制感染源的脓毒症或脓毒性休克患者,推荐尽早明确或者排除感染的解剖学位置。之后,任何用于控制感染源的措施,都要与药物及其他合理措施一起尽快实施。当血管内导管是可能的感染源时,推荐在建立其他血管通路后迅速拔除血管内导管。

③其他治疗:使用糖皮质激素、血液制品、免疫球蛋白,及血液净化、抗凝、机械通气、血糖控制等。

五、经验教训总结

感染性休克亦称脓毒性休克,是指由微生物及其毒素等产物引起的脓毒性综合征伴休克。感染灶中的微生物及其毒素、胞壁等产物侵入血液循环,激活宿主的各种细胞和体液系统,产生细胞因子和内源性介质,作用于机体各种器官、系统,影响其灌注,导致组织细胞缺血、缺氧、代谢紊乱、功能障碍,甚至发生多器官功能衰竭。本病例在救治过程中,入科当日即行机械通气、CRRT 稳定内环境,并应用血管活性药物、补液、抗感染等治疗。对于该病患者,还应及时启动代谢、心、肾功能监护,并观察神经系统症状和体征变化。另外,特别要强调预防、早期诊断和治疗的重要性。

参考文献

1. 江利冰,李瑞杰,张斌,等. 2016 年脓毒症与脓毒性休克处理国际指南[J]. 中华急诊医学会杂志,2017,26(3):263-266.

2. Inzucchi SE,Bergenstal RM,Buse JB,et al. Management of hyperglycemia in type 2 diabetic:a patient-centered approach. Positin Statement of the American Diabetes Association (ADA) and the European association for the study of diabetes (EASD)[J]. Diabetes Care,2012,35(6):1364-1379.

3. The ADVANCE Collaborative Group. Intensive blood glucose control and vascular outcomes in patients with type 2 diabetes[J]. N Engl J Med,2008,358(6):2560-2572.

(骆建军)

病例 1-15 直肠癌术后吻合口漏致感染性休克

引 言

老年性中低位直肠癌保肛术后吻合口漏是潜在的严重危及患者生命的一种并发症。国外文献报道,直肠癌保肛术后吻合口漏的发生率为 1%～19%;国内文献报道为 6% 左右。吻合口漏可造成严重的腹腔感染,增加患者痛苦,延长住院时间,增加医疗费用,甚至导致患者死亡。

一、接诊时病情简介

(一)入ICU前的情况

1.患者主诉和基本情况

患者,男性,75岁,退休人员,因"便中带血1月余"入院。

患者1月余前无明显诱因下出现便中带血,鲜红色,无黑便,曾来我院门诊就诊,肛门指检探及一质硬肿块,即于直视下行肿块穿刺活检。病理检查提示(直肠)中分化腺癌。拟"直肠腺癌"收住入院。既往有帕金森病史。

2.入院查体

T 36.5℃,P 80次/min,R 20次/min,BP 156/86mmHg。神志清,皮肤、巩膜无黄染,心肺听诊无殊。腹平,未见肠型蠕动波。未见静脉曲张。肝脾肋下未及。腹部无明显压痛及反跳痛,无肌卫,未触及腹部包块,肠鸣音3次/min,无亢进,移动性浊音阴性。双下肢无水肿。肛检探及一个直径为3cm的肿块,边界不清,质硬,活动度差,指套无明显血染。

3.入院诊断及治疗

①直肠腺癌;②帕金森症。

入院后完善相关检查后,全麻下行"直肠癌根治术"。术后标本:切开切除标本,见肿块位于直肠系膜对侧缘,大小为3.0cm×2.0cm的溃疡灶,肿物累及肠管约1/2周,肿瘤未穿透浆膜。术后第4天,患者开始出现发热,伴下腹隐痛;第5天,心率增快,血压开始下降,12h尿量仅100mL。腹部B超检查提示有腹腔积液、吻合口漏可能。即局麻下B超引导下放置腹腔引流管,引流出15mL粪性液体,并于当晚转入ICU抢救。

(二)入ICU后的情况

1.入科查体

患者神志清,精神软,痛苦貌,半卧位,T 36.5℃,呼吸急促,R 26次/min。两肺呼吸音粗,两下肺可闻及湿啰音。HR 140次/min,律齐,心界不大,BP 105/54mmHg。中下腹局部肌紧张明显,伴压痛及反跳痛,肠鸣音消失。双下肢无水肿。SpO$_2$ 95%(双鼻塞吸氧3L/min)。

2.辅助检查

(1)血常规:白细胞计数6.6×10^9/L,中性粒细胞百分比91.40%,血红蛋白115g/L,血小板计数114×10^9/L。

(2)降钙素原定量:>100.0ng/mL。

(3)血生化:总胆红素34.5μmol/L,间接胆红素21.9μmol/L,谷氨酸氨基转移酶8U/L,天门冬氨酸氨基转移酶17U/L,白蛋白33.6g/L,K$^+$ 4.66mmol/L,血糖8.51mmol/L,C反应蛋白165.00mg/L,血淀粉酶803U/L,尿素氮16.10mmol/L,肌酐213μmol/L。

(4)血气分析:pH 7.39,PaCO$_2$ 25.6mmHg,PaO$_2$ 66.0mmHg,血乳酸4.6mmol/L。

(5)脑钠素(BNP):2680.9pg/mL。

(6)腹水常规:红细胞1+,有核细胞计数、脓球2+。

(7)胸部CT:慢支感染,两侧少量胸腔积液。

(8)上腹部CT:①腹腔积液(右肝下缘及结肠旁沟明显),两侧肾周筋膜增厚,肠系膜脂肪密度增高,所见肠管积气扩张。②左肾囊肿(见图1-15-1)。

(9)下腹部CT:直肠转移性肿瘤术后,膀胱内见积气影,下腹腔内见积液及积气影,肠系膜脂肪密度增高、模糊,可见引流管影,建议复查(见图1-15-2)。

3. 入科诊断

①直肠癌术后,肠瘘,急性弥漫性腹膜炎,感染性休克,多器官功能障碍综合征(肺、肾、心);②帕金森症;③左肾囊肿;④前列腺增生伴钙化。

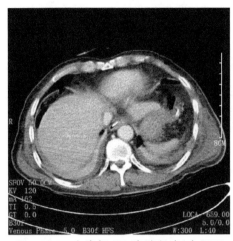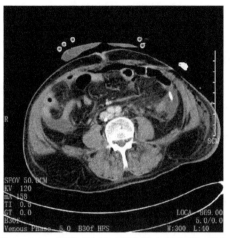

图 1-15-1　上腹部 CT:腹腔积液(右肝下缘及结肠旁沟明显)　　　　图 1-15-2　下腹部 CT:下腹腔内见积液、积气影,肠系膜脂肪密度增高、模糊,膈下游离气体

二、病因、病情严重程度评估及亟须解决的问题

该患者为老年男性,有手术史,病因考虑为直肠癌术后出现吻合口漏,并发腹腔感染、感染性休克,继而出现全身多器官功能障碍综合征。APACHE Ⅱ评分 19 分,SOFA 评分 14 分。

目前,亟须解决感染、循环衰竭、呼吸衰竭、急性肾损伤等问题。治疗的关键在于早期诊断、外科介入、液体复苏以及广谱抗生素"重锤猛击"等集束化治疗。

三、诊治经过及思路

(一)外科手术

入 ICU 前,患者已在 B 超引导下重新放置腹腔及盆腔的引流管并行腹腔冲洗,患者病情未缓解,出现急性腹膜炎、多脏器功能障碍的表现。故当务之急是马上行剖腹探查术,术中全腹灌洗,行近端结肠造口,术后留置双侧膈下及盆腔引流管进行腹腔冲洗。

(二)血流动力学和液体复苏

患者为典型的感染性休克患者,需要积极的液体复苏,我们给予了 PiCCO 监测:SV70mL,CI 3.77L/(min·m²),SVRI 1175 dyn·s/(cm⁵·m²),ITBV 780mL,GEDV 735mL,EVLWI 7.7mL/kg。入科后,前 11h,补液 1172mL(外科已补液 3050mL),尿量 150mL;接下来 24h,补液 3918mL,尿量 1244mL。观察到患者收缩压(右侧股动脉压)在 90~100mmHg 及以下时,尿量明显减少,故使用小剂量的去甲肾上腺素[0.1~0.2μg/(kg·min)]将血压维持在 110~120mmHg,尿量明显增加,达到了 80~100mL/h。

(三)血液净化

患者炎症反应剧烈,入科 11h 尿量仅 150mL,血肌酐水平上升。为清除炎症介质及稳定内环境,维护水电解质的平衡,给予 CRRT,模式为 CVVH,治疗剂量为 30~35mL/(kg·h)。入科后第 3 天,患者尿量明显增多,达 3000mL/24h 以上,停止 CRRT。

(四)抗生素的应用

患者系直肠癌术后吻合口漏,考虑混合感染,采取亚胺培南/西司他丁联合替考拉宁的"重锤猛击"策略,并给予胸腺素调节免疫功能。6d后,患者出现左侧腰部局部红肿,伴体温反复,考虑蜂窝织炎,予以更换为亚胺培南/西司他丁联合利奈唑胺治疗。10d后,患者各项炎症指标明显好转,给予降阶梯治疗。引流液培养结果为屎肠球菌,对亚胺培南/西司他丁敏感。

(五)早期的营养支持

患者乙状结肠造口术后第3天,充分评判患者胃肠道功能后给予少量的肠内营养短肽类配方,联合静脉营养。肠内营养逐渐加量。1周后,肠内营养逐渐加量至1000kcal/d。

(六)呼吸机辅助呼吸

模式PC,PC 15cmH$_2$O,FiO$_2$ 40%,PEEP 5cmH$_2$O。

(七)疾病转归

患者术后第4天,停止机械通气,拔除气管插管;第11天,病情好转,转出ICU;第31天,病情好转出院。

四、病例剖析

(一)病例层面的剖析

该患者为老年男性,以"便中带血"入院,结合病史、查体及病理检查,直肠癌诊断明确。第1次术后第5天,患者出现发热、腹痛、循环衰竭、急性肾功能衰竭,结合腹部B超、腹腔穿刺及腹部CT等检查,明确诊断患者直肠癌术后并发吻合口漏、感染性休克、多器官功能障碍综合征。

患者入科以后,在积极液体复苏的同时行剖腹探查术,全腹灌洗,结肠造口。术后行血液净化(维持内环境稳定)、抗感染、早期营养等综合治疗,患者病情逐渐好转。清除感染源,充分引流,去除病因。依据脓毒症休克指南,该患者治疗成功的关键是在有效的血流动力学监测下,行液体复苏等综合管理,保证组织有效灌注,改善组织缺氧。

(二)疾病层面的剖析

近30年来,老年性中低位直肠癌保肛术后吻合口漏的发生率有所增加。国际直肠癌研究小组于2009年将直肠癌术后吻合口漏定义为:①结肠-直肠吻合处、结肠-肛管吻合处肠壁完整性的缺失,造成肠腔内外空间的相通;②吻合口附近的盆腔脓肿也被视为吻合口漏。

如何早期诊断及预测吻合口漏仍是临床上的一大难题。Ellebzek和Qvist发现,联合检测IL-4、IL-6和IL-10的变化情况,可早期准确预测是否有吻合口漏。Daams等通过放置腹膜微透析管来持续监测腹腔内的乳酸水平,以此了解吻合口周围局部代谢及缺血情况,认为该方法可在吻合口漏出现临床表现前做出早期诊断。Dekker等的研究提供了一种有针对性的吻合口漏评分系统,希望可以指导医生对是否行保护性造口术做出决定。但这仍需要多中心大样本的临床研究证实。

在治疗方面,根据吻合口漏临床表现的严重程度及所需治疗方案,将吻合口漏分为3级。①A级:术后常无特殊临床症状及体征,仅可能在造口闭合前行影像学检查时发现吻合口漏,可能导致造口闭合延迟,对术后治疗无影响。②B级:患者腹膜炎的临床表现不典型或局限,这类患者仅需抗感染及局部引流治疗。③C级:患者有明显腹膜刺激征和其他腹腔感染的临床表现,严重者可出现粪性腹膜炎,常需急诊手术干预。

个体化、精准治疗,根据患者病情调整治疗方案是未来脓毒症治疗的方向。

五、经验教训总结

不典型的吻合口漏往往不被重视,容易造成漏诊。预防吻合口漏的重要措施有完善的术前准备、合理的手术操作、充分的引流。本例患者在第1次手术后早期采取了保守治疗方案,但随着病情的进展,整个救治过程的关键是积极的手术。对于高度怀疑吻合口漏的患者,应做到早发现、早诊断、早治疗,采取合理的个体化治疗方案。

参考文献

1. Phitayakorn R,Delaney CP,Reynolds HL,et al. Standardized algorithms for management of anastomotic leaks and related abdominal and pelvic abscesses after colorectal surgery[J]. World J Surg,2008,32(6):1147-1156.

2. 周灿,陈武科,何建军,等. 国内直肠癌术后吻合口瘘危险因素的 Meta 分析[J]. 西安交通大学学报:医学版,2010,31(1):115-121.

3. 顾晋,张霁,王怡,等. 低位前切除术与腹会阴联合切除术治疗中低位直肠癌[J]. 中华普通外科杂志,2005,20(10):616-618.

4. Rahbari NN,Weitz J,Hohenberger W,et al. Definition and grading of anastomotic leakage following anterior resection of the recturn:a proposal by the International Study Group of Rectal Cancer[J]. Surgery,2010,147(3):339-351.

5. Ellebzek M,Qvist N. Early detection and the prevention of serious complications of anastomotic leakage in rectal cancer surgery[J]. Tech Coloproetol,2014,18(1):1-2.

6. Daams F,Wu Z,Cakir H,et al. Identification of anastomotic leakage after coloreetal surgery using microdialysis of the peritonealcavity[J]. Tech Coloproctol,2014,18(1):65-71.

7. Dekker JW,Liefem GJ,de Mol van Otterloo JC,et al. Predicting the risk of anastomotic leakage in left-sided eoloreetal surgery using a colon leakage score[J]. J Surg Res,2011,166(1):e27-e34.

(唐坎凯)

病例 1-16 原发性腹膜炎伴感染性休克

引 言

原发性腹膜炎(Primary peritonitis,PP)又称自发性腹膜炎,即腹腔内无原发病灶。致病菌多为溶血性链球菌、肺炎双球菌或大肠埃希菌。细菌进入腹腔的途径一般如下:①血性播散;②上行性感染;③直接扩散;④透壁性感染。但在某些情况下,如肝硬化并发腹水、肾病、猩红热或营养不良等机体抵抗力低下时,肠腔内细菌有可能通过肠壁进入腹膜腔,引起腹膜炎。早期诊断、有效处理及抗生素的应用,可使原发性腹膜炎的死亡率大大降低。

一、接诊时病情简介

(一)入 ICU 前的情况

1. 患者主诉和基本情况

患者,男性,47岁,因"头晕、恶心、呕吐半天,突发腹部剧痛4小时"于2015年11月22清晨约

5:00由"120"救护车送入本院急诊科。

患者于夜间突发头晕、恶心、呕吐症状,呕吐胃内容物,无咖啡样物质,伴有畏寒、寒战。随后,出现全腹剧痛。

2.入院查体

T 39.0℃,P 140 次/min,R 19 次/min,BP 161/121mmHg。神志清晰,表情痛苦。腹膨隆,未见肠型及胃肠蠕动波,未扪及包块,全腹压痛、反跳痛,腹肌紧张,呈板状腹,以下腹部为重,肝、脾肋下未及,移动性浊音阴性,肠鸣音消失。

3.辅助检查

(1)血气分析:pH 7.52,PaCO$_2$ 32mmHg,K$^+$ 2.60mmol/L,血乳酸4.20mmol/L,碱剩余3.80mmHg。

(2)血常规+C反应蛋白:白细胞计数 4.72×10^9/L,中性粒细胞百分比 90.6%,血小板计数150×10^9/L,C反应蛋白 90.6mg/L。

(3)腹部CT:未见明显异常。

(4)腹部平片检查:未见明显异常。

(5)腹部超声检查:未见明显异常。

(6)头颅CT:基底节区腔隙性脑梗死。

4.入院诊断及治疗

①腹痛:胃肠穿孔?;②弥漫性腹膜炎。

患者于2015 年11 月22 日12:10 在全麻下行剖腹探查术。术中逐一探查肝、胆、脾、胰、结肠、空肠、直肠、乙状结肠等各器官,见腹腔内少至中等量淡黄色混浊液体,约200mL。空回肠肠管水肿,稍扩张;空肠肠段炎症充血,表面附着少量脓苔;直、乙状结肠水肿明显,盆腔壁周围水肿;结肠脾曲向内上弯曲,局部粘连。肝、胆、脾、胰未见明显损伤。胃、十二指肠未见穿孔。术中探查后未见明显病灶。术中留取腹水进行培养。患者术后心率偏快,约为150 次/min,窦性心率。术中测血气提示血乳酸水平偏高,为5.7mmol/L;血压偏低,在去甲肾上腺素微泵[0.35μg/(kg·min)]维持下,平均动脉压在65～70mmHg。鉴于患者病情危重,转入我科监护治疗。

(二)入ICU后的情况

1.体格检查

T 38.3℃,P 140 次/min,R 22 次/min,BP 94/60mmHg(用去甲肾上腺素针维持血压)。全身皮肤、巩膜无黄染,无出血点,无皮疹。气管插管,双肺呼吸音粗,可闻及少许湿啰音。心界无扩大,HR 144 次/min,心律齐,各瓣膜区未闻及病理性杂音。腹胀明显,切口处以腹带包扎,切口未见渗液,肠鸣音消失,肝脾肋下未及。四肢水肿。

2.辅助检查

(1)血常规:白细胞计数 0.72×10^9/L,血小板计数 45×10^9/L,超敏C反应蛋白 110.64mg/L。

(2)血凝常规:凝血酶原时间 17.1s,凝血酶时间 15.8s,部分凝血酶原时间 84.3s,纤维蛋白原3.28g/L,D-二聚体 3370μg/L。

(3)胸部CT提示:考虑两侧胸腔积液伴两肺局限性肺不张。两肺纹理增强,建议必要时行CT增强扫描(见图1-16-1)。

3.入ICU诊断

①原发性腹膜炎?;②感染性休克;③呼吸衰竭;④凝血异常;⑤低钾血症。

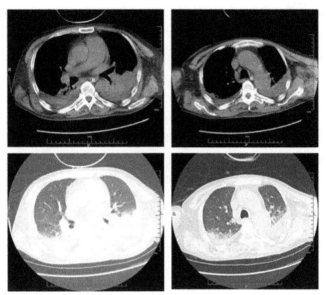

图 1-16-1　胸部 CT 平扫:考虑两侧胸腔积液伴两肺局限性肺不张。两肺纹理增强

二、病因、病情严重程度评估及亟须解决的问题

该患者的病因主要考虑为腹外病灶经血行或淋巴播散而感染腹膜,宿主免疫力低下。其致病菌主要来源于肠道菌群易位,以肠球菌、念珠菌和凝固酶阴性的葡萄球菌最常见。病情严重者可发生多脏器功能衰竭以致死亡。

目前,亟须解决休克、感染、低钾血症、呼吸衰竭、血小板减少症等问题。治疗的关键在于控制感染、维持血压,需行禁食、机械通气、液体复苏、应用血管活性药物、抗感染、改善凝血等治疗。

三、诊治经过及思路

(一)呼吸衰竭处理

经口气管插管机械通气。机械通气采取 PCV 模式,实施"肺保护策略",予以咪达唑仑等镇静,并制定镇痛镇静策略。

(二)血流动力学和液体复苏

患者入 ICU 时存在休克,立即进行液体复苏及微泵静推去甲肾上腺素[$0.32\mu g/(kg \cdot min)$],同时监测血压、中心静脉压、心率、血氧饱和度等相关指标。经治疗后,平均动脉压维持在 65～70mmHg。入科第 2 天,血乳酸水平进行性下降,逐渐下撤去甲肾上腺素。入科第 4 天,患者血液循环稳定,停用去甲肾上腺素。

(三)抗感染治疗

入科后,予以比阿培南 0.3g q6h、万古霉素 1g q12h 抗感染治疗。入科后第 3 天,腹水培养回报:大肠埃希菌生长(头孢唑啉 S[①],哌拉西林 S,氨苄西林 S,头孢西丁 S,左氧氟沙星 S,阿米卡星 S),真菌未生长。入科第 9 天,经抗感染治疗后,病情趋于好转,但感染仍未得到完全控制,体温仍在 38℃左右,血常规检查示白细胞计数 7.7×10^9/L,中性粒细胞百分比 84%,C 反应蛋白 68mg/L。考虑比阿

---

① S:代表敏感(Sensitivity)。

培南、万古霉素的治疗效果不佳,因此停用。同时考虑是否存在继发的腹腔真菌感染,改用伏立康唑0.2g 静滴 q12h;且不排除万古霉素的腹腔浓度不够,继发耐甲氧西林金黄色葡萄球菌(Methicillin-resistant staphylococcus aureus,MRSA)或肠球菌等感染,抗菌效果不佳,改用利奈唑胺 0.6g q12h。自第 9 天调整抗生素后,患者感染指标逐渐下降,体温也逐渐恢复至正常水平,病情较前明显改善。

(四)凝血异常的治疗

患者凝血异常,D-二聚体水平明显升高,血小板计数急剧下降(仅 $3 \times 10^9/L$),考虑脓毒性凝血病,存在弥散性血管内凝血的可能,大量的凝血因子及血小板消耗。给予低分子量肝素 4100AXaIU 微泵维持;第 2 天开始,给予 2050AXaIU 微泵维持。同时为了防止患者出现大出血及颅内出血,补充血小板 20U。第 3 天,复查血常规示血小板 $2 \times 10^9/L$。由于血小板输注后无上升,反而还下降,所以停止血小板输注,给予注射用重组人白细胞介素-11 3mg/d。第 10 天,患者血小板计数达 $46 \times 10^9/L$,较前有所升高,停用低分子量肝素。第 12 天,血小板计数较前继续上升,感染及凝血功能较前改善。

(五)ICU 获得性肌无力的治疗

入科后第 10 天,停用镇静、镇痛药,进行脱机试验,患者呼吸频率偏快(约 36 次/min),不能耐受,继续接呼吸机辅助呼吸。第 13 天,进行脱机试验,患者呼吸频率仍偏快。查体:四肢肌力差,右侧肌力 2 级,左侧肌力 1 级。继续予以呼吸机辅助呼吸。患者入我科后出现肢体无力,考虑 ICU 获得性肌无力。该病与严重的脓毒症、长期机械通气、糖皮质激素使用、不活动(镇静、镇痛)、神经肌肉阻滞、高血糖、分解代谢状态等相关。考虑患者经济原因,无法给予头颅及颈、胸段脊髓检查以排除中枢神经系统感染及出血压迫。治疗上,以持续肢体锻炼并辅助心理开导为主。第 17 天,患者仍不能脱机,四肢肌力差,较前无明显改善,主要考虑 ICU 获得性肌无力病程长、恢复较慢,行气管切开术,予以间断脱机带管呼吸锻炼、肢体锻炼治疗。第 40 天,患者四肢肌力较前改善,右侧肌力 4 级,左侧肌力 3 级。呼吸功能改善,拔除气管套管。第 60 天,右侧肌力 4 级,左侧肌力 3 级。家属要求转当地医院继续康复治疗。考虑患者目前感染控制良好、四肢肌力改善,同意其出院。

四、病例剖析

(一)病例层面的剖析

该患者为中年男性,急性起病,以"头晕、恶心、呕吐半天,突发腹部剧痛 4 小时"为主要症状。虽然 CT 检查未见明显发现,但患者感染指标高,伴有剧烈腹痛、休克等严重的临床症状,予以急诊行剖腹探查术。术中虽未发现空腔脏器穿孔,但有腹腔脓性积液和局部脓苔。鉴于患者病情危重,转入ICU 监护治疗。病因主要考虑:①腹外病灶经血行或淋巴播散而感染腹膜;②宿主免疫力低下。其致病菌主要来源于肠道菌群易位,以肠球菌、念珠菌和凝固酶阴性的葡萄球菌最常见。病情严重者可发生多脏器功能衰竭以致死亡。入 ICU 后,给予抗感染、禁食、机械通气、液体复苏、应用血管活性药物、改善凝血等综合治疗,患者逐渐恢复。

此外,患者出现凝血异常、血小板计数下降,考虑脓毒性凝血病,存在弥散性血管内凝血的可能,大量的凝血因子及血小板消耗。给予低分子量肝素以及输注血小板治疗。随着感染情况的好转,患者凝血功能恢复,血小板计数上升。在入科后第 10 天,患者出现 ICU 获得性肌无力,给予加强营养支持、早期活动、早期康复。患者呼吸功能改善,拔除气管套管后顺利出院。

(二)疾病层面的剖析

腹膜炎是由感染、化学物质(如胃液、肠液、胆汁、胰液等)或损伤引起的腹膜炎症,其中最多见的是由细菌感染引起的。目前,已知的腹膜炎的病因主要有以下几种:①腹腔脏器的急性穿孔和破裂;

②腹腔内脏器急性感染的扩散;③腹腔内脏器缺血;④腹部外伤;⑤腹部手术;⑥血行播散性感染。发病机制:腹膜炎的病理变化常因感染的来源和方式、病原菌的毒力和数量、患者免疫力的不同而有明显差异。感染一旦进入腹腔,腹膜立即出现炎症反应,表现为充血、水肿、渗液。按病因分类,腹膜炎可分为原发性腹膜炎、继发性腹膜炎(急性、化脓性)、第三类腹膜炎与腹腔脓肿四大类。患者因"头晕、恶心、呕吐半天,突发腹部剧痛4小时"入院,随后出现腹部剧痛,疼痛波及全腹,拒按,查体全腹有明显的压痛和反跳痛。入抢救室测体温39.0℃。急诊剖腹探查未见明显病灶,诊断上不能明确为原发性腹膜炎。治疗以非手术治疗为主,给予经验性抗菌治疗,再根据腹水细菌涂片及培养结果选择或改用适合的抗生素,同时应积极加强支持治疗,并应积极治疗原发病。

弥散性血管内凝血是一种在严重原发病基础上,以机体广泛的微血栓形成,伴随继发性纤维蛋白亢进为特征的获得性全身性血栓-出血综合征。主要病因有:①严重感染疾病;②恶性肿瘤;③外科大手术及严重创伤;④内科及儿科疾病;⑤其他。弥散性血管内凝血并非为一种独立疾病,而是继发于严重疾病的病理过程。由于血管内皮细胞损伤,血小板活化,启动凝血反应,从而导致弥散于血管内特别是毛细血管内的微血栓形成。在该过程中,血小板和凝血因子因大量消耗而减少,继发性纤溶亢进又导致凝血因子大量降解,产生具有抗凝血活性的纤维蛋白(原)降解产物,从而引起多脏器栓塞和功能衰竭,广泛严重的全身出血,顽固性休克,微血管病性溶血性贫血。在治疗上,首先,需针对原发疾病进行治疗,除去诱因。其次,可行抗凝治疗,目的是阻止凝血过度活化、重建凝血-抗凝平衡、中断弥散性血管内凝血病理过程。一般认为,对弥散性血管内凝血的抗凝治疗应在处理基础疾病的前提下,与凝血因子的补充同步进行。此外,还可行替代治疗,目的是控制出血风险和临床活动性出血,适用于有明显血小板或凝血因子减少证据,且已进行病因及抗凝治疗、弥散性血管内凝血未能得到良好控制、有明显出血表现者。常用新鲜冷冻血浆等血液制品、血小板悬液、FⅧ及凝血酶原复合物,以改善凝血状态。其他治疗包括支持对症治疗、纤溶抑制药物治疗及糖皮质激素治疗。

ICU获得性肌无力是指危重患者双侧肢体无力,临床表现为与其他病因无关的神经肌病。典型表现为反射减弱或消失的迟缓性四肢瘫痪,常侵犯颅神经。ICU获得性肌无力与严重的脓毒症、长期机械通气、糖皮质激素的使用、不活动(镇静、镇痛)、神经肌肉阻滞、高血糖、分解代谢状态等相关。对ICU获得性肌无力患者,除进行临床药物治疗外,一方面还需要同步实施护理干预和辅助治疗,另一方面需要加强身体素质提升。在患者进入重症监护室后,需要立即开展身体功能锻炼和持续治疗。早期康复运动锻炼对患者病情的控制有着非常重要的作用。机械通气患者无法有效进食,需要给予患者必要的营养支持以改善营养状况,有效缩短机械通气时间,促进患者肌力早日恢复。

五、经验教训总结

该例患者急性起病,进展迅速,出现感染性休克,急诊行剖腹探查术。术中未见空腔脏器穿孔等情况,但腹膜炎诊断明确。患者入科后,予以抗感染、禁食、机械通气、液体复苏、应用血管活性药物、补充血小板、改善凝血等综合治疗,病情逐渐改善。后期出现ICU获得性肌无力,给予早期康复治疗后顺利出院。其治疗成功的关键是明确诊断后给予有针对性的抗感染治疗、早期营养支持、早期锻炼,取得了良好的治疗效果。

参考文献

1. Matuszkiewicz-Rowinska J. Update on fungal peritonitis and its treatment[J]. Perit Dial Int, 2009,29(suppl 2):S161-S165.

2. Lee JM, Han KH, Ahn SH. Ascites and spontaneous bacterial peritonitis: an Asian perspective[J].

J Gastroenterol Hepatol,2009,24(9):1494-1503.

3.中华医学会血液分会血栓与止血学组.弥散性血管内凝血诊断与治疗中国专家共识（2012）[J].中华血液学杂志,2012,33(11):978-979.

4.Rotstein OD,Meakins JL. Diagnostic and therapeutic challenges of intra-abdominal infections [J]. World J Surg,1990,14(2):159-166.

5.于雄伟,薄禄龙,邓小明,等.重症监护病房获得性肌无力的研究进展[J].国际麻醉学与复苏杂志,2015,36(11):1033-1036,1040.

（骆建军）

第二章　呼吸系统重症

概　论

呼吸系统重症大多系呼吸系统本身疾病或其他系统重症疾病累及而导致呼吸衰竭,其中以细菌、病毒、真菌感染多见。呼吸衰竭实际上是一种综合征。急性或慢性呼吸衰竭也是临床上危重患者死亡的重要原因。慢性阻塞性肺疾病(Chronic obstructive lung disease,COPD)患者晚期常死于呼吸衰竭。肺炎患者的死亡原因有 7% 以上为呼吸衰竭所致。在美国,重症监护病房(Intensive care unit,ICU)的患者中,每年约有 34% 因呼吸衰竭而接受机械通气治疗。急性呼吸衰竭(Acute respiratory failure,ARF)患者如果既往无心肺疾患或系统疾病,那么存活率可超过 85%,既往有肝、肾或胃肠道疾病伴营养不良者预后较差。

一、定　义

(一)呼吸衰竭

呼吸衰竭是指肺气体交换严重障碍,致动脉血氧分压(PaO_2)低于正常范围,伴或不伴有动脉血二氧化碳分压($PaCO_2$)增高的病理过程。低氧血症和高碳酸血症的临床表现并没有特异性,必须行血气分析检查方可确诊。诊断标准一般为成年人在标准大气压下,静息状态呼吸空气时,PaO_2 低于 60mmHg 和(或)$PaCO_2$ 高于 50mmHg。可分为换气功能衰竭和通气功能衰竭。

换气功能衰竭是指各种原因引起的肺泡气体交换不足的病理状态,主要表现为动脉氧合不足,而无明显的 CO_2 潴留,多见于肺实质疾病,如严重肺部感染、毛细支气管炎、间质性肺疾病、肺水肿、肺栓塞及各种原因引起的肺实质损伤和急性呼吸窘迫综合征。换气功能衰竭均伴有呼吸功增加,可导致呼吸肌疲劳,进一步恶化可并发通气功能障碍。

通气功能衰竭的常见原因包括以下几个方面。①呼吸负荷增加导致呼吸肌疲劳或衰竭;②胸廓和胸膜病变,如严重气胸、大量胸腔积液、连枷胸、脊柱侧后凸、腹膜炎、上腹部和胸部术后;③神经肌接头病变,如重症肌无力、药物阻滞作用;④运动神经病变,如脊髓损伤、脊髓灰质炎、格林巴利综合征、肌萎缩侧索硬化;⑤中枢神经系统抑制或功能紊乱,如脑血管意外、病毒性脑炎、细菌性脑膜炎、药物中毒、脑水肿、颅脑外伤及中枢性通气不足综合征。

(二)急性呼吸窘迫综合征

急性呼吸窘迫综合征(Acute respiratory distress syndrome,ARDS)是指在严重感染、休克、创伤及烧伤等疾病过程中,肺毛细血管内皮细胞和肺上皮细胞炎症性损伤造成弥漫性肺泡损伤,导致的急性低氧性呼吸功能不全或衰竭。其病理生理特征为肺容积减小、肺顺应性降低、严重的通气/血流比例失调,临床表现为进行性低氧血症和呼吸窘迫,肺部影像学表现为非均一性的渗出性病变,是急性呼吸衰竭的最常见类型。

二、呼吸衰竭的发生机制

(一)通气不足

呼吸系统排出 CO_2 的能力主要取决于肺泡通气量。肺泡通气量主要受呼吸频率(RR)、潮气量(V_T)和无效腔量(V_d)的影响。肺泡通气量＝(V_T－V_d)×RR。当潮气量或呼吸频率明显降低,或无效腔量明显增加时,肺泡通气量明显降低,引起呼吸系统 CO_2 排出明显减少,导致 CO_2 潴留。肺泡通气不足的常见原因为阻塞性通气功能障碍和限制性通气功能障碍,主要见于肺实质或气道的严重疾病(如慢性阻塞性肺疾病)、影响呼吸中枢的疾病、抑制中枢神经系统的麻醉药或镇静剂过量、损伤呼吸肌功能的神经肌肉疾患及胸廓损伤。

(二)通气/血流(V/Q)比例失调

凡累及气道、肺泡、肺间质的肺部疾病均可导致不同程度的肺部气体分布不均和 V/Q 比例失调,从而导致 PaO_2 下降。

V/Q 失调的常见原因包括肺内气道阻力分布不均和顺应性分布不均。肺内气道阻力分布不均见于:①支气管痉挛、收缩、肺气肿时,肺泡弹性回缩力下降引起气道萎陷;②肺泡表面活性物质缺乏所致的小气道萎陷;③支气管黏膜充血水肿、气道分泌物增多、清除障碍导致的气道狭窄;④气道内肿物或管腔外肿物、肿大淋巴结压迫,气胸、胸腔积液对局部气道的压迫等。顺应性分布不均见于:肺间质纤维化、肺气肿、急性呼吸窘迫综合征、胸腔积液、气胸、肺炎以及肺内肿瘤、脓肿、囊肿等。

V/Q 失调可分为低 V/Q 比值失调和高 V/Q 比值失调。大部分疾病同时存在这两种情况。

1.低 V/Q 比值失调或部分肺泡通气不足

从低通气肺单位流出的血液气体成分近于混合静脉血,与动脉血混合后导致血氧含量显著降低,产生动脉性分流。当血液灌注相对正常而无肺泡通气时,被称为解剖样分流,其 V/Q 比值为零。低 V/Q 比值现象在呼吸衰竭患者中极为常见,如:支气管哮喘严重发作时,支气管广泛痉挛和痰栓形成,肺泡通气量明显减少,功能性分流明显,故均有低氧血症;慢性阻塞性肺疾病存在支气管和细支气管广泛性管壁增厚、扭曲,尤其在肺部感染和支气管痉挛时,气道阻力明显增加,肺泡通气量减少,产生功能性分流;心源性肺水肿、急性呼吸窘迫综合征、肺部感染等导致肺不张、肺水肿或肺萎陷,使受累肺泡塌陷,而相应区域的毛细血管血流量依然可能正常,引起解剖样分流。

2.高 V/Q 比值失调或部分肺泡血流不足

在肺泡通气相对正常而肺泡周围毛细血管血流灌注减少的肺单位,其 V/Q 比值明显大于 0.8,形成无效腔样效应;在肺泡通气相对正常而无血流灌注时,为无效腔通气,其 V/Q 比值为无穷大;单纯高 V/Q 比值的现象较为少见,主要见于肺栓塞所致的血流灌注减少,常常导致低氧血症,严重者可产生呼吸衰竭。

V/Q 比值失调对 $PaCO_2$ 的影响轻微,即使存在明显的 V/Q 比值失调,产生静脉血掺杂,部分通气良好的肺泡仍可将过多的 CO_2 排出,使 $PaCO_2$ 保持正常。

(三)弥散障碍

弥散障碍是指由肺泡膜面积减少或肺泡膜异常增厚引起的气体交换障碍。气体弥散量还取决于血液与肺泡接触的时间。氧气从肺泡弥散入毛细血管存在障碍,可导致低氧血症。单纯弥散障碍不会导致 CO_2 潴留。肺泡膜面积减少见于肺气肿、肺叶切除后、严重肺不张和大面积肺实变等;肺泡膜增厚见于液体(间质性肺水肿)、细胞成分(病毒性肺炎、癌细胞肺广泛转移、自身免疫性疾病)、胶原(结节病、弥漫性肺间质纤维化)在肺间质聚积或增生。

健康人血液通过肺毛细血管大约需要 0.75s,而氧气在肺泡膜两侧仅需 0.25s 即可达到平衡。当弥散膜减少或增厚时,即使气体弥散速度降低,在静息时一般也仍可在正常的接触时间内达到血气和肺泡气的平衡。只有在体液负荷增加等使心排血量增加和肺血流加快而使血液与肺泡接触时间过短的情况下,才会由于气体交换不充分而发生低氧血症。

三、影像学表现

当原发疾病为肺部炎症(如机会性感染、吸入性肺炎、病毒性肺炎或间质性肺炎等)时,其影像学表现各不相同,但希望据此做出定性诊断仍比较困难,应结合病史、临床表现、实验室及细菌学结果综合评判。

(一)细菌感染

细菌性肺炎的致病菌多为肺炎球菌、铜绿假单胞菌、大肠埃希菌、克雷伯菌、变形菌属等,在病理上为浆液性、浆液脓性及化脓性肺泡炎,其常见的影像学表现有以下 3 种。①肺叶肺段影:可累及一个叶,也可累及两肺多叶。若有此种表现,应多考虑细菌性肺炎。②多发小斑片状影:边缘模糊,沿支气管走行方向分布,这种影像以细菌性肺炎多见,有时可见肺叶、肺段与小叶斑片状影同时存在。③肿块状或大病灶影:可见于坏死性肺炎,易形成空洞,一般为革兰阴性杆菌感染所致,也可见于葡萄球菌感染。血源性肺部感染与上述气源性感染不同,常表现为边缘模糊小结节状或球状影,散在分布于两肺中下野,常形成空洞。

(二)真菌性肺炎

真菌性肺炎的致病菌以曲霉菌和隐球菌比较常见。曲霉菌感染的影像学表现为局限性浸润、肿块、空洞及含气半月形低密度区。这种"新月形空洞征"是侵袭性曲霉菌病的常见征象,常出现于中性粒细胞数开始恢复正常的阶段,而非早期表现。曲霉菌病在 CT 上常见结节周围磨玻璃样影,被称为"晕环征",系病菌早期侵犯血管并引起的感染灶周围出血性梗死的表现。气道侵袭性曲霉感染的临床常表现为细支气管炎和支气管肺炎。细支气管炎在 CT 上的特征性表现为散在分布的小叶中央结节和分支状影,形似树芽。支气管肺炎的表现为沿支气管分布的团块影。隐球菌感染的影像学表现可为结节或肿块影,或弥漫性间质浸润,可形成空洞,病灶可为单发也可为多发,病变分布在一侧或两侧肺,病理上可为非化脓性的渗出性浆液性肺泡炎。

(三)病毒感染

病毒感染性肺炎所感染的病毒以巨细胞病毒或水痘-带状疱疹病毒较为常见。但近年来,甲型流感病毒、禽流感病毒也时有流行。病毒感染性肺炎的影像学表现为直径 2～4mm 的边缘模糊小结节影,呈粟粒状弥漫分布于两肺野;也可呈沿支气管走行分布的不规则影,表现为肺纹理边缘模糊,网状及小点状影,其病理基础为间质性肺炎。病毒感染性肺炎短期变化较大,3～5d 内可由局限性病灶发展成两肺弥漫性病变,患者病情可迅速恶化导致呼吸衰竭而死亡。

(四)吸入性肺炎

吸入性肺炎的影像学表现多同支气管肺炎,呈两肺广泛分布的小片状病灶,密度不均匀,边界不清,以肺门及两下肺为著;病灶也可融合成大片状;如支气管有不同程度的阻塞,可出现肺不张或肺气肿。老年吸入性肺炎在 CT 上表现为两肺内可见多数沿支气管走行分布的斑片状影,部分融合成大片状,边缘模糊影。吸入呕吐物多表现为两肺纹理增强、结构模糊,继而演变为以两肺门为中心的向两侧肺野呈蝶翼状分布的密度增高影,一般 1 周左右吸收。吸入性肺炎无特异性影像学征象,结合临床表现及病史可做出诊断。

(五)间质性肺炎

间质性肺炎的主要影像学表现如下。①肺纹理增重:边缘模糊,以两肺下野明显。②网状及小点状影:网状影是间质性肺炎的重叠影像,此征象可与肺纹理增重、模糊并存,病变多分布于两肺下野及肺门周围,在病理上为肺泡壁及小叶间隔的渗出性炎症。③肺气肿:由于细小支气管炎症性梗阻而发生两肺弥漫性肺气肿,可见两肺野透亮度增高,两膈肌低平、活动度减弱。间质性肺炎较肺泡炎诊断困难,其主要表现为肺纹理增重、边缘模糊,网状及小点状影与肺气肿并存。

四、诊疗思路

呼吸系统重症多见于严重的肺部疾病,也可见于全身其他系统疾病以及特殊治疗导致的呼吸功能抑制,多表现为呼吸功能衰竭。对于呼吸系统重症患者,除第一时间给予呼吸功能支持以维持生命体征外,疾病能否控制和治愈的关键是明确原发疾病并采取积极有效的治疗措施。

(一)重视临床症状体征及病史线索

随着现代医学技术的快速发展,新的诊断技术和方法不断出现,为疾病的诊断提供了强有力的依据。但在疾病的诊断过程中,其诊断的主要依据仍是临床症状体征及病史。尤其对于病情危重、生命体征不稳定的重症患者,由于无法搬动及外出检查,所以获得疾病诊断的重要前提是有效的病史追溯,充分了解基础疾病、本次发病的诱因、起始症状、诊治过程及疗效,并结合体格检查。

(二)正确解读影像学资料,避免过度依赖

影像学资料在呼吸系统疾病的诊断中有着非常重要的地位。例如影像学表现异常是诊断肺炎的重要指标,如果影像学出现多叶或双肺改变,或入院48h内病变扩大超过50%,则提示为重症肺炎。但影像学资料常常缺乏特异性,同一疾病不同个体或同一疾病不同阶段的影像学表现都可能各不相同,而不同疾病又常常有相似的影像学表现。这就要求我们在临床其他证据的基础上结合影像学资料综合分析,避免过度依赖影像学资料而造成误诊。

(三)关注患者全身状况及其他系统表现

在诊断时,除了需要关注呼吸系统症状外,还需要关注患者的全身状况及其他系统的表现。在分析诊断时,尽量应用"一元论"来解释病情。如重症肺炎可以肺外表现为首发症状,而许多肺部非感染性疾病的表现也可类似于典型肺炎。呼吸系统重症虽大多为肺部疾病所致,如细菌、真菌及病毒性肺炎,但全身性疾病(如系统性红斑狼疮、血管炎等)也可有发热、咳嗽、气急、低氧血症的表现,影像学也常表现为间质性肺炎。对于合并顽固性低血压、仅靠液体复苏难以纠正的重症肺炎,还需要考虑是否有肾上腺或甲状腺功能不全的可能。

五、治 疗

对于呼吸系统重症患者,因为已经出现严重低氧和(或)二氧化碳潴留,所以呼吸支持在治疗过程中占有重要地位,而针对原发疾病的治疗也必须贯穿治疗的始终,其中包括抗感染药物的选择和使用、激素使用的时机与剂量的选择、体外膜氧合技术(Extracorporeal membrane oxygenation,ECMO)等多方面内容。

(一)呼吸支持

呼吸系统重症患者常常需要呼吸支持。目前,临床常用的呼吸支持主要为无创及有创机械通气。近年来,高流量呼吸湿化技术作为一种新型的无创呼吸支持模式也在临床上得到应用。机械通气是严重

呼吸衰竭患者的有效呼吸支持方法,可根据病情轻重、神志情况及咳痰能力决定选择无创或有创机械通气,但它不能治愈疾病,只能为针对导致呼吸衰竭各种病因的治疗争取时间和创造条件。机械通气能起到改善肺的气体交换、缓解呼吸窘迫、减少呼吸做功、改善肺顺应性的作用,并有利于已损伤的肺的愈合。

对于治疗过程中机械通气模式的选择,可根据当地的条件、医护人员的经验,最主要是根据患者的病理生理基础和临床具体情况,正确选择和调整呼吸机参数和通气模式,这是取得疗效、减少并发症的关键。参数的调整和模式的选择应该以明确的治疗终点为指导。在大多数情况下,机械通气的主要目标是纠正动脉血气异常,通过调整每分通气量来纠正二氧化碳潴留,通过调整吸氧浓度和平均气道压来改善低氧血症。然而,因为通气量、呼吸频率、吸气压力、吸呼比例的设置和调整对心血管、呼吸系统、肾脏等均有不同的影响,所以必须避免简单地以追求血气正常为目标,而应根据患者的基础疾病、病情、个体状况、治疗反应及并发症等多方面衡量,确定一个切实可行的治疗终点。治疗的原则为既保证治疗的需要和延续,又考虑到患者的安全。

近期,对特危重的急性呼吸窘迫综合征患者采取俯卧位通气支持有增多的趋势。研究提示,对氧合指数低于 88 的患者采取俯卧位通气,7h/d,连续 7d,可使患者病死率明显降低。另一项随机对照临床研究显示,俯卧位通气 20h/d 有降低严重低氧血症患者病死率的趋势。因此,对于常规机械通气治疗无效的重度急性呼吸窘迫综合征患者,可以考虑采取俯卧位通气。

(二)抗感染药物

对呼吸系统重症患者的治疗,应重视呼吸道感染的病原学检查和病因学诊断。

首先,根据患者的临床表现、血象、痰涂片等初步判断感染的病原和种类,至少要分清是感染性还是非感染性,是细菌性还是非细菌性。如果是病毒感染,那么就没必要应用广谱抗生素了;而如果考虑细菌感染,那么在应用抗生素之前留取痰培养,必要时送检血培养。

其次,要根据患者的生理、病理状态,如新生儿、老年人,是否伴有肝、肾功能不全及免疫功能缺陷,是否应用持续肾脏替代治疗,区分病情轻重来选择不同的抗生素及剂量。对于高度浮肿的患者,还需要考虑分布容积问题。要了解患者既往感染的细菌培养结果,90d 内抗生素的用药情况及疗效,以及药物过敏史。对于院内发病者,还需了解院内或所在科室的细菌流行病学情况,并将其作为选药时的重要参考依据。

再者,在治疗初期,病情危重而病原学检查结果未获得时,可进行经验性治疗,可选择疗效确切的广谱抗生素覆盖可疑的致病菌。在治疗过程中,应积极寻找和明确致病菌,并尽快调整为目标性治疗。在明确为混合感染或耐药菌感染时,可考虑抗生素联用,但要避免为增强疗效而盲目联用。若感染得到控制,临床症状改善,则需考虑及时停药,以减少抗生素的附加损害。

(三)糖皮质激素

糖皮质激素治疗支气管哮喘的疗效十分显著,作为平喘药物用于临床已逾 50 年。对出现呼吸衰竭的支气管哮喘患者,应全身应用激素。一般而言,与 $300\sim400mg/d$ 的氢化可的松等效剂量的激素就能有效缓解哮喘的急性发作症状,对成年人一般需要治疗 $10\sim14d$,而对儿童治疗 $3\sim5d$ 较为合适。

对于急性呼吸窘迫综合征,持续的过度炎症反应和肺纤维化是导致患者晚期病情恶化和治疗困难的重要原因。糖皮质激素能抑制急性呼吸窘迫综合征晚期持续存在的炎症反应,并防止过度的胶原沉积,起到一定的保护作用。但 ARDSnet 的研究显示,对于晚期急性呼吸窘迫综合征(患病 7~24d)患者,糖皮质激素[甲泼尼松 $2mg/(kg \cdot d)$,分 4 次静脉点滴,14d 后减量]治疗并不能降低患者 60d 的病死率,但可明显改善低氧血症和肺顺应性,缩短患者的休克持续时间和机械通气时间。亚组分析显示,对于发病时间超过 14d 的患者,应用糖皮质激素会明显增加病死率。近期相关指南对成年人急性呼吸窘迫综合征的建议是,对中-重度患者(氧合指数<200 且在发病后 14d 内)早期使用糖皮

质激素。其中,在发病 7d 内使用甲强龙 1mg/(kg·d);发病后 6d 以上,剂量为 2mg/(kg·d),并应缓慢停用(6～14d),而不是快速停药(2～4d)或突然停药,否则可能因突然停药导致炎症反应再次发生并导致病情恶化。

(四)体外膜肺氧合

体外膜肺氧合(Extracorporeal membrane lung oxygenation,ECMO)主要用于部分或完全替代心肺功能,使患者的心肺得以充分休息,从而为原发疾病的治疗争取时间。近年来,该技术的应用越来越广泛。但该技术仅为脏器支持治疗的一种手段,对原发疾病本身并没有治疗作用。因此,在决定是否应用 ECMO 治疗时,应综合分析患者的原发疾病是否可逆,同时还应考虑所在医院及科室的综合治疗能力及既往 ECMO 开展的情况。对慢性终末期肺病(如慢性阻塞性肺疾病、间质性肺疾病、肺动脉高压等)患者贸然应用 ECMO,可能弊大于利。

1. ECMO 治疗的目标

ECMO 治疗的目标是提供相对于常规机械通气更为有效和安全的通气与氧合支持,为诊断和治疗原发病争取更多的时间。

(1)挽救治疗(Rescue therapy):对于常规呼吸支持手段不能维持的重症呼吸衰竭,ECMO 可以获得部分或完全的呼吸支持,使患者不至于因缺氧或 CO_2 潴留而死亡。目前,大多数 ECMO 患者属于此类范畴。

(2)早期干预:对于部分重症患者,以常规呼吸支持可以维持相对稳定的通气与氧合,但需要较高的气道压及 FiO_2。为降低发生气压伤和高浓度氧的风险,可早期给予 ECMO。这类患者的病情相对轻,ECMO 介入的时机相对较早。随着 ECMO 技术的日益完善,将会应用于更多的病例。

(3)过渡治疗(Bridge):最常见于心肺移植患者,为等待供体而行 ECMO。

2. ECMO 治疗呼吸衰竭的具体指征

(1)急性呼吸窘迫综合征:挽救治疗参考标准如下。采用肺保护性通气[潮气量 6～8mL/kg,呼气末正压(PEEP)≥10cmH_2O],在吸纯氧条件下,氧合指数(PaO_2/FiO_2)<100;或当通气频率>35 次/min 时,pH<7.2 且平台压>30cmH_2O;年龄<65 岁;机械通气时间<7d;无抗凝禁忌。对于有气压伤高风险或明显 CO_2 潴留的患者,可采用 AV-ECMO(Pumpless ECMO)有效降低平台压和潮气量或 CO_2 水平,并可轻度改善氧合。

(2)支气管哮喘:相关报道很少,与急性呼吸窘迫综合征相比,对哮喘患者的 ECMO 成功率较高。因此,对于平台压>35cmH_2O 同时伴有严重呼吸性酸中毒(pH<7.1)或血流动力学难以维持者,若无 ECMO 禁忌,则可积极行 ECMO 或 AV-ECMO。

(3)慢性阻塞性肺疾病:研究表明,AV-ECMO 可使大部分需要有创通气的重症患者避免插管,并维持较好的通气与氧合。但与传统有创通气相比,AV-ECMO 并不改善患者的 28d 及 6 个月生存率。

(方 堃)

病例 2-1 重症肺炎(H1N1)合并脓毒症

引 言

肺炎(Pneumonia)是指肺实质的炎症。引起肺炎的原因很多,最常见的原因包括感染、化学、物理和免疫原性损伤。肺炎的分类方法有很多,一般按病因分类,包括细菌性、肺炎支原体性、立克次体性、衣原体性、病毒性、真菌性、过敏性、放射性和化学性肺炎等;按感染途径可分为社区获得性肺炎和医院获得性肺炎。目前,肺炎居居民死亡原因的第五位,病原以细菌所占比例最高。造成重症肺炎日益增多的原因是,随着抗生素的广泛应用,病原菌发生了很大的变化,往往并发败血症、脓胸、心包炎、呼吸窘迫综合征等,同时不恰当的诊断及治疗均可导致死亡率明显升高。

一、接诊时病情简介

(一)入 ICU 时的情况

1.患者主诉和基本情况

患者,女性,47 岁,农民,因"反复双下肢水肿 2 个月,咳嗽、咳痰 5 天"入院。

患者 2 个月前在无明显诱因下出现双下肢和颜面部水肿,当时无畏寒、发热,无关节痛,无尿量减少,无夜尿增多,无尿线变细,无尿频、尿急、尿痛,未予以治疗。一个半月前,患者自觉乏力加重,双下肢和颜面部水肿进行性加重,查尿蛋白(3+),尿红细胞(一)。遂拟"蛋白尿待查"收住入院。于 2016 年 1 月 18 日在局麻下行肾穿刺活检术,病理回报"符合局灶节段性肾小球硬化症,非特殊型(FSGS,NOS),伴部分肾小球缺血硬化及中度慢性肾小管-间质损伤",开始应用激素治疗肾病,患者病情好转后出院。5d 前,患者受凉后出现咳嗽、咳痰,伴发热,感乏力、食欲缺乏,伴胸闷、气急,活动后症状加重。急诊拟"局灶节段性肾小球硬化症,重症肺炎,急性呼吸衰竭,高血压,高血压性心脏病"收住入院。

2.入院查体

T 39.4℃,R 35 次/min,P 114 次/min,BP 170/87mmHg,神志清,精神软。急性面容,颜面部轻度水肿,双下肢轻度水肿。两肺呼吸音粗,可闻及明显干湿啰音。心律齐,各瓣膜听诊区未闻及病理性杂音。腹平软,全腹无压痛、反跳痛,无肾区叩痛、肝区叩痛,肝脾肋下未及,Murphy's 征(一),移动性浊音阴性,肠鸣音 3 次/min。神经系统检查未引出病理征。

3.辅助检查

(1)血常规:白细胞计数 5.3×10^9/L,中性粒细胞百分比 93.3%,血红蛋白 119g/L,血小板计数 94×10^9/L。

(2)血气分析:pH 7.432,$PaCO_2$ 29.5mmHg,PaO_2 42.3mmHg,碱剩余 -3.3mmol/L,SpO_2 74.6%,乳酸 6.0mmol/L。

(3)血生化:尿素氮 42.8mmol/L,肌酐 481μmol/L,肌酸激酶 54U/L,谷氨酸氨基转移酶 20U/L,天门冬氨酸氨基转移酶 42U/L,前白蛋白 111.6mg/L,总蛋白 46.9g/L,白蛋白 25.3g/L,肌酸激酶同工酶 26U/L,肌红蛋白 128.0ng/mL,肌钙蛋白 1.13ng/mL,K^+ 4.70mmol/L,Na^+ 125.0mmol/L,超敏 C 反应蛋白$>$200mg/L。

(4)凝血功能:纤维蛋白原 5.32g/L,部分凝血活酶时间 39.1s,D-二聚体 6.80mg/L。

(5)B 型脑利钠肽:810.0pg/mL。

(6)降钙素原:22.35pg/mL。

(7)胸部 CT:两肺弥漫性渗出性改变,肺水肿伴感染的可能;双侧少量胸腔积液,心脏稍增大,心包少量积液;肝周少量积液(见图 2-1-1)。

(8)甲流病毒检测:甲流病毒 RNA 阳性(H1N1)。

(9)血培养:沃氏葡萄球菌(++)。

4.入院诊断及影像学表现

①重症肺炎(H1N1),重症脓毒症;②急性呼吸窘迫综合征,呼吸衰竭;③高血压,高血压性心脏病;④局灶节段性肾小球硬化症,多脏器功能不全;⑤2 型糖尿病。

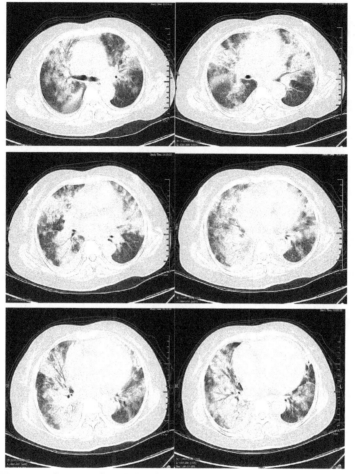

图 2-1-1　肺CT:两肺弥漫性渗出性改变,肺水肿伴感染的可能,双侧少量胸腔积液

病毒性肺炎(H1N1)胸部 CT 检查主要表现如下。在毛玻璃样模糊阴影的背景下,有局部散在、片状的高密度影,既有急性肺间质改变的表现,又有局灶肺实变的表现,多累及双侧和中下肺,但几乎未见典型的大叶性肺炎影像学改变。大部分患者病变表现为双肺受累,可同时累及肺实质和肺间质,且可合并胸膜改变和纵隔淋巴结增大。

二、病因、病情严重程度评估及亟须解决的问题

该患者为中年女性,既往有"血糖增高"病史。此次发病,为社区获得性肺炎,病因考虑为病毒性肺炎(H1N1)并发严重脓毒症。根据患者病史、临床症状和检查、化验指标,该患者的情况属于重症肺炎,特征性表现为急性呼吸窘迫综合征,是临床最常见的急性呼吸衰竭。急性呼吸窘迫综合征的特征性临床表现为进行性低氧血症和呼吸窘迫,尽管治疗策略在不断改进和更新,但其死亡率仍高达 30% 以上。

目前,亟须解决呼吸衰竭、脓毒症等问题,治疗的关键在于迅速改善氧合和阻断全身炎症反应,需行抗感染、抗病毒、机械通气、液体复苏、降糖、镇静镇痛、抗凝、呼吸机支持等集束化治疗。

三、诊治经过及思路

(一)抗感染治疗

给予奥司他韦抗病毒;病毒性肺炎后期往往合并细菌感染,患者降钙素原水平上升,循环不稳定,需给予抗生素治疗,针对革兰阴性菌和革兰阳性菌,选用亚胺培南/西司他丁联合替考拉宁治疗。

(二)呼吸衰竭处理

患者在重症甲流病毒性肺炎的基础上并发急性呼吸窘迫综合征,因严重低氧血症,立即行经口气管插管机械通气。机械通气采取 PCV 模式,实施"肺保护策略",采取小潮气量(6mL/kg);控制平台压(<30cmH₂O);允许性高碳酸血症;PEEP $8\sim10$cmH₂O,FiO₂ $50\%\sim100\%$。之后,根据病情调整,并给予肺复张。若上述治疗策略效果不佳,则可采取俯卧位机械通气。

(三)镇静镇痛

对本例患者采取早期深镇静(咪达唑仑+丙泊酚+舒芬太尼),中期浅镇静(右美托咪啶+丙泊酚),后期减镇静(后期右美托咪啶+氟哌啶醇+奥氮平+艾司唑仑),防止气压伤,预防谵妄。一般不主张使用肌松药物,但对于极重度急性呼吸窘迫综合征可在 48h 内使用。有新的研究表明,中期采取早期目标导向性镇静方案,则临床疗效更好。

(四)血流动力学和液体复苏

患者若处于脓毒症早期,则需液体复苏。但晚期存在毛细血管渗漏,复苏中会有大量液体进入组织间隙,导致多部位水肿,加重组织缺氧。因此,我们采取的方案是早期目标导向治疗目标化液体复苏治疗,中期优化液体管理,晚期限制性液体管理。

(五)早期肠内营养支持

严重脓毒症患者分解代谢严重,因此营养支持也特别重要。多个指南推荐,在脓毒症早期液体复苏后,应立即建立空肠营养。本患者于入科次日行胃镜下空肠营养管置入,早期允许性低热量,后逐步增加肠内营养。

(六)综合治疗

控制血糖、纠正酸碱电解质紊乱等。

患者机械通气 12d 后脱离呼吸机,拔除气管插管,转感染科。

四、病例剖析

(一)病例层面的剖析

该患者为中年女性,急性起病,因"反复双下肢水肿 2 个月,咳嗽咳痰 5 天"入院。入院时有严重的低氧血症,氧合指数为 52,C 反应蛋白水平升高,降钙素原水平明显升高,血白细胞计数正常,中性粒细胞百分比升高。肺部 CT 提示,两肺弥漫性渗出性改变,肺水肿伴感染可能,双侧少量胸腔积液。伴血肌酐水平明显升高,少尿,脏器功能障碍持续 48h 以上。血培养提示沃氏葡萄球菌,甲流病毒检测提示 H1N1 病毒 RNA 阳性,基本排除其他致病因素,故重症病毒性肺炎(H1N1)、急性呼吸窘迫综合征诊断明确。结合患者既往血糖增高病史,本次入院血糖化血红蛋白水平升高、血糖明显升高,故 2 型糖尿病诊断明确。本例患者属于社区获得性肺炎,明确为 H1N1 感染的病毒性肺炎,出现急性呼吸窘迫综合征,除常规集束化治疗之外,应尽早改善低氧血症、改善肺微循环。一旦疑诊或确诊重症甲流病毒感染,就应尽早进行抗病毒治疗,同时要定期监测甲流病毒 RNA。甲流病毒转阴至少需要 10d。随着病情好转,肺部病灶逐渐吸收,以肺泡炎症为主的双下肺大片状实变影完全吸收;而以肺间质炎症为主的双侧周边区域病灶吸收较慢,留有纤维化征象,病灶完全吸收需 1 个月余。经过积极的液体复苏、呼吸机集束化治疗、脏器保护、镇静镇痛、早期肠内营养、抗感染、抗病毒等综合治疗,病情逐渐恢复。

(二)疾病层面的剖析

社区获得性肺炎(Community acquired pneumonia,CAP)是指在医院外获得的感染性肺实质炎症,包括具有明确潜伏期的病原体感染,入院后在潜伏期内发病的肺炎。社区获得性肺炎在全球每年有着很高的发病率,是造成患者入院甚至死亡的主要病因。根据疾病的严重程度,其可分为轻、中、重度。病毒性肺炎是社区获得性肺炎的常见类型之一。常见病毒有呼吸道合胞病毒、腺病毒、副流感病毒、甲型和乙型流感病毒等。病毒性肺炎在新生儿和婴幼儿中较为多见,但也能引起成年人肺炎。对原先健康的成年人来说,唯一可能病情严重且普遍的病毒是甲型流感病毒,偶尔还有水痘-带状疱疹病毒。

临床上,必须对社区获得性肺炎患者的病情严重程度做出评估,早期识别重症肺炎。重症肺炎的临床特点如下。①意识障碍;②R>30 次/min;③PaO_2<60mmHg,氧合指数(PaO_2/FiO_2)<300,需行机械通气治疗;④BP<90/60mmHg;⑤胸片显示双侧或多肺叶受累,或入院 48h 内病变扩大≥50%;⑥少尿,尿量<20mL/h,或<80mL/4h,或急性肾功能衰竭需要透析治疗。

重症肺炎如出现降钙素原水平明显升高,则需考虑合并有脓毒症,应积极进行覆盖所有可能病原菌的广谱抗感染治疗。治疗过程注意监测降钙素原水平,调整抗生素的应用。此外,床边 CVVH、俯卧位机械通气、ECMO 等措施,胸腺素 α_1 等免疫调节制剂的应用,糖皮质激素短期治疗,也可作为治疗重症肺炎、急性呼吸窘迫综合征的方法。

五、经验教训总结

社区获得性肺炎引起的重症肺炎病情复杂、危重,常可导致多脏器功能不全。在合并脓毒症时,患者病死率明显升高,炎症反应强烈,治疗难度大。因此,诊治的关键是尽早明确病因,及时改善低氧血症,同时进行脓毒症的集束化治疗。本病例在救治过程中,早期明确诊断,入科当日即行脓毒症集束化治疗,采取液体复苏、呼吸机肺复张策略,及时改善低氧血症,强有力抗感染及抗炎治疗,阻断了重症肺炎的进一步发展,抑制了病程演进。这是整个治疗过程中最重要的一个环节。在常规治疗措施无效的情况下,可采取床边 CRRT,必要时采取 ECMO 治疗。

参考文献

1. 中华医学会重症医学分会. 中国严重脓毒症/脓毒症休克治疗指南(2014)[J]. 中华危急重症急救医学,2015,27(6):401-404.

2. 冯娜娜,朱晓丹,李静,等. 重症肺炎和脓毒血症抗凝治疗的时机和策略[J]. 中华呼吸与结核杂志,2015,38(3):211-213.

3. 徐远达,黎毅敏,萧正伦,等. 连续性血液净化对重症肺炎合并多器官功能衰竭的回顾性分析[J]. 中华危急重症急救医学,2005,17(12):747-751.

4. Mayr FB, Yende S, Angus DC. Epidemiology of severe sepsis[J]. Virulence,2014,5(1):4-11.

5. 李敏,易丽,黄絮,等. 静脉-静脉体外膜肺氧合治疗肺源性急性呼吸窘迫综合征的预后因素[J]. 中华医学杂志,2016,96(10):781-786.

(田 昕)

病例 2-2 肺癌伴军团菌肺炎合并肺脓肿、多脏器功能不全

引 言

重症肺炎导致的呼吸衰竭是 ICU 内常见的疾病。有时,通过各种微生物的培养可以找到病原菌,但在更多的时候找不到病原菌,因此要明确收入 ICU 的重症肺炎患者的真正感染原因并不容易。军

团菌属于革兰阴性杆菌。在非典型肺炎（Atypical pneumonia，AP）中，军团菌感染是病情最重的一种，未经有效治疗者的病死率可高达 45％。其发病病例数占社区获得性肺炎的 2％～15％，占医院获得性肺炎的 1％～40％。我国军团菌以嗜肺军团菌血清 1 型最为多见（在 90％以上）。军团菌常常合并其他细菌（如铜绿假单胞菌等）感染。本例患者在治疗过程中，经及时检查，发现了少见的病原菌，这对明确肺炎的真正原因有一定的借鉴意义。

一、接诊时病情简介

(一) 入 ICU 时的病情

1.患者主诉和基本情况

患者，男性，58 岁，农民，因"咳嗽 1 个月，加重伴发热、咯血 2 天"入院。

患者为中老年男性，嗜烟，800 支年（40 支/天×20 年）；嗜酒 15 年，每天白酒二两。患者于入院前 1 个月前淋雨后出现咳嗽，咳少量黄色痰；1 周后，患者感左上胸部隐痛，夜间不能平卧；2d 前，症状加重，伴发热、畏寒、寒战，体温最高达 39.0℃，左上胸痛加重，伴胸闷、气促，伴少许咯血，且近几日出现尿量减少的情况。

2.入院查体

神志清，精神软，不能平卧，双侧瞳孔直径 3.0mm，对光反射灵敏，T 35.7℃，BP 134/89mmHg，颈部及双侧锁骨上等处浅表淋巴结未及肿大。胸廓对称，无畸形，胸壁无压痛。两肺叩诊呈清音，两肺呼吸音粗，可闻及湿啰音。HR 122 次/min，律齐，未闻及杂音。腹平软，无压痛。肝脾肋下未及，肾区无叩痛。双下肢无水肿。

3.辅助检查

(1)血常规：白细胞计数 $11.2×10^9$/L，中性粒细胞百分比 89.9％，血红蛋白 124g/L，血小板计数 $220×10^9$/L。

(2)血气分析：pH 7.372，$PaCO_2$ 36.7mmHg，PaO_2 51.1 mmHg，碱剩余－3.4mmol/L，SpO_2 93.3％。

(3)血生化：谷氨酸氨基转移酶 14U/L，总胆红素 15.5μmol/L，肌酸激酶 55U/L，肌酸激酶同工酶＜1U/L，肌红蛋白 101.9ng/mL，肌钙蛋白 0.01ng/mL，乳酸脱氢酶 408U/L，淀粉酶＜30U/L，尿素氮 10.0mmol/L，血清肌酐 142μmol/L，葡萄糖 6.22mmol/L，K^+ 4.1mmol/L，Na^+ 124mmol/L，超敏 C 反应蛋白 199mg/L。

(4)外院胸部 CT 检查：左肺上叶肺炎，肺气肿（见图 2-2-1）。

(5)床边胸片：左肺上叶肺炎，肺气肿（见图 2-2-2）。

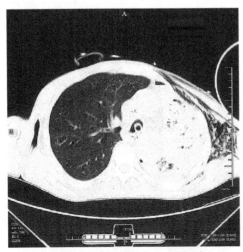
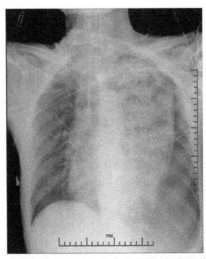

图 2-2-1　左肺上叶肺炎，肺气肿　　　　图 2-2-2　左上肺可见大片高密度影，气胸不能排除

4. 入院诊断

①重症肺炎，Ⅰ型呼吸衰竭；②急性肾功能不全。

二、病因、病情严重程度评估及亟须解决的问题

该患者为老年男性，嗜烟，800 支年（40 支/天×20 年）。外院的胸部 CT 检查结果示左肺上叶肺炎。1 个月前，患者有上呼吸道感染病史，现有发热、左上胸部隐痛、胸闷不能平卧及气促的表现，考虑为重症肺炎。

亟须解决的问题是明确病原菌，制定下一步的治疗方案。入院后，送检痰培养及血培养以明确致病菌，查痰找抗酸杆菌以排除肺结核，查肺炎支原体抗体、肥达氏＋外斐氏反应、流行性出血热等进一步排除其他病原体感染。根据病原菌检查结果，针对性调整抗感染治疗。此外，胸片结果提示，左肺部感染严重，可能合并脓肿、气胸，复查胸部 CT，进一步行胸腔闭式引流，必要时予以左肺纤维支气管镜检查。

三、诊治经过及思路

（一）抗感染治疗

送检痰培养和血培养后，暂予以亚胺培南/西司他丁 1.0g q12h 联合利奈唑胺 0.6g q12h 抗感染。后期痰培养结果：铜绿假单胞菌（3＋），军团菌尿抗原检测为阳性，予以左氧氟沙星 0.6g qd 联合亚胺培南/西司他丁 1.0g q8h 抗感染治疗。

（二）呼吸衰竭的处理

入院约 2h，患者突感恶心，呕吐出胃内容物，全身大汗淋漓，呼吸急促（R 33 次/min），心率快（HR 120 次/min），通知麻醉科行气管插管，成功后接呼吸机辅助通气。

（三）急性肾功能不全的处理

患者合并急性肾功能不全、无尿。第 2 天开始，隔日行床边 CRRT。

（四）纤维支气管镜检查明确诊断

对该患者给予床边纤维支气管镜检查，见气管、左右支气管及各叶、段黏膜充血水肿，左支气管内可见暗红色血性液。第 11 天，在纤维支气管镜下，左支气管下端刷检结果示：找到非小细胞癌细胞，倾向鳞癌。隔日，病理结果确诊为鳞癌。

（五）气胸的处理

第 3 天，患者左肺呼吸音低，胸片示左侧液气胸，予以左侧胸腔闭式引流，见大量气体引流出，可见水柱波动，引流出红褐色液体。

（六）其他对症处理

予以甲泼尼龙抗炎、制酸护胃、多索茶碱平喘、氨溴索化痰等治疗。治疗后第 14 天，复查胸片提示左上肺感染较前有所吸收（见图2-2-3）。治疗第 15 天，无明显引流液后拔除胸腔引流管。经积极治疗后，患者肾功能较前好转，神志稍转清，感染指标较前明显下降，病情较前好转。于第 17 天，拔除气管导管，改雾化面罩吸氧，继续抗感染、血透、补充营养等治疗后，患者拒绝进一步手术治疗，于第 22 天回当地医院继续治疗。

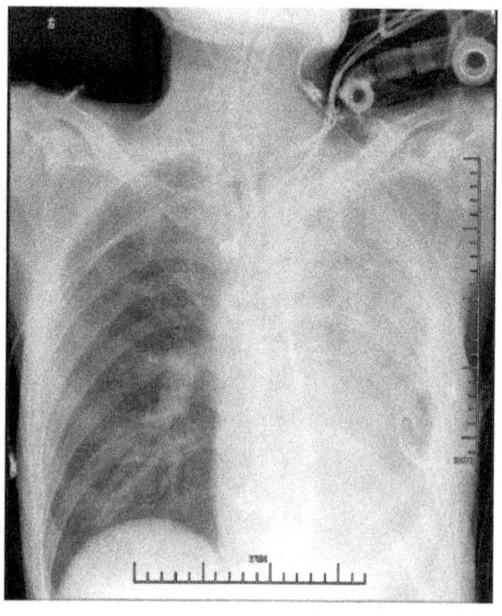

图 2-2-3　左侧高密度影，考虑弥漫性渗出或胸腔积液，结合临床；左上肺感染灶较前有所吸收

四、病例剖析

(一)病例层面的剖析

该患者为中老年男性,有长期抽烟史,亚急性起病,出现呼吸衰竭,合并急性肾功能不全等症状,感染指标升高。胸片示肺部感染、胸腔积液、肺脓肿,胸部 CT 示肺部感染、肺不张。痰培养结果示铜绿假单胞菌(3+),军团菌尿抗原检测试剂盒仅能检测出 Lp1 型军团菌,该例患者后期军团菌抗原为阳性。因此,考虑为军团菌引起的重症肺炎。患者有长期大量抽烟史,合并阻塞性肺炎,需考虑肺癌基础上的肺部感染的可能性,纤维支气管镜取病理标本检查结果为肺鳞癌。根据病原菌,给予喹诺酮类抗生素联合亚胺培南/西司他丁,呼吸机辅助通气纠正低氧血症,胸腔闭式引流治疗气胸。患者合并肾功能急性损伤,及时透析治疗有重要的作用,可减轻心脏负担以及实施其他对症治疗。所有治疗相辅相成,最终使患者病情好转,于治疗第 15 天后拔除引流管,肾功能经积极治疗后较前好转,感染指标较前明显下降;第 17 天,拔除气管导管改雾化面罩通气。

(二)疾病层面的剖析

对于老年男性,尤其是有长期抽烟史者,在发现阻塞性肺炎时,需考虑肺癌基础上的非典型病原菌感染。军团菌需在 BCYE 或者其他特殊培养基上才能培养得到。尿抗原检测试剂盒仅能检测出 Lp1 型军团菌,检测较为困难。军团菌肺炎在影像学上无特征性表现,因此临床上较难诊断。其发病潜伏期为 2~10d,可发生于各年龄段的人群,常见于老年人,合并慢性疾病、免疫低下者易感染。其除高热、咳嗽等肺部感染症状外,可合并肺外症状,包括头痛、肌肉酸痛、腹泻、肝肾功能不全及衰竭,普通抗生素治疗效果差,针对性使用喹诺酮类、大环内酯类抗生素的治疗效果明显。因此,对于有基础疾病(包括肺癌)的患者,在 β-内酰胺类药物治疗效果差的情况下,需覆盖非典型病原菌治疗,同时进行必要的检查,进一步明确病因。纤维支气管镜是对呼吸系统疾病的重要检查手段。在胸部 CT 和胸部 X 线片未能得到阳性结果,或者已发现肺部病灶时,通过纤维支气管镜检查不仅能了解气道内情况,而且还能找到病原学、病理学依据。该例患者在纤维支气管镜下刮取部分组织后,病理检查诊断为肺鳞癌。

五、经验教训总结

在肺癌合并肺部感染的情况下,肺部感染的检查结果往往会掩盖对患者肺癌的诊断。该例患者入院时的主诉为"咳嗽 1 个月,加重伴发热、咯血 2 天"。考虑到患者的年龄和长期吸烟史,我们在寻找病原菌、控制肺部感染的同时,仍需积极查导致肺部感染的根本原因。该例患者有原发性肺癌引起的肺部军团菌感染,重症肺炎,导致肺脓肿、胸腔积液、急性肾损伤等一系列损伤。结合病史,应用综合检查方式,层层剖析,得到正确诊断。因此,临床上治疗的关键是掌握因果关系、明确病因、对症治疗。

参考文献

1. 朱庆义.军团菌和军团菌病的诊断[J].中华检验医学杂志,2011,34(2):187-189.
2. 路凤.军团菌病的流行概况[J].国外医学:卫生学分册,2008,35(2):78-82.
3. 马坚,胡必杰.军团菌肺炎研究进展[J].中国实用内科杂志,2011,31(12):970-973.

(田　昕)

病例 2-3　克柔念珠菌性肺炎

引　言

随着广谱抗生素、免疫抑制剂、糖皮质激素、化疗药物等在临床上的广泛应用,以及器官移植、机械辅助通气等生命支持技术的开展,深部真菌感染率呈逐年增长趋势,而肺部真菌感染率居其首位。已知引起侵袭性肺部真菌感染(Invasive pneumonia fungi infection,IPFI)的最常见致病真菌是白色念珠菌和曲霉菌。随着经验性抗白色念珠菌药物使用的增加,非白色念珠菌(如近平滑念珠菌和克柔念珠菌)的感染亦呈逐年增多趋势。而侵袭性肺部真菌感染也成为肺部恶性肿瘤患者致死的一个重要原因。

一、接诊时病情简介

(一)入 ICU 前的情况

1.患者主诉和基本情况

患者,男性,55 岁,演职人员,因"咳痰,痰中带血 6 个月,发热伴胸闷、气急 5 天"入院。

患者 6 个月前因"咳嗽,咳痰,痰中带血"就诊。肺部 CT 检查提示:左肺门占位,考虑肺癌伴阻塞性改变可能;右上肺增殖灶。行支气管镜病理检查,结果为"左主支气管癌",考虑低分化鳞状细胞癌。后住院行 GP 方案化疗 4 次,同时放射治疗。4 个多月前,予以培美曲塞二钠 0.8g 第 1 天,因脑转移予以全脑放疗。

5d 前,出现发热伴胸闷、气急至医院急诊,当时体温 38.3℃。胸片:左肺门占位,肺癌阻塞性改变可能性大,左下肺、右肺可能广泛感染,不排除转移病变(见图 2-3-1)。血常规:白细胞计数 $3.7×10^9/L$,中性粒细胞百分比 79.5%。血生化:谷氨酸氨基转移酶 28 U/L,K^+ 3.41mmol/L,Na^+ 127.6mmol/L。予以美洛西林钠/舒巴坦钠(佳洛坦)5g bid 联合左氧氟沙星 500mg qd 静滴抗感染,并予以平喘、化痰治疗后未明显缓解。3d 后,拟诊"左肺癌双肺转移、脑转移($aT_{2a}N_2M_1$,Ⅳ期)"收入肿瘤科。

2.入院查体

神志清,T 36.0℃,P 88 次/min,R 24 次/min,BP 121/78mmHg。体力状况 ECOG(美国东部肿瘤协作组,Eastern Cooperative Oncology Group)评分 2 级。皮肤、巩膜无黄染,浅表淋巴结未及肿大。胸廓无畸形,气管居中,双肺呼吸音低,两肺闻及哮鸣音,肺底闻及少量细湿啰音。心律齐,未闻及病理性杂音。腹平软,无压痛及反跳痛,肠鸣音正常。双下肢不肿。神经系统检查无殊。

3.拟诊及治疗

①左肺癌双肺转移、脑转移($T_{2a}N_2M_1$,Ⅳ期);②脑转移放疗后;③白细胞计数减少;④肺部感染;⑤电解质紊乱。

入院后,先后给予美洛西林钠/舒巴坦、左氧氟沙星、阿奇霉素等,治疗 1 周。患者病情无好转,呼吸困难明显,经皮血氧饱和度 86%～90%,痰量少,黏痰稠密,难于咳出。动脉血气分析显示,PaO_2 52mmHg,$PaCO_2$ 23mmHg。经 ICU 会诊后收治 ICU。

(二)入 ICU 后的情况

1.体格检查

神志清,T 36.2℃,P 108 次/min,R 36 次/min,BP 106/72mmHg。体力状况 ECOG 评分 4 级。平

卧,气促明显,鼻导管吸氧流量8～10L/min,经皮血氧饱和度86%～90%。皮肤、巩膜无黄染。两肺呼吸音粗,两肺背底部可闻及少许湿啰音。心率齐,心界无扩大,无明显杂音。腹平软,肝脾肋下未及,双下肢无水肿。体表淋巴结未及肿大。

2.辅助检查

(1)动脉血气分析:pH 7.31,PaO_2 52mmHg,$PaCO_2$ 23mmHg,HCO_3^- 18mmol/L,碱剩余−5mmol/L,SpO_2 88%。

(2)血常规:白细胞计数$3.5×10^9$/L,中性粒细胞百分比81.5%。

(3)胸片:两肺广泛炎症(见图2-3-1)。

3.入科诊断

①重症肺炎;②左肺癌双肺转移、脑转移($T_{2a}N_2M_1$,Ⅳ期);③脑转移放疗后;④白细胞计数减少。

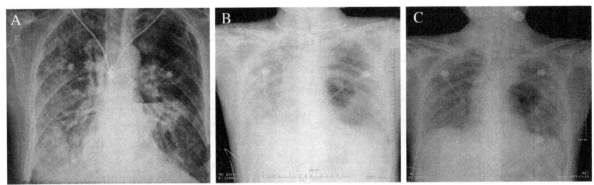

图2-3-1 胸片A、B:左肺门占位,两肺广泛感染并进展;C:22d后,炎症开始吸收好转

二、病因、病情严重程度评估及亟须解决的问题

该患者Ⅳ期肺鳞癌诊断明确,且经过多次的放化疗。本次突发胸闷、气促伴发热,首先应考虑为肺部感染所致。因患者免疫力低下,肺部感染一旦不能有效且及时地被控制,就极易进展为重症肺炎,导致呼吸、循环衰竭而死亡。患者经美洛西林钠/舒巴坦、左氧氟沙星、阿奇霉素等治疗1周,病情无好转,呼吸困难明显,血氧饱和度低于90%,痰少,黏痰难于咳出。血气分析显示,PaO_2 56mmHg,$PaCO_2$ 23mmHg。故入科诊断为重症肺炎,左肺癌双肺转移、脑转移($T_{2a}N_2M_1$,Ⅳ期),脑转移放疗后,白细胞计数减少。

目前,亟须解决的问题是明确肺部感染的病原菌,从而及时、有效地针对病原菌进行治疗。另需密切监测患者氧合情况,必要时行机械通气治疗。

三、诊治经过及思路

(一)呼吸衰竭处理

该患者在肺癌化疗的基础上并发重症肺炎,呼吸困难明显。动脉血气分析显示$PaO_2$56mmHg,$PaCO_2$23mmHg。在鼻导管高浓度吸氧下,血氧饱和度维持于90%左右。神志清。难于咳出痰但咳痰力量尚存。有无创机械通气治疗指征,但患者拒绝。故医嘱勤翻身拍背、雾化、吸氧等,必要时行机械通气治疗。

(二)病原学分析

该患者有恶性肿瘤基础,历经数个疗程放化疗,白细胞计数减少,免疫力减弱,极易出现严重感染。其曾多次住院治疗,感染病原菌不仅需考虑社区致病菌,而且需考虑院内致病菌甚至多重耐药菌，包括鲍曼不动杆菌、金黄色葡萄球菌、肺炎克雷白杆菌、大肠埃希菌、铜绿假单胞菌及各类真菌、卡氏肺囊虫感染等。在调整抗生素方案前，留取深部痰送培养。

（三）抗生素治疗

在急诊时，给予患者美洛西林钠/舒巴坦钠（佳洛坦）5g bid 联合左氧氟沙星 500mg qd 静滴抗感染 3d。入院后，先后给予美洛西林钠/舒巴坦、左氧氟沙星、阿奇霉素等联合治疗 1 周，病情均无好转，呼吸困难持续加重。因此，在抗生素的选择上，应根据目前病情加重并出现呼吸衰竭表现等症状，选择抗菌谱广、对临床常见耐药菌有抗菌活性的药物联合治疗，然后根据病原学检查结果进行降阶梯治疗。停用前期使用的抗生素的方案，改用卡泊芬净、亚胺培南/西司他丁联合利奈唑胺治疗。4d 后，根据病情及治疗反应并结合 2 次痰培养结果（均提示克柔假丝酵母菌），考虑念珠菌性肺炎，停用亚胺培南/西司他丁及利奈唑胺，继续用卡泊芬净治疗。

（四）患者转归

患者经卡泊芬净治疗 32d 后，病情明显好转，症状改善，胸部 X 线片、CT 显示病灶明显吸收好转（见图 2-3-2），故停用卡泊芬净治疗。

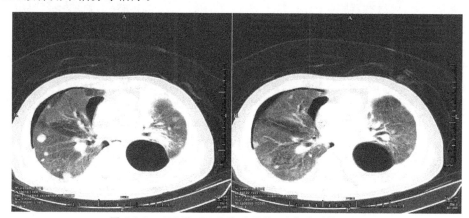

图 2-3-2　40d 后，CT 示炎症吸收，肺内广泛转移灶

四、病例剖析

（一）病例层面的剖析

患者，男性，55 岁，6 个月前因"咳嗽，咳痰，痰中带血"就诊，胸部 CT 示左肺门占位，行支气管镜及病理检查，明确诊断为Ⅳ期肺鳞癌，后经多疗程的放化疗，有深部真菌感染的宿主因素。本次突发胸闷、气促伴发热，经胸片等检查后明确为肺炎同时伴白细胞计数减少，疑诊真菌性肺炎。入院后，多种抗生素联合治疗 2 周均无效，症状持续加重，出现呼吸衰竭，结合深部痰培养结果，拟诊念珠菌性肺炎，用卡泊芬净治疗 1 月余后取得了成功。本病例虽无病理诊断，但单独使用抗真菌药物后，患者临床症状好转，影像学方面病灶明显吸收，治疗有效，故能证实念珠菌性肺炎的诊断。根据痰培养结果，病原菌首先考虑克柔假丝酵母菌。该菌对三唑类抗真菌药（如氟康唑、伊曲康唑等）的耐药率较高，对卡泊芬净（棘白菌素类）敏感。本病例经卡泊芬净治疗后，病情逐渐好转。

对肿瘤患者应用机械通气须慎重，尤其是有创机械通气。气管插管后，咳嗽能力的减退和镇痛镇静药物的使用往往使得感染更不易被控制，能成功脱机者较少，预后通常不好。如必须机械通气，则首选无创通气，不得已而应用有创机械通气。因此，机械通气指南将肿瘤患者作为无创通气的三大临床适应证之一。本病例发生呼吸衰竭，但在高浓度吸氧下，血氧饱和度尚能维持在 90% 左右，故未行有创机械通气。

根据宿主、临床表现、病原学、组织病理学等，对侵袭性真菌感染的诊断可分为疑诊、拟诊、临床诊断和确诊等四个级别。本病例为肺癌多次化疗后,具有明显的宿主因素,临床表现亦较为明显,病原学培养两次结果均为克柔念珠菌。经卡泊芬净治疗后,病情逐渐好转,可作为临床诊断病例。

患者感染真菌的可能性主要取决于自身免疫功能状态。明确感染的高危因素有助于进行预防性或早期抗真菌治疗。综合国内外文献,最常见的高危因素患者有血液恶性肿瘤和造血干细胞移植以及化疗后的实体肿瘤患者。其他高危因素患者包括艾滋病(Acquired immunodeficiency syndrome, AIDS),长期使用激素、抗生素、慢性阻塞性肺疾病(Chronic obstructive pulmonary diseases, COPD),肝肾功能障碍,ICU 住院时间长的患者等。

(二)疾病层面的剖析

侵袭性真菌感染的病原学研究。血液恶性肿瘤和造血干细胞移植以及化疗后实体肿瘤患者存在不同程度的粒细胞减少,易并发侵袭性肺真菌感染。在病原菌统计中,占首位的是曲霉菌,其次是念珠菌。关于肺真菌病的种类,尚缺乏可靠的流行病学资料。2010 年,Lehrnbecher 等报告了德国一家大学医院 1993—2005 年 2707 例尸检结果。尸检发现,侵袭性真菌感染患者 221 例。基础疾病中,排首位的是血液恶性肿瘤(占 45.3%),而艾滋病占 14.2%,实体肿瘤占 13.4%,移植物接受者占 6.3%,其他占 20.8%。感染真菌种类以曲霉菌为主(112 例),其次是念珠菌(58 例)、隐球菌(7 例)、毛霉菌(7 例)及其他真菌(15 例),另有 22 例为超过一种真菌病原体的混合感染(曲霉菌+念珠菌 12 例,曲霉菌+未分类病原体 4 例,曲霉菌+肺囊虫 2 例,其他混合感染 4 例)。尸检还发现,侵袭性曲霉菌感染中,最常见的感染部位是肺(101 例,占 90.2%,不包括 22 例超过一种真菌病原体的感染者);而侵袭性念珠菌感染中,最常见的感染部位是胃肠道(38 例,占 65.5%)。Perkhofer 等报道了一项全奥地利曲霉菌感染的前瞻性调查,结果显示每年侵袭性曲霉菌感染在高危人群中的发生率为 4.2/万,在普通居民中的发生率为 2.36/万。急性髓系白血病和肺移植的接受者是最高危的宿主,其次是免疫功能受损的宿主。致病霉菌主要是曲霉菌(占 67%),其次是接合菌(占 28%)。由刘又宁教授牵头进行的我国第一项大规模的多中心研究入选了 1998 年 1 月—2007 年 12 月 10 个城市 16 个中心的所有满足诊断标准的肺真菌病病例 474 例,位于前 5 位的肺真菌病依次为肺曲霉病(180 例,占 37.9%)、肺念珠菌病(162 例,占 34.2%)、肺隐球菌病(74 例,占 15.6%)、肺孢子菌病(23 例,占 4.8%)及肺毛霉病(10 例,占 2.1%);后 3 年与前 7 年相比,以上比例无显著变化。占前 4 位的基础疾病依次为肿瘤(包括实体瘤及恶性血液病,94/474,占 19.8%)、慢性阻塞性肺疾病(52/474,占 11.0%)、肺结核(50/474,占 10.5%)及糖尿病(48/474,占 10.1%)。

肺念珠菌病的确诊需要同时具备组织学诊断证据和微生物学诊断证据。诊断标准应包括以下七个方面。①有念珠菌感染的高危因素。②咳嗽,咳白色黏液痰或浓痰,痰多呈胶冻样、黏稠,可抽出长丝,偶带血丝,气急等。③口腔、咽部见覆盖点状白膜,肺部可闻及干湿啰音。④胸部 X 线片、CT 片可见小片状或斑点状阴影,部分可融合。⑤痰连续多次培养出同一种念珠菌或直接镜检发现大量假菌丝或菌丝和成群芽孢。⑥环甲膜穿刺吸引或纤维支气管镜下取下呼吸道分泌物、肺组织、胸腔积液等培养出念珠菌。⑦肺组织病理学阳性。

五、经验教训总结

本病例为肺癌多次放化疗后,具有明显的宿主因素,临床表现虽不典型,但诊治中考虑真菌感染的可能。经 ICU 会诊,开始给予亚胺培南/西司他丁、利奈唑胺及卡泊芬净进行覆盖。获得病原菌后,即停用亚胺培南/西司他丁及利奈唑胺,在单用卡泊芬净治疗后病情逐渐好转。结合 2 次痰培养结果均为克柔念珠菌,可作为临床诊断病例。对于恶性肿瘤经过放化疗的患者,由于其免疫力受损严重,所以极易导致真菌感染。而一旦考虑真菌感染,在结合流行病学分析可能的病原菌后,宜选用卡泊芬净、伏立康唑等耐药率低、覆盖面广的抗真菌药,否则可能失去治疗机会而延误病情。

参考文献

1. 邱胜丰,潘世杨,张美娟,等.130 例血培养分离假丝酵母菌属分布及耐药性分析 [J].国际检验医学杂志,2012,33(20):2254-2255.

2. Hess DR. The evidence for noninvasive positive-pressure ventilation in the care of patients in acute respiratory failure: a systematic review of the literature[J]. Respir Care, 2004,49:810-829.

3. Keenan SP, Sinuff T, Cook DJ, et al. Does noninvasive positive pressure ventilation improve outcome in acute hypoxemic respiratory failure? A systematic review[J]. Crit Care Med, 2004,32: 2516-2523.

4. Nava S,Ceriana P. Causes of failure of noninvasive mechanical ventilation[J]. Respir Care, 2004,49:295-303.

5. 中华医学会呼吸病学分会感染学组,中华结核和呼吸杂志编辑委员会.肺真菌病诊断和治疗专家共识[J].中华结核和呼吸杂志, 2007,30:821-834.

6. Kontoyiannis DP, Marr KA, Park BJ, et al. Prospective surveillance for invasive fungal infections in hematopoietic stem cell transplant recipients,2001—2006: overview of the Transplant-Associated Infection Surveillance Network (TRANSNET) Database[J]. Clin Infect Dis, 2010,50: 1091-1100.

7. Rosenhagen M,Feldhues R,Schmidt J,et al. A risk profile for invasive aspergillosis in liver transplant recipients[J]. Infection, 2009,37: 313-319.

8. Garbino J,Fluckiger U,Elzi L,et al. Survey of aspergillosis in non-neutropenic patients in Swiss teaching hospitals[J]. Clin Microbiol Infect, 2011,17: 1366-1371.

9. Lehrnbecher T,Frank C, Engels K,et al. Trends in the postmortem epidemiology of invasive fungal infections at a university hospital[J]. Journal of Infection, 2010,61:259-265.

10. Perkhofer S. Lass-Flörl,C. Hell M,et al. The Nationwide Austrian Aspergillus Registry: a prospective data collection on epidemiology, therapy and outcome of invasive mould infections in immunocompromised and/or immunosuppressed patients[J]. International Journal of Antimicrobial Agents, 2010,36: 531-536.

11. 刘又宁,余丹阳,孙铁英,等.中国 1998—2007 年临床确诊肺真菌病的多中心回顾性调查[J].中华结核和呼吸杂志, 2011,34:86-90.

(马建忠)

病例 2-4　人感染 H7N9 禽流感合并急性呼吸窘迫综合征

引　言

禽类流行感冒病毒 H7N9 是一种新型禽流感病毒。人类对禽流感病毒普遍缺乏免疫力,且人体在感染 H7N9 禽流感病毒后,易导致全身炎症反应,重症病例常合并急性呼吸窘迫综合征、感染性休克,甚至多器官功能衰竭。目前,国内临床资料均显示,人感染 H7N9 禽流感病毒具有致病性高、病情进展快、病死率较高的特点。

一、接诊时病情简介

1.患者主诉和基本情况

患者,男性,79岁,农民,因"咳嗽、咳痰10天,发热伴呼吸困难4天"入院。

患者于入院前10d接触家禽后出现咳嗽、咳痰,痰为少量白色黏痰,无发热,无胸闷、气促,当时未予以重视。4d前,出现发热伴呼吸困难(具体体温不详),至当地医院就诊,输液治疗2d后未见好转。胸部CT提示两肺瘀血,左上肺部分实变,心影大,两侧胸腔积液。咽拭子提示H7N9病毒感染。诊断考虑重症肺炎,H7N9感染,ARDS,感染性休克,高血压病3级。予以气管插管机械通气、抗病毒、糖皮质激素、抗生素等治疗未见好转,患者病情持续加重,转诊至我院进一步治疗。患者既往有高血压病史20余年,平时自服降压药物,血压控制情况不详。

2.入院查体

T 35.9 ℃,HR 109次/min,R 34次/min,BP 136/79mmHg(用去甲肾上腺素针维持),SpO_2 80%左右。药物镇痛镇静状态,经口气管插管,俯卧位机械通气(吸入氧浓度100%,PEEP 15cmH_2O)。两肺闻及明显干湿啰音,心律齐,腹软,双下肢无水肿。

3.辅助检查

(1)血气分析:pH 7.44,PaO_2 41mmHg,$PaCO_2$ 33mmHg,乳酸1.9mmol/L,SaO_2 78%。

(2)血常规:白细胞计数3.28×10^9/L,中性粒细胞百分比33.30%,血红蛋白84g/L,红细胞压积0.258,血小板计数77×10^9/L。

(3)血生化:葡萄糖15.5mmol/L,尿素氮11.8mmol/L,肌酐83μmol/L,总胆红素20.3μmol/L,直接胆红素13.5μmol/L,谷氨酸氨基转移酶91U/L,天门冬氨酸氨基转移酶248U/L,γ-谷氨酰转肽酶74U/L,乳酸脱氢酶2147U/L,肌酸激酶987U/L,肌酸激酶同工酶11U/L,脂肪酶487U/L,降钙素原11.29ng/mL,肌钙蛋白T 0.031ng/mL。

(4)B型脑利钠肽前体:336pg/mL。

(5)床边胸片:两肺见大片状高密度影,边缘模糊(见图2-4-1和图2-4-2)。

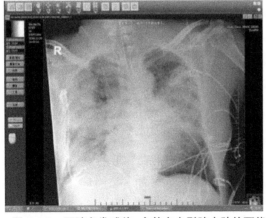 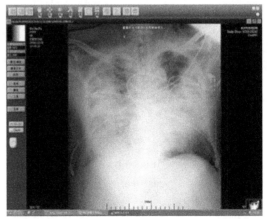

图2-4-1 两肺多发感染,合并中央型肺水肿的可能　　图2-4-2 两肺多发感染,合并肺水肿的可能,与前相仿

4.入院诊断

①重症肺炎;②人感染H7N9禽流感病毒;③急性呼吸窘迫,呼吸衰竭;④感染性休克;⑤高血压病。

二、病因、病情严重程度评估及亟须解决的问题

该患者的病因考虑为人感染 H7N9 禽流感病毒引起急性呼吸窘迫综合征，并发感染性休克。急性呼吸窘迫综合征的严重程度分级为重度（氧合指数 $PaO_2/FiO_2=41$），组织严重缺氧，呼吸机要求参数较高，极易并发多器官功能不全综合征/多器官功能衰竭、呼吸机相关性肺损伤等，加上患者高龄、有高血压病史，病情凶险。

目前，亟须解决呼吸衰竭、休克等问题，关键在于迅速改善低氧血症和纠正休克，需行机械通气、体外膜肺氧合（ECMO）、适当液体负平衡等急性呼吸窘迫综合征集束化治疗。

三、诊治经过及思路

（一）呼吸衰竭的处理

患者在感染 H7N9 的基础上并发重度急性呼吸窘迫综合征，已经行经口气管插管机械通气。机械通气采取 PCV 模式，实施"肺保护策略"，PEEP $15cmH_2O$，FiO_2 100%，并行俯卧位通气，予以右美托咪定、舒芬太尼等镇痛镇静治疗，并制定镇痛镇静策略。患者严重低氧血症仍不能得以纠正，立即给予 ECMO 治疗，采取 V-V 模式。

ECMO 是针对不同病因引起的严重心肺疾病的一项支持抢救方法。2013 年《ELSO 体外生命支持指南》中指出，其适应证为急性的、严重的，对常规治疗无反应且预期在 2～4 周内能恢复或者改善心肺功能衰竭的患者。但是应用的时机、容量管理及并发症的处理等问题，依然是临床面临的实际难题。

对单纯右心功能障碍（如继发于肺动脉高压、慢性阻塞性肺病、急性肺栓塞的情况）患者，可采取 V-V 模式。对本例患者，采取 V-V 模式。V-A 模式往往用于左心功能障碍患者。

对容量过负荷的患者，可采取单纯利尿药物治疗或者 CRRT。为减少出血并发症，应请操作熟练的人士，在 B 超引导下进行穿刺置管，采用枸橼酸局部抗凝。

（二）血流动力学检测和液体复苏

对感染性休克患者均需积极进行液体复苏，但急性呼吸窘迫综合征存在毛细血管渗漏，复苏中会有大量液体进入肺组织间隙，加重低氧血症。我们持续给予去甲肾上腺素收缩血管，给予多巴酚丁胺、左西孟旦增强心功能，适当控制晶体液的补充，加强胶体液（白蛋白、血浆）的补充，并在补充胶体后予以利尿，保持每天液体出入轻度负平衡，同时监测 ABP、CVP、$ScvO_2$、血乳酸水平。经过这一系列治疗后，血压逐渐回升，循环趋于稳定，后续未出现明显血流动力学波动。

（三）抗病毒治疗

尽早抗病毒治疗是治疗人感染 H7N9 禽流感的关键，首选神经氨酸酶抑制剂，根据病情及剂型需要可选择奥司他韦，75mg，bid；对重症，剂量加倍，为 150mg bid。抗病毒提倡早期治疗，只要临床符合流感表现，无须等待病原学检测结果就可以用药。对于重症患者，抗病毒剂量适当加大，疗程可延长。

（四）继发感染的处理

患者的肺部感染为病毒感染后继发细菌感染所引起的。防治继发感染的原则是慎用抗生素、精准治疗。研究发现，H7N9 禽流感病毒感染患者的死亡原因与继发感染关系非常密切。H7N9 禽流感患者会出现免疫功能下降，肠道和呼吸道菌群紊乱，接受有创操作也比较多，同时重症患者肺组织损伤明显，防治继发感染的压力很大。我们治疗组在这方面采取了以下几项措施：①早期慎用抗生素，避免广谱抗生素的应用，延缓继发感染的发生；②引入医院感染防控的理念，开展环境和患者的微生

物主动筛查,及时发现外源性和内源性感染的风险;③对于在治疗过程中发现的炎症指标(包括C反应蛋白和降钙素原等)明显快速升高,应进行个体化分析。

(五)疾病转归

本例患者经ECMO支持等治疗15d,生命体征基本趋于平稳,氧合改善,床边胸片示两肺渗出有所吸收(见图2-4-3和图2-4-4)。但由于患者年老、基础状况差,所以无法停止ECMO治疗,但膜肺功能衰减明显,反复送检呼吸道分泌物仍示H7N9病毒阳性。治疗20d后,由于并发严重感染性休克,血三系减少,全耐肺炎克雷白杆菌生长,患者经抢救无效宣布死亡。

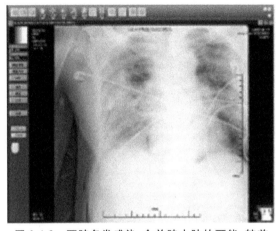

图2-4-3　两肺多发感染,合并肺水肿的可能,较前略有吸收

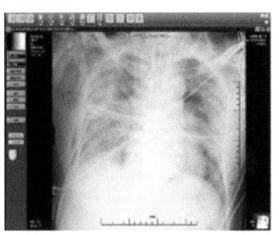

图2-4-4　两肺多发感染,合并肺水肿的可能,较前略有吸收

四、病例剖析

(一)病例层面的剖析

该患者为老年男性,有高血压病史和活禽接触史。此次急性起病,出现重症肺炎、急性呼吸窘迫综合征、感染性休克,病情凶险。患者在外院咽拭子提示H7N9病毒感染,血气分析、血象和肺部CT、胸片情况与诊断相符。外院已给予患者呼吸机辅助通气、抗病毒治疗以及血管活性药物治疗等,但其病情进展迅速。入科以后,为纠正低氧,继续给予机械通气,并给予ECMO治疗、适当液体负平衡等针对急性呼吸窘迫综合征的集束化治疗,继续抗病毒、预防继发感染、使用激素等治疗。但患者高龄、基础状况差,无法停止ECMO治疗,反复送检呼吸道分泌物仍示H7N9病毒阳性,最终由继发细菌感染,经抢救无效宣布死亡。

(二)疾病层面的剖析

H7N9是人禽流感病毒的一种亚型,具有高致病性,经呼吸道传播,也可经禽类分泌物和排泄物传播,潜伏期常在7d之内。患者常出现发热、咳嗽、咽痛、头痛、肌肉酸痛等流感样症状;重症患者病情发展迅速,高热不退,可迅速发展至急性肺损伤、急性呼吸窘迫综合征、全血细胞减少、多脏器功能衰竭及休克。有条件的医疗机构应尽快进行呼吸道分泌物的检测,取得病原学依据。对重症患者,除给予奥司他韦抗病毒以外,最重要的治疗为纠正呼吸衰竭和进行循环管理。本例患者在呼吸机辅助通气的情况下,低氧血症仍不能得以纠正,因此给予ECMO治疗。在液体复苏的过程中,急性呼吸窘迫综合征合并感染性休克患者的低氧血症会加重。对ABP、CVP、$ScvO_2$、血乳酸等指标的监测有利于液体管理。同时,可加用去甲肾上腺素、多巴酚丁胺、左西孟旦等强心缩血管药物,适当控制晶体液的输入,加强胶体液(白蛋白、血浆)的补充,以改善循环状态。对患者并发症的处理及继发细菌感染的控制也是关键环节。

五、经验教训总结

除针对 H7N9 感染的常规 ICU 集束化治疗之外,本例 H7N9 治疗的关键在于改善低氧血症和防治多器官功能不全综合征。临床上,低氧血症和多器官功能不全综合征互为因果,我们针对低氧血症和多器官功能不全综合征也进行了积极的对症治疗。但由于机械通气、ECMO 为有创操作,有较高的继发感染风险,而继发感染是中后期患者死亡的重要原因,因此在对机械通气和 ECMO 治疗指征的掌握上非常严格。病情一旦改善,应尽可能减少有创机械通气、ECMO 的使用时间。改善低氧血症的治疗主要包括以下 3 个方面。①氧疗:包括高流量吸氧和无创机械通气。②机械通气和 ECMO 治疗。③CRRT。由于 H7N9 禽流感病毒患者多表现为肺炎,存在明显的细胞因子风暴,细胞因子风暴是患者发生低氧血症和多器官功能不全综合征的重要原因,因此可以应用 CRRT 来减轻细胞因子风暴所造成的影响。

及早明确诊断对临床治疗比较重要,治疗的关键是早期抗病毒、改善氧合。采用多学科合作的模式,针对疾病的不同阶段以及同一患者出现的不同并发症(如气胸、皮下气肿等),胸外科、五官科、心内科、超声科、影像科等的医务人员应协同救治。该患者年老、基础情况差,加上病毒持续阳性、有创治疗持续时间长,以致后期出现多重耐药菌严重感染,是导致预后差的主要原因。

参考文献

1. Centers for Disease Control and Prevention CDC). Emergence of avian influenza A(H7N9) virus causing severe human illness-China,February-April 2013[J]. MMWR Morb Mortal Wkly Rep,2013,62:366-371.

2. Gao RB,Cao B,Hu YW,et al. Human infection with anovel avian-origin influenza A(H7N9) virus[J]. N Engl J Med,2013,368:1888-1897.

(张思泉)

病例 2-5　金黄色葡萄球菌性重症肺炎

引　言

葡萄球菌(Staphylococcus)是感染性疾病中常见的病原菌之一。人体一旦感染,几乎所有组织、器官均可受累。金黄色葡萄球菌是葡萄球菌属中最重要的致病菌,致病力极强。近年来,随着广谱抗生素的广泛使用以及各种植入器械材料的应用,其在临床感染致病菌中的比例呈上升趋势。葡萄球菌肺炎是致病性葡萄球菌引起的肺部急性炎症,常表现为病情重、细菌耐药率高、预后凶险的特点。根据其感染途径,可分为支气管源性和血源性,主要在肺内发生多发性、腐败性肺梗死,及肺脓肿等。由于金黄色葡萄球菌性肺炎的早期影像学表现缺乏明显特征性,所以通过影像学检查进行早期诊断较困难,细菌学检查成为确诊的依据。

一、接诊时病情简介

(一)入 ICU 前的情况

1.患者主诉和基本情况

患者,女性,45 岁,纺织厂女工,因"咳嗽、发热 10 天,腹泻 1 天"于 1 月 23 日 11 时入院。

10d前,患者出现咳嗽,无咳痰,反复畏寒、发热,体温未测,自服感冒药,上述症状逐渐加重,未就诊。1d前,解黄色稀水便3~5次,每次量不多,无黑便。否认高血压、糖尿病、心脏病等慢性疾病史。

2.入院查体

T 39.0℃,HR 130次/min,R 20次/min,BP 111/74mmHg,神志清,精神极软,皮肤、巩膜无黄染,全身浅表淋巴结未触及肿大。两肺呼吸音粗,可闻及散在湿啰音。心律齐,各瓣膜区未闻及明显病理性杂音。腹平软,无明显压痛及反跳痛,肝脾肋下未触及肿大。肌力Ⅴ级。双下肢无水肿。

3.辅助检查

(1)血常规:白细胞计数32.93×10^9/L,中性粒细胞百分比97.8%,血红蛋白82g/L。

(2)血生化:肌酐90.1μmol/L,谷氨酸氨基转移酶82U/L,天门冬氨酸氨基转移酶8.6U/L,白蛋白31.2g/L,类风湿因子24.7U/mL,超敏C反应蛋白>200mg/L。

(3)胸部CT:两肺弥漫多发病灶,考虑感染或其他病变。

4.入院诊断及治疗

①肺部感染;②肺癌待排;③急性胃肠炎;④肝功能损害;⑤低蛋白血症。

入院后给予氧袋吸氧,告病重,暂禁食。考虑患者肺部感染重,经验性给予哌拉西林/他唑巴坦钠4.5g/次 q8h联合左氧氟沙星0.4g/次 qd抗感染治疗,给予氨溴索化痰,多索茶碱扩支气管,复方甘草酸苷护肝,补液,维持水电解质平衡及对症支持治疗。

(二)入ICU后的情况

1.体格检查

T 39.0℃,HR 125次/min,R 20次/min,储氧面罩(10L/min)吸氧下SpO_2 76%,BP 97/56mmHg,神志清,烦躁,气促貌。双肺呼吸音粗,两肺可闻及散在湿啰音。心律齐,各瓣膜区未闻及明显病理性杂音。腹平软,无明显压痛及反跳痛,肝脾肋下未触及肿大。双下肢无水肿。

2.辅助检查

(1)血气分析:pH 7.49,PaO_2 56mmHg,$PaCO_2$ 28mmHg,HCO_3^- 21mmol/L,K^+ 3.1mmol/L,Na^+ 132.0mmol/L。

(2)血常规:白细胞计数23.26×10^9/L,中性粒细胞百分比73.3%,血红蛋白72g/L。

(3)血生化:尿素氮7.60mmol/L,肌酐51.8μmol/L,白蛋白22.0g/L,球蛋白21.5g/L,谷氨酸氨基转移酶32U/L,天门冬氨酸氨基转移酶40.9U/L,超敏C反应蛋白>200mg/L。

(4)胸部CT(2014年1月23日):两肺弥漫多发病灶,考虑感染或其他病变(见图2-5-1)。

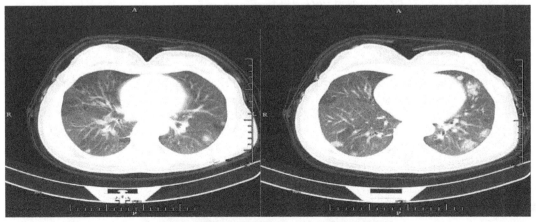

图2-5-1　两肺弥漫多发病灶,考虑感染或其他病变

(5)血培养及鉴定:右侧上肢,耐甲氧西林金黄色葡萄球菌(Methicillin-resistant staphylococcus aureus,MRSA);左侧上肢,金黄色葡萄球菌(MRSA);药敏:万古霉素最小抑菌浓度(Minimum inhibitory concentration,MIC)≤0.5mg/mL。

(6)痰培养:金黄色葡萄球菌(MRSA);药敏:万古霉素 MIC≤0.5mg/mL。

3. 入科诊断

①重症肺炎;②急性呼吸窘迫综合征,呼吸衰竭;③肺癌待排;④急性胃肠炎;⑤肝功能损害;⑥低蛋白血症。

二、病因、病情严重程度评估及亟须解决的问题

该患者病因考虑为金黄色葡萄球菌引起的重症肺炎。患者为中年女性,病情发展迅速,存在低氧血症,并发急性呼吸窘迫综合征和肝功能异常,病情极为危重。

目前,亟须解决呼吸衰竭、肝功能损伤等问题。治疗的关键在于积极抗感染和阻断全身炎症反应,纠正低氧血症。需给予针对性的抗感染治疗,行机械通气、液体复苏,保护其他脏器功能,必要时需行血液净化及急性呼吸窘迫综合征集束化治疗。

三、诊治经过及思路

(一)呼吸衰竭处理

患者重症肺炎,并发急性呼吸窘迫综合征,给予经口气管插管后机械通气。机械通气采用 PC 模式,实施肺保护策略:PEEP 10cmH$_2$O,FiO$_2$50%,根据病情调整呼吸机参数。同时,予以咪达唑仑联合吗啡针镇痛镇静,并制定镇痛镇静策略,减少气压伤。

(二)气道内痰液吸引

肺内痰液多,经气管插管行纤维支气管镜治疗,吸出分泌物为黏稠黄脓痰。留取深部痰液标本,指导后期的治疗。

(三)血流动力学检测和液体复苏

患者气管插管及镇静后出现血压下降、感染性休克症状,给予液体复苏;同时,患者存在毛细血管渗漏,复苏中会有大量液体进入组织间隙,导致多部位水肿、组织缺氧及腹腔高压加重。因此,适当控制晶体液的补充,加强胶体液(选用白蛋白、血浆)的补充,加用去甲肾上腺素维持血压,使患者血压回升,循环趋稳定,后续未再出现明显血流动力学波动。

(四)早期经验性抗生素的选择

患者出现化脓性肺炎、感染性休克,首先覆盖革兰阳性球菌及阴性杆菌,故选择亚胺培南/西司他丁 0.5g/次 q6h 联合万古霉素 1.0g/次 q12h 抗感染。同时,因工作环境为纺织厂,需考虑曲霉菌感染的可能性,所以加用了伏立康唑 0.2g/次 q12h(首日加倍)抗真菌治疗。在获得细菌学培养结果后,停用亚胺培南/西司他丁及伏立康唑,继续予以万古霉素 1.0g/次 q12h 治疗。

(五)早期肠内营养支持

患者为重症感染,病程迁延,分解代谢严重,因此恰当的营养支持尤为重要。为防止肠道菌群异位,多个重症指南推荐初步复苏后早期给予肠内营养。于患者入科次日,行胃管下鼻饲整肽型配方,逐渐加量。

（六）疾病转归

在使用万古霉素后,患者感染指标明显好转,各项生命体征稳定,影像学病灶明显吸收;机械通气16d后,脱离呼吸机,拔除气管插管;第18天,转出ICU;第21天,停用万古霉素;第29天,出院。

患者2014年2月25日胸部CT(见图2-5-2)示病灶较前(2014年1月30日)明显吸收,空洞消失(见图2-5-3)。

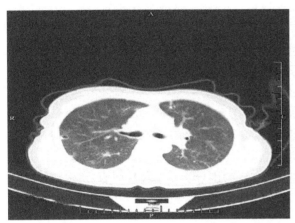
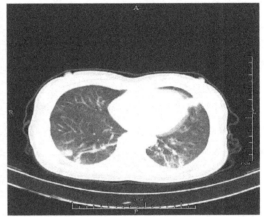

图 2-5-2　胸部 CT 示病灶较前吸收

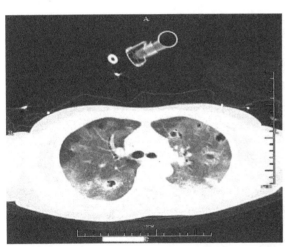
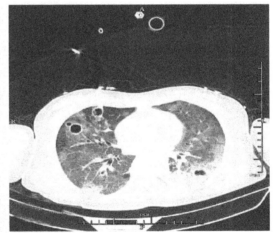

图 2-5-3　胸部 CT 示两肺弥漫多发病灶,伴空洞形成

四、病例剖析

（一）病例层面的剖析

该患者为中年女性,免疫力正常,既往无明显的基础疾病,此次急性起病,以咳嗽、发热为主要症状,病情凶险,发展迅速,很快出现低氧血症、急性呼吸窘迫综合征和肝功能异常。入科以后,基本排除病毒性肺炎、肺结核等致病因素,给予三联抗感染治疗。患者痰培养提示为金黄色葡萄球菌(MR-SA),胸部CT提示两肺感染、空洞形成,符合金黄色葡萄球菌肺炎的表现。在诊断明确以后,给予单用万古霉素抗感染治疗,同时给予积极的液体复苏、机械通气、脏器保护、早期肠内营养等综合治疗。经过3周的针对性抗感染治疗和其他对症支持治疗,患者感染指标好转,各项生命体征稳定,影像学病灶明显吸收,顺利脱机拔管,转入普通病房11d后出院。

(二)疾病层面的剖析

金黄色葡萄球菌为革兰阳性球菌,可产生凝固酶和多种其他毒素及酶,以化脓性病灶为突出的病理改变。按感染途径不同,金黄色葡萄球菌肺炎可分为以下两种。①支气管源性感染:吸入性金黄色葡萄球菌肺炎常呈大叶性分布或广泛融合性的细支气管肺炎、张力性肺气囊肿,多见于儿童和青少年。位于表浅的肺气囊肿若张力过高,则可破入胸膜腔形成气胸、脓气胸;成年患者中,有20%～30%呈单发或多发性脓肿,内含大量的葡萄球菌、红细胞、白细胞及坏死组织。②血源性感染:血源性金黄色葡萄球菌肺炎继发于金黄色葡萄球菌菌血症或脓毒症。由细菌栓子经血液循环至肺而引起,病变以多发性、周围性肺浸润为特征,菌栓引起多发性肺小动脉栓塞,导致双肺多发性化脓性炎症,进而组织坏死形成多发性肺脓肿,并可累及胸膜产生脓胸或脓气胸,少数病例则由血行播散直接引起脓胸。

金黄色葡萄球菌引起的肺炎 CT 表现多样,早期为小片状肺部浸润,病变发展极快,可迅速出现节段性浸润或者大叶性肺炎,后期出现空洞、蜂窝状透亮区,发展为肺脓肿。其影像学的四大特征为肺浸润、肺脓肿、肺囊肿、脓胸和脓气胸。

血源性感染的患者早期在双肺周边部位出现大小不一的斑片状或团块状阴影,边缘模糊,需与转移性肺癌和周边型肺癌相鉴别。此例患者的肺部 CT 与血源性感染相符合,也需与肺癌相鉴别。

五、经验教训总结

本例患者病情凶险,进展较快。经治疗,抢救成功,体会如下。

首先,对本例患者进行了积极的抗感染治疗。在病原菌未明确的情况下,前期给予了强效广谱抗感染治疗;在明确病原菌后,改为目标性治疗。耐甲氧西林金黄色葡萄球菌(MRSA)感染,病情进展急骤,患者病死率高,预后差,选择敏感的抗生素治疗对减少并发症和降低病死率具有重要的作用。有研究认为,能否在发病后短时间内(最好在 4h 内)应用适当的抗生素是影响重症肺炎预后的重要因素。但如果在获得细菌培养及药敏结果后再选择药物,则必将导致治疗延误,故对于发展迅速、病原菌不明的重症肺炎,早期经验性治疗需广覆盖。

其次,机械通气是治疗低氧血症的关键。患者存在急性呼吸窘迫综合征,在充分镇静、镇痛下,采取"肺保护性通气"策略,适当提高 PEEP,扩张小气道,使萎陷的肺泡复张,改善氧合,降低肺泡剪切力,防止肺不张及肺实变,减少了气压伤。同时,对该患者还应用了山莨菪碱,来改善肺部微循环,改善 V/Q 比,且能阻止血小板凝聚,减轻微血栓形成,稳定溶酶体膜,减轻肺水肿。对于重症患者,早期肠内营养支持也特别重要,这不但解决了患者的营养问题,还可防治肠道菌群移位。对本例患者,于入科次日行胃管下鼻饲整肽型配方,逐渐加量,达到了理想的效果。

参考文献

1.周燕发. 胸部 X 线 CT MRI 诊断学[M].北京:科学出版社,2000.

2. Nguyen ET,Kanne JP,Hoang LM,et al. Community acquired methicillin resistant staphylococcus aureus pneumonia:radiographic and computed tomography findings[J]. J Thorac Imaging,2008,23(1):13-19.

3.刘又宁.氟喹诺酮类药物的临床应用价值[J].中华结核和呼吸杂志,2008,31(10):722-723.

(朱侠凯 洪本谷)

病例 2-6　军团菌肺炎并急性呼吸窘迫综合征、多器官功能障碍综合征

引　言

军团菌广泛存在于自然界的水源中,是引起散发和流行性社区获得性肺炎的主要病原体之一。军团菌感染在社区获得性肺炎中占 1%～16%,在院内获得性肺炎中占 2%～15%。其临床表现各异,主要表现为肺炎和明显受累的肺外器官损害。军团菌肺炎的病死率为 10%～15%。研究证实,多数军团菌感染与人工水环境(如冷热水管道系统、空调冷却水、空气加湿器、淋浴水等)有关。气溶胶是军团菌传播的主要载体。军团菌在人与人之间相互不传染。军团菌病是由嗜肺军团菌引起的一种急性细菌性传染病,主要累及肺,但亦可导致多系统性损害,临床特征为肺炎伴全身毒血症的肺外症状。军团菌经常规培养,无生长。因此,目前诊断方法局限,检验时间相对较长,不易早期诊断发现,这也是导致其病死率较高的原因之一。

一、接诊时病情简介

(一)入 ICU 前的情况

1.患者主诉和基本情况

患者,男性,33 岁,工人,汉族,甘肃人,既往体健,因"发热 5 天,胸闷 3 天"于 5 月 26 日 17:24 入院。

入院前 5d,患者受凉后出现畏寒、发热、乏力、食欲不振,体温最高 39.9℃,初期无咳嗽、咳痰,无胸痛,无腹痛、腹泻,无恶心、呕吐。自服"感冒药"效果不佳。到当地医院就诊,查胸片示"胸部未见明显异常"。血常规示:白细胞计数 $17.6 \times 10^9/L$,中性粒细胞百分比 73.2%。予以头孢美唑、依替米星抗感染治疗后效果不佳,并出现活动时胸闷伴心悸。5 月 26 日来我院就诊,查心电图示:窦性心动过速,T 波改变。心肌酶谱示:CK 201U/L,CK-MB 18U/L,cTnT 2.67ng/mL。急诊拟"病毒性心肌炎;急性上呼吸道感染"收入我院心内科治疗。

2.入院查体

T 37.4℃,P 127 次/min,R 19 次/min,BP 125/70mmHg。嘴唇无发绀,全身浅表淋巴结未触及。咽红,扁桃体无肿大,甲状腺无肿大。颈静脉无怒张,颈部血管未及杂音。呼吸运动对称,两肺呼吸音清晰,双肺未闻及干湿啰音。心前区无隆起,心尖冲动位于锁骨中线第 5 肋间内侧 0.5cm,未触及震颤,无摩擦感,心界不大,HR 127 次/min,律齐,心脏瓣膜各听诊区未闻及病理性杂音。腹软,剑突下轻压痛,无反跳痛,肝脾肋下未及,Murphy's 征阴性,肠鸣音 3 次/min。双下肢轻度水肿。神经系统检查阴性。

3.拟诊及治疗

①病毒性心肌炎;②急性上呼吸道感染。

入院后,加强营养心肌、改善心功能,予以琥珀酸美托洛尔缓释片、稳心颗粒减慢心率,改哌拉西林钠/他唑巴坦钠 4.5g/次 q8h 抗感染治疗。住院治疗 1d,患者出现胸闷、气急,口唇发绀,指脉氧饱和度下降,面罩吸氧 8L/min,经皮血氧饱和度 78%～92%,无明显咳嗽、咳痰,无胸痛,能够平卧。给予加强利尿、改善心功能、甲泼尼龙抗炎症,联合盐酸莫西沙星抗感染治疗后,患者呼吸困难不能改善,为求进一步诊治转入 ICU。

（二）入 ICU 后的情况

1.体格检查

T 37.1℃,R 33 次/min,R 35 次/min,BP 115/70mmHg。平卧位,呼吸急促,口唇发绀,咽红,扁桃体无肿大。颈静脉无怒张,呼吸运动对称,两下肺呼吸音低,双肺未闻及明显干湿啰音,右侧可闻及胸膜摩擦音。心界不大,HR 117 次/min,律齐。腹软,剑突下轻压痛。双下肢无水肿。

2.辅助检查

（1）血气分析:$PaCO_2$ 25.90mmHg,PaO_2 62.70mmHg,SpO_2 91.40%,血乳酸 4.8mmol/L,Na^+ 118mmol/L,实际碱剩余－4.3mmol/L,碱剩余－5.7mmol/L,标准 HCO_3^- 20.7mmol/L,实际 HCO_3^- 17.7mmol/L。

（2）血常规:白细胞计数 $16.81×10^9$/L,中性粒细胞百分比 86.7%,超敏 C 反应蛋白 76.00mg/L。

（3）血生化:总胆红素 54.9μmol/L,直接胆红素 19.4μmol/L,间接胆红素 35.5μmol/L,肌酐 178.60μmol/L,脑利钠肽 541pg/mL,丙氨酸氨基转移酶 5287U/L,门冬氨酸氨基转移酶 4978U/L,乳酸脱氢酶 4614U/L,肌酸激酶同工酶 73U/L,心肌钙蛋白 T 1.52ng/mL,Na^+ 128.3mmol/L,尿素氮 3.79mmol/L,C 反应蛋白 90.3mg/L,尿酸 559μmol/L,尿蛋白 3.0g/L(3＋)。

（4）胸部 CT:肺纹理增粗,肺门处纹理增粗,渗出明显,右侧胸腔积液(见图 2-6-1)。

（5）B 超:右侧胸腔 4.5cm 液性暗区,左侧胸腔 3.9cm 液性暗区,下腹部探及深约 2.4cm 的液性暗区。

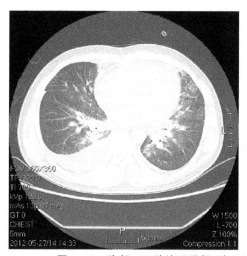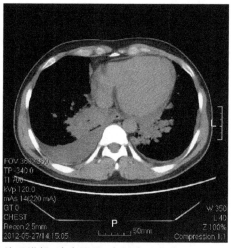

图 2-6-1　胸部 CT:肺纹理增粗,肺门处纹理增粗,渗出明显,右侧胸腔积液

二、病因、病情严重程度评估及亟须解决的问题

该患者以畏寒、发热、急性上呼吸道感染伴胸闷、心悸入院,检查提示血象高及心肌酶变化,入院时考虑病毒性心肌炎。入院后,胸闷、气急无好转,呼吸困难加重,转入 ICU。经无创呼吸机治疗后,循环稳定,心率不快,肺部听诊无明显干湿啰音,心力衰竭体征不明显。心电图窦性心律,ST 段无特殊异常。患者咳嗽、咳痰,痰中带血,无粉红色泡沫痰,且能平卧,均不支持病毒性心肌炎、急性左心力衰竭的诊断。同时,患者合并出现呼吸窘迫、肝功能受损等多器官功能障碍,病情危重,需无创正压通气(Non-invasive positive ventilation,NIPV)支持。

目前,亟须解决以下问题:脓毒症的病因,有效的抗感染措施;多器官功能障碍综合征的病因,及积极有效的脏器功能保护及支持治疗。

三、诊治经过及思路

(一)诊断思路

该患者发热起病,伴胸闷、气急,入院检查提示存在感染性疾病,后续进展累及心脏、肺、肝、肾等脏器;但血流动力学基本稳定,在缺氧改善后,心动过速亦随之好转,心电图及心功能检查未见明显损伤,且两肺存在渗出性病灶,提示感染性疾病致脓毒症、多器官功能障碍综合征。故治疗的关键是积极抗感染及筛查病原菌,改美罗培南联合替考拉宁抗感染,送血培养、痰培养及呼吸道病原体(包括军团菌)的筛查。

(二)ARDS 的呼吸支持

患者氧合指数 133,虽然以"病毒性心肌炎"入院,但除心率快、心肌酶谱偏高外,无其他心功能明显受损的依据。入科后,CVP 监测 8~10mmHg,结合影像学检查示非对称性的渗出分布,故认为存在急性呼吸窘迫综合征,应积极应用呼吸机支持。考虑到患者神志清楚,血流动力学波动不明显,选择无创呼吸支持方式 NIPV,氧合纠正明显。随后,心率亦降至正常。患者始终能平卧,且病程中出现咳嗽、咳痰,见砖红色痰液,高度怀疑军团菌肺炎所致。

(三)肝肾功能等脏器功能支持,维持内环境稳定

患者入院时已存在肝肾功能损害,考虑为继发系统性损害,以纠正缺氧、维持血流动力学稳定为根本。

(四)抗感染方案

入科时,患者即表现为脓毒性休克,经验性选用碳青酶烯类及糖肽类抗生素广覆盖可能的革兰阳性菌和阴性菌;当患者出现咳嗽、咳痰等症状时,即加用喹诺酮类抗生素左氧氟沙星 0.4g/次 qd 中覆盖非典型病原菌。

同时,积极筛查呼吸道感染病原抗体并追查各类培养结果:嗜肺军团菌血清 I 型 IgM 抗体阳性,军团菌肺炎诊断成立,立即停用碳青酶烯类及糖肽类抗生素,改乳糖酸红霉素 1.0g/次 q8h 联合左氧氟沙星 0.4g/次 qd 抗感染,疗效明显。3d 后,患者胸闷、气急症状明显改善,停用 NIPV,转出 ICU,期间复查胸部 CT(见图 2-6-2)。

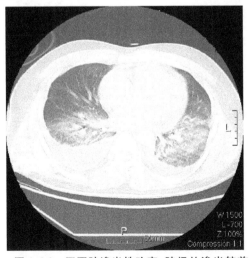 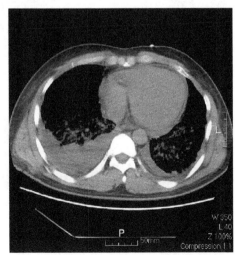

图 2-6-2 双下肺渗出性改变,肺门处渗出较前略有消散,双侧胸腔积液,左侧少量积液,心包腔少量积液

四、病例剖析

(一)病例层面的剖析

该患者为成年男性,33岁,建筑工人,既往体健,以受凉后畏寒发热、胸闷气促为主要症状入院治疗。初期,无胸痛及咳嗽、咳痰。患者进展至呼吸困难后伴有胸痛、咳嗽、咳痰,痰量中等,白色黏痰,痰中带血。胸部 CT 结果示双下肺斑片状渗出性炎症改变。胸腔、心包腔、腹腔均有少量积液。辅助检查示,心肌酶、肌钙蛋白、转氨酶、胆红素、血肌酐等指标均出现明显升高。痰涂片检查示革兰阴性菌。痰液培养结果为正常菌群。监测呼吸道感染病原体抗体,反复检测到嗜肺军团菌血清 I 型 IgM 抗体阳性。本例病史特点为感染性疾病导致急性呼吸窘迫综合征及心、肝、肾等脏器损害的多器官功能障碍综合征,前提是需要鉴别急性呼吸窘迫综合征或心力衰竭、肺水肿,更关键的在于病原学诊断。本例患者在发病过程中表现为重症肺炎、急性呼吸窘迫综合征,及肺外的心、肝、肾损害等多器官功能不全,较为符合军团菌肺部及肺外症状的特点。同时,患者初期发病经头孢类抗生素治疗,症状无好转且进展性加重,伴肺外多器官损害,这也是军团菌肺炎的诊断特点。

该患者以畏寒、发热起病,继发表现为呼吸困难,两肺部炎症及肺外症状(心肌损伤,心肌酶水平升高,肝功能不全,转氨酶、胆红素水平升高,肾功能不全,肌酐值升高,尿蛋白阳性)、咳痰及咯血,血钠水平降低,肺部 CT 示双肺肺炎伴胸腔、心包腔及腹腔多浆膜腔积液。痰培养无致病菌生长。病原血清学抗体检测,复测结果仍为嗜肺军团菌血清 I 型 IgM 抗体(+)。发病初期,经头孢类抗生素治疗,病情无好转。以上病史及临床表现均符合军团菌性肺炎的表现特征,因此确定诊断:①军团菌肺炎,ARDS;②多器官功能不全(心功能不全、肝功能不全、肾功能不全);③电解质紊乱,低钠血症。

在该患者被确诊为"军团菌肺炎"后,立即调整抗生素,用左氧氟沙星加乳糖酸红霉素抗感染治疗1周。复查血气分析:pH 7.429,$PaCO_2$ 38.20mmHg,PaO_2 147.00mmHg,氧饱和度99.10%。复查胸部 CT:两肺少许炎症伴两侧少许胸腔积液(见图2-6-3)。B超探查无胸腹腔积液。肺炎明显好转,改口服红霉素 0.5mg/次,一天4次。2周后,患者病情好转出院。

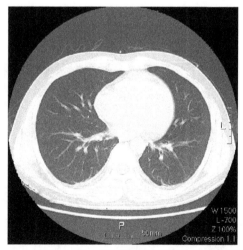
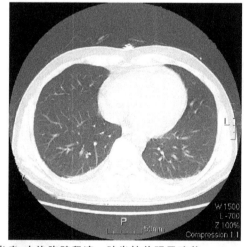

图2-6-3 两下肺支气管影略增粗,两肺炎症,少许胸腔积液。肺炎较前明显改善

(二)疾病层面的剖析

1. 军团菌发病流行病学

人群普遍易感,以成年人为主,男性明显多于女性,夏秋季发病率较高。军团菌感染的高危人群

有慢性肺部疾病、糖尿病、肿瘤、长期接受血液净化治疗或肾移植等免疫力低下的患者。长期在宾馆、医院、大型建筑工地工作者及长期旅行者也较易感染军团菌。

2.发病临床表现

其发病潜伏期为2～10d,平均5d。典型病例起病徐缓;前驱症状多为乏力、发热、头痛、全身不适、食欲不振、轻咳等;1～2d后,体温急剧上升,达39℃以上,出现畏寒或寒战,早期干咳,随着肺泡被破坏,咳少量非化脓性痰(痰内常有少量血丝)。胸痛多呈胸膜炎样疼痛,因胸膜炎性渗出而闻及胸膜摩擦音。严重病例在短期内出现呼吸衰竭及急性呼吸窘迫综合征。临床表现为肺炎和明显受累的肺外器官的损害。肺外表现:①循环系统表现为相对性心动过缓、心肌炎、心内膜炎、心包炎,心脏瓣膜病患者可出现感染性心内膜炎及心力衰竭,可有心肌酶谱肌酸激酶、乳酸脱氢酶、门冬氨酸氨基转移酶、肌酸激酶同工酶的升高。②消化系统可表现为食欲不振、恶心、呕吐。30%有腹泻或稀便,排便次数多,大便为糊状或水样便,无里急后重,无脓血和黏液便。也可有严重的肝功能异常。重症病例表现为胃肠道出血,并发结肠炎、胰腺炎、消化道脓肿。③泌尿系统可有肾脏功能损害,表现为血尿、尿少、急性肾功能不全。④神经系统症状可表现为脑炎、脑脓肿、小脑共济失调、谵语、意识模糊、昏迷、嗜睡及癫痫等。

3.军团菌肺炎诊断

军团菌、肺炎衣原体和肺炎支原体均被称为非典型病原体。军团菌肺炎常因其肺外症状显著而有别于典型的肺炎。临床表现为不同程度的发热、咯血、相对缓脉、精神神经症状、消化系统症状、肝脏功能异常及低钠血症。X线胸片或CT显示:单叶或段肺炎,双侧肺炎,单侧肺脓肿,伴胸腔积液及心包积液。军团菌肺炎的诊断标准:①有寒战、发热、咳嗽、胸痛、咯血等临床表现,并排除其他细菌感染;②X线胸片显示炎性阴影;③红霉素或红霉素加利福平治疗有效;④痰培养阴性;⑤血清抗体检测阳性。

4.军团菌治疗

首选红霉素,传统方法是红霉素注射液1.0g/次 q6h 静脉滴注,治疗反应较好;2d后,改口服0.5g/次 q6h,疗程3周。对重症患者,需加用利福平,疗程2～3周。对中重度患者,可联用利福平。当患者不能耐受红霉素时,可考虑新大环内酯类和喹诺酮类抗生素,其疗效确切,不良反应少,疗程可适当缩短。

五、经验教训总结

军团菌肺炎常因早期临床表现不典型而被延误诊断。该例患者因初期表现为胸闷、心悸,且有心肌损害的实验室依据,故被误诊为病毒性心肌炎。该病进展较快,易发展至急性呼吸窘迫综合征及多器官功能障碍综合征而危及生命,故治疗的关键是尽早诊断、尽早有效治疗。如何提高军团菌肺炎的临床诊断准确率,主要还在于提高临床识别能力。对凡是肺炎伴肺外症状明显、相对缓脉、低钠血症和低磷血症,以及β-内酰胺酶类抗生素临床治疗无效的患者,都应警惕本病。确诊的主要依据是及时尽早进行痰及血清学检查。因痰培养需特殊的培养基,且阳性率低、细菌生长缓慢,所以临床上以血清学双份军团菌抗体IgM阳性并结合以上临床表现特点,尽早确定临床诊断,尽早进行红霉素类抗生素抗病原学治疗,在不完全确诊的情况下也可早期联合喹诺酮类抗生素治疗。

参考文献

1. Lock PC, Stelnert M. Pathogenesis, diagnosis and therapy of Legionella infections[J]. Bundesgesundheitsblatt Gesundheitsforschung Gesundheitsschutz, 2006, 49:439-449.

2.陆风,金银龙,程义斌.军团菌病的流行概况[J].国外医学(卫生分册),2008,35(2):78.

3.邓晶,陈康凯,黄诚孝,等.杭州市人群嗜肺军团菌感染状况调查[J].浙江预防医学,2003,15(6):1-2.

4.陈悦.军团菌病流行现况及其对策研究[J].上海预防医学杂志,2001,13(2):45-46.

5.王衍富,雷振之.军团菌病的流行病学[J].中国实用内科杂志,2005,15(4):198-200.

6.付洁,李泉,杨晓敏.军团菌病的流行概况和控制对策[J].中国公共卫生管理,2006,6(22):501-503.

7.中华结核和呼吸杂志编辑委员会.军团菌肺炎诊断标准[J].中华结核呼吸病杂志,1992,15(5):281.

8.张莹,毛菊珍,许丽萍.肺部感染患者血清军团菌感染分析[J].苏州大学学报(医学版),2008,28(1):141-143.

9. Sugihara E,Dambara T,Aiba M,et al. Clinical characteristics of 8 sporadic cases of community-acquired *Legionella Pneumonia* in advanced age[J]. Intern Med,2007,46:461-465.

10. Diederen BM. Legionella spp and Legionnaires' disease[J]. J Infect,2008,56:1-12.

11.金建敏,张沪生,陈东宁.嗜肺军团菌与非嗜肺军团菌所致社区获得性肺炎的临床对比分析[J].首都医科大学学报,2008,29(3):348-353.

(林乐清)

病例 2-7　慢性阻塞性肺疾病急性加重合并肺炎

引　言

慢性阻塞性肺疾病(Chronic obstructive pulmonary disease,COPD)是呼吸系统的常见病、多发病。2002年进行的一项大型流行病学研究显示,我国40岁以上人群中COPD患病率为8.2%,且COPD患者病情反复出现急性加重。慢性阻塞性肺疾病急性加重(Acute exacerbation of chronic obstructive pulmonary disease,AECOPD)患者每年有几百万人,因COPD死亡者每年达100万人以上。COPD给患者、家庭和社会带来了巨大的负担。

一、接诊时病情简介

(一)入ICU前的情况

1.患者主诉和基本情况

患者,女性,79岁,农民,因"反复咳嗽、咳痰10余年,再发加重伴发热1天"入院。

10余年前,患者冬春季节易出现咳嗽、咳痰,病初症状较轻,咳嗽不剧,有白色黏痰,量不多,易咳出,无胸闷、气促,服药后可好转。10余年来,上述症状反复发作,且每年持续时间超过3个月。3年来,发作时常伴胸闷、气促,休息及吸氧后可缓解。1d前,上述症状再次发作,气促明显,且咳痰量较多,成黄脓痰,伴发热,就诊于当地医院。经检查,血气分析提示 $PaCO_2$ 升高明显,PaO_2 下降;肺部CT提示肺气肿、肺大疱、右肺感染性病变。为求更好的诊治,拟"慢性阻塞性肺疾病急性加重"收住ICU监护治疗。既往有"高血压病及糖尿病"病史,具体不详。

2.入院查体

T 38.5℃,P 98次/min,R 30次/min,BP 142/61mmHg,神志清。双侧瞳孔等大、等圆,直径为

2.5mm，对光反射灵敏。颈静脉怒张，两肺呼吸音低，可闻及湿啰音及哮鸣音。HR 98 次/min，心律不齐，未闻及明显病理性杂音。腹平软，肠鸣音正常。四肢肌力Ⅴ级，肌张力正常，双下肢中度水肿。

3. 辅助检查

(1) 血气分析：pH 7.31，$PaCO_2$ 63.4mmHg，PaO_2 56.7mmHg，标准 HCO_3^- 32mmol/L，SpO_2 86.2%，乳酸 0.86mmol/L。

(2) 血常规：白细胞计数 13.2×10^9/L，中性粒细胞百分比 91.6%，C 反应蛋白 49.66mg/L。

(3) 肺部平扫 CT：肺气肿，肺大疱，右肺感染性病变。

4. 拟诊及治疗

①慢性阻塞性肺疾病急性加重，慢性肺源性心脏病，Ⅱ型呼吸衰竭，心功能Ⅳ级；②肺炎；③2 型糖尿病；④高血压病。

予以无创机械通气、抗感染、祛痰、止喘等治疗。呼吸困难持续加重，意识渐模糊，复查 $PaCO_2$ 进一步升高，考虑肺性脑病，转入 ICU 抢救治疗。

(二) 入 ICU 后的情况

1. 体格检查

T 38.2℃，P 116 次/min，R 25 次/min，BP 158/76mmHg，浅昏迷。双侧瞳孔等大、等圆，直径为 2.5mm，对光反射迟钝。颈静脉怒张，两肺呼吸音低，可闻及湿啰音及哮鸣音。HR 116 次/min，心律不齐，未闻及明显病理性杂音。腹平软，肠鸣音正常。四肢肌力检查不合作，肌张力减弱，双下肢中度水肿。

2. 辅助检查

(1) 血气分析：pH 7.07，$PaCO_2$ 87.6mmHg，PaO_2 30.1mmHg，标准 HCO_3^- 25mmol/L；SpO_2 35.7%，乳酸 2.07mmol/L。

(2) 血常规：白细胞计数 15.2×10^9/L，中性粒细胞百分比 92.1%，C 反应蛋白 67.53mg/L。

3. 入科诊断

①慢性阻塞性肺疾病急性加重，肺性脑病，慢性肺源性心脏病，Ⅱ型呼吸衰竭，心功能Ⅳ级；②肺炎；③2 型糖尿病；④高血压病。

二、病情严重程度评估及亟须解决的问题

该患者为老年女性，急性起病，入院后曾予以无创机械通气，但病情进展，血气分析提示 $PaO_2 <$ 40mmHg，$PaCO_2 >$ 70mmHg，pH < 7.25，且伴有意识障碍，严重程度属于重症，危及生命。

目前，亟须解决呼吸衰竭、肺炎等问题，需立即行气管插管，建立通畅气道，给予有创机械通气，增加每分通气量，改善 CO_2 潴留，并加用有效的抗生素，加强痰液引流，控制肺部感染。

三、诊治经过及思路

(一) 呼吸衰竭的处理

患者病初神志清，CO_2 潴留不严重，可行无创通气；但之后病情进展，CO_2 潴留情况进一步加重，pH 下降明显，并出现意识障碍，表明无创通气失败。为改善 CO_2 潴留，需立即行经口气管插管，机械通气。机械通气采用 BIPAP 模式，根据病情调整参数，制定镇痛镇静策略，予以芬太尼、丙泊酚等镇痛镇静。

(二) 肺炎的治疗

患者肺部 CT 提示右肺肺炎，伴大量黄脓痰阻塞气道，导致慢性阻塞性肺疾病病情加重，故需选

用合适的抗生素抗感染治疗（见表 2-7-1）。住院期间，多次行纤维支气管镜治疗，吸除脓痰并留取细菌培养。

表 2-7-1　我国 2007 年指南中关于慢性阻塞性肺疾病住院患者抗生素的应用

AECOPD 分级	病原微生物	抗生素
Ⅰ～Ⅱ级	流感嗜血杆菌、肺炎链球菌、卡他莫拉菌等	青霉素、β-内酰胺/β-内酰胺酶抑制剂（阿莫西林/克拉维酸）、大环内酯类（阿奇霉素、克拉霉素、罗红霉素等）、第一或二代头孢菌素（头孢呋辛、头孢克洛）、多西环素、左氧氟沙星等。
Ⅲ～Ⅳ级，无铜绿假单胞菌感染危险因素	流感嗜血杆菌、肺炎链球菌、卡他莫拉菌、肺炎克雷白杆菌、大肠杆菌、肠杆菌属等	β-内酰胺/β-内酰胺酶抑制二代/三代头孢，氟喹诺酮类等
Ⅲ～Ⅳ级，有铜绿假单胞菌感染危险因素	以上细菌及铜绿假单胞菌	三代头孢、头孢哌酮/舒巴坦、哌拉西林/他唑巴坦、亚胺培南、美罗培南等，也可联合氨基糖苷类、氟喹诺酮类

（三）早期营养支持

该患者血流动力学稳定，胃肠道功能未见明显损伤，故首选经鼻胃管肠内营养，于入科次日给予瑞代 500mL 鼻饲，1 次/d，逐渐加量；入科 4d 后，达 1500mL/d。

患者机械通气 4d 后，呼吸机模式改为 CPAP 模式，压力支持（Pressure support，PS）12cmH_2O；第 6 天复查血常规，白细胞计数 8.6×10^9/L，中性粒细胞百分比为 82.3%，C 反应蛋白 42.65mg/L，较前明显好转；予以试脱机 2h，呼吸平稳，拔除气管插管，观察 1d；于拔管次日转回呼吸内科继续治疗。

四、病例剖析

（一）病例层面的剖析

患者为老年女性，急性起病，以胸闷气促、咳嗽咳痰伴发热为主要症状。辅助检查提示血常规白细胞计数和中性粒细胞百分比明显升高，肺部 CT 可见明显感染灶，血气分析提示Ⅱ型呼吸衰竭，故 AECOPD、肺性脑病、肺炎诊断明确。考虑为社区获得性肺炎诱发 COPD 的急性加重。治疗上，需在呼吸支持的同时，加强抗感染治疗，并结合肠内营养、脏器保护、液体管理等综合治疗，患者病情逐渐好转。

（二）疾病层面的剖析

COPD 呼吸功能受损的患者常因疲劳、气候变化而发生呼吸系统感染（通常为病毒感染伴随细菌感染）。其次，其他因素诱发的感染，如老年患者易发生的吸入性肺炎、自发性气胸、肺栓塞、心力衰竭、不适当的氧疗以及合并其他疾病（糖尿病、电解质紊乱、营养不良）等，都会使病情恶化，缺氧或 CO_2 潴留加重，引发呼吸衰竭。对呼吸衰竭的处理原则是在保持呼吸道通畅的条件下，纠正缺氧、CO_2 潴留和酸碱失衡所致的代谢功能紊乱，从而为基础疾病的治疗和诱发因素的解除争取时间、创造条件。同时，缓解期的氧疗、呼吸锻炼对减少急性发作具有重要的意义。

五、经验教训总结

对于 COPD 急性失代偿性呼吸衰竭患者，应及时纠正酸碱平衡失调和电解质紊乱，根据细菌的药敏试验，选择有效的抗生素控制呼吸道肺部感染，维持有效的循环血容量，并针对病因采取相应措施，必要时给予升压药维持血压。COPD 呼吸衰竭机械通气患者，因能量消耗增加，通常处于负代谢状态，所以应鼻饲或肠外给予高蛋白、高脂肪和低碳水化合物，以及多种维生素和微量元素等营养支持。

参考文献

1. 中国疾病预防控制中心. 中国慢性病报告[EB/OL]. (2006-5-12) [2008-12-1].

2. 周新. 慢性阻塞性肺疾病急性加重期抗生素治疗进展[J]. 世界临床药物,2009,30(1):7-11.

3. 钮善福. 慢性阻塞性肺疾病呼吸衰竭的诊治进展[J]. 临床内科杂志,2000,17(5):269-271. DOI:10.3969/j.issn.1001-9057.2000.05.004.

（鲁海燕）

病例 2-8　吸入性肺炎（Mendelson 综合征）

引　言

吸入性肺炎（Aspiration pneumonitis,AP）是指吸入酸性物质,如食物、胃内容物以及其他刺激性液体和挥发性的碳氢化合物引起的化学性肺炎,可分为吸入性局限性肺炎和吸入性肺炎。吸入性局限性肺炎（Mendelson 综合征）是指吸入无菌性胃内容物（常为 pH<2.5 的高酸性胃液）后所导致的肺化学性损伤,可见于任何年龄段,但常见于年轻人,表现为急性哮喘样发作、肺水肿,严重者可发生急性呼吸衰竭和呼吸窘迫综合征,死亡率可高达 70%。

一、接诊时病情简介

（一）入 ICU 前的情况

1. 患者主诉和基本情况

患者,女性,22 岁,学生,因持续性脐周疼痛 16h 伴呕吐入院,先后呕吐胃内容物 10 余次,总量约为 500g。

患者于入院前 2h 起,出现右下腹及上腹部疼痛,脐周疼痛减轻,遂来本院就诊。血常规示白细胞计数 $14.49\times10^9/L$,中性粒细胞百分比 92.4%;超敏 C 反应蛋白 0.5mg/L,血淀粉酶 65.9U/L;腹部 B 超提示右下腹可探及 5.2cm×1.0cm×0.9cm 条状低回声。入院后,给予依替米星 0.2mg qd 联合头孢美唑 2.0g q12h 抗感染治疗,患者症状无缓解,拟"腹痛待查:阑尾炎?"收住入院。患者既往在 8 岁时曾患"肾炎",具体不详。

2. 入院查体

T 37.0℃,P 100 次/min,R 18 次/min,BP 132/80mmHg,神志清,痛苦貌。两肺呼吸音清。心界无扩大,HR 100 次/min,心律齐,各瓣膜区未闻及杂音。腹平坦,右下腹有压痛及反跳痛,轻度肌紧张,无包块。肾区无叩痛,腰大肌试验阴性。

3. 入院诊断及治疗

入院诊断首先考虑:①局限性腹膜炎;②急性阑尾炎。

急诊在硬膜外麻醉下行阑尾切除术,术中见阑尾增粗,充血肿胀明显,附脓苔,大小约为 6.0cm×1.0cm,根部及周围盲肠组织轻度水肿,阑尾系膜水肿。术中出血 10mL,术中液体入量 1000mL,手术经过顺利。

术后转入复苏室,患者神志清,略感气急,麻醉平面 T_4,SpO_2 89%。血气分析示 pH 7.28,$PaCO_2$ 44mmHg,PaO_2 61mmHg。予甲泼尼龙 80mg,静注 1 次;20min 后,患者出现胸闷、烦躁、气急明显,伴剧烈咳嗽，咳大量血性痰，大汗淋漓，两肺可闻及大量的湿啰音。在高流量吸氧下，SpO_2 84%，R 33 次/min，BP 105/71mmHg，HR 140 次/min。予毛花苷 C、呋塞米、多巴酚丁胺泵注等处理，患者病情无好转，脸色灰暗，四肢湿冷。血气分析示 pH 7.24，$PaCO_2$ 40mmHg，PaO_2 63mmHg，BE -9.7mmol/L，HCO_3^- 17.1mmol/L，血乳酸 3.4mmol/L。床边胸片示两肺广泛重度感染。给予气管插管机械通气后，患者两肺湿啰音明显减少，脸色红润，四肢温暖，尿量 1400mL，转入 ICU。急诊脑利钠肽 85.9pg/mL，心肌酶谱、肌钙蛋白 I、生化检查均在正常范围内。

（二）入 ICU 后的情况

1.体格检查

T 37.5℃，BP 122/85mmHg，P 115 次/min，R 20 次/min，SpO_2 89%，神志清，麻醉平面 T_4，两肺未闻及干湿啰音。HR 115 次/min，心律齐，各瓣膜区未闻及杂音。腹平软，右下腹切口处有压痛，无肌卫，肠鸣音 3 次/min。四肢肌力、肌张力正常。

2.辅助检查

（1）血气分析：pH 7.38，$PaCO_2$ 33mmHg，PaO_2 148mmHg，BE -4.8mmol/L，HCO_3^- 19.5mmol/L，血乳酸 2.4mmol/L。

（2）血常规：白细胞计数 18.5×10^9/L，中性粒细胞百分比 92.9%，超敏 C 反应蛋白 136.5mg/L。

（3）血凝常规：D-二聚体 4960μg/L。

（4）脑利钠肽、心肌酶谱、生化：均在正常范围内。

（5）胸片：两肺广泛重度感染（见图 2-8-1）。

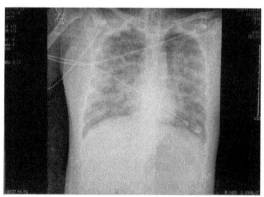

图 2-8-1 两肺广泛渗出

3.入科诊断

①急性化脓性阑尾炎；②局限性腹膜炎；③吸入性局限性肺炎（Mendelson 综合征）呼吸衰竭。

二、病因、病情严重程度评估及亟须解决的问题

患者为年轻女性，无吞咽功能障碍，术前有恶心、呕吐，术后出现呼吸困难，来势凶险，症状重，排除其他疾病所致的呼吸困难、低氧血症，考虑为误吸所致，吸入性局限性肺炎的可能性大。吸入性局限性肺炎的病情严重程度与吸入物的量、吸入物的性状、吸入的频率及宿主的抵抗力有关，严重者可致死亡。

亟须解决的是对急性低氧血症的处理。治疗的关键是及时识别，给予气管插管、呼吸机辅助通气，迅速纠正低氧血症。本例患者通过呼吸机辅助通气，选择合适的机械通气模式、参数，及使用糖皮质激素等处理，减少肺部渗出，保证了患者的基本氧合。

三、诊治经过及思路

(一)急性低氧血症的处理

首先需与以下疾病相鉴别。

1.急性左心力衰竭

急性左心力衰竭患者常有心脏疾病史,突发严重呼吸困难、发绀、烦躁,同时频繁咳嗽,咳粉红色泡沫痰,极重者可因脑缺氧而致神志模糊。两肺可闻及广泛的湿啰音和哮鸣音,心尖部第一心音减弱,可闻及舒张早期第三心音奔马律。X线检查可见心脏增大,呈蝶形肺门影,在发生严重肺水肿时,为弥漫性的满肺大片阴影。

而该患者否认有心脏病病史;痰呈洗肉水样,为非粉红色泡沫痰;体征心界无扩大、杂音;胸片示心影不大,肺门影不大,脑利钠肽<100pg/mL。因此,初步排除急性左心力衰竭的可能。

2.急性肺动脉栓塞

急性肺动脉栓塞患者可发生胸痛、咯血、呼吸困难和休克,有右心负荷急剧增加的表现,如发绀、肺动脉瓣区第二心音亢进、颈静脉充盈、肝大、下肢浮肿等。心电图示Ⅰ导联S波加深;Ⅲ导联Q波显著,T波倒置;胸导联过渡区左移。常有低氧血症,核素肺通气-灌注扫描异常,肺动脉CT可检出肺动脉大分支血管的栓塞,D-二聚体水平升高。

该患者D-二聚体水平为4960μg/L(升高),考虑与手术有关。在机械通气后,该患者低氧血症缓解,且胸片改变、心电图检查等均不支持肺栓塞的诊断。

3.重症哮喘

重症哮喘患者可表现为胸闷、气短,讲话中断,呼吸频率增加,伴焦虑、烦躁、大汗淋漓,常有三凹征,可闻及响亮、弥漫的哮鸣音。危重者可出现意识障碍,胸腹矛盾运动,严重低氧血症和高二氧化碳血症,pH降低。常幼年起病,有类似反复发作史,平喘药物治疗有效。该患者否认有哮喘病史,临床症状不符,可排除。

患者胸部X线片示两肺广泛渗出,脑利钠肽、心肌酶谱、肌钙蛋白Ⅰ、生化等检查在正常范围内,支持吸入性局限性肺炎的诊断。给予气管插管,呼吸机辅助通气,选择合适的机械通气模式、参数;使用糖皮质激素抗炎,减少肺部渗出。

(二)抗感染(亚胺培南/西司他丁钠)等综合治疗

对于误吸48h以后症状未缓解,存在肠梗阻、胃瘫和应用制酸药物者,需给予抗感染治疗,推荐应用广谱抗生素的经验性治疗,不常规行抗厌氧菌治疗。在本例患者入院后,曾予以制酸药物治疗,且原发病为化脓性阑尾炎、局限性腹膜炎,故给予亚胺培南/西司他丁钠0.5g q6h经验性抗感染治疗。

患者病情逐渐好转,24h后复查胸部CT示两肺明显吸收好转(见图2-8-2);约30h后,撤机拔管并将患者转入普外科;治疗6d,患者痊愈出院,胸片复查两肺渗出已吸收(见图2-8-3)。

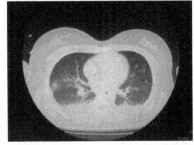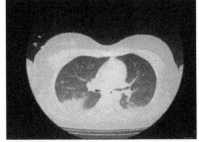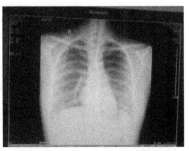

图2-8-2　两肺渗出伴两侧胸腔积液　　　　　　图2-8-3　两肺纹理增粗

四、病例剖析

(一)病例层面的剖析

围手术期监护和治疗是 ICU 医生的重要职责之一。对于术后急性低氧血症的鉴别和处理是临床医生,特别是 ICU 医生面临的重要挑战。该例患者为年轻女性,因"急性阑尾炎"入院,术后出现急性呼吸困难,主要需与急性左心力衰竭、急性肺动脉栓塞和重症哮喘相鉴别。因此,需在第一时间获取患者病史,进一步化验、检查。心肌酶谱、BNP、各项生化指标、心电图以及胸部 X 线片等都是重要的鉴别手段。本例患者有恶心、呕吐、急诊手术病史;心肌酶谱、肌钙蛋白 I、生化等检查在正常范围内;患者胸片示两肺广泛渗出。故诊断为吸入性局限性肺炎(Mendelson 综合征)。

此外,当患者出现呼吸困难时,应立即监测血气情况,分析低氧血症的类型和原因,评估患者低氧血症的严重程度,迅速识别和纠正致死性低氧血症,为进一步诊断和治疗创造机会。对于本例患者,在出现严重低氧血症的情况下,给予气管插管、呼吸机辅助通气,迅速纠正低氧血症,挽救了患者的生命,取得了满意的效果。

(二)疾病层面的剖析

吸入性局限性肺炎(Mendelson 综合征)是指吸入无菌性胃内容物后所导致的化学性肺损伤。在 3000 例接受全麻的患者中,就有 1 例发生吸入性肺炎。1946 年,Mendelson 首次报道 1 例接受全麻的产科手术患者在手术过程中因误吸而引发了严重的肺损伤。Mendelson 认为,这种急性肺损伤实际上是由误吸到肺内的胃酸引起的。后续的研究证明,吸入性肺损伤的严重程度与误吸物的量及 pH 相关,误吸物的量越大、pH 越低,则肺损伤越严重。目前,学者普遍认为,当误吸物的 pH<2.5 及误吸物的量超过 0.3mL/kg(对成年人而言即 20~25mL)时,即可诱发急性肺损伤。动物实验证实,当吸入 pH<1.5 的液体 3mL/kg 时,动物死亡率为 100%。吸入胃内容物后,胃酸会刺激支气管引起强烈的支气管痉挛,继而发生支气管上皮的急性炎症反应和支气管周围的炎症细胞浸润,进入肺泡的胃液迅速向周围肺组织扩散,肺泡上皮细胞破坏、变形,并累及毛细血管壁,血管壁通透性增加,肺泡毛细血管壁破坏,形成间质性肺水肿、肺泡水肿。在吸入的同时,可将咽部寄植菌带入肺内,产生以厌氧菌感染为主的继发性细菌感染,严重时可导致患者休克和死亡。其危险因素包括非择期手术因素、浅麻醉、急性上下消化道疾病、肥胖、阿片类药物应用、困难插管、食管裂孔疝、胃食管反流、神经疾病、意识障碍、镇静及截石位等。该患者有胃食管反流,且有体位的改变。

吸入性局限性肺炎(即 Mendelson 综合征)和吸入性肺炎经常发生于同一患者个体,但两者是完全不同的两种疾病(见表 2-8-1),需注意鉴别。

表 2-8-1　Mendelson 综合征与吸入性肺炎的区别

项　目	Mendelson 综合征	细菌吸入性肺炎
机制	无菌胃内容物吸入	细菌滋生的口咽分泌物吸入
病理生理过程	胃酸和胃内特定物质引起的急性肺损伤	对细菌和细菌产物的急性肺部炎症反应
细菌学发现	最初无菌,随后可并发细菌感染	革兰阳性球菌、革兰阴性杆菌及厌氧菌
主要易感因素	意识障碍	吞咽困难,胃动力紊乱
易感人群	任何年龄,常见于年轻人	常见于老年人
吸入事件	常明确	常不明确
典型患者	有意识障碍史伴有肺部浸润影,出现呼吸症状	伴有吞咽困难,出现肺炎临床特征和支气管肺部浸润阴影
临床症状	无症状,或伴有干咳、呼吸急促、支气管痉挛、咳入血性泡沫样痰,吸入 2~5h 后呼吸抑制	呼吸急促、咳嗽及肺炎症状

五、经验教训总结

吸入性肺炎的自然病程是肺损伤-修复的过程,患者的预后取决于肺损伤的严重程度。在不合并感染的情况下,抗生素不能改善其预后。目前,没有证据证明糖皮质激素能够减轻肺损伤,但在严重低氧血症的情况下,可给予糖皮质激素以减少肺部渗出。临床应对吸入性局限性肺炎的关键措施是控制误吸的高危因素、早期明确诊断及积极支持治疗。

注意对插管时机的把握。对于低氧血症患者,无论已采取何种氧疗措施,$SpO_2 < 90\%$(PaO_2 60mmHg)都是危险信号,也是维持重要脏器氧供的底线,必须密切观察、及时调整氧疗方案,可逐级采取吸氧→加压面罩吸氧→无创通气→气管插管后机械通气,或根据患者病因、病情严重程度、进展速度制定合适的氧疗方案,及时纠正低氧血症,挽救生命。

参考文献

1. 詹庆元. 吸入性肺炎[R]. 实用重症医学,2010,3:569-571.
2. 卢冰冰. 吸入性肺泡炎与吸入性肺炎的鉴别诊断[J]. 中国临床医生,2013,41(9): 634-636.

(陈学清)

病例 2-9　老年慢性阻塞性肺疾病合并肺部真菌感染

引 言

近年来,侵袭性真菌感染(Invasive fungal infection,IFI)呈持续增多趋势,与人类平均寿命的延长及肿瘤化疗、器官移植等免疫缺陷患者增多,以及介入治疗、广谱抗生素、肾上腺皮质激素和免疫抑制的广泛应用密切相关。大量资料表明,肺部是真菌感染的重要部位,占人体深部真菌感染的50%以上。常见的肺念珠菌病、肺曲霉菌病、肺隐球菌病常继发于 COPD 患者。由于 COPD 患者多为老年长期住院者,反复的肺部感染以及 COPD 病理生理的改变削弱了患者呼吸系统的防御能力,增加了真菌感染的概率。

一、接诊时病情简介

(一)入 ICU 前的情况

1. 患者主诉及基本情况

患者,男性,88 岁,农民,因"反复咳嗽、咳痰 30 余年,加重伴发热 1 天"入院。

患者于 30 余年前无诱因下开始出现反复咳嗽、咳痰,咳黄白色黏痰,量不多,尚能咳出。30 余年来,上述症状反复发作,冬春季节发作频繁,每次持续 3 个月左右。1d 前,患者在受凉后咳嗽、咳痰再发加重,咳黄色黏痰,量不多,不易咳出,伴胸闷、气促明显,活动时明显加重,夜间不能平卧,有发热、畏寒,体温最高 39.9℃。来我院就诊,拟"慢性阻塞性肺疾病急性加重"收治入院。既往有高血压病史 10 余年,长期服用"压氏达"(苯磺酸氨氯地平片,每日 1 片),血压控制不详。

2. 入院查体

T 39.9℃,P 121 次/min,R 22 次/min,BP 150/85mmHg,SpO_2 89%。神志清,精神软。结膜充血,颈软。双肺呼吸运动对称,桶状胸,肋间隙增宽,双肺呼吸音粗,双肺可闻及湿啰音。HR 121 次/min,心律齐,未闻及病理性杂音。双下肢无水肿。

3.辅助检查

(1)血气分析:pH 7.46,$PaCO_2$ 45.0mmHg,PaO_2 71.0mmHg,AB 32mmol/L。

(2)血常规+C反应蛋白:白细胞计数 12.9×10^9/L;中性粒细胞百分比 86.0%;淋巴细胞百分比2.4%;单核细胞百分比8.7%;超敏C反应蛋白63.23mg/L。

(3)前降钙素原:0.180ng/mL。

(4)胸部CT平扫:慢性支气管炎伴两肺感染。

(5)其他:N-端脑利钠肽前体<100pg/mL;血糖7.3mmol/L。

4.拟诊及治疗

①慢性阻塞性肺疾病急性加重,肺部感染;②慢性肺源性心脏病,心功能Ⅲ级;③高血压病。

给予吸氧、退热、补液、头孢哌酮钠舒巴坦钠抗感染、平喘、化痰等治疗5d后,患者出现嗜睡状态。复查血气分析提示Ⅱ型呼吸衰竭,转ICU予以机械通气。

(二)入ICU后的情况

1.体格检查

T 37.0℃,P 126次/min,R 29次/min,BP 175/82mmHg。面罩吸氧,SpO_2约95%,神志模糊,颈静脉充盈。桶状胸,双肺呼吸音粗,可闻及湿啰音和哮鸣音。HR 126次/min,心律齐,心音中等,未闻及病理性杂音。腹软,膨隆,肠鸣音3次/min。双下肢轻度水肿。

2.辅助检查

(1)血气分析:pH 7.36,$PaCO_2$ 87.7mmHg,PaO_2 70.9mmHg,标准 HCO_3^- 39mmol/L,实际 HCO_3^- 32mmol/L,SpO_2 90.8%,碱剩余 8.0mmol/L。

(2)血常规+C反应蛋白:白细胞计数 8.8×10^9/L,中性粒细胞百分比 80.9%,淋巴细胞百分比12.5%,单核细胞百分比5.9%,血红蛋白132.0g/L,红细胞压积0.44,血小板计数 184×10^9/L,超敏C反应蛋白8.56mg/L。

(3)前降钙素原:0.180ng/mL。

(4)血生化:尿素氮9.52mmol/L,肌酐87μmol/L,总胆红素7.9μmol/L,直接胆红素4.4μmol/L,间接胆红素3.54μmol/L,总蛋白59.9g/L,白蛋白34.0g/L,球蛋白25.9g/L,谷氨酸氨基转移酶12U/L,天门冬氨酸氨基转移酶21U/L,甘油三酯2.26mmol/L,总胆固醇4.47mmol/L,K^+ 4.22mmol/L,Na^+ 146.0mmol/L,Cl^- 89.6mmol/L。

(5)胸部CT平扫复查:慢性支气管炎肺气肿伴两肺继发感染。

3.入科诊断

①慢性阻塞性肺疾病急性加重;②Ⅱ型呼吸衰竭,肺型脑病,肺部感染;③慢性肺源性心脏病,心功能Ⅲ级;④高血压病。

二、病因、病情严重程度评估及亟须解决的问题

该患者为高龄老年男性,既往有高血压病史,呼吸衰竭病因考虑为COPD伴肺部感染加重。入院后,虽然给予强有力的抗感染治疗,但复查胸部CT仍提示肺部感染较入院时有加重。如感染控制欠佳,可出现感染性休克,甚至多器官功能障碍综合征/衰竭(Multiple organ dysfunction syndrome/failure,MODS/MOF),病情凶险。

目前,亟待解决的是呼吸衰竭、肺部感染、心力衰竭等问题,需行机械通气,在寻找致病菌的同时,重新制定抗感染方案,给予改善心功能的治疗等。

三、诊治经过及思路

(一)呼吸衰竭的处理

患者有慢性阻塞性肺疾病、呼吸衰竭,已有肺性脑病、意识不清,不宜行无创机械通气,故立即行经口气管插管机械通气。机械通气采用 BIPAPassist 模式,PC 29cmH$_2$O,PEEP 3cmH$_2$O,FiO$_2$ 40%。予以芬太尼、丙泊酚镇静镇痛治疗,评估镇静镇痛深度。入科 2d 后,患者出现氧合下降,潮气量下降,予以更改呼吸机参数,PC 35cmH$_2$O,PEEP 13cmH$_2$O,FiO$_2$ 60%,潮气量在 400～500mL。

(二)抗感染治疗

继续予以头孢哌酮钠舒巴坦钠抗感染。入科 2d 后,体温上升至 38.4℃。血常规:白细胞计数 18.5×10^9/L,中性粒细胞百分比 91.5%,淋巴细胞百分比 2.9%,血红蛋白 116.0g/L,血小板计数 124×10^9/L,全血超敏 C 反应蛋白 46.01mg/L。痰培养示:丝状真菌。真菌 G 试验:真菌＞1000pg/mL (显色法),加用伏立康唑抗真菌感染。

入科 3d 后,细菌痰涂片检查示:革兰阳性杆菌。血常规＋CRP:白细胞计数 36.5×10^9/L,中性粒细胞百分比 95.6%,淋巴细胞百分比 1.4%,全血超敏 C 反应蛋白 312.60mg/L。降钙素原检测: 10.000ng/mL。患者感染指标较前升高,考虑混合感染,改用亚胺培南/西司他丁钠、利奈唑胺联合伏立康唑三联抗感染。

入科 8d 后,体温恢复正常,降钙素原检测 1.1000ng/mL,血常规＋CRP 示白细胞计数 21.9×10^9/L,中性粒细胞百分比 98.3%,淋巴细胞百分比 1.7%,全血超敏 C 反应蛋白 108.39mg/L。

(三)血液净化

患者混合感染重,肾功能提示肌酐尿素氮水平进行性升高,尿量逐渐减少,予以积极利尿,效果欠佳,有 CRRT 指征。入科 1 周,行 CRRT 3 次。

(四)早期营养支持

患者肺真菌感染,呼吸机条件高,预计气管插管时间长、病程迁延、白蛋白水平进行性下降,因此营养支持也特别重要。在该患者入科后,予以留置胃肠营养管,鼻饲肠内营养液,逐渐加量;入科 5d,达 1500mL/d。

(五)预 后

患者机械通气 10d,呼吸机条件逐渐下调。在积极抗感染后,感染指标逐渐下降,体温恢复正常,一般情况好转。但患者家属考虑治疗周期过长且原发疾病无法改善而放弃治疗,自动出院。

四、病例剖析

(一)病例层面的剖析

患者为老年男性,急性发热起病,原有 COPD 病史多年,辅助检查提示感染指标上升,PaCO$_2$ 高,氧饱和度低,胸部 CT 平扫提示慢性支气管炎伴两肺感染。患者 COPD 致肺功能下降,CO$_2$ 潴留,意识障碍,Ⅱ型呼吸衰竭、肺性脑病诊断明确。结合患者痰培养、真菌 G 试验结果,此次急性感染的诱因为肺部真菌感染,诊断明确。对于原有肺部慢性疾病、局部免疫力低下,特别是高龄的患者,在常规抗感染治疗不佳、病情加重的情况下,需考虑继发真菌等非典型菌感染的可能性,可反复送检痰培养、痰涂片,查找可能的致病菌。该患者在病情变化的情况下,转入我科,及时调整了抗感染治疗策略,同时给予机械通气、血液净化及肠内营养支持等对症处理,病情逐渐好转。

(二)疾病层面的剖析

慢性阻塞性肺疾病是一种有气流受限特征的可预防和治疗的疾病。气流受限不完全可逆,呈进行性发展,与气道和肺部对有害颗粒或有害气体的慢性炎症反应增强相关。慢性阻塞性肺疾病的病理生理特征包括黏液高分泌、纤毛功能失调、气流受限、肺过度通气、气体交换异常、肺动脉高压和肺源性心脏病以及全身不良效应。真菌为条件致病菌,现已成为院内感染的重要致病菌。肺部是真菌感染的重要部位。慢性阻塞性肺疾病患者多为老年、反复、长期住院者,慢性阻塞性肺疾病所致肺部病理生理的改变削弱了局部和全身的防御能力,增加了真菌感染的概率。

慢性阻塞性肺疾病合并肺部真菌感染的高危因素有高龄,气管功能老化,低蛋白等合并症,广谱抗生素不合理使用,用药时间长,长期使用糖皮质激素,住院时间长,卧床,机械通气等。激素不仅有助于真菌的快速增长(可提高 30%～40% 的增长速度),而且还能改变中性粒细胞的吞噬功能,干扰其杀死菌丝和孢子的过程。侵袭性肺部真菌感染(Invasive pulmonary fungal infection,IPFI)不包括真菌寄生和过敏所致的支气管肺部真菌感染,分为原发性和继发性两种类型。引起 IPFI 的真菌主要有念珠菌属、曲霉属、隐球菌属、接合菌(主要指毛霉)和肺孢子菌等。对 IPFI 的诊断由宿主因素、临床特征、微生物学检查和组织病理学四部分组成。

1.宿主因素

宿主因素包括外周血中性粒细胞减少(中性粒细胞计数 $<0.5\times10^9/L$),且持续 10d;体温 $>38℃$ 或 $<36℃$,并伴有以下情况之一。

(1)之前 60d 内出现过持续的中性粒细胞减少(时间 $>10d$)。

(2)之前 30d 内曾接受或正在接受免疫抑制剂治疗。

(3)有侵袭性真菌感染病史。

(4)患有艾滋病。

(5)存在移植物抗宿主病的症状和体征。

(6)持续应用类固醇激素 3 周以上。

(7)有慢性基础疾病,或外伤、手术后长期住 ICU,长期使用机械通气,体内留置导管,全胃肠外营养和长期使用广谱抗生素治疗等。

2.IPFI 的临床特征

(1)主要特征:①侵袭性肺曲霉感染的胸部 X 线片和 CT 影像学特征为早期出现胸膜下密度增高的结节实变影;数天后,病灶周围可出现晕轮征;10～15d 后,肺实变区液化、坏死,出现空腔阴影或新月征。②肺孢子菌肺炎的胸部 CT 影像学特征为两肺出现毛玻璃样肺间质病变征象,伴有低氧血症。

(2)次要特征:①肺部感染的症状和体征。②影像学出现新的肺部浸润影。③持续发热 96h,经积极的抗菌治疗无效。

3.微生物学检查

(1)合格痰液经直接镜检发现菌丝,真菌培养 2 次为阳性(包括曲霉属、镰刀霉属、接合菌)。

(2)支气管肺泡灌洗液经直接镜检发现菌丝,真菌培养呈阳性。

(3)合格痰液或支气管肺泡灌洗液直接镜检或培养新生隐球菌阳性。

(4)支气管肺泡灌洗液或痰液中发现肺孢子菌包囊、滋养体或囊内小体。

(5)血液标本曲霉菌半乳甘露聚糖(Galactomannan,GM)抗原检测(ELISA 法)连续 2 次阳性。

(6)血液标本真菌细胞壁成分 1,3-β-D 葡聚糖抗原(G 试验)连续 2 次阳性。

(7)血液、胸液标本隐球菌抗原阳性。

在临床诊断 IPFI 时,要充分结合宿主因素,排除其他病原体所致的肺部感染或非感染性疾病。IPFI 的诊断分 3 个级别,即确诊(至少符合 1 项宿主因素,肺部感染的 1 项主要或 2 项次要临床特征及 1 项微生物学和组织病理学依据)、临床诊断(至少符合 1 项宿主因素,肺部感染的 1 项主要或 2 项次要临床特征及 1 项微生物学检查依据)及拟诊(至少符合 1 项宿主因素,肺部感染的 1 项主要或 2 项次要临床特征)。在确诊肺部真菌感染后,及时应用抗真菌药物,并同时停用激素;对合并有细菌感染者,根据敏感药物,选择窄谱抗生素。积极治疗基础疾病,改善营养和免疫状态,及时发现口腔真菌感染,及时处理,用 5％碳酸氢钠溶液漱口,减少进一步侵袭,可降低肺部真菌感染率,提高疗效。

五、经验教训总结

目前,老年慢性阻塞性肺疾病伴肺部真菌感染的发病率明显上升,非白念、曲霉菌增多,对伏康唑、两性霉素 B 的耐药有增加趋势,早期诊断困难。现有抗真菌药物存在品种少、疗效不满意、毒性大、病死率高(国内外均有报道,病死率在 80％以上)等问题。该患者痰培养提示丝状真菌感染。而不同部位丝状真菌感染的种类明显不同,应加强对丝状真菌感染的认识和实验室检测,提高诊断和治疗水平。有研究表明,肺部丝状真菌感染以曲霉菌属为主,故在选择抗真菌药物时应考虑不同部位病原菌的分布。在确诊肺部真菌感染后,应及时应用合理抗真菌药物,并同时停用激素等增加真菌感染概率的药物。而慢性阻塞性肺疾病患者真菌感染往往存在混合感染,需及时根据药敏试验结果尽量选择窄谱抗生素。大部分慢性阻塞性肺疾病患者为老年患者,病程迁延,故重在预防,减少患者发病的危险因素;在慢性阻塞性肺疾病稳定期,尽量避免应用激素及抗生素,注意营养,加强免疫力。

参考文献

1. 侍效春,刘正印,徐英春,等. 痰培养丝状真菌阳性的临床意义[J]. 中华医学杂志,2010,(4).
2. 朱红军,柯永坚,黄江玲. 临床深部丝状真菌感染的病原菌分析[J]. 广东医学,2011,32(10),1306-1308.
3. 贺航咏,詹庆元. 慢性阻塞性肺疾病急性加重期合并侵袭性肺曲霉病的研究进展[J]. 中华结核和呼吸杂志,2009,32(4):295-297.
4. 中国侵袭性真菌感染工作组. 血液病/恶性肿瘤患者侵袭性真菌感染的诊断标准与治疗原则[J]. 中华内科杂志,2010,49(5):451-454.
5. Segal BH,Herbrecht R,Stevens DA,et al. Defining responses to therapy and study outcomes in clinical trials of invasive fungal diseases:Mycoses Study Group and European Organization for Research[J]. Clin Infect Dis,2008,47(5):674-683.

(鲁海燕)

病例 2-10　血小板减少合并奴卡菌感染

引　言

奴卡菌是革兰阳性分枝棒状需氧菌,弱抗酸性,具有分枝状的菌丝,广泛存在于土壤、水及腐烂植物中。奴卡菌病(Nocardiosis)是由奴卡菌病原体通过呼吸道、皮肤或消化道侵入人体引起的一种急性、亚急性或慢性感染性疾病。奴卡菌属可播散至人体的多个器官,常见于肺、中枢神经系统、皮肤及皮下组织。奴卡菌为定植菌,在正常人群少见感染,但在免疫缺陷患者中并不罕见。其主要感染途径为吸入和开放创口,可累及多个脏器,主要累及肺部、皮肤及脑部。奴卡菌主要感染细胞免疫功能低下的患者,包括恶性肿瘤、实体器官或造血干细胞移植、HIV 感染及长期应用糖皮质激素的人群。免疫功能低下患者若出现咳嗽、咳痰、皮肤感染、颅内症状等,则应警惕奴卡菌感染的可能,尽量取得病原学依据以明确诊断。

一、接诊时病情简介

入 ICU 时的情况

1. 患者主诉和基本情况

患者,男性,40 岁,从事农业相关工作,因"咳嗽、咯血、发热伴胸闷、气促半月余"入院。

患者于半月余前在无明显诱因下出现阵发性咳嗽,伴白色黏痰,痰中带血,量不多;伴发热,体温波动于 38.0~38.8℃,伴畏寒,无寒战;静息时,胸闷、气促;伴胸痛,为右侧阵发性钝痛,活动后加剧,静息时好转。自服"强力枇杷膏"后,上述症状均未见明显好转。10d 前,患者无明显诱因下咯血加重,咯血量约为 100mL/d,胸闷、气促加重。查血常规:白细胞计数 20×10^9/L,血红蛋白 150g/L,血小板计数 10×10^9/L,C 反应蛋白 38mg/L。肺部 CT:两肺多发空洞灶伴絮片影;反复多次行痰培养、痰涂片、痰找 TB、血培养、血 G、GM 实验及隐球菌抗原实验,结果均为阴性。近 3d,给予头孢哌酮/舒巴坦 2.0g q6h,伏立康唑 0.3g q12h 联合万古霉素 0.5g q8h,更昔洛韦 0.35g q12h,甲强龙 40mg qd 进行治疗,但患者仍持续发热。

患者 4 个月前因"车祸"多处肋骨骨折入住医院。查血常规发现血小板计数偏低,波动于(10~3)× 10^9/L,平时偶有牙龈出血及皮肤瘀斑,无发热,无头痛及视物模糊。经多次骨髓及相关检查后,考虑免疫性血小板减少症,予以地塞米松针治疗。2 个月前,开始服用泼尼松,25mg bid,并且缓慢减量,血小板计数逐渐上升。

2. 入院查体

T 39.1℃,P 122 次/min,R 22 次/min,BP 137/74mmHg,神志清,精神可。颜面部无浮肿,皮肤巩膜无黄染。双肺呼吸音粗,右肺呼吸音稍低,右上肺可闻及哮鸣音。心律齐,未闻及明显病理性杂音。腹平软,全腹无压痛,无反跳痛,肝脾肋下未触及,移动性浊音阴性。双下肢无浮肿,病理征阴性。

患者皮肤水疱照片见图 2-10-1。

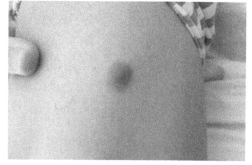

图 2-10-1　皮肤水疱

3. 辅助检查

(1)血常规:白细胞计数 14.33×10^9/L,中性粒细胞百分比 79%,血红蛋白 125g/L,血小板计数 7.7×10^9/L。

(2)胸部 CT:两肺多发空洞灶伴絮片影(见图 2-10-2 和图 2-10-3)。

(3)骨髓活检:造血组织约占骨髓面积的 40%,粒红比例大致正常,粒系各阶段可见,未见幼稚细胞增多;造血岛可见,红系各阶段可见;巨核细胞数量大致正常,各阶段可见。特殊染色 Ag 染色(一)、HGE 染色(+)、Masson(一)、PAS(+)及铁染色(一)。

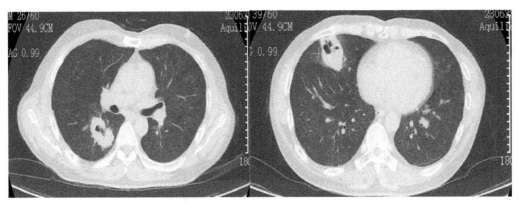

图 2-10-2　两肺 CT 多发空洞灶伴絮片影

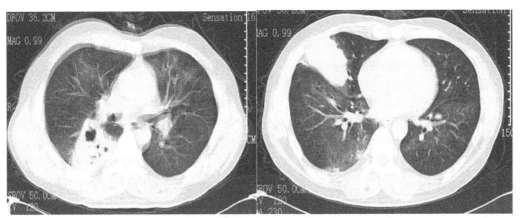

图 2-10-3　两肺 CT 多发空洞灶,较前进展;两肺絮片影

4.入院诊断

①肺炎,疑诊肺部真菌病;②原发性免疫性血小板减少症;③陈旧性肋骨骨折。

二、病因、病情严重程度评估及亟须解决的问题

患者因血小板减少需长期服用激素,在系统抗感染治疗(覆盖革兰阴性菌、革兰阳性菌、真菌及病毒)后,肺部病灶有所进展。此次入院有高热、咳嗽、咯血、胸闷、气急等症状,患者尚有基础疾病"特发性血小板减少性紫癜"。入院肺部 CT 提示两肺多发空洞灶,考虑感染。

对于该患者,亟须解决的问题是明确肺部感染的病原菌。根据患者胸部 CT 结果,首先考虑真菌性肺炎,但需与血源性肺多发性脓肿、肺结核、肺放线菌病等肺部疾病相鉴别。为获取病原菌和病理依据,拟行一系列有创操作。在这之前,需评估患者出血的风险。

三、诊治经过及思路

(一) 明确病原菌

入院完善血常规、大便常规、尿常规、血生化、超敏 C 反应蛋白、凝血常规、肿瘤标记物、痰涂片找真菌、痰涂片革兰染色、隐球菌荚膜抗原、痰找抗酸杆菌、结核感染 T 细胞检测、抗核抗体系列等检查。

患者入院后,血常规提示血小板计数 $8.1×10^9/L$,凝血常规未见异常,予以支气管镜检查,肺泡灌洗和毛刷涂片及培养,超声支气管镜穿刺活检(见图 2-10-4)。肺泡灌洗液培养结果为奴卡菌属。皮肤水疱液培养结果为奴卡菌属。

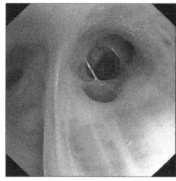
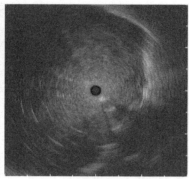
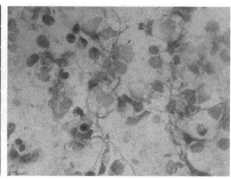

图 2-10-4　肺泡灌洗液涂片检验结果：弱抗酸染色阳性，革兰氏染色阳性棒状杆菌（当日）

（二）抗感染治疗

吸氧改善症状，同时给予止血、化痰以及制酸治疗；明确患者为肺奴卡菌感染后，给予比阿培南 300mg q8h 联合复方磺胺甲噁唑（SMZ）3 片 qid 抗感染治疗。

（三）病情转归

在抗感染治疗 3d 后，体温下降至正常，咳嗽、胸闷、气急症状缓解；复查肺部 CT，对照入院胸部 CT 检查，病灶明显吸收（见图 2-10-5）。

再次复查胸部 CT，提示双肺感染灶基本吸收（见图 2-10-6）。

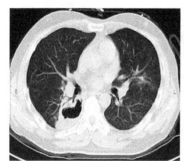
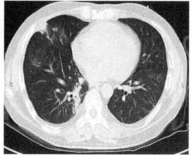
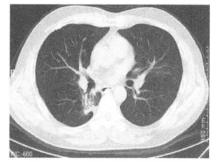

图 2-10-5　CT 检查，对照入院胸部 CT 检查，病灶明显吸收　　　　图 2-10-6　双肺感染灶基本吸收

四、病例剖析

（一）病例层面的剖析

该患者为中年男性，原有原发性免疫性血小板减少症，服用激素约 2 个月。此次起病首先表现为咳嗽、咯血及发热。在予以广泛覆盖性抗感染治疗后，症状仍加重，高温不退，进而出现胸闷及气急。根据患者病史及治疗经过，首先考虑感染性疾病，但是治疗无效的原因需要考虑是否与抗生素剂量偏低、疗程不够或抗感染药物未覆盖病原菌有关。该患者有激素服用史，首先需考虑少见的病原菌感染。需要鉴别的病原菌感染包括金葡菌性多发性肺脓肿、肺结核杆菌感染、肺放线菌病、肺部曲霉菌感染，但是相关性病原菌检查均未提示阳性结果。纤维支气管镜以及超声引导的纤维支气管镜检查是呼吸系统疾病常用的辅助诊断方法，在肺部感染原因不明时，可用于获取病原菌和病理标本，以明确诊断。对于该患者，在评估出血风险后，于入院第 2 天进行了纤维支气管镜检查，留取灌洗液及毛刷涂片、培养；在径向超声支气管镜引导下进行肺活检，取得病理标本，最终明确病原菌为奴卡菌。

（二）疾病层面的剖析

奴卡菌多为腐生菌，广泛存在于土壤、水及腐烂植物中。现在已经命名 50 多种菌种，其中仅有小部分菌种对人或者动物致病，如星形奴卡菌、巴西奴卡菌和豚鼠奴卡菌。其主要通过肺部吸入，可播散到全身，累及多个器官。所累及的器官主要为肺部、皮肤及中枢神经系统，还有肾脏、肝脏、脾脏以及胃肠等器官。奴卡菌感染的病理变化是化脓性炎症，可形成许多大小不一的脓肿，周围可见革兰阳性球杆菌或分枝状菌丝，有时可见到肉芽肿样病变。该例患者病理标本检查为肉芽肿样病变。奴卡菌可累及皮肤。患者皮肤水疱穿刺液培养结果也为奴卡菌，支持菌血症的诊断。肺奴卡菌病临床表现无特异性，与肺放线菌病及肺结核相类似，有咳嗽、发热、乏力、盗汗、消瘦、胸痛、脓痰、咯血等症状。肺奴卡菌病影像学表现主要为结节、空洞及胸腔积液，但是难以与肺部其他感染相鉴别。实验室检查表现为弱抗酸染色阳性（1％硫酸），分枝丝状细菌，生长缓慢（3～7d），48h 仅见针尖样大小的颗粒。质谱仪和 16sRNA 测序可以鉴定到种。

磺胺类药物（如磺胺嘧啶、磺胺甲基异噁唑和甲氧苄啶合用等）是治疗奴卡菌病的首选药物。其给药剂量宜足，疗程宜长，至少应持续 6 个月。链霉素、氯霉素、头孢霉素、庆大霉素等抗生素疗效也较好。对于并发脓胸或脓肿者，需施行引流术。该例患者持续治疗 6 个月后，再次复查胸部 CT，提示双肺感染灶基本吸收。

五、经验教训总结

免疫功能低下患者若发生肺部感染，在常规抗菌治疗效果不佳时，需考虑少见病原菌的感染，同时需积极寻找病因、明确病原微生物。介入手段可以帮助明确肺部感染的病变性质，取得不典型、罕见致病菌的病原学和病理依据。

参考文献

1. Wilson JW. Nocardiosis：updates and clinical overview[J]. Mayo Clinic proceedings，2012，87（4）：403-407.

2. Chen J，Zhou H，Xu P，et al. Clinical and radiographic characteristics of pulmonary nocardiosis：clues to earlier diagnosis[J]. PloS One，2014，9（3）：e90724.

（任丹虹）

病例 2-11　利妥昔单抗相关的间质性肺炎

引　言

利妥昔单抗是一种单克隆抗体，可与 B 淋巴细胞表面的 CD20 抗原特异性结合。包含利妥昔单抗在内的 R-CHOP 治疗方案是 CD20$^+$ B 淋巴细胞非霍奇金淋巴瘤的一线治疗方案，临床应用广泛。临床上，利妥昔单抗相关的间质性肺炎（Rituximab-induced interstitial pneumonitis，RTX-IP）发病日趋增多，但其起病隐匿，临床症状特异性差，通常表现为呼吸困难、发烧和咳嗽。但患者一旦出现症状，往往病情危重，病程进展快，病死率高，而其发病机制尚不十分明确。治疗的前提是早期诊断并停用利妥昔单抗，治疗的关键是有效的呼吸支持、激素冲击。

一、接诊时病情简介

(一)入 ICU 前的情况

1.患者主诉和基本情况

患者，男性，80岁，因"确诊套细胞淋巴瘤2月余，发热2天"于5月24日15:25入院。

入院前3个月，患者因"咽痛"至某省级医院就诊，发现右侧咽淋巴环肿物。3月7日行活检术，其病理检查示：非霍奇金淋巴瘤，B细胞性，倾向于套细胞淋巴瘤。未治疗。3月18日至另一家医院再次行活检术，病理确诊：(扁桃体)非霍奇金淋巴瘤，B细胞性，套细胞淋巴瘤，母细胞型；免疫组化示：CD20阳性。在排除禁忌证后，于4月1日、4月23日及5月14日行 R-miniCHOP 方案化疗(利妥昔单抗600mg，环磷酰胺0.6g，1次/d；VDS 2mg，1次/d；里葆多20mg，1次/d；地塞米松15mg，1次/d，第1~2天；泼尼松100mg，1次/d，第3~5天)。入院前2d，出现发热，最高体温37.9℃，当时无畏寒、寒战，无头痛、头晕，无胸闷、气急等不适。查血常规(5月23日)示：白细胞计数9.91×10⁹/L，中性粒细胞百分比90%，C反应蛋白18.42mg/L。自行口服头孢呋辛0.5g bid 抗感染，效果不佳，仍有低热，求进一步诊治。拟"套细胞淋巴瘤、肺部感染"收治肿瘤科。50余年前，患者患"肺结核"，接受正规抗结核治疗(具体不详)，自诉治愈；50余年前，行"阑尾切除术"；有高血压病史7年，房颤病史5年，平素服苯磺酸氨氯地平5mg qd、盐酸胺碘酮0.2g qd，血压控制好。

2.入院查体

T 38.0℃，P 85次/min，R 20次/min，BP 120/65mmHg，神志清，精神可。全身皮肤及巩膜无黄染及出血点，浅表淋巴结未及肿大。两肺呼吸音略粗，双肺闻及少许湿啰音。房颤心律。全腹软，无压痛及反跳痛，肝脾肋下未触及。移动性浊音阴性，肠鸣音3次/min。四肢无水肿。生理反射存在，病理反射未引出。

3.辅助检查

入院2d(5月26日)查胸部CT，提示：两肺纹理增强、模糊，并见弥漫细小结节；双肺可见斑片状、条片状高密度影，部分边缘模糊(见图2-11-1)。

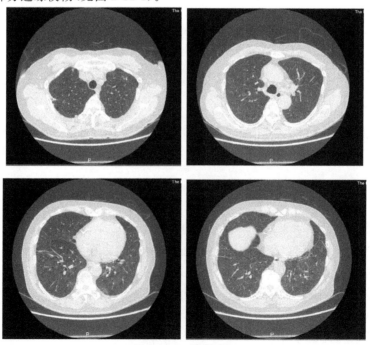

图 2-11-1　胸部 CT

入院后予以Ⅱ级护理、低盐饮食,消癌平注射液60mL静滴 qd 抗肿瘤,拉氧头孢钠 1.0g 静滴 bid 抗感染等治疗。抗感染 4d(5月28日)后,患者仍有发热,炎症指标改善欠理想,考虑感染控制不佳,予以美罗培南 0.5g 静滴 q8h、头孢哌酮钠舒巴坦 2.0g 静滴 q8h、氟康唑 0.4g 静滴 qd 加强抗感染。既往有肺结核病史(自诉已治愈)。入院后,胸部影像学提示两肺弥漫细小结节,需警惕肺结核复发。查结核抗体阴性,结核感染 T 细胞水平<2.0pg/mL,故不支持肺结核的诊断。住院治疗 7d(5月31日),患者晨起刷牙时出现嘴唇、手指发绀,测 SpO_2 55%;改储氧面罩后,SpO_2 升至 68%~85%,双肺听诊有大量湿啰音,双下肺呼吸音低。动脉血气分析示:pH 7.437,PaO_2 35.60mmHg,SpO_2 72%,$PaCO_2$ 28.40mmHg,乳酸 3.1mmol/L。床边胸水、腹水 B 超示:双侧胸腔积液。5月31日胸片提示两肺渗出性病变(见图 2-11-2),考虑肺炎、呼吸衰竭,转入 ICU。

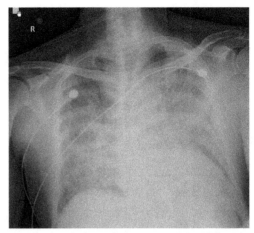

图 2-11-2 胸片:两肺纹理增多、增粗、模糊,两肺野可见大片状密度增高影,边界不清,心影增大呈主动脉型,双膈面光整,两侧肋膈角锐利

(二)入 ICU 后的情况

1.体格检查

T 35.7℃,P 58 次/min,R 30 次/min,BP 130/60mmHg,神志清,对答切题。球结膜水肿,双侧瞳孔等大,光反射存在。双肺可闻及少量湿啰音,呼吸费力,无创呼吸机辅助呼吸,FiO_2 80%,SpO_2 98%。心律不齐,房颤心律。腹部软,肠鸣音未闻及。四肢无明显浮肿,肢体活动情况良好,肌力Ⅴ级,双侧病理征阴性。

2.辅助检查

(1)血气分析:pH 7.467,乳酸 1.4mmol/L,$PaCO_2$ 29.9mmHg,PaO_2 54.8mmHg,SpO_2 89.2%,$PA-aDO_2$ 367.6mmHg,FiO_2 65%。

(2)血常规:白细胞计数 $7.72×10^9/L$,中性粒细胞百分比 94.2%,淋巴细胞百分比 3.0%,红细胞计数 $3.54×10^{12}/L$,血红蛋白 103g/L,CRP 187.43mg/L。

(3)B 型钠尿肽:846.00pg/mL。

(4)降钙素原定量:0.57ng/mL。

(5)凝血功能:凝血酶原时间 12.6s,国际标准化比值 1.17,活化的凝血酶原时间 39.5s,D-二聚体 4.72mg/L,纤维蛋白(原)降解产物 18.82mg/L。

(6)生化检验:总胆红素 7.8μmol/L,总蛋白 51.7g/L,白蛋白 25.2g/L,球蛋白 26.5g/L,丙氨酸氨基转移酶 39U/L,天门冬氨酸氨基转移酶 67U/L,肌酸激酶同工酶 26U/L,肌酐 51.8μmol/L,血糖 8.14mmol/L,总胆固醇3.36mmol/L,甘油三酯 0.93mmol/L,高密度脂蛋白 0.95mmol/L。

(7)胸水、腹水 B 超示:双侧胸腔积液(左侧胸腔积液厚约 3.3cm,右侧胸腔积液厚约 6.0cm)。

二、病因、病情严重程度评估及亟须解决的问题

该患者确诊套细胞淋巴瘤 2 月余,期间在外院行 R-miniCHOP 方案化疗 3 次。入院前 2d 发热,后持续发热,先后予以拉氧头孢、美罗培南、莫西沙星、伏立康唑治疗,但抗感染效果差,血象稍高,CRP 升高明显。5月31日晨,出现气急、发绀,经储氧面罩吸氧仍不能改善,两肺闻及湿啰音,血气分析提示Ⅰ型呼吸衰竭。目前,急性呼吸衰竭首先考虑化疗相关(尤其是利妥昔单抗),同时不排除其他可疑药物所致的间质性肺炎或合并肺部感染等原因。患者转 ICU 时,氧合指数约为 84.3,需呼吸机辅助呼吸,病情危重。

目前,亟须解决的问题有:①存在严重的Ⅰ型呼吸衰竭,如何进行有效的呼吸支持。②进一步明确患者呼吸衰竭的具体原因及治疗原则。③不排除肺部感染,积极筛查病原菌,加强抗感染治疗。

三、诊治经过及思路

(一)呼吸支持

患者因气急、发绀、氧合障碍转入 ICU,血气分析提示为Ⅰ型呼吸衰竭、肺泡-动脉氧分压差明显偏高,考虑肺弥散功能障碍。患者氧合指数约为 84.3,氧合障碍严重,需积极进行有效的呼吸支持。同时考虑到患者神志清、吞咽功能良好、血流动力学尚稳定,故行无创呼吸支持方式——无创正压通气(Non-invasive positive pressure ventilation,NPPV)。其后,氧合纠正明显,但患者氧浓度依赖,需持续呼吸机辅助支持。后经治疗,患者氧合指数逐渐改善(见图 2-11-3)。入监护室 2d 后(6 月 1 日),间歇辅助呼吸与储氧面罩吸氧,并逐渐减少辅助时间。入监护室 13d 后(6 月 12 日),停用无创呼吸机,给予鼻塞给氧。

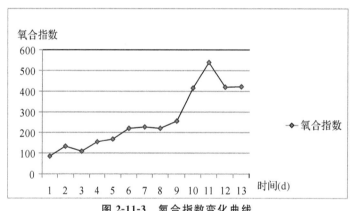

图 2-11-3　氧合指数变化曲线

(二)间质性肺炎诊治思路

患者为老年男性,既往有高血压、房颤病史,规律服用苯磺酸氨氯地平 5mg/d,多年口服盐酸胺碘酮 0.2g qd。确诊套细胞淋巴瘤 2 月余,在外院行 R-miniCHOP 方案化疗共 3 次。入院前 2d 发热,入院后持续发热,先后予以拉氧头孢、美罗培南、莫西沙星、伏立康唑抗感染,效果差,血象稍高,CRP 升高明显。因气急、发绀、氧合障碍转 ICU,两肺可闻及湿啰音,胸片示两肺弥漫性渗出灶。血气分析示严重Ⅰ型呼吸衰竭,血流动力学尚稳定。经 NPPV 支持,氧合改善,但氧浓度依赖。急性呼吸衰竭的原因首先考虑间质性肺炎,考虑利妥昔单抗所致。既往阵发性房颤反复发作,多年口服盐酸胺碘酮。长期服用盐酸胺碘酮亦有肺纤维化报道,但该患者病情进展迅速,故不支持。其次,考虑肺部感染加重,病原学不明,尤其肿瘤患者化疗后继发细菌、真菌感染的可能。从病史看,误吸机会不大,考虑心功能不全所致肺水增多的可能性大。在药物治疗方面,给予激素冲击治疗及免疫支持。甲强龙 500mg qd×5d 后,每 3 天陆续减量至 120mg q8h,80mg q8h,40mg q8h。免疫球蛋白针 20g/d×7d,后减至 10g/d,疗程 2 周;胸腺素 1.6mg gd。

(三)抗感染方案

恶性肿瘤患者经化疗后,免疫功能低下,存在重症肺炎,需抗生素覆盖治疗。抗生素选用美罗培南 1.0g 静滴 q8h、利奈唑胺 0.6g 静滴 q12h,且不能排除卡氏肺孢子虫、真菌肺炎的可能,故加用复方磺胺甲噁唑 4 片 qid 及卡泊芬净针 70mg(3d 后减量至 50mg)静滴 qd 联合抗感染治疗,同时进行呼吸道病原抗体检测,痰、血培养等检查筛查病原学。6 月 7 日,因痰培养结果为鲍曼不动杆菌,故停用美罗培南、利奈唑胺、复方磺胺甲噁唑分散片,改为头孢哌酮舒巴坦钠、磷霉素联合卡泊芬净抗感染治疗。

(四)预　后

住 ICU 期间,胸部 CT(见图 2-11-4)检查提示:双侧基底节、半卵圆中心区腔隙灶、老年脑,两肺多发渗出、弥漫间质改变、散在纤维灶,双侧胸腔积液。经治疗,患者炎症指标改善明显(见图 2-11-5),胸片提示肺部渗出逐渐减少(见图 2-11-6)。于 6 月 13 日因病情改善转呼吸内科继续治疗。6 月 27 日复查胸部 CT 提示肺部渗出较前有明显改善(见图 2-11-7)。6 月 29 日出院。

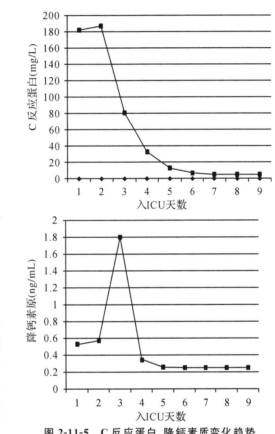

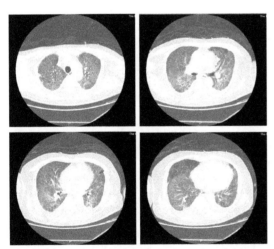

图 2-11-4　6 月 27 日胸部 CT:双侧基底节、半卵圆中心区腔隙灶,老年脑;两肺多发渗出、弥漫间质改变、散在纤维灶,双侧胸腔积液

图 2-11-5　C 反应蛋白、降钙素质变化趋势

四、病例剖析

(一)病例层面剖析

该患者为老年男性,确诊套细胞淋巴瘤 2 个月余,随后以含有利妥昔单抗的 R-mini CHOP 方案共化疗 3 次,以发热 2d 为症状入院治疗,考虑肺部感染。入院后,抗感染治疗效果欠佳,病情进展,发生急性呼吸衰竭,通常考虑有肿瘤及化疗基础者免疫力低下,可能发生感染,而病情进展多为肺炎加重。但综合患者为老年男性,既往有 3 次应用利妥昔单抗化疗,利妥昔单抗总用量达 1800mg,最后一次应用利妥昔单抗至本次发病的时间差为 10～14d,入院后抗感染治疗效果差,存在发热、咳嗽等非特异性症状,病情进展出现呼吸困难,故予以无创呼吸机呼吸支持、激素冲击治疗、改善免疫等措施,患

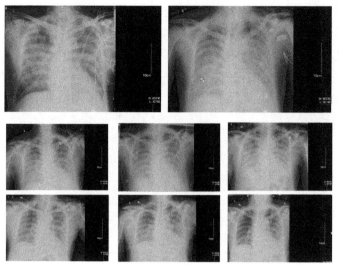

图 2-11-6　胸片

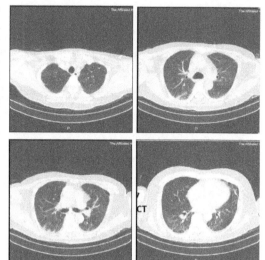

图 2-11-7　出院前胸部 CT：两肺透亮度增高，两肺纹理走行紊乱，可见散在斑片状及条索影，气管、支气管开口通畅，纵隔内未见明显肿大淋巴结，心影略增大，冠状动脉区钙化。双侧胸腔可见弧形稍高密度影

者氧合指数、胸部影像学检查结果逐步改善，随后可完全脱离呼吸机，顺利转至呼吸科普通病房。以上病史及临床表现均符合 RTX-IP 的临床特征，可以诊断。对于本例，诊断的关键是充分了解病史，熟悉特殊专科用药的相关并发症；治疗的重点在于有效的呼吸支持、激素冲击、免疫支持。

（二）疾病层面剖析

1. RTX-IP 的特点

间质性肺炎是肺间质疾病的总称。其基本病理改变为弥漫性肺实质、肺泡炎、间质纤维化，多数由于病毒感染所致，也可见于其他原因。分子靶向药物是抗肿瘤治疗的趋势，化疗药物相关的间质性肺炎日趋增多。利妥昔单抗可与 B 淋巴细胞上 CD20 特异性地结合，通过细胞毒作用、诱导肿瘤细胞凋亡、化疗增敏等多种方式杀伤 B 淋巴细胞，最终产生抗肿瘤效应。对于 CD20 阳性的非霍奇金淋巴瘤患者，R-CHOP 治疗方案是标准治疗方案。利妥昔单抗是 R-CHOP 治疗方案的关键组成部分之一。随着利妥昔单抗的临床应用越来越广，越来越多的研究报道了 RTX-IP。研究表明，在使用 R-CHOP 化疗的患者，间质性肺炎的发生率为 3.5%～16.7%。间质性肺炎的常见危险因素有高龄、男性、吸烟、淋巴细胞计数偏少、既往有糖尿病病史、低蛋白血症、弥漫性大 B 细胞性淋巴瘤等。

RTX-IP 起病隐匿。研究表明，其中位发病时间为利妥昔单抗治疗 4 个周期后，累计剂量达到 $1500mg/m^2$ 或总量达到 2595mg 时，常发生于最后一次利妥昔单抗输注 15d 前后。RTX-IP 临床症状特异性差，通常表现为无明确诱因的发热、咳嗽；严重者表现为呼吸困难，肺部听诊可闻及细湿啰音、肺捻发音；影像学表现早于临床表现，高分辨率 CT 可表现为双肺局部或弥漫性毛玻璃样、蜂窝状或网格状改变，局部条索灶或斑片影。患者一旦出现症状，病情进展快，经验性抗病毒或抗细菌治疗效果差，病死率高。

2. RTX-IP 的诊断

RTX-IP 的发病机制尚不十分明确，且目前尚缺乏统一的诊断标准。若患者近期有利妥昔单抗使用史，无明显诱因下出现发热、咳嗽等非特异性症状甚至呼吸困难，则需警惕 RTX-IP 的可能。支气管镜活检可作为 RTX-IP 的确诊手段，但其临床应用局限。胸部高分辨率 CT 的临床应用价值相对更大。

3.药物引起的间质性肺炎的一般治疗原则

(1)对于轻微症状患者($PaO_2 \geqslant 80mmHg$),立刻停止应用可疑药物。

(2)对于中等症状患者($60 < PaO_2 < 80mmHg$),除暂停应用可疑药物及其他可能引起肺损伤的药物和条件外,应接受皮质类固醇类药物治疗[剂量相当于泼尼松 $0.5 \sim 1.0mg/(kg \cdot d)$];2~4 周后,逐渐缩减至 $20mg/d$,过快减量或停止治疗可能使病情复发及加重。

(3)对于严重症状患者($PaO_2 < 60mmHg$),不仅要停止应用可疑药物,而且可采用糖皮质激素冲击疗法,如甲泼尼龙 $500 \sim 1000mg/d$,持续 3d;待病情稳定后,改为相当于 $0.5 \sim 1.0\ mg/(kg \cdot d)$ 泼尼松剂量的类固醇类药物口服治疗,2~4 周后逐渐减量。

五、经验教训总结

RTX-IP 临床表现不典型,常易被误诊。该例患者因考虑肺部感染入院,入院发生急性呼吸衰竭。一般思路可能认为这是肺部感染加重。然而,该患者实际上是 RTX-IP 表现为急性呼吸衰竭。RTX-IP 初期表现为发热等非特异性症状,抗感染效果不佳;出现呼吸困难等症状后,病情进展快,呼吸衰竭严重,故关键是尽早诊断。提高 RTX-IP 临床诊断的关键在于详细了解病史,熟悉特殊专科用药的相关并发症,提高临床医生对 RTX-IP 的临床识别能力。对凡是在应用利妥昔单抗后出现发热、咳嗽、呼吸困难及抗感染治疗效果差的患者,且肺部 CT 提示毛玻璃样、蜂窝状或网格状改变,局部条索灶或斑片影的患者,都应高度怀疑本病;治疗上应给予有效的呼吸支持、激素冲击、免疫支持治疗等,改善患者的症状及预后。缩短病程、改善预后的重要措施有对严重的间质性肺炎患者坚持 NPP,避免气管插管行有创机械通气。目前,文献报道,间质性肺炎气管插管机械通气的死亡率明显高于 NPP 组。

参考文献

1. Liu X,Hong,XN,Gu YJ,et al. Interstitial pneumonitis during rituximab-containing chemotherapy for non-Hodgkin lymphoma[J]. Leuk Lymphoma,2008,49(9):1778-1783.

2. Cha SI,Choi KJ,Shin KM,et al. Risk factors for rituximab-induced interstitial lung diseases in patients with malignant lymphoma [J]. Respiration,2013,85(2): 175.

3. 王倩,朱玉芬,贾荣飞,等.B 细胞非霍奇金淋巴瘤患者应用 R-CHOP 方案化疗后发生间质性肺炎的危险因素和临床特征[J].中国癌症杂志,2014,24(12): 936-943.

4. 平宝红,岳春燕,朱阳敏.利妥昔单抗相关的间质性肺炎文献复习:附 2 例报告[J].南方医科大学学报,2015,35(1): 129-132.

5. Kubo K,Azuma A,Kanazawa M,et al. Consensus statement for the diagnosis and treatment of drug-induced lung injuries[J]. Respir Investig,2013,51(4):260-277.

6. 冯艺,周宇红.利妥昔单抗联合 CHOP 化疗方案治疗 B 细胞非霍启金淋巴瘤感染病例观察[J].中国临床医学,2010,17(6):889-891.

7. Katsuya H,Suzumiya J,Sasaki H,et al. Addition of rituximab to cyclophosphamide,doxornbiein,vineristine,and prednisolone therapy has a high risk of developing interstitial pneumonia in patients with non-Hodgkin lymphoma[J]. Leuk Lymphoma,2009,50(11):1818-1823.

8. 范瑞,刘飞,李龙斌.利妥昔单抗致淋巴瘤患者间质性肺炎 1 例及文献复习[J].中国执业药师,2016,(8):48-50.

9. 吕慧娟,董玲,李维,等.利妥昔单抗相关间质性肺炎的临床分析[J].中国肿瘤临床,2016,43(7):291-297.

10. Fernandez CM,Esposito G,Gonzalez A,et al. Rituximab-induced interstitial lung disease [J]. Medicina (B Aires),2013,73(4):343-345.

11.庄民,李艳,张为民,等.利妥昔单抗联合 CHOP 方案治疗淋巴瘤引起间质性肺炎 5 例及文献复习[J].徐州医学院学报,2013,33(12):894-896.

12. Liote H,Liote F,Seroussi B,et al. Rituximab-induced lung disease:a systematic literature review[J]. Eur Respir J,2010,35(3):681-687.

（林乐清）

病例 2-12 矽肺合并变应性支气管肺曲霉菌病

引 言

曲霉菌广泛分布于自然界,是一种条件致病菌。肺曲霉菌病按宿主因素的有无,可分为原发性和继发性。原发性肺曲霉菌病为机体抵抗力正常,但吸入大量病原体,引起急性肺炎表现,此型病情凶猛,治疗不及时常致患者死亡。继发性肺曲霉菌病在临床上更常见,往往继发于慢性阻塞性肺疾病、矽肺、支气管哮喘和肺结核等慢性肺部疾病;在原有疾病的基础上,若长期使用糖皮质激素、广谱抗生素、免疫抑制剂或抗肿瘤药物等,导致机体免疫功能低下,则更易引起。其早期诊断困难,病死率极高。

一、接诊时的病情简介

入院时的情况

1.患者主诉和基本情况

患者,男性,53 岁,1981—2003 年在多家私人石矿从事风钻及破碎工作,累计接尘作业 22 年,因"胸闷、气促 5 年,加重 3 天"入院。

5 年前,患者逐渐出现胸闷、气促,就诊于当地人民医院,临床诊断为"矽肺"。近年来,胸闷、气促逐渐加重,伴有咳嗽、咳痰,并发气胸 5 次(两侧均有),于当地医院引流及对症支持治疗后,症状好转。近两年来,患者反复合并肺部感染住院治疗,给予抗感染治疗后,症状可缓解。3d 前,出现胸闷、气促加重,阵发性咳嗽、咳痰,痰不易咳出,伴有喘息。夜间需半卧位休息。病程中,无痰中带血,无畏寒、发热,无胸痛及乏力。既往体质尚可,否认吸烟史。

2.入院查体

T 36.9℃,P 107 次/min,R 25 次/min,BP 150/115mmHg,SpO$_2$ 95%(吸氧 2L/min),神志清,精神可,慢性面容急性发作。鼻道畅,唇绀。颈软,气管居中,颈静脉无怒张。桶状胸,肋间隙增宽,双侧锁骨中线第二肋间可见长约 1cm 的手术瘢痕。双肺双侧呼吸运动对称。双侧触觉语颤对称,叩诊呈过清音。双肺呼吸音低,可闻及广泛哮鸣音,未闻及明显湿啰音。HR 107 次/min,律齐,左侧胸骨第二肋间可闻及 3/6 级收缩期杂音。双下肢无水肿。

3.辅助检查

(1)血气分析:pH 7.270,PaCO$_2$ 82.0mmHg,PaO$_2$ 94.0mmHg,HCO$_3^-$ 36.0mmol/L,二氧化碳总量 39.0mmol/L,碱剩余 7.0mmol/L。

(2)血常规:白细胞计数 6.9×10^9/L,中性粒细胞百分比 76.80%,嗜酸性粒细胞百分比1.3×

10^9/L,红细胞计数 $4.54×10^{12}$/L,血红蛋白 144g/L,血小板计数 $209×10^9$/L,超敏 C 反应蛋白全血快速定量 24.00mg/L,红细胞沉降率 50.00mm/h。

(3)血生化:尿素氮 2.84mmol/L,肌酐 75.7μmol/L,谷氨酸氨基转移酶 12U/L,天门冬氨酸氨基转移酶 18U/L,谷氨酰转酞酶 28U/L,Na^+ 162.2mmol/L,K^+ 3.64mmol/L。

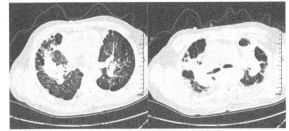

(4)心电图:窦性心律,房性期前收缩,电轴右偏。

(5)心脏超声:主动脉活动度降低,二尖瓣、三尖瓣、肺动脉瓣轻度反流,左室舒张功能降低,肺动脉增宽,肺动脉收缩压增高(43mmHg)。

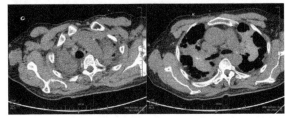

(6)肺平扫+增强扫描:两肺弥漫性病变,符合尘肺病表现(见图 2-12-1)。

(7)肺功能:重度混合性通气功能障碍,扩张试验阳性。

图 2-12-1　两肺见弥漫性粟粒状、结节样影,大小不一,边界尚清,部分融合成块,以两中上肺野为主

4.入院诊断

①矽肺伴肺部感染;②支气管哮喘;③慢性阻塞性肺疾病急性加重;④慢性Ⅱ型呼吸衰竭;⑤继发性肺动脉高压。

二、病因、病情严重程度评估及亟须解决的问题

该患者因"胸闷、气促 5 年,加重 3 天"入院,既往有矽肺病史,现有胸闷、气促加重,阵发性咳嗽、咳痰,痰不易咳出,伴有喘息,夜间需半卧位休息,肺部听诊有广泛哮鸣音,动脉血气分析提示 $PaCO_2$ 明显升高达(82.0mmHg),考虑在矽肺基础上合并有肺部感染和Ⅱ型呼吸衰竭,病情危重。

结合患者近两年来反复住院并多次发生气胸,目前亟须尽快解决感染控制和呼吸衰竭情况,如短期内病情无法得到有效控制,则极有可能进展到需有创机械通气治疗,而矽肺患者由于疾病及既往肺功能差,所以常常致脱机困难。

三、诊治经过及思路

该患者因职业性因素发生矽肺,此次咳嗽、咳痰增多,伴有胸闷、气促等急性加重症状,结合相关辅助检查,诊断考虑矽肺伴肺部感染。留取痰培养后,经验性给予头孢美唑 2.0g bid 联合左氧氟沙星 0.5g qd,覆盖下呼吸道常见病原体。辅以氨溴索化痰,多索茶碱平喘,特布他林及布地奈德雾化解痉平喘,以及静脉注射甲泼尼龙 80mg/d 抗炎平喘治疗。同时,间歇无创通气治疗改善通气及氧合,促进 CO_2 排出,缓解呼吸肌疲劳。经 3d 治疗后,患者咳嗽、胸闷及气促明显加重,呼吸困难,日间简单的生活均不能耐受,呼吸费力,喘息明显。复查血气分析:pH 7.340,$PaCO_2$ 95.0mmHg,PaO_2 82.0mmHg,HCO_3^- 50.0mmol/L,二氧化碳总量 53.0mmol/L,碱剩余 19.0mmol/L,二氧化碳潴留更加明显,提示目前治疗效果差。该患者有结构性肺病,感染后继发性哮喘,反复应用广谱抗生素和激素,属于真菌感染的高危人群。同时,常规抗菌治疗效果差,病情呈加重趋势。立即行曲霉皮肤试验,检测血总 IgE,多次血常规(外周血嗜酸性粒细胞)检测,送检痰真菌涂片及痰真菌培养,行真菌葡聚糖(G)及半乳甘露聚糖试验(GM)等检查。结果回报:曲霉皮肤试验阳性,血总 IgE>1000U/mL,外周血嗜酸性粒细胞>1000U/μL,痰真菌涂片找到霉菌菌丝,G 及 GM 试验结果均呈阳性。综合以上分析,参考最常用的 Patterson 提出的改良的诊断标准及美国感染学会的诊断标准,以及 2013 年国际人类和动物真菌

学会变应性支气管肺曲霉菌病(Allergic bronchopulmonary aspergillosis,ABPA)专家组提出的新的诊断标准,诊断考虑变应性支气管肺曲霉菌病。予以激素抗炎联合伏立康唑 0.2g bid 抗真菌治疗,并调整无创呼吸机参数;3d 后,患者呼吸困难及胸闷、喘息等症状开始逐渐缓解,$PaCO_2$ 逐渐下降;7d后,停用无创机械通气,甲泼尼龙减量至 40mg/d;2 周后,改口服泼尼松 15mg/d,激素及伏立康唑疗程均为 3 个月。

四、病例剖析

(一)病例层面剖析

该患者临床症状及体征表现为支气管哮喘急性发作,予以扩张气管、抗炎等常规治疗后,效果差,需考虑真菌感染。参考最常用的 Patterson 提出的改良的诊断标准及美国感染学会的诊断标准,以及2013 年国际人类和动物真菌学会变应性支气管肺曲霉病专家组提出的新的诊断标准。符合以下易患因素和必要条件,以及至少符合 5 项其他标准中的 2 项,可诊断为变应性支气管肺曲霉菌病。

1. 易患因素:矽肺、支气管哮喘。

2. 必要条件:曲霉皮肤试验阳性,血总 IgE>1000U/mL。

3. 其他标准:①外周血嗜酸性粒细胞计数>1000U/μL。②血清曲霉沉淀粟或特异性 IgG 抗体阳性。③肺部影像学符合一过性肺部浸润影、支气管扩张、肺纤维化等。④痰真菌涂片或培养找到霉菌菌丝。⑤G 及 GM 试验阳性。

该患者通过糖皮质激素联合抗真菌药物治疗后,临床症状快速得到改善,呼吸困难及胸闷、喘息等症状逐渐缓解,治疗效果明显,故 ABPA 诊断成立。

(二)疾病层面剖析

弥漫性肺间质纤维化是矽肺的特征性改变,可导致支气管扭曲变形,肺部结构破坏甚至毁损。在此病理基础上,患者极易反复合并重症感染。而感染后常常需要联合使用广谱抗生素及糖皮质激素,从而使机体免疫功能下降,造成菌群失调及二重感染,如曲霉菌感染。本病例因矽肺合并多种高危因素,具有真菌感染的基础。

肺曲霉菌病在临床上有四种类型,即变应性支气管肺曲霉菌病、肺曲菌病、肺曲菌球病、播散型曲菌病。变应性支气管肺曲霉菌病常由烟曲霉菌引起,多伴有 IgE 介导的哮喘和 IgG 介导的 III 型肺实质反应。过敏体质者吸入大量孢子可致小支气管阻塞,引起短暂性肺不张以及远端肺部出现反复游走性浸润,几小时内可发生哮喘、低热、咽痒、咳嗽、痰黏有时带血,痰及血液中嗜酸性粒细胞增多,血清总 IgE 及特异性 IgE 水平增高,肺部 X 线检查可为阴性,纹理增粗,或出现游走性、一过性的片状阴影。在脱离接触后 1～4d,症状逐渐消退。再次接触曲霉菌后,可反复发作。晚期出现肺纤维化、支气管囊性扩张、肺气肿等。矽肺患者因肺部广泛纤维化,细支气管扭曲变形、狭窄、引流受阻等,为肺曲霉菌病高危人群。

治疗方面,首选糖皮质激素。在急性期,推荐泼尼松 0.5mg/(kg・d);2 周后,改为隔日给药,疗程 3 月;对症状严重者,最初 2 周泼尼松剂量可提高至 40～60mg/d,疗程亦可视病情适当延长。抗真菌治疗可选择伊曲康唑口服溶液 200mg/d 或伏立康唑 200mg q12h(首日剂量加倍),疗程 3～6个月。

五、经验教训总结

矽肺患者由于粉尘的化学和物理作用刺激,导致呼吸道黏膜受损,分泌物增多,纤毛倒伏脱落,致使呼吸系统清除自净功能严重下降,肺部广泛纤维化,细支气管扭曲变形、狭窄、引流受阻,最终引起肺局部防御功能下降。反复的肺部感染又促使广谱抗生素的大量使用,致使人体内菌群失调,诱发条件性致病菌真菌感染。同时，由于受到毁损的肺部结构的影响，影像学特征缺乏特异性，故诊断困难，预后差。在临床诊疗过程中，在常规抗感染治疗无效时，需高度警惕真菌感染的可能，及时完善相关辅助检查（包括活检组织病理学检查），提高早期诊断率，及时治疗，降低死亡率。

Ⅲ期矽肺反复感染，继发支气管哮喘，当临床常规抗感染及解痉平喘抗炎治疗效果不佳时，需考虑合并变应性支气管肺曲霉菌病的可能。均应及时行曲霉皮肤试验、血总 IgE 检测、多次血常规（外周血嗜酸性粒细胞）检测，送检痰真菌涂片及痰真菌培养，G 及 GM 试验等检查，早期明确病情，指导治疗。

参考文献

1. 刘雪青，姜鲁宁. 肺曲霉菌病 30 例临床分析[J]. 中华临床医生杂志，2014,8(21):3904-3908.

2. Batista MV，Costa SF，Shikanai-Yasuda MA，et al. Current treatment options for invasive aspergillosis[J]. Drugs Today (Barc)，2013,49(3):213-226.

3. Patterson R，Greeberger PA，Halwig JM，et al. Allergic bonchappulmonary aspergillosis. Natural history and classification of early disease bu serologic and rentgenographic studies[J]. ARCH Intern Med,1986,146(5):916-918.

4. Walsh TJ，Anaissie EJ，Denning DW，et al. Treatment of asperillosis: clinica practice guidelines of the Infection Diseases Sciety of Ameirica[J]. Clin Infect Dis,2008,46(3): 327-360.

5. 路明，姚婉贞. 变应性支气管肺曲霉病的诊治进展[J]. 中华结核和呼吸杂志，2015,38(10):770-773.

6. Cishimba L，Langridge P，Powell G，et al. Efficacy and safety of nebulised amphotericin B (NAB)in severe asthma with fungal sensitisation(SAFS)and allergic bronchopulmonary aspergillosis (ABPA)[J]. J Asthma,2015,52(3):289-295.

7. 王淑娟，韩静茵. 矽肺并发曲霉菌病 2 例并文献复习[J]. 环境与职业病学，2013,30(11):884-885.

（李国辉）

第三章　循环系统重症

概　论

一方面,由于对疾病认识能力的提高、诊断技术的可及性和多样性以及治疗手段的改善,在 20 世纪被认为少见或预后极差的疾病,现在越来越多地出现在我们收治患者的诊断中,典型代表之一就是主动脉夹层。另一方面,与心血管疾病相关的医疗纠纷及诉讼不在少数,针对急性冠状动脉综合征(Acute coronary syndrome,ACS)的误诊和治疗不及时的争议尤为突出。这些特点都迫使相关专业特别是重症医学及急诊医学人员学习和借鉴更多的经验教训。

在本章提供的 20 多个病例中,既有常见的急性冠状动脉综合征,又有日益增多的主动脉夹层,还有少见的不易诊治的心脏压塞、心室电风暴、嗜铬细胞瘤以及心肌致密化不全等。当然,也有少见病因(如吸食冰毒或海鲜过敏)诱发的急性冠状动脉综合征。而在这些病例中,既有用常规方案治疗成功的案例,如急性冠状动脉综合征通过溶栓即获得疗效,如暴发性心肌炎采取内科手段也获痊愈;也有通过最新的、颇为复杂的体外膜肺氧合(Extracorporeal membrane oxygenation,ECMO)支持而成功出院的。因此,通过对这些病例的回顾研读,从事重症医学的临床医生定会从中获得启发,各有所得。

本概论简要介绍一些心血管药物的使用原则及技术手段。

正性肌力及血管活性药物

对于心功能处于边缘状态的患者,有多种血管活性药物可以给予血流动力学支持。一旦充盈压合适,就应当选用这些药物,以取得满意的心脏指数[$>2.2L/(min \cdot m^2)$]和血压。

1.儿茶酚胺

儿茶酚胺作用于 α 和 β 受体,通过 β 受体刺激腺苷酸环化酶来提高细胞内 cAMP 水平。相反,磷酸二酯酶(Phosphodiesterase,PDE)抑制剂(米力农)则是通过抑制 cAMP 的水解来提高 cAMP 水平。cAMP 增加使钙进入细胞增加,从而增加心肌收缩力。

(1)刺激 α_1 和 α_2 受体,使外周血管阻力和肺血管阻力增加。激活心脏的 α_1 受体,则使心肌收缩力增加,心率减慢。

(2)刺激 β_1 受体,使心肌收缩力增加(变力性)、心率加快(变时性)、传导加快(变导性)。

(3)刺激 β_2 受体,使外周血管和支气管扩张。

2.几种各具作用的药物联合应用

联合应用几种各具作用的药物可以减少大剂量单一药物的不良反应。

(1)联合应用具有 α 受体活性的正性肌力药物与血管扩张剂,既可以增加心肌收缩力,又可以避免增加外周血管阻力(如去甲肾上腺素和硝普钠)。

(2)联合应用具有血管扩张作用的正性肌力药物与 α 受体激动剂(如米力农和去氧肾上腺素或去甲肾上腺素),可以维持外周血管阻力。

（3）联合应用儿茶酚胺与 PDE 抑制剂（如肾上腺素和米力农），有协同的正性肌力作用，同时使外周和肺循环阻力下降。

3.血管活性药物

多数血管活性药物需要在体循环中达到足够的药物浓度后才能表现出作用。因此，临床应当通过微量泵将这些药物注入中心循环，而不是通过外周给药。直接经左心房给药比经中心静脉给药所达到的药物浓度要高，因为后者药物经肺后有部分被清除或灭活。

4.去甲肾上腺素（左旋去甲肾上腺素）

（1）血流动力学效应：①去甲肾上腺素（Noradrenaline，NE）是强力儿茶酚胺，具有 α 和 β 效应。α 效应使外周血管阻力和血压升高，β 效应使心肌收缩力和心率增加。②去甲肾上腺素因增加后负荷和心肌收缩力而增加心肌耗氧，这对缺血或心功能处于心力衰竭边缘状态的心肌有害。虽然该药也可引起局部血流重新分布，但有研究表明，如果全身血压升高，那么肾脏和肠道的灌注将保持不变。

（2）应用指征：①当存在心排血量低下和因外周血管阻力低而导致的低血压时，应首先考虑使用去甲肾上腺素。如果心脏指数＞2.5L/(min·m²)，则可单纯使用 α 受体激动剂。而当心脏指数处于心力衰竭边缘状态时，使用去甲肾上腺素能提供正性肌力支持作用。如果心脏指数＜2.0L/(min·m²)，则应加用另外一种正性肌力药物或取代去甲肾上腺素。②当用去甲肾上腺素升血压效果不好时，用肾上腺素常有效（反之亦然）。③常与扩血管药物（如酚妥拉明、硝普钠等）合用，以发挥其正性肌力作用，提高心排血量，对抗其 α 效应。

（3）初始剂量：为 1μg/min[约 0.01μg/(kg·min)]。更大的剂量[＞20μg/min 或＞0.2μg/(kg·min)]可导致肠系膜和外周血流减少，常引起代谢性酸中毒。

（4）选择血管活性药物的策略：①应当通过血流动力学监测和心脏超声检查，充分了解患者基础心脏病理生理状况。②了解这些药物的 α、β 和非儿茶酚胺作用，以及对前后负荷、心率和心肌收缩力的影响。③当对心脏指数满意[＞2.2L/(min·m²)]而血压低时，应选用 α 受体激动剂。④如果血容量、心率、心律等已经调整到最佳状态，而心脏指数仍处于边缘状态[＜2.0L/(min·m²)]，则应当使用正性肌力药物。一线药物包括肾上腺素、多巴酚丁胺或者多巴胺。这些药物使用受限的主要问题是心动过速。当使用小剂量肾上腺素时，可能不会引起明显心动过速，因此经常是首选。⑤如果这些药物的剂量已经达到中等量{如肾上腺素 2~3μg/min[0.03~0.04μg/(kg·min)]，多巴酚丁胺 10μg/(kg·min)，或者多巴胺 10μg/(kg·min)}，则应当使用第二种药物。PDE 抑制剂与儿茶酚胺类药物有协同作用，可以选用。这类药物可降低外周阻力，引起轻微的心动过速。虽然这些药物通过增加心排血量，能够使血压保持正常，但常需同时使用去甲肾上腺素以维持外周血管阻力。如果联合应用两种药物后，心脏指数仍处于心力衰竭边缘状态，则应当采取主动脉内球囊反搏。

主动脉内球囊反搏

主动脉内球囊反搏（Intra-aortic balloon counterpulsation，IABP）可为血流动力学提供支持和（或）于心脏手术前后控制缺血。与大多数正性肌力药物相反，主动脉内球囊反搏通过减少心肌氧耗及改善冠状动脉灌注，为心力衰竭的心脏提供生理学的支持。

一、适应证

1.药物治疗效果不佳的进行性缺血或急诊手术前血流动力学不稳定患者。

2.通常在心脏手术前，为严重冠状动脉疾病（通常为左主干病变）或严重左室功能不全的高危患者进行预防性置入。

3.在对不停跳心脏手术的高危患者进行侧壁或后壁搭桥时,用于维持血流动力学稳定。

4.为心源性休克或心肌梗死的机械并发症降低负荷,如急性二尖瓣关闭不全及室间隔穿孔。

5.对中等剂量正性肌力药物无反应的术后低心排血量综合征患者。这类患者的生存率只有70%。主动脉内球囊反搏在右心室功能衰竭患者中的使用能取得满意的疗效。

6.心脏手术后心肌缺血患者。

7.在心肌功能急性恶化时,用于提供临时支持或作为心脏移植的过渡。

二、禁忌证

1.主动脉瓣关闭不全。

2.主动脉夹层。

3.重度主动脉及外周血管粥样硬化。

三、主动脉内球囊反搏的撤除

1.在小剂量正性肌力药物的支持下[通常是肾上腺素剂量$<1\mu g/min$,或多巴胺或多巴酸丁胺剂量$<5\mu g/(kg \cdot min)$],对心排血量满意,则可以撤除主动脉内球囊反搏的支持。然而,如果有下肢缺血、气囊功能障碍、血小板减少症或感染等并发症发生,则应尽早撤除主动脉内球囊反搏。

2.在开始撤除主动脉内球囊反搏时,要降低反搏频率,从1∶1到1∶2,维持2～4h;再到1∶3或1∶4(取决于所应用调节设备类型),持续1～2h或以上。一旦确定患者能够耐受一个低的反搏频率,就应撤除主动脉内球囊反搏。应当注意的是,主动脉内球囊反搏可以有效地降低负荷,因而在球囊辅助期间记录的血压低于未辅助时的血压(事实上,舒张压增高,而真正的收缩压降低)。因此,在撤除主动脉内球囊反搏时,直观上的血压提高并不能自动地成为判断患者病情进展的一种敏感方法。另外,如果因人为因素或需要纠正凝血病,那么主动脉内球囊反搏的撤除预期要推迟几个小时或以上,反搏频率应当增至至少1∶2,以防止血栓形成。

循环辅助装置

如果应用了最大剂量的药物和主动脉内球囊反搏,患者仍不能维持有效循环,则应考虑放置循环辅助装置。这些装置提供血流以支持体循环和(或)肺循环,从而使心脏得以休息,允许心脏经历代谢和功能的恢复。在一些情况下,患者恢复后几天,可以撤除或停用循环辅助装置。而在另外一些情况下,这些循环辅助装置不能停用,它们可能成为心脏移植的过渡,或考虑将应用长期的循环辅助装置作为最终的治疗目的。

体外膜肺氧合

1.体外膜肺氧合(Extracorporeal membrane oxygenation,ECMO)是体外生命支持(Extracorporeal life support,ECLS)的一种形式,可作为心室辅助装置外的一种选择。此套系统拥有一个膜式氧合器、离心泵、热交换器、氧混合器及一套被覆肝素的循环管道。后者提供了生物相容性更好的表面,使血小板的激活和全身炎症反应降至最低程度,减少和消除对肝素的要求,使ECMO管路可以应用几周的时间。

2.为使ECMO的效果达到最佳,应遵循以下一些基本原则:使前负荷最佳化;应用α受体激动剂或血管加压素;应用肺血管舒张药积极处理肺动脉高压;对早期和进行性肾损伤,积极应用持续性静脉-静脉血液滤过(Continuous venous venous blood filtration,CVVH);避免抗凝;应用小潮气量机械通气。

(潘孔寒)

病例 3-1　暴发性心肌炎

引　言

近年来,病毒性心肌炎的相对发病率不断增加,病情轻重不同,表现差异很大。暴发性心肌炎(Fulminant myocarditis,FM)进展快,病情短时间内急剧进展而出现心源性休克、急性充血性心力衰竭、严重心律失常及阿-斯综合征等,病死率极高,预后极差。

一、接诊时病情简介

(一)入 ICU 时的情况

1.患者主诉和基本情况

患者,女性,38 岁,因"发热、心悸 5 天"入院。

患者入院前 5 天出现发热,当时体温不详,伴有心慌、乏力,在外院就诊,予以"散利痛、左氧氟沙星"口服。治疗后,体温逐渐下降至 37℃左右,但自觉全身不适,乏力较前明显,停用"散利痛"后再次出现发热(T 39℃),自觉心悸加重,为求进一步治疗入我院急诊科。急诊查肌钙蛋白定量 20.50μg/L,脑利钠肽 12600pg/mL,血乳酸 2.5mmol/L;心电图示窦性心动过速,不完全性右束支传导阻滞,II、V_{3-4} ST 段压低;床边心超示左室收缩功能略减低,左心室射血分数(Left ventricular ejection fraction,LVEF)为 45%～50%。拟"心肌炎"收入 ICU。

2.入院查体

T 37.9℃,BP 99/66mmHg,R 20 次/min,HR 140 次/min,神志清,烦躁不安,口唇无发绀,巩膜无黄染,颈静脉无怒张。双肺呼吸音清,未闻及明显干湿啰音。心律不齐,可及奔马律。腹平软,无压痛,肝脾未及。双下肢不肿。神经系统检查(一)。

3.辅助检查

(1)心肌酶谱:丙氨酸氨基转移酶 75U/L,肌酸激酶 684U/L,肌酸激酶同工酶 59U/L;肌钙蛋白 20.50pg/L。

(2)心电图示:窦性心动过速,下壁、前壁 ST-T 改变(见图 3-1-1)。

(3)床边心超示:左室收缩功能减低,LVEF 20%(见图 3-1-2)。

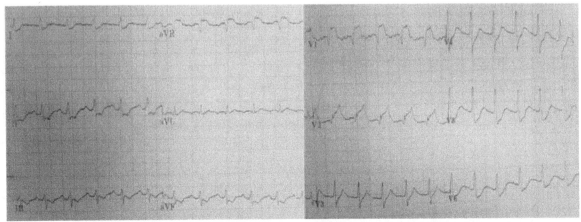

图 3-1-1　窦性心动过速,V_1、V_2 异常 Q 波,伴 ST 段抬高,下壁、前壁 ST-T 改变

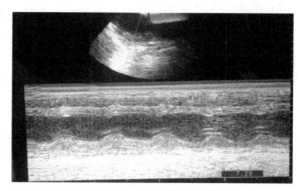

图 3-1-2　LVEF 约为 20%

4.入院诊断

暴发性心肌炎,心源性休克。

二、病因、病情严重程度评估及亟须解决的问题

该患者为青年女性,急性起病,以"发热、心悸"入院。辅助检查:肌钙蛋白 20.50μg/L,脑利钠肽12600pg/mL。心电图示:窦性心动过速,不完全性右束支传导阻滞,Ⅱ、V_{3-4}、ST 段压低。急诊室床边心超示左室收缩功能略减低,LVEF 45%～50%。入科后,LVEF 迅速恶化至 20% 左右(见图 3-1-2),且出现频发室性心动过速(见图 3-1-3),考虑心肌炎可能性大,但相关病毒抗体结果未出。

入科后,主要面临心律失常、心排血量下降、循环不稳定、乳酸增高、组织低灌注等问题。因此,入科后予以机械通气保证氧供,V-A ECMO 循环支持,以及丙种球蛋白抗体封闭,甲泼尼龙减轻心肌水肿,大剂量维生素 C、左卡尼汀、磷酸肌酸钠营养心肌,后期予以营养支持治疗。

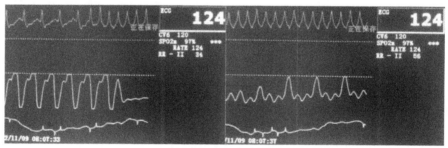

图 3-1-3　无脉性室速

三、诊治经过及思路

(一)暴发性心肌炎的处理

予以气管插管、呼吸机支持通气保证氧供,行小潮气量肺保护策略,维持潮气量在 6mL/kg,呼气末正压通气(Positive end-expiratory pressure ventilation,PEEP)8cmH$_2$O,吸氧浓度 50%。后出现室性心动过速,血压下降至 95/50mmHg。行 V-A ECMO循环支持,置管过程中出现频发恶性心律失常、停搏,予以持续心肺复苏、脑保护;置管成功后,复查床边心超,左室几乎无活动(见图 3-1-4),设置初始转速 3800r/min,流量 4.0L/min,气流量 5L/min,氧浓度 100%;予以大剂量维生素 C、左卡尼汀、磷酸肌酸钠营养心肌;后期,患者自主进食后,予以曲美他嗪、美托洛尔、卡托普利口服。

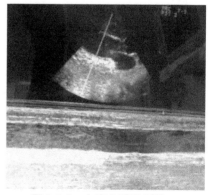

图 3-1-4　左室几乎无运动

(二)心源性休克的处理

根据前后负荷、心功能情况调整,维持适当的前后负荷,每日行床边心超评估心功能情况。

(三)早期营养支持治疗

入科第 1 天,患者因循环不稳定,难以耐受肠内营养支持;ECMO 运行后第 2 天,拔除气管插管后,鼓励患者自主进食,定期监测氮平衡情况,维持正氮平衡。

(四)脑保护

在置管过程中,为持续心肺复苏,反复推注肾上腺素以及持续泵入去甲肾上腺素,维持有效循环血压,保证脑灌注,并使用冰帽、冰毯将体温控制在 36℃。

(五)疾病转归

ECMO 上机后,循环逐渐好转,当日停用去甲肾上腺素。上机后第 2 天,患者神志逐渐转清,予以拔除气管插管行清醒 ECMO。第 5 天,患者 ECMO 流量逐渐下调至 2L/min,循环稳定,尿量大于 1mL/(kg·h)。复查心超,左室大小在正常范围,LVEF 42%,撤除 ECMO(ECMO 辅助 120h)。第 17 天,转心内科继续治疗。第 21 天,出院。

四、病例剖析

(一)病例层面的剖析

该患者为青年女性,以发热、心悸急性起病。辅助检查心电图异常(窦性心动过速,下壁、前壁 ST-T 改变),心肌酶学异常(肌钙蛋白定量在 20.50μg/L)。入院后,迅速出现心电紊乱、血流动力学恶化,且后期行冠状动脉 CT 检查排除冠状动脉粥样硬化性心脏病、急性心肌梗死(见图 3-1-5)。因此,暴发性心肌炎诊断明确,病情极为凶险。患者表现为在低心排血量的基础上合并新出现的恶性心律失常,并迅速出现血流动力学恶化。入院后,积极予以ECMO 支持以及抗炎、营养心肌治疗。在予以 ECMO 支持 12h 后,持续心室颤动转为有脉搏的窦性心律,病情恢复良好,未留任何神经系统后遗症。

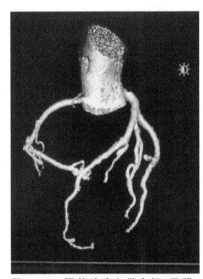

图 3-1-5 冠状动脉血供良好,无明显狭窄

(二)疾病层面的剖析

病毒性心肌炎是临床上较为常见的心血管疾病之一。目前,其确切的发病机制尚不完全清楚。引起心肌炎的病毒以乙组柯萨奇病毒及巨细胞病毒最常见。主要组织学特征为心肌细胞溶解、坏死、变性、肿胀等。部分心肌细胞在病毒感染后死亡,并激活固有免疫应答及获得性免疫应答,机体免疫产生抗病毒抗体及心肌蛋白抗体,效应 T 细胞增殖,造成心肌损伤范围加大、程度加深。如能及时治疗和对症处理,心肌所发生的以上变化在很大程度上是可逆的。研究表明,最重要的是在急性重症心肌炎患者中区分出血流动力学药物不可控制的病例,从而能够更加积极合理地应用机械循环辅助治疗。在常规药物治疗(如清除氧自由基、免疫抑制及抗心力衰竭药物等)的基础上给予必要的循环支持显得极为重要,如 IABP、ECMO 或左室辅助泵等。暴发性急性心肌炎患者病情变化快,进展迅速,多伴有心功能衰竭、心室传导紊乱和广泛的心肌损伤。在暴发性心肌炎早期应用机械循环支持,可以挽救(即血流动力学不稳定)患者的生命。ECMO 是将部分静脉血从体内引流到体外,再经膜肺氧合后由驱动泵将动脉血泵入体内的一种心肺辅助技术。根据膜肺氧合血回输途径的不同,ECMO 分为静脉-静脉 ECMO(V-V ECMO)与静脉-动脉 ECMO(V-A ECMO)。及时行 ECMO 治疗可迅速纠正循环系

统的恶化,同时充分的氧合维持了人体脏器组织的灌注,心肌可获得充分休息,增加能量储备,使心肌严重传导阻滞和节律紊乱自动恢复。维持有效的心肺脑复苏和早期呼吸机支持是保证脑灌注压的基础。由于常规复苏很难恢复自主心律,所以暴发性急性心肌炎患者一旦发生心脏停搏,应首先行ECMO治疗。同时,在医生无法判定神经系统是否受损的情况下,ECMO可成为一种有效的工具,为临床危重患者的抢救赢得新的希望。

五、经验教训总结

ECMO对技术要求相对较高,人力、物力、财力耗费大。在ECMO辅助过程前后,可能出现一些并发症(如出血、溶血、栓塞、置管局部并发症、神经系统异常、感染、心功能不全、心肌顿抑、水肿及肾功能不全等);此外,还需更换氧合器(经常是由于血栓的形成、管路破裂、泵功能失常及插管的问题)。因此,应用ECMO的指征和时机还有待进一步明确。

参考文献

1. Dambrosio A,Patti G,Manzoli A,et al. The fate of acute myocarditis between spontaneous improvement and evolution to dilated cardiomyopathy:a review[J]. Heart,2001,85:499-504.

2. Hsu KH,Chi NH,Chi H,et al. Extracorporeal membranous oxygenation support for acute fulminant myocarditis:analysis of a single centers experience[J]. European Journal of Cardiothoracic Surgery,2011,40:682-688.

3. 赵岩岩,邢家林,杜中涛,等. 体外循环心肺复苏技术在成人心脏术后心脏停搏抢救中的应用[J]. 中国体外循环杂志,2013,11(3):145-149.

(曾小康　胡　炜)

病例 3-2　急性重症心肌炎合并多脏器功能衰竭

引　言

近年来,重症心肌炎患者有逐渐增多的趋势。重症心肌炎临床表现多样化,以心包炎、心肌炎、持续性室性心动过速、各种心律失常、充血性心力衰竭、心源性休克等为主,具有发病急、进展快、预后差、病死率高等特点。因此,加强对重症心肌炎的诊治,可以改善患者生存质量、降低死亡率。

一、接诊时病情简介

(一)入 ICU 前的情况

1.患者主诉和基本情况

患者,女性,47岁,农民,因"反复胸闷5天,加重伴气急3小时"于9月20日10:00由"120"急救车送入医院。

患者于5d前在无明显诱因下反复出现胸闷不适,伴发热,体温未测,无胸痛,无咯血,无咳嗽、咳痰,自行刮痧处理。1d前,在外院诊治,效果不佳。3h前,胸闷症状加重,伴气急、出汗,无黑蒙、晕厥。外院化验心肌酶谱升高,心电图提示心肌梗死。遂转来我院。既往体健,否认有高血压及糖尿病病史,身高150cm,体重50kg。

2. 入院查体

T 37.8℃,P 109 次/min,R 28 次/min,BP 113/77mmHg,神清,精神软,唇绀,呼吸促,出汗,皮肤湿冷,颈静脉怒张。两肺呼吸音粗,可闻及广泛湿啰音。心界不大,HR 109 次/min,律齐,各瓣膜未闻及明显病理性杂音。腹平软,全腹无压痛,肝脾肋下未及。双下肢无水肿。

3. 辅助检查

(1)血常规:白细胞计数 14.5×10⁹/L,中性粒细胞百分比 77.9%,红细胞计数 3.87×10¹²/L,血红蛋白118g/L,血小板计数 109×10⁹/L,C 反应蛋白 15.28mg/L。

(2)凝血功能:常规 D-二聚体 11.52μg/L。

(3)生化:丙氨酸氨基转移酶 2760U/L,门冬氨酸氨基转移酶 4390U/L,乳酸脱氢酶 15750U/L,肌酸激酶 1600U/L,肌酸激酶同工酶 188U/L,K⁺ 4.5mmol/L,尿素氮 17.20mmol/L,肌酐63.0umol/L,肌钙蛋白 25.500ng/mL,脑利钠肽 35000pg/mL。

(4)胸部 CT 平扫示:两肺间质性肺水肿,两侧胸腔少量积液,心包少量积液,提示心功能不良(见图 3-2-1)。

(5)心电图:窦性心律,低电压,前间壁 QS 型(见图 3-2-2)。

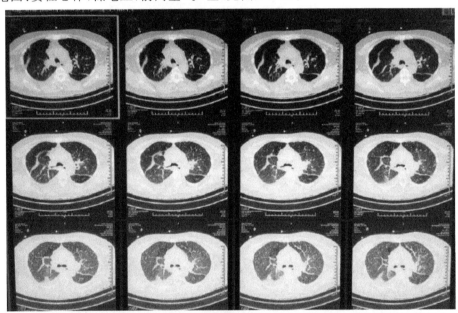

图 3-2-1　胸部 CT 平扫:两肺间质性肺水肿,两侧胸腔少量积液,心包少量积液,提示心功能不良(9 月 20 日)

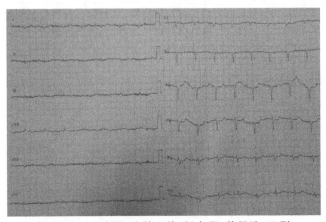

图 3-2-2　心电图:窦性心律,低电压,前间壁 QS 型

4.拟诊及治疗

①急性重症心肌炎;②心功能Ⅳ级;③肝功能不全。

予以心电血压监护,吸氧,绝对卧床休息;予以参麦针、极化液营养心肌;予以曲美他嗪改善心肌代谢;予以呋塞米及螺内酯利尿,减轻心脏前负荷。9月20日12:13,患者气急加重,全身皮肤湿冷,鼻导管吸氧SpO_2下降至90%,BP(105～110)/(70～93)mmHg,肺部可闻及广泛干湿啰音,HR 110～120次/min,律齐,无杂音。予甲泼尼龙40mg、呋塞米20mg静注1次,更换面罩吸氧,SpO_2上升至95%以上。

9月20日12:18,床旁超声心动图:舒张期末左室内径48mm,左房内径28mm,舒张期左室壁肌层厚约12.1mm。CDFI:二尖瓣见中等量反流信号,三尖瓣未见反流信号。心功能估测:LVEF为31%。左室前壁、侧壁及心尖部节段性运动减弱,心包腔积液,左室后壁后方可见宽约7.0mm的液性暗区。

9月20日12:44,行急诊冠状动脉造影(见图3-2-3和图3-2-4)。

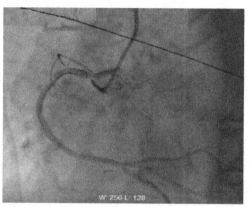

图3-2-3 冠状造脉造影:右冠优势形。右冠状动脉:内膜光滑,未见明显狭窄

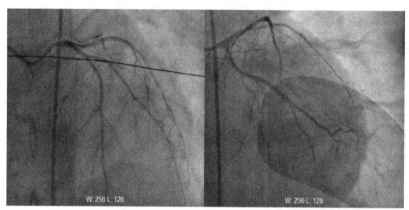

图3-2-4 冠状造脉造影:左冠状动脉左主干开口20%狭窄,前降支内膜光滑,未见明显狭窄。回旋支未见明显狭窄

9月20日13:15,术后安返病房。T 37.7℃,P 106次/min,R 35次/min,BP 110/51mmHg,面罩吸氧下血氧饱和度96%。

9月20日14:00—18:00,T 37.2℃,P 100～113次/min,R 30～35次/min,BP(82～114)/(45～68)mmHg。患者高枕卧位休息,仍感胸闷、气急,全身湿冷,两肺呼吸音粗,仍可闻及湿啰音,尿量少。予以呋塞米20mg,甲强龙80mg,静注1次。

9月20日19:17,血压继续下降,即(82～83)/(45～50)mmHg,请ICU会诊,考虑心源性休克。予以去甲肾上腺素10mg,稀释后经静脉泵泵入维持血压。20:10,转入ICU。

(二)入 ICU 后的情况

1.体格检查

T 37.3℃,P 97 次/min,R 22 次/min,BP 82/43mmHg(去甲肾上腺素泵注 6mL/h),神清,精神软,高枕卧位休息。诉胸闷、气闭、口干、咽痛、干咳。储氧面罩吸氧 SpO$_2$ 94%。咽红,扁桃体无肿大,皮肤湿冷,颈静脉怒张。两肺呼吸音粗,可闻及广泛湿啰音。心界不大,HR 97 次/min,律齐,各瓣膜未闻及明显病理性杂音。腹平软,脐周轻度压痛,四肢无水肿。留置导尿,无尿液引出。

2.辅助检查

(1)血气分析:pH 7.24,PaO$_2$ 54.8mmHg,PaCO$_2$ 21.9mmHg,碱剩余－16.2mmol/L,K$^+$ 5.4mmol/L,乳酸 10.5mmol/L。

(2)血常规:白细胞计数 23.1×10^9/L,中性粒细胞百分比 91.3%,C 反应蛋白 23.52mg/L。

(3)凝血功能:常规 D-D 19.65μg/L。

(4)血生化:丙氨酸氨基转移酶 3000U/L,门冬氨酸氨基转移酶 4820U/L,肌酸激酶同工酶 98U/L,尿素氮 20.41mmol/L,肌酐 196.4μmol/L。肌钙蛋白 28.20ng/mL;脑利钠肽 35000pg/mL。

(5)心电图:(9 月 20 日 21:32)窦性心律,低电压,前间壁 QS 型(见图 3-2-5)。

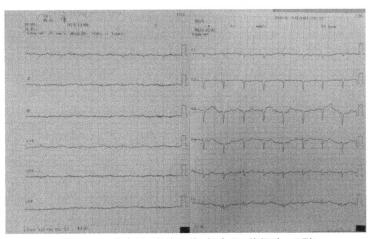

图 3-2-5　心电图:窦性心律,低电压,前间壁 QS 型

3.入科诊断

①急性重症心肌炎;②心功能Ⅳ级;③急性肺水肿;④呼吸衰竭;⑤心源性休克;⑥双侧胸腔积液;⑦心包积液;⑧肝功能不全;⑨急性肾功能不全;⑩代谢性酸中毒。

二、病因、病情严重程度评估及亟须解决的问题

该患者有短暂的病毒感染前驱症状,以呼吸道表现为主。患者的临床表现缺乏特异性,发病后不久即进展为急性的严重心力衰竭和心源性休克,并伴有肝肾功能异常。综合病史分析,考虑急性重症心肌炎,心功能Ⅳ级,合并有呼吸衰竭、休克及多脏器功能不全。

目前,亟须解决呼吸衰竭、休克、无尿、酸中毒等问题,治疗的关键在于迅速纠正休克及减轻心脏负荷,需卧床休息,并行吸氧、营养心肌、纠正酸中毒、抗病毒及免疫调节等综合治疗。

三、诊治经过及思路

1.绝对卧床休息,避免劳累,高流量吸氧。

2.减轻心脏前负荷。禁食、禁水,限液控速,呋塞米 400mg 静脉泵控推注利尿(见表 3-2-1)。

3.对疑诊急性重症心肌炎的患者,如出现急性心功能不全,应尽快行冠状动脉造影。在对该患者行冠状动脉造影后,及时排除了心肌梗死。

4.激素抑制炎症反应。对急性期出现严重并发症者,如完全性房室传导阻滞、严重心律失常、心源性休克、心力衰竭或证实由免疫反应致心肌损伤者,可短期应用糖皮质激素治疗。对该患者给予甲强龙 80mg 静注 q8h。

5.纠正休克。去甲肾上腺素 10mg+生理盐水 40mL 静脉泵控推注,维持血压。

6.营养心肌,纠正酸中毒。

7.应用免疫调节剂。丙种球蛋白有以下两种作用:①调节细胞因子平衡,抑制靶细胞上活化补体片段的沉积,功能性阻断巨噬细胞表面 Fc 受体;②可以抗病毒。对该患者给予人免疫球蛋白 10g 静滴 qd。

8.早期实施抗病毒治疗,既可以避免心肌耗氧量增加,又可以改善预后。对该患者予以奥司他韦 75mg q12h 抗病毒治疗。

9.PiCCO 监测血流动力学(见表 3-2-2)。

10.机械辅助治疗,包括主动脉内球囊反搏、心室辅助装置或 ECMO 等。ECMO 应用指征:①药物不能控制的心源性休克;②心脏停搏;③低心排血量综合征;④严重心律失常。对出现严重心肌传导阻滞、窦性停搏、心动过缓等症状的患者,应安装心脏起搏器治疗,并确保其他治疗已顺利实施。持续性的高度房室传导阻滞非常罕见,患者需长期安装起搏器。对本例患者,未行机械辅助治疗方法。

11.疾病转归。于当天 23:00 起,患者胸闷、气闭明显缓解,干咳减轻,出汗减少,皮肤温暖,肺部湿啰音明显减少,氧和改善,血液循环逐渐稳定。次日 1:00,血气分析 pH 7.34,PaO_2 79.6mmHg,$PaCO_2$ 26.5mmHg,碱剩余-10.3mmol/L,乳酸 7.8mmol/L。5h 乳酸清除率为 25.7%。

表 3-2-1 护理监测指标

时间 (入科后)	R (次/min)	HR (次/min)	SpO_2 (%)	BP (mmHg)	呋塞米推注速度 (mL/h)	入量 (mL)	出量 (mL)
1h	22	96	95	91/60	5	30	50
2h	32	105	95	111/80	5→10	80	100
3h	26	106	95	100/56	10→15	150	250
5h	25	100	97	105/60	15→10	260	500
6h	23	100	97	106/68	0	400	1100
10h	19	91	99	106/66	0	800	2950
入科 10h 入量 80mL				入科 10h 尿量 2950mL			

表 3-2-2 PiCCO 监测指标

病程	SV (mL)	CI [L/(min·m²)]	CO [L/min]	CVP (mmHg)	SVRI (DSm²/cm²)	EVLWI (mL/kg)	GEDVI (mL/m²)	PVPI
9 月 21 日 17:30	28.5	1.92	2.88	19	3040	10.8	558	2.6
9 月 22 日 9:00	28.5	1.59	2.38	12	4067	10.1	483	2.9
9 月 22 日 20:00	45.1	2.25	3.38	6	2661	4.5	657	0.8
9 月 23 日 10:00	50.0	2.13	3.20	8	2661	5.1	707	1.0
9 月 24 日 9:00	56.1	2.09	3.14	10	2941	6.5	682	

9月22日14:00,停用去甲肾上腺素;9月23日10:40,加用多巴酚丁胺0.1mg/(kg·h),11:00停用;9月23日,盐酸贝那普利5mg qd,美托洛尔6.25mg bid,曲美他嗪20mg tid,呋塞米20mg bid,螺内酯20mg bid;9月24日,甲泼尼龙40mg q12h。

9月24日转心内科,予以呋塞米20mg bid,螺内酯20mg qd,美托洛尔12.5mg bid,洛丁新5mg qd,曲美他嗪20mg tid,维生素C,门冬氨酸钾镁,甲泼尼龙由注射逐渐减量至口服甲泼尼龙后停用。相应情况见图3-2-6～图3-2-11和表3-2-3。

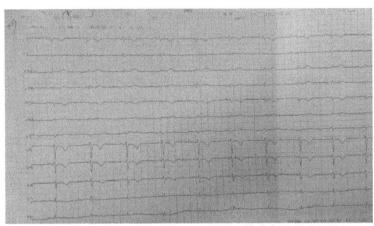

图3-2-6　心电图:窦性心律,V$_{1-3}$导联T波改变(9月26日)

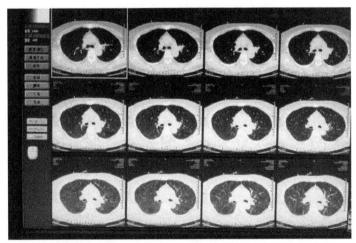

图3-2-7　胸部CT平扫示,心影稍增大,心包积液;右下肺背段炎性结节,两下肺部分肺组织膨胀不全,两后胸膜稍增厚(10月1日)

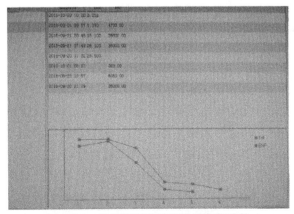

图3-2-8　肌钙蛋白及脑利钠肽变化趋势

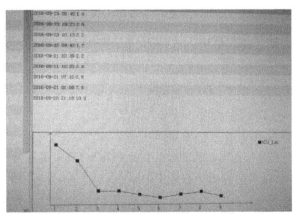

图3-2-9　乳酸变化趋势

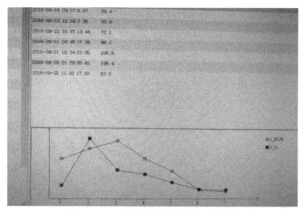

图 3-2-10   尿素氮及肌酐变化趋势

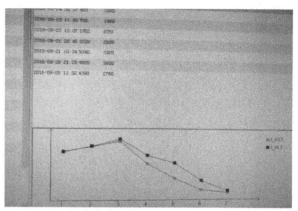

图 3-2-11   门冬氨酸氨基转移酶及丙氨酸氨基转移酶
变化趋势

表 3-2-3   心脏彩色超声变化

9月20日	9月26日	10月3日
左室舒张期末内径 48mm;左房内径 28mm,舒张期左室壁肌层厚约 12.1mm。CDFI:二尖瓣见中等量反流信号,三尖瓣未见反流信号。心功能估测:LVEF 为 31%。左室前壁、侧壁及心尖部节段性运动减弱,心包腔积液,左室后壁后方可见宽约 7.0mm 的液性暗区	左室舒张期末内径 40.7mm;左房内径 27mm,舒张期左室壁肌层厚约 12.5mm。CDFI:二尖瓣见中等量反流信号。LVEF 为 52%。左室壁活动弥漫性减弱,心包腔积液,左室后壁后方可见宽约 8.1mm 的液性暗区,右室前壁可见宽约 7.8mm 的液性暗区	各房室腔大小正常,心肌厚度正常,活动协调,未见明显节段性运动异常。CDFI:二尖瓣口血流未见明显异常。LVEF 为 64.2%。心包腔积液,左室后壁后方 3.0mm 的液性暗区,右室前壁 2.8mm 的液性暗区

患者住院 17d 出院。出院时,无胸闷、气喘症状;心电图呈损伤性 ST-T 改变;胸部 CT 平扫胸水消失;心脏彩超各房室腔大小正常,心肌厚度正常,活动协调,未见明显节段性运动异常,LVEF 为 64.2%,少量心包积液;心肌酶及肌钙蛋白 I、脑利钠肽、肝肾功能恢复至正常范围内。院外继续口服:盐酸贝那普利 5mg qd,美托洛尔 25mg bid,曲美他嗪 20mg tid,螺内酯 20mg qd。定期电话随访,患者无不适症状。

四、病例剖析

（一）病例层面的剖析

该患者为中年女性,入院前有短暂的病毒感染前驱症状,以呼吸道表现为主;入院后,病情进展迅速,表现为急性心力衰竭及心源性休克。据各项检查结果,基本可排除心肌梗死,故急性重症心肌炎、心源性休克、呼吸衰竭诊断明确。考虑患者除心力衰竭外,还合并有呼吸衰竭、肝肾功能不全,同时病情进展急剧,更加危险。入院后,给予绝对卧床、减轻心脏前负荷、血管活性药物纠正休克、丙种球蛋白免疫调节及早期抗病毒治疗等综合治疗,患者病情逐渐恢复。

（二）疾病层面的剖析

心肌炎是指心肌局限性或弥漫性的炎症病变,分为感染性与非感染性。感染性心肌炎以病毒性心肌炎最为常见,且多数由柯萨奇 B 组病毒引起。病毒可以直接损害和触发自身免疫反应而引起心肌损害,导致心肌细胞的变性或坏死,有时可累及心包或心内膜。病毒性心肌炎的临床表现可以很轻微,无须治疗即可自愈;但也可以很严重,需积极的循环支持。在临床上,往往遇到急性心肌炎患者入院时症状尚轻微,但病情急转直下,在很短的时间内迅速出现顽固性心力衰竭、恶性心律失常或者心源性休克等表现。因此,早期、正确地识别急性重症病毒性心肌炎就显得尤为重要。

心脏 MRI 被认为是目前诊断心肌炎最准确的无创性影像学检查方法,而心肌活检是诊断病毒性心肌炎的金标准。经心内膜、心肌、心包(活检、病理)或心包穿刺液检查,发现以下情况之一者即可确诊。①分离到病毒;②用病毒核酸探针查到病毒核酸;③特异性病毒抗体阳性。但由于费用及技术的限制,特别是很多基层医院并没有条件进行这两项检查。目前,临床心肌炎诊断普遍开展的检查手段有临床体征、血清学指标检测、心电图及超声心动图。目前,我们对急性重症心肌炎的诊断标准如下。①心功能不全、心源性休克或心脑综合征。②心脏扩大明显,包括左室间隔厚度、左室后壁厚度、左房内径显著增高,同时左室射血分数显著降低。左室室间隔厚度>0.855cm 或左室后壁厚度>0.875cm 的患者进展至重症心肌炎的可能性更大,即室间隔厚的患者提示心肌炎程度较重、心功能相对较差,对该类患者需密切关注病情变化。③心电图检查发现以 R 波为主的两个或以上主要导联 ST-T 改变持续 4d 以上伴动态变化,异常 Q 波,各种心律失常。④血清酶学检测示心肌钙蛋白、脑利钠肽、肌酸激酶同工酶水平增高。其中,脑利钠肽主要来源于心室,反映了室腔压力的增高,可敏感和特异性地反映左室功能。重症心肌炎患者脑利钠肽升高更为显著,提示心肌损伤范围更广、心功能更差。

急性重症心肌炎病变广泛而严重,心肌纤维变性坏死,多呈弥漫性,临床呈暴发型,起病 1~2d 即可出现心功能不全或突发心源性休克。临床表现为极度乏力,头晕,烦躁,呕吐,心前区痛或压迫感,呼吸困难,大汗淋漓,皮肤湿冷。体征:面苍,唇绀,四肢凉,指趾发绀,脉弱或摸不到,血压低或测不出;心音钝,心尖部第一心音(S_1)几乎听不到,可出现收缩期杂音、奔马律、心动过速或过缓,或严重心律失常;肺部有啰音,肝大,可出现急性左心力衰竭。重症心肌炎患者心电图常出现多个导联异常 Q 波及 ST-T 改变,伴有恶性心律失常。心电图特点是广泛心肌损伤表现,大多数导联 R 波振幅低及 ST-T 改变,病理性 Q 波与 ST-T 改变多为一过性。

在急性重症心肌炎患者中,年轻患者多不易被误诊,而在中老年患者则易与冠心病、急性心肌梗死相混淆。因此,早期诊断的关键是与急性心肌梗死鉴别,并结合临床特点、超声特征等进行综合分析。若出现以下多种情况,应高度怀疑急性重症心肌炎的可能。①既往无冠心病高危因素,以胸闷、气促就诊,胸闷、气促明显而胸痛不剧烈者,发病前有呼吸道或胃肠道感染病史,发病后短时间内出现低血压或心源性休克。②心电图的多样性、多变性表现十分突出。ST 段抬高多广泛且无心肌梗死定位特征,亦无心肌梗死动态演变过程;ST 段抬高在对应导联无镜面影像,且与 Q 波无肯定关系;病理性 Q 波多变,可呈游走性或反复性。③发病后出现多器官功能障碍(如明显肝肾功能不全),而既往无相关病史。④心脏彩超室壁运动普遍减弱,左室收缩功能减退,左室心肌回声增强,伴或不伴有心包积液。另外,在血流动力学不稳定的情况下,及时行冠状动脉造影协助鉴别诊断也十分关键。

五、经验教训总结

急性重症心肌炎成年患者在发病前大多有病毒感染的前驱症状,但临床表现缺乏特异性,常常从开始发病就表现为急性的严重心力衰竭及心源性休克,起病急、进展快、病死率较高,临床上容易被误诊、漏诊。如果能迅速诊断,早期积极给予机械支持和糖皮质激素治疗,大多数患者可以完全恢复,并且预后良好。本例患者入院后,及时行冠状动脉造影排除了心肌梗死的可能,结合床旁心脏彩超和心电图检查,在病程早期即可确诊急性重症心肌炎。治疗中给予减轻心脏负荷、纠正休克、抗病毒、免疫调节等综合治疗,阻断了疾病的进一步发展,改善了患者的心脏功能。病毒性心肌炎是心内科疾病中少数的自愈性疾病,治疗的关键在于运用各种治疗方法恢复心脏功能、维持生命体征稳定,必要时可以行机械辅助治疗,包括 IABP、植入心脏起搏器、ECMO 等。

参考文献

1. Kearney MT,Cotton JM,Richardson PJ,et al. Viral myocarditis and dilatedcardiomyopathy:

mechanisms,manifestations,andmanagement[J]. Postgrad Med J,2001,77(903)：4-10.

2. Pettit MA,Koyfman A,Foran M. Myocarditis[J]. Pediatric Emergency Care,2014,30(11)：832-835.

3. Pollack A,Kontorovich AR,Fuster V,et al. Viral myocarditis-diagno-sis,treatment options,and current controversies[J]. Nat Rev Cardiol,2015,12(11)：670-680.

4. Biesbroek PS,Beek AM,Germans T,el al. Diagnosis of myocarditis：current state and future perspectives[J]. Int J Cardiol,2015,191：211-219.

5. Pankuweit S,Klingel K. Viral myocarditis：from experimental models to molecular diagnosis in patients[J]. Heart Fail Rev,2013,18（6）：683-702.

6. 张良臻. 急性重症病毒性心肌炎 12 例临床治疗分析[J]. 中国实用医药,2015,10(20)：199-200.

7. 刘娜娜. 心电图与心肌酶对诊断急性病毒性心肌炎的敏感性分析[J]. 现代中西医结合杂志,2015,24(19)：2126-2128.

（周 玲 汤 蓓）

病例 3-3 吸食冰毒后急性心肌梗死

引 言

急性心肌梗死为内科常见病,多发生于 40 岁以上的人群,尤其是老年人,且患者多伴有高血压、糖尿病、高脂血症等基础疾病。但随着生活节奏及生活方式的改变,急性心肌梗死逐渐呈年轻化趋势。冰毒是一种具有高度成瘾性的兴奋剂,有较强的中枢神经和交感神经兴奋作用。吸食冰毒能引起心血管的剧烈反应,明显提高心血管不良事件的发生率。国外文献报道,吸食冰毒可能导致冠状动脉病变或痉挛,甚至发生心肌梗死,尤其好发于青年人群,且男性比女性更多见。

一、接诊时病情简介

1.患者主诉和基本情况

患者,男性,29 岁,个体户,因"吸食冰毒后突发剧烈胸痛 1 小时余"于 11 月 12 日 23：39 入住重症监护室。

患者入院前 1 小时余吸食冰毒,数分钟后突发胸痛,以胸骨后为主,呈压榨性疼痛,疼痛剧烈,难以忍受,伴大汗淋漓、面色苍白,约半小时后由"120"急救车送至我院急诊室。完善心电图、血常规检查等。送入急诊室后,约 10 分钟突发意识障碍,呼之不应,四肢抽搐,血压测不出,血氧饱和度逐渐下降,心电监护仪提示室颤。随即电除颤,胸外心脏按压,气管插管,应用肾上腺素,建立静脉通道。复苏约半小时,患者恢复自主心律、呼吸,然后被送至重症监护室进一步诊治。既往每年常规体检,无高血压病、糖尿病、心脏病、高脂血症病史,否认自身免疫性疾病及卒中家族史,近期无上呼吸道感染病史。饮酒 10 余年,每天 2 瓶啤酒;吸烟 10 余年,每天 20 余支。25 岁开始间断吸毒,主要吸食冰毒(剂量不定,3～4 次/周)。

2.入院查体

昏迷,GCS 评分 6 分(1＋1＋4＝6 分),T 36.2℃,HR 110 次/min,R 20 次/min,BP 110/78mmHg,SpO_2 95％左右(FiO_2 60％),气管插管,呼吸机辅助通气。双瞳孔等大等圆,直径约 4.0mm,对光反射迟钝。心脏听诊心音偏弱。腹软。四肢肌张力减弱。

3. 辅助检查

（1）血生化示肌酸激酶 6135U/L，肌酸激酶同工酶 565U/L，肌钙蛋白＞94ng/mL。

（2）血常规、尿常规、大便常规、C 反应蛋白、血脂检测、凝血系列、抗心磷脂抗体、免疫系列（ANCA 抗体阴性）无殊，梅毒特异性抗体、乙型肝炎表面抗原、艾滋病抗体均呈阴性。

（3）毒品尿检试验阳性。

（4）心电图示急性广泛前壁心肌梗死，ST 段抬高型（见图 3-3-1）。

（5）心脏 B 超检查示左室壁节段性运动异常，少量心包积液（见图 3-3-2）。

4. 入科诊断

①急性心肌梗死；②心搏、呼吸骤停；③心肺复苏术后。

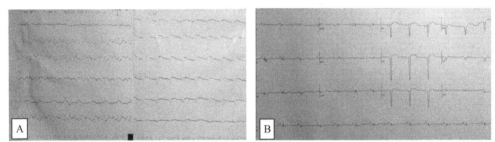

图 3-3-1　A：11—13 心电图：V_1—V_6、Ⅰ、avL ST 段抬高，Ⅱ、Ⅲ、avF ST 段压低。B：11—18 心电图：V_1—V_4 ST 段抬高，Ⅰ、avL、V_5、V_6 ST 段基本回落，Ⅱ、Ⅲ、avF ST 段压低；高侧壁异常 Q 波

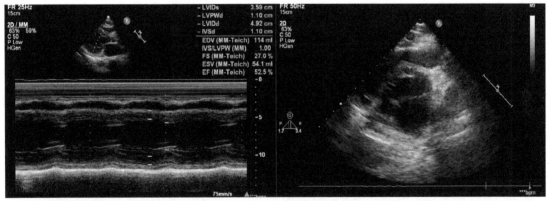

图 3-3-2　心脏 B 超：左室后壁后方可见 3mm 液性暗区，前间隔、前壁及侧壁活动减弱。结论：左室壁节段性运动异常，少量心包积液

二、病因、病情严重程度评估及亟须解决的问题

该患者既往无高血压、糖尿病、高脂血症病史，无血管炎、梅毒、艾滋病等病史。但有长期吸食冰毒史。此次发病为吸食冰毒后突发剧烈胸痛，结合心电图、心肌梗死指标，急性心肌梗死诊断明确。该患者冠状动脉造影提示存在弥漫性冠状动脉狭窄病变，但未见血栓和闭塞。因此，结合国外文献报道，我们推测该青年突发急性心肌梗死可能是在长期滥用冰毒后加速冠状动脉病变的基础上，吸食冰毒后引起冠状动脉痉挛所致。该患者在急性心肌梗死后出现心脏停搏，为急性心肌梗死中最危重的情况。经紧急心肺复苏、气管插管、肾上腺素等抢救治疗后，窦性心律恢复。

目前，亟须解决脏器灌注、脑复苏、呼吸等多脏器功能支持问题。治疗的关键在于严密的生命体征监测，血压、心律动态监测，及时有效的呼吸支持、循环支持，对急性心肌梗死的治疗，及对电解质稳定的维持等综合治疗。

三、诊治经过及思路

(一)心搏、呼吸骤停的处理

患者在急性心肌梗死的基础上出现心搏、呼吸骤停,立即采取心肺复苏、应用肾上腺素等抢救治疗,同时予以经口气管插管、呼吸机辅助通气。复苏约10min,患者恢复自主窦性心律。

(二)呼吸衰竭的处理

在患者心肺复苏成功后,予以持续机械通气。机械通气采用PCV模式,PC 15cmH₂O,PEEP 4cmH₂O,FiO₂ 60%。之后,根据病情调整。

(三)脑复苏

患者经心肺复苏后恢复窦性心律,但仍昏迷,需积极进行脑复苏,予以亚低温治疗,温度控制在32~34℃,同时维持血压,保证脑灌注。患者亚低温治疗48h后逐渐复温。

(四)血流动力学和液体管理

心肺复苏成功后,患者收缩压波动在70~80mmHg,予以去甲肾上腺提高血压,将血压维持在100~120mmHg,保持脏器灌注。同时,监测尿量变化、脏器功能及血气。

(五)急性心肌梗死的处理

予以拜阿司匹林、氢氯吡格雷抗血小板聚集,低分子量肝素抗凝,降血脂稳定斑块等治疗。

(六)其他治疗

维持水、电解质及酸碱平衡,适当补液,适当镇静镇痛等。

(七)疾病转归

患者机械通气4d后,意识逐渐转醒,对答切题,脱离呼吸机,拔除气管插管,转入心内科行冠状动脉造影(见图3-3-3),并行支架植入术。住院15d后康复出院。

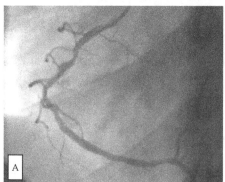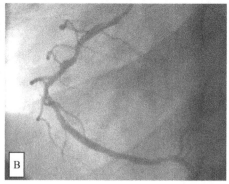

图3-3-3 冠状动脉造影。A:右冠状动脉中段弥漫性狭窄,最重处65%狭窄,中段可见动脉瘤;远段弥漫性病变,最重处35%狭窄。B:左主干无明显狭窄,前降支近段弥漫性狭窄病变,最重处70%狭窄;远段可见多处15%狭窄;回旋支中段20%狭窄,远段50%狭窄

四、病例剖析

(一)病例层面的剖析

该患者为年轻男性,既往体健,长期吸食冰毒。此次急性起病,以突发剧烈胸痛为主要症状,后出现心脏停搏。辅助检查:心肌酶明显升高(肌酸激酶同工酶565U/L,肌钙蛋白>94ng/mL);心电图提示急性广泛前壁心肌梗死,ST段抬高型;心脏B超检查示左室壁节段性运动异常,少量心包积液。故诊断急性心肌梗死,心搏、呼吸骤停。该患者既往体健,定期体检,无高血压、糖尿病、高脂血症等基础疾病,但长期吸食冰毒。结合国外文献报道,急性心肌梗死的病因首先考虑吸食冰毒。入院后,给予积极的心肺脑复苏、机械通气、脏器保护、抗凝、抗血小板等综合治疗,病情逐渐恢复。

(二)疾病层面的剖析

冰毒,化学名叫甲基苯丙胺,又称安非他明,是一种高度成瘾性的兴奋剂,具有较强的中枢神经和交感神经兴奋作用。它能快速地让人产生愉快、兴奋的感觉,使人精神高度亢奋,并增加体力,但可能导致诸多不良反应,包括心肌梗死、脑卒中、癫痫、横纹肌溶解、心肌病和精神病等。目前,冰毒在全球范围内广泛流行。近年来,由于我国吸毒人数逐年增加,吸食冰毒的情况也比较多见。

据国外文献报道,吸食冰毒可能导致心肌梗死。在国内,尚无吸食冰毒青年发生心肌梗死的报道。从目前国外的文献资料来看,吸食冰毒后心肌梗死的发病机制尚不明确,有人推测患者冠状动脉血管病变机制可能与吸食冰毒导致血管炎有关。但据国外文献报道及结合本例患者特征,不支持血管炎的假说,而认为吸食冰毒是通过加速动脉粥样硬化引起的心肌梗死。也有文献报道,吸食冰毒可引起弥漫性血管痉挛导致心肌梗死。因此,综合上述,推测其发病机制可能是多因素参与的。吸食冰毒发生心肌梗死的情况多见于青年男性。其冠状动脉病变多为弥漫性,且可引起冠状动脉痉挛,临床表现以胸痛症状多见。

五、经验教训总结

对本例患者,治疗的关键在于及时有效的心肺脑复苏和对急性心肌梗死的综合治疗,主要包括以下几个方面。①心肺脑复苏:患者入院不久后出现心搏、呼吸骤停,立即予以胸外心脏按压、气管插管、肾上腺素等抢救;约10min后,复苏成功,患者恢复自主窦性心律,但仍处于昏迷状态,予以亚低温降低脑代谢治疗,减轻脑水肿;同时,予以升压药维持血压,改善全身组织灌注。②急诊心肌梗死的综合治疗:包括抗凝,抗血小板,冠状动脉造影明确病变血管,支架植入等。③预防:在本例患者治疗好转出院后,除常规应用相关药物外,还应劝导患者进行有效的解毒。在临床工作中,对一些原因不明确的心肌梗死,尤其对无基础疾病的青年人发生的心肌梗死,应该了解其有无吸毒史,必要时对尿液进行毒品检验。

参考文献

1. Winslow BT, Voorhees KI, Pehl KA. Methamphetamine abuse[J]. Am Fam Physician, 2007,76(8):1169-1174.

2. Perez JA Jr, Arsura EL, Strategos S. Methamphetamine-related stroke: four cases[J]. J Emerg Med, 1999, 17(3):469-471.

3. Salomonová K, Hachová A, Hrabáková H, et al. Pervitin induced acute myocardial infarction[J]. Vnitr Lek, 2012, 58(4): 319-321.

4. Ho EL, Josephson SA, Lee HS, et al. Cerebrovascular complications of methamphetamine abuse[J]. Neurocrit Care, 2009,10:295-305.

5. Hong R, Matsuyama E, Nur K. Cardiomyopathy associated with the smoking of crystal methamphetamine[J]. JAMA, 1991, 265(9):1152-1154.

(田　昕)

病例 3-4　急性心肌梗死溶栓治疗

引　言

目前，在国内经济和医疗资源分布不均衡的条件下，急性心肌梗死的溶栓治疗仍具有重要地位，尤其在经济不发达或偏远地区。在临床实践中，各种原因导致的治疗时间延迟大大降低了直接经皮冠状动脉介入治疗（Percutaneous coronary intervention，PCI）的优势。对于不能通过直接经皮冠状动脉介入治疗达到理想再灌注治疗的患者，溶栓治疗仍然是较好的选择。对 ST 段抬高型心肌梗死（ST elevation myocardial infarction STEMI），国内的救治现状是，再灌注治疗的比例仍然有很大的改善空间，大医院经皮冠状动脉介入治疗治疗比例可达到半数，基层医院更多进行溶栓治疗，很大比例的患者没有在有效的时间窗内得到有效再灌注治疗。规范的溶栓治疗可以提高急性 STEMI 的再灌注治疗比例和成功率。

一、接诊时病情简介

(一)入 ICU 前的情况

1.患者主诉和基本情况

患者，女性，81 岁，某镇小学退休教师，因"胸痛 3 小时余"入院。

患者既往有 4 年高血压病史，最高血压 190/110mmHg，长期规则服用硝苯地平缓释片控制血压；有 2 年糖尿病病史，口服降糖药物控制血糖（具体描述不清）；20 余年前，曾行胃大部切除术及甲状腺切除术（具体病因不详），术后恢复可。此次发病前 1 周无感冒等病史。3h 前，患者无明显诱因下突发心前区疼痛，压榨感，同时伴有烦躁不安、端坐呼吸、大汗。急送本院急诊抢救。

2.急诊处理

急诊心电图检查发现 V_{2-5}、Ⅰ、avL 异常抬高，呈急性心肌梗死表现，肌钙蛋白＞500ng/L，拟诊"急性心肌梗死"。考虑有溶栓的指征，但患者年龄＞70 岁，且有高血压及糖尿病病史，故出血等风险明显增加。由于地处偏远地区，故将患者送至有条件的医院行急诊经皮冠状动脉介入治疗固然没有风险，但可能失去最佳治疗时机，患者预后难以预料。最终经与家属沟通，在征得家属签字同意后，给予溶栓治疗。"尿激酶 120 万 U"半小时内静滴。静滴完成后半小时，患者胸痛开始逐步缓解。期间跟踪心电图变化，1h 后，ST 段下降 1/2；2h 后，ST 段回落 70%，未出现明显的再灌注心律失常。患者各项生命体征平稳，胸痛消失，呼吸困难好转，自诉稍感胸闷不适。为进一步监护治疗，收入 ICU。

(二)入 ICU 后的情况

1.体格检查

患者神志清，精神软，T 36.3℃，P 90 次/min，R 20 次/min，BP 114/79mmHg，颈软。律齐，未闻及明显杂音。双肺呼吸音粗，两肺中下有细小湿啰音。腹软，无压痛。双下肢无水肿。

2.辅助检查

(1)心电图示窦性心律，V_{2-5}、Ⅰ、avL 抬高 0.1～0.2mV，T 波倒置。

(2)肌钙蛋白 0.83ng/mL。

3. 入科诊断

①急性前侧壁心肌梗死并发急性左心功能衰竭(Killip Ⅲ级);②高血压病 3 级(极高危);③2 型糖尿病。

二、病因、病情严重程度评估及亟须解决的问题

根据病史,患者急性起病,胸痛伴呼吸困难 3h 余入院,肌钙蛋白水平明显升高,心电图有典型表现,急性心肌梗死诊断基本明确,但仍须注意排除主动脉夹层可能。患者端坐呼吸,烦躁不安,大汗,血压不高(114/79mmHg),两肺中下有细湿啰音。根据以上表现,基本可以排除主动脉夹层,但必要时仍需行心脏超声、CT 或 MRI 检查以排除。因为对主动脉夹层的治疗与心肌梗死的溶栓治疗截然不同,故需注意鉴别。从临床表现分析,本患者已出现泵衰竭,根据 Killip 分级已达Ⅲ级,情况危急。

目前需当机立断,在有效的时间窗内予以有效再灌注治疗,尽可能挽救濒死的心肌细胞。再灌注治疗方法有静脉溶栓、动脉内溶栓、直接经皮冠状动脉介入治疗等。静脉溶栓方法简单易行,可在极短时间内施行,为挽救濒死的心肌细胞争取时间。其他方案需具备一定的硬件及专业且训练有素的团队才能施行,且准备时间较长,在基层医院没有条件开展。对该患者选择静脉溶栓治疗并取得了成功,极大地改善了患者的预后。

三、诊治经过及思路

(一)再灌注治疗

1. 该患者溶栓是否有适应证

患者胸痛伴呼吸困难 3h 余入院,心电图检查示 V_{2-5}、Ⅰ、avL 异常抬高,肌钙蛋白>500ng/L,呈急性前侧壁心肌梗死表现。排除主动脉夹层及暴发性心肌炎等的可能。患者发病 3h 余,接近溶栓最佳时间窗;估计转运到可行经皮冠状动脉介入治疗医院的时间较长(约需 120min)。指南强调,即使医院间的转运时间非常短,立即溶栓治疗的策略也相对优于延迟进行急诊经皮冠状动脉介入治疗。超过 120min 进行经皮冠状动脉介入治疗与立即溶栓治疗相比,在生存率上没有优势。在没有禁忌证的情况下,对预计 120min 以上才能进行经皮冠状动脉介入治疗者,应在 30min 内给予溶栓治疗。因此,该患者具有溶栓指征。

2. 溶栓药物

溶栓药物首选替奈普酶、瑞替普酶、阿替普酶(该类药物溶栓效果相对较好,但价格相对昂贵),其次可选尿激酶、链激酶(链激酶有过敏反应,已退出美国市场)等。对于该患者,在征得其家属同意后,选用尿激酶 120 万 U,半小时内静滴。

3. 溶栓结果

患者在静滴尿激酶完成后半小时,胸痛开始逐步缓解至消失。期间跟踪心电图变化,1h 后,ST 段下降 1/2;2h 后,ST 段回落 70%左右,未出现明显的再灌注心律失常,且肌钙蛋白(Ⅰ)酶峰提前至 12h 内。根据指南,胸痛迅速减轻和完全消失,伴随 ST 段高度回落 70%以上,提示心肌血流基本恢复。据此判断患者溶栓治疗成功。

(二)心力衰竭处理

该患者心力衰竭属于心肌梗死后泵衰竭,依据 Killip 分级已达Ⅲ级。为避免心力衰竭进一步加重,需积极进行心力衰竭处理,除常规利尿、吸氧、扩冠、营养心肌等处理外,关键是再灌注治疗是否成

功。该患者在溶栓取得成功后,心力衰竭症状迅速缓解,入 ICU 监护期间再辅以利尿等治疗后,平卧无明显呼吸困难。

(三)进一步处理

溶栓后给予常规抗凝、抗血小板治疗。约两周后,患者转院行冠状动脉造影,在前降支狭窄部位置入 1 根支架。

(四)疾病转归

半年后随访,患者在常规服用抗血小板、β 受体阻滞剂等药物的情况下,能步行上三四楼,心功能Ⅱ~Ⅲ级,胸痛未发作。

四、病例剖析

(一)病例层面的剖析

首先,该患者急性心肌梗死的诊断明确,排除主动脉夹层及暴发性心肌炎等的可能。主动脉夹层与急性心肌梗死的治疗方向截然相反。主动脉夹层患者一般有高血压表现。临床上,暴发性心肌炎有时可出现酷似急性心肌梗死的心电图表现,但暴发性心肌炎通常在发病前 1 周左右有感冒等病毒感染病史。本例患者有糖尿病病史,急性起病,病前无感冒等可疑病史,胸痛伴呼吸困难 3h 余入院,端坐呼吸,烦躁不安,大汗,血压 114/79mmHg,肌钙蛋白水平明显升高,心电图有典型表现,急性心肌梗死诊断基本明确。

其次,需决定患者是溶栓治疗还是转院行急诊经皮冠状动脉介入治疗。患者有急性 ST 段抬高型心肌梗死溶栓治疗的适应证并符合下列情况:①ST 段抬高型心肌梗死症状出现在 12h 内,心电图两个胸前相邻导联 ST 段抬高>0.2mV 或肢体导联 ST 段抬高≥0.1mV 或新出现(可能新出现)左束支传导阻滞的患者;②ST 段抬高型心肌梗死症状出现 12~24h,仍然有缺血症状,以及持续有 ST 段抬高。2013 ACCF/AHA ST 段抬高型心肌梗死指南指出,在预料到不能在首次医疗接触 120min 内实施初级经皮冠状动脉介入治疗治疗时,应在缺血症状发作 12h 内进行溶栓治疗。该患者无明确禁忌证,转院行急诊经皮冠状动脉介入治疗的时间必将超过 120min 从而影响患者预后,因此选择溶栓治疗,并取得了成功。

(二)疾病层面的剖析

ST 段抬高型心肌梗死的发病机制主要为冠状动脉血栓性完全阻塞。其治疗的关键是尽早开通梗死相关动脉。对于发病 12h 内、持续 ST 段抬高或新发生左束支传导阻滞的患者,早期行药物治疗或机械性再灌注治疗的获益明确。而且,应尽量缩短从发病至入院和再灌注治疗的时间。溶栓疗法:当发生 ST 段抬高型心肌梗死时,不论选用何种溶栓剂,也不论性别、血压、心率、有无糖尿病病史或既往心肌梗死病史,获益大小主要取决于治疗时间和达到的溶栓后冠状动脉血流情况。在发病 3h 内行溶栓治疗,梗死相关血管的开通率更高,患者病死率明显降低,其临床疗效与直接经皮冠状动脉介入治疗相当。在发病 3~12h 行溶栓治疗,其疗效不如直接经皮冠状动脉介入治疗,但仍能获益。在发病 12~24h,如果仍有持续或间断的缺血症状和持续 ST 段抬高,则溶栓治疗仍有效。溶栓的生存获益可维持长达 5 年。对于左束支传导阻滞、大面积梗死(前壁心肌梗死、下壁心肌梗死合并右室梗死)的患者,溶栓治疗获益最大。

院前(救护车上)溶栓治疗可能挽救更多的生命,目标是在救护车到达的 30min 内开始溶栓。目前,国内大部分地区尚难以达到上述要求,溶栓治疗多在医院内进行。下列情况首选溶栓治疗:①ST

段抬高型心肌梗死患者不具备24h急诊经皮冠状动脉介入治疗的条件,不具备迅速转运条件,无溶栓禁忌证;②患者具备24h急诊经皮冠状动脉介入治疗的条件,就诊早(发病≤3h)但不能及时进行导管治疗;③患者具备24h急诊经皮冠状动脉介入治疗的条件,但是D2B时间与就诊至溶栓开始(Door-to-needle,D2N)时间相差在60min以上,且D2B时间>90min;④对再梗死患者,如果不能立即(症状发作后60min内)行血管造影和经皮冠状动脉介入治疗,则给予溶栓治疗。

必须注意溶栓治疗的禁忌证,特别是综合临床判断,患者的风险-效益比不利于溶栓治疗的,尤其是有出血倾向者,包括严重肝肾疾病、恶液质、终末期肿瘤等。流行病学调查显示,中国人群的出血性卒中发病率高,年龄≥75岁的患者应首选经皮冠状动脉介入治疗,且在选择溶栓治疗时应非常慎重,并考虑酌情减量。

五、经验教训总结

对于ST段抬高型心肌梗死患者,一旦诊断明确,应及时进行溶栓治疗或行急诊经皮冠状动脉介入治疗。若医院无条件行急诊经皮冠状动脉介入治疗,难以在120min内转入有条件行急诊经皮冠状动脉介入治疗的医院开始行经皮冠状动脉介入治疗治疗,则应考虑溶栓治疗而不耽误时间。在对ST段抬高型心肌梗死的诊断中,应注意排除主动脉夹层及暴发性心肌炎等的可能。在溶栓治疗中,应注意适应证及禁忌证。

参考文献

1. Members WC, O'Gara DT, Kushner FG, et al. 2013 ACCF/AHA Guideline for the management of ST-elevation myocardial infarction[J]. JACC,2013,62(16):E147-E239.

2. 急性ST段抬高型心肌梗死溶栓治疗中国专家共识组.急性ST段抬高型心肌梗死溶栓治疗中国专家共识(2009年版)[J].中华内科杂志,2009,48(10):885-890.

3. 沈卫峰.急性ST段抬高型心肌梗死诊断和治疗指南解读[J].国际心血病病杂志,2010,37(6):321-323.

4. 中国老年学学会心脑血管病专业委员会.瑞替普酶在急性ST段抬高型心肌梗死溶栓治疗的中国专家共识(摘登)[J].中国医刊,2011,46(11):73-76.

(马建忠)

病例 3-5　过敏反应相关的急性冠状动脉综合征

引　言

过敏反应相关的急性冠状动脉综合征(Kounis syndrome)是指由过敏反应引致的,包括不稳定性心绞痛(Unstable angina)和急性心肌梗死(Acute myocardial infarction,AMI)在内的急性冠状动脉综合征(Acute coronary syndrome,ACS)。目前,过敏反应相关的急性冠状动脉综合征研究多限于病例报道,其确切的流行病学现状难以评估。文献报道所涉及的过敏原包括药物(抗生素、麻醉药、碘对比剂、抗肿瘤药、抗凝药物、质子泵抑制剂),疫苗,环境暴露因素(蜂蜇伤、蚂蚁咬伤、海蜇蜇伤、进食贝类、染发剂等)和体内置入器械(冠状动脉支架等)。

一、接诊时病情简介

(一)入 ICU 前的情况

1. 患者主诉和基本情况

患者因"上腹部疼痛 5 小时,加重伴意识障碍 2 小时"入院。

患者 5h 前以"上腹部疼痛伴恶心、呕吐、腹泻"就诊外院,急查心电图提示 ST 段上斜抬高,心肌酶谱未见异常,急诊给予抗炎、护胃、解痉等处理。2h 前,患者突发意识障碍,大动脉搏动消失,心电监护提示室颤,立即给予胸外按压、气管插管、电除颤。但患者仍反复发生室颤,再静推肾上腺素、盐酸胺碘酮,经 4 次电除颤后,自主心律恢复。后由"120"急救车送入我院。既往史:10 余年前在广州患急性黄疸型肝炎,经治疗后康复出院;有海鲜过敏史;患病前有吃海鲜过敏,并口服抗过敏药和止泻药。

2. 入院查体

T 36.3℃,HR 70 次/min,BP 107/75mmHg,神志清,烦躁。呼吸较急,双肺呼吸音清。心律齐。腹软,无压痛、反跳痛。9:50,患者突然呼之不应,自主呼吸强,双侧瞳孔散大,对光反射存在。心电监护示 HR 125 次/min,BP 140/90mmHg,SpO$_2$ 89% 左右。

3. 辅助检查

(1)急查肌钙蛋白阳性(40ng/mL)。

(2)心电图提示 ST 段弓背样抬高。

4. 拟诊及治疗

①心脏停搏,心肺复苏后;②急性心肌梗死。

给予患者电除颤后,窦性心律恢复,HR 110 次/min,BP 110/70mmHg。给予阿司匹林 300mg 胃管注入,并给予呼吸机辅助呼吸及利尿等对症治疗后,患者 HR 120 次/min,BP 110/70mmHg,SpO$_2$ 96% 左右。鉴于患者病情危重,收入 ICU 进一步治疗。

(二)入 ICU 后的情况

1. 体格检查

T 36.6℃,P 111 次/min,R 16 次/min,BP 105/82mmHg,SpO$_2$ 96% 左右。患者处于镇静状态,气管插管、呼吸机辅助呼吸。双侧瞳孔等大等圆,直径约为 3mm,对光反射灵敏。双肺呼吸音粗,可闻及啰音。心律齐,各瓣膜未闻及杂音。腹软,无压痛反跳痛。

2. 辅助检查

(1)血气分析:pH 7.35,碱剩余－6.3mmol/L,K$^+$ 3.2mmol/L,二氧化碳总量 19.2mmol/L,HCO$_3^-$ 18.2mmol/L,血乳酸 11.0mmol/L,红细胞压积 45%。

(2)血常规:白细胞计数 32.6×10^9/L,中性粒细胞百分比 89.9%,超敏 C 反应蛋白 22mg/L。

(3)血生化:血清总胆红素 27.40μmol/L,直接胆红素 9.00μmol/L,谷氨酸氨基转移酶 365U/L,天门冬氨酸氨基转移酶 438U/L,肌酐 211μmol/L。

(4)心肌谱酶:乳酸脱氢酶 1102U/L,磷酸肌酸激酶 10250U/L,磷酸肌酸激酶同工酶 624U/L,肌钙蛋白-Ⅰ 40.234ng/mL,血清肌红蛋白＞1200.0ng/mL。

(5)脑利钠肽测定:241.0pg/mL。

(6)心电图示:窦性心动过速,广泛前壁心肌梗死(急性期),见图 3-5-1。

(7)冠状动脉 CT:未见明显异常(见图 3-5-2)。

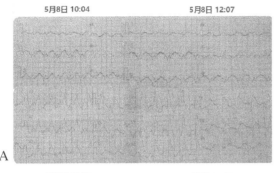

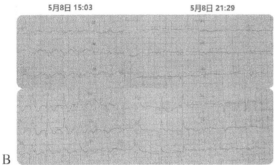

图 3-5-1 心电图检查

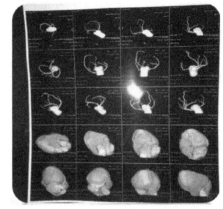

图 3-5-2 冠状动脉 CT 未见明显异常

3. 入科诊断

①心脏停搏,心肺复苏后;②急性心肌梗死,广泛前壁心肌梗死;③过敏反应相关的急性冠状动脉综合征。

二、病因、病情严重程度评估及亟须解决的问题

该患者病因考虑为过敏反应相关的急性冠状动脉综合征引起的急性心肌梗死,心搏、呼吸骤停。急性心肌梗死属于 ST 段抬高型心肌梗死,病程分期为早期(急性期),同时因并发室颤导致心搏、呼吸骤停。

目前,亟须解决心搏、呼吸骤停,急性心肌梗死,室颤,内环境紊乱等问题。治疗的关键在于立即迅速行心肺脑复苏,同时给予溶栓,改善多器官缺血再灌注损失,恢复自主循环。需行机械通气,建立静脉通道,电击除颤复律及安装心脏起搏器,目标温度管理,抗凝,营养心肌,镇痛,抗感染,抑酸,早期营养支持等对症治疗。

三、诊治经过及思路

(一)心肺复苏后处理

1. 机械通气

立即行经口气管插管机械通气,机械通气采用 PCV 模式,实施"肺保护策略"。这不仅有益于充分供氧,而且还便于清除呼吸道分泌物及防止呕吐物误吸。予以咪达唑仑等镇静,并制定镇痛镇静策略。

2. 电击除颤复律

因患者在抢救室时反复出现室颤,故立即给予患者双向波 200J 电除颤,可使所有心肌纤维在瞬间同时除极,造成短暂的心脏停搏,使窦房结或房室结得以发放或下传激动,从而恢复窦性心律或有效的心室收缩活动。迅速建立静脉通道,给予患者盐酸胺碘酮降低心率。电除颤后,恢复自主心律。

3.目标温度管理

采用目标温度管理(Targeted temperature management,TTM)。降低体温可降低颅内压和脑代谢,提高脑细胞对缺氧的耐受力,减轻或预防脑水肿,有利于脑细胞功能恢复。快速给患者降低温度至33℃,并维持48h;24h后,予以复温(0.25℃/h);72h内,预防体温升高(T>37.5℃)。

4.血流动力学监测

心肺复苏后,应避免低血压,目标值维持在平均动脉压(MAP)>65mmHg,收缩压>90mmHg,同时监测CVP、SpO₂。

5.多器官及外周低灌注处理

在患者心脏停搏时,立即静推1mg肾上腺素。在心肺复苏期间,增加冠状动脉灌注压与大脑灌注压,同时可增加心肌功能和降低心内膜下灌注。入科后第5天,患者胆红素水平持续偏高且结膜出现黄染,给予护肝药物治疗;同时伴有肌酐水平偏高,尿量偏少,给予呋塞米利尿。心脏停搏也可导致应激性溃疡,引起急性上消化道出血,给予患者泮托拉唑抑酸,保护胃黏膜。

(二)急性期心肌梗死处理(过敏反应相关的急性冠状动脉综合征)

1.溶栓抗凝治疗

立即给予患者阿替普酶联合低分子量肝素,减少冠状动脉内血栓的形成。溶栓前先给予患者低分子量肝素5000U冲击量,然后以700~1000U/h持续静脉滴注24~48h,以出血时间延长2倍为基准,调整低分子量肝素用量;阿替普酶100mg在90min内静脉给予,首先静脉推注15mg,随后在30min内静脉滴注50mg,继之于60min内持续静脉滴注35mg。给予患者胃管注入阿司匹林肠溶片100mg/d,通过抑制血小板环氧化酶使血栓素A₂合成减少,达到抗血小板聚集的作用。溶栓后第5天,患者心肌酶谱呈下降趋势,心电图显示ST段明显较前降低,但其出现传导阻滞及循环不稳,说明溶栓效果不理想或冠状动脉及分支再栓塞。

2.心律失常处理

入科后第3天,患者出现心肌梗死引起的心律失常,心电图出现P-R间期延长,部分心电图P波连续无法下传,显示Ⅱ度房室传导阻滞(见图3-5-3),立即行右侧颈内心脏临时起搏器安置术,预防传导阻滞所致心脏停搏并稳定循环。18d后,患者心电生理可,拔除临时起搏器。入科后第4、11、12天,多次发生室颤,HR 220~240次/min,立即给予胸外按压,用双向除颤仪以120J电除颤,并给予600mg盐酸胺碘酮微泵维持,之后恢复窦性心律,HR 80~100次/min。

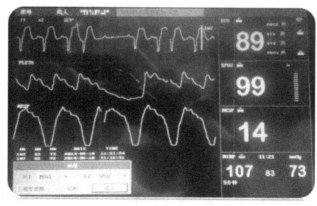

图3-5-3 心电图检查

3．心功能不全处理

入科第 2 天，患者出现血压偏低，考虑容量偏多且心肌梗死对心功能的影响，给予呋塞米利尿减轻前负荷，多巴酚丁胺控制血压，硝酸甘油扩张血管，米力农增加心排血量、改善外周灌注，磷酸肌酸钠营养心肌。

4．Kounis 综合征集束化治疗

给予泼尼松龙注射液抗炎，辛伐他丁调节血脂，并给予纠正酸碱电解质紊乱等综合治疗。

（三）肺部感染治疗

入科后第 8 天，患者出现高热，体温最高达 39.2℃；血象较前再次增高；痰色黄，量较前增多；胸部 CT 提示双下肺渗出改变（见图 3-5-4）；PaO_2/FiO_2 下降；前降钙素原增高至 5.07ng/mL。诊断为呼吸机相关性肺炎（Ventilator associated pneumonia，VAP）。根据发病时间和我科耐药情况，选择亚胺培南/西司他丁 0.5g q6h，并给予优化给药，增加给药时间，在调整抗生素前留取痰培养。用药 5d 后，胸部 CT 较前明显改善。由于患者心功能未完全稳定，所以气管插管不能拔出，但其插管时间过长会使呼吸机相关性肺炎加重，故建议气管切开。13d 后，行气管切开术。21d 后，复查 CT（见图 3-5-5）：肺部原有病灶较前明显改善，新发病灶考虑为心源性肺水肿。未调整抗生素，给予强心、利尿、血管紧张素转换酶抑制剂等改善心功能治疗。25d 后，再次复查 CT：两下肺少许纤维渗出改变。恢复良好，患者顺利拔除气切套管。

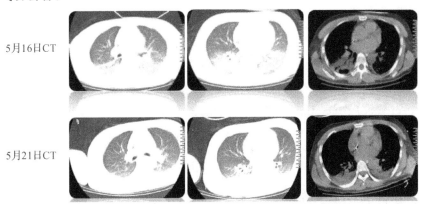

图 3-5-4　胸部 CT（5 月 16 日）显示：两肺散在片状高密度影，边界模糊，以两下肺背段为主，局部呈肺性改变；两侧胸腔内可见弧形液性密度影。胸部 CT（5 月 21 日）显示：两肺散在渗出实性变伴两侧胸腔积液，较 5 月 16 日明显好转

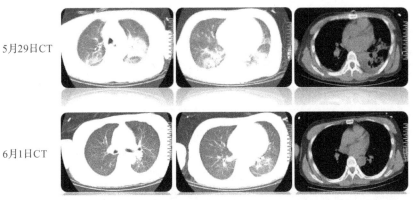

图 3-5-5　胸部 CT（5 月 29 日）示：两侧胸腔积液与 5 月 21 日比较，积液稍显减少，两肺散在渗出性病变伴局部膨胀不全，考虑左肺局部炎性实变。胸部 CT（6 月 1 日）示：两下肺少许纤维渗出改变

(四)早期肠内营养支持

患者入科后给予胃管置入,鼻饲整肽型配方,逐渐加量,入科1周达1500mL/d。

(五)疾病转归

患者气管切开10d后脱离呼吸机,拔除气管套管,一般情况改善,肺部情况可,未遗留神经系统后遗症。转入心内科继续改善心功能,用盐酸胺碘酮控制心律失常等行对症治疗。

四、病例剖析

(一)病例层面的剖析

该患者为年轻男性,急性起病,以上腹部疼痛伴恶心、呕吐、腹泻为主要症状,而后突发意识障碍,大动脉搏动消失,心电监护提示室颤,立即给予胸外按压、电除颤。根据辅助检查结果,结合患者既往史、海鲜过敏史,以及在发病之前有吃海鲜导致过敏并口服抗过敏药和止泻药史,考虑无冠状动脉粥样硬化等其他危险因素,而是过敏所致的冠状动脉痉挛,诊断为过敏反应相关的急性冠状动脉综合征继发的急性心肌梗死、心脏停搏。在心肺复苏术后,入院后给予积极的心脏按压、机械通气、电除颤、溶栓抗凝、抗心律失常、各器官脏器保护、早期肠内营养、预防感染,及给予激素、调脂类药物、血管活性药物等对症治疗,患者病情逐渐好转。

(二)疾病层面的剖析

1.五型

Kounis依据发病机制、冠状动脉造影结果等,对过敏反应相关的急性冠状动脉综合征做如下分型:①1型,无冠状动脉粥样硬化病变及其危险因素,为过敏反应引起冠状动脉痉挛所致的急性冠状动脉综合征;②2型,过敏反应引起有粥样硬化病变的冠状动脉血栓形成和(或)痉挛;2010年提出的Kounis综合征;③3型,专指冠状动脉支架内血栓形成,血栓抽吸物经苏木精-伊红染色和吉姆萨染色证实有嗜酸性粒细胞和肥大细胞浸润。

2.临床表现

总体上,临床表现包括接触过敏原后迅速出现的过敏反应和急性冠状动脉综合征相关的临床表现,可出现荨麻疹、血管神经性水肿,恶心、呕吐,腹痛、腹泻,气促、喘息,严重者可出现低血压甚至休克。急性冠状动脉综合征的临床表现包括缺血性胸痛,以及可能合并的急性心力衰竭、心律失常等并发症表现,可伴有血类胰蛋白酶、组胺、补体、嗜酸性粒细胞、总IgE、特异性IgE等水平的升高。

3.治疗

目前,尚缺乏针对过敏反应相关急性冠状动脉综合征治疗的临床指南。其治疗策略多来自个案经验报道及与过敏反应、急性冠状动脉综合征相关的治疗指南。对过敏反应的治疗措施包括应用糖皮质激素、抗组胺药物(包括H_1和H_2受体阻滞剂)、肾上腺素、补充液体、肥大细胞稳定剂(色甘酸钠、萘多罗米、酮替芬)、吸氧等。对急性冠状动脉综合征的治疗,可考虑用阿司匹林、硝酸甘油、肝素、β受体阻滞剂、钙离子拮抗剂、吗啡及他汀类药物等,以及行冠状动脉造影检查;对冠状动脉痉挛者,予以冠状动脉内注射血管扩张药;对冠状动脉急性闭塞者,须及时、有效、持续地开通血管,恢复心肌的血液灌注,包括置入支架等。

除硝酸甘油、钙离子拮抗剂、他汀类药物外,治疗急性冠状动脉综合征的药物也可能对过敏反应产生不利影响。①少数患者存在阿司匹林过敏。②肝素也可引起过敏反应,可考虑避免负荷量,或用比伐卢定、低分子量肝素代替。③β受体阻滞剂可以抵抗肾上腺素的作用,而肾上腺素是严重过敏反应的急救用药。④吗啡可以诱发肥大细胞脱颗粒,必用时考虑应用芬太尼代替。

治疗过敏反应的药物对急性冠状动脉综合征也有潜在的风险。①糖皮质激素可能增加发生室壁瘤或心脏破裂的风险,但一项荟萃分析研究证实其在 AMI 患者中的应用是安全的。②肾上腺素可加重心肌缺血,延长 QT 间期,引起冠状动脉痉挛和心律失常等,仅应用于严重低血压或心脏停搏者。③当发生过敏反应时,大量血容量转移至组织间隙。补充血容量是治疗过敏反应的重要措施,但应避免补液过多,诱发或加重心力衰竭。为预防过敏反应引起的冠状动脉支架内血栓形成,宜严格掌握药物洗脱支架置入的适应证,识别过敏体质患者,研发并应用新一代药物洗脱支架,包括可降解涂层或生物相容性良好的新型涂层材料、生物可吸收支架等。

五、经验教训总结

过敏反应相关的急性冠状动脉综合征引起的冠状动脉动脉痉挛可导致急性心肌梗死,继发心脏停搏。但因目前尚未有明确的诊疗指南,难以立即明确诊断,治疗难度大,故治疗的关键是尽早对症治疗。入科后,积极给予患者磷酸肌酸钠保护和磷酸肌酸钙维持心脏功能,挽救濒死的心肌,给予低分子量肝素、阿司匹林抗凝,及时给予盐酸胺碘酮防止室颤再发,给予泮托拉唑抑酸、保护胃黏膜,右美托咪定镇静镇痛等对症治疗。经治疗,患者病情有所好转,但仍存在频发室性期前收缩。根据患者病情,考虑可能需进一步安装人工心脏除颤起搏器及进一步行经皮冠状动脉介入治疗治疗。

参考文献

中华医学会心血管病学分会,中学心血管病杂志编辑委员会.急性 ST 段抬高型心肌梗死的诊断和治疗作用[J].中华心血管病杂志,2015,43(05):380-393.

(骆建军)

病例 3-6　急性心肌梗死致心源性休克

引　言

急性心肌梗死合并心源性休克是急性心肌梗死导致患者死亡的因素之一。传统治疗下,其住院死亡率达 80%~90%。早期、快速和完全地开通梗死相关动脉是改善急性 ST 段抬高型心肌梗死(ST elevation myocardial infarction,STEMI)患者预后的关键。主动脉气囊反搏(Intro-aortic balloon pumping,IABP)可以增加冠状动脉灌注,明显改善心功能,降低冠状动脉介入治疗的病死率,有利于稳定患者的病情。

一、接诊时病情简介

(一)入 ICU 前的情况

1.患者主诉和基本情况

患者,女性,66 岁,农民,因"胸闷、胸痛 5 小时伴晕厥 1 次"于 2016 年 1 月 28 日入本院急诊。

患者上胸痛呈持续性,为心前区压榨样憋闷感,伴恶心、呕吐、头昏、乏力、出汗。否认既往有高血压、糖尿病等病史。

2.入院查体

T 36.1℃,P 61 次/min,R 20 次/min,BP 102/72mmHg,神志清,精神软。两肺呼吸音粗。HR 61 次/min,律齐。腹软,无压痛。肝脾触诊不配合,病理征未引出。

3.辅助检查

(1)血生化:肌钙蛋白 0.084ng/mL,肌酸激酶同工酶 27.5U/L。

(2)心电图:窦性心律,Ⅱ、Ⅲ、aVF、V_{5-7} ST 段抬高,提示急性下侧壁心肌梗死。

4.拟诊及治疗

冠状动脉粥样硬化心脏病,急性下侧壁心肌梗死。

急诊行冠状动脉造影术,提示:右冠状动脉优势型,右冠状动脉近中段起全闭,远段见造影剂滞留;左主干未见明显狭窄,前降支弥漫性病变,最严重处有 60% 狭窄;回旋支中段病变,最严重处有 95% 狭窄。透视见心肌活动度明显减弱。术中,患者心率减慢(至 42 次/min),血压下降至 60/30mmHg;予以阿托品 0.5mg 静推、多巴胺 20mg 静推,心率上升至 88 次/min,血压回升至 120/67mmHg。欲行经皮冠状动脉介入治疗术时,患者又出现室速、室颤,即予以心肺复苏、电击除颤,及给予利多卡因、肾上腺素等处理;约 2h 后,患者神志转清,呼之能应,监护提示心率 110 次/min,律齐,血压 96/46mmHg(多巴胺间羟胺维持下),氧饱和度 100%。为进一步治疗,转入 ICU。

(二)入 ICU 后的情况

1.入科查体

T 36.5℃,P 88 次/min,R 19 次/min,BP 107/68mmHg(多巴胺间羟胺维持下),镇静状态,气管插管接呼吸机。双侧瞳孔等大,直径为 0.5cm,对光反射迟钝。两肺可闻及湿啰音。心界扩大,HR 88 次/min,心律不齐,未闻及病理性杂音。腹部查体(-)。

2.入科诊断

①冠状动脉粥样硬化心脏病;②急性下侧壁心肌梗死;③心源性休克;④Killip Ⅳ级心脏停搏(心肺复苏术后)。

3.治疗

(1)生命体征监测。

(2)抗休克,选择升压药。

(3)再灌注治疗。

(4)抗栓(给予阿司匹林、氯吡格雷、替非罗班)、抗凝(给予低分子量肝素)。

(5)机械通气、主动脉内球囊反搏、临时起搏。

(6)稳定斑块用他汀类药物等治疗。

病情逐渐好转,下调升压药剂量;心电图 ST 段回复;肌钙蛋白、肌酸激酶同工酶有序下降;逐步撤除主动脉内球囊反搏、临时起搏器、呼吸机;在 ICU 治疗 13d 后,转入心内科继续治疗。

二、病因、病情严重程度评估及亟须解决的问题

该患者急性心肌梗死诊断明确,病因考虑为冠状动脉粥样硬化斑块破裂。ST 段抬高型心肌梗死危险分层是一个连续的过程,需根据临床情况不断更新最初的评估。ST 段抬高型心肌梗死患者死亡风险增加的独立危险因素有高龄、女性、Killip 分级 Ⅱ～Ⅳ级、既往心肌梗死病史、心房颤动(房颤)、前壁心肌梗死、肺部啰音、收缩压<100mmHg、心率>100 次/min、糖尿病、心肌钙蛋白明显升高等。

目前,该患者亟须解决心肌再灌注治疗、休克、肺水肿、心律失常等问题。治疗的关键在于尽快开通梗死相关血管,积极予以抗凝、抗栓治疗,同时予以机械通气、主动脉内球囊反搏、临时起搏、药物等,以维持心率、血压、氧合稳定等。ST段抬高型心肌梗死应注意与主动脉夹层、急性心包炎、急性肺动脉栓塞、气胸和消化道疾病(如反流性食管炎)等引起的胸痛相鉴别。

三、诊治经过及思路

(一)心肌再灌注治疗

早期、快速和完全地开通梗死相关血管是改善ST段抬高型心肌梗死患者预后的关键。再灌注治疗方法有溶栓治疗、介入治疗、冠状动脉旁路移植术,2015年急性ST段抬高型心肌梗死诊断和治疗指南推荐,当ST段抬高型心肌梗死伴心源性休克或心力衰竭时,即使发病时间超过12h,也首选经皮冠状动脉介入治疗。该患者发病仅5h,结合心电图改变,ST段抬高型心肌梗死诊断明确,我院有行急诊经皮冠状动脉介入治疗的条件,经家属同意,该患者心肌再灌注治疗选择了急诊介入治疗。

(二)肺水肿处理

该患者有心源性休克,又合并急性肺水肿,因此应尽早使用机械辅助通气,适量应用利尿剂,有创机械通气采用PCV模式,PEEP 5~8cmH$_2$O,之后根据病情调整。呼气末正压通气给氧,不仅能纠正缺氧,而且可以通过增加肺泡和胸腔内压力,减少静脉回心血量。肺泡内的正压亦可减少肺泡水肿的形成和防止进一步恶化。同时,静脉回流受阻还可使周围静脉压升高,使液体自血管内漏入组织间隙,循环血量也因此减少。同时制定镇痛镇静策略。

(三)休克处理

心源性休克可以是ST段抬高型心肌梗死的首发表现,也可发生于急性期的任何时段。对本例患者,在常规使用正性肌力作用药物、抗血小板、抗凝、稳定斑块、急诊经皮冠状动脉介入治疗治疗的基础上,给予主动脉内球囊反搏治疗,通过物理作用,提高主动脉内舒张压,增加冠状动脉动脉供血和改善心肌功能,这是抢救成功的重要原因。

(四)心律失常处理

ST段抬高型心肌梗死患者急性期易出现室性心律失常。该患者曾一度出现室速、室颤,经积极心肺复苏、电击除颤及给予利多卡因、肾上腺等处理后恢复。在心肌再灌注治疗成功后,未再发生恶性心律失常。

(五)抗栓抗凝治疗

ST段抬高型心肌梗死的主要原因是冠状动脉内斑块破裂,诱发血栓性阻塞,术中血栓负荷重。因此,抗栓、抗凝治疗十分有必要。该患者选用了阿司匹林、氯吡格雷、替非罗班、低分子量肝素等治疗。

四、病例剖析

(一)病例层面的剖析

该患者为老年女性,急性起病,以胸闷、胸痛5h伴晕厥1次为主要症状。根据辅助检查结果,且急诊经皮冠状动脉介入治疗中又出现血压下降、室速、室颤,经积极心肺复苏等处理,心率、血压恢复,诊断明确。结合患者年龄及既往体检情况,考虑为自发性心肌梗死(1型)。需注意排除主动脉夹层、急性心包炎、急性肺动脉栓塞、气胸和消化道疾病(如反流性食管炎)等,这些疾病均不出现ST段抬高型心肌梗死的心电图特点和演变过程。入院后,给予严密生命体征监测,尽早开通梗死相关动脉,积极行抗休克、抗栓、抗凝、机械通气、稳定斑块等综合治疗,患者病情逐渐恢复。

(二)疾病层面的剖析

急性 ST 段抬高型心肌梗死是临床上常见的急症。近年来,我国急性 ST 段抬高型心肌梗死的发病率一直呈明显上升趋势,已接近国际平均水平。如何有效减少急性 ST 段抬高型心肌梗死的各种并发症和降低死亡率是医学界的研究热点。急性 ST 段抬高型心肌梗死的诊治原则必须贯彻"时间就是心肌,时间就是生命"的理念。对急性 ST 段抬高型心肌梗死早期诊断,并及时开通梗死相关动脉,增加心肌再灌注,防止心肌进一步坏死,可显著降低心血管事件的发生率。

对急性 ST 段抬高型心肌梗死治疗方法的选择,应综合考虑患者的病情、医务人员的技术水平以及就诊医院的设备条件。在某一特定地区,我们应建立适当的转运网络,完善"绿色通道",缩短自发病至首次医疗接触时间(First medical contact,FMC)的时间;关键是缩短自首次医疗接触时间至开通梗死相关动脉的时间。

临床上,将 ST 段抬高型心肌梗死分为 5 型,即自发性心肌梗死(1 型),继发于心肌氧供需失衡的心肌梗死(2 型),心脏性猝死(3 型),经皮冠状动脉介入治疗(Percutaneous coronary intervention,PCI)相关心肌梗死(4a 型),支架血栓形成引起的心肌梗死(4b 型),冠状动脉旁路移植术(Coronary artery bypass graft,CABG)相关心肌梗死(5 型)。

ST 段抬高型心肌梗死再灌注治疗包括静脉溶栓、直接经皮冠状动脉介入治疗、冠状动脉旁路移植术。溶栓治疗快速、简便,在医院不具备经皮冠状动脉介入治疗条件或各种原因使首次医疗接触时间至经皮冠状动脉介入治疗时间明显延迟时,对于有适应证的 ST 段抬高型心肌梗死患者,静脉内溶栓仍是较好的选择。对于发病 3h 内的患者,溶栓治疗的即刻疗效与直接经皮冠状动脉介入治疗基本相似,院前溶栓效果优于入院后的溶栓效果。溶栓剂建议优先选用特异性纤溶酶原激活剂,如重组组织型纤溶酶原激活剂阿替普酶、兰替普酶、瑞替普酶和替奈普酶等。为防止梗死相关动脉再阻塞,需联合应用肝素(24~48h)。对于溶栓后患者,无论临床判断是否再通,均应早期(3~24h 内)进行旨在行介入治疗的冠状动脉造影。对于溶栓后经皮冠状动脉介入治疗的最佳时机,仍有待进一步研究。

如果 ST 段抬高型心肌梗死患者符合以下条件,则应选择直接经皮冠状动脉介入治疗:①患者发病在 12h 内(包括正后壁心肌梗死)或伴有新出现的左束支传导阻滞;②伴有心源性休克或发病时间超过 12h 的心力衰竭;③发病时间在 12~24h,且有临床和(或)心电图进行性缺血;④除心源性休克或梗死相关动脉经皮冠状动脉介入治疗后仍有持续性缺血外,应仅对梗死相关动脉病变行直接经皮冠状动脉介入治疗。

若 ST 段抬高型心肌梗死患者首诊的医院无直接经皮冠状动脉介入治疗的条件,预计首次医疗接触时间至经皮冠状动脉介入治疗的时间延迟将<120min,则应尽可能地将患者转运至有直接经皮冠状动脉介入治疗条件的医院;如预计首次医疗接触时间至经皮冠状动脉介入治疗的时间延迟≥120min,则应于 30min 内行溶栓治疗。

当 ST 段抬高型心肌梗死患者出现持续或反复缺血、心源性休克、严重心力衰竭,而冠状动脉解剖特点不适合行经皮冠状动脉介入治疗或出现心肌梗死机械并发症需外科手术修复时,可选择急诊冠状动脉旁路移植术。

正确使用机械通气抢救心源性休克,在急性左心力衰竭中具有重要意义。肺充血与肺顺应性降低,使肺水肿患者呼吸做功与耗氧量增加,而黏膜充血、水肿又妨碍了气体在终末呼吸单位的交换。严重的呼吸困难增加了氧耗和心肌做功。因此,对常规治疗无效、临床症状严重并且氧分压显著降低的患者,应及时予以呼气末正压通气(Positive end-expiratory pressure ventilation,PEEP)或持续气道正压通气(Continuous positive airway pressure,CPAP)给氧,这不仅能纠正缺氧,而且可通过增加肺泡和胸腔内压力,减少静脉回心血量,肺泡内的正压亦可减少肺泡水肿的形成和阻止进一步恶化。同时,静脉回流受阻还使周围静脉压升高,有利于液体自血管内漏入组织间隙,循环血量也因此减少。在应用PEEP时,应注意补充血容量不足患者的血容量以代偿回心血量的不足;但补充的血容量又不能过量,否则会加重肺水肿。PEEP的使用必须从低水平开始,先用$3\sim5cmH_2O$,逐渐增加至合适的水平。

ST段抬高型心肌梗死急性期易出现持续性和(或)伴血流动力学不稳定的室性心律失常,需要及时处理。对心室颤动或持续多形性室速,应立即行非同步直流电除颤。在单形性室速伴血流动力学不稳定或药物疗效不满意时,也应尽早采取同步直流电复律。对室速经电复律后仍反复发作的患者,建议静脉应用胺碘酮联合β受体阻滞剂治疗。在ST段抬高型心肌梗死急性期发生影响血流动力学的房室传导阻滞时,应立即行临时起搏术。急性期后,根据永久性起搏器植入指征,决定是否需植入永久起搏器。ST段抬高型心肌梗死时,房颤的发生率为$10\%\sim20\%$,可加重心力衰竭,应尽快控制心室率或恢复窦性心律。

对于ST段抬高型心肌梗死合并心源性休克的患者,静脉滴注正性肌力药物有助于稳定患者的血流动力学,常用药物有去甲肾上腺素、多巴胺、多巴酚丁胺。主动脉内球囊反搏是目前国内最常用的机械辅助循环装置,能有效减低左心室收缩负荷,增加冠状动脉(心肌)灌注,促进缺血心肌恢复。主动脉内球囊反搏为药物治疗无效的心源性休克患者提供了重要的辅助循环支持,也是机械性并发症(乳头肌断裂或室间隔穿孔)患者冠状动脉造影、血管重建、修补术前稳定血流动力学的重要措施,但其对远期死亡率的影响尚有争议。无心源性休克的急性ST段抬高型心肌梗死患者在直接经皮冠状动脉介入治疗前不做常规性主动脉内球囊反搏治疗。

五、经验教训总结

早期、快速和完全地开通梗死相关动脉(Infarct related artery,IRA)是改善ST段抬高型心肌梗死患者预后的关键。为此,需前移ST段抬高型心肌梗死诊治的启动时间,优化再灌注策略。ST段抬高型心肌梗死救治是一个综合管理的过程,需要行政管理部门、区域救护系统、医院以及患者的共同参与和协作。近年来,中华医学会心血管病学分会倡导在国内建立区域协同救治网络和规范化胸痛中心,这已成为提高ST段抬高型心肌梗死救治水平的重要举措之一。采用标准化评估流程,为胸痛急症患者提供更高效、快速及准确的临床分诊,从而提高对ST段抬高型心肌梗死患者的救治率,缩短住院时间,降低医疗费用。

参考文献

1. Steg PG,James SK,Atar D,et al. ESC guidelines for the management of acute myocardial infarction in patients presenting with ST-segment elevation[J]. Eur Heart J,2012,33(20):2569-2619.

2. O'Gara PT,Kushner FG,Ascheim DD,et al. 2013 ACCF/AHA guideline for the management of ST-elevation myocardial infarction:a report of the American College of Cardiology Foundation/American Heart Association Task Force on Practice Guidelines[J]. Circulation,2013,127(4):e362-e425.

3. Windecker S,Kolh P,Alfonso F,et al. 2014 ESC/EACTS Guidelines on myocardial revascularization:the task force on myocardial revascularization of the European Society of Cardiology(ESC) and the European Association for Cardio-Thoracic Surgery(EACTS) developed with the special contribution

of the European Association of Percutaneous Cardiovascular Interventions(EAPCI)[J]. Eur Heart J,2014,35(37):2541-2619.

4.中华医学会心血管学分会,中华心血管杂志编辑委员会.急性 ST 段抬高型心肌梗死诊断和治疗指南[J].中华心血管病杂志,2010,38(8):675-690.

5. Van de Werf F,Bax J,Betriu A,et al. Management of acute myocardial infarction in patients presenting with persistent ST-segment elevation: the task force on the management of ST-segment elevation acute myocardial infarction of the European Society of Cardiology[J]. Eur Heart J,2008,29(23): 2909-2945.

6. Pinto DS,Frederick PD,Chakrabarti AK,et al. Benefit of transferring ST-segment-elevation myocardial infarction patients for percutaneous coronary intervention compared with administration of onsite fibrinolytic declinrs as delays increase[J]. Circulation,2011,124(23):2512-2521.

7. Di Mario C,Dudek D,Piscione F,et al. Immediate angioplasty versus standard therapy with rescue angioplasty after thrombolysis in the combined abciximab reteplase stent study in acute myocardial infarction (CARESS-in-AMI): an open,prospective,randimised,multicentre trial[J]. Lancet,2008,371(9612):559-568.

8. Han YL,Liu JN,Jing QM,et al. The efficacy and safety of pharmacoinvasive therapy with prourokinase for acute ST-segment elevation myocardial infarction patients with expected long percutaneous coronary intervention-related delay[J]. Cardiovasc Ther,2013,31(5):285-290.

9. Steg PG,Bonnefoy E,Chabaud S,et al. Impact of time to treatment on mortality after prehospital fibrinolysis or time to treatment on mortality after prehospital fibrinolysis or primary angioplasty: date from the CAPTIM randomized clinical trial[J]. Circulation,2003,108(23):2851-2856.

10. Shen LH, Wan F, Shen L, et al. Pharmacoinvasive therapy for ST elevation myocardial infarction in China:a pilot study[J]. J Thromb Thrombolysis,2012,33(1):101-108.

（陈学清）

病例 3-7　不典型主动脉夹层并发多器官衰竭

引　言

临床上,不典型主动脉夹层（Atypical aortic dissection,AAD)的病例相对较少,大部分病例通过内科药物治疗能够获得良好的效果。而有破裂倾向或有典型夹层演变的相对少见,且药物治疗或手术治疗的病死率和并发症率也较高。

近期,我院重症医学科成功救治了一例不典型主动脉夹层合并多器官衰竭患者,主动脉全程 CT 血管造影(CT angiography,CTA)增强未见明显的夹层征象,最终手术确定为 Standford A (Debakey Ⅱ)型夹层。

一、接诊时病情简介

(一)入 ICU 时的情况

1.患者主诉和基本情况

患者,男性,51 岁,因"胸闷 1 天加重,伴恶心、头晕半天"于 10 月 1 日入院。

1d 前,患者咳嗽后出现胸闷并逐渐加重,无发热,半天前出现恶心、头晕,并且呕吐出胃内容物,无胸痛或后背放射痛。至当地医院行胸部 CT 平扫示:胸主动脉增宽迂曲,双侧胸腔积液,心包积液。为进一步诊治,转入本院。既往有 5 年高血压病史,服用氨氯地平片,未规律监测血压,否认有糖尿病、冠心病、慢性肾脏病等病史。入院急诊查心超示:主动脉增宽伴可疑内飘带影、主动脉瓣中度反流,心包有少中量积液。10 月 11 日,查主动脉全程 CTA(见图 3-7-1)示:升主动脉根部管壁增厚呈瘤样扩张,管腔内未见夹层,心包积液,两下肺渗出伴两侧胸腔积液。考虑升主动脉瘤,遂收入 ICU。

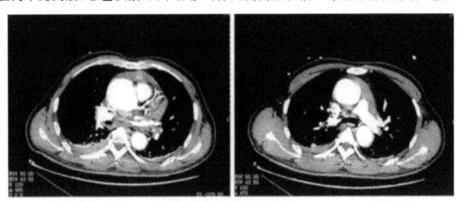

图 3-7-1　CTA 示升主动脉根部管壁增厚呈瘤样扩张,管腔内未见夹层

2. 入科查体

T 36.5℃,HR 90 次/min,R 24 次/min,BP 146/62mmHg,神清。鼻导管吸氧(5L/min),SpO_2 96%。两肺呼吸音对称,未闻及明显干湿啰音。心音中等,心律齐,心尖部、主动脉瓣听诊区可闻及 3/6 级收缩期吹风样杂音。

3. 辅助检查

(1)血气分析:pH 7.3,PaO_2 73mmHg,$PaCO_2$ 36mmHg,HCO_3^- 17.9mmol/L,PaO_2/FiO_2 182,乳酸 3.7mmol/L,脑利钠肽 120pg/mL。

(2)血常规:白细胞计数 19.8×10^9/L,血红蛋白 14.7g/dL,血小板计数 46×10^9/L,中性粒细胞百分比 86.1%。

(3)肌钙蛋白:2.45 ng/mL(0~0.1ng/mL)。

(4)血凝分析:凝血酶原时间 24s,活化部分凝血活酶时间 56.6s,D-二聚体 5μg/mL(0~0.5μg/mL)。

(5)生化肾功能:肌酐 235μmol/L,尿素氮 9.66mmol/L。

(6)肝功能:谷氨酸氨基转移酶 987U/L,天门冬氨酸氨基转移酶 2274U/L,总胆红素 32μmol/L,直接胆红素 18.4μmol/L。

(7)降钙素原:0.6ng/mL。

(8)床旁心电图正常。

4. 入科诊断

①升主动脉动脉瘤;②Ⅰ型呼吸衰竭;③急性肝损伤;④急性肾损伤(3 期);⑤凝血功能障碍;⑥高血压病。

二、病因、病情严重程度评估及亟须解决的问题

病因考虑为高血压引起主动脉夹层 Standford A(Debakey Ⅱ)型,并发多器官衰竭,病情凶险。

目前,亟须解决主动脉夹层进展、呼吸衰竭、急性肝损伤、急性肾损伤、凝血功能障碍等的控制问题。治疗的关键在于控制心率、血压。需行机械通气、护肝、血液净化、纠正凝血功能等治疗。

三、诊治经过及思路

(一)主动脉夹层处理

控制心率、血压,以防夹层进展。入院20d,复查主动脉全程CTA示:升主动脉瘤,主动脉多发钙化灶,心包积血,对比前片较前相仿(见图3-7-2)。曾于2015年1月1日全麻下行体外循环Bentall手术(主动脉带瓣管道置换+冠状动脉原位移植术)+右腋动脉股动脉转流术。术中见心脏大血管位置如常,中量血性心包积液,左心增大;主动脉根部瘤样扩张,最大直径约为7cm,升主动脉远端管径基本正常;主动脉瓣左无交界处可见内膜破口,长约25cm;左冠瓣及无冠瓣交界撕脱,致重度关闭不全。

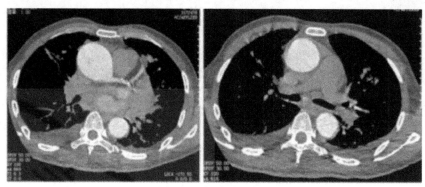

图3-7-2 CTA示升主动脉瘤,主动脉多发钙化灶,心包积血

(二)脏器功能支持

患者入院后,氧合指数进行性下降,考虑急性呼吸窘迫综合征。予以无创呼吸机支持,吸入氧体积分数80%,氧饱和度91%~95%,胸闷仍持续加重,氧合进行性下降,胸部X线片示渗出(见图3-7-3)较前明显增多,予以床旁气管插管,机械通气辅助呼吸。患者持续无尿,肌酐水平进行性升高(最高达485μmol/L),考虑急性肾损伤(3期),予以连续性肾脏替代治疗(CRRT);同时,控制心率、血压,纠正凝血功能等。入院治疗12d后,患者胸闷逐渐好转,复查胸部X线片提示渗出逐渐好转(见图3-7-3),胸腔积液基本吸收,拔除气管插管。4周后,复查血常规、凝血功能、肝肾功能恢复正常。

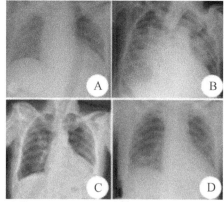

图3-7-3 胸部X线片。A:10月12日胸部X线片;B:10月18日胸部X线片;
C:10月26日胸部X线片;D:11月11日胸部X线片

(三)疾病转归

该术后入ICU监护治疗。术后第2天,拔除气管插管。术后第3天,患者病情恢复平稳,转出ICU。

四、病例剖析

(一)病例层面的剖析

该患者为中年男性,急性起病,以胸闷伴恶心、头晕为主要症状。心脏彩超提示主动脉瓣中度反流,升主动脉增宽,心包积液,内有可疑的飘带样影,但主动脉 CTA 未见明显的主动脉夹层征象。临床与实验室检查提示肺、肾脏、凝血系统衰竭,肝酶水平急剧升高,临床表现与影像学表现极不相称。这给及时正确诊断带来了不便。尽管如此,笔者仍高度怀疑主动脉夹层诊断依据有以下几个方面。①患者有高血压病史(高血压病是急性主动脉夹层最主要的危险因素,75%以上主动脉夹层患者存在高血压病);②D-二聚体 $5\mu g/mL$,阳性(D-二聚体 $5\mu g/mL$ 可作为评估主动脉夹层的临界值,其灵敏度为 97%,特异性为 47%;若 D-二聚体阴性,则可以排除主动脉夹层);③心脏彩超示少中量心包积液,主动脉瓣中度反流;④突发胸闷、低氧;⑤有不能解释的多器官衰竭。笔者推测这可能是因为主动脉夹层导致全身炎症反应综合征,引起肺、肾脏、肝脏等多脏器损伤。该患者经过血压、心率控制,机械通气,持续性肾脏替代治疗,纠正凝血功能障碍等综合治疗后,病情得以控制、好转并接受手术治疗。术中结果证实,患者为主动脉夹层 Standford A(Debakey Ⅱ)型,其内膜破口位于升主动脉的窦管交界处,非常局限,符合不典型主动脉夹层的诊断。予以心率、血压控制及多脏器功能支持,待病情稳定后,予以手术治疗,最终病情好转,患者转出 ICU。

(二)疾病层面的剖析

主动脉夹层系指在主动脉壁存在或不存在自身病变的基础上,在一系列外因的可能作用下导致主动脉内膜撕裂,血液由内膜撕裂口进入主动脉壁中层,造成其中层沿长轴分离,从而使主动脉管腔呈现真假两腔的一种病理状态。受收缩压的影响,内膜撕裂的初始部位可能与局部组织结构的薄弱有关。继发的内膜撕裂被认为与脉压及心率密切相关。主动脉夹层在沿主动脉螺旋撕裂下行过程中,累及甚至堵塞任一主动脉重要分支时,会引起终末器官的缺血,继而引发一系列复杂的并发症。国内有研究探讨了主动脉夹层的并发症,包括瘤体破裂造成的急性心脏压塞、胸腹腔积液、出血性休克,也有急性主动脉分支急性闭塞造成器官缺血坏死或压迫所致的急性心肌梗死、脑梗死、肝肾功能损伤,及肠道和四肢缺血等。这些并发症常常作为首发症状而导致延诊、误诊,致使这些患者不能得到及时正确的治疗。

据文献报道,主动脉夹层如不及时处理,有 3% 的患者可以发生猝死,2d 内病死率可达到 37%~72%,1 周内病死率可高达 60%~91%。目前认为,不典型主动脉夹层(Atypical aortic dissection,AAD)是主动脉夹层的早期阶段,其病死率与典型主动脉夹层接近。但由于不典型主动脉夹层的临床表现多样,且主动脉 CTA 的表现也不尽相同,所以不典型主动脉夹层的误诊率一直比较高,甚至有文献报道达到 38%。导致不典型主动脉夹层误诊的原因主要在于其临床症状及体征缺乏特异性,检查有局限性。目前,主动脉夹层早期诊断主要依赖经胸彩色多普勒超声(Transthoracic color doppler ultrasound,TTE)、经食管彩色多普勒超声(TEE)、CT 血管造影(CTA)。超声对破口的检出率不高,且受操作者经验及意识的限制。CTA 扫描可对内膜片、双腔及夹层累及范围做出明确诊断,现已成为快速确诊主动脉夹层的首选检查方法。研究显示,TEE、CTA 对主动脉夹层的诊断,灵敏度和特异性分别为 88% 和 93%。

五、经验教训总结

临床医生不仅需要掌握常见主动脉夹层的临床表现,而且应该知道许多少见的不典型主动脉夹层的临床表现,且还需甄别其相关的影像学检查结果,以便及时准确地做出诊断。总之,不典型主动脉夹层是临床上少见且严重的危急重症,其症状体征不典型,相关检查不易早期发现。而及时的诊断是挽救患者生命的唯一机会。因此,对于伴不典型主动脉夹层易患因素的胸闷患者,一定要警惕存在不典型主动脉夹层的可能性,避免漏诊、误诊。

参考文献

1.魏以桢,常谦,于存涛,等.B型不典型主动脉夹层的腔内修复术治疗及中期随访结果[J].心脏杂志,2011,23(2):247-249.

2. Cifani N,Proietta M,Tritapepe L,et al. Stanford-A acute aortic disection,inflammation,and metaloproteinases:a review[J]. Ann Med,2015,47(6):441-446.

3. Doyle BJ,Norman PE. Computational biomechanics in thoracic aortic disection:today's approaches and tomorow's opportunities[J]. Ann Biomed Eng,2016,44 (1):71-83.

4. 王水云,马润芬,黄志军,等.主动脉夹层急诊诊断与误诊分析[J].中华急诊医学杂志,2003,12(9):619-621.

5. Hagan PG,Nienaber CA,Iselbacher EM,et al. The International Registry of Acute Aortic Disection(IRAD):new insights into an old disease[J]. JAMA,2000,283(7):897-903.

6. 邹莹,陈刚,黄焰焰,等.主动脉夹层的临床病理特点及CT临床诊断[J].临床荟萃,2014,29(9):985-987.

7. Moore AG,Eagle KA,Bruckman D,et al. Choice of computed tomography,transesophageal echocardiography,magnetic resonance imaging and aortography in International Registry of Aortic Dissection[J]. Am J Cardiol,2002,89(10):1235-1238.

8. Baguet JP,Charanon O,Sessa C,et al. European Society of Hypertension Scientific newsleter:hypertension and aortic disease[J]. Hypertens,2012,30(2):440-443.

9. SuzukiT,Distante A,Zizza A,et al. Diagnosis ofacute aortic dis section by D-dimer. the International Registry of Acute Aortic Dissection substudy on Biomarkers(IRAD-Bio) experience[J]. Circulation,2009,119 (20):2702-2707.

10. 李立斌,沈华浩.急性呼吸窘迫综合征与多器官衰竭的关系[J].中华急诊医学杂志,2012,21(8):789-791.

(张　剑　林　玲)

病例 3-8　主动脉夹层术后发热

引　言

急性主动脉夹层是一种不常见但有潜在灾难性的疾病。一旦怀疑和(或)确诊为主动脉夹层,应紧急住院、严密监护,合理选用影像学检查(包括超声心动图等)明确诊断及病变程度,稳定血流动力学,监测血压、心率和尿量,以减低心肌收缩力、减慢左心室收缩速率和外周动脉压为主,内外科协作共同救治。未经治疗的主动脉夹层预后极差,50%的患者于48h内死亡,70%的患者在1周内死亡,90%的患者在3个月内死亡。

一、接诊时病情简介

1.患者主诉和基本情况

患者,男性,36岁,湖南长沙人,以"突发胸背痛10余小时"于2016年2月26日入院。

患者于2016年2月26日凌晨1时左右突然出现胸背部疼痛,伴胸闷、腹痛,疼痛剧烈,大汗淋漓,急至我院急诊。查CTA提示主动脉夹层,破口位于左锁骨下动脉以远,腹腔干受累未显影,肠系膜动脉显影可,右肾动脉通过真腔供血,左肾动脉通过假腔供血。予以镇痛降压对症处理后,疼痛有所缓解,收缩压降至110mmHg左右。为进一步治疗,收入院。既往有高血压病史5年余,具体血压不详,不规则口服药物治疗,现已停药。吸烟10余年,40支/d;饮酒10余年,白酒100～50g/d。

2.入科查体

T 36.9℃,P 83次/min,R 19次/min,BP 130/71mmHg,神清,精神尚可。双肺呼吸音粗,未闻及明显干湿啰音。心律齐,听诊未闻及明显病理性杂音。腹软,略膨隆,无压痛。双下肢皮肤温暖,感觉、运动功能无殊。双侧颈动脉搏动可及,双侧桡动脉搏动可及;触诊右股、腘、足背动脉搏动(＋＋),左股、腘、足背动脉搏动(＋)。

3.辅助检查

(1)B超:①脂肪肝;②双肾、输尿管、膀胱未见明显异常。

(2)CTA提示:①胸腹主动脉及左侧髂总动脉动脉夹层形成,累及肠系膜上动脉及腹腔干,腹腔干及肝固有动脉局部血栓形成(见图3-8-1);②两下肺少许炎症性病变(见图3-8-2)。

(3)急诊血凝:活化部分凝血活酶时间21.6s(↓),D-二聚体阴性,纤维蛋白原1.84g/L(↓),国际标准化比值0.87,凝血酶原时间9.7s,凝血酶原时间正常对照11.2s,凝血酶时间21.0s。

(4)血常规＋全血C反应蛋白(血液):全血C反应蛋白<1mg/L,白细胞计数14.3×10⁹/L,血红蛋白154g/L,血小板计数256×10⁹/L,中性粒细胞百分比40.9%。

4.入院诊断

①主动脉夹层(DeBakeyⅢ型);②肝固有动脉血栓形成;③高血压。

二、病因、病情严重程度评估及亟须解决的问题

该患者病因考虑为高血压。慢性系统性高血压是公认的主动脉夹层的首位易感因素。目前,临床上应用DeBakey分型将主动脉夹层分为三种类型,该患者为DeBakeyⅢ型。根据发病时间,起病在2周以内,为急性主动脉夹层;超过2周,则为慢性主动脉夹层。主动脉夹层的治疗方法包括内科保守治疗、外科手术治疗、血管腔内覆膜支架腔内隔绝术。目前,内科药物治疗主要包括镇痛、控制血压、镇静、吸氧、卧床、通便等对症治疗。大约70%的Standford B型(DeBakeyⅢ型)主动脉夹层不存在严重并发症,单独药物治疗的3年生存率达到78%。临床研究也同样提示,内科药物治疗与主动脉腔内治疗者的2年生存率差异无统计学意义(95.6% vs.88.9%,P=0.151)。外科手术治疗与内科药物治疗的效果大致相同,但外科手术治疗风险高、创伤大、费用高,故对没有严重并发症的Standford B型主动脉夹层患者应采取积极的内科药物治疗。但一旦患者出现主动脉夹层破裂预兆、重要脏器灌注不良表现、内科药物治疗难以控制的高血压或疼痛等并发症,预后就很差,住院死亡风险超过50%。目前,在此种情况下,多采取主动脉腔内隔绝术或外科开放性主动脉人工血管替换术,而已很少采用死亡率很高的外科开窗术。一项Meta分析显示,与外科开放性手术相比,主动脉腔内隔绝术能减少手术并发症和降低近期死亡风险。

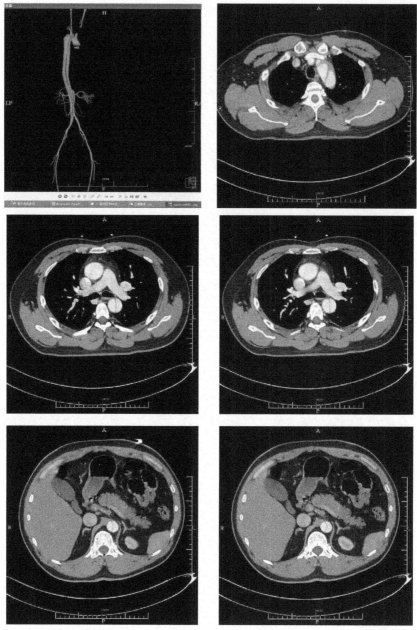

图 3-8-1 CTA:胸腹主动脉及左侧髂总动脉动脉夹层形成,累及肠系膜上动脉及腹腔干,腹腔干及肝固有动脉局部血栓形成

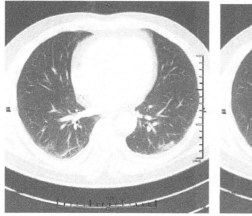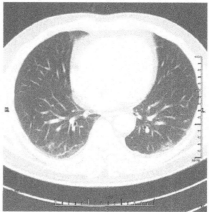

图 3-8-2 肺 CT:两下肺少许炎症性病变

三、诊治经过及思路

(一)内科药物治疗

内科药物治疗即给予硝酸甘油、盐酸乌拉地尔、厄贝沙坦氢氯噻嗪、盐酸贝那普利降压,给予美托洛尔控制心率,同时予以止痛、镇静,保持大便通畅,密切关注重要脏器缺血情况及生命体征。

(二)手术治疗

2016 年 3 月 11 日,行胸主动脉夹层腔内修复术,术后转入 ICU 监护。胸片见图 3-8-3。

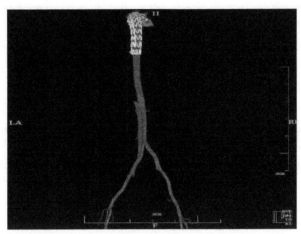

图 3-8-3　胸片

(三)术后据病情变化给予相应治疗

1.血压高:给予美托洛尔、盐酸可乐定、硝苯地平、艾司洛尔、乌拉地尔等联合控制,同时予以吗啡镇痛。

2.高热:3 月 12 日凌晨,体温 37.8℃,予以双侧血培养,加用美罗培南 1.0g 静滴 q8h 联合替考拉宁 0.4g 静滴 qd,物理降温(见图 3-8-4 和图 3-8-5)。

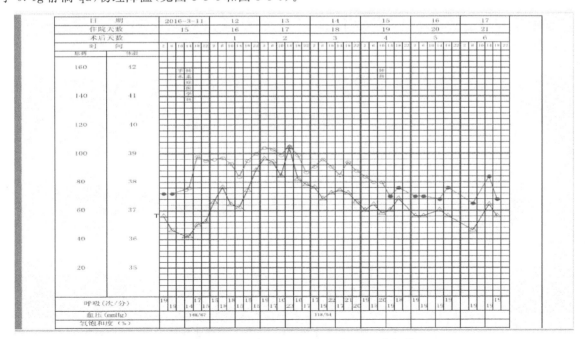

图 3-8-4　2016 年 3 月 11 日—3 月 17 日体温单

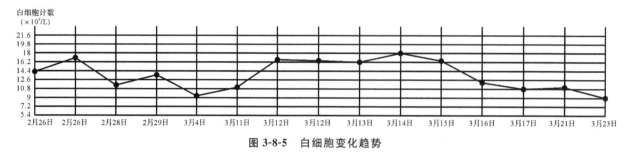

图 3-8-5　白细胞变化趋势

3 月 13 日 14:00,体温继续上升,最高 39.3℃,并出现寒战,拔除深静脉导管,加用甲强龙 40mg 静注,体温下降;当晚 23:00 前后,再次出现寒战,继而体温达 38.0℃,再次予以甲强龙 40mg 静注,体温好转。

(四)预　后

继续予以美罗培南联合替考拉宁抗感染治疗,甲泼尼龙 40mg qd 共 3d,病情好转,于 3 月 15 日转回普通病房。肺部情况见图 3-8-6 和图 3-8-7。

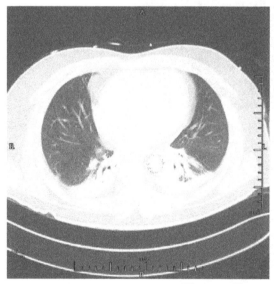
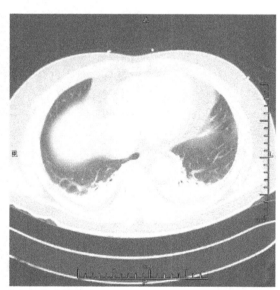

图 3-8-6　肺 CT:两下肺少许炎症性病变

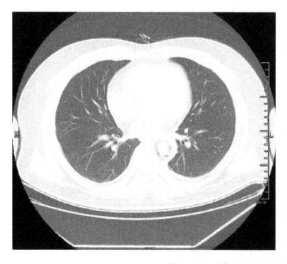
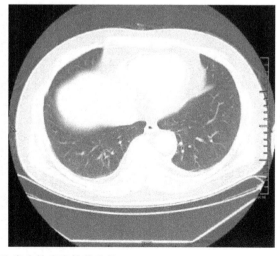

图 3-8-7　肺 CT:两下肺少许炎症性病变较前改善

四、病例剖析

(一)病例层面的剖析

该患者为中年男性,急性起病,症状以突发胸背部疼痛为主,伴有胸闷、腹痛,疼痛剧烈,大汗淋漓;结合辅助检查结果及病史(见图3-8-8和图3-8-9),考虑主动脉夹层与高血压有关。入院后予以镇痛、镇静及降压对症处理后,疼痛有所缓解,收缩压降至110mmHg左右。2016年3月11日,行胸主动脉夹层腔内修复术。术后出现寒战、高热,经抗感染及激素治疗,体温正常,病情恢复。

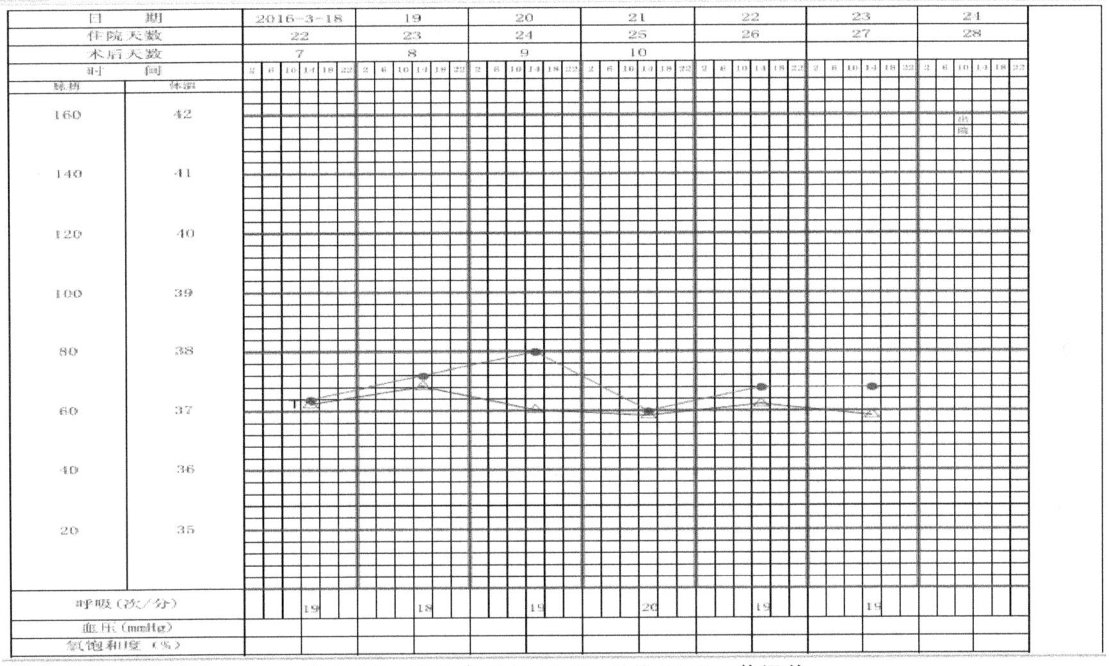

图 3-8-8　2016 年 3 月 18 日—3 月 24 日　体温单

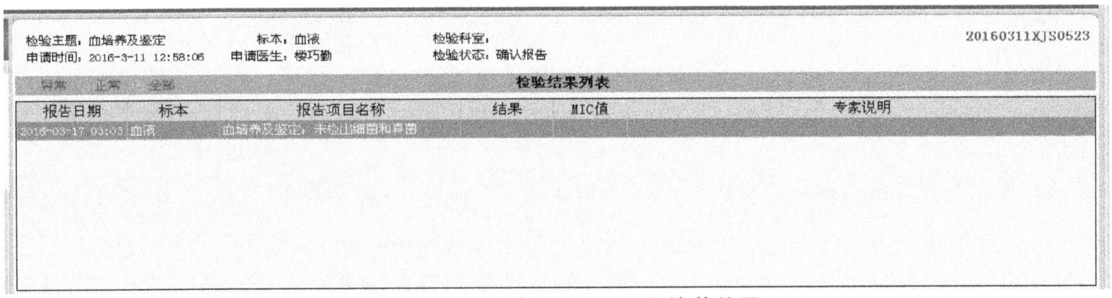

图 3-8-9　2016 年 3 月 11 日血培养结果

(二)疾病层面的剖析

主动脉夹层是指主动脉腔内的血液通过内膜的破口进入主动脉壁囊样变性的中层而形成夹层血肿,并沿着主动脉壁向周围延伸剥离的严重心血管急危重症。主动脉夹层的发病率为每年 3/10 万～4/10 万,其猝死率达 20%,而住院期间死亡率也达 30%。主动脉夹层发病急骤,进展迅速,临床误诊率和漏诊率较高,危害很大,后果严重。

关于主动脉夹层,有几种不同的分型方法。目前,临床上应用比较多的是 DeBakey 和 Stanford 两种分型方法。1965 年提出的 DeBakey 分型将主动脉夹层分为三种类型,其分型的依据是主动脉夹层撕裂的位置和夹层沿主动脉扩展的情况。DeBakey Ⅰ 型是指夹层的原发破口起源于升主动脉,并向远端主动脉弓和降主动脉撕裂和延伸;DeBakey Ⅱ 型是指夹层的原发破口起源于升主动脉,其撕裂和延伸局限于升主动脉内;DeBakey Ⅲ型指夹层的原发破口起源于左侧锁骨下动脉开口远端的降主动脉,并向远端撕裂和延伸,可累及胸主动脉和腹主动脉,其中Ⅲa为夹层累及近端降主动脉,Ⅲb为夹层累及远端降主动脉和腹主动脉。Stanford分型将主动脉夹层分为A型和B型两种类型,其分型的依据是看是否累及升主动脉。Stanford A型:夹层累及升主动脉,相当于DeBakey分型中的Ⅰ和Ⅱ型;Stanford B型:夹层累及左锁骨下动脉开口以远的降主动脉,相当于DeBakey分型中的Ⅲ型。Stanford分型在临床实践中较为实用,其中对Stanford A型一般主张手术修复;而对Stanford B型则以初步支持治疗和主动脉覆膜支架腔内隔绝术为主,外科手术仅在发生并发症时才予以采用。

治疗策略:根据分型选择治疗方法。Standford A型主动脉夹层常累及主动脉瓣或冠状动脉开口,易引起急性心肌梗死和(或)急性心力衰竭,并常伴有心包积液或心脏压塞。其经内科药物保守治疗,1周内病死率高达50%～90%;而通过外科手术治疗,3年和5年的生存率分别可以达到75%和73%。外科手术治疗的效果明显优于药物治疗。因此,对于Standford A型主动脉夹层患者,无论是急性期或慢性期,均应采取以外科手术为主的综合治疗。

五、经验教训总结

主动脉夹层多突然发病,找不到相关诱因,同时因撕裂发生部位、范围和程度的不同,患者自述疼痛的位置及伴发症状也不相同。当夹层血肿压迫邻近组织或波及主动脉大分支时,可有全身多系统的症状和体征。首诊医生对主动脉夹层应有诊断意识和警惕性。一旦高度疑诊,就应要求患者严格卧床休息,严密监测血流动力学指标,给予强效镇静和镇痛,忌用抗血小板、抗凝或溶栓治疗;尽快将血压降低至维持心、脑及肾功能血供的最低水平,且在降压的同时应降低左心室收缩力和收缩速度,以有效减少夹层分离的扩散。针对患者术后出现的寒战、高热,一方面考虑感染因素(肺部CT有渗出性病变),另一方面也不排除动脉腔内隔绝手术本身导致的炎症反应,且用激素治疗效果好。

参考文献

1. 李世倍,王祖禄. 主动脉夹层诊治进展及预后[J]. 创伤与危急急重症医学,2014,2(4):215-218.
2. Criado FJ. Aortic dissection:a 250-year perspective[J]. Tex lfeart Inst J,2011,38(6):694-700.
3. Lnee H,Nienaber CA. Diagnosis and managenlent of patients with aortic dissection[J]. Heart,2007,93(2):266-270.
4. Sensson LG,Kouchoukos NT,Miller DC,et al. Expert consensus document on the treatment of descending thoracic aortic disease using endovascular stent-grafts[J]. Ann Thorac Surg,2008,85(1suppl):S1-S41.
5. Nienaber CA,Rousseau H,Eggebrecht H,et al. Randomized comparison of strategies for type B aortic dissection:the Investigation of STEnt Grafts in Aotic Dissection(INSTEAD)trial[J]. Circulation,2009,120(25):2519-2528.
6. Youichi Y,Toshihisa S. Characteristics of patients that experience cardiopulmonary arrest following aortic dissection and aneurysm[J]. J Emerg Trauma Shock,2013,6(3):159-163.
7. Fattori R,Mineo G,Di Eusanio M,et al. Acute type B aortic dissection:current management strategies[J]. Curr Opin Cardiol,2011,26(6):488-493.
8. Zhang H,Wang ZW,Zhou Z,et al. Endovaseular stentgraft placement or open surgery for the treatment of acute type B aortic dissection:a meta-analysis[J]. Ann Vase Surg,2012,26(4):454-461.

(杨 莹)

病例 3-9　电击伤致超长心肺复苏成功抢救

引　言

电击伤是指人体与电源直接接触后,电流进入人体造成的机体组织损伤和功能障碍。其在临床上除表现在电击部位的局部损伤外,尚可引起全身性损伤,主要是心血管和中枢神经系统的损伤,严重的可导致心搏、呼吸停止。

一、接诊时病情简介

（一）入 ICU 前的情况

1.患者主诉和基本情况

患者,男性,28 岁,外来务工人员,因"触电后摔落泥潭,呼之不应 10 余分钟"入院。

患者 10 余分钟前不慎触电（电压在 380V 左右）,随即摔落至泥潭,呼之不应,工友当时判断患者"心跳停止",当场即实施胸外按压,并快速送入我院急诊室,送入途中仍坚持胸外按压。急诊室脉搏、呼吸、血压均测不出,检查双侧瞳孔散大,考虑"电击伤,心搏、呼吸停止",立即行心肺复苏,气管插管机械通气,开放静脉通道,静推肾上腺素 1mg 抢救,并静滴碳酸氢钠。复苏约 5min 后,患者出现室颤心律,立即行电除颤。首次电除颤后,患者仍持续室颤,继续人工胸外按压（10min 后改萨博心肺复苏机按压）,并每隔 3~5 分钟静脉注射 2~3mg 肾上腺素。抢救 1h,患者仍未恢复自主心律,心电图示一条直线,复苏成功机会渺茫。将病情告知患者工友,由于家属未到,工友要求继续抢救,继续如前抢救措施。经过第 8 次电除颤、抢救约 3h 后,患者恢复自主心律。抢救中,患者口鼻腔吸出大量泥巴,并出现大小便失禁、全身抽搐,给予对症处理。患者心律、血压相对稳定后,转入 ICU 进一步抢救治疗。

2.入院查体

T 36.0℃,HR 114 次/min,R 26 次/min,BP 125/78mmHg,神志深昏迷,格拉斯哥评分 3 分,全身皮肤发绀,全身未见明显电击伤口,浅表淋巴结未触及肿大。双肺呼吸音粗,双肺可闻及少许湿啰音。HR 114 次/min,律齐,未闻及明显病理性杂音。腹平软,肝脾肋下未及。双下肢无水肿,四肢肌张力减弱,肌力检查不合作,膝腱反射未引出,巴氏征双侧未引出。

3.辅助检查

（1）生化全套＋肌钙蛋白测定:免疫球蛋白 A 0.62g/L,补体 C_3 0.42g/L,间接胆红素 1.7μmol/L,总蛋白 47.3g/L,白蛋白 31.3g/L,球蛋白 16.0g/L,谷氨酸氨基转移酶 433U/L,天门冬氨酸氨基转移酶 1501.6U/L,γ-谷氨酰酶 157U/L,尿素氮 10.65mmol/L,尿酸 751.9μmol/L,肌酐（酶法）288.8μmol/L,总胆固醇 2.57mmol/L,高密度脂蛋白胆固醇 0.79mmol/L,肌钙蛋白I测定＞30ng/mL,低密度脂蛋白胆固醇 1.15mmol/L,Na^+ 151.0mmol/L,空腹血糖 8.50mmol/L,糖化血清蛋白 2.5mmol/L,乳酸脱氢酶 2237U/L,肌酸激酶 26357.6U/L,肌酸激酶同工酶 934.9U/L,腺苷脱氢酶 26U/L,α-羟丁酸 2855U/L。

（2）血气分析:T 37.0℃,血红蛋白 115g/L,pH 7.22,$PaCO_2$ 47.0mmHg,PaO_2 170.0mmHg,实际碳酸氢根浓度 19mmol/L,全血碱剩余－8.3mmol/L,红细胞压积 37.0％,Na^+ 150.0mmol/L,K^+ 2.7mmol/L,葡萄糖 9.60mmol/L,Ca^{2+} 0.85mmol/L,乳酸 14.2mmol/L。

(3)血常规+C反应蛋白:超敏C反应蛋白46.4mg/L,白细胞计数46.92×10^9/L,中性粒细胞百分比86.8%,淋巴细胞百分比5.1%,中性粒细胞计数40.7×10^9/L,单核细胞计数3.75×10^9/L,平均血小板体积12.3fL。

(4)CT:头颅CT平扫,颅内未见明显异常;胸部CT检查未见明显异常。

4.入科诊断及初步的诊治方案

①电击伤,心搏、呼吸停止,心肺复苏术后,缺氧缺血性脑病;②吸入性肺炎;③低钾血症;④急性肾功能衰竭;⑤应激性溃疡;⑥多脏器功能不全。

入科予以重症监护,胃肠减压,气管插管接呼吸机辅助呼吸;给予肾上腺素、去甲肾上腺素抗休克,丙戊酸钠、地西泮抗癫痫。患者有吸入性肺炎,经验给予亚胺培南/西司他丁0.5g q6h静滴联合万古霉素1.0g q12h静滴抗感染;氨溴索化痰;奥美拉唑抑酸;参麦营养心肌;醒脑静、吡拉西坦醒脑护脑;申捷营养脑细胞;亚低温治疗,甘露醇脱水降颅压,维持内环境稳态。

二、病因、病情严重程度评估及亟须解决的问题

该患者高压电击后心搏、呼吸停止,经长时间胸外按压及多次电除颤后恢复自主心律,患者心肌损伤及大脑缺血、缺氧严重。治疗的关键在于纠正心源性休克,稳定心率、血压,为心肌恢复创造时间和空间,需行机械通气、液体容量控制、血液净化和脑复苏。

三、诊治经过及思路

(一)呼吸衰竭处理

患者电击伤,心搏、呼吸停止,呼吸中枢衰竭,短期内不能恢复自主呼吸,需较长时间机械通气。急诊予以经口气管插管机械通气。入ICU后,行经皮气管切开术,以利于口腔护理及痰液引流。

(二)血流动力学和液体容量控制

患者受电击伤,经长时间胸外按压及多次电除颤,成功复苏后临床表现以心源性休克为主,治疗上予以营养心肌以及用血管活性药物升压,并严格控制容量平衡,防止容量负荷过重而致心力衰竭发作加重心肌损伤,为心肌恢复创造时间和空间。入科3d后,心率、循环趋于稳定,停用血管活性药物,后续未出现循环不稳定。

(三)血液净化

患者受电击伤后心搏停止,长时间复苏成功后出现心源性休克,导致多脏器功能衰竭,早期即出现肾功能衰竭,需早期行CRRT,同时减轻心脏负荷。入科12h后,以CVVH模式即开始CRRT,住院期间持续行CRRT。

(四)早期肠内营养支持

患者存在缺氧缺血性脑病,昏迷时间长,短期内不能进食。因此,在循环稳定后,早期给予营养支持也特别重要。早期建立肠道功能可有效防止肠道菌群异位。多个指南推荐,在循环稳定后,若无肠内营养禁忌,则应立即建立空肠营养。患者入科第3天,行鼻空肠营养管置入,鼻饲整肽型配方,逐渐加量。

(五)脑复苏

患者入院后反复出现抽搐。为保护脑细胞,防止脑水肿进一步加重,给予充分的镇静镇痛,联合抗癫痫,甘露醇脱水降颅内压,亚低温治疗。3d后,患者循环稳定,理应尽早行高压氧治疗,由于我院条件所限未能进行。

（六）疾病转归

治疗 3d 后，心率、循环稳定，停用血管活性药物；7d 后，患者 GCS 评分由入院时的 3 分开始稳步上升，从我院出院时评分达到 9 分；后期需转其他医院行高压氧治疗，好转出院。

四、病例剖析

（一）病例层面的剖析

该患者为年轻男性，不慎触电，导致心搏、呼吸停止，现场工友立即给予持续胸外按压，10min 后送入我院急诊，为院内成功抢救奠定了基础。可见，院外心肺复苏知识的普及和急救知识的培训在该例患者身上取得了不错的效果。院内急诊经过反复的电除颤及持续胸外按压。1h 后，患者仍未成功复苏，曾一度考虑是否放弃抢救，后仍进行积极的复苏，3h 后终于抢救成功。患者受高压电击伤，反复电除颤及长时间的胸外按压，心肌损伤极为严重，呈心源性休克，液体复苏难以奏效，短时间内循环不能稳定，需大剂量肾上腺素及去甲肾上腺素维持心率、血压，并且患者迅速出现多脏器功能衰竭，病情极危重，抢救棘手。入院后，给予积极容量平衡控制、机械通气、血液净化、脏器保护、早期肠内营养、感染控制、脑水肿控制等综合治疗。3d 后，心率、循环稳定，停用血管活性药物；7d 后，患者 GCS 评分由入院时的 3 分开始稳步上升，至出院时评分达到 9 分。由于我院无高压氧治疗设备，不能早期行高压氧治疗（原则上，循环稳定后越早进行高压氧治疗，对脑功能恢复越有利）。故 21d 后，转院行高压氧治疗。后期随访，患者高压氧治疗 45d 后神志基本恢复正常。

（二）疾病层面的剖析

电击伤俗称触电，低压电的电压≤380V，高压电的电压＞1000V，而闪电的电压高达 30 万 V。电压越高，对人体的损害越重。高压电和低压电均可引起器官生物电节律的改变，对人体的致命作用主要是造成心室纤颤，导致心脏停搏。只要电击伤电压达 220V，就可导致心脏停搏。电压在 1000V 以上，即可致触电者呼吸中枢抑制、麻痹、呼吸停止。电击致心搏、呼吸骤停 3s，即可出现头晕；10~20s 后，可出现晕厥或抽搐；60s 后，瞳孔散大、呼吸停止；4~6min 后，脑细胞发生不可逆损害。其病理生理改变表现为中枢神经系统的急性缺氧，脑缺氧使脑细胞代谢减弱或丧失，局部乳酸和一氧化碳堆积，破坏细胞膜的正常通透性，细胞内外离子运转失调致脑水肿。由于微血管阻塞，脑微循环进一步障碍，使脑细胞更加缺血、缺氧，脑水肿加重，颅内压增高，心脑等重要脏器由于缺氧时间过长往往导致不可逆损害。治疗上，以维持各脏器功能并防止并发症为主，并且越早干预，对防止并发症的出现及疾病恢复越有利，如早期肠内营养支持、CRRT、高压氧治疗及经皮气管切开术等。

五、经验教训总结

当患者出现心搏、呼吸骤停时，现场急救至关重要。本例患者现场急救 10min，为院内急救赢得了时间。本例患者在抢救 3h 后心搏恢复也给了我们深刻的教训及启发。在对该患者抢救 1h 心跳未恢复时，本已经打算放弃继续抢救，并告知工友抢救无效，可是由于家属未到场，我们才坚持继续抢救。因此，可见现在惯用抢救 30min 无效而认为临床死亡的观点还值得斟酌。具体病例应具体分析，特别是年轻、既往无慢性疾病史的患者，我们认为抢救时间大于 1h 甚至更长时间是需要的。

早期、反复、大剂量给予肾上腺素 2~3mg/次，可提高复苏成功率。本例患者在抢救过程中共用肾上腺素 15 次，累计达 40mg。

在心肺复苏期间，患者多有不同程度的酸中毒，影响细胞代谢诱发室颤，降低心肌对肾上腺素的反应。因此，及时、适量地给予碱性药物是必要的，适量应用碳酸氢钠可增加心肌收缩力和减轻心脏后负荷。本例患者在应用碳酸氢钠后收到了良好的效果。对于需要长时间胸外按压的患者,萨博心肺复苏机的正确使用有效地提高了按压的连续性及按压质量,能够有效改善心脏停搏患者的血压及血氧情况,明显提高临床抢救成功率,并可避免因患者抢救"无望"而使医护人员在胸外按压时流于形式。

(杨善伟 洪本谷)

病例 3-10 心脏性猝死伴休克

引 言

心脏性猝死系指由心脏原因导致的突然死亡,可发生于原有或无心脏病的患者中。患者常无任何危及生命的前期表现而突然出现意识丧失,在急性症状出现后 1h 内死亡,在病理生理上主要表现为致命性心律失常。WHO 认为,在发病后 6h 之内死亡的即为猝死,但也有的学者主张在发病后 24h 之内死亡的即为猝死。休克是指以有效循环血容量不足,组织器官微循环灌注急剧减少,氧输送不能满足组织代谢的需求为基本原因的急性循环功能衰竭综合征。休克是指机体以代谢和循环功能紊乱为主的一种综合征,是多种致病因素都有可能引发的一种病理生理演变过程。休克的病理生理过程是一个渐进性、连续性、无法绝对分割的发展过程。

一、接诊时病情简介

(一)入 ICU 前的情况

1.患者主诉和基本情况

患者,女性,80 岁,因"胸闷、心悸 10 余天"于 10 月 28 日收住我院急诊病区治疗。

患者 10d 前无明显诱因下出现胸闷、心悸,呈阵发性,夜间明显,持续数分钟后可自行缓解。无胸前区疼痛,无夜间阵发性呼吸困难及端坐呼吸,无黑矇、晕厥等。当时未重视,自行服用"麝香保心丸"等治疗,好转不明显,上述症状加剧,严重时端坐呼吸,气促明显,不能平卧,故来我院就诊。既往有高血压病史 30 余年,平素服用"复方利血平片"1 片,3 次/d,血压控制可。

2.入院查体

T 37.1℃,HR 92 次/min,R 20 次/min,BP 158/88mmHg,神清,精神软。唇略发绀,颈静脉无充盈。双肺听诊呼吸音粗,未闻及干湿啰音。心脏听诊律齐,未闻及病理性杂音。腹部无异常。四肢无水肿。神经系统检查阴性。

3.辅助检查

(1)心电图:提示窦性心律,完全性左束支传导阻滞,左室电压增高,ST-T 改变,Q-T 间期延长。

(2)血生化:Na$^+$ 137mmol/L,K$^+$ 4.3mmol/L,肌酐 124μmol/L,尿素氮 5.48mmol/L,谷氨酸氨基转移酶 5.8U/L,天门冬氨酸氨基转移酶 18.8U/L,肌酸激酶 66U/L,D-二聚体 574ng/mL;肌钙蛋白 I 定量<0.01μg/L。

4.入院诊断及治疗

冠心病,心绞痛。

入院后,给予"抗血小板聚集,抗凝,稳定斑块,利尿,减轻心脏负荷,控制血压,活血化瘀"等对症治疗。上述症状改善不明显。准备于 10 月 31 日(入院后第 3 天)转省级医院心脏病中心行冠状动脉造影检查。当天中午 12:40,在等待救护车时,患者突发胸闷、气促、心慌、头晕、大汗淋漓、意识丧失,血压下降至 60/30mmHg,心电图提示室颤。给予单项波 360J 除颤 1 次,并予以胸外按压,简易呼吸皮囊辅助通气。约 1min 后,转为窦性心律,神志逐渐转清。为求进一步治疗,转入 ICU。

(二)入 ICU 后的情况

1.入科查体

HR 86 次/min,R 20 次/min,BP 145/86mmHg,神清,精神软。双肺听诊呼吸音粗,未闻及干湿啰音。心脏听诊律齐,未闻及病理性杂音,心音低钝,心界向左下扩大。肢体无水肿。

2.辅助检查

入 ICU 前,心超提示左室收缩、舒张功能减退(LVEF 为 36%),左房增大,左室壁运动减弱,二、三尖瓣反流,主动脉瓣反流,心包无积液;胸部 X 线片提示心影增大,心胸比大于 0.6;甲状腺功能、肿瘤全套、免疫全套、抗核抗体检测正常。入 ICU 后,肾功能检查肌酐 170μmol/L,心肌酶谱正常,N 端脑利钠肽前体 9836g/L。

3.入科诊断

①心脏停搏,心肺复苏后;②冠心病,不稳定性心绞痛,心功能 Ⅱ 级;③高血压病 2 级(极高危);④急性肾功能损伤。

4.入科后治疗

(1)预防再次出现心脏停搏:因患者当时心脏停搏原因不明,且有完全性左束支传导阻滞,Q-T 间期延长,所以入科后即行心脏临时起搏器(VVI 模式)植入术(见图 3-10-1 和图 3-10-2)。

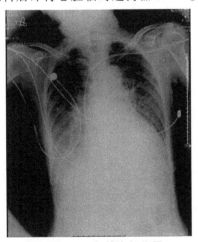 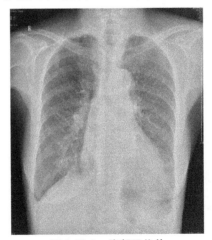

图 3-10-1　起搏电极位置　　　　　图 3-10-2　胸部正位片

(2)针对冠心病、心力衰竭的一般性治疗:给予米力农改善心功能及稳定心脏电生理,以及利尿减轻心脏负荷、活血化瘀等对症治疗。

10 月 31 日,入 ICU 第 1 天(16h),入量 1592mL,总出量 730mL。患者症状明显好转。

11 月 1 日,入 ICU 第 2 天(24h),入量 2404mL,出量 2650mL,其中胸水 550mL(入 ICU 当晚,超声提示双侧大量胸腔积液,留置右侧胸腔引流管 1 根,胸水提示为漏出液),患者未感明显不适。

11 月 2 日,入 ICU 第 3 天上午 9 时左右,患者诉左锁骨下起搏器鞘管下方针刺样疼痛,并诉长时间卧床后全身疼痛不适,但无胸闷、气促。值班医生微调了起搏器电极位置及参数,经过顺利。约 10min 后,患者出现全身大汗,血压下降到测不出,当时血糖 14mmol/L。心电监护仍提示为窦性心律,完全性左束支传导阻滞,约 88 次/min(基础心率约为 70 次/min)。鼻导管 3L/min 吸氧,血氧饱和度逐渐下降至 80% 左右,后给予文丘里面罩吸氧。当时考虑疼痛导致分布性休克的可能,予以补液

1000mL,血压上升不明显,并以"去甲肾上腺素 0.72μg/(kg·min)"维持升压,MAP 勉强维持在 60mmHg 左右。

二、病因、病情严重程度评估及亟须解决的问题

该患者心脏停搏原因考虑为冠心病所致的致命性心律失常。入科后第 3 天,突发休克,原因不明,须考虑以下可能性:①起搏电极刺破心脏导致心脏压塞而致梗阻性休克,或者诱发、加重心源性休克;②剧烈疼痛导致神经源性休克的可能,或疼痛诱发、加重心源性休克。

亟须解决的问题有:恢复窦性心律,稳定心脏电生理,稳定血流动力学,明确休克类型,稳定后行冠状动脉造影检查。

三、诊治经过及思路

(一)突发休克后处理

综合分析病史,患者对补液无反应,甚至休克有加重趋势,考虑疼痛所致的神经源性休克可能性不大;床边心包B超探查见"心包积液 2.0cm"(休克前无心包积液),因积液量不大,未行心包穿刺,密切监测心包超声,仍考虑休克以心源性休克为主;存在梗阻性休克的因素,给予多巴酚丁胺强心,呋塞米共 120mg 静推无尿。病情急剧加重,复查血气分析:pH 7.452,PaO_2 124.9mmHg(储氧面罩吸氧),$PaCO_2$ 27.2mmHg,乳酸 3.9mmol/L,HCO_3^- 19mmol/L,碱剩余−3.80mmol/L,缓冲碱 44.2mmol/L,阴离子间隙 25mmol/L;肌钙蛋白 I 定量 0.15μg/L;B 型尿钠肽定量 11220pg/mL;谷氨酸氨基转移酶 133.5U/L,天门冬氨酸氨基转移酶 138.6U/L,肌酐 170μmol/L,尿素氮 8.69mmol/L,肌酸激酶 111U/L,肌酸激酶同工酶 12.7U/L。于当天 17:00,行 CRRT(CVVH 模式,无肝素抗凝,前稀释,置换流速 2000mL/h,血流速 200mL/h,超滤率 200~500mL/h),约 5h 净脱水 2000mL 后,完全撤去升压药物,血压维持在 110/70mmHg 左右。

(二)安装临时起搏器

综合前后病史,考虑临时起搏器置入或 11 月 2 日上午休克前电极刺破右室可能。故拔除临时起搏器装置。

(三)疾病转归

11 月 3 日,总入量 2487mL,出量 3401mL,其中尿量 417mL,超滤量 2650mL。

11 月 4 日,总入量 3282mL,出量 3999mL,其中尿量 870mL,超滤量 3029mL。

11 月 5 日,经治疗后,患者症状明显好转,氧合、循环稳定,复查血指标:肌酐 85μmol/L,谷氨酸氨基转移酶 101.0U/L,天门冬氨酸氨基转移酶 49.2U/L,肌酸激酶 80U/L,肌酸激酶同工酶 9.6U/L,白蛋白 38.9g/L;肌钙蛋白 I 定量 0.14μg/L;血气分析:酸碱度 7.407,氧气分压 95.4mmHg,二氧化碳分压 48.9mmHg,乳酸 1.8mmol/L,碳酸氢根 30mmol/L,碱剩余 4.4mmol/L,缓冲碱 52.4mmol/L,阴离子间隙 16mmol/L;B 型尿钠肽定量测定 890pg/mL;复查心包积液约 1.3cm。停 CRRT。

11 月 6 日,病情好转稳定后,转其他医院心脏病中心进一步诊治。

(四)回　访

11 月 10 日,患者生命体征稳定,无明显胸闷、心悸、气急;B 超示双侧胸腔积液较前明显减少,但心包积液仍有 1.3cm;行冠状动脉造影提示前降支 85% 狭窄,明确诊断为冠状动脉粥样硬化性心脏病,予以支架置入。

四、病例剖析

(一)病例层面剖析

心脏性猝死在 ICU 并不鲜见,原因复杂,包括缺血性心脏病和非缺血性心脏病,绝大多数有结构异常。在引起老年人心源性猝死的原因中,快速性室性心律失常,如室速、室颤占 80%~90%;而缓慢性心律失常,如窦性停搏、完全性传导阻滞较少见。在老年人心源性猝死中,冠心病所占比例非常高,据统计达 80% 以上。该患者发生致死性心律失常外,有严重心力衰竭合并心肾综合征,大心脏、完全性左束支传导阻滞、Q-T 间期延长,需考虑以下疾病的可能性。

1.扩张型心肌病

扩张型心肌病的特征为单侧或双侧心室扩大,心室收缩功能减退,伴或不伴有充血性心力衰竭。室性或房性心律失常多见,病情呈进行性加重,死亡可发生于疾病的任何阶段。在我国,扩张型心肌病的发病率为 13/10 万~84/10 万,男性多于女性(2.5∶1)。其病因与病毒感染、免疫功能异常、遗传基因、交感神经系统异常等有关。诊断上,结合临床表现、心脏超声、冠状动脉造影等,以及排除其他心肌病后,方可诊断。该患者既往无明显心脏病病史,此次发病以心力衰竭为主,心肌酶谱无明显上升,胸部 X 线片提示心影增大,心电图表现为窦性心律、完全性左束支传导阻滞、Q-T 间期延长,出现致死性心律失常、猝死等情况,确诊上需行冠状动脉造影,排除冠心病。

2.冠心病性缺血性心肌病

冠心病性缺血性心肌病是指由长期心肌缺血导致心肌局限性或弥漫性纤维化,从而使心脏收缩和(或)舒张功能受损,引起心脏扩大或僵硬、充血性心力衰竭、心律失常等一系列临床表现的综合征。这类心肌病大多是由冠状动脉多支病变甚至是弥漫性病变引起的心肌广泛缺血、变性、坏死和纤维化,另外还掺杂有心肌顿抑和冬眠心肌,从而导致严重心肌功能失常、心脏呈球形扩大和(或)心力衰竭。要确诊该类疾病,需行冠状动脉造影检查。患者既往无明确心脏病病史,危险因素有高龄及高血压病史,无高血脂、高血糖、吸烟、饮酒、肥胖等因素。故当时诊断上的支持力度不够,需行冠状动脉造影确诊。

对于患者入 ICU 第 3 天出现的休克,当时考虑得比较复杂:一是因为疼痛而诱发,所以当时考虑分布性休克;二是因为有临时起搏合并有胸腔积液,不能立即排除心脏压塞。因此,在治疗上走了一些弯路。该患者在休克前有临时起搏器植入病史(床旁盲插),该项操作容易损伤心肌而出现心脏压塞等情况。当时,超声提示有心包积液 2.0cm,从治疗结果来看,似乎更支持心源性休克,但骤然出现的心包积液可能是诱发心源性休克加重的重要原因。患者出现心力衰竭后,Frank-Staling曲线右下移位;且住院后,液体治疗为正平衡,休克前出现胸痛等症状,疼痛加重氧耗,诱发和加重心力衰竭,心排血量急剧下降,出现休克。该患者发生休克合并急性肾功能损伤,利尿治疗无效果,使用 CRRT 减轻心脏负荷。5h 内净脱水 2000mL,撤除升压药,症状好转十分明显,进一步支持该休克类型的诊断。

(二)疾病层面剖析

1.心源性休克

心源性休克的基本机制为泵功能衰竭,其原因主要为心肌梗死、心力衰竭和严重心律失常等,为心力衰竭的最严重阶段。由于心脏泵功能衰竭而导致心排血量下降,引起循环灌注不良,组织细胞缺血、缺氧,所以心排血量下降是氧输送减少的基本原因。在监测血流动力学时,可发现中心静脉压升高、肺动脉嵌压升高、心排血量下降、体循环阻力升高等参数的改变。其临床表现有血压下降、心率增快、脉搏细弱、全身软弱无力、面色苍白、皮肤湿冷、发绀、尿少或尿闭、神志模糊不清、烦躁或昏迷,病死率极高。心源性休克如同时发生急性肾功能衰竭,则临床治疗十分棘手,死亡率高达90%。持续肾脏替代可为这些患者提供有效的肾脏支持治疗,帮助患者渡过心源性休克期,为心脏功能、肾功能的恢复提供支持。心源性休克患者通常有心排血量减少,肾脏灌注不足,如长时间低血压、肾脏灌注不足,可能引起肾间质水肿,从而引发急性肾功能衰竭。心源性休克合并急性肾功能衰竭是增加患者死亡风险的独立因素。

2. 分布性休克

分布性休克的基本机制为血管收缩、舒张功能异常。在这类休克中,一部分表现为体循环阻力正常或增高,主要由容量血管扩张、循环血量相对不足所致。常见的原因为神经节阻断、脊髓休克等神经性损伤或麻醉药物过量等。另一部分表现为体循环阻力减小,导致血液重新分布,主要见于感染性休克。分布性休克往往以循环容量的改变为早期的主要表现,常表现为循环容量的不足。这种循环容量的改变是容量保留在血管内,只是因为血管收缩与舒张功能的异常导致容量分布在异常部位。

3. 梗阻性休克

梗阻性休克的基本机制为血流的主要通道受阻,如腔静脉梗阻、心包缩窄或心脏压塞、心瓣膜狭窄、肺动脉栓塞及主动脉夹层动脉瘤等。血流通道受阻导致心排血量减少、氧输送下降而引起循环灌注不良,组织缺血、缺氧。对于该类休克,需要及时解决梗阻原因,才能有效治疗。

五、经验教训总结

心脏临时起搏术是ICU医务人员的十大操作技能之一,在很多ICU中开展。但很多ICU患者因病情所限,并不能移至放射科进行检查,而只能在床旁盲插,盲插法只能依据心电图来判断电极位置,损伤心肌甚至刺破右室的风险将大大增加,从而增加患者的死亡率。因此,床旁心脏临时起搏术的实施需慎之又慎!

参考文献

1. 李小鹰,叶平. 老年心血管病急症[M]. 北京:北京医科大学中国协和医科大学联合出版社,1999.

2. 尹传贵,徐同龙. 实用老年病诊断与治疗[M]. 北京:中国医药科技出版社,2002.

3. Mann HJ,Nolan PE. Update on the management of cardiogenic shock[J]. Current Opinion in Critical Care,2006,(5):431-436.

4. 邱维强. 血液透析救治顽固难治急性左心力衰竭临床观察[J]. 临床心血管病杂志,2005,(8):492.

5. Shama A,Hemann D,Mehta RL. Clinical benefit and approach of ultrafiltration in acute heart failure[J]. Cardiology,2001,(3/4):144-154.

6. Koreny M,Karth GD,Geppert A. Prognosis of patients who develop acute renal failure during the first 24 hours of cardiogenic shock after myocardial infarction[J]. American Journal of Medicine,2002,(2):115-119.

（陈　君）

病例 3-11 升主动脉瘤破裂并发心脏压塞

引 言

胸主动脉瘤病理性扩张至其正常直径的 1.5 倍以上,称之为胸主动脉瘤。胸主动脉瘤瘤体早期可无症状,但当达到一定程度时(升主动脉 6cm,降主动脉 7cm)可发生夹层、破裂等风险。患者最初可因动脉迅速扩张(增加破裂的风险)相关的症状或者并发症(如主动脉夹层或破裂)而就诊。胸主动脉瘤患者一旦出现症状,且尚未发生破裂,则不论动脉瘤直径大小都需要手术干预来尽量减小动脉瘤破裂的风险。当动脉瘤破裂导致心脏压塞、冠状动脉受损、主动脉瓣中重度反流等情况时,病情凶险,一旦确诊,需密切监护和积极行手术治疗。

一、接诊时病情简介

(一)入 ICU 时的情况

1.患者主诉和基本情况

患者,男性,55 岁,因"胸闷、胸痛半天"入院。

患者半天前咳嗽后出现胸闷、胸痛;进食晚饭后,症状较前加重,伴全身大汗、恶心、呕吐,呕吐物为胃内容物,无腹痛、腹胀,伴头晕、黑蒙,无意识丧失,急往当地医院就诊,诊断为"升主动脉瘤,心包积液"。为求进一步治疗,遂来我院就诊,查主动脉全程增强 CT 及心超后,心脏外科拟以"升主动脉瘤、心包积液"收住入院,直接入 ICU 监护治疗。既往有高血压病史 3 年余,未服药治疗,最高收缩压达 200mmHg。

2.体格检查

T 36.1℃,HR 80 次/min,BP 104/57mmHg(四肢血压相似),R 14 次/min,视觉模拟疼痛评分(VAS)4/10,鼻导管吸氧 3L/min,SpO$_2$ 100%,神清,精神可。双侧瞳孔等大、等圆,对光反射灵敏。双肺呼吸音粗,闻及少量干啰音。心律齐,心音稍低钝,未闻及明显心脏杂音。腹软无膨隆,肠鸣音亢进。四肢肌力可,病理征未引出。

3.辅助检查

(1)心脏超声示:主动脉弓及升主动脉增宽;心包中大量积液,其内中等回声团漂浮,可疑凝血块;中重度主动脉瓣反流;轻度三尖瓣、二尖瓣、肺动脉瓣反流(见图 3-11-1)。

(2)主动脉增强 CT 示:考虑升主动脉瘤,请结合临床。附见心包积液。

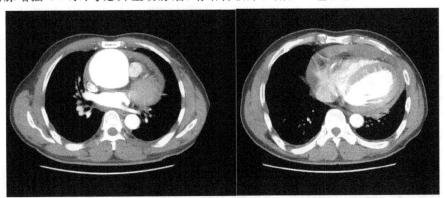

图 3-11-1 主动脉增强 CT 所见主动脉根部明显增宽,最宽处直径约为 68mm;心包积液

4. 入科诊断

升主动脉瘤，中重度主动脉瓣反流，心包积液（中大量）。

二、病因、病情严重程度评估及亟须解决的问题

对该患者已完善主动脉CTA，升主动脉瘤诊断明确，合并有主动脉中重度反流及中大量心包积液。主动脉根部增宽大于50mm，需要积极完善术前准备，急诊行外科手术治疗。术前，需在保证器官灌注的前提下应用β受体阻滞剂控制心率和血压，并行系列评估。目标收缩压为105～120mmHg。β受体阻滞剂被认为通过降低左心室收缩力及剪应力而发挥控制血压的作用。

三、诊治经过及思路

(一)镇静、镇痛

患者自诉胸闷、胸痛，予以舒芬太尼镇痛，右美托咪啶镇静，维持疼痛评分＜3/10分，RASS评分0～－2分。

(二)监测氧合变化

若出现氧合变化，则及时复查胸部X线片（见图3-11-2）及胸腔积液彩超，警惕主动脉瘤破入胸腔。

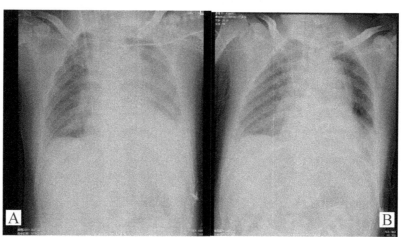

图 3-11-2　胸部 X 线片。图 A:术后当天胸部 X 线片示双肺渗出性改变;图 B:术后第 1 天胸部 X 线片示双肺渗出较前好转

(三)监测心电图

若发生心律失常，需积极寻找病因，如心肌缺血、缺氧，低氧血症，心力衰竭等。而ST段降低和（或）T波改变是急性胸主动脉瘤最常见的心电图改变，且与低血压、休克和心脏压塞时冠状动脉血流减少密切相关。

(四)控制心率、血压及中心动脉压

予以艾司洛尔＋美托洛尔控制心率、血压，收缩压维持在100～120mmHg，HR 60～80次/min。同时，监测尿量及血乳酸或中心静脉饱和度，避免出现器官低灌注。该患者在入ICU后2～3h开始出现血压下降（最低至65/50mmHg），伴心率加快（最高115次/min），CVP最高29mmHg，伴全身湿冷大汗，予以补液维持血流动力学。急诊B超提示：心包大量积液，其内中等回声团漂浮，可疑凝血块，请结合临床；左房及右心受压，心脏压塞？于心脏外科立即行床旁心包穿刺术，引流出暗红色引流液，

血流动力学较前好转。2h后,患者血压再次出现下降(68/46mmHg),心率增快(147次/min)。心包引流管调整后,引出较鲜的引流液,考虑心脏压塞和动脉瘤破裂进展,联系心脏外科急诊手术。

(五)积极术前准备

备红细胞、血小板、血浆等,需急诊外科手术治疗。该患者在术前准备过程中出现急性心脏压塞,于急诊行体外循环下升主动脉置换＋主动脉瓣置换＋左右冠状动脉开口原位移植＋内引流＋临时起搏器植入术,术后带气管插管返回ICU。予以维持血流动力学稳定,收缩压90～110mmHg,CVP 8～12mmHg;镇痛泵持续镇痛,维持疼痛评分<3分。

(六)疾病转归

术后第1天,患者清醒,肌力恢复,咳嗽反射良好,血流动力学稳定,拔除气管插管,并予以美托洛尔控制心率,及进行预防感染、抗凝治疗等。术后,患者存在轻度呼吸窘迫综合征(PEEP/FiO$_2$<300),予以3～5L/min氧流量鼻导管吸氧改善氧合,及利尿治疗。术后第2天,患者转回心脏外科继续治疗。术后第4天,拔除心包纵隔引流管和临时起搏线。术后第9天,患者R 20次/min,HR 89次/min,BP 108/62mmHg,神清,无不适主诉,出院。

四、病例剖析

(一)病例层面的剖析

该患者为中年男性,急性起病,以持续进行性加重的胸闷、胸痛为主要症状,据辅助检查,升主动脉瘤诊断明确。因患者胸闷、胸痛持续加重,故应注意与主动脉夹层及急性冠状动脉综合征相鉴别。结合患者既往高血压病史,血压控制不佳。入院后予以镇静、镇痛,积极控制心率及血压,同时积极做好术前准备,包括备血。在术前准备过程中,患者出现血压持续下降,心率增快,CVP明显上升,脉压减小,考虑心脏压塞,遂立即行剖胸手术治疗。

(二)疾病层面的剖析

胸主动脉瘤的高危因素包括动脉粥样硬化的高危因素(如吸烟、高血压和高胆固醇血症等),主动脉瘤及主动脉夹层家族遗传史,高危疾病(如马凡综合征、Loeys-Dietz综合征等),已知的主动脉瓣疾病(如二叶式主动脉瓣、主动脉瓣置换或主动脉瓣狭窄)等。

胸主动脉瘤起病隐匿,发病初期通常没有典型症状。患者最初可因动脉迅速扩张相关的症状或者并发症而就诊。主动脉弓-升主动脉瘤患者可表现为由主动脉窦扩张和瓣环扭曲引起的主动脉瓣关闭不全所致的心力衰竭。此外,对冠状动脉的压迫可导致心肌缺血或梗死,而主动脉窦瘤可破裂进入右心。累及主动脉弓横部和降部的大型动脉瘤能够压迫食管造成吞咽困难,压迫左侧喉返神经或迷走神经时会造成声音嘶哑,或者压迫膈神经造成半侧膈肌麻痹。胸主动脉瘤最严重的并发症是破裂,并且破裂最常进入左侧胸腔或心包,表现为严重胸痛和低血压或休克。降主动脉瘤破裂可进入相邻的食管,造成主动脉食管瘘并表现为呕血。

无症状胸主动脉瘤可被常规胸部X线平片检查所发现,也可在对有基础疾病(如马凡综合征或巨细胞动脉炎等)的患者进行行监测时发现。相关检查包括胸部X线片、心超、胸部CT和MRI。无症状胸主动脉瘤患者最初接受药物治疗,包括定期影像学随访胸主动脉瘤生长速度及结构;应用β受体阻滞剂等药物积极控制血压,以减缓胸主动脉瘤增长速度;应用他汀类药物降低血脂,减缓动脉粥样硬化的进程。

而有症状的患者及动脉瘤体积快速扩张或动脉瘤直径在5～6cm或以上(视患者体型而定)的无症状患者,则需要手术治疗。

主动脉瘤手术往往范围大、时间长、创面大、渗血多,需严密监测生命体征、氧合、血流动力学、器官灌注及凝血功能等。术后易发生血流动力学不稳定及急性呼吸窘迫综合征、急性肾损伤、急性肝损伤,甚至发生脑水肿及缺血缺氧性脑病等。

五、经验教训总结

胸主动脉瘤可引起多种症状及并发症,有些可危及生命,如急性主动脉瓣反流和胸主动脉漏或胸主动脉破裂可致急性心功能衰竭。因此,对于这类患者,恰当的药物治疗和急诊手术治疗可能非常重要。存在胸痛的胸主动脉瘤患者要与主动脉夹层及急性冠状动脉综合征相鉴别。对胸主动脉瘤的诊断依赖于主动脉影像学检查,以证实是否存在动脉瘤。若担心存在胸主动脉瘤相关的并发症,则优先考虑主动脉影像学检查,且不应因要进行全面的体格检查、实验室检查或心电图检查而推迟影像学检查。对于存在中大量胸腔积液(血)或心包积液(血)的患者,需避免行穿刺治疗。如在准备手术期间出现心脏压塞,危急时刻必须穿刺引流时,禁忌大量、快速引流,避免动脉瘤破裂进展。对于需要急诊手术的患者,应尽可能缩短术前准备时间,争分夺秒行急诊手术治疗。

参考文献

1. Harris C. Thoracic aortic aneurysm[J]. Ann Cardiothorac Surg,2016,5(4):407.

2. 胡运涛,葛圣林.胸主动脉瘤病因研究进展[J].山东医药,2010,50(38):115-116.

3. 田晓桐,贾金芳,姚明杰,等.主动脉手术30例的护理[J].医药世界,2009,11(10):662-663.

4. Hirata K,Kyushima M,Asato H. Electrocardiographic abnormalities in patients with acute aortic dissection[J]. Am J Cardiol,1995,(76):1207-1212.

(王勇刚　金　丹)

病例 3-12　不停跳非体外循环冠状动脉旁路移植术

引　言

不停跳非体外循环冠状动脉旁路移植术是在心脏不停跳的情况下进行的,能减少体外循环的并发症,同时手术的创伤少、时间短、费用低。目前,其在国内外开展得很多。尽管其并发症较传统的体外循环少,但因个体存在差异,所以对术后并发症的预防和治疗仍不能忽视。本案例希望给大家一些借鉴和思考。

一、接诊时病情简介

(一)入 ICU 前的情况

1.患者主诉和基本情况

患者,女性,75 岁,于 12 月 28 日因"反复胸闷、胸痛 10 余年,加重半月余"收治我院心内科。

患者 10 年前反复于活动后出现胸闷、胸痛,胸痛位于心前区,范围约手掌大小,呈胀痛感,可伴有肩背部放散,持续 10～20min 可缓解,患者未予以重视。后因胸痛发作,至当地人民医院就诊,诊断为急性心肌梗死。予以药物治疗后,患者病情好转出院。当时未行介入治疗。出院后,患者未规律行冠心病二级预防治疗,平时不时有胸闷、胸痛发作。1 年前,患者自觉胸闷、胸痛发作较前频繁,性质较前加重,多次在当地医院住院治疗。因患者拒绝行冠状动脉介入治疗,故予以冠心病二级预防治疗,效果不佳。出院后,胸闷、胸痛仍反复发作。半月前,患者受凉后出现咳嗽、咳痰症状,伴胸闷、胸痛。胸痛位于心前区,可放散至肩背部,每天均有发作,有时1天可发作数次,疼痛时间最长可持续1h左右,含服速效救心丸后胸痛可减轻。后于当地医院住院治疗,在予以抗炎、抗血小板、降脂、扩冠、控制心率等对症治疗后,效果不佳,胸闷、胸痛仍反复发作,自述洗脸等轻微动作即可引起胸闷、胸痛。当地医院建议患者转院行冠状动脉介入治疗,患者和家属商议后来我院就诊。既往病史:高血压病30余年,平时服用"缬沙坦氨氯地平0.5片(40mg)qd、美托洛尔0.5片(23.75mg)qd"降压,平时不监测血压;慢性胆囊炎,胆囊结石;甲状腺双侧结节。

2.入院查体

T 36.3℃,P 76次/min,R 20次/min,BP 130/70mmHg,神清,对答切题,皮肤、黏膜无黄染和发绀,颈静脉怒张,甲状腺未触及肿大,气管居中,老年女性胸。双下肺可闻及湿啰音。心界向左扩大,HR 76次/min,律齐,主动脉瓣听诊区可闻及2/6收缩期杂音。腹部略膨隆,无压痛,肝脾肋下未触及。双下肢无水肿,四肢活动自如,双侧巴氏征阴性。入院心电图:窦性心律,Ⅰ、avL导联小q波。

3.入院诊断

①冠状动脉硬化性心脏病,不稳定型心绞痛,心功能Ⅲ～Ⅳ级;②高血压病;③慢性胆囊炎、胆囊结石。

4.入院后的检查

(1)冠状动脉造影:右冠状动脉弥漫性40%～60%狭窄,后降支近端85%狭窄,左室后支近段50%～60%狭窄,左主干中远段98%狭窄,前降支近段及近中段70%～85%狭窄,中间支近段95%狭窄,回旋支内膜不光滑,血流TIMI 3级。

(2)心超:主动脉硬化,主动脉瓣退变伴轻度反流;左室内径稍增大,二尖瓣轻度反流,左心室舒张顺应性减低。

(二)入ICU后的情况

1.入科时情况

患者于2014年1月22日接受不停跳非体外循环冠状动脉旁路移植术,术后入ICU。

2.入科体检

T 35.6℃,P 77次/min,R 12次/min,无创BP 105/60mmHg,有创BP 135/60mmHg。患者麻醉未醒,气管插管接呼吸机机械通气,双下肺可闻及少许湿啰音。HR 77次/min,律齐。胸腔、胸骨后、心包均有引流管接水封瓶,管腔通畅,引流少量血性液体。腹软,肝脾肋下未触及。双下肢无水肿,双下肢病理征阴性。

3.辅助检查

(1)血气分析:pH 7.48,PaO_2 130mmHg,$PaCO_2$ 36mmHg,HCO_3^- 26.0mmol/L,碱剩余3.3mmol/L,氧饱和度99%,血乳酸0.7mmol/L。

(2)血常规:白细胞计数$6.7×10^9$/L,中性粒细胞百分比为90.4%,血红蛋白82g/L,红细胞压积0.24,血小板计数$109×10^9$/L。

(3)凝血功能:凝血酶原时间15s,国际标准化比值1.25,部分凝血活酶时49.8s,纤维蛋白原242.6mg/dL,凝血酶时间19.4s,D-二聚体1790μg/L。

(4)血生化:磷酸肌酸激酶78U/L,肌酸激酶同工酶12.5U/L,肌钙蛋白<0.5ng/mL,葡萄糖5.92mmol/L,尿素氮7.04mmol/L,肌酐111μmol/L,K^+ 4.12mmol/L,Ca^{2+} 2.29mmol/L,甘油三酯

1.52mmol/L,总胆固醇2.64mmol/L,超敏 C 反应蛋白 170.36mg/L,淀粉酶 52U/L。

(5)心电图:窦性心律,ST$_{4-6}$呈水平型,V$_1$呈 rS 型,V$_2$呈 QS 型,T$_2$、avL 波倒置。其与手术前的动态心电图没有明显变化。

4.入科诊断

①冠状动脉硬化性心脏病,不稳定型心绞痛,心功能Ⅲ～Ⅳ级,冠状动脉旁路移植术后;②高血压病;③慢性胆囊炎,胆囊结石;④甲状腺双侧结节。

二、病因、病情严重程度评估及解决的问题

该患者的病因明确:冠状动脉多支病变狭窄。按冠状动脉狭窄分级,冠状动脉管腔面积缩小76%～100%,为Ⅳ级病变。按加拿大心血管学会 CCS 的分级,该患者的心绞痛分级为Ⅳ级,即轻微活动或休息时即可引起心绞痛症状。其缺血分级 TIMI 为 5 分,属高危组。

对该患者,需要行血管重建术。在血管重建术式的选择上,也有许多影响因素。一般而言,涉及多个血管疾病和复杂程度大的冠状动脉旁路移植术(Cornary artery bypass graft,CABG)的预后,会比多血管经皮冠状动脉介入治疗(PCI)的预后更好一些。非体外循环冠状动脉旁路移植术(Off-pump cornary artery bypass graft,OPCABG)可避免体外循环对人体正常生理状态的影响,避免体外循环并发症。因此,对该患者选择 OPCABG。手术顺利结束,患者转入 ICU。之后,ICU 的监护和治疗决定了患者的预后和手术的最终成功。

三、诊治经过及思路

(一)术后血压的控制

患者 14:00 入 ICU,胸外科医生建议术后应用降压药物,收缩压维持在 110～120mmHg。开始用硝酸异山梨酯注射液 4mg/h,血压控制不理想;后加用乌拉地尔注射液 5mg/h;16:10,无创血压 97/54mmHg,停用乌拉地尔注射液,硝酸异山梨酯注射液逐渐减量;16:40,无创血压 89/47mmHg,两药均停用。

(二)术后出血诊治

对这类患者需要密切观察胸腔、心包的引流情况,15min 左右要挤压引流管。16:40,患者血压明显下降,停用降压药物,加快输液速度。这时,胸骨后及心包引流管引出约 170mL 血性液体,颜色较鲜。14:58,激活的全血凝固时间(Activated coagulation time,ACT)为 110s(术中给 75mg 肝素,手术结束前 1h 左右给予鱼精蛋白两次共 90mg 拮抗);血常规示血红蛋白 82g/L,红细胞压积 0.24,故急检血气红细胞压积提示 0.23;血凝检查凝血酶原时间为 15.0s,国际标准化比值 1.25,部分凝血活酶时间 49.8s,纤维蛋白原 242.6mg/dL,凝血酶时间 19.4s,D-二聚体 1790μg/L。胸外科医生建议输注红细胞 2U,血浆 260mL;输完,20:00 复查血常规示血红蛋白 68g/L,红细胞压积 0.21;再输红细胞 2U,血浆 600mL,又引流出 450mL 血性液体;后夜,引流量明显减少。次日 7:30,自主呼吸模式,压力 8cmH$_2$O,呼吸平稳,血流动力学较前稳定,氧合好,脱机并拔出气管插管。8:00,血压上升后又加用硝酸异山梨酯注射液。始终未用止血药,仅补充过维生素 K$_1$。18h 之后,又输注红细胞 2U,血红蛋白水平上升到术前水平 98g/L。

(三)改善心功能

CVP 于术后 24h 内波动较大,最高达 17mmHg,脑利钠肽前体 600～850pg/mL;控制出入量,改善心功能后,CVP 可降至 5mmHg。监测尿量:在血流动力学未稳定前记录每小时尿量,在输血补液的同时适当加用利尿剂。

(四)抗血小板药物的应用

术后第 3 天加用硫酸氢氯吡格雷、阿司匹林、阿托伐他汀。

(五)围手术期其他并发症

围手术期其他并发症,如低心排综合征、恶性心律失常、心肌梗死、脑梗死、肾衰、严重感染、多脏器功能衰竭等均未出现。

(六)疾病的转归

术后第 5 天,各项指标相对稳定,转回外科病房。半个月后,患者恢复出院。

四、病例剖析

(一)病例层面剖析

该患者为老年女性,反复胸闷、胸痛 10 余年。10 年前,曾诊断急性心肌梗死,保守治疗后好转,但之后未接受规律治疗,症状反复出现。本次入院前半个月,症状再次加重,当地医院建议行冠状动脉介入治疗,患者和家属决定到我院治疗。入院后的冠状动脉造影显示冠状动脉弥漫性狭窄,左主干多个段和分支狭窄明显高达 98%。因此,患者的诊断明确,行冠状动脉旁路移植术后,在恢复过程中,患者未出现心绞痛发作,胸闷症状明显好转。

(二)疾病层面剖析

据国内近年报道,冠状动脉旁路移植术的早期病死率为 0.39%~2.54%。其危险因素为心源性休克、心律失常、左主干狭窄>50%、左室射血分数(Left ventricular ejection fraction,LVEF)、术前肌酐值、合并主动脉瘤手术等。因此,围手术期的监护和治疗甚为重要。手术早期,患者的死亡原因主要为低心排综合征、恶性心律失常(如室颤、严重的肾功衰竭、大面积心肌梗死、大面积脑梗死、严重感染及多脏器衰竭等)。

与传统的心脏停搏体外循环冠状动脉旁路移植术(CABG)比较,心脏不停跳非体外循环冠状动脉旁路移植术(OPCABG)的益处尚有争议。但 OPCABG 较 CABG 避免了体外循环并发症,如免疫损伤、心肌缺血、再灌注损伤、炎症反应、术中及术后出血量较多等,能有效保护患者心脏、呼吸及神经系统等脏器,且具有输血少、并发症发生率低、气管插管时间短、住院时间短及住院费用低等优点。

该患者经 OPCABG 后,术后并发症主要是出血和心功能问题。经过治疗,这些很快得到控制和改善,没有出现其他脏器的损害。对这类患者,不能轻易使用止血药物,要衡量多方面因素,否则易导致血管堵塞甚至心肌梗死等并发症。

五、经验教训总结

心脏不停跳非体外循环冠状动脉旁路移植术可减少体外循环的并发症,但对冠状动脉旁路移植术术后的并发症仍不能忽视。因此,围手术期的监护和治疗对患者手术的最终成功起到了重要的作用。

对于此类手术患者,术后出血的治疗是关键。首先,要明确出血原因是鱼精蛋白拮抗不到位还是肝素的反弹作用,是创面渗血还是有小血管出血。其次,要考虑是否应用止血药,如何止血。此类患者发生术后心肌梗死、脑梗死等的风险较高,应给予高度重视。

参考文献

1. 中华医学会心血管病学分会,中华心血管病杂志编辑委员会. 非 ST 段抬高急性冠状动脉综合征诊断和治疗指南[J]. 中华心血管病杂志,2012,40(5):353-367.

2. 郑哲,张路,胡盛寿,等. 中国冠状动脉旁路移植手术风险评估[J]. 中华心血管病杂志,2010,38:901-904.

3. 高华炜,郑哲,胡盛寿,等. 影响冠状动脉旁路移植术手术死亡的危险因素分析[J]. 中国胸心血管外科临床杂志,2007,14:321-325.

4. 郭跃明,胡军,蔡利佳,等. 冠状动脉旁路移植术 70 例临床分析[J]. 中外医学研究,2011(14):261-262.

5. Sá MP,Ferraz PE,Escobar RR,et al. Off-pump versus on-pump coronary artery bypass surgery:meta-analysis and meta-regression of 13524 patients from randomized trials[J]. Rev Bras Cir Cardiovasc,2012,27(4):631-641.

6. Wan S,Izzat MB,Lee TW,et al. Avoiding cardiopulmonary bypass in multivessel CABG reduces cytokine response and myocardial injury[J]. Thorac Surg,1999,68:52-56,discussion 56-57.

(王秋雁 蔡 玲)

病例 3-13 扩张型心肌病合并电风暴

引 言

扩张型心肌病(Dilated cardiomyopathy,DCM)主要表现为全心扩大,室壁弥漫性运动减弱,呈现慢性进行性加重的心力衰竭。由于其心肌纤维排列紊乱、扭曲、间质阻滞分隔,形成不均一传导而导致心律失常的发生,以室性心律失常最多见,易出现猝死事件。

一、接诊时病情简介

(一)入院时的情况

1. 患者主诉和基本情况

患者,女性,76 岁,家庭主妇,因"反复活动气急 1 年,加重 10 天"入院。

患者 1 年前开始活动后出现气急,休息后能缓解,曾在本地中医院诊治,平时服用"复方丹参滴丸"。入院前 10d,患者受凉后出现咳嗽、咳痰,无畏寒、发热,无胸痛、咯血。当地诊所输液 4d,效果不佳(具体药物不详),后逐渐出现活动后气急,夜间不能平卧休息,无明显水肿。入院前 1d,来我院急诊就诊并留观。留观期间,患者出现晕厥、抽搐,监护提示室颤。经心肺复苏、除颤及静脉使用胺碘酮治疗后好转,次日收住心内科,否认有高血压及糖尿病病史。

2. 入院查体

T 37℃,HR 80 次/min,R 20 次/min,BP 126/80mmHg,神清,精神差,唇无绀,颈静脉无怒张。两肺呼吸音粗,可闻及较多湿啰音。心界向左下扩大,心律齐,各瓣膜听诊区未闻及明显病理性杂音。腹平软,全腹无压痛,肝脾肋下未及。双下肢无水肿。

3. 辅助检查

(1)血常规+C 反应蛋白:白细胞计数 $4.5×10^9$/L,中性粒细胞百分比 74.3%,红细胞计数 4.24×

10^9/L,血红蛋白 126g/L,血小板计数 162×10^9/L,C 反应蛋白 2mg/L。

(2)血生化:肌酸激酶 31U/L,肌酸激酶同工酶 7U/L,尿素氮 5.10mmol/L,肌酐 83.6μmol/L,K^+ 4.0mmol/L。

(3)肌钙蛋白 I 定量 0.046ng/mL,脑利钠肽前体 13600pg/mL。

(4)心脏彩色多普勒超声:全心增大(LA 37mm,LVIDd 67.1mm),左室壁弥漫性运动减弱,左心功能不全(LVEF 15.5%),左室限制性充盈,二尖瓣、三尖瓣、主动脉瓣轻度反流,轻度肺动脉高压,少到中等量心包积液。

(5)胸部 CT 平扫:左心增大,心包积液,两肺下叶部分小叶间隔增厚,双侧胸腔积液,两肺上叶多发纤维灶。

(6)心电图:窦性心律,不完全性左束支传导阻滞,ST-T 改变,QTc 间期 463ms。

4.入院诊断

①扩张型心肌病、恶性心律失常、阿-斯综合征、心功能不全、心功能Ⅲ级、多浆膜腔积液;②肺部感染。

二、病因、病情严重程度评估及亟须解决的问题

该患者病因考虑扩张型心肌病引起心力衰竭,并发恶性心律失常致阿-斯综合征发作。根据患者临床症状及心脏彩超结果,判断患者目前处于临床心力衰竭阶段。

目前,亟须解决肺部感染、心力衰竭、电解质紊乱问题,预防恶性心律失常再次发作。

三、诊治经过及思路

(一)去除诱发因素

肺部感染是心力衰竭的最主要诱因。患者于入院前 10d 受凉后出现咳嗽、咳痰,存在肺部感染,系院外感染,革兰阳性菌较多见,经验性予以广谱抗生素哌拉西林他唑巴坦抗感染。根据痰培养结果调整抗生素。

(二)电解质平衡

患者已存在多浆膜腔积液,应限钠、限水,并需要利尿治疗,同时避免低钾血症,应当将血钾浓度维持在 4.0mmol/L 以上。入院前已有室颤发作,为避免发生恶性心律失常,入院后积极予以补钾、补镁治疗。

(三)心力衰竭药物治疗

患者有充血性心力衰竭症状和体征,且左室射血分数(LVEF)为 15.5%,予地高辛强心,呋塞米利尿,厄贝沙坦+美托洛尔+螺内酯抑制神经内分泌。之后,根据病情调整药物剂量。

(四)抗心律失常

有症状或持续性室速、室颤,如患者有较好的功能状态,为改善生存率,推荐 ICD 治疗。患者入院前 1d 有室颤、阿-斯综合征发作;入院后,心功能差,予以胺碘酮口服,以预防室性心律失常发作。

(五)病情进展

入院后第 3 天,患者再次出现神志不清,监护提示室速。予以除颤后,恢复窦性心律,并予以胺碘酮 1mg/min 泵注维持。入院后第 4 天,室速、室颤反复发作,平均 20min 发作 1 次,共 10 次,每次均需除颤方能转为窦性心律。予以加用硫酸镁泵注,并把美托洛尔加量,加用艾司唑仑镇静。第 5 天室颤发作 1 次。第 6 天室颤发作 2 次,均需除颤。第 7 天,室速、室颤、尖端扭转性室速反复发作,共除颤

65 次。期间查血钾 3.49mmol/L,因心电图提示 QTc 间期为 615ms,较入院前明显延长,停用胺碘酮,予以艾司洛尔治疗无明显效果,改用利多卡因治疗并静脉补钾,后室速、室颤、尖端扭转性室速终止。

(六)疾病转归

第 10 天,短阵室速发作 1 次,自行转为窦性心律;后至第 30 天出院,一直未见室速、室颤、尖端扭转性室速发作,患者心功能也得到明显改善。

四、病例剖析

(一)病例层面剖析

该患者为老年女性,慢性病程,以活动后气急为主要症状,此次为受凉后出现咳嗽、咳痰,后气急加重。据辅助检查,肺部感染是此次心力衰竭加重的诱因。结合患者无高血压、糖尿病病史,无吸烟、饮酒嗜好,甲状腺功能正常,无免疫系统疾病,故诊断考虑为扩张型心肌病。入院后,给予积极的抗感染治疗去除心力衰竭诱因,用规范的抗心力衰竭药物治疗,并用药物预防室速、室颤发作。

(二)疾病层面剖析

心脏停搏是心血管疾病的严重并发症之一,死亡率高,即使抢救成功,其预后也往往较差。扩张型心肌病是引起心源性猝死的主要原因,其死因多为心力衰竭和严重心律失常。心律失常以室性心律失常最多见,其次为房性心律失常、束支传导阻滞及房室传导阻滞。心力衰竭时,交感神经系统激活,血浆去甲肾上腺素浓度升高,对心肌产生毒性,进一步引起各种心律失常,严重时出现室速、室颤。2006 年 ACC/AHA/ESC"室性心律失常的诊疗和心源性猝死预防指南"将"室速风暴"定义为 24h 内自发 2 次或以上的室速或室颤,需要紧急治疗的临床征候群,又称心室电风暴、交感风暴、ICD 风暴等。

该患者因感染而诱发心力衰竭。心力衰竭时,交感神经系统激活,导致交感风暴发生,这可能是入院后第 4 天反复发生室速、室颤的原因。对于心室电风暴的治疗,中国专家共识指出以下几点。①首先用胺碘酮。②在抗心律失常药物的基础上联合应用 β 受体阻滞剂(美托洛尔、艾司洛尔)。③在胺碘酮无效或不适用时,可考虑利多卡因。④抗心律失常药物联合治疗,如胺碘酮联合利多卡因,在心律失常得到控制后,首先减利多卡因,胺碘酮可逐渐过渡到口服治疗。⑤对持续单形室性心动过速,频率小于 180 次/min 且血流动力学相对稳定者,可置入心室临时起搏电极,在发作时进行快速刺激,终止室性心动过速。⑥应给予镇静、抗焦虑药物等,必要时行冬眠疗法。本病例起初用胺碘酮抑制室速、室颤,每天剂量小于 2g,未能抑制心室电风暴;后在口服胺碘酮的基础上加用针剂持续使用,导致 QTc 间期延长,加之合并低钾血症,这可能是入院后第 7 天反复发生室速、尖端扭转性室速、室颤的原因。一般情况下,胺碘酮治疗心律失常是安全有效的。但本例在使用胺碘酮后出现了少见的尖端扭转型室速。Antonelli 等报告了 6 例胺碘酮诱发尖端扭转型室速伴晕厥的病例,其中 3 例有低钾血症。Kukla 等报告了 5 例胺碘酮诱发尖端扭转型室速伴长 Q-T 间期的病例,其中 3 例有低钾血症。在低钾血症时或在钾通道病变的基础上使用胺碘酮,使尖端扭转型室速加重或恶化,甚至导致反复室颤,β 受体阻滞剂治疗常常无效。

五、经验教训总结

电风暴的病因不同,有效治疗药物或方法可能也不同。缺血性电风暴可能用利多卡因或胺碘酮治疗有效。对交感性电风暴,用 β 受体阻断剂治疗有效。对于低血钾性电风暴,补钾有效而用各类抗心律失常药物无效,有的药物甚至有害。

参考文献

1. Cox GF, Sleeper LA, Lowe AM, et al. Factors associated with establishing a causal diagnosis for children with cardiomyopathy[J]. Pediatrics, 2006, 118: 1519-1531.

2. 陈新. 临床心律失常学[M]. 北京: 人民卫生出版社, 2000.

3. Antonelli D, Atar S, Freedberg NA, et al. Torsade de pointes in patients on chronic miodarone treatment: contributing factors and drug interactions[J]. Isr Med Assoc J, 2005, 7(3): 163-165.

4. Kukla P, Slowiak-Lewińska T. Amiodarone-induced torsade de pointes—five case reports[J]. Kardiol Pol, 2004, 60(4): 365-371.

（崇爱国）

病例 3-14　尿毒症合并出血性心包炎

引　言

尿毒症性心包炎（Uremic pericarditis, UP）是指尿毒症患者心包壁层和脏层间有纤维性炎症，多出现于尿毒症终末期，其发生率可高达 18%～51%，心包渗出液几乎均为血性。在发生心包炎时，可出现严重的合并症，主要有心脏压塞，发生率为 14%，有时甚至可高达 35%，而早期的诊断和及时治疗可大大降低患者的死亡率。

一、接诊时病情简介

（一）入 ICU 前的情况

1. 患者主诉和基本情况

患者，男性，33 岁，农民，因"浮肿伴血肌酐升高 3 个月，胸闷 4 天"于 3 月 8 日入院。

患者于 3 个月前无明显诱因下发现眼睑及下肢水肿，在外院查血肌酐 640μmol/L，伴血压升高，考虑"慢性肾功能衰竭，肾性贫血，肾病综合征"。建议腹膜透析治疗，但患者拒绝。后在当地及南京多家医院就诊。曾服用泼尼松 60mg/d×8d 后自行停药。4d 前，自觉胸闷、胸痛，伴咳嗽、水肿加重。2d 前，在当地医院就诊，查血肌酐 1397μmol/L，尿素氮 69.6mmol/L；血气分析提示失代偿性酸中毒；血白细胞计数 15.8×10⁹/L，中性粒细胞百分比为 89.5%，血红蛋白 48g/L，血小板计数 86×10⁹/L；肺部 CT 提示"右肺上叶感染可能，心脏明显增大，心包积液，双侧胸腔积液，腹腔积液"。为进一步诊治，来我院急诊。入院后，连续 5d 行血液透析治疗，并予以哌拉西林他唑巴坦抗感染治疗后，体温仍有上升趋势。3 月 15 日，患者中午行血透治疗，透析过程中出现血压下降（至 95/60mmHg），心率增快。透析 2h 超滤 500mL 后返回病房，予以人血白蛋白 10g 静滴后，血压一度能上升。但 17:00 后，患者诉腹痛，伴血压下降，心率增快，末梢氧饱和度下降至 88%。请 ICU 会诊后转入 ICU 治疗。

2. 入院查体

T 37.9℃，P 99 次/min，R 20 次/min，BP 159/116mmHg，神清，精神软，贫血貌，全身皮肤、巩膜无黄染。咽不红，气管居中。两肺呼吸音粗，两下肺可闻及湿啰音。HR 99 次/min，律齐，心尖区可闻及 2/6 级收缩期杂音。腹平软，无压痛及反跳痛，肝脾肋下未及，移动性浊音阴性，肠鸣音 3～5 次/min。双下肢重度凹陷性浮肿。双肾区叩痛（一）。

3.拟诊

①慢性肾炎 CKD 5 期、肾性高血压、肾性贫血、失代偿性代谢性酸中毒、尿毒症性心肌病? 心功能Ⅳ级;②肺部感染。

(二)入 ICU 后的情况

1.入科查体

T 37.5℃,R 40 次/min,P 140 次/min,BP 86/52mmHg,神志清,贫血貌,鼻导管吸氧,末梢氧饱和度 94%。两肺呼吸音粗,未闻及明显啰音。HR 116～145 次/min,律不齐,心音遥远。腹肌紧张,上腹部有压痛,反跳痛不明显。四肢末梢水肿不明显。

2.辅助检查

(1)血气分析:pH 7.14,PaCO$_2$ 16mmHg,PaO$_2$ 92mmHg,实际 HCO$_3^-$ 5.1mmol/L,实际碱剩余 −23mmol/L,标准碱剩余 −23mmol/L,标准 HCO$_3^-$ 7mmol/L,全血乳酸测定 19mmol/L。

(2)急诊生化:天门冬氨酸氨基转移酶 5685U/L,淀粉酶 216U/L,肌酸激酶同工酶 186.1U/L,肌酸激酶 348U/L。

(3)脑利钠肽前体 2559.4pg/mL。

(4)凝血功能:凝血酶原时间 33.0s,国际标准化比值 2.75,部分凝血活酶时间 53.8s,纤维蛋白原 459.9mg/dL,凝血酶时间 17.1s,D-二聚体 97560μg/L。

(5)前降钙素原测定+血常规:降钙素原 13.45ng/mL,白细胞计数 16.4×10^9/L,中性粒细胞百分比 85.6%,淋巴细胞百分比 5.4%,红细胞计数 1.7×10^{12}/L,血红蛋白 47g/L,血小板计数 214×10^9/L。

(6)心包积液常规:清晰度浑浊,外观红色,李凡他试验阳性,红细胞计数 1.3×10^{12}/L,白细胞计数 5.1×10^9/L,淋巴细胞百分比 12%,中性粒细胞百分比 88%。

(7)心包积液生化:糖 1.81mmol/L,蛋白 45.30g/L,乳酸脱氢酶 2712.00U/L,腺苷酸脱氨酶 21U/L。

(8)肝肾功能:谷氨酸氨基转移酶 9307U/L,天门冬氨酸氨基转移酶 11618U/L,碱性磷酸酶 406U/L,谷氨酰转肽酶 357U/L,乳酸脱氢酶 19956U/L,磷酸肌酸激酶 627U/L,肌酸激酶同工酶 236.1U/L,总胆红素 23.0μmol/L,间接胆红素 6.9μmol/L,直接胆红素 16.1μmol/L,白蛋白 29.3g/L,肌酐 328μmol/L,超敏 C 反应蛋白 78.99mg/L。

(9)腹主动脉 CT:肝大、瘀血,腹腔积液。肝静脉及下腔静脉扩张,回流不畅可符。腹主动脉分支及门脉分支未见明显异常。附见:两侧胸腔积液,心包腔大量积液。

(10)心包超声(3 月 16 日):收缩期左室后壁心包腔见厚约 10mm 的液性暗区,心尖部见厚约 4mm 的液性暗区。

心包超声(3 月 18 日):半坐位扫查,剑突下前心包见液性暗区,前后径为 0.6～1.4cm,余心包腔内未见明显游离液性暗区。

心包超声(3 月 21 日):心包腔内未见明显游离液性暗区。

(11)床边胸片(3 月 16 日):左肺感染,心脏外形增大(见图 3-14-1)。

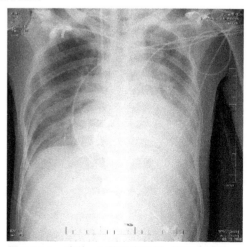

图 3-14-1　胸片:心影呈烧瓶样,伴左肺感染

3.入科诊断

①慢性肾炎,CKD 5 期,维持性血透,肾性高血压,肾性贫血;②大量心包积液,心脏压塞,梗阻性休克;③急性肝损伤,凝血功能障碍;④肺部感染。

二、病因、病情严重程度评估及亟须解决的问题

该患者入院时B超检查存在心包积液。住院期间,在行血液透析治疗后,心包积液增多,且为血性心包积液,考虑继发透析相关性出血性心包炎。患者入ICU前出现血压下降、呼吸困难,床边B超检查提示心包积液,故心脏压塞诊断明确。

首先需解决的是急诊行心包穿刺;后期可进一步分析心包积液原因,针对病因治疗。

三、诊治经过及思路

(一)心脏压塞的处理

急诊在B超引导下行床边心包积液穿刺,先抽出黄色透明液体约30mL;再次穿刺抽出如静脉血样血性液体约150mL;然后与留置引流管接引流袋,深度为10cm。夜间引流出血性液体150mL。

(二)CRRT治疗

该患者心包积液呈血性,肉眼观如静脉血样,血性积液的血红蛋白浓度与患者静脉血相差无几,考虑为出血性心包炎,这可能与透析过程中肝素促使发炎的心包膜表面反复出血有关。故在该患者后期CRRT过程中,我们采用无肝素抗凝。

(三)肺部感染的控制

患者入科时血象显著上升,结合胸片检查表现,考虑有肺部感染,我们选择了亚胺培南/西司他丁抗感染。同时考虑患者在行血液透析,留置有血液透析导管,存在导管相关性血流感染的可能。然而,患者入科后即行血培养,结果检查均为阴性,故可排除。

(四)疾病转归

患者入科后前4d连续行CRRT,后期改为一周4次,同时予以抗感染治疗。入科第4天,复查床边B超提示少量心包积液,予以拔除心包腔引流管。1周后,转肾内科继续治疗。

四、病例剖析

(一)病例层面剖析

该患者为透析相关性出血性心包炎的典型病例。对于尿毒症合并有浆膜腔积液的患者,一旦发生顽固性低血压,应考虑心脏压塞的可能,尽早检查确诊并立即停止透析,及时行心包穿刺对预后非常重要。另外,对于尿毒症性出血性心包炎心包积液的性质与积液量要有充分认识。该患者心包积液肉眼观察完全如静脉血样,而不像传统认为的如洗肉水样,其心包积液的血红蛋白浓度与患者静脉血相差无几,故初次穿刺时误认为进入了心腔,但从患者在心包穿刺后血流动力学稳定、氧合改善等表现看可排除。

该病例在透析前就存在心包炎,考虑与患者一直未正规治疗导致尿毒症毒素潴留有关。在住院透析治疗过程中出现心包积液增多。心脏压塞则考虑为尿毒症患者因血小板功能障碍和凝血机制障碍本身常有出血倾向,加上透析时应用肝素使出血倾向加重导致出血性心包炎。另外,还要注意有无透析不充分、病毒感染、结核等其他因素。据文献报道,尿毒症性出血性心包炎合并结核感染的患者并不在少数,但结核性心包炎的细胞分类往往以淋巴细胞为主。而该患者心包积液的细胞分类以中性粒细胞为主,同时未经抗结核治疗,心包积液量短期内能明显减少,故临床上可排除。

(二)疾病层面剖析

尿毒症性心包炎是慢性肾功能衰竭的常见并发症之一。一般认为,尿毒症性心包炎是死亡的先

兆,在慢性肾衰竭患者中的发生率为 40%～50%。据资料表明,在未开展透析时,从患者出现心包炎到死亡,平均时间为 10d。尿毒症性心包炎可发展为心脏压塞。自透析普遍开展以来,心包炎基本是可逆的。据资料表明,在慢性透析后,心包摩擦音可在透析后平均 29d 消失。亦有一部分患者在透析过程中出现心包炎,这可能是由肝素化后造成的出血性心包炎。

发生于尿毒症患者的心包炎可分为两类。一类为尿毒症性心包炎,常发生于血液透析之前或开始的 8 周内,其在尿毒症患者中的发生率为 3%～41%。另一类为透析相关性心包炎,通常发生于开始血液透析治疗的 8 周以后,发病率占血液透析患者的 2%～21%。两类心包炎在病理上均表现为纤维素性心包炎,有渗出、出血,可发展成包裹性纤维化、亚急性或慢性缩窄性心包炎。其病因与尿毒症毒素清除不足、水钠潴留、血液透析过程中抗凝剂的应用以及感染(病毒、细菌、真菌)等多种因素相关。体内水负荷被认为是尿毒症性心包炎的始动因素之一,并且在各种溶质的刺激下,毛细血管的通透性增高,致使浆膜腔积液;同时,尿毒症可使纤溶活性降低,导致心包腔内纤维蛋白和纤维蛋白原增多,刺激浆膜腔组织,诱发心包炎和心包积液。重症患者在心包炎的基础上出现心包出血、心脏压塞。临床表现为胸痛、发热、呼吸困难、心包摩擦音、颈静脉怒张及奇脉。

尿毒症性心包炎产生的原因仍未完全明了,大多数认为:①尿毒症患者体内代谢毒物(如尿素、肌酐、尿酸、酚类、中分子物质等)及水钠潴留;②尿毒症患者血中甲状旁腺激素浓度升高,使血钙沉积于心包而导致心包缩窄;③尿毒症患者免疫功能低下,反复的病毒感染亦导致心包炎;④尿毒症患者因血小板功能障碍和凝血机制障碍常有出血倾向,透析时应用肝素使出血倾向加重,容易出现出血性心包炎。亦有学者认为,最初的原因是尿毒症浆膜炎,在此基础上兼有出血倾向,心肌收缩,使已发生的心包膜不断创伤而致心包积血。

对出现透析相关性出血性心包炎的患者,仍应加强血液透析治疗,每周透析 3～5 次甚至每日透析,采用无肝素透析。对于有大量心包积液的患者,尽早行心包穿刺及心包引流,以防心脏压塞。术后 1～2 周,采用无肝素透析。在施行上述治疗时,必须定期复查心脏B超,了解心包积液量的变化及血流动力学状态。因此,对慢性肾衰竭中末期患者,应行常规超声心动图检查,及早发现心包积液,及早治疗,效果较好。而对长期维持性血透患者,应定期复查超声心动图。尤其对透析后出现胸闷、胸痛、憋气、心悸、发热、不能平卧、呼吸困难、脉压低等临床表现的患者,更应及早查超声心动图,做到早诊断、早治疗,减轻患者痛苦,降低死亡率。若患者透析治疗效果差,长期反复有大量心包积液,则需进一步明确其基础病变,排除感染、结核、肿瘤、结缔组织病、心肌梗死、药物、容量超负荷和高分解代谢等诱因。

五、经验教训总结

近年来随着透析治疗的普及,对很多慢性肾衰竭患者在尿毒症早期就进行透析治疗,故尿毒症性心包炎的发生率较前明显下降。同时,由于目前透析过程使用低分子量肝素抗凝,故出血性心包炎的发生率也大大下降,这就导致很多医生对尿毒症性心包炎认识不足。在该例患者的诊治过程中,存在下列问题。①住院期间没有对心包积液的量进行监测,从而导致心脏压塞。②对心脏压塞的症状、体征认识不足,在出现血压下降、呼吸急促等症状后,未及时行超声检查,反而因为患者血压下降进行补液而进一步加重了心脏压塞的症状。因此,我们在诊治尿毒症性心包炎患者的过程中,应行常规超声心动图检查,动态观察心包积液量,做到及早发现、及早治疗,降低患者死亡率。

参考文献

1.谢红浪.慢性肾衰合并心包炎的诊断和治疗[J].肾脏病与透析肾移植杂志,2002,11(1):67-69.

2.吴晓秋.尿毒症性心包炎 24 例分析[J].中国误诊学杂志,2007,27(21):5146-5147.

3.陈湛生.慢性肾功能衰竭合并尿毒症性心包炎 32 例临床分析[J].广州医药,2004,35:19-20.

4.魏丛军.尿毒症透析患者合并心包炎 21 例报告[J].南京医科大学学报,2005,25:845-846.

5.陈湛生.慢性肾功能衰竭合并尿毒症性心包炎 32 例临床分析[J].广州医药,2004,35:19-20.

6.魏丛军.尿毒症透析患者合并心包炎 21 例报告[J].南京医科大学学报,2005,25:845-846.

（王秋雁　蔡　玲）

病例 3-15　肾上腺嗜铬细胞瘤并发儿茶酚胺性心肌病

引　言

嗜铬细胞瘤(Pheochromocytoma,PHEO)是由嗜铬细胞形成的肿瘤,肿瘤细胞大多来源于肾上腺髓质,少数来源于肾上腺外。由于肿瘤或增生细胞阵发或持续性分泌过量的儿茶酚胺(Catecholamine,CA)及其他激素(如血清素、血管活性肠肽、肾上腺髓质素和神经肽 Y 等),而导致血压异常(常表现为高血压)与代谢紊乱症候群。嗜铬细胞瘤起病之初,因症状不典型在临床上往往容易被忽略或误诊。某些患者可因长期高血压致严重的心、脑、肾损害或因突发高血压危象而危及生命,但如能及时、早期获得诊断和治疗,这又是一种可以治愈的继发性高血压病。

一、接诊时病情简介

(一)入 ICU 前的情况

1.患者主诉和基本情况

患者,女性,64 岁,农民,因"剑突下疼痛伴胸闷、气促 1 天"入院。

患者入院前 1d 在家中突发剑突下疼痛,较剧烈,难以忍受,伴腰背部放射痛;伴恶心、呕吐,呕吐数次,呕吐物以胃内容物为主;同时有畏寒、发热,自量体温 38.4℃;胸闷、气促,休息后不能缓解,疼痛不能缓解,至我院急诊就诊。就诊期间,患者病情加重,出现血压下降、血氧饱和度下降,行气管插管呼吸机辅助通气,气管内吸出粉红色泡沫痰,多巴胺维持血压,考虑冠心病、心源性休克,收住 ICU 进一步治疗。既往有冠心病、非 ST 段抬高型心肌梗死病史,不规律服用阿司匹林。

2.入院查体

T 38.3℃,HR 98 次/min,R 23 次/min,BP 166/119mmHg,神志模糊,呼吸急促,大汗淋漓,端坐呼吸,SpO_2 88%。两下肺可闻及中等量湿啰音。心律齐,未闻及病理性杂音。腹平软,肝脾肋下未及。双下肢无水肿。

3.辅助检查

(1)血气分析:血液酸碱度 7.299,乳酸 6.3mmol/L,血氧饱和度 98.1%。

(2)血常规:白细胞计数 14.1×10^9/L,中性粒细胞计数 11.9×10^9/L,血红蛋白 161g/L;降钙素原水平 1.5ng/mL;超敏 C 反应蛋白 15mg/L;肌钙蛋白 2.4ng/mL。

(3)心超:左心功能减低,主动脉瓣、二尖瓣轻度反流。

(4)心电图:窦性心律,窦房结内房室交界区游走心律,偶发室性期前收缩,Ⅱ、Ⅲ、AVF、$V_2\sim V_6$ 压低 0.05～0.325mV(见图 3-15-1)。

(5)肺 CT:两肺病变,吸入性肺炎?感染?(见图 3-15-2)。

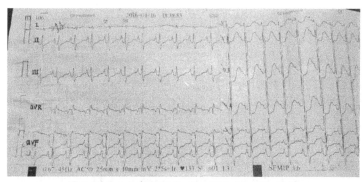

图 3-15-1　心电图示Ⅱ、Ⅲ、AVF、V₂～V₆ 压低

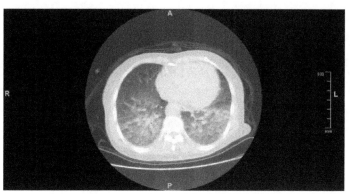

图 3-15-2　肺 CT:肺部影像学改变

4.拟诊及治疗

①急性心肌炎?;②冠心病,急性心肌梗死?;③心源性休克;④肺部感染。

予以机械通气(PC 12,f 15,FiO_2 40%),头孢他啶、左氧氟沙星、利巴韦林抗感染,多巴胺、去甲肾上腺素强心、维持血压,利尿,PiCCO 血流动力学监测。

(二)入 ICU 后的情况

1.入科时基本情况

入科时,患者仍然高热,血压不稳定(最低 53/34mmHg),用大剂量去甲肾上腺素、多巴胺维持。肌钙蛋白 6ng/mL;肌酸激酶同工酶 103U/L;NT-pro BNP>35000;PCT 15.19ng/mL;血常规:白细胞计数 $18.8×10^9$/L,中性粒细胞百分比 91.4%,血红蛋白 148g/L,血小板计数 $198×10^9$/L。

入科 17h 总结:T 38.5～39.9℃,HR 91～134 次/min,BP(53～196)/(31～96)mmHg,SaO_2 91%～100%。入量 3880mL,出量 3200mL。PiCCO 数据:当日 17:30,CO 2.85,SV 26.9,SVRI 3470,ITBVI 895,GEDVI 716,EVLWI 21.5,PVPI 4.0;4 月 17 日,CO 2.91,SV 26.5,SVRI 2088,ITBVI 692,GEDVI 551,EVLWI 26.3,PVPI 6.8。次日 8:00,血压波动仍明显,快速补液有效;血乳酸水平有下降(乳酸 3.2mmol/L,$ScvO_2$ 80%),肌钙蛋白I 78.4ng/mL;生化:AST 1835U/L,TBIL 31.9μmol/L,Scr 128μmol/L,BNP 3665pg/mL。

2.入科查体

T 36.9℃,HR 78 次/min,R 15 次/min,BP 116/57mmHg,神志转清。气管插管,呼吸机辅助呼吸,口唇发绀,颈静脉充盈。两下肺呼吸音粗,未闻及干湿啰音。心律齐,未闻及病理性杂音。腹平软,肝脾肋下未及。双下肢无水肿。

3.辅助检查

(1)血气分析:血液酸碱度 7.46,HCO_3^- 29.2mmol/L,乳酸 1.1mmol/L。

(2)血常规：白细胞计数 14.3×10⁹/L,中性粒细胞百分比 87.8%。

(3)血生化：丙氨酸氨基转移酶 1690U/L,天门冬氨酸氨基转移酶 1896U/L。

(4)肌钙蛋白 I：18.35ng/mL。

(5)腹部 CT：左侧肾上腺占位(见图 3-15-3)。

(6)心内科冠状动脉造影：LM、LAD、LCX、RCA 未见明显狭窄。

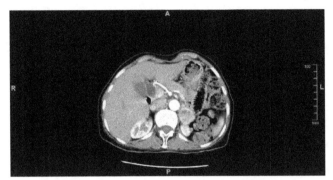

图 3-15-3 肾上腺增强 CT:左肾上腺嗜铬细胞瘤

4. 最终诊断

①左肾上腺嗜铬细胞瘤；②儿茶酚胺性心肌病,心源性休克；③肺部感染。

二、病因、病情严重程度评估及亟须解决的问题

接诊后,病因考虑为冠心病,心肌梗死待排,心源性休克,且患者神志不清,血气分析提示酸中毒、高乳酸血症。机体处于缺氧状态,心源性休克,循环衰竭,有效血容量不足,引起多器官功能障碍,心功能差,持续耗氧量增加与供氧量减少,导致心肌缺血坏死。故首要治疗以抗休克、改善灌注、保护器官为主。

三、诊治经过及思路

(一)呼吸衰竭处理

患者就诊后出现血压、氧合下降,神志不清,故予以经口气管插管机械通气,机械通气采用 PC 模式。之后根据病情调整,维持呼吸功能,防治急性呼吸窘迫综合征,予以丙泊酚、右美托咪啶等镇静,并制定镇痛镇静策略。4 月 23 日,成功脱机拔管。拔管后呼吸情况可。

(二)血流动力学和液体治疗

患者血压持续偏低,存在心源性休克,予以多巴胺、去甲肾上腺素等血管活性药物强心、维持血压。患者合并高热、高乳酸血症。开始按照心力衰竭给予强心、利尿治疗,效果不佳。虽然乳酸水平下降,器官功能未进一步加重,但是血压波动明显,补液有效。考虑患者血容量不足,监测血压、CVP、心排血量等 PiCCO 数据,给予补液治疗。入科后第 3 天,血压回升,循环趋于稳定,PiCCO 指标提示心排血量正常,中心静脉压测定在正常范围内,之后维持出入量基本平衡,后续未出现明显血流动力学波动。患者最后诊断明确,考虑为嗜铬细胞瘤分泌大剂量去甲肾上腺素,造成高血压危象及心肌损伤,肌钙蛋白水平升高,心功能不全,心力衰竭,肺水肿。但是嗜铬细胞瘤患者长期血管收缩,存在容量不足,同时患者存在感染,对诊断心肌炎、感染性休克、心力衰竭等问题的思考上造成了干扰。

(三)感染控制

患者入院化验提示炎症指标增高,肺部 CT 提示存在肺部感染,合并发热。起病之初,病毒性心

肌炎亦不能排除,故予以联合头孢他啶、左氧氟沙星、利巴韦林抗感染。入院后,体温持续偏高,反复培养检出真菌孢子,予以更换泰能及加用氟康唑抗真菌治疗,感染逐步得到控制。感染严重患者易发生感染性休克,致病菌作用于机体各种器官、系统,影响其灌注,导致组织细胞缺血缺氧、代谢紊乱、功能障碍,甚至弥散性血管内凝血、多器官功能障碍综合征。

(四)心脏血管问题处理

患者既往有冠心病、心肌梗死病史,本次肌钙蛋白、脑利钠肽水平均升高,提示心肌梗死,予以抗血小板、抗凝、调脂等处理,防止血栓形成,降低血脂浓度,延缓动脉粥样硬化进展。此治疗措施比较及时,监测肌钙蛋白有下降趋势。

(五)其 他

早期纠正酸中毒可增强心肌收缩力,恢复血管对血管活性药物的反应性,防治弥散性血管内凝血;休克纠正后,表现为持续性高血压;腹部 CT 提示左肾上腺有肿块,进一步完善血儿茶酚胺浓度检测后,考虑并发儿茶酚胺性心肌病。

(六)疾病转归

患者入院 3d,神志逐渐转清;机械通气 7d 后,脱离呼吸机,拔除气管插管,体温趋于正常,炎症指标下降,抗生素降阶梯;10d 后,转回心内科普通病房,评估冠状动脉无异常,肾上腺肿块被诊断为嗜铬细胞瘤;24d 后,患者康复出院,泌尿外科随访,进一步治疗。

四、病例剖析

(一)病例层面剖析

该患者为老年女性,既往有冠心病、非 ST 段抬高型心肌梗死病史,平时不规律使用阿司匹林抗血小板治疗。本次急性起病,以剑突下疼痛伴胸闷、气促为主要症状,症状持续不缓解,辅助检查提示酸中毒、高肌钙蛋白,炎症指标偏高。就诊期间,出现血压、氧合下降,意识不清,结合既往病史,首先考虑再发心肌梗死,怀疑急性心肌炎、心源性休克、组织循环灌注不足。予以气管插管、强心、维持血压、利尿等治疗,血流动力学趋于稳定,结合肾上腺 CT 结果,多次检测血儿茶酚胺浓度远高于正常值,后期冠状动脉造影阴性,儿茶酚胺性心脏病诊断明确,血压骤升骤降为大量儿茶酚胺释放,引起严重的心律失常、心力衰竭,心排血量锐减致休克,早期治疗及时,病情逐步稳定。

(二)疾病层面剖析

嗜铬细胞瘤的临床表现个体差异甚大,从无症状和体征至突然发生恶性高血压、心力衰竭或脑出血等,以致临床病例在起病之初较难确诊。嗜铬细胞瘤呈"约 10% 规则",即大约 10% 在肾上腺外,10% 呈恶性,10% 为家族性,10% 出现于儿童,10% 瘤体在双侧,10% 为多发性。

嗜铬细胞瘤位于肾上腺者占 80%～90%,且多为一侧性;肾上腺外的瘤主要位于腹膜外、腹主动脉旁(占 10%～15%),少数位于肾门、肝门、膀胱、直肠后等特殊部位。其多为良性,恶性者占 10%。临床症状及体征与儿茶酚胺分泌过量有关,即所谓"6H 表现":Hypertension(高血压),Headache(头痛),Heart consciousness(心悸),Hypermetabolism(高代谢状态),Hyperglycemia(高血糖),Hyperhidrosis(多汗)。儿茶酚胺通过与效应细胞膜上的肾上腺素能受体相结合而发挥生理效应。肾上腺素能受体有 α、β 两大类,各类分两个亚型,后者作用大于前者。总的结果可使血管扩张,心率增快,收缩压升高而舒张压不上升;而去甲肾上腺素则相反,故表现为全身血管收缩,外周阻力增高,心肌收缩力增强,收缩压及舒张压均增高。多巴胺通过与多部位上的多巴胺受体相结合,引起血管扩张和多尿。大量儿茶酚胺可致儿茶酚胺性心脏病,可出现心律失常,如期前收缩、阵发性心动过速、心室颤动。在部分病例,可致心肌退行性变、坏死、炎性改变等心肌损害而发生心力衰竭。长期、持续的高血压可致左心室肥厚、心脏扩大和心力衰竭。其一是嗜铬细胞瘤释放大量的儿茶酚胺,对心肌产生直接毒性,增加心肌氧耗,使心肌变性坏死;其二是肾上腺素兼有 α、β 受体兴奋作用,使冠状动脉痉挛,心肌缺血坏死。患者血压的升降也与嗜铬细胞瘤释放缩血管物质和扩血管物质,有效血容量的改变,受体下调等综合因素有关。在临床症状的基础上,辅助检查可借助 CT、MRI,可对血、尿儿茶酚胺进行测定,对高血压先用 α 受体阻滞剂控制。在术前准备充分的情况之下,手术的死亡率要低于 30%。良性嗜铬细胞瘤术后 5 年生存率在 95% 以上,复发率低于 10%。术后随诊:要求在术后第 6 周测定血、尿儿茶酚胺,然后半年后再次测定。恶性嗜铬细胞瘤预后不良。

五、经验教训总结

嗜铬细胞瘤临床表现差异大,诸多案例表现极不典型,易误诊的疾病有病毒性心肌炎、心力衰竭、冠心病、感染性休克、糖尿病酮症酸中毒等。本例患者以剑突下疼痛伴胸闷为首发症状,脑利钠肽、肌钙蛋白水平均升高,用大量血管活性药物维持血压,其既往有冠心病、心肌梗死病史,就诊之初首先考虑再发心肌梗死、病毒性心肌炎待排,给予相应治疗;生命特征趋稳,心肌梗死指标下降,但血压波动非常大;肾上腺 CT 提示肿块,多次查血儿茶酚胺浓度升高,考虑为儿茶酚胺性心肌病。本病例并无常见的头痛、心悸等临床表现,相对容易误诊。在今后临床工作中,类似病例值得借鉴。

参考文献

1. 杨纯林.嗜铬细胞瘤长期误诊继发急性左心衰竭及肾衰竭[J]. 临床误诊误治杂志,2016,29(7):41-43.
2. 吴文霞,严励,王川.嗜铬细胞瘤合并妊娠一例报道及文献复习[J]. 中华内分泌代谢杂志,2016,32(6):520-522.
3. 李慧,裴彩荣.以血糖升高为首发症状的后腹膜嗜铬细胞瘤 1 例报告[J]. 北京医学,2016,38(4):333-336.
4. 杨晓春.嗜铬细胞瘤致尼加拉 T 波及病理性 Q 波 1 例[J]. J Clin Electrocardiol,2016,25:48-50.

（蒋永波）

病例 3-16　心肌致密化不全

引　言

心肌致密化不全(Noncompacfion of the ventriculat myocardiurn,NVM)是一种少见的先天性心脏畸形,归类于未定型心肌病。其为胚胎期心肌致密化过程失败,导致心肌病变及出生后心脏呈现的病理解剖特征和一系列的病理生理变化。病理解剖特征主要是心腔内的肌小梁粗大和小梁间的隐窝深陷。病变位于左心室,伴或不伴右心室受累,可孤立存在,也可与其他先天性心脏畸形并存。其临床病理生理特点是心力衰竭、心律失常与血栓形成。发病多表现为胸闷、气短、胸痛等症状,因无特定专一的体征,临床上大部入院时按先天性心脏病、心肌病、心力衰竭或冠心病进行初期诊断和救治。在被诊断为心肌病后,误诊最多的为扩张型心肌病。该病预后差,60% 的患者在被诊断后的 6 年内死亡或被迫接受心脏移植。因此,正确早期的诊断及治疗可对患者预后和延长生命起到积极的作用。

一、接诊时病情简介

(一)入 ICU 时的情况

1.患者主诉和基本情况

患者,女性,57 岁。因"突发胸闷、气促伴意识障碍 3 小时"于 4 月 28 日入院。

入院前,患者因旅途劳累突发胸闷、气促,无胸痛、腰背痛等不适,无咳嗽、咳痰及发热,休息后无缓解,且出现进行性意识障碍,由"120"急救车送至我院。急诊 CT 及胸部 X 线片(见图 3-16-1)提示"头部 CT 未见明显异常,双肺渗出性病变,双侧胸腔及叶间少量积液;心影增大"。既往有器质性心脏病病史,类型不详。3 年前,曾在当地医院行冠状动脉造影,排除冠心病(具体不详),当地医院诊断为"扩张型心肌病",长期服用比索洛尔、缬沙坦等药物治疗。

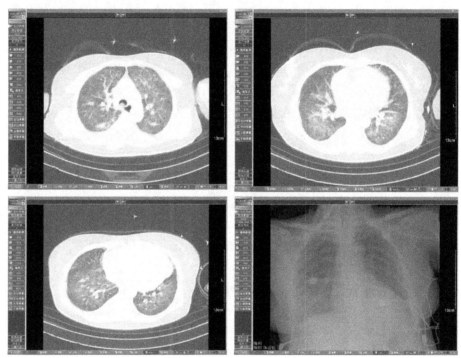

图 3-16-1　入院时 CT 及胸部 X 线片:双肺渗出性病变,双侧胸腔及叶间少量积液;心影增大

2.入院查体

T 35.8℃,HR 110 次/min,R 33 次/min,BP 130/80mmHg,意识模糊。面罩高流量吸氧下,指脉氧饱和度为 87%~91%。双侧瞳孔等大、等圆,对光反射迟钝。口唇发绀,颈软,颈静脉无怒张。双肺呼吸音对称,可闻及较多湿啰音。心前区无隆起,可触及心尖抬举性搏动,心尖冲动弥散,位于锁骨中线外侧 2cm,心浊音界左下扩大,心音略钝,各瓣膜听诊区未闻及明显干湿啰音。腹平软,肝脾肋下未触及,全腹无压痛及反跳痛,移动性浊音阴性,肠鸣音未闻及。四肢肌张力正常,肌力查体不配合,双侧巴氏征阴性,双下肢无水肿。

3.辅助检查

(1)血气分析:乳酸 14.2mmol/L,pH 6.861,PaO_2 68.10mmHg,$PaCO_2$ 76.10mmHg,标准碱剩余－18.3mmol/L,实际 HCO_3^- －22.2mmol/L。

(2)血常规:白细胞计数 $15.20×10^9$/L,中性粒细胞百分比 39.2%,红细胞计数 $4.84×10^{12}$/L,血红蛋白 125g/L,血小板计数 $197×10^9$/L。

（3）心肌酶谱：天门冬氨酸氨基转移酶 68.00U/L，乳酸脱氢酶 549.00U/L，肌酸激酶 101.00U/L，肌酸激酶同工酶 19.00U/L，肌钙蛋白Ⅰ 0.019ng/mL，脑利钠肽 1240.00pg/mL。

（4）心电图：完全性左束支传导阻滞（见图 3-16-2）。

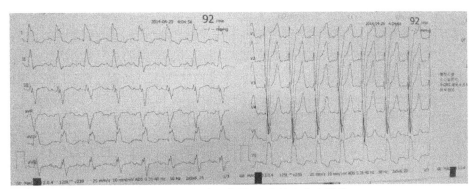

图 3-16-2 入院心电图：完全性左束支阻滞

4.初步诊断

①急性左心力衰竭，急性肺水肿；②扩张型心肌病？；③酸碱平衡紊乱：代谢性酸中毒合并呼吸性酸中毒失代偿期；④电解质紊乱：低钾血症。

二、病因、病情严重程度评估及亟须解决的问题

该患者以劳累后突发胸闷、气促为主诉入院，随症状发作加重伴进行性意识障碍，不伴有胸痛，无发热、咳嗽、咳痰，胸部影像学提示心脏扩大、双肺渗出改变，影像学检查及临床表现考虑"急性左心力衰竭、急性肺水肿"，而患者基础疾病不明确。

首先，要尽快改善患者心功能，纠正呼吸衰竭；其次，创造条件积极进一步检查以尽早明确诊断；同时，动态观察心电图、心肌酶谱变化，争取行心脏超声检查，必要时考虑行冠状动脉造影或冠状动脉 CTA 等检查。

三、诊治经过及思路

（一）患者以心力衰竭和呼吸衰竭为突出表现

入院后用无创呼吸机辅助呼吸，予以利尿积极改善心肺功能，维持呼吸、循环和生命体征。目前，不能排除冠心病，予以扩冠、营养心肌、抗栓抗凝治疗，纠正内环境紊乱，补钾，纠正电解质紊乱。

（二）入院复查血常规

血常规检查示白细胞计数 20.13×10⁹/L，中性粒细胞百分比 94.7%，血红蛋白 137g/L，血小板计数 171×10⁹/L，血象高，不排除伴有肺部感染，予以头孢呋辛 3.0g 静滴 q12h 抗感染。动态观察心肌酶谱变化。4 月 29 日，心肌酶谱：天门冬氨酸氨基转移酶 122.00U/L，乳酸脱氢酶 860.00U/L，肌酸激酶 120.00U/L，肌酸激酶同工酶 24.00U/L，肌钙蛋白Ⅰ 0.104ng/mL。经强心利尿治疗后，复测脑利钠肽 540.00pg/mL；凝血功能检验：凝血酶原时间 11.40s，活化部分凝血活酶时间 26.00s，凝血酶时间 22.1s，D-二聚体 5.25mg/L；甲状腺五项：TT₄ 53.31nmol/L，TSH 7.53mU/L。动态观察心电图：仍为完全性左束支传导阻滞，较前无变化。

（三）心力衰竭发生的病因分析

①患者既往史中叙述有心脏病病史，类型不详，心力衰竭发生存在临床病理基础。对不同心脏病变类型的心力衰竭会有不同的处理措施。②患者 3 年前曾行冠状动脉造影排除冠心病。本次入院，

患者胸闷、气急不伴有胸痛,心电图呈左束支传导阻滞,无 ST 段的特异性改变,动态观察心肌酶谱无进行性升高,心电图无动态演变,亦不支持急性心肌梗死及冠心病的诊断。③患者入院时伴有胸闷、气急,氧饱和度低,不排除肺栓塞的可能;但肺栓塞心电图多为右束支传导阻滞,血气分析多为低氧血症伴低碳酸血症,主要表现为右心力衰竭症状。④暴发性心肌炎待排。暴发性心肌炎患者多有前期的呼吸道或消化道等的感染病史,在伴发重度心力衰竭、呼吸衰竭的同时,多会伴发心肌酶谱的异常升高,同时心电图表现为严重的心律失常及明显的 ST 段改变,该患者缺乏相应依据。⑤该患者心力衰竭伴有心脏扩大,既往有扩张型心肌病诊断病史,因此首先考虑该诊断。同时,影像学表现也较为符合。诊治方案按扩张型心肌病伴重度心功能不全、急性肺水肿进行。心肌病诊断及心功能评估主要需要心脏彩超检查。床边心脏彩超检查的诊断结果示左室舒张、收缩功能下降,左房临界大小,左室增大,二尖瓣轻度关闭不全,三尖瓣轻度反流,肺动脉瓣反流,左室壁变薄,回声不均呈腔隙样改变(见图 3-16-3)。

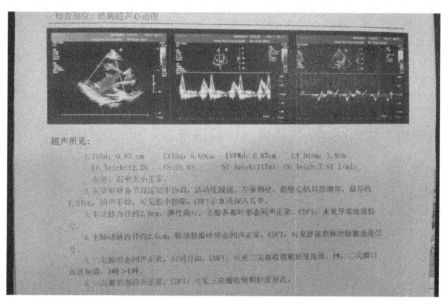

图 3-16-3　① IVSd 0.83 cm, LVIDd 6.69cm, LVPWd 0.87cm, LA Diam 3.8cm, EF 41.2%, FS 20.6%, SV Teich 117mL, CO Teich 7.61L/min,右房、右室大小正常。②左室室壁各节段运动不协调,活动度减弱。左室侧壁、前壁心肌局部增厚,最厚约 1.57cm,回声不均,可见细小腔隙,CDFI 示血流深入其中。③主动脉内径约 2.6cm,弹性尚可,主瓣各瓣叶形态回声正常,CDF 未见异常血流信号。④主肺动脉内径约 2.0cm,肺动脉瓣叶形态回声正常,CDFI 可见舒张期肺动脉反流信号。⑤二尖瓣形态回声正常,启闭自如,CDFI 可见二尖瓣收缩期轻度反流,PW:二尖瓣口血流频谱:A 峰＞E 峰。⑥三尖瓣形态回声正常,CDFI 可见三尖瓣收缩期轻度反流。左室舒张、收缩功能下降,左房临界大小,左室增大,二尖瓣轻度关闭不全,三尖瓣轻度反流,肺动脉瓣反流,左室壁变薄,回声不均呈腔隙样改变

(四)临床诊断

根据彩超提示,临床诊断左室心肌致密化不全、左室增大、急性左心力衰竭。心肌致密化不全的主要病理生理改变为心力衰竭、心律失常、血栓栓塞。该患者病变突出表现为心力衰竭。经积极抗心力衰竭等治疗,心力衰竭体征明显好转(见图 3-16-4 和图 3-16-5),意识转清。予以美托洛尔控制心率、抗心律失常治疗,阿司匹林抗血小板,呋塞米、螺内酯利尿,阿托伐他汀降脂,盐酸曲美他嗪改善心肌代谢,口服补钾等治疗。胸闷、气急好转,病情改善,转入心内科继续治疗。建议病情稳定后行 CRT-D 植入术。家属经济原因,未行 CRT-D 植入术,患者心功能好转后出院。

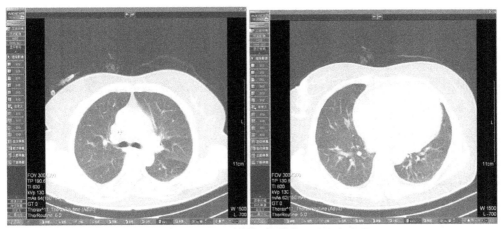

图 3-16-4 胸部CT:胸部肺水肿几乎完全消退

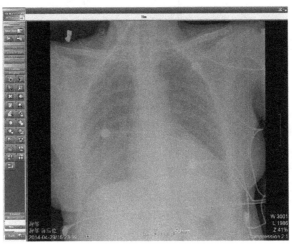

图 3-16-5 胸部肺水肿几乎完全消退

四、病例剖析

(一)病例层面剖析

该患者以"突发胸闷、气促,进而意识障碍"为主诉入院。临床表现及体征提示患者存在左心室扩大型急性左心力衰竭发作表现,结合既往心脏病病史,外院诊断为扩张型心肌病并进行相应治疗,诊断考虑"急性左心力衰竭、急性肺水肿;扩张型心脏病?"。需与下述疾病鉴别诊断。

1.冠心病

该患者在劳累后出现胸闷、气急,但无胸痛,心电图无急性心肌梗死 ST 段改变,心电图及心肌酶、肌钙蛋白均无动态演变,尤其 3 年前曾行冠状动脉造影排除冠心病,所以冠心病的可能性不大。

2.先天性心脏病

先天性心脏病患者多有杂音,早年发病,逐步进展至心力衰竭发作。该患者 57 岁心力衰竭发作,可排除复杂性先天性心脏病(如法洛氏四联症)。

3.心脏瓣膜病、甲状腺亢进性心脏病等

该患者无瓣膜杂音、甲状腺及功能异常,故可予以排除心脏瓣膜病、甲状腺亢进性心脏病等。

4.肺炎

该患者有咳嗽、呼吸急促、血象高的病史,肺部渗出病变需要考虑合并肺炎;但该患者不伴发热,以劳累后胸闷、气急为主要表现,影像学提示心脏大,脑利钠肽增高明显,临床以急性心力衰竭为突出表现,经抗心力衰竭治疗,患者症状很快得到改善,故不支持肺炎的诊断。

5.肺栓塞

肺栓塞主要特点为胸痛,呼吸困难,低血压,呼吸音增粗或正常;可伴有心律不齐,氧饱和度低,吸氧通常不能改善,D-二聚体水平明显升高,肺部 CT 不伴心脏增大及渗出性改变。

(二)疾病层面的剖析

1.NVM 的临床特点及诊断

NVM 患者发病年龄及症状差异很大,初诊无症状的 NVM 病例并不少见;但长期随访,多数病例最终会出现心力衰竭。NVM 患者心功能受损,在发生失代偿时,易于劳累后诱发心力衰竭急性发作,同时患者容易因心室腔增大而被误诊为扩张型心肌病。临床主要表现为心力衰竭和心律失常,少见栓塞事件。其临床主要表现如下。①心力衰竭:发生机制可能因心肌小梁化导致内膜下心肌血流灌注减低,较长时间心肌血供不足而引发心肌收缩和舒张功能减低。②心律失常:大多为室性心动过速,部分呈尖端扭转型室速,也可有心房颤动、房室传导阻滞或预激综合征。其发生机制可能为致密化不全的肌小梁呈不规则分支状连接,在等容收缩期,室壁压力增加,使局部冠状动脉血供受阻,从而引起电生理与传导异常,诱发心律失常。心律失常以室性心律失常为主,发生率为 18%~63%;其次为左束支传导阻滞,发生率为 58.8%左右。③心内膜血栓形成:深陷的肌小梁隐窝间隙血流速度低,心腔内的血流与此相通,易形成血栓,血栓脱落可以引起体循环栓塞,发生率为 21%~38%。④遗传倾向:基因学研究发现,本病与 xq28 染色体上 G4.5 基因突变有关。

NVM 的基本诊断手段是超声心动图。其特征主要为心腔内粗大的肌小梁和小梁间深陷的隐窝。超声诊断标准:①增厚的心肌由两层结构组成,外层是薄的致密化心肌(C),内层是较厚的非致密化心肌(NC),有粗大的肌小梁和深陷的小梁间隐窝。②在收缩末期,心肌最厚处非致密化心肌与致密化心肌比值(NC/C)大于 2。③彩色多普勒提示有深陷的小梁间隐窝,并与室腔相通。④不合并其他的心脏异常。当心肌受累轻微时,很难与肥厚型心肌病及扩张型心肌病相鉴别。在肥厚型心肌病中,心尖肥厚型心肌病常易与心尖段心肌非致密化相混淆,但在肥厚型心肌病很难观察到 NVM 典型的深陷的小梁隐窝。在扩张型心肌病中,由于心肌壁厚度变薄,亦可见到 4:2 对数较多、分布均匀的肌小梁。但这不符合典型的 NVM 的表现。在缺血型心肌病中,除有 NVM 特征性超声心动图表现外,NVM 冠状动脉造影多正常。

除超声外,心脏磁共振成像是 NVM 诊断的重要辅助手段。心脏磁共振成像能够全面而又准确地测量致密化心肌厚度/室间隔基底段厚度,精确地测定舒张期非致密化层/致密化层比值(N/C>2),其他各种原因造成的左室肌小梁粗大多不会达到此标准,因此可弥补常规诊断标准(N/C)的不足。

2.心肌致密化不全的治疗及预后

NVM 患者死亡的主要原因是心功能恶化和猝死。①NVM 治疗的重点是针对其主要的临床表现,即心力衰竭、心律失常和全身系统性栓塞进行治疗。对心室收缩及舒张功能障碍应进行规范治疗;而对顽固性充血性心力衰竭患者,必要时需进行心脏移植。②NVM 最常见的受累部位是左室侧壁中段以及心尖处,多数患者出现类似扩张型心肌病的临床特征,因此其治疗与扩张型心肌病相似,主要针对并发症加以治疗。③关于抗凝治疗,部分学者推荐不管是否发现血栓,对所有 NVM 患者可长期预防性使用抗凝治疗。目前,多数学者认为 NVM 患者血栓栓塞事件的发生率很低,NVM 本身不是抗凝治疗的指征,但是如果存在发生血栓形成的其他危险因素(如心房颤动或心功能不全),则需抗凝治疗。④心律失常患者发生心源性猝死以及全身性栓塞的风险均显著增高。常见的心律失常为心房纤颤、频发室性心动过速和左束支传导阻滞。有研究显示,对于儿童 INVM,应用 β 受体阻滞剂卡维地洛对患儿的左室功能、左室重量及神经激素的功能异常均有改善作用。植入式除颤技术可降低发生栓塞及猝死的风险,应更加广泛地应用于 NVM 的治疗中。双心室起搏器对 NVM 心力衰竭、左室功能减低及心室内传导延迟的患者均有治疗作用。孤立性心肌致密化不全患者在接受药物(如胺碘酮和 β 受体阻滞剂)治疗后易出现心动过缓。起搏器植入联合药物治疗对患者的预后及治疗是有利的。⑤NVM 患者的预后取决于病变分布范围,范围较小者可以终身无症状,有症状的 NVM 患者预后较差。有以下危险因素的患者预后不良:左心室舒张末内径增大,心功能Ⅲ～Ⅳ级,持续性心房颤动,心电图出现单束支传导阻滞。他们可以较早发生进行性心力衰竭,甚至猝死或死亡。因此,临床上对有以上危险因素的患者应早期干预,及时治疗,以期提高患者生活质量,改善预后。

五、经验教训总结

NVM 有特征性的超声心动图改变和特有的病理组织学变化,但临床表现不具有很强的特征性。根据临床表现特点,可分为无症状性、充血性心力衰竭、心律失常以及全身系统性血栓栓塞。NVM 有别于其他心内膜和心肌疾病,应当引起临床的高度重视。超声心动图是重要的诊断手段,因此对超声影像学特点的鉴别尤为重要。在临床工作中,对有不明原因心脏扩大、栓塞史、家族心脏病史的患者,应结合多种影像检查手段。心脏磁共振成像可提供更明确的形态和显示更高的宅间分辨,能更好地显示心肌致密化不全的程度。对于临床诊断不能明确的病例,应将超声心动图与心脏磁共振成像相结合,以提高对患者的诊断率。

参考文献

1. Ritter M,Oeehslin E,Sutseh G,et al. Isolated noncompactian of the myocarclium in adults [J]. Mayo Clin Proe,1997,72(1):26.

2. 侯翠红,楚建民,浦介麟,等. 心肌致密化不全患者的临床特点及预后[J]. 中国循环杂志,2007,22(2):114-117.

3. 于进超,赵世华,蒋世良,等. 扩张型心肌病与左心室心肌致密化不全临床和磁共振成像特征对比[J]. 中华心血管病杂志,2010,38(5):392-397.

4. Jenni B,Oechslin E,Schneider J,et al. Echocardiographic and pathoanatomical characteristics of isolated left ventricular non-compaction:a step towards classification as a distinct cardiomyopathy [J]. Heart,2001,86:666-671.

5. Jassal D,Nomura C,Neilan T,et al. Delayed enhancement cardiac MR imaging in noncompacfion of left ventricular myocardium[J]. J Cardiovascular Magnetic Resonance,2006,8(3):489.

6. Maron BJ,Towbin JA,Thiene G,et al. Contemporary Definitions and Classification of the Cardiomyopathies[J]. Circulation,2006,113:1807-1816.

7. 马文君,张慧敏,赵广智,等. 成人心肌致密化不全 25 例临床特点分析[J]. 中国循环杂志,2008,(23)4:286-289.

8. 廖玉华,袁璟. 关注心肌致密化不全的临床诊断[J]. 临床心血管病杂志,2006,22(7):388-389.

9. 潘翠珍,舒先红,赵维鹏. 实时三维超声心动图评价左室心肌致密化不全患者左心室收缩同步性的应用价值[J]. 中华超声影像学杂志,2011,20(2):108-111.

10. Alhabshan F,Smallhom JF,Golding F,et al. Extent of myocardial non-compation:comparison between MRI and echocardiographic evaluation[J]. Pediatr Radid,2005,35(11):1147-1151.

11. 薛莉,刘晓方. 我国心肌致密化不全的临床文献分析[J]. 临床心血管病杂志,2004,20(3)：136-138.

12. 闫朝武,赵世华,陆敏杰,等. 左室心肌致密化不全的临床特征和磁共振成像表现[J]. 中华心血管病杂志,2006,34(12)：1081-1084.

（林乐清）

病例 3-17 心肾综合征

引 言

临床上,心肾疾病并存的患者比例逐年增加,急、慢性心脏疾病会直接导致或加重肾脏功能损害,反之亦然。两脏器之间相互作用的双向性不仅增加疾病治疗的难度,而且也会降低患者的生存质量,延长住院日,影响预后,增加病死率。因此,心肾综合征（Cardio renal syndromes,CRS）越来越受到重视。

一、接诊时病情简介

（一）入 ICU 前的情况

1. 患者主诉和基本情况

患者,女性,25 岁,外来务工人员,因"咳嗽 4 天,呼吸困难、咯血 2 小时"入院。

入院前 4d,因受凉后出现咳嗽（呈阵发性咳,不剧）,伴鼻塞、流涕,无发热,自服"感冒药",症状无好转。2h 前,在家中出现呼吸困难、咯血（量较多,呈鲜红色）,而来我院急诊就诊。1 年前,孕二孩时发现有血压升高,产后血压未恢复正常水平,不规律服用药物治疗,血压控制不详。

2. 入院查体

T 36.2℃,HR 124 次/min,R 32 次/min,BP 186/108mmHg,口唇发绀,颈软,颈静脉充盈。两肺呼吸音粗,可闻及大量湿啰音。心界不大,HR 124 次/min,心音偏弱,律齐。

3. 辅助检查

（1）血常规检查示：白细胞计数 17.1×10^9/L,中性粒细胞百分比 90.9%,C 反应蛋白<0.5mg/L,Hb 86g/L。

（2）急诊肺部 CT：提示两肺考虑大叶性肺炎（见图 3-17-1）。

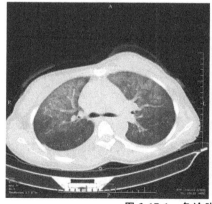
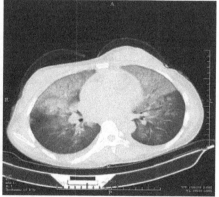

图 3-17-1 急诊胸部 CT：大叶性肺炎

4. 拟诊及治疗

①重症肺炎;②高血压病;③贫血。

急诊予以吸氧、抗感染治疗,症状未见好转,出现呼吸衰竭。为行机械通气,收入 ICU。

(二)入 ICU 后的情况

1. 入科查体

T 36.3℃,HR 136 次/min,R 37 次/min,BP 216/162mmHg,面罩吸氧下 SpO_2 80%,口唇发绀,颈软,颈静脉充盈。两肺呼吸音粗,可闻及大量湿啰音。心界不大,HR 136 次/min,心音偏弱,律齐,未闻及病理性杂音。腹平软,无压痛,肝脾肋下未及。双下肢无水肿。

2. 辅助检查

(1)血气分析:血液 pH 7.25,$PaCO_2$ 26.3mmHg,PaO_2 50.2mmHg,碱剩余－10.0mmol/L,氧饱和度 82%。

(2)血常规:白细胞计数 6.1×10^9/L,中性粒细胞百分比 88.5%,血红蛋白 55g/L,红细胞压积 0.159,C 反应蛋白 0.92mg/L。

(3)N-端脑利钠肽前体＞10000ng/L。

(4)血清肌钙蛋白 3.87μg/L。

(5)血生化:尿素氮 35.52mmol/L,肌酐 1112μmmol/L,谷氨酸氨基转移酶 230U/L,天门冬氨酸氨基转移酶 319U/L,甘油三酯 25.36mmol/L,全量程超敏 C 反应蛋白 91.86mg/L,K^+ 5.97mmol/L,Ca^{2+} 2.70mmol/L,肌酸激酶同工酶 18.4U/L。

(6)胸部 CT 报告:两肺肺炎,双侧少量胸腔积液(入 ICU 第 2 天,见图 3-17-2)。

(7)双肾 B 超:双肾萎缩伴回声改变(见图 3-17-3)。

(7)床旁心超:左室扩张,心肌收缩力明显减退。

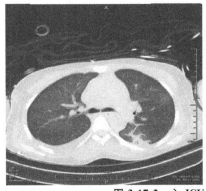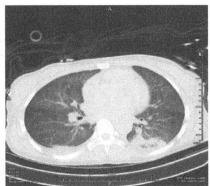

图 3-17-2　入 ICU 第 2 天胸部 CT 报告

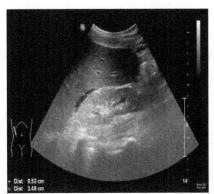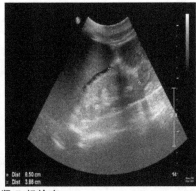

图 3-17-3　双肾 B 超检查

3. 入科诊断

①心肾综合征，急性左心力衰竭，心源性肺水肿，Ⅰ型呼吸衰竭失代偿性代谢性酸中毒合并呼吸性碱中毒，急性肾功能损伤 AKI 3 期；②慢性肾功能不全；③高血压病；④重度贫血。

二、病因、病情严重程度评估及亟须的问题

该患者病因不是很明确，考虑病毒性心肌炎引起急性左心力衰竭、肺水肿，进而在慢性肾功能不全的基础上引起急性肾功能衰竭。患者出现多器官功能衰竭，病情危重。

目前，亟须解决心力衰竭、呼吸衰竭、肾衰竭、重度贫血、血压高等问题。治疗的关键在于迅速脱水，减轻容量负荷。需行机械通气、血液净化、输注血液制品、降血压等一系列治疗。

三、诊治经过及思路

(一)呼吸衰竭的处理

该患者出现大量咯血，不宜行无创通气，故应立即行经口气管插管机械通气。机械通气采用 BIPAP 模式，压力控制，PEEP 5～8cmH$_2$O，FiO$_2$ 40%。之后根据病情调整，予以芬太尼镇痛、丙泊酚镇静，并制定镇痛镇静策略。

(二)血液净化

该患者有心力衰竭，容量过负荷；肾衰竭，导致液体排出急剧减少，又加重心肾负荷。故治疗的关键是减轻容量负荷。根据 2014 版中国心力衰竭指南，血液净化治疗的适应证，采取连续性血液净化治疗(CVVH 模式)，普通肝素抗凝，并根据滤出量及尿量、中心静脉压、下腔静脉变异度情况补液。在治疗 4 次后，患者生命体征稳定，停 CVVH，转为普通血透。

(三)咯血处理

患者咯血考虑是由左心力衰竭、肺水肿引起的，关键是治疗心力衰竭。咯血量多，造成血红蛋白快速下降(最低 51g/L)，需要输注红细胞悬液。治疗过程中，总共输注红细胞 5U，血红蛋白升高到 80g/L。

(四)高血压处理

患者血压高，考虑为继发性的。患者存在肾脏萎缩，慢性肾功能不全，肌酐 1112μmol/L。不能选用对心肌细胞有保护作用的血管紧张素转换酶抑制剂及血管紧张素受体拮抗剂类降血压药物，因其可能加重肾损伤。故选用钙离子拮抗剂。前期采用硝酸甘油静脉注射控制血压，拔管后予以硝苯地平口服降血压。

(五)疾病转归

患者机械通气 48h 后，脱离呼吸机，拔除气管插管。入科治疗 7d，共行 CRRT 4 次，肌酐下降到 454μmol/L，24h 尿量在 500mL 左右，一般情况良好，T 37.1℃，HR 98 次/min，BP 158/110mmHg，SpO$_2$ 98%(鼻导管吸氧下)。因经济因素转回当地医院行普通血透治疗。

四、病例剖析

(一)病例层面剖析

该患者为年轻女性，急性起病，主要症状为呼吸困难、咯血。据辅助检查，复查肺部 CT 示肺部渗出快速吸收，炎症指标不高，排除重症肺炎；肌钙蛋白水平升高，脑利钠肽水平明显升高，结合床旁心

超提示心肌收缩力明显减弱,心电图提示 ST-T 改变,考虑急性左心力衰竭、心源性肺水肿。急性心力衰竭导致水钠潴留,心排血量明显减少,肾素-血管紧张素-醛固酮系统(Renin-angiotensin-aldosterone system,RAAS)激活,血管收缩,导致肾脏灌注不足、肾缺血,加之患者双肾萎缩,存在慢性肾功能不全,肌酐水平明显升高,及慢性肾功能不全基础上的急性肾衰竭,符合心肾综合征(Cardiorenal syndrome,CRS)Ⅰ型的诊断。至于是否由急性肾功能衰竭引起左心力衰竭,因患者在发病前没有明显少尿、血尿、全身水肿等情况,故不考虑。急性左心力衰竭病因不明确,考虑重症病毒性心肌炎,但缺少病原学证据。入院后,给予积极的机械通气、血液净化、纠正心力衰竭、脏器保护、输血等综合治疗,患者病情逐渐恢复。

(二)疾病层面剖析

心肾综合征最早于 1951 年由 Ledoux 提出,主要指心脏衰竭导致肾脏损害的病变。2008 年,Ronco 等提出了心肾综合征的新定义,即心肾功能在病理、生理上的紊乱,其中一个器官的急性或慢性病变可导致另一个器官的急性或慢性病变。2010 年发表的专家共识,明确将心肾综合征定义为心脏和肾脏其中一个器官的急性或慢性功能障碍,可能导致另一个器官的急性或慢性功能损害的临床综合征。心肾综合征分为以下 5 型:Ⅰ型为心脏功能的急剧恶化导致急性的肾脏损伤;Ⅱ型为慢性心功能不全导致慢性肾功能不全;Ⅲ型为肾功能突然恶化导致急性心功能不全;Ⅳ型为慢性肾脏疾病导致慢性心功能不全;Ⅴ型为全身疾病(如败血症、糖尿病、系统性红斑狼疮等)引起的心肾综合征。

目前,心肾综合征的发病机制尚未完全明确,主要作用机制有以下 3 种。①低心排血量和(或)静脉回流异常导致血流动力学改变。②交感神经兴奋和(或)触发肾素-血管紧张素-醛固酮系统导致神经内分泌失调。③其他因素也可加速心力衰竭和慢性肾脏病进展:局部和全身性炎症,如细胞介导的免疫反应改变;代谢改变,如营养不良、贫血、矿物质和骨异常。目前,尚缺乏有关心肾综合征患者的特异性研究,治疗建议主要为治疗基础疾病。总体而言,对Ⅰ型和Ⅱ型心肾综合征患者的治疗主要集中在 HF 上;对Ⅲ型和Ⅳ型心肾综合征患者的治疗重点为肾脏疾病;对Ⅴ型心肾综合征患者,主要治疗基础疾病,如严重脓毒症、感染性休克或血管炎。

治疗原则:同时关注心脏和肾脏;避免过度利尿,使血容量正常化;发现 CRS 的易患因素;阻断心脏和肾脏之间不良的相互作用;个体化治疗。

1.利尿剂

利尿剂在 CRS 治疗中备受争议,且没有足够的数据表明应用利尿剂可以降低患者的病死率,但其在治疗中一直不可或缺,因为它是缓解心力衰竭症状的主要手段。袢利尿剂能降低细胞外的容量超负荷,降低心室充盈压,减少肺充血,改善患者症状,并通过降低肾静脉压改善肾功能。但对肾功能严重降低者[GFR<30 mL/(min·1.73m²)],应慎用利尿剂,因袢利尿剂+美托拉腙或噻嗪类利尿剂可激活肾素-血管紧张素-醛固酮系统或导致容量耗竭,继而引起肾前性急性肾损伤(Acute kidney injury,AKI)。

2.连续性肾脏替代治疗

连续性肾脏替代治疗(CRRT)是采用每天 24h 或接近 24h 连续性血液净化疗法以代替受损的肾功能,具有清除大量水分同时维持血流动力学稳定的突出优势,同时能克服利尿剂抵抗,不激活管球反馈机制,不引起肾素-血管紧张素-醛固酮系统及 SNS 的过度激活,能降低发生低钾血症和心律失常的风险。其对临床上存在利尿剂抵抗和原有肾功能不全、低蛋白血症等并发症的患者,可有较好的疗效。CRRT 对各型心肾综合征均有效,其中对Ⅰ~Ⅲ型心肾综合征的效果优于Ⅳ、Ⅴ型心肾综合征,对Ⅲ型心肾综合征的效果最好。对重症患者,应早期给予 CRRT。

3. ACEI

ACEI 和 ARB 可逆转左室肥厚,改善心脏功能,改善心力衰竭患者的预后。对慢性肾脏疾病患者应用 ACEI 和 ARB,可减少尿蛋白,从而在一定程度上阻断或延缓心力衰竭和肾功能不全的进展。但在血容量不足或同时使用非甾体类抗炎药时,有可能加重对肾功能的损害。在以下情况时,需停药:在应用 ACEI 或 ARB 的最初 2 个月,血清肌酐浓度升高超过基础值的 30% 和出现高钾血症。

五、经验教训总结

在临床上,心肾综合征多见于老年人,其特征为存在较多基础疾病,易出现多器官衰竭、血流动力学不稳定,患者死亡率高。本例患者为年轻患者,病情凶险,急诊拟诊有误,我们不能以急诊 CT 报告及急诊诊断来治疗,否则加重病情,危及患者生命。ICU 医生需要独立思考,完善一系列检查,以明确诊断。本型心肾综合征的治疗关键在于及时采取 CRRT,减轻容量负荷。

参考文献

1. 中华医学会心血管病学分会. 中国心力衰竭诊断和治疗指南[J]. 中华心血管杂志,2014,42(2):3-10.

2. Ronco C,Haapio M,House AA,et al. Cardiorenal syndrome[J]. J Am Coil Car-diol,2008,52:1527-1539.

3. Ronco C,Mccullough P,Anker SD,et al. Cardio-renal syndromes:report from the consensus conference of the acute dialysis quality initiative[J]. Eur Heart J,815,2010,31:703-711.

4. 杨春霞,汪蓉,郭学珍. 连续性肾脏替代治疗治疗不同类型心肾综合征的临床研究[J]. 心血管康复医学杂志,2015,24(5):565-568.

(鲁海燕)

病例 3-18 心室电风暴

引言

心室电风暴,又称室性心动过速风暴、交感风暴、儿茶酚胺风暴、植入型心律转复除颤器(Implantable cardioverter defibrillator,ICD)电风暴。2004 年,已有人提出电风暴这个概念,其指由心室电活动极度不稳定所导致的危重的恶性心律失常,是心源性猝死的重要机制。2006 年,ACC/AHA/ESC《室性心律失常的诊疗和心脏性猝死预防指南》首次对心室电风暴做出明确的定义:24h 内自发作 2 次伴血流动力学不稳定的室性心动过速和(或)心室颤动,间隔窦性心律,通常需要电转复和电除颤紧急治疗的临床症候群。

一、接诊时病情简介

(一)入 ICU 前的情况

1. 患者主诉和基本情况

患者,女性,80 岁,退休工人,因"反复胸闷、心悸 6 年余,再发 5 天"于 3 月 23 日入住内科。

患者有高血压病史 10 余年,最高血压 182/70mmHg,平素服用硝苯地平、缬沙坦及降脂药阿托伐他汀等,血压控制于(130～160)/(70～80)mmHg。前一年6月,其在某医院冠状动脉造影显示前降支中段轻度心肌桥;前一年9月30日,因病窦综合征在同家医院植入双腔起搏器一台。平素服用胺碘酮0.2g bid、美托洛尔25mg、速效救心丸及稳心颗粒等。

入院5d前,患者出现胸闷、心悸再发,伴活动后气促,休息可缓解,感上腹部不适,有少量咳嗽、咳痰,无畏寒、发热,无胸痛、咯血,无水肿、少尿。查急诊生化:葡萄糖7.86mmol/L,Cl⁻ 96.7mmol/L,肌钙蛋白Ⅰ阴性;血常规:C反应蛋白23.27mg/L,白细胞计数9.5×10⁹/L,中性粒细胞百分比78.6%。门诊予以"头孢唑肟2.0g 静滴bid,参麦注射液40mL 静滴"治疗2d,疗效不明显。为求进一步治疗,拟"冠状动脉粥样硬化性心脏病"收住入院。

2.入院查体

T 36℃,P 60次/min,BP 130/56mmHg,R 20次/min,神志清,口齿清,定向力正常。左眼瞳孔直径0.6mm,左眼失明;右眼瞳孔直径3mm,对光反射灵敏。口唇无发绀,巩膜无黄染,颈静脉充盈,双甲状腺无肿大。双肺呼吸音粗,可闻及少许湿啰音。HR 60次/min,律齐,心界向左扩大,未闻及明显病理性杂音。腹平软,肝脾肋下未触及。双下肢不肿,四肢肌力Ⅴ级。右足及臀部可见多处压疮。

3.拟诊及治疗

冠状动脉粥样硬化性心脏病,病窦综合征,起搏器植入术后。

入院后治疗:头孢唑肟2.0g 静滴bid;环磷腺苷、曲美他嗪营养心肌;单硝酸异山梨酯40mg qd;厄贝沙坦氢氯噻嗪15mg qd;美托洛尔25mg,bid;阿托伐他汀20mg/晚。4月16日晚,出现畏寒、寒战,体温最高39.5℃;血常规示C反应蛋白33.10mg/L,白细胞计数12.8×10⁹/L,血红蛋白96g/L,血小板计数194×10⁹/L,中性粒细胞百分比83.0%。予改莫西沙星0.4g 静滴qd 联合头孢替安2.0g 静滴bid。4月17日10:50,患者再次出现畏寒、寒战,自服"扑感敏"1片,无好转;于11:14出现意识不清,呼之不应。即予地塞米松5mg 静推,心电监护示HR 200次/min,呈正弦波,室性;予以利多卡因0.1g 静推,5%碳酸氢钠溶液125mL 静滴,患者心律转为窦性。11:25,心电监护示HR 70次/min,BP 135/99mmHg,血氧饱和度71%,予以利多卡因维持。数分钟后,患者心律又转为室速,予可达龙0.2g、利多卡因0.1g 静推后无好转,予电除颤一次,患者心律转为窦性。

请ICU急会诊,根据当时情况立即给予气管插管、皮囊加压呼吸,转ICU抢救治疗。

(二)入ICU后的情况

1.入科查体

入ICU后,患者意识清,口插管接呼吸机PCV模式,BP 115/60mmHg。左眼瞳孔直径0.6mm,左眼失明;右眼瞳孔直径3mm,对光反射灵敏。颈静脉充盈。双肺呼吸音粗,两肺底湿啰音。心界左大,HR 98次/min,心律不齐,未闻明显杂音及异常心音。腹平软,肝颈反流征阴性,双下肢不肿。右颈内静脉留置有深静脉管一根。

2.辅助检查

(1)血常规:白细胞计数16.8×10⁹/L,血红蛋白82g/L,红细胞计数2.74×10¹²/L,红细胞压积0.25,血小板计数158×10⁹/L,中性粒细胞百分比93.5%,C反应蛋白78.89mg/L。

(2)降钙素原8.0ng/mL。

(3)生化:血糖9.20mmol/L,肌酐74.9μmol/L,尿素氮8.06mmol/L,K⁺ 4.07mmol/L,Na⁺ 138.8mmol/L,Cl⁻ 104.1mmol/L,Ca²⁺ 1.93mmol/L;B型脑利钠肽测定2433pg/mL。

(4)血气分析:pH 7.520,PaCO₂ 20.00mmHg,PaO₂ 157.00mmHg,标准HCO₃⁻ 21.00mmol/L,总二氧化碳17.00mmol/L,实际碱剩余－4.00mmol/L,标准碱剩余－6.0mmol/L,实际HCO₃⁻ 16.0mmol/L,氧饱和度99%。

(5)心肌酶:天门冬氨酸氨基转移酶 83U/L,乳酸脱氢酶 270U/L,肌酸激酶 93U/L,肌酸激酶同工酶 23U/L,肌钙蛋白定量 0.63ng/mL。

(6)床边胸片:提示心影明显增大,两侧肺门阴影增浓(见图 3-18-1)。

3.入科诊断

①持续性室速(心室电风暴?);②高血压病 3 级,极高危,高血压性心脏,病窦综合征,起搏器植入术后,心脏扩大,心功能Ⅳ级;③严重脓毒血症(导管相关性血流感染?)。

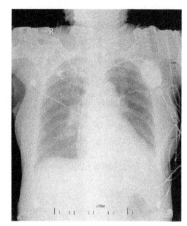

图 3-18-1　床旁胸片:心影显著增大,两侧肺门阴影增浓

二、病因、病情严重程度评估及亟须解决的问题

该患者原有 10 余年高血压病史,因病窦综合征植入永久起搏器约半年,平素服用胺碘酮 0.2g qd、美托洛尔 25mg qd 及硝苯地平等。本次因胸闷、心悸再发入院。入院后,拟诊"冠状动脉粥样硬化性心脏病",给予药物治疗。入院后,右颈内静脉置入深静脉导管 1 根。入院 23d 后出现寒战、发热,并在当天先后发生两次伴有血流动力学紊乱的室速,经电击等治疗后好转。根据心室电风暴的定义,该患者的心律失常首先考虑心室电风暴。分析发生的诱因有三个。其一是原有心脏基础疾病,从冠状动脉造影结果分析,患者并不存在"冠状动脉粥样硬化性心脏病",但从病史及检查可以明确存在高血压性心脏病、心脏扩大、心功能不全,并因病窦综合征而植入起搏器。其二是平素服用胺碘酮 0.2g qd、美托洛尔 25mg qd,但入院后停用了胺碘酮。其三是重症感染诱发,而感染的原因首先考虑导管相关性感染。因此,该患者入科诊断考虑:①持续性室速(心室电风暴?);②高血压病 3 级,极高危,高血压性心脏病,病窦综合征,起搏器植入术后,心脏扩大,心功能Ⅳ级;③严重脓毒血症(导管相关性血流感染?)。病情极为凶险,可发生心源性休克、感染性休克而危及生命。需立即进行有效监护、心脏再发室速后电击准备、呼吸循环支持、强抗生素覆盖抗感染等。

三、诊治经过及思路

(一)室速处理

患者入 ICU 后室速频繁发作。室速发作时,心室率 180 次/min 左右,意识丧失,全身抽搐,有创监护示动脉收缩压从 120mmHg 迅速降至 35mmHg。处理如下。①如发作 10 余秒仍不能自行复律,则立即给予电击,初选 360J 单相电击,后改用 200J 双相电击,近 30h 共电击 40 余次。②胺碘酮 150mg 静注,后以 1mg/min 泵入×6h,然后以 0.5mg/min 维持;室速发作频繁期间,重复静注胺碘酮 150mg 数次,24h 胺碘酮总用量达 2.7g。心律相对稳定后(胺碘酮 0.5mg/h×3d),胺碘酮改鼻饲 0.2g tid;1d 后改为 0.2g bid;再 10d 后改为 0.2g qd 维持。③补钾、补镁。④鼻饲倍他洛克(因当时缺艾司洛尔)。经以上处理,于入 ICU 后 30h 左右,室速停止发作。

(二)机械通气

口插管接呼吸机 PCV＋PEEP 模式,PEEP 8～10cmH₂O;1 周后好转,逐渐降低 PEEP,并改为 PSIMV、PSV 模式。

(三)抗感染

移除可疑感染的颈内静脉导管,并送导管尖及导管血与周围血培养;重新在锁骨下置入深静脉导管,并给予亚胺培南西司他丁钠及利奈唑胺抗感染。入 ICU 次日,降钙素原＞10.0ng/mL;1 周后,降钙素原降至 1.0ng/mL。

(四)行有创血流动力学监测

在右股动脉置入 PiCCO 管,监测显示心指数(Cardiac index,CI)最低 1.69L/(min·m²),后逐步升至 3.25L/(min·m²),系统血管阻力指数(Systemic vascular resistance index,SVRI)从最高 3470dyn·s·m²/cm⁵ 逐步降至 2189dyn·s·m²/cm⁵。从血流动力学监测可以发现,患者血流动力学特点呈低排高阻表现,符合心源性休克血流动力学特点。

(五)心力衰竭处理

患者入 ICU 后次日,B 型脑利钠肽定量测定升至 3734pg/mL;血流动力学测定呈低排高阻表现,且血管外肺水(Extravascular lung water,ELWI)升高达 11.9 mL/kg 而肺血管通透性指数(Pulmonary vasular permeability index,PVPI)正常,符合心源性肺水肿表现。患者入 ICU 后,及时给予机械通气治疗,故治疗过程中未出现显著循环衰竭。同时加强利尿,辅以多巴酚丁胺、米力农等药物,心力衰竭得以好转。

(六)疾病转归

入 ICU 7d 后,患者成功脱机拔管;9d 后,停用亚胺培南西司他丁钠及利奈唑胺,给予氟康唑 0.4g qd。期间,肾功能及尿量未出现明显异常变化。拔管后,B 型脑利钠肽定量测定降至 1830pg/mL。调整起搏器起搏阈值后,基本维持起搏心律,意识未受影响。经多次电击治疗后复查,血乳酸脱氢酶 187U/L,肌酸激酶 189U/L,肌酸激酶同工酶 11U/L,肌钙蛋白定量 0.09ng/mL,天门冬氨酸氨基转移酶 38U/L,提示对心肌无明显损伤。血培养及导管尖培养均呈阴性。

四、病例剖析

(一)病例层面剖析

1.诊断问题

①关于冠心病的诊断。该患者从入院开始即存在误诊。患者为老年女性,因反复胸闷、心悸 6 年余,再发 5d 入院,原有高血压、病窦综合征等病史及植入起搏器,平素常服用美托洛尔、胺碘酮、硝苯地平等药物。此次入院拟诊"冠状动脉粥样硬化性心脏病",此诊断与实际不符,原因是冠状动脉造影为冠心病诊断的金标准,而该患者曾经接受冠状动脉造影检查仅发现前降支中段轻度心肌桥,本次病情加重始终未出现冠心病的典型心电表现及肌钙蛋白明显异常。根据该患者病史、症状与胸部 X 线检查等表现,诊断首先考虑高血压性心脏病、左心功能不全,但需心超等检查排除瓣膜病、心肌病等。后该患者经心超检查排除瓣膜疾病、心肌病。②关于心律失常的诊断。患者原有病窦综合征,被植入起搏器。此次近 30h 反复发作快速室性心律失常伴血流动力学紊乱,需电转复,符合心室电风暴的定义。③关于脓毒症的诊断。患者骤起寒战、发热,炎症指标明显升高,尤其是血降钙素明显升高,经治疗后逐步下降,脓毒症诊断应无疑问,但血培养及导管尖培养均呈阴性,根据导管相关性感染的诊断标准是不成立的。该患者未发现其他明确感染病灶,笔者以为导管相关性感染至少是难于排除的。

2.心室电风暴的发生原因

患者有心脏病的基础明确,平素服用美托洛尔,入院未停用;发作后,查血钾 4.07mmol/L;虽鼻饲美托洛尔无效,但交感神经过度激活、β 受体反应性增高的可能性不排,然低钾导致的可能性不大,其发生机制难于明确。

3.心室电风暴的治疗

本例主要经电转复与超大剂量胺碘酮注射后,电风暴终止。24h 胺碘酮用量突破极限。这给胺碘酮的临床使用提供了安全有效的范例,同时也证明反复多次电击治疗的安全性与有效性。

4.机械通气治疗非常关键

对该患者,在电风暴发作后即行气管插管。机械通气治疗为该患者度过急性发作期提供了至关重要的保障。其后的胸部X线片与血流动力学测定说明,机械通气治疗为该患者呼吸与循环功能的维持发挥了巨大的作用。因此,抢救人员应准确判断,及时进行气管插管有创机械通气。而此时若是耽误,结果或是灾难性的。

(二)疾病层面剖析

1.心室电风暴心电图表现

(1)预兆表现:在心室电风暴发作前,常有窦性频率升高,出现单形、多形或多源性室性期前收缩增多,室性期前收缩呈单发、连发、频发,偶联间期多不固定。心电图上可伴有呈巨"R"形或墓碑形的ST段抬高,缺血性ST段可显著抬高或压低,T波电交替或T波极度缺血性改变,如T波异常宽大畸形或呈尼亚加拉瀑布样改变等。

(2)发作时的心电图表现:主要表现为自发、反复发生的室性心动过速或心室颤动。室性心动过速可以是尖端扭转型或多形性室性心动过速,也可能是快速的单形性室性心动过速或心室颤动。室性心动过速频率极快(一般在250～350次/min),心室节律不规则。室性心动过速或心室颤动反复发作时,电转复效果不佳,静脉应用β受体阻滞剂可有效终止室性心动过速或心室颤动。心室电风暴可发生于器质性心脏病、非器质性心脏病、遗传性心律失常、植入ICD后及继发于各种危急重症。其促发因素常与急性心肌缺血、心力衰竭、电解质紊乱、药物影响及自主神经失衡等有关。

2.心室电风暴的发生机制

心室电风暴的发生机制尚完全未明了,可能与下列因素有关:交感神经过度激活,希浦系统传导异常,β受体的反应性增高,其他非器质性心脏病中血钾、镁过低(或过高)和重度酸中毒等。

3.电风暴的治疗

电风暴发作后,通常需要电转复,胺碘酮合用β受体阻滞剂被认为是治疗电风暴的最有效的药物方法。

4.胺碘酮用法

目前,国内外都没有明确地统一胺碘酮的使用剂量,这是因为该药的个体反应差异很大。年龄(老年用量小)、性别(女性用量小)、体重(体重轻用量小)、疾病(重症心力衰竭耐量小)、心律失常类型(室上速、房颤用量小)及个体(相同条件的个体反应不同)均有差异,反映在使用剂量上也有差异。胺碘酮的静脉使用剂量和方法也要因人而异。不同患者的剂量可有很大的差别,应根据心律失常的发作情况和患者的其他情况进行调节。胺碘酮的静脉使用最好不要超过3d,应特别注意选用大静脉,最好是中心静脉给药。胺碘酮的静脉使用必须给予负荷量静脉注射,需要维持时应立刻给予静脉滴注。单纯使用小剂量静脉滴注不能在短时间内发挥作用。对于室颤或无脉室速患者的抢救,如在给予2～3次电除颤和血管加压药物无效时,立即用胺碘酮300mg(或5mg/kg)静脉注射,以5%葡萄糖溶液稀释,快速推注,然后再次除颤。如仍无效,则可于10～15min后重复追加胺碘酮150mg(或2.5mg/kg),用法同前。注意用药不应干扰心肺复苏和电除颤。室颤转复后,胺碘酮可静脉滴注维持量。在初始6h内,以1mg/min速度给药;在随后18h内,以0.5mg/min速度给药;在第1个24h内,用药总量(包括静脉首次注射、追加用量及维持用药)一般控制在2.0～2.2g。第2个24h及以后的维持量可根据心律失常发作情况酌情减量。

5.预后

虽然心室电风暴患者的快速心律失常常被药物或ICD纠正,但其总死亡率仍明显增高。在AVID

研究中,90 例心室电风暴患者中,有 34 例在随访中死亡,死亡率高达 38%;而在快速室性心律失常未达到交感风暴诊断标准的患者中,同期死亡率仅为 15%。

五、经验教训总结

通过对此例心室电风暴患者的成功抢救,我们也获得了电击联合胺碘酮救治心室电风暴患者的宝贵经验。首先,反复电击治疗是安全的,对心脏无明显损伤;其次,胺碘酮静脉大剂量注射对心室电风暴患者的疗效与安全性亦得到了检验。另外,值得注意的是,对器质性心脏病患者心律失常的防治首选胺碘酮。该患者具有明确的器质性心脏病,平素服用胺碘酮防治心律失常,然而患者入院后被随意停用了。如果不停用该药,电风暴是否会发生亦未可知。因此,认识抗心律失常药物并正确应用,对 ICU 医生或其他科医生均是十分重要的。

参考文献

1. 郜玲,卢喜烈.心室电风暴的心电图表现[J].心电与循环,2012,31(2):108-110.

2. 中国生物医学工程学会心脏起搏与心电生理分会,中华医学会心血管病学分会,中华心血管病杂志编辑委员会,等. 胺碘酮抗心律失常治疗应用指南[J]. 中华心血管病杂志,2004,32:1065-1071.

3. 中华医学会心血管病学分会,中国生物医学工程学会心律分会胺碘酮抗心律失常应用工作组.胺碘酮抗心律失常治疗应用指南(2008)[J]. 中华心血管病杂志,2008,36(9):769-777.

(马建忠)

第四章　血管性疾病

概　论

血管性疾病(Diseases of blood vessel,DBV)主要指动脉粥样硬化、炎症性血管疾病、功能性血管疾病、血管的真性肿瘤等,其中以动脉粥样硬化最为常见。除真性血管组织肿瘤和少数先天性血管疾病外,多种血管疾病,不论是器质性或功能性的,其基本病理改变均为血管腔狭窄(器质性或痉挛性)或闭塞,使组织器官(心、脑、肾、肠道及肢体等)发生缺血性改变(急性或慢性);部分血管疾病呈现局限性扩张,为瘤样病变。血管性疾病包括血管壁疾病及血管内有形成分改变,如血栓形成所导致的血流及器官功能障碍,起病轻重、缓急不一,且随着社会人口老龄化和动脉硬化相关疾病的发病率的升高,其发病率也逐年增加。按血管所支配的器官,病变可累及全身各个脏器,包括颅脑及心脏。相对于慢性血管性疾病而言,一些急性血管性疾病具有发病急、进展极为迅速、死亡率高的特点,因此明确诊断及早期干预尤为重要。

近年来,在临床工作中,急性肺栓塞、主动脉夹层、急性肠系膜动脉栓塞、深静脉血栓形成等急性血管性疾病的检出率和病例数逐年增加,发病年龄年轻化,患者临床表现复杂多变,极易漏诊、误诊,且病情进展迅速,手术难度和技术要求高。相对于冠心病等其他心血管疾病,其手术和介入干预治疗的比例相对较低,住院和手术前死亡率、并发症发生率较高,疾病凶险程度甚至高于常见的急性心肌梗死及脑血管意外,严重威胁人类健康。

一、病因与发病机制

1.血管壁异常

血管壁异常包括各种原因,如发育异常、外伤或各种内皮损害因素(如血小板活化因子、内皮素-1、前列环素等)导致血管壁组织结构改变。

2.血液成分的改变

血液成分的改变包括:①血小板数量增加、活性增强;②凝血因子异常;③抗凝系统功能减弱;④纤溶活力降低。

3.血流动力学异常

血流动力学异常,如血液黏滞度改变、红细胞变形能力改变。

4.其他危险因素

其他危险因素包括高血压、高脂血症、动脉硬化、吸烟、糖尿病、高龄、手术、严重创伤、大面积烧伤、产后大出血及肿瘤等。

二、临床特点

1.静脉血栓栓塞症

静脉血栓栓塞症(Venous thromboembolism,VTE)是血液在深静脉内凝结引起的静脉回流障碍性疾病。根据不同的临床表现,静脉血栓栓塞症可分为下肢深静脉血栓形成(Deep venous thrombosis,DVT)和肺栓塞(Pulmonary thromboembolism,PTE),两者是同一种疾病的不同表现形式。

(1)下肢深静脉血栓形成:下肢深静脉血栓形成约占静脉血栓栓塞症的2/3,好发于下肢或骨盆深静脉,分为近端和远端。近端深静脉(腘静脉以上)血栓更容易导致肺栓塞,尤其致死性肺栓塞,而远端者不容易引起。下肢深静脉血栓形成多见于长期卧床、肢体制动、大手术或创伤后、晚期肿瘤或有明显家族史的患者。其临床表现主要为患肢突然肿胀、疼痛、周径增粗、软组织张力增高,皮肤色素沉着,行走后患肢易疲劳或肿胀加重,抬高患肢可减轻,静脉血栓部位常有压痛。若股静脉发生阻塞,则数小时内浮肿达最高程度,肿胀呈可凹性及高张力;当合并感染时,动脉持续痉挛,表现为全下肢肿胀、皮肤苍白和皮下网状小静脉扩张,被称为股白肿;而当髂股静脉及其侧支全被血栓阻塞时,下肢高度水肿、瘀血,严重者皮肤呈暗紫色,有剧痛、高度水肿、全身反应重,可伴动脉痉挛,被称为股青肿。静脉血栓一旦脱落,可随血流进入并堵塞肺动脉,引起肺栓塞的临床表现。后期血栓机化,常遗留静脉功能障碍,出现浅静脉曲张、色素沉着、溃疡、肿胀等,被称为下肢深静脉血栓后综合征。

(2)肺血栓栓塞症:肺栓塞约占静脉血栓栓塞症的1/3,指来自静脉系统或右心的血栓阻塞肺动脉及其分支,导致肺循环和呼吸功能障碍。临床表现的轻重主要取决于栓子堵塞血管的部位与血管床范围大小,也与血流动力学、原有的基础疾病、原心肺功能状态、年龄、并发症及合并症等因素有关。急性肺栓塞的常见临床症状有急性呼吸困难、胸痛、咯血和昏厥。前三个常出现的临床症状被称为"肺栓塞三联征"。晕厥虽不常见,但无论是否存在血流动力学障碍,均可发生,有时是急性肺栓塞的唯一或首发症状。另外,由于低氧血症及右心功能不全而出现的缺氧表现,如烦躁不安、头晕、胸闷以及心悸症状,也会出现在较严重的患者中,大面积肺栓塞可引起低血压、休克甚至猝死。肺栓塞的体征主要是呼吸系统和循环系统体征,特别是呼吸频率增加(超过20次/min)、心率加快(超过90次/min)、血压下降、发绀、发热、颈静脉充盈、湿啰音、哮鸣音、三尖瓣区可闻及收缩期杂音、肺动脉瓣区第二心音(P$_2$)亢进或分裂、胸腔积液等。急性肺栓塞致急性右心负荷加重,可出现肝脏增大、肝颈静脉反流征和下肢水肿等右心力衰竭的体征。

2.急性肠系膜血管缺血性疾病

急性肠系膜缺血(Acute mesenteric ischemia,AMI)是常见的血管性急症,由肠管动脉血供或静脉血流障碍引起,主要见于血栓、动脉硬化、肠系膜动脉夹层、特发或术后胆固醇梗塞、血管炎、肿瘤等,临床上以症状、体征分离的绞窄性肠梗阻为主要特征,其病理生理的终点为肠坏死。剧烈腹痛往往是最主要的症状,在发病早期多数有"症状重、体征轻"的明显特征,但该特征缺乏特异性,患者早期同时还可出现腹胀、恶心、呕吐、脱水等表现,而最终发生肠管缺血坏死后,则均会出现局部或广泛的腹膜炎体征。肠系膜上动脉栓塞可表现为典型的 Bergan 三联征:剧烈腹痛而无相应体征;患有器质性心脏病或心房纤颤、动脉瘤等心血管疾病;胃肠道排空症状(恶心、呕吐、腹泻等)。肠系膜上动脉血栓形成,如病变累及血管主干,则肠管缺血更广泛,一旦发生肠坏死,则死亡率高。非闭塞性肠系膜缺血往往发生于心力衰竭的老年人或严重创伤造成的低血容量休克患者,患者一般情况较差,如果不能积极纠正全身情况,一旦出现肠坏死则预后不佳。肠系膜上静脉血栓形成病情进展相对缓慢,可有腹痛、呕血、血便等表现;经积极治疗后,如能形成侧支循环,则预后较好。

3.主动脉夹层

主动脉夹层(Aorta dissection,AD)是指主动脉血管壁中层因各种原因(如高血压或结缔组织缺陷)受损后,当血管壁内膜破裂时,血液经由该内膜的裂孔进入血管壁内,将血管内膜和中层撕开,形成所谓的"假腔",且血流可以在此撕裂开的空间中流动。其按发病时间在 2 周内还是超过 2 周,可分为急性和慢性夹层;按解剖部位,可分为近端夹层(累及主动脉根部或升主动脉)及远端夹层(左锁骨下动脉以下部位)。对主动脉夹层,最常用的分型系统是 Stanford 及 DeBakey 分型。Stanford 分型主要分为 A 型和 B 型:A 型,累及升主动脉及降主动脉;B 型,累及左锁骨下动脉远端的降主动脉。DeBakey 分型主要分为 I 型、II 型和 III 型:I 型,累及升主动脉、主动脉弓及降主动脉;II 型,仅累及升主动脉;III 型,累及锁骨下动脉远端的降主动脉。

主动脉夹层急性期的最常见症状为胸背部或腹部突发剧烈疼痛,患者表现为烦躁不安、大汗淋漓,这是主动脉内膜突然撕裂及夹层剥离的最主要症状,约发生于 90% 的患者。发病初始即为持续性剧烈疼痛,其性质为撕裂样或刀割样疼痛,难以忍受,镇痛镇静药物难以缓解。约 70% 的患者具有疼痛部位转移的特征,提示主动脉夹层病变在扩展;疼痛突然加重,则提示血肿有破裂趋势;若血肿溃入血管腔,疼痛可骤然减轻。主动脉夹层患者多有高血压。但高血压更常见于远端夹层患者;而近端夹层患者较常发生低血压,表现为一侧颈动脉、肱动脉、股动脉搏动减弱或突然消失,导致双侧的血压、脉搏出现明显的差异,或上下肢血压差距减小。除此之外,其他体征还可包括主动脉关闭不全杂音、神经系统定位体征及霍纳综合征等。

三、诊断思路

典型病例均不难发现,但临床上往往存在一些有不典型表现的患者,给疾病的早期诊断造成困难,甚至贻误病情。故需结合临床相关病史特点、高危因素及体征,必要的辅助检查,包括实验室检查及影像学检查(如心电图、超声、CTA 等),尽早明确诊断。

1. 下肢深静脉血栓的诊断要点

存在长期卧床、肢体制动、大手术或创伤后及晚期肿瘤等高危因素的患者,根据患肢肿胀、疼痛、浅静脉曲张的临床表现,下肢深静脉血栓形成的诊断一般不难,对临床可疑病例则需进一步通过一些特殊检查来明确诊断。常用的检查手段有血浆 D-二聚体测定、多普勒超声检查、磁共振静脉成像及静脉造影(金标准)等。

2. 肺栓塞的诊断要点和病情严重程度判断

(1)若高危患者出现不明原因的呼吸困难、胸痛、晕厥和休克,或有单侧或双侧的不对称性下肢肿胀、疼痛等,则应进行血气分析、心电图、心脏超声、血浆 D-二聚体等检测。

(2)对于疑似病例,可进一步安排核素肺 V/Q 扫描、螺旋 CT 肺动脉造影(CT pulmonary angiography,CTPA)、磁共振肺动脉造影(Magnetic resonance pulmonary angiography,MRPA)和肺动脉造影等检查手段。

(3)根据 2014 年欧洲《肺栓塞诊断和治疗指南》对确诊病例进行分层、识别高危患者。对于疑诊急性肺栓塞的患者,根据是否存在休克或低血压(在排除新发心律失常、血容量下降、脓毒症后,收缩压<90mmHg 或收缩压降低≥40mmHg 并持续 15min 以上)分为高危和非高危,然后结合超声心动图、CT 和生物标志物等检查尽可能地明确诊断。

(4)对于确诊肺栓塞的患者,根据肺栓塞严重指数(Pulmonary embolism severity index,PESI)分级 III~IV 或简化 PESI(Simplified PESI,sPESI)≥1、影像学提示右心室功能不全、心脏实验室生物标志物等风险参数的检测情况,患者可进一步分为中高危、中低危、低危风险,继而采取相应治疗策略。

3. 主动脉夹层的诊断要点

(1)高血压患者突发胸背及上腹部撕裂样痛,镇痛药物不能缓解。

(2)疼痛伴休克样症状,而血压反而升高或正常或稍降低。

(3)短期内出现主动脉瓣关闭不全和(或)二尖瓣关闭不全的体征,可伴有心力衰竭。

(4)外周血管搏动不对称,四肢血压有明显差异。

(5)突发急腹症、神经系统障碍、急性肾衰竭或急性心脏压塞等。

(6)胸部 X 线片显示主动脉增宽或外形不规则。

本病确诊有赖于影像学诊断技术。

4.急性肠系膜动脉栓塞的诊断要点

(1)有风湿性心脏病、心房纤颤、细菌性心内膜炎、心肌梗死及动脉粥样硬化症等基础疾病。

(2)突发腹部剧烈、异常绞痛且呈持续性,并逐渐加重,而早期体征不明显。

(3)腹痛、腹泻伴血水样便、恶心、呕吐。

(4)近期腹部手术后有不典型腹痛、腹胀、血水样便而腹膜刺激征不明显。

彩超和 B 超检查有助于确诊,而肠系膜血管造影或数字减影血管造影(Digital subtraction angiography,DSA)检查能帮助准确做出诊断,是确诊的金标准。

四、治疗方法

(一)血栓形成或栓塞性疾病

1.一般对症支持治疗

一般对症支持治疗方法如下。应进行严密监护,监测呼吸、心率、血压、静脉压、心电图及血气的变化,绝对卧床,保持大便通畅,避免用力;对焦虑和惊恐症状的患者,应予以安慰并可适当使用镇静剂;对胸痛者,可予以镇痛药物;对有发热、咳嗽等症状的患者,可给予相应的对症治疗;对肠系膜缺血的患者,应立即禁食、胃肠减压、静脉营养支持。除上述处理外,一般对症支持治疗还包括器官灌注功能保护、抗感染治疗、抑酸护胃、化痰、纠正酸碱平衡失调及水电解质紊乱、控制血糖等综合处理。

2.呼吸循环支持治疗

对有低氧血症的患者,采取经鼻导管或面罩吸氧。当合并严重的呼吸衰竭时,可用经鼻或面罩无创性机械通气,或经气管插管行机械通气;根据血气分析结果调节呼吸机,逐步调整呼吸机参数;结合肺保护策略及肺复张策略,保留自主呼吸功能,加强雾化吸痰等护理,制定镇静镇痛策略。应避免行气管切开,以免在抗凝或溶栓过程中造成局部大量出血。在应用机械通气过程中,需注意尽量减少正压通气对循环的不利影响。对于肺栓塞合并右心功能不全、心排血量下降但血压尚正常的患者,可予以具有一定肺血管扩张作用和正性肌力作用的多巴酚丁胺和多巴胺。若出现血压下降,则可增大剂量或使用其他血管加压药物,如间羟胺、肾上腺素等。

3.维持血流动力学稳定和液体复苏

积极液体复苏和纠正休克。首先,液体复苏包括补充晶体液和胶体液,纠正低血压、低血容量和心律失常,最大限度地减轻再灌注损伤。对肺栓塞的液体负荷疗法需持审慎态度,因为过大的液体负荷可能加重右室扩张并进而影响心排血量,液体负荷量一般限定于 500mL 之内。

4.溶栓治疗

溶栓治疗适用于新近的血栓形成或血栓栓塞。常用的溶栓药物有尿激酶(Urokinase,UK)、链激酶(streptokinase,SK)和重组组织型纤溶酶原激活剂(Recombinant tissue plasminogen activator,rtPA)。对肺栓塞的溶栓治疗可迅速溶解血栓,恢复肺组织灌注,逆转右心力衰竭,增加肺毛细血管血容量,降低患者病死率和复发率。溶栓治疗应高度个体化,溶栓的时间窗一般在 14d 以内,对有溶栓指征的病例应尽早开始溶栓。尿激酶:负荷量 4400U/kg,静脉注射 10min,随后以 2200U/(kg·h)持续静脉滴注 12h;另可考虑 2h 溶栓方案,即 2 万 U/kg 持续静脉滴注 2h。链激酶:负荷量 25 万 U,静脉注射 30min，随后以 10 万 U/h 持续静脉滴注 24h。rtPA：50～100mg 持续静脉滴注 2h。在使用尿激酶、链激酶溶栓期间勿同用肝素。对于 rtPA 溶栓时是否需停用肝素，无特殊要求。溶栓治疗结束后，应每2～4小时测定1次凝血酶原时间（Prothrombin time，PT）或活化部分凝血活酶时间（Activated partial thromboplastin time，APTT），当其水平低于正常值的 2 倍时，就应重新开始规范的抗凝治疗。对于下肢深静脉血栓的溶栓治疗，最常用的是尿激酶，其对急性期血栓起效快、溶栓效果好、过敏反应少。一般首次剂量为 4000U/kg，30min 内静脉推注；维持剂量为 60～120 万 U/d，持续 48～72h，必要时持续 5～7d。对肠系膜静脉血栓形成的患者，在确诊后应尽早使用尿激酶 50 万 U 溶栓治疗，静脉滴注，1 次/d；并给予肝素 20mg 抗凝治疗，静脉滴注，1 次/6h，疗程 2 周。

5. 抗凝治疗

抗凝治疗可以有效地防止血栓再形成和复发。内源性纤维蛋白溶解机制只能溶解已形成的血栓，但不能直接溶解已经存在的血栓。目前，临床上应用的抗凝药物主要有普通肝素、低分子量肝素和华法林。在临床疑诊肺栓塞时，即可安排使用普通肝素或低分子量肝素进行有效的抗凝治疗。注意是否存在抗凝治疗的禁忌证，如活动性出血、凝血功能障碍、血小板减少及未予以控制的严重高血压等。对于确诊的肺栓塞病例，大部分禁忌证属于相对禁忌证。应用普通肝素可能引起血小板下降，故需监测血小板。口服抗凝药需尽早应用，最常用的为华法林。

肝素的推荐用法：予以 2000～5000U 或按 80U/kg 静脉注射，继之以 18U/(kg·h) 持续静脉滴注。首选方法是肝素钠持续静脉滴注，可避免肝素钠血药浓度出现高峰和低谷，减少出血性并发症。肝素的用药原则是快速、足量和个体化。在开始治疗后的最初 24h 内，每 4～6 小时测定 1 次活化部分凝血活酶时间，根据活化部分凝血活酶时间调整剂量，尽快使活化部分凝血活酶时间达到并维持正常值的 1.5～2.5 倍。在达到稳定治疗水平后，改为每天测定 1 次活化部分凝血活酶时间值。可根据活化部分凝血活酶时间调整肝素剂量。

华法林为双香豆素类口服抗凝药，是维生素 K 的拮抗剂。可以在普通肝素或低分子量肝素开始应用后的第 1～3 天加用华法林，初始剂量为 3～5mg/d。由于华法林需要在用药后 3～5d 才能发挥全部作用，因此与普通肝素或低分子量肝素至少需重叠应用 4～5d。在连续 2d 测定的国际标准化比值（Internation normalized ratio，INR）达到 2.5(2.0～3.0)时，或凝血酶原时间延长至 1.5～2.5 倍时，即可停止使用普通肝素或低分子量肝素，单独口服华法林治疗。口服华法林的疗程一般至少为 3～6 个月。部分病例的危险因素短期可以消除，例如服用雌激素或临时制动，疗程可能为 3 个月即可；对于栓子来源不明的首发病例，至少需给予 6 个月的抗凝；对复发性静脉血栓栓塞症、合并肺源性心脏病或危险因素长期存在者，如癌症、抗心脂抗体综合征、抗凝血酶Ⅲ缺乏、易栓症等患者，抗凝治疗的时间应更长，达 12 个月或以上，甚至终身抗凝。妊娠期妇女在妊娠的前 3 个月和最后 6 周禁用华法林，可用普通肝素或低分子量肝素治疗。产后和哺乳期妇女可以服用华法林。育龄期妇女在服用华法林时需注意避孕。华法林过量易致各种出血，国际标准化比值高于 3.0 一般无助于提高疗效，反而增加出血的风险。

6. 抗血小板治疗

一般认为，抗血小板药物的抗凝作用尚不能满足肺栓塞或下肢深静脉血栓形成的抗凝要求。急性心肌梗死（Acute myocardial infarction，AMI）急性期的抗血小板治疗，可用阿司匹林 200～300mg/d 或氯吡格雷 150～300mg/d。应用时，应密切观察，防止出血。

7. 介入治疗

肺栓塞的经皮导管介入治疗可去除肺动脉及其主要分支内的血栓，促进右心室功能恢复，改善患者症状，提高存活率，适用于有溶栓绝对禁忌证的患者，同时也适用于溶栓效果不理想、栓塞面积仍较大患者的桥接治疗。为防止下肢深静脉大块血栓再次脱落而阻塞肺动脉，可于下腔静脉安装滤器，其适用于以下几种情况。①下肢近端静脉血栓，而有抗凝治疗禁忌或出血并发症；②经充分抗凝，仍反复发生肺栓塞;③伴血流动力学变化的大面积肺栓塞;④近端大块血栓溶栓治疗前;⑤伴有肺动脉高压的慢性反复性肺栓塞;⑥行肺动脉血栓切除术或肺动脉血栓内膜剥脱术的病例。对于急性肠系膜动脉血栓,一旦明确诊断,对有适应证者应尽早行介入治疗。

8.手术治疗

手术取栓是清除血栓的有效方法。当下肢深静脉血栓形成出现股青肿时,应立即手术取栓。对发病7d以内的中央型或混合型下肢深静脉血栓形成患者,即全身情况良好、无重要脏器功能障碍者,也可行手术取栓。对轻度肠系膜动脉狭窄性疾病,内科治疗能够取得较好的效果;但是对中重度肠系膜上动脉狭窄或闭塞者,内科治疗的效果较差,往往需要借助外科手术的方法才能取得较好的效果,包括肠系膜血管切开取栓术和肠切除术。对未发生肠坏死者,应行取栓术,尽早恢复肠管血运,可避免切除肠管。对于已发生肠坏死者,应尽早切除坏死肠管及病变系膜;术中应尽量保留未坏死的小肠,以防发生术后短肠综合征。

(二)主动脉夹层

1.药物治疗

内科药物治疗的指征:①无并发症的 DeBakeyⅢ型主动脉夹层;②孤立稳定的主动脉弓夹层;③稳定的慢性夹层;④病情已不允许手术的情况。药物治疗的原则是减轻疼痛,降低收缩压,减小心肌收缩力。应采取扩张阻力血管和抑制心肌收缩的药物配伍使用的原则,盐酸吗啡可用于减轻疼痛;首选药物为静脉滴注β受体阻滞剂,其可通过降低收缩压以及左室射血能力来减轻主动脉壁压力。血管扩张剂(如硝普钠)有助于血压控制后的维持。药物治疗的目标是使心率控制在 $60\sim80$ 次/min,动脉收缩压保持在 $100\sim120$mmHg 的理想水平,有效终止夹层继续分离;待疼痛缓解、血压下降后,再行进一步检查。在明确诊断后,若有手术指征,则行外科手术治疗。需要注意的是:血管扩张剂须联合β受体阻滞剂一起使用,因为血管扩张剂会增强交感神经兴奋性,导致心室收缩压变化速率(dp/dt)提高,造成夹层扩展;钙离子通道拮抗剂同时有降压和负性肌力作用,近来也越来越多地应用于临床治疗主动脉夹层,其主要用于β受体阻滞剂的禁忌证;血压需要根据尿量及神经系统的情况进行相应调整。对于血压正常或低血压的主动脉夹层患者,要根据患者实际情况(包括失血量、心包积液量以及心力衰竭等)补充血容量。

2.手术治疗

由于主动脉夹层的撕裂部位和范围的多样性,2014 年欧洲心脏病学会主动脉疾病诊治指南推荐,对 A 型主动脉夹层主要采用手术治疗,对 B 型主动脉夹层主要推荐腔内治疗。具体如下:①对于 A 型主动脉夹层患者,推荐急诊手术(Ⅰ,B);②对于 A 型主动脉夹层伴器官低灌注,推荐采用杂交手术方案(Ⅱa,B);③对于非复杂型 B 型主动脉夹层,推荐优先考虑药物治疗(Ⅰ,C);④对于非复杂型 B 型主动脉夹层,也可考虑胸主动脉腔内修复术治疗(Ⅱa,B);⑤对于复杂型 B 型主动脉夹层,推荐胸主动脉腔内修复术治疗(Ⅰ,C);⑥对于复杂型 B 型主动脉夹层,也可考虑手术治疗(Ⅱb,C)。由于手术创伤大,所以术后的程序化精准化重症监护是决定治疗预后的关键,术后并发症(特别是肾功能衰竭、呼吸功能衰竭)仍然是主动脉夹层手术死亡的高危因素。术后维持肾脏灌注,稳定循环,观察尿量变化,权衡肾功能与造影剂的应用,必要时可行床边血液净化治疗。

五、危 害

1.肾功能损害

肾功能损害如有动脉栓塞,常伴有全身性疾病。注意再灌注损伤三联征,即外周肌肉坏死、肌红蛋白血症和肌红蛋白尿,这是引起急性肾功能衰竭的原因之一。

2.代谢产物聚集,引起全身变化

高钾血症、高乳酸血症和细胞酶水平升高,提示横纹肌缺血溶解。在患肢血供建立后,这些积聚在缺血肢体的代谢产物可突然释放入全身血液循环中,造成严重酸中毒、高钾血症和肌红蛋白尿。

3.动脉栓塞

动脉栓塞会迅速阻断栓塞远端肢体的动脉血供,造成肢体缺血,短时间内引起肌肉、神经、皮肤等不可逆的坏死;随后,大量的坏死组织所产生的毒素播散到全身,引起全身酸中毒、急性肾功能衰竭和大脑意识的改变,最终威胁生命。

4.继发的多脏器功能衰竭

继发的多脏器功能衰竭有肺栓塞所致的梗阻性休克,重要脏器严重灌注不足,脑、心、肝、肾、血液系统相继或同时出现功能障碍,大大增加了病死率。

5.并发症

观察有无发生内漏、动脉栓塞、支架异位、缺血性脑卒中及肢体缺血等并发症。

6.主动脉夹层

由于主动脉夹层血肿的扩展可压迫邻近组织或波及主动脉大分支,从而出现不同的症状与体征,致使临床表现错综复杂,所以应引起高度重视。心血管系统最常见的症状有以下三个方面。①主动脉瓣关闭不全和心力衰竭:升主动脉夹层使瓣环扩大、主动脉瓣移位而出现急性主动脉瓣关闭不全;心前区可闻及典型叹气样舒张期杂音;且可发生充血性心力衰竭,在严重心力衰竭或心动过速时,杂音可不清楚。②心肌梗死:当少数近端夹层的内膜破裂下垂物遮盖冠状窦口时,可致急性心肌梗死,多数影响右冠窦,因此多见下壁心肌梗死。在这种情况下,严禁溶栓和抗凝治疗,否则会引发出血大灾难,死亡率可高达71%,应充分提高警惕,严格鉴别。③心脏压塞。其他症状和体征包括:神经、呼吸、消化及泌尿系统均可受累;夹层压迫脑、脊髓的动脉,可引起神经系统症状,包括昏迷、瘫痪等,多数为近端夹层影响无名动脉或左颈总动脉血供引起的。当然,远端夹层也可因累及脊髓动脉而致肢体运动功能受损。夹层压迫喉返神经可引起声音嘶哑。夹层破入胸腔、腹腔,可致胸腹腔积血;破入气管、支气管或食管,可导致大量咯血或呕血,患者在这种情况下常在数分钟内死亡。夹层扩展到腹腔动脉或肠系膜动脉可致肠坏死急腹症。夹层扩展到肾动脉可引起急性腰痛、血尿、急性肾衰竭或肾性高血压。夹层扩展至髂动脉可导致股动脉灌注减少而出现下肢缺血,甚至坏死。

随着医学理念的发展及诊断技术的进步,血管性疾病尤其危重的急性血管性疾病的误诊误治率已明显下降,早期明确诊断已成为可能;同样,治疗的进步包括新的药物、手术的发展,明显提高了此类疾病的救治成功率,改善了预后。

参考文献

1. Heit JA. The epidemiology of venous thromboembolism in the community[J]. Arterioscler Thromb Vasc Biol,2008,28:370-372.

2. Kearon C,Akl EA,Comemta AJ,et al. Antithrombotic therapy for VTE disease:Antithrombotic Therapy and Prevention of Thrombosis 9th ed:American College of Chest Physicians Evidence-Based Clinical Practice Guidelines[J]. Chest,2012,141(2 Suppl):419-494.

3. Scarvelis D,Wells PS. Diagnosis and treatment of deep-vein thrombosis[J]. CMAJ,2006,175(9):1087-1092.

4. Cohen AT,Agnelli G,Anderson FA,et al. Venous thromboembolism(VTE) in Europe. The number

of VTE events and associated morbidity and mortality[J]. Thromb Haemost,2007,98(4):756-764.

5. Kahn SR, Shrier I, Julian JA, et al. Determinants and time course of the postthrombotic syndrome after acute deep venous thrombosis[J]. Ann Intern Med,2008,149(10):698-707.

6. 中华医学会心血管病学分会肺血管病学组,中国医生协会心血管内科医生分会. 急性肺血栓栓塞症诊断治疗中国专家共识[J]. 中华内科杂志,2010,49:74-81.

7. Konstantinides SV, Torbicki A, Agnelli G, et al. 2014 ESC guidelines on the diagnosis and management of acute pulmonary embolism[J]. Eur Heart J,2014,35:3033-3069.

8. Heit JA. The epidemiology of venous thromboembolism in the community[J]. Arterioscler Thromb Vasc Biol,2008,28:370-372.

9. Malsubara K, Dbara H, Kitagawa Y. Diagnosis and treatment of embolism and thrombosis of abdominal aorta and superior mesenteric artery[J]. Matsubara Kentaro Obara Hideaki Kitagawa Yuko. Nihon Rinsho,2014,72(7):1289-1293.

10. Yun WS, Lee KK, Cho J, et al. Treatment outcome in patients with acute superior mesenteric artery embolism[J]. Yun Woo-Sung Lee Kyung Keun Cho Jayun Kim Hyung-Kee Huh Seung. 2013, 27(5):613-620.

11. Assar AN, Zarins CK. Acute mesenteric ischaemia: facts and perspectives[J]. Br J Hosp Med(Lond),2008,69:686-691.

12. Safioleas MC, Moulakakis KG, Papavassilion VG, et al. Acute mesenteric ischaemia a highly Iethal disease with devastating outcome[J]. Vasa,2006,35:1106-1110.

13. Erbel R, Aboyans V, Boileau C, et al. 2014 ESC Guidelines on the diagnosis and treatment of aortic diseases: document covering acute and chronic aortic diseases of the thoracic and abdominal aorta of the adult The Task Force for the Diagnosis and Treatment of Aortic Diseases of the European Society of Cardiology (ESC)[J]. Eur Heart J,2014,35:2873-2926.

14. Patel PD, Arora RR. Pathophysiology, diagnosis and management of aortic dissection[J]. Ther Adv Cardiovasc Dis,2008,2(6):439-468.

15. Szold O, KhouryW, Biderman P, et al. Inhaled nitric oxide improves pulmonary functions following massive pulmonary embolism: a report of four patients and review of the literature[J]. Lung,2006,184:1-5.

16. Kerbaul F, Gariboldi V, Giorgi R, et al. Effects of levosimendan on acute pulmonary embolism-induced right ventricular failure[J]. Crit Care Med,2007,35:1948-1954.

17. Wang C, Zhai Z, Yang Y, et al. Efficacy and safety of low dose recombinant tissue-type plasminogen activator for the treatment of acute pulmonary thromboembolism: a randomized,multicenter, controlled trial[J]. Ches,2010,137:254-262.

18. Kuo WT, Gould MK, Louie JD, et al. Catheter directed therapy for the treatment of massive pulmonary embolism: systematic review and meta-analysis of modern techniques[J]. J Vasc Interv Radiol,2009,20:1431-1440.

19. Liu WH, Shi H, Liao L, et al. The clinical analysis for 43 cases of acute superior mesenteric artery thrombosis confirmed by angiography and surgery[J]. Zhonghua Nei Ke Za Zhi,2014,53(5): 375-379.

20. Falkensammer J, Oldenburg WA. Surgical and medical management of mesenteraic ischemia [J]. Curr Treat Options Cardiovasc Med,2006,8:137-143.

21. Chen LW, Wu XJ, Lu L, et al. Total arch repair for acute type A aortic dissection with 2

modified techniques: open single-branched stent graft placent and reinforcement of the dissectef arch vessel stump with stent graft[J]. Circulation,2011,123:2536-2541.

22. Trimarchi S,Nienabar CA,Rampoldi V,et al. Role and results of surgery in acute type B aortic dissection:insight from the International Registry of Acute Aortic Dissection(IRAN)[J]. Circulation,2006,114:I357-I365.

（林乐清　王　磊）

病例 4-1　疑似肺栓塞的主动脉夹层

引　言

随着医疗技术的进步,近年来肺栓塞、动脉夹层有逐年增多的趋势。但临床上存在误诊率、漏诊率高,导致死亡率高的特点。因为两者都可以出现胸痛的临床表现,但治疗有明显的差别,所以及时、正确的诊断尤为重要。动脉夹层是由于内膜局部撕裂,受到强有力的血液冲击,内膜逐步剥离、扩展,在动脉内形成真、假两腔,从而导致一系列(包括撕裂样疼痛)的表现。主动脉是身体的主干血管,承受直接来自心脏跳动的压力,血流量巨大。其如果出现内膜层撕裂而不进行恰当的和及时的治疗,那么动脉破裂的概率非常大,死亡率也非常高。高血压是主动脉夹层的一个重要发病因素;结缔组织遗传性疾病,如马凡综合征等,也有先天性主动脉中层变性;某些先天性心血管疾病,如主动脉缩窄、主动脉二瓣化,也有出现主动脉夹层的可能。妊娠、严重外伤、重体力劳动及某些药物也是动脉夹层的发病因素。主动脉夹层既往在临床上并不常见,但随着诊断意识及诊断水平的进步,近年有发病增多的趋势。未经治疗的急性期患者可突然死亡,或在数小时内或数天内死亡,50%的患者在 48h 内死亡,且每小时病死率增加 1%;患者 70%死于 1 周内,90%死于 3 个月内。急性肺栓塞是内源性或外源性栓子堵塞肺动脉引起急性肺循环障碍的临床病理生理综合征。未经治疗的肺栓塞患者病死率可高达 25%~30%。因此,早期诊断及采取正确的治疗措施,对降低该病的病死率和提高患者的生存质量均有重要的价值。

一、接诊时病情简介

(一)入 ICU 前的情况

1.患者主诉和基本情况

患者,女性,42 岁,已婚,职员,汉族。因"胸痛 2 小时"来院急诊。患者 2h 前在空腹乘车 9h 下车后突发胸痛,呈持续闷痛,胸痛位于前胸,伴乏力、意识模糊、小便失禁,无呼吸困难,无咳嗽、咳痰,无发热,无恶心、呕吐,无咯血,无晕厥等。

2.入院查体

T 36.5℃,P 110 次/min,R 30 次/min,BP 80/40mmHg,神志模糊,口唇发绀,全身浅表淋巴结未触及肿大,甲状腺无肿大。颈静脉无充盈,颈部血管未闻及杂音。呼吸运动对称,两肺呼吸音粗,未闻及明显湿啰音。心前区无隆起,心尖冲动位于锁骨中线第 5 肋间内侧 0.5cm,强度适中,未触及震颤和摩擦感,奔马律,HR 110 次/min,律齐,未闻及病理性杂音。腹软,全腹无压痛、反跳痛,肝脾肋下未及,Murphy's 征阴性,肠鸣音 3 次/min。双下肢无水肿。神经系统检查阴性。四肢皮温低,手指末梢发绀。

3.辅助检查

(1)心电图(Electrocardiogram,ECG):Ⅰ、Ⅱ、Ⅲ、avF、avL、$V_1 \sim V_6$ 导联 ST 段压低,avR 导联 ST 段抬高。

（2）心肌酶谱及肌钙蛋白Ⅰ正常。

（3）血气分析：pH 7.365，氧分压（PaO_2）85.7mmHg，二氧化碳分压（$PaCO_2$）31.2mmHg。

（4）CTPA口头报告：右肺中叶肺动脉走行区少许低密度影，肺栓塞不除外。

4.拟诊

①肺栓塞？②急性左心力衰竭、心源性休克：心肌炎？急性冠状动脉综合征？

5.初步治疗

入院后经补液、多巴胺维持血压、面罩吸氧等处理，并请心内科、呼吸科会诊后，拟急诊行肺CTA检查。在CT室，患者出现呼吸困难，咯粉红色泡沫样痰，不能平卧，双肺出现干湿啰音，HR 120～130次/min，SpO_2 80%，BP 80/40mmHg，予以限液、加大多巴胺剂量及给予呋塞米等治疗后收住入ICU。

（二）入ICU时的情况

1.入科查体

T 36.3℃，P 102次/min，R 27次/min，BP 82/38mmHg[多巴胺12μg/（kg·min）]，SpO_2 85%～90%，神志尚清，寒战，四肢冰冷，口唇发绀，GCS 15分。两侧瞳孔直径0.3cm，对光反射灵敏。皮肤、巩膜无黄染。颈软，胸廓无畸形，双肺呼吸活动度对称，叩诊呈清音，两侧呼吸音粗，两肺可闻及湿啰音，未闻及哮鸣音。心前区未见异常隆起，心尖冲动位于第5肋间左锁骨中线内侧0.5cm处，未触及震颤，心音中等，律齐，各瓣膜区未闻及病理性杂音。腹部平软，肝脾肋下未及，双下肢未见明显水肿。四肢肌力正常，腱反射无亢进，双侧巴氏征阴性。

2.辅助检查

（1）血气分析：乳酸3.4mmol/L，pH 7.300，PaO_2 79.00mmHg，$PaCO_2$ 38.00mmHg，标准碱剩余－7.1mmol/L，氧饱和度94%（面罩吸氧8L/min）。

（2）血常规：白细胞计数17.38×10⁹/L，中性粒细胞百分比66.1%，淋巴细胞百分比30.4%，中性粒细胞百分比2.6%，血红蛋白126g/L，血小板计数212×10⁹/L。

（3）心肌酶谱、肌钙蛋白Ⅰ正常。

（4）凝血功能：纤维蛋白原1.34g/L，D-二聚体32.17mg/L。

（5）ECG：见图4-1-1。

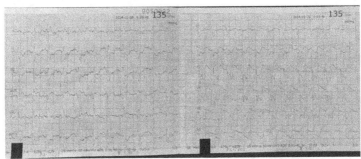

图4-1-1 ECG

（6）CTPA：右肺中叶动脉走行区局部管壁略毛糙，管腔内可见少许低密度影；肺动脉主干、左肺动脉及肺动脉段分支、段以下分支血管内造影剂充盈良好，未见明确低密度充盈缺损影，血管未见明显扩张狭窄改变；双侧可见多发斑片状高密度影，边缘模糊。结论：提示右肺中叶肺动脉走行区少许低密度影，肺栓塞不除外；两肺多发渗出性改变，请结合临床随诊（见图4-1-2）。

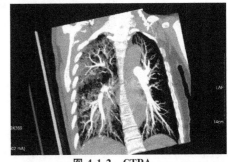

图4-1-2 CTPA

3.入科诊断

①急性左心力衰竭、心源性休克、急性冠状动脉综合征？心肌病？②肺栓塞？③Ⅰ型呼吸衰竭。

二、病因、病情严重程度评估及亟须解决的问题

该患者入科时已发病 4h,突出表现为胸痛、急性左心力衰竭、心源性休克,急性生理与慢性健康评分(Acute physidogy and chronic health evaluation Ⅱ,APACHE Ⅱ)已有 27 分,病情危重,但患者的病因、诊断不明。故首先亟须明确疾病诊断及维持血流动力学稳定,给予多脏器功能支持,遏制病情进展;其次,亟须决定是否执行急诊科带入的尿激酶溶栓医嘱。

三、诊治经过及思路

1.为进一步明确诊断,积极进行进一步检查。目前,CTPA 排除大面积肺栓塞,不能解释血流动力学的严重障碍;而患者既往无冠心病高危因素,近期无呼吸道、消化道前驱症状,ECG 提示全导联缺血性改变,且心肌酶谱尤其肌酸激酶同工酶、肌钙蛋白正常,不支持急性心肌炎、急性心肌梗死的诊断。因为无溶栓适应证,所以暂时不执行急诊室带入的尿激酶溶栓医嘱。故是否存在心肌病、主动脉病变、广泛冠状动脉病变或冠状动脉痉挛等情况,需行急诊床旁心脏超声检查或急诊冠状动脉造影。遂急诊行心脏超声检查,提示考虑主动脉夹层 DebakeyⅠ型(Stanford A 型);主动脉瓣重度关闭不全;室间隔、左室壁稍厚(室间隔基底段明显);室壁运动幅度普遍减低;左心收缩功能减退。故诊断明确。

2.急性左心力衰竭、Ⅰ型呼吸衰竭的处理。给予多巴酚丁胺、肾上腺素强心、呋塞米利尿及控制液体入量,PiCCO 监测指导进一步血流动力学治疗;有创呼吸机支持,呼气末正压通气(Positive end expiratory pressure,PEEP)8～12cmH$_2$O,氧合随即改善。

3.联系心胸外科会诊,积极术前准备,在呼吸机支持下护送去做主动脉 CTA 检查,明确主动脉夹层(DebakeyⅠ型)具体情况并进行术前评估(见图 4-1-3)。

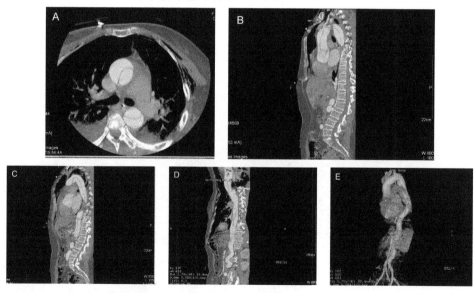

图 4-1-3　CTA 检查

4.与家属沟通病情及给予其他对症支持治疗,维持电解质酸碱平衡等综合治疗。

5.疾病转归。当晚,患者在全麻下接受升主动脉、主动脉替换＋冠状动脉开口移植术(Bentall 术),于次日凌晨返回 ICU。患者经历心源性休克、多器官功能衰竭综合征(Multiple organ dysfunction syndrome,MODS),经积极血流动力学支持及 CRRT、抗感染治疗等,患者病情改善,于入院第 15 天转出 ICU,并于入院第 24 天康复出院。

四、病例剖析

(一)病例层面的剖析

患者,中年女性,久坐 9h 后出现胸痛、呼吸困难及血流动力学障碍甚至意识障碍,发病过程确实符合肺栓塞的临床特点。但患者有发绀,随后咯粉红色泡沫样痰、两肺闻及湿啰音等急性左心力衰竭表现均不符合肺栓塞的诊断;且 D-二聚体水平不高,心电图呈广泛心肌缺血表现,尤其 CTPA 已明确排除肺栓塞所致的血流动力学障碍,故在入科时基本可排除肺栓塞的诊断。其次,患者病情进展迅速,出现较为典型的急性左心力衰竭表现,存在心脏受累,心电图显示所有肢体导联及胸前导联呈缺血性改变,提示左右冠状动脉起始处病变,或重症急性心肌炎导致冠状动脉病变的可能,亦需要排除特殊类型心肌病。但患者无任何心肌炎先兆表现,且心肌酶谱不支持,可以排除心肌炎的诊断。而冠状动脉起始于主动脉,加之临床表现为胸痛及迅速进展的血流动力学障碍,所以高度可疑主动脉病变。心超检查安全、便捷、可靠。在及时明确诊断后,给予手术治疗,患者最终康复出院。

(二)疾病层面的剖析

1.肺栓塞的诊断

肺栓塞指体循环的各种栓子脱落,阻塞肺动脉及其分支,引起肺循环障碍的临床病理生理综合征。最常见的肺栓子为血栓,其他栓子如脂肪栓、空气栓、羊水、骨髓、转移性癌、细菌栓、心脏赘生物等。静脉血栓形成的条件有:①血流淤滞;②静脉血管壁损伤;③高凝状态。根据栓子大小及其阻塞肺动脉的程度,临床表现有轻重之分,以起病突然、脑缺氧等一系列表现为主。起病突然,具体表现:患者可突然发生不明原因的虚脱、面色苍白、出冷汗、呼吸困难、胸痛、咳嗽等症状,甚至发生晕厥、咯血。脑缺氧症状:患者极度焦虑不安、恐惧、恶心、抽搐和昏迷。急性疼痛:胸痛、肩痛、颈部痛、心前区及上腹痛。总之,根据栓子大小及阻塞部位的不同,表现不尽相同,但晕厥可能是急性肺栓塞的唯一或首发症状。体征:可表现为心动过速,甚至有舒张期奔马律,肺动脉第二音亢进,主动脉瓣及肺动脉瓣有第二音分裂,休克,发绀,颈静脉怒张,肝大;也可表现为肺部湿啰音、胸膜摩擦音、喘息音及肺实变的体征。大动脉栓塞可出现急性右心力衰竭的症状,甚至突然死亡。根据临床表现及相关检查(如心电图、心超、D-二聚体、动脉血气、放射性核素肺通气扫描诊断、CTPA)可协助诊断或确诊。但肺栓塞的临床表现和胸部 X 线变化常需与急性心肌梗死、主动脉夹层动脉瘤破裂和肺炎等鉴别。

2.主动脉夹层

主动脉夹层病因至今未明。大部分主动脉夹层患者有高血压,不少患者有囊性中层坏死。高血压并非是引起囊性中层坏死的原因,但可促进其发展。临床试验与动物实验发现,与主动脉夹层分裂相关的,不是血压的高低,而是血压波动的幅度。在遗传性疾病马凡综合征中,主动脉囊性中层坏死颇为常见,发生主动脉夹层的概率也大;其他遗传性疾病(如特纳综合征、埃-当综合征)也有发生主动脉夹层的趋向。主动脉夹层还易发生于妊娠期,其原因不明,可能是妊娠时内分泌变化使主动脉的结构发生改变而易于裂开。正常成年人的主动脉壁耐受压力颇强,使壁内裂开的压力需在 66.7kPa(500mmHg)以上。因此,造成主动脉夹层裂开的先决条件为动脉壁缺陷,尤其中层的缺陷。一般而言,在年长者,以中层肌肉退行性变为主;在年轻者,则以弹性纤维的缺少为主。至于少数无动脉内膜裂口的主动脉夹层患者,则可能是由中层退行性变病灶内滋养血管的破裂引起壁内出血所致。合并存在动脉粥样硬化者更易发生主动脉夹层。

3.主动脉夹层分型

按发病时间在 2 周内还是超过 2 周,主动脉夹层可分为急性和慢性夹层;按解剖部位,可分为近端夹层(累及主动脉根部或升主动脉)及远端夹层(左锁骨下动脉以下部位)。而最常用的分型系统是 Stanford 及 DeBakey 分型系统。Stanford 分型如下。A 型:累及升主动脉及降主动脉;B 型:累及左锁骨下动脉远端的降主动脉。DeBakey 分型如下。Ⅰ型:累及升主动脉、主动脉弓及降主动脉;Ⅱ型:仅累及升主动脉;Ⅲ型:累及锁骨下动脉远端的降主动脉。主动脉夹层急性期的最常见症状为胸背部或腹部突发剧烈疼痛,这约发生于 90% 的患者,疼痛呈撕裂或刀割样,难以忍受。患者表现为烦躁不安、大汗淋漓,是内膜突然撕裂的表现,患者有焦虑、恐惧和濒死感觉,且为持续性,镇痛镇静药物难以缓解。急性期约有 1/3 的患者可出现面色苍白、四肢皮肤湿冷、脉搏细弱和呼吸急促等休克现象。

当夹层剥离累及主动脉的大分支或瘤体压迫周围组织时,可引起各器官的相应表现。如当夹层累及主动脉瓣时,主动脉瓣区出现舒张期或收缩期杂音;当主动脉瓣关闭不全时,极易发生急性左心力衰竭,出现心率加快、呼吸困难等;夹层剥离累及冠状动脉时,可引起急性心肌缺血或心肌梗死;当夹层剥离破入心包时,可迅速发生心脏压塞,导致猝死。在发病数小时后,可出现周围动脉阻塞现象,可出现颈动脉或肢体动脉搏动强弱不等,严重者可发生肢体缺血坏死。当夹层累及主动脉弓部头臂动脉时,可引起患者脑供血不足,甚至昏迷、偏瘫等。降主动脉的夹层累及肋间动脉可影响脊髓供血,引起截瘫。若累及腹腔脏器血管,则可引起肠坏死、肝供血不足、肝功能受损、类急腹症表现或消化道出血、肾衰竭及肾性高血压等。因此,临床医生对于以胸痛起病的,同时有高血压、动脉硬化、大动脉炎、特殊的遗传疾病(如马凡综合征、EhlersDanlos 综合征)、突发的减速伤及医源性因素(如介入手术或心胸手术)的,存在发生急性主动脉夹层高危因素的患者,应充分考虑主动脉夹层的可能性,做到早期确诊、及时治疗。

4.鉴别诊断

通过进一步检查以鉴别诊断。①螺旋 CT 血管造影(CTA):已成为诊断主动脉夹层的最为常用的手段,敏感性和特异性可达到 100%,其敏感性明显高于 MRA 及经食管超声(TEE)。但 CTA 需应用有肾毒性的造影剂,较少看到夹层的入口和出口位置,对冠状动脉及主动脉瓣的功能评估也受到一定限制。但对于需尽快确诊的患者,CTA 通常为首选。②MRA:对于胸主动脉夹层的评估,是一种较好的非创伤性检查手段。MRA 被认为是诊断主动脉夹层的金标准,可较好地评估内膜破口及主动脉瓣功能,但在许多医院不能于急诊完成,并且扫描的依赖时间较强,需要患者在近 1h 内保持安静,不能用于检查体内植入起搏器等强磁性物质者,也不适用于血流动力学不稳定的患者。③超声心动图:对升主动脉夹层分离的诊断具有重要意义,且易识别并发症(如心包积血、主动脉瓣关闭不全和胸腔积血等)。在 M 型超声中,可见主动脉根部扩大,夹层分离处主动脉壁由正常的单条回声带变成两条分离的回声带。在二维超声中,可见主动脉内分离的内膜片呈内膜摆动征,主动脉夹层分离形成主动脉真假双腔征。有时可见心包或胸腔积液。多普勒超声检查不仅能检出主动脉夹层分离管壁双重回声之间的异常血流,而且对主动脉夹层的分型、破口定位及主动脉瓣反流的定量分析都具有重要的诊断价值。应用食管超声心动图,结合实时彩色血流显像技术来观察升主动脉夹层分离病变较可靠,同时其对降主动脉夹层也有较高的特异性及敏感性。④数字减影血管造影(DSA):尽管以往是诊断主动脉夹层的金标准,但其敏感性和特异性与其他创伤小的检查方法相当,或低于后者,目前已不作为一线的影像学检查手段。近年来,随着经皮主动脉腔内支架植入术在修补远端主动脉夹层中应用的展开,主动脉造影作为一种治疗手段已逐渐得到认可。⑤心电图检查:可示左心室肥大,非特异性 ST-T 改变。当病变累及冠状动脉时,可出现心肌急性缺血甚至急性心肌梗死改变。心包积血时,可出现急性心包炎的心电图改变。⑥X 线检查:纵隔增宽大于 8cm 及异常主动脉曲度是主动脉夹层的经典影像学表现，约 50%～60% 的病例存在上述表现，但也有 12% 患者的胸部 X 线片完全正常。另外，实验室检查可见 D-二聚体水平升高，但特异性不高；肺栓塞及深静脉血栓、恶性肿瘤和创伤后早期均可出现 D-二聚体水平升高；累及升主动脉的主动脉夹层可导致心肌缺血，肌钙蛋白水平升高。

主动脉夹层病情凶险，预后很差，15min 死亡率约为 20%，1 年生存率只有 5%。对于拟诊主动脉夹层的患者，在未经主动脉造影确诊前即应开始治疗，采取以外科为主的综合性治疗，包括非手术处理和手术处理两个方面。①非手术处理：重症监护，镇静镇痛，控制血压和心率（急性期收缩压控制在 110～120mmHg，慢性期血压控制在 140/90mmHg 以下），抗休克治疗。②手术处理：近端夹层因累及心包、主动脉瓣及主动脉弓分支血管，需要紧急手术治疗。2014 年欧洲心脏病学会主动脉疾病诊治指南推荐，对 A 型主动脉夹层主要采取手术治疗；而对 B 型主动脉夹层，主要推荐腔内治疗，具体如下。①对 A 型主动脉夹层患者，推荐急诊手术（Ⅰ，B）；②对 A 型主动脉夹层伴器官低灌注者，推荐采用杂交手术方案（Ⅱa，B）；③对非复杂型 B 型主动脉夹层者，推荐优先考虑药物治疗（Ⅰ，C）；④对非复杂型 B 型主动脉夹层，也可考虑胸主动脉腔内修复术治疗（Ⅱa，B）；⑤对复杂型 B 型主动脉夹层，推荐胸主动脉腔内修复术治疗（Ⅰ，C）；⑥对复杂型 B 型主动脉夹层，也可考虑手术治疗（Ⅱb，C）。

五、经验教训总结

该患者虽有久坐、胸痛、呼吸困难、发绀等临床表现，实验室检查提示 D-二聚体水平高，但 CTPA 可排除大血管肺栓塞；其次，患者随后出现典型的左心力衰竭表现，心电图提示全导联缺血性改变，且心肌酶谱（尤其肌酸激酶同工酶、肌钙蛋白）正常，既往无冠心病高危因素，近期无呼吸道、消化道前驱症状，不支持急性心肌梗死、急性心肌炎的诊断。本病例的关键线索为心电图提示全导联的心肌缺血性改变不能用肺栓塞解释，亦不能用冠状动脉病变解释。虽然患者无典型撕裂样疼痛，但主动脉病变累及左、右冠状动脉开口，尚能解释心电图变化。再者，在血管栓塞性疾病可能性较小且夹层动脉瘤尚未排除之前，若盲目溶栓，后果不堪设想。故重视任何一项异常现象并合理解释尤为重要。床旁心脏超声检查方便、易行、可靠，在本病例中的诊断价值显著，提示主动脉夹层（考虑 Debakey Ⅰ 型），行主动脉 CTA 则进一步明确诊断。

参考文献

1. 汪忠镐. 主动脉夹层和夹层动脉瘤的研究进展[J]. 中华普通外科杂志，2002，17：5-8.

2. 刘大为. 实用重症医学[M]. 北京：人民卫生出版社，2017.

3. Mancia G，Fagard R，Narkiewicz K，et al. 2013 ESH/ESC guidelines for the management of arterial hypertension：the Task Force for the Management of Arterial Hypertension of the European Society of Hypertension (ESH) and of the European Society of Cardiology[J]. Eur Heart J，2013，34 (28)：2159-2219.

4. Authors Task Force members，RBEL R，ABOYANS V，et al. 2014 ESC Guidelines on the diagnosis and treatment of aortic diseases：document covering acute and chronic aortic diseases of the thoracic and abdominal aorta of the aduh. The Task Foree for the Diagnosis and Treatment of Aortic Diseases of the European Society of Cardiology (ESC)[J]. Eur Heart J，2014，35(41)：2873-2926.

（林乐清）

病例 4-2　主动脉夹层破裂出血

引　言

主动脉夹层是由于内膜局部撕裂,受到强有力的血液冲击,内膜逐步剥离、扩张,在动脉内形成真、假两腔,起病极为凶险。根据 Stanford 分型,可分为 A、B 两型,总结来说:无论夹层起源于哪一部位,只要累及升主动脉,就被称为 Stanford A 型;夹层起源于胸降主动脉,且未累及升主动脉的,被称为 Stanford B 型。主动脉夹层急性破裂出血时,起病凶险,死亡率高,每过 1 小时,死亡率增加 1%。因此,提高救治成功率的重要措施是及时的诊断和正确的处理、诊治。

一、接诊时病情简介

(一)入 ICU 前的情况

1.患者主诉和基本情况

患者,男性,54 岁。因"突发胸背痛 3 小时"入院。患者入院前 3h 前,无明显诱因下出现胸背疼痛,为撕裂样、剧烈、持续性疼痛,与体位无关,无放射痛,伴大量冷汗,全身湿冷。立即至当地医院就诊。查胸腹部主动脉 CTA 示胸腹主动脉夹层动脉瘤。当地医院予以补液等对症治疗后,"120"急救车急送我院急诊。患者既往有 10 年高血压病史(最高血压不详),不规律服药,血压控制不佳;有心动过速病史,具体不详。入急诊立即复查胸腹主动脉 CTA,结果示胸腹主动脉夹层动脉瘤破裂,伴右侧胸腔大量血胸。期间,患者突发血压下降(至 45/25mmHg),考虑瘤体破裂,予以去甲肾上腺素、大剂量补液等稳定生命体征,急送急诊手术。

2.入院查体

T 36.4℃,HR 134 次/min,R 22 次/min,BP 112/86mmHg,神志清,精神软,全身湿冷,全身皮肤、巩膜无黄染。气管居中,左肺呼吸音粗,未闻及干湿啰音,右侧胸腔呼吸音消失。心律齐,心动过速,未闻及明显病理性杂音。腹软,无压痛及反跳痛。肝脾肋下未及。上下肢无水肿,双侧股动脉、足背动脉搏动正常。

3.辅助检查

胸腹主动脉 CTA 示 Stanford B 型主动脉夹层伴破裂,右侧胸腔大量积血伴右肺不张(见图 4-2-1)。

4.拟诊

①胸腹主动脉夹层:Stanford B 型主动脉夹层伴破裂;②高血压。
急诊于全麻下行胸腹主动脉夹层腔内隔绝术,术后转入 ICU 抢救治疗。

(二)入 ICU 时的情况

1.入科查体

T 36.6℃,HR 136 次/min,R 20 次/min,BP 155/86mmHg,麻醉未醒,气管插管,呼吸机辅助通气(SIMV 模式,FiO_2 50%,PEEP $5cmH_2O$),SpO_2 98%。双侧瞳孔等大、等圆,直径 0.5mm,对光反射存在。皮肤、巩膜无黄染,浅表淋巴结未及肿大。气管居中,左肺呼吸音粗,可闻及干湿啰音,右侧胸腔呼吸音低。HR 136 次/min,未闻及明显病理性杂音。腹软,无压痛及反跳痛。肝脾肋下未及。

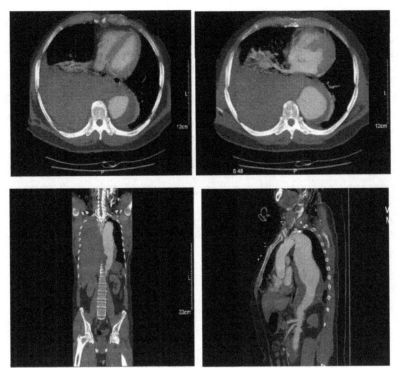

图 4-2-1　Stanford B 型主动脉夹层伴破裂,右侧胸腔大量积血伴右肺不张

双下肢无水肿。心律齐。腹隆起,轻度肌紧张,左中上腹压痛,无反跳痛,肠鸣音 1～2 次/min,经膀胱测腹内压为 19mmHg。

2. 辅助检查

(1)血气分析:pH 7.312,PaO$_2$ 128.0mmHg,HCO$_3^-$ 17.9.0mmol/L,氧饱和度 97%。

(2)血常规:白细胞计数 11.9×10^9/L,中性粒细胞百分比 76.20%,血红蛋白 87g/L,血小板计数 62×10^9/L。

(3)血生化:白蛋白 29.4g/L,球蛋白 22.9g/L,尿素氮 4.46mmol/L,肌酐 74.6μmol/L,间接胆红素 18.8μmol/L,谷氨酸氨基转移酶 12U/L,血肌钙蛋白 I 1.953μg/L。

(4)胸腹主动脉 CTA 增强:主动脉弓、降主动脉支架植入术后表现,伴血栓形成,两侧胸腔积液,两肺下叶部分膨胀不全(见图 4-2-2)。

3. 入科诊断

①胸腹主动脉夹层:Stanford B 型主动脉夹层伴破裂;②高血压。

二、病因、病情严重程度评估及亟须解决的问题

该患者诊断明确,病因考虑为不稳定型高血压引起的胸腹主动脉夹层破裂出血至右侧胸腔。术中造影可见左锁骨下动脉处一瘘口,胸主动脉巨大夹层动脉瘤、真腔闭塞。近膈肌处见破口入胸腔。患者病情极为凶险,随时可能危及生命而致死亡。治疗的关键在于早期诊断,术前稳定生命体征,选择合适的手术方式,阻断致死性大出血的进展。同时,予以术后重症监护,包括机械通气、循环支持及器官功能的维护,包括对心、肾、脑等器官缺血再灌注的保护、营养支持及液体复苏等程序化管理。

三、诊治经过及思路

1. 机械通气

患者全麻术后气管插管带入。入科后,即留置右侧胸腔闭式引流,改善肺通气。予以 SIMV 模

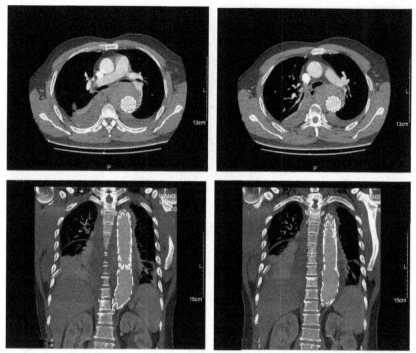

图4-2-2　主动脉弓、降主动脉支架植入术后表现,伴血栓形成;两侧胸腔积液,两肺下叶部分膨胀不全

式,每分通气量为 6~8mL/kg,PEEP 5~8cmH₂O,FiO₂ 80%,X 气道峰压<35cmH₂O。根据血气分析调节呼吸机,逐步调节呼吸机参数,结合肺保护策略及肺复张策略,保留自主呼吸功能,加强雾化吸痰等护理,制定镇静镇痛策略。

2.循环支持

患者术前主动脉瘤破裂大出血,予以积极液体复苏,在补充晶体液的同时,积极输注红细胞、血浆、血小板等,在去甲肾上腺素等血管活性药物的维持下创造手术时间,成功手术。术后根据血流动力学适当控制晶体液,补液以胶体液(血浆、白蛋白、浓缩红细胞)为主,观察心包、纵隔引流管及胸腔闭式引流管引流量,监测 ABP、CVP、ScvO₂,将收缩压维持在 110~130mmHg,预防再出血或夹层进展;将血红蛋白维持在 90g/L 以上;予以适当强心利尿,将心室率控制在 60~80 次/min,防止低心排血量,提高心肌收缩力,增加心排血量,提高血氧输送。患者入科后 2d,循环稳定,逐步下调去甲肾上腺素等血管活性药物剂量,后续无血流动力学波动。

3.抗感染

患者入院后,白细胞计数持续高,予以哌拉西林/舒巴坦 4.5g q8h 抗感染,同时积极予以加强气道护理、预防导管感染等治疗。入院第 2 天,出现高热(最高体温 38.5℃),结合患者有创管路多的情况,不排除阳性菌感染,予以达托霉素 0.5g qd 覆盖阳性菌,联合哌拉西林/舒巴坦控制感染。监测血象、体温变化,留置痰细菌、血细菌培养加药敏,以及导管细菌培养。

4.器官灌注功能保护

患者入 ICU 后出现一过性少尿,考虑患者有长期高血压病史,基础肾灌注血压高,在密切监测出血风险的前提下,将收缩压稳定在 110~130mmHg,同时予以强心利尿、控制心室率、补充血容量等处理后,每日尿量稳定于 1500~2580mL。另加强体温控制(特别是头部体温),保护脑功能;予以营养心肌,适当强心,防止低心排血量等;早期予以肠内营养,入科 2d 后患者血流动力学稳定,予以留置鼻肠管,初期鼻饲短肽类,后过渡到整肽型配方,逐渐加量。

5.一般治疗

除上述治疗外,还予以抑酸护胃、化痰、纠正酸碱平衡失调及水电解质紊乱、控制血糖等综合处理。

6.疾病转归

患者入 ICU 第 2 天,神志转清,自主呼吸稳定,血流动力学稳定。机械通气 5d 后,脱离呼吸机,拔除气管插管。入科后 6d,患者一般情况改善,无胸痛,稍存胸闷,复查胸主动脉 CTA 示主动脉破口隔绝良好,远端重要脏器血供可,T 37.1℃,HR 94 次/min,转回血管外科继续治疗。

四、病例剖析

(一)病例层面的剖析

该患者为老年男性,起病急骤,以撕裂样胸部疼痛为主要症状,发病过程中可见血压骤然下降,血红蛋白水平下降,辅助检查可及明确 Stanford B 型主动脉夹层伴破裂,右侧胸腔大量积血伴右肺不张。急诊术中见明确胸主动脉巨大夹层动脉瘤,胸主动脉多发破口,故对该患者的诊断明确为胸腹主动脉夹层破裂出血。病因首先考虑长期不稳定性高血压导致胸主动脉内膜变性,真假腔形成,最终导致夹层破裂出血。主动脉夹层破入胸腔形成血性胸腔积液的情况十分常见,但多数为双侧胸腔积液,少数破入左侧。而本例患者为单纯右侧血性胸腔积液,在临床上并不多见。对该疾病治疗的关键在于及早手术,重建中心血运。覆膜支架主动脉腔内修复术不仅能确切地封堵夹层破口,防止夹层继续撕裂而造成灾难性后果,而且能有效地改善腹腔内脏动脉的血供情况,是目前有效地治疗 Stanford B 型主动脉夹层的主要方法之一,也是对该患者疾病治疗过程起决定性作用的一步。术前积极液体复苏,术后行围手术期重症监护(包括行机械通气,稳定血运循环,保护心、脑、肾等器官功能及行积极的抗感染等),最终使该患者顺利康复。

(二)疾病层面的剖析

主动脉夹层破口与管腔内血流相通,血液在真假腔之间流动,假腔的压力往往较真腔高,随着内膜撕裂程度的进展及真假腔压力的变化,会导致不同程度的缺血。常见的主动脉夹层病因包括高血压、主动脉粥样硬化、主动脉炎性疾病、损伤、妊娠、遗传性疾病(如马凡氏综合征)及先天性心血管畸形等。其中,高血压是主要病因。研究发现,在高血压的基础上,随着年龄的增长,主动脉夹层的发生率也明显增加。由于夹层撕裂部位、范围和累及主动脉分支的不同,其临床表现复杂多变,所以容易发生漏诊和误诊。疼痛是大多数主动脉夹层患者发病时的主要临床表现。多数患者突感胸部疼痛,并且疼痛向胸前及背部放射,随夹层涉及范围还可以延至腹部、下肢、手臂及颈部。Spittel 等研究发现,如果疼痛只出现在胸前,则 90% 以上的患者累及升主动脉;相反,如果疼痛只出在肩胛间,则 90% 以上的患者累及胸主动脉。当患者出现颈部、喉部或面部疼痛时,强烈提示夹层累及升主动脉;当患者出现背部、腹部或下肢任何部位疼痛时,则提示夹层累及降主动脉。疼痛剧烈,难以忍受,起病后即达高峰,呈刀割或撕裂样。疼痛可因假腔血流重新破入主动脉腔(真腔),使假腔内压力下降,动脉壁剥离停止而减轻;但有时可反复出现,提示夹层持续扩展。少数起病缓慢者疼痛不显著,临床表现主要为夹层部位动脉增粗,以压迫症状为主,如吞咽困难、呼吸困难等。当夹层累及左锁骨下动脉时,可出现左右上肢血压不等,通常两臂血压差超过 20mmHg。缺血并发症是急性 Stanford B 型主动脉夹层的特征性临床表现。目前认为其造成缺血的机制有以下三种:①假腔压迫真腔造成动脉开口狭窄;②夹层延伸进入分支动脉壁,造成分支血管狭窄;③夹层撕裂口撕裂的内膜活瓣封闭了分支动脉开口。缺血的严重程度与缺血的时间、分支动脉阻塞的程度、侧支循环情况等多种因素有关。尽快恢复中心动脉血供或改善受累的分支动脉血流,对缓解和解除患者的缺血症状是至关重要的。

积极的手术治疗和术后程序化重症监护管理是决定主动脉夹层患者预后的重要措施。①手术治疗：由于夹层撕裂部位、范围具有多样性，所以目前对 Stanford B 型主动脉夹层的手术方式及治疗策略也有很多，包括开胸行全胸腹主动脉替换术、全弓替换加支架象鼻技术、腔内覆膜人工血管隔绝术和主动脉覆膜支架腔内隔绝术等。其中，采用主动脉覆膜支架腔内隔绝术避免了开胸主动脉修补或置换术所带来的巨大创伤和风险，是目前治疗 Stanford B 型主动脉夹层的主要手术方式。②术后并发症的预防：术后并发症（特别是肾功能衰竭、呼吸功能衰竭）仍然是主动脉夹层手术死亡的高危因素。术后应维持肾脏灌注，稳定循环，观察尿量变化，权衡肾功能与造影剂的应用，必要时可行床边CRRT。可行机械通气，通过合理的肺保护策略改善低氧状态；必要时，可行肺复张改善通气，预防急性呼吸窘迫综合征的发生。③术后精准化监护：由于手术创伤大，所以术后程序化、精准化的重症监护是决定治疗预后的关键，包括加强对血压的控制，避免大幅的血压波动造成的破口再出血及进展；行合理机械通气，予以肺保护策略防止术后低氧；改善凝血功能；强心治疗防止低心排血量；脑保护措施等。总之，对急性重症主动脉夹层患者的有效监测与管理，能够降低并发症的发生率，提高患者的生存率。④观察并发症的发生：观察有无内漏、动脉栓塞、支架异位、缺血性脑卒中、肢体缺血等并发症的发生。

五、经验教训总结

急性主动脉夹层破裂出血病情进展凶险，患者死亡率高。特别是在急性 Stanford A 型主动脉夹层及 Stanford B 型主动脉夹层降主动脉破裂出现致死性大出血时，极易发生猝死。本例患者虽为少见的破入右侧胸腔的 Stanford B 型主动脉夹层，但在临床治疗原则上，都以尽早手术治疗、建立中心血运、改善缺血受累的器官组织血供为核心。主动脉覆膜支架腔内隔绝术是目前治疗 Stanford B 型主动脉夹层的高效有力的手术方式，也是对该患者治疗起决定性作用的一步。后期精准的重症监护，包括机械通气、循环功能的改善及对器官功能的维护等，都发挥了重要的作用。

参考文献

1. Sampson UKA, Norman PE, Fowkes GR, et al. Global and regional burden of aortic dissection and aneurysms[J]. Global Heart, 2014, 8:171-180.

2. Walsh SR, Tang TY, Sadat U, et al. Endovascular stenting versus open surgery for thoracic aortic disease: systematic review and meta-analysis of perioperative results[J]. J Vasc Surg, 2008, 47(5):1094-1098.

3. Smetana GW, Lawrence VA, Cornell JE. Preoperative pulmonary risk stratification for noncardiothoracic surgery: systematic review for the American College of Physicians[J]. Ann Intern Med, 2006, 144(8):581-595.

（沈　晔　张美齐）

病例 4-3　疑似阿-斯综合征的急性肺栓塞

引　言

静脉血栓栓塞症（Venous thromboembolism, VTE）包括深静脉血栓形成（Deep venous thrombosia, DVT）和肺血栓栓塞症（Pulmonary thromboembolism, PTE），年发病率高达（100～200）/10 万，为第三大常见心血管疾病。目前，国内对肺栓塞的发病率无确切的统计；据国外尸检资料统计，肺栓塞的发生率为 3.8%～13.2%,发病率仅次于冠心病及高血压病;未经治疗的肺栓塞病死率为 25%～30%,如能早期评估肺栓塞发生的风险,及时明确诊断,正确治疗,病死率可降低至 7%。急性肺栓塞因很多患者临床表现不典型,而导致延诊、漏诊和误诊,使患者未能及时、早期地正确诊断治疗,因此,肺栓塞是患者常见的致死性病因。因此,对于具有 PE 高危因素的患者,早期诊断及采取积极的治疗措施,对降低该病的病死率和提高患者的生存质量均具有重要价值。

一、接诊时病情简介

(一)入 ICU 前的情况

1.患者主诉和基本情况

患者,女性,63 岁,退休工人,既往体健。因"发作性胸闷、气促 3 天,晕厥 2 次"入院。患者 3d 前,因情绪激动后自感突发性的胸闷、气促伴出汗,休息后好转。10min 后,下楼梯时突发意识丧失,跌坐在楼梯上。醒来时,不能回忆具体过程,稍感气短,无头痛、头晕,无胸痛、气促,无咳嗽、咳痰,无呼吸困难,无恶心、呕吐,无语言障碍,无抽搐、四肢乏力及活动障碍。于当地医院门诊检查,血压 150/90mmHg;心电图检查示"①窦性心律;②不完全性右束支传导阻滞"。当时未进行特殊处理,拟诊"冠心病"配药回家,并坚持广场舞等健身锻炼,无胸闷、气促等不适。今上午于平地行走时,再次突发意识丧失跌倒,约数分钟后清醒,醒来后感乏力、胸闷,无恶心、呕吐,无头晕、耳鸣,发病时无抽搐。再次就近医院检查,复查心电图提示(见图 4-3-1)"①窦性心律(HR 71 次/min);②不完全性右束支传导阻滞;③V_{1-4} T 波倒置,ST-T 改变,T 波倒置范围较前更广"。随即转诊我院。门诊血常规:白细胞计数 9.02×10^9/L,血红蛋白 126g/L;肌酸激酶 198U/L,肌酸激酶同工酶 29U/L,肌钙蛋白 0.19ng/mL;D-二聚体 0.27mg/L。急诊生化:血糖 6.2mmol/L,电解质正常,转氨酶、血肌酐水平均正常。门诊头颅 CT:提示左侧桥臂钙化灶,脑桥左腹侧似见略低密度影,请结合临床,建议行 MRI。头颅 TCD:椎基底动脉供血不足。既往无高血压、心脑血管疾病、糖尿病病史。

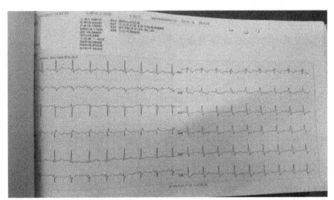

图 4-3-1　外院就诊时心电图:窦性心律(HR 71 次/min),不完全性右束支传导阻滞,V_{1-4} T 波倒置,ST-T 改变

2.入院查体

T 37.2℃,P 96 次/min,R 20 次/min,BP 131/87mmHg,神志清。两侧瞳孔等大、等圆,直径 3mm,对光反射灵敏。面色无苍白,口角略歪斜,口唇无发绀,舌体居中,口齿清晰,对答切题。颈软,颈静脉无怒张,颈部血管未闻及杂音。甲状腺无肿大。呼吸运动对称,两肺呼吸音清,未闻及干湿啰音。心前区无隆起,心尖冲动位于锁骨中线第 5 肋间内侧 0.5cm 处,强度适中,未触及震颤及摩擦感,心界不大,心率 96 次/min,律齐,心尖区未闻及明显病理性杂音。腹软,全腹无压痛、反跳痛,肝脾肋下未及。双下肢无水肿。四肢肌力 V 级,两侧巴氏征(一)。

3.辅助检查

(1)心电图:①窦性心律;②不完全性右束支传导阻滞;③非特异性 ST 段改变,V_{1-2} T 波倒置,较入院前心电图无动态性改变(见图 4-3-2)。

(2)入院后检测:动态检测肌酸激酶、肌酸激酶同工酶、肌钙蛋白水平均无进行性升高。

(3)生化检验:血糖正常,糖化血红蛋白(HbA1c)6.20%;肝肾功能指标正常,甘油三酯水平正常。

(4)凝血功能:凝血酶原时间、活化部分凝血活酶时间、TT 正常,D-二聚体复测结果为 0.11mg/L。

(5)血流动力学、甲状腺功能等未见明显异常。

(6)心脏及血管彩超:心室舒张功能下降,左房临界大小,二尖瓣轻度关闭不全,三尖瓣轻中度关闭不全,肺动脉瓣关闭不全,肺动脉轻度高压,腺苷负荷超声试验可疑阳性。左室侧壁心尖部、中间部,前间隔基底部,前壁心尖部、基底部可见活动减弱。颈部及四肢血管超声:左侧颈动脉粥样硬化斑块形成、双下肢动脉粥样硬化斑块形成;未见静脉血栓。

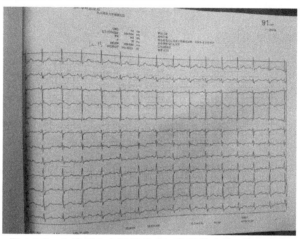

图 4-3-2　入院后心电图检查示:①窦性心律;②不完全性右束支传导阻滞;③非特异性 ST 段改变,V_{1-2} T 波倒置,较入院前心电图无动态性改变

(7)颈椎 CT 检查:示颈椎曲度存在,$C_{4/5}$、$C_{5/6}$ 椎间盘膨出,相应硬脊膜囊前缘略受压,$C_{5/6}$ 椎间盘信号减低,余椎间盘未见明显膨出或突出。所见脑干、颈髓形态与信号未见明显异常。C_{4-5} 椎体缘骨质增生变尖。影像学诊断:$C_{4/5}$、$C_{5/6}$ 椎间盘膨出,$C_{5/6}$ 椎间盘变性,颈椎骨质增生。

(8)头颈 CTA 检查:示大脑前动脉、大脑后动脉、大脑中动脉及其分支走行,粗细如常,未见明显狭窄及扩张。双侧颈内动脉、椎动脉走行,粗细如常,未见明显狭窄及扩张,未见明显钙化斑块及软斑块。影像学诊断:头颈部 CTA 未见明显异常。

(9)头颅 MR 平扫检查:示双侧基底节半卵圆中心区及部分大脑皮层下区有少许腔隙灶;左侧桥臂有钙化灶(结合 CT),桥脑左腹侧饱满,结合临床随诊。

(10)冠状动脉血管造影(见图 4-3-3):发现左主干无明显狭窄,前降支未见明显狭窄,对角支无明显狭窄,TIMI 血流 3 级;回旋支未见明显狭窄,钝缘支未见明显狭窄,TIMI 血流 3 级;右冠状动脉无明显狭窄,后降支无明显狭窄,左室后支无明显狭窄,TIMI 血流 3 级。冠状动脉造影排除冠心病的诊断。

(11)活动平板运动实验(见图 4-3-4 和图 4-3-5):Bruce 方案,静息心率 69 次/min,最大心率值 124 次/min,静息血压 94/55mmHg,最大血压值 129/72mmHg,由于患者胸闷不适,终止运动平板试验。结论:①窦性心律;②不完全性右束支阻滞;③运动量不足;④运动中见房性期前收缩和短阵房速。

(12)脑电图:描记时清醒,取坐位,基频描记见低频 70μV 9~10Hz α 节律,调幅一般,两侧对称。

视反应存在,少量低至 $50\mu V$ 5～7Hz θ 波。脑电图提示:快波略增多。

(13)72h 动态心电图:检查过程中仍有晕厥发生,记录动态心电图(见图 4-3-6)。动态心电图报告示:窦性心律,房性期前收缩 1145 次;早 6:46－6:55 可见长 R-R 间期 1.83s,频发房性期前收缩及房速,室性期前收缩 5 次,ST 段改变。

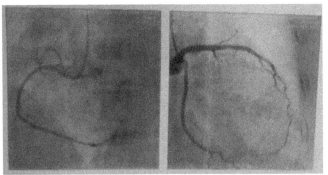

图 4-3-3　冠状动脉造影结果提示,冠状动脉未见明显狭窄

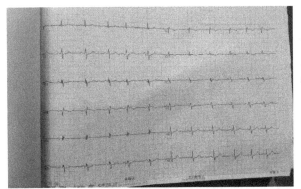

图 4-3-4　运动平板试验时静息心电图

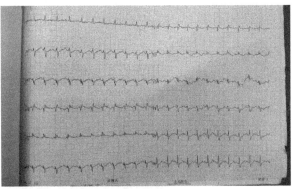

图 4-3-5　运动平板试验运动时心电图检查示:①窦性心律;②不完全性右束支阻滞

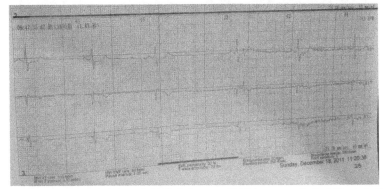

图 4-3-6　晕厥发作时动态心电图检查示:R-R 间期达 1.83s,持续时间 10 余分钟

4.拟诊

①冠心病、心律失常、阿-斯综合征发作;②脑动脉供血不足、短暂性脑缺血发作?

收住心内科后,予以硫酸氢氯吡格雷、阿司匹林抗血小板,比索洛尔降低交感神经兴奋,瑞舒伐他汀调脂,单硝酸异山梨酯扩冠,依诺肝素钠抗凝及活血化瘀治疗。患者入院后反复发作晕厥,原因不明确。入院第 6 天,晨起解小便时再次突发晕厥摔倒;醒转后感胸闷、气促,无呼吸困难,无胸痛,无大小便失禁。予以心电监护,血压 132/79mmHg,HR 65 次/min。依据行动态心电图,根据动态心电图结果判断晕厥原因为心脏停搏。但已排除冠心病,心律失常原因尚待进一步明确。次日11:20,患者再次突发意识丧失并伴抽搐,牙关紧闭,口吐白沫,面色苍白,小便失禁。此后,频繁发作,20min 内连续晕厥发作 5 次,持续时间十余秒至数分钟。心电监护示心率慢至 50 次/min,血压(47~82)/(30~58)mmHg。静推多巴胺、阿托品及呼吸皮囊辅助呼吸。后神志转清,但诉胸闷明显。继续予以呼吸皮囊辅助呼吸,在血管活性药物静脉维持下转入 ICU。

(二)入 ICU 时的情况

1.入科查体

患者神志清楚,精神萎靡,全身湿冷,呼吸急促,口唇发绀。双侧瞳孔直径 0.35cm,对光反射灵敏。颈静脉充盈。双肺呼吸音清,无干湿啰音。心律不齐,心音较低,心电监护示心率 131 次/min,频发房性期前收缩,BP 156/103mmHg,SpO$_2$ 84%(呼吸皮囊辅助)。四肢肌力 V 级,病理反射阴性。

2.辅助检查

(1)心电图:复查心电图无明显改变。

(2)急诊生化:天门冬氨酸氨基转移酶 98U/L,乳酸脱氢酶 352U/L,肌酸激酶 80U/L,肌酸激酶同工酶 47U/L,心肌酶稍有增高;D-二聚体 0.77mg/L。

(3)血气分析:pH 7.24,PaO$_2$ 132mmHg,PaCO$_2$ 35.7mmHg,FiO$_2$ 60%,氧合指数 132/0.60=220。

(4)急诊行肺 CTPA 检查:示双侧肺动脉多发栓塞(见图 4-3-7)。

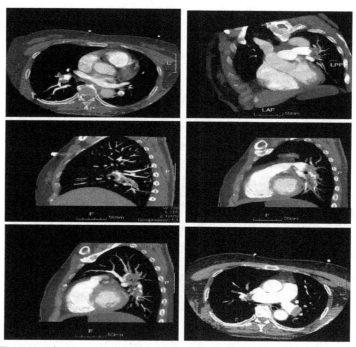

图 4-3-7　肺 CTPA:右肺动脉上叶支血栓、左肺动脉主干及分支血栓。右下肺动脉主干及其分支血栓

3.入科诊断

①肺栓塞;②心律失常:频发房性期前收缩、房速。

二、病因、病情严重程度评估及亟须解决的问题

该患者反复晕厥发作,晕厥的频率不断增加,发作程度不断加重,病情呈进行性加重,但发作原因不明。晕厥发作已伴血压下降及氧饱和度下降,危及生命,有随时发生心搏、呼吸骤停的风险。目前,尚缺乏有效的防治措施。入科后亟须明确晕厥的病因,以便对病因采取对应的治疗措施。

三、诊治经过及思路

1.晕厥原因推断

原因不明的晕厥不能用心源性、脑源性因素解释,且伴血流动力学障碍,虽无DVT的依据,但仍需考虑肺栓塞的可能,行急诊CTPA以明确诊断。

2.溶栓、抗凝治疗

对本病例给予2h溶栓方案:尿激酶以2万U/kg持续静脉滴注2h,每2~4小时测定1次活化部分凝血活酶时间,当其水平低于正常值的2倍时,即给予低分子量肝素2000U q12h抗凝治疗。在开始应用低分子量肝素后的第3天,加用口服抗凝剂华法林,初始剂量为3mg/d。在测定的国际标准化比值连续2d达到2.5(2.0~3.0)时,停止使用低分子量肝素。

3.对症处理

给予无创正压辅助通气,改善患者氧输送状况,同时适当镇静,降低患者机体氧耗。

4.疾病转归

溶栓后,患者循环、氧合明显改善,脱离无创呼吸机。5d后,转出ICU,复查CTPA。2个月后,患者痊愈出院,院外随访。

四、病例剖析

(一)病例层面的剖析

本例患者晕厥有以下特点。①该患者为老年女性,无基础疾病史。②首次晕厥发作时,存在情绪激动的诱因,但此后晕厥均发生于活动状态,苏醒后感觉如常,且晕厥发作频率、程度进行性加重,最近发作时伴低血压、低氧血症,需予以血管活性药物及呼吸皮囊辅助呼吸维持生命体征。③查体患者神志清醒,口唇发绀,呼吸急促,颈静脉充盈,呼吸音清,无明显啰音,心律不齐,心音低。神经系统检查未发现异常体征。心率最低50次/min,血压(47~82)/(30~58)mmHg,SpO₂ 84%。④心电图检查示不完全右束支传导阻滞,心电图ST-T改变,Ⅲ、V₁₋₂导联T波倒置。在活动平板运动试验检测过程中,患者因胸闷、不能耐受而中止试验。动态观察心肌酶不高,凝血功能正常,D-二聚体水平稍升高。冠状动脉造影正常,排除冠心病的可能。头颅脑CT、MR、CTA检查无特殊异常,脑电图未见癫痫波。晕厥发作时,动态心电图描记到R-R间期达1.83s,持续时间10余分钟。心脏彩超检查示肺动脉瓣关闭不全、肺动脉轻度高压。根据患者病情进展的特点,活动时晕厥反复发作伴低血压、低氧血症及心电图改变,暂时排除心脑疾病引起的晕厥。虽无静脉血栓的高危因素,但不能排除肺栓塞的可能。故入科后急诊行CTPA检查,在明确诊断肺栓塞后,治疗明确且有效。

(二)疾病层面的剖析

90%的肺栓塞患者发病原因为血栓性肺栓塞。大部分肺栓塞的栓子来源于下腔静脉系统。在发生肺栓塞后,如果3%~50%的肺血管床被栓子堵塞,就会产生显著的急性血流动力学变化。肺栓塞的临床症状和体征表现大部分不典型,临床上没有特异的提示诊断表现。肺栓塞以传统诊断标准,即所谓"肺梗死三联征——胸痛、咯血、呼吸困难"为典型表现的,实际上不会超过20%。我国资料显示,出现此三联症的仅为20%。

据国内外对急性肺栓塞症状学的描述性研究,各临床症状出现的比例如下:最常见的症状为呼吸困难(80%~90%),尤以活动后明显;胸痛次之,包括胸膜炎性胸痛(40%~70%)或心绞痛样疼痛(4%~12%);晕厥的发生率为11%~20%;咯血的发生率为11%~30%,且常为少量咯血,少见大咯血。发病中,晕厥也可为肺栓塞的唯一或首发症状;临床表现差异性很大,有些严重者可出现循环衰竭或心脏停搏,而轻者有可能无任何临床症状。临床表现的轻重主要取决于栓子堵塞血管的部位与血管床范围大小,也与血流动力学、原有的基础疾病、原心肺功能状态、年龄、并发症及合并症等因素有关。在所有疑诊肺栓塞的病例中,体征包括气促(70%)、啰音(51%)、心动过速(30%)及第四心音。但事实上,临床调查显示,上述任何单一的临床症状和体征既缺乏敏感性又无特异性,对诊断的帮助不大。对肺栓塞症状、体征及辅助检查的表述如下。

1. 晕厥

该患者以反复晕厥为主要临床表现发病。发生晕厥,在临床上往往首要考虑心脑血管病,患者有时甚至被诊断为其他心脏或神经及精神系统疾病,如心律失常、脑血管病、癫痫等。临床上,晕厥多可分为心源性晕厥、脑源性晕厥和肺源性晕厥等。①心源性晕厥:见于急性冠状动脉综合征、心律失常、重度心力衰竭、心源性休克、心脏压塞、心肌病、心脏瓣膜病、先天性心脏病及病窦综合征等。该患者入院后,心电图、心肌酶均无动态性心肌梗死表现,冠状动脉造影最后排除冠心病,心脏彩超也排除瓣膜性疾病及心肌病。患者入院后无心力衰竭体征,动态心电图捕捉到患者晕厥时的窦性停搏,晕厥的发生似乎与心律失常有关,但心律失常不引起持续的低氧血症及低血压。因此,以上心源性因素也逐步被排除。②脑源性晕厥:可见于严重脑动脉闭塞、脑血管意外、脑部肿瘤,通过头颅 CT 及 CTA 基本可排除。脑电图不支持癫痫的诊断,CTA 不支持短暂性脑缺血性发作的诊断,同时脑源性晕厥发作后一般不伴有低血压及低氧血症。③肺源性晕厥:可见于支气管哮喘、肺结核病、慢性阻塞性肺疾病、气胸、肺栓塞。④其他因素引起的晕厥:如反复低血糖、电解质紊乱、周期性低钾血症、体位性低血压、主动脉夹层、眩晕症、颈椎病、癔症、贫血等。综合分析后发现,晕厥与肺栓塞的相关性更显著。肺栓塞导致晕厥的发病特点:在以晕厥为首要发病症状的肺栓塞患者中,晕厥多发生于活动时、突然用力、体位突然改变时,如大小便、蹲起动作,有时也会发生于情绪激动时,晕厥的发生多伴有胸闷、气短及乏力。晕厥的发生原因主要为肺栓塞导致血管床的堵塞,心排血量不能随突发的体位改变或射血的需求增加而瞬间增加,导致大脑半球及脑干的低灌注、血液供应减少,而致发作性的意识丧失。患者在肺栓塞早期,因肺血管栓塞面积小,初期仅仅在活动时突发晕厥;随着栓塞的进行性增加,患者晕厥频率及程度进行性加重;当栓塞面积增大到一定程度后,同时表现为低血压及低氧血症,且活动时晕厥发作频繁,危重程度和猝死风险也进一步增加。

2. 血压的改变

在肺栓塞患者中,若栓塞面积小,通常不能表现出典型的血压变化。因此,初期患者未出现明显的血压变化。在肺栓塞面积增加后,才出现明显的血压变化。因此,该患者早期无低血压表现,其实间接反映患者肺栓塞的面积。当患者出现血压下降时,临床表现为休克和低血压这多发生于大面积的肺栓塞患者中,即体循环收缩压<90mmHg,或较基础值下降幅度≥40mmHg,血压下降持续 15min 以上,提示患者此时已进展至大面积肺栓塞阶段。同时,患者猝死的风险程度也大大增加,患者需要进入重症监护室并接受积极合理的溶栓、抗凝治疗方案。在部分非大面积肺栓塞患者中,超声心电图可有右心室运动功能减弱表现,或临床上出现右心功能不全表现,也可表现为轻度的低血压。该类情况往往也属于肺栓塞危急重症,临床上需要采取积极合理的治疗方案。

3. 肺动脉高压

该患者入院后,行心脏彩超检查提示有轻度的肺动脉高压,初期查体未见颈静脉怒张;在患者发生反复晕厥伴随低血压及低氧血症时,查体见伴有颈静脉怒张,提示患者肺动脉压压力在进行性升高,此时患者已然进展至肺栓塞重症阶段,但因初期未考虑到肺栓塞而被忽略。在发生急性肺栓塞时,栓子堵塞肺动脉,造成机械性肺毛细血管前动脉高压,肺循环阻力增加,肺动脉压力上升,右心室后负荷增加,心排血量下降。在右心室负荷严重增加时,可引起右心力衰竭、血压下降。肺动脉压力升高程度与血管阻塞程度有关。由于肺血管床具备强大的储备能力,所以对于原先无心肺异常的患者,肺血管截断面积堵塞30%甚至50%以上时才出现肺动脉压升高。当肺血管阻塞30%左右时,肺动脉压力略有增加;阻塞50%以上时,肺动脉压力骤然升高,心脏指数下降,右心室后负荷明显升高;当阻塞面积达85%以上时,可发生猝死。既往有心肺疾患的患者在出现上述情况时,肺动脉压力变化更为明显。

4.低氧血症

该患者早期因肺栓塞面积较小,因此并未出现低氧血症的表现,导致早期的漏诊和误诊;随着肺动脉栓塞的面积增加及程度加重,进一步引起血流动力学改变及通气血流比例失调,患者发生低氧血症,主要表现为通气/血流(V/Q)比例失调。肺栓塞最主要的症状为呼吸困难。有症状的肺栓塞几乎都有不同程度的呼吸功能障碍。肺栓塞部位有通气但无血流灌注,造成V/Q比例失调。V/Q比例失调是造成低氧血症的主要原因。

5.动脉血气分析的变化

当发生肺栓塞时,常表现为低氧血症、低碳酸血症及肺泡-动脉血氧分压差($PA-aDO_2$)增大。当肺血管床堵塞15%～20%时,即可出现PaO_2下降,但约20%患者的PaO_2正常。当伴有不同程度低氧血症时,机体可出现代偿性呼吸加快、加深,$PaCO_2$下降,pH升高。由于在发生肺血栓栓塞症后,血管阻塞,血流减少甚至中断,所以导致$PA-aDO_2$增大,这是V/Q比例失调的必然结果。86%～95%的肺栓塞患者存在$PA-aDO_2$增大。$PA-aDO_2$是近年来广泛应用于诊断和评价肺血栓栓塞症严重程度的重要指标之一,较PaO_2更有意义。一般情况下,$PA-aDO_2$超过200mmHg,$PaCO_2$小于35mmHg,结合病史和临床表现,应高度怀疑肺血栓栓塞。

6.肺动脉栓塞后对心脏的影响

肺栓塞对心脏的影响表现在以下几个方面。①肺动脉高压导致心脏排血受阻,右心室扩张,心力衰竭,心排血量下降,出现急性肺源性心脏病。②肺循环阻塞,肺静脉回流减少,右室充盈压升高,室间隔左移,加之受到心包的限制,可引起左室充盈下降,导致体循环压降低,严重时可出现休克。③右室室壁张力增加,体循环低血压,可引起冠状动脉供血量下降,加之缺氧和心肌耗氧量增加等因素,促使右心功能进一步恶化。④当右房压力过高时,生理性卵圆孔未闭的患者(占正常人群的20%～30%)可出现卵圆孔右向左单向开放,导致心内右向左分流,加重低氧血症。

7.心电图在肺栓塞诊断中的作用

本例患者在晕厥首次发生后,外院心电图提示不完全右束支传导阻滞;本院心电图显示,Ⅲ导联的T波及V_{1-2}T波倒置和ST-T改变,但由于患者无典型的胸痛、咯血、呼吸困难表现,心电图为非特异性表现,所以对右心的评估并未得到足够的重视,未考虑肺栓塞的可能。资料表明,约82%急性肺栓塞患者出现急性右心负荷过重的心电图改变。肺栓塞在心电图中的表现为典型的$S_1Q_{Ⅲ}T_{Ⅲ}$特殊心电图表现(Ⅰ导联S波深而显著,ST段压低,Ⅲ导联Q/q波及T波倒置),电轴显著右偏,极度顺钟向转位,V_1～V_3的T波倒置,右束支传导阻滞,肺型P波及房性心律失常。但典型的肺栓塞心电图表现在临床上并不常见,而以窦性心动过速最为常见。

8.血浆D-二聚体

该患者早期检测D-二聚体指标不高也是肺栓塞诊断被延误的另外一项因素。随着患者肺栓塞面积的增加,患者D-二聚体水平也仅仅轻度超出正常值范围。D-二聚体是交联纤维蛋白在纤溶系统作用下产生的可溶性降解产物,为一个特异性的纤溶过程标记物。在血栓栓塞时,因血栓纤维蛋白溶解使血中D-二聚体水平升高。D-二聚体对急性肺栓塞诊断的敏感性达92%～100%;但特异性较低,仅为40%～43%。手术、肿瘤、炎症、感染、组织坏死等情况均可使D-二聚体水平升高。在临床应用中,D-二聚体对急性肺栓塞有较大的排除诊断价值,若其含量低于500μg/L,则可基本排除急性肺栓塞。

酶联免疫吸附法(ELISA)是 D-二聚体较为可靠的检测方法,建议采用。在治疗中,通过动态观察血浆 D-二聚体含量变化,可以了解血栓的溶解程度。若在溶栓后 4~8h,血浆 D-二聚体水平异常升高,达到溶栓前的 2~5 倍,随之又很快下降,则表示溶栓药物有效。在抗凝治疗过程中,若出现血浆 D-二聚体水平持续进行性下降,则提示血栓形成过程减缓或终止,治疗有效。目前,D-二聚体检测主要用作 PTE 的排除诊断指标。

9. 超声心动图

对于严重的肺栓塞病例,通过超声心动图检查可以发现:右室壁局部运动幅度降低;右心室和(或)右心房扩大;室间隔左移和运动异常;近端肺动脉扩张;三尖瓣反流速度增快;下腔静脉扩张,吸气时不萎陷。这些征象说明患者存在肺动脉高压、右室高负荷和肺源性心脏病,提示或高度怀疑肺栓塞,但尚不能作为肺栓塞的确定诊断标准。

10. 胸部 X 线平片

胸部 X 线平片多有异常表现,但缺乏特异性。其表现如下。①肺动脉高压征象:肺动脉段突出,肺门动脉扩张,外围分支纤细,呈截断现象;右心房、右心室增大。②肺栓塞征象:区域性肺血管纹理变细、稀疏或消失,肺野透亮度增加;肺野局部浸润性阴影;肺不张或膨胀不全。③肺梗死:可见尖端指向肺门的楔形阴影。④胸膜改变:患侧横膈抬高;少-中量胸腔积液征等。

对肺栓塞的诊断主要依靠以下临床影像学技术。①CT 肺血管造影(CTPA);②核素肺通气/灌注扫描检查或单纯灌注扫描;③磁共振肺血管造影(MRPA);④肺动脉造影。

(三)对肺栓塞的治疗策略

1. 溶栓治疗

溶栓治疗可迅速溶解部分或全部血栓,恢复肺组织再灌注,减小肺动脉阻力,降低肺动脉压,改善右室功能,降低严重肺栓塞患者的病死率和复发率。溶栓治疗主要适用于大面积肺栓塞病例,即出现因栓塞所致的休克和(或)低血压的病例。对于次大面积肺栓塞病例,即血压正常但超声心动图显示右室运动功能减退或临床上出现右心功能不全表现的病例,若无禁忌证,则可以进行溶栓治疗。对于血压和右室运动功能均正常的病例,不推荐进行溶栓治疗。溶栓治疗宜高度个体化。

溶栓的时间窗一般定在 14d 以内,但鉴于可能存在血栓的动态形成过程,对溶栓的时间窗不作严格规定。溶栓应尽可能在确诊肺栓塞的前提下慎重进行。对有溶栓指征的病例,宜尽早开始溶栓。

常用的溶栓药物有尿激酶、链激酶和重组组织型纤溶酶原激活剂。①尿激酶:负荷量 4400U/kg,静脉注射 10min,随后以 2200U/(kg·h)持续静脉滴注 12h;另可考虑 2h 溶栓方案,即 2 万 U/kg 持续静脉滴注 2h。②链激酶:负荷量 25 万 U,静脉注射 30min,随后以 10 万 U/h 持续静脉滴注 24h。链激酶具有抗原性,故用药前需肌肉注射苯海拉明或地塞米松,以防发生过敏反应。③重组组织型纤溶酶原激活剂:50~100mg,持续静脉滴注 2h。

在使用尿激酶、链激酶溶栓期间,勿同时使用肝素。对于在用重组组织型纤溶酶原激活剂溶栓时是否需停用肝素,无特殊要求。溶栓治疗结束后,应每 2~4 小时测定 1 次凝血酶原时间或活化部分凝血活酶时间,若其水平低于正常值的 2 倍,则应重新开始规范的抗凝治疗。

2. 低血压处理

急性大面积肺栓塞所致休克属于心外梗阻性休克。在急性大面积肺栓塞时,由于右心室后负荷急剧增加以及右心室缺血,导致右心功能衰竭;另外,由于右心室容量增加,可使左心室充盈减少,其结果是急性循环衰竭。对于急性循环衰竭的治疗,首先是进行有效的扩容,同时根据血压及心功能状态应用正性肌力药物和血管活性药物。对于大面积肺栓塞所致的急性循环衰竭是否应补液扩容,尚有争议。对于出现右心功能不全、心排血量下降但血压尚正常的病例,可给予具有一定肺血管扩张作用和正性肌力作用的多巴酚丁胺和多巴胺;若出现血压下降,则可增大剂量或使用其他血管加压药物(如去甲肾上腺素、肾上腺素等)。

3. 呼吸衰竭处理

对于肺栓塞伴有低氧血症的患者,采用经鼻导管或面罩吸氧。在合并严重的呼吸衰竭时,可用经鼻(面)罩无创性机械通气或经气管插管行机械通气。在应用机械通气时,需注意尽量减小正压通气对循环的不利影响,可以采取小潮气量策略或压力限制性通气方式等。

4. 抗凝治疗

抗凝治疗是肺栓塞和深静脉血栓形成的基本治疗方法,可以有效地防止血栓再形成和复发。内源性纤维蛋白溶解机制可以溶解已形成的血栓,但不能直接溶解已经存在的血栓。目前,临床上应用的抗凝药物主要有普通肝素、低分子量肝素和华法林。一般认为,抗血小板药物的抗凝作用尚不能满足 PTE 或 DVT 的抗凝要求。

(1)肝素:推荐用法是给予 2000～5000U 或按 80U/kg 静脉注射,继之以 18U/(kg·h)持续静脉滴注。首选方法是肝素钠持续静脉滴注,可避免肝素钠血药浓度出现高峰和低谷,减少出血性并发症的发生。肝素的用药原则为快速、足量和个体化。在开始治疗后的最初 24h 内,每 4～6 小时测定活化部分凝血活酶时间,根据活化部分凝血活酶时间调整剂量,尽快使活化部分凝血活酶时间达到并维持于正常值的 1.5～2.5 倍;在活化部分凝血活酶时间达到稳定水平后,改为每天测定活化部分凝血活酶时间 1 次,可根据活化部分凝血活酶时间调整肝素剂量。

(2)华法林:为双香豆素类口服抗凝药,是维生素 K 的拮抗剂。可以在开始应用肝素或低分子量肝素后的第 1～3 天加用口服抗凝剂华法林,初始剂量为 3～5mg/d。由于华法林需要 3～5d 才能发挥全部作用,因此与肝素或低分子量肝素联合使用时至少需重叠应用 4～5d。当连续 2d 测定的国际标准化比值达到 2.5(2.0～3.0)时,或凝血酶原时间延长至正常值的 1.5～2.5 倍时,即可停止使用肝素或低分子量肝素而单独口服华法林治疗。口服华法林的疗程一般至少为 3～6 个月。部分病例的危险因素短期可以消除(如服用雌激素或临时制动),疗程可能为 3 个月即可;对于栓子来源不明的首发病例,至少需抗凝 6 个月;对于复发性静脉血栓栓塞症、合并肺源性心脏病或长期存在危险因素者,如癌症、抗心脂抗体综合征、抗凝血酶Ⅲ缺乏、易栓症患者等,抗凝治疗的时间应更长(达 12 个月或以上),甚至需终生抗凝治疗。在妊娠期的前 3 个月和最后 6 周,禁用华法林,可用肝素或低分子量肝素治疗。产后和哺乳期妇女可以服用华法林。育龄期妇女服用华法林时需注意避孕。华法林过量易致各种出血,国际标准化比值高于 3.0 一般无助于提高疗效,反倒增加出血的风险。

5. 静脉滤器

为防止下肢深静脉大块血栓再次脱落而阻塞肺动脉,可于下腔静脉安装滤器。静脉滤器适用于以下情况。①下肢近端静脉血栓,而又有抗凝治疗禁忌或出血并发症者;②经充分抗凝仍反复发生 PTE 者;③伴血流动力学变化的大面积 PTE 者;④近端大块血栓溶栓治疗前;⑤伴有肺动脉高压的慢性反复性 PTE 者;⑥行肺动脉血栓切除术或肺动脉血栓内膜剥脱术者。

五、经验教训总结

该患者在肺栓塞早期以反复晕厥为主要首发症状,发病时不伴有胸痛、呼吸困难、低氧血症、低血压等典型的临床表现。入院后,D-二聚体水平未超出正常值,且既往无基础疾病,平素跳广场舞健身,无深静脉血栓形成的高危因素及证据等,对诊断造成一定的干扰。尤其发作时动态心电图检测到 1.83s 的长间歇,似乎成为唯一的诊断线索,故病因排查重点首先放在心脑血管疾病,而未将心电图的非特征性改变及心超的肺动脉压力改变作为重点并及时行进一步检查,导致肺栓塞诊断延迟,直至发生急性梗阻性休克,出现血流动力学及氧合障碍,才行急诊 CTPA 明确诊断。故对于心脑血管疾病难以解释的晕厥，虽然临床表现不典型，但临床思维仍要考虑肺栓塞的可能，并积极行进一步检查（如CTPA），以避免误诊或漏诊。此外，该患者并未发现双下肢深静脉血栓，但腔静脉系统血管造影亦有必要。"细节决定成败，细节决定存亡。"在一些疾病的诊断过程中，不能忽略任何一个阳性检查结果的深远临床意义，同时也不能疏忽阴性检查结果的排除性诊断意义。

参考文献

1. 徐希奇，荆志成.《2014 年 ESC 急性肺栓塞诊治指南》解读[J]. 中国循环杂志，2014,11:67-71.

2. 古忆.《2011 美国大面积肺栓塞、深静脉血栓形成及慢性血栓栓塞性肺动脉高压治疗指南》解读[J]. 心血管病学进展，2012,33(2):164-167.

3. Torbicki A, Perrier A, Konstenfinides S, et al. Guidelines on the diagnosis and management of acute pulmonary embolism: the task force for the diagnosis and management of acute pulmonary embolism of the European Society of Cardiology(ESC)[J]. Eur Heart J,2008,29:2276-2315.

4. 贾卫滨，何东华，项志敏. 肺栓塞心电图鉴别诊断及研究进展[J]. 医学新进展，2007,27(5):382-385.

5. 中华医学会心血管病学分会肺血管病学组，中国医生协会心血管内科医生分会. 急性肺血栓栓塞症诊断治疗中国专家共识[J]. 中华内科杂志，2010,49(1):74--81.

6. 杨媛华，翟振国，武燕兵等. 急性肺栓塞症患者 516 例临床表现分析[J]. 中华医学杂志，2006:2161-2165.

7. 杨媛华，王辰，朱玲，等. 急性肺血栓栓塞症伴发晕厥的临床研究[J]. 心肺血管病杂志，2007,26(1):3-6.

8. 张文花，叶建迁，刘庆华，等. 经胸超声心动图在评价急性肺栓塞预后中的价值[J]. 中国心血管杂志，2010,15(5):358-360.

（林乐清　唐文学）

病例 4-4　急性肺栓塞合并心搏、呼吸骤停

引　言

肺栓塞(Pulmonary embolism,PE)是以各种栓子阻塞肺动脉系统为发病原因的临床综合征的总称。其中，最常见的类型是肺血栓栓塞症(Pulmonary thromboembolism,PTE)。根据起病时间，肺栓塞可分成急性和慢性肺栓塞。在临床急症中，致死性急性肺栓塞(Acute pulmonary embolism,APE)常以心脏停搏、休克、晕厥、严重呼吸困难以及难以纠正的低氧血症为起病症状。有文献报道，致死性APE 的发生率为 0.2%(1/500)，患者常在急性症状发生后 1h 内死亡。因此，及早正确的诊断及有效的治疗对预后有至关重要的作用。

一、接诊时病情简介

（一）入 ICU 前的情况

1.患者主诉和基本情况

患者，男性，64 岁。因"右下肢疼痛 2 天，突发意识丧失 3 小时"入院。入院前 2d,患者骑电瓶车

发生车祸,致右侧下肢有疼痛,当时无黑蒙晕厥、胸闷气急等,当地医院予以局部包扎固定,制动处理。发病当天 8 时,来我院骨科门诊就诊,等待过程中突发头晕,伴胸闷、气急,气促明显;后出现晕厥,伴肢体抽搐、四肢强直、两眼上翻、大汗淋漓、口唇发绀及小便失禁。遂送往急诊,血压测不出,予以面罩吸氧。数分钟后,患者再发抽搐,伴心脏停搏,立即行胸外心脏按压,气管插管,静推肾上腺素。8min后,患者自主心律恢复,血压 80/50mmHg 左右。

2. 入院查体

T 36.0℃,P 130 次/min,R 20 次/min,BP 74/48mmHg,SpO_2 100%,神志不清,急性病容,口唇发绀,四肢皮肤湿冷,双肺可闻及明显干湿啰音。HR 130 次/min,心律齐,心音低。腹平坦,未及包块。四肢肌力、肌张力正常,双侧病理征未引出。

3. 辅助检查

(1)血气分析:pH 7.286,PaO_2 96.5mmHg,$PaCO_2$ 26.7mmHg,肺泡-动脉氧分压差312.7mmHg。

(2)床边 B 超查双下肢股、腘静脉:右侧股静脉内有局部异常回声,考虑血栓形成。

(3)心超:右房、右室增大,肺动脉内径增宽,二尖瓣、三尖瓣轻度反流,肺动脉压力增高,左室舒张功能减退。

(4)床边心电图:①窦性心动过速;②完全性右束支传导阻滞;③下壁异常 Q 波;④房性期前收缩。

4. 拟诊

①心搏、呼吸骤停,心肺复苏术后;②下肢深静脉血栓;③急性肺栓塞?

考虑急性肺栓塞,急诊予以重组组织型纤溶酶原激活剂 50mg 溶栓治疗。转入 ICU 进一步抢救治疗。

(二)入 ICU 时的情况

1. 入科查体

T 38.1℃,P 110 次/min,R 22 次/min,BP 146/98mmHg,气管插管接呼吸机辅助通气,FiO_2 80%,PEEP 10mmHg,SpO_2 96%,药物镇静。双侧瞳孔等大、等圆,直径 4mm,对光反射迟钝。GCS 评分7 分。两肺呼吸音粗,可闻及干湿啰音。心律齐,心音中等,无 P_2 亢进。腹软,无明显压痛。双下肢无水肿,双侧巴氏征未引出。

2. 辅助检查

(1)血气分析:pH 7.343,PaO_2 79.7mmHg,$PaCO_2$ 50.8mmHg。

(2)检验:D-二聚体 5300μg/L,肌钙蛋白 I 1.93μg/L。

(3)床边 B 超:查双侧股、腘静脉,右侧股静脉内有局部异常回声,考虑血栓形成。

(4)肺动脉 CTA 增强:左肺动脉主干及分支栓塞,右侧肺动脉主干及上、中、下叶动脉栓塞,双侧少量胸腔积液(见图 4-4-1)。

3. 入科诊断

①心搏、呼吸骤停,心肺复苏术后;②急性肺栓塞;③下肢深静脉血栓。

二、病因、病情严重程度评估及亟须解决的问题

患者入科后即出现心搏、呼吸骤停,结合患者存在吸烟、高龄、下肢外伤后制动史、下肢 B 超可及深静脉血栓等多项危险因素,同时结合患者疾病伴随症状、实验室指标等,高度疑诊致死性肺栓塞。患者简化肺栓塞严重指数评分(sPESI)为 3 分,同时合并严重右心功能障碍,故肺栓塞严重程度分级为高危级,疾病凶险,死亡率高。高危或大面积急性肺栓塞可引起急性右心室压力升高,导致右心排血量减少,进而发生休克和心脏停搏。目前,亟须解决呼吸衰竭、肺血流动力学障碍等问题。治疗的关键在于及早溶栓、抗凝、机械通气、稳定血流动力学及脏器功能保护等集束化治疗。

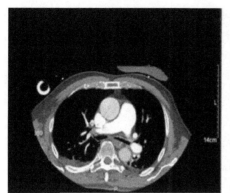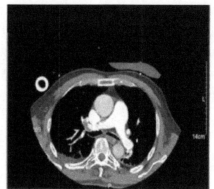

图 4-4-1　左肺动脉主干及分支栓塞,右侧肺动脉主干及上、中、下叶动脉栓塞,双侧少量胸腔积液

三、诊治经过及思路

1.溶栓治疗

患者在急诊室心肺复苏后,自主心律恢复,但血流动力学仍不稳定。2014 年 ESC 指南提出,对于高度怀疑肺栓塞所致心脏停搏者,因血流动力学不稳定,故无法立即行 CTPA,且超声心动图结果提示右室超负荷(急性肺动脉高压、右心室功能不全等),推荐溶栓治疗。急诊予以重组组织型纤溶酶原激活剂 50mg 持续微泵,维持 2h 溶栓治疗。溶栓 1h 后,患者神智状态较前好转,出现烦躁不安、咬管现象。

2.抗凝治疗

溶栓 4h 后,予以普通肝素抗凝治疗,并且每 2 小时监测凝血功能,将活化部分凝血活酶时间控制在正常对照值的 1.5～2.5 倍。患者入科 4h 后(溶栓后 8h),解鲜血便(100mL)。请肛肠科会诊,排除直肠新生物可能。停用普通肝素抗凝,监测凝血功能变化,必要时可予以鱼精蛋白中和。次日改用低分子量肝素 5000U,每日皮下注射。监测血小板计数,及全身瘀斑、消化道出血情况,予以 CTPA 以明确肺栓塞的诊断。

3.心肺复苏后处理

患者入急诊后即出现心搏、呼吸骤停,立即予以胸外心脏按压、气管插管及静推肾上腺素。8min 后,自主心律恢复。在患者自主心律恢复后,立即启动脑保护治疗,予以冰毯、冰帽治疗,将体温维持在 33～35℃,持续 24h。机械通气采用 PCV 模式,实施"肺保护策略",PEEP 6～8cmH₂O,之后根据病情调整。患者入科后 24h,神志转清,能配合指令动作。

4.血流动力学和液体复苏

患者心肺复苏后,首次血压在 80/50mmHg 左右。急诊予以积极加强液体复苏,补充晶体液及胶体液,包括红细胞,同时监测 ABP、CVP、ScvO₂。在积极予以重组组织型纤溶酶原激活剂及普通肝素溶栓和抗凝的基础上,予以去甲肾上腺素联合多巴酚丁胺稳定血压,改善右心功能不全。在循环稳定的基础上,逐步下调血管活性药物浓度,同时适度利尿。患者入科 4h,血压回升,停用血管活性药物,后续未出现明显血流动力学波动。

5.原发病处理

尽早纠正诱因。患者右下肢深静脉血栓,入科后 3d,请血管外科会诊后于局部麻醉下行下腔静脉滤器植入术。

6.对症支持治疗

除上述治疗措施外,还应加强心肺复苏后器官功能保护,予以抗感染(主要针对革兰阴性菌和厌氧菌,选用哌拉西林-他唑巴坦)、纠正酸碱电解质紊乱等综合治疗。

7. 疾病转归

在患者机械通气 2d 后,脱离呼吸机,拔除气管插管。入科后 3d,患者一般情况改善,神志清,精神可;双肺呼吸音清,未闻及明显湿啰音;T 36.5℃,P 94 次/min,R 21 次/min,BP 141/86mmHg,鼻导管 5L/min 吸氧下,氧饱和度波动于 96%～100%。入科后 4d,患者生命体征平稳,转呼吸科治疗。半年后,复查 CTPA 未见明显异常。

四、病例剖析

(一)病例层面的剖析

该患者为老年男性,急性起病,起病症状为呼吸困难,意识丧失,心搏、呼吸骤停。结合患者存在高龄、吸烟、外伤后下肢制动史、下肢 B 超可及深静脉血栓等肺栓塞高危因素,需高度疑诊致死性肺栓塞。虽然 CTPA 是诊断和排除肺栓塞的首选检查,但患者病情危重、血流动力学不稳定,无法耐受此项检查,只能通过其他辅助检查来进一步佐证。首先是心电图检查,排除急性心肌梗死所致的心源性疾病。在患者心肺复苏后,床边心电图检查结果示:①窦性心动过速;②完全性右束支传导阻滞;③下壁异常 Q 波;④房性期前收缩。其次,床边心脏超声检查可及右心房、右心室增大,肺动脉压力增高等右心功能不全表现,结合患者血气分析表现为低氧血症、呼吸性碱中毒,肺泡-动脉血氧分压差增大,D-二聚体水平多次复查均升高,下肢 B 超可及明确深静脉血栓,故患者入院诊断首先考虑致死性肺栓塞,栓子来源于右下肢深静脉血栓脱落。后期入院后 CTPA 也明确证实诊断。患者入院后,在积极复苏的基础上予以重组组织型纤溶酶原激活剂 50mg 溶栓,结合后续的抗凝、机械通气、稳定血流动力学、脏器功能支持及预防感染等综合措施,患者病情改善迅速,康复出院。

(二)疾病层面的剖析

4.2% 的急性肺栓塞患者表现为血流动力学不稳定或心脏停搏。血流动力学不稳定患者的病死率可以高达 58.3%,而血流动力学稳定者的病死率仅为 15.1%。急性肺栓塞可导致患者迅速死亡,是继心肌梗死和脑卒中之后第三大最常见的急性心血管疾病。在无法解释的心脏停搏的患者中,高危或大面积急性肺栓塞占 8%～13%。高危或大面积急性肺栓塞可引起急性右心室压力升高,导致右心排血量减少,进而发生休克和心脏停搏。因此,对于以心脏停搏起病的,同时存在发生急性肺栓塞高危因素的患者,临床医生应充分考虑致死性急性肺栓塞的可能性,做到早期确诊、及时治疗。

急性肺栓塞的临床表现缺乏特异性,出现肺梗死三联征(胸痛、咯血、呼吸困难)表现的仅为 20%。CTPA 是诊断肺栓塞的首选影像学检查方法。但对于心脏停搏而无法行 CTPA 检查的患者,评估罹患肺栓塞的临床概率和血流动力学稳定性是所有诊断的基础。①结合既往相关病史,判断其是否为肺栓塞高危人群。肺栓塞的主要危险因素有长期卧床(时间＞7d)、恶性肿瘤、深静脉血栓、6 周内有手术史和慢性阻塞性肺疾病等。特别是致死性肺栓塞在关节置换手术后的并发症中并非少见。手术后预防性抗凝治疗及尽早恢复活动与降低手术后致死性肺栓塞的发生率息息相关。②根据临床表现、体征特点,分析其发生致死性肺栓塞的可能性。急性肺栓塞的临床症状多样,且缺乏特异性。呼吸困难、精神状态改变、休克三联征是判断是否为肺栓塞所致心脏停搏的可靠指征。如在发病过程中出现呼吸气促、心动过速等体征,或者在查体中发现肺动脉高压表现,如颈静脉充盈、肺动脉瓣听诊区第二记音亢进等,结合患者临床表现、体征,在最终诊断前均需评估患者发生急性致死性肺栓塞的可能。③通过进一步检查以鉴别诊断。虽然 CTPA 是诊断和排除肺栓塞的首选检查,但心脏停搏患者病情危重,无法耐受此项检查。因此,主要通过心电图、床边心超及心肌酶学检查等排除急性心肌梗死、心脏压塞等心源性疾病,并更加明确致死性肺栓塞的可能。约 70% 急性肺栓塞患者有非特异性的心电图表现,最常见的表现为窦性心动过速,还可出现 V_1～V_4 胸导联 T 波倒置及 ST-T 段异常、I 导联 S 波加深、Ⅲ导联出现病理性 Q 波及 T 波倒置($S_IQ_{III}T_{III}$ 征)、完全或不完全性右束支传导阻滞、肺型 P 波、电轴右偏等。急性肺栓塞最常见的超声心动图表现为右心室扩大,三尖瓣反流速度增加,右心室壁局部运动幅度异常,室间隔左移等,偶尔还可发现栓子从心脏至肺的移动或直接发现肺动脉近端的栓子。其中,经食管超声心动图在心肺复苏诊断致死性肺栓塞中的敏感性为 92%,特异性近 100%。因此,经食管超声心动图检查结果若缺乏右心室超负荷或功能不全征象,则可基本排除肺栓塞。④实验室检查包括血气分析、D-二聚体检测等。急性肺栓塞患者的动脉血气分析结果常表现为低氧血症、低碳酸血症、呼吸性碱中毒及肺泡-动脉血氧分压差增大。D-二聚体检测结合临床评估主要应用于肺栓塞的初筛。根据 2014 年 ESC 指南推荐,在不伴有休克或低血压的疑似肺栓塞患者中,对低中度可能或不可能发生肺栓塞的患者进行该检测。若 D-二聚体为阴性,不予以治疗即可排除约 30% 的患者,且栓塞性事件在 3 个月内发生的概率小于 1%;若 D-二聚体为阳性,则进一步行 CTPA 检查。2014 年 ESC 指南提出,对于高度怀疑肺栓塞所致心脏停搏者,因血流动力学不稳定,无法立即行 CTPA,且超声心动图结果提示右室超负荷者,推荐溶栓治疗。

关于心脏停搏行心肺复苏后是否进行常规溶栓治疗,目前仍存在争议,但溶栓对致死性肺栓塞的有利作用已得到了广泛认同。美国 2016 年静脉血栓栓塞抗栓指南 ACCP-10 推荐,伴有低血压(如收缩压<90mmHg,1mmHg=0.133kPa)的急性肺栓塞患者,若出血风险不高,建议给予全身性溶栓治疗,效果优于局部溶栓(2B 级)。重组组织型纤溶酶原激活剂 100mg 持续静滴 2h 是经美国 FDA 认证的肺栓塞溶栓治疗的推荐剂量。但由于出血风险较高,我国王辰院士等研究发现,重组组织型纤溶酶原激活剂 50mg 持续静滴 2h 的溶栓方案较 100mg 溶栓方案在改善右心室功能、肺灌注损伤、肺动脉梗阻及死亡率、复发率等方面具有相似的功效,但出血风险更低。由此,国内推荐将重组组织型纤溶酶原激活剂 50mg 方案作为国人肺栓塞的标准溶栓治疗方案。虽然对心脏停搏患者采用溶栓治疗有利于提高自主循环恢复率,但尚不能判断其对于改善总生存率是否有意义。综合的心肺复苏后处理,溶栓后抗凝、机械通气、脑功能保护、循环血流动力学的稳定及原发病的处理,都对患者总体预后起到至关重要的作用,特别是下腔静脉滤网的置入可降低游离的下肢血栓脱落再发肺栓塞的风险,降低肺栓塞的复发率,提高患者的后续生存率。

五、经验教训总结

致死性肺栓塞起病凶险,病情危重,死亡率高,治疗难度大。因此,诊治的关键是尽早明确心脏停搏的原因,在迅速评估血流动力学的基础上,根据相关检查及危险因素评分,及早明确诊断致死性肺栓塞并及时溶栓,重建肺脏血运。在本病例救治过程中,入科当日即在心肺复苏过程中完善相关检查,获取急性肺动脉高压右心功能障碍的证据,及时行溶栓治疗,稳定循环,重建肺部血运,这是整个治疗过程中最重要的一个环节。后续抗凝治疗虽发生消化道出血,但在调整药物剂量后,最终实现出血与抗凝之间的有效平衡。同时加强有效的器官功能保护,留置滤网预防肺栓塞再发。本病例最终在发病后 48h 即成功拔管,脑、肾等多脏器功能均无损害,康复出院。

参考文献

1. Konstantinides SV,Torbicki A,Agnelli G,et al. 2014 ESC Guidelines on the diagnosis and management of acute pulmonary embolism: the Task Force for the Diagnosis and Management of Acute Pulmonary Embolism of the European Societyof Cardiology (ESC) endorsed by the European Respiratory Society[J]. Eur Heart,2014,35(43):3033-3080.

2. Kearon C,Akl EA,Ornelas J,et al. Antithrombotic therapy for VTE disease: chest guideline and expert panel report[J]. Chest,2016,149:315-352.

3.中华医学会心血管病学分会肺血管病学组.急性肺栓塞诊断与治疗中国专家共识 2015[J].中华心血管病杂志,2016,44(3):197-211.

（沈　晔　张美齐）

病例 4-5　肺栓塞合并肺部感染、胸腔积液

引　言

肺栓塞(Pulmonary embolism,PE)是以各种栓子阻塞肺动脉系统为发病原因的一组疾病或临床综合征的总称。作为一种常见的疾病,肺栓塞的临床表现缺乏特异性,可以从无症状到猝死,特别是当合并肺部感染、胸腔积液等肺部疾患时,误诊率更可高达 70% 以上。近年来,随着诊断技术的提高,青少年肺栓塞的发病率呈迅速上升趋势。

一、接诊时病情简介

(一)入 ICU 前的情况

1.患者主诉和基本情况

患者,男性,32 岁,肥胖体型,因"胸闷气促 10 天,加重 1 周"入院。患者入院前 10d,在无明显诱因下出现胸闷、气促,无法活动,卧位为主,无胸痛、咯血,无畏寒、发热,无恶心、呕吐,无腹痛、腹泻,未正规就医。1 周前,上述症状加重,呼吸困难,家属急送至当地医院急诊。患者当时呈嗜睡状态,呼吸窘迫,口唇发绀明显,血氧饱和度偏低(80% 左右)。当地医院立即予以气管插管机械通气,肺部 CT 示两肺炎症、右侧胸腔积液。经治疗后无明显缓解,特转我院急诊。患者既往有高血压病史 2 年,平时睡眠有严重打鼾,且睡眠期间有较长时间呼吸暂停。

2.入院查体

T 37.2℃,P 112 次/min,R 16 次/min,BP 142/92mmHg,体质指数 52.6,SpO$_2$ 90%(FiO$_2$ 100%),重度肥胖,神志清。双瞳孔等大、等圆,直径 3mm,对光反射迟钝。两肺呼吸音粗,可闻及干湿啰音。心律齐,心音中等,无 P$_2$ 亢进。腹软、膨隆,无明显压痛及反跳痛。双下肢水肿。局部皮肤硬化,色素沉着。双侧巴氏征未引出。

3.辅助检查

肺部 CT 示两侧胸腔少量积液,邻近肺组织膨胀不全(见图 4-5-1)。

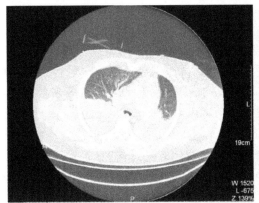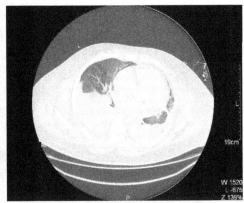

图 4-5-1　肺部 CT:两侧胸腔少量积液,邻近肺组织膨胀不全

4.拟诊

①肺部感染,呼吸衰竭;②高血压,高血压性心脏病,心功能不全。

(二)入 ICU 时的情况

1.入科查体

T 38.1℃,P 110 次/min,R 22 次/min,BP 146/98mmHg,体质指数 52.6。呼吸机辅助通气,FiO_2 80%,PEEP 10mmHg,SpO_2 89%～90%。重度肥胖,药物镇静。双瞳孔等大、等圆,直径 3mm,对光反射迟钝。两肺呼吸音粗,可闻及干湿啰音。心律齐,心音中等,无 P_2 亢进。腹软,膨隆,无明显压痛。双下肢浮肿。局部皮肤硬化,色素沉着。双侧巴氏征未引出。

2.辅助检查

(1)血常规:白细胞计数 $16.25×10^9/L$,中性粒细胞百分比 94.9%,C 反应蛋白>90mg/L。

(2)血气分析:pH 7.343,PaO_2 69.7mmHg,$PaCO_2$ 55.8mmHg。

(3)D-二聚体 2100μg/L,NT-pro BNP 760pg/L,降钙素原 0.08ng/mL。

(4)床边心超示:二尖瓣、主动脉瓣、三尖瓣、肺动脉瓣轻度反流,左房轻度增大,右侧颈内静脉血栓形成,管腔完全阻塞。

(5)CTPA:双肺动脉内多发血栓,左肺上叶、双肺下叶多发肺栓塞(见图 4-5-2)。

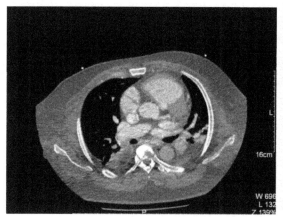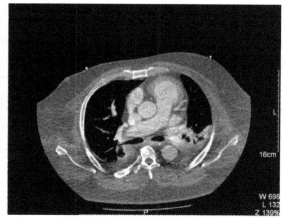

图 4-5-2　双肺动脉内多发血栓,左肺上叶、双肺下叶多发肺栓塞

3.入科诊断

①肺栓塞;②肺部感染,双侧胸腔积液,呼吸衰竭;③高血压,高血压性心脏病,心功能不全。

二、病因、病情严重程度评估及亟须解决的问题

该患者以胸闷、气促起病,入院后即出现明显的呼吸困难及难以纠正的低氧血症,结合肺部 CT 可及肺部感染、胸腔积液。经有效抗感染治疗及留置胸引流管,改善肺通气容积后,仍存在顽固性低氧血症。结合患者存在吸烟、肥胖、高血压、颈部 B 超可及右侧颈内静脉血栓形成等多项高危因素,需高度疑诊肺血栓栓塞的可能。入院后,CTPA 证实双肺动脉内多发血栓,左肺上叶、双肺下叶多发肺栓塞。其简化肺栓塞严重指数评分(sPESI)为 2 分,患者心超提示右心功能正常且心肌酶标志物正常,故肺栓塞严重程度分级为中-低危。治疗的关键在于尽早解除呼吸衰竭,尽快建立肺循环血运,控制肺部感染,改善通气氧供;阻断顽固性低氧所致的全身组织缺血缺氧损害。需尽早行机械通气、溶栓抗凝等治疗,重建肺血液循环,加强抗感染、化痰及脏器功能保护等集束化治疗。

三、诊治经过及思路

1.机械通气

该患者以严重低氧血症起病,且重度肥胖,神志障碍,不宜行无创通气,故外院即行经口气管插管机械通气。机械通气采用 BIPAP 模式,保留自主呼吸,PEEP 8～15cmH$_2$O,FiO$_2$ 100%,之后根据病情调整,逐步下调呼吸参数。予以咪达唑仑、得普利麻等镇静,并制定镇痛镇静策略。

2.溶栓治疗

根据肺栓塞严重程度分级,该患者为中危组。指南指出,对于无休克或者低血压患者,不推荐采取系统性溶栓治疗。气管插管 7d,该患者氧合无明显改善,心电监护示窦性心动过速,FiO$_2$ 100%下仍存在明显呼吸窘迫,肺泡动脉氧分压差大。结合该患者为青壮年,全身出血风险低,考虑溶栓治疗对预后改善效果更佳。结合患者重度肥胖,予以重组组织型纤溶酶原激活剂 100mg 微泵维持 2h,密切监护凝血状况。溶栓期间,每 1 小时检测凝血功能。观察患者大便、胃液形状、皮肤、尿液颜色及神志状况变化。溶栓后 1d,患者氧合改善,肺泡动脉氧分压差下降,逐步下调呼吸机条件。溶栓后 3d,插管 10d,患者自主呼吸稳定,拔除气管插管。

3.抗凝治疗

患者有高血压、肾功能不全史。溶栓 6h 后,予以肝素钠 2000μg/h 左右微泵维持抗凝,每 4 小时监测凝血功能,将活化部分凝血活酶时间维持在 45～60s。在肝素应用后 48h,开始口服华法林,根据千克体重予以华法林 9mg 口服,叠用肝素 4d,将国际标准化比值维持在 2.0 左右。停用肝素,单独口服华法林治疗,根据国际标准化比值及凝血酶原时间调节剂量。

4.抗感染治疗

患者入院后,气管插管接呼吸机辅助通气,予以美罗培南 1.0g q8h 覆盖抗感染,加强化痰、解除支气管痉挛、补液等对症支持治疗。进行痰细菌培养加药敏试验,根据患者呼吸条件予以抗生素降阶梯治疗。

5.呼吸衰竭的集束化治疗

除上述治疗措施外,呼吸衰竭的集束化治疗还包括化痰、护胃、营养支持治疗及纠正酸碱电解质紊乱等综合治疗。

6.疾病转归

患者机械通气 10d 后,脱离呼吸机,拔除气管插管。入科后 11d,患者一般情况改善,自主呼吸稳定,低流量(3L/min)面罩吸氧下 SpO$_2$ 达 95%,转回呼吸科继续治疗。21d 后,患者康复出院。1 个月后,复查 CTPA 未见明显异常。

四、病例剖析

(一)病例层面的剖析

该患者为年轻男性,体型肥胖,急性起病,以胸闷、气促伴顽固性低氧血症为主要症状。辅助检查:血象高,血氧饱和度低,肺泡动脉氧分压差大,血 D-二聚体水平升高;颈内静脉 B 超可及右侧颈内静脉血栓形成,管腔完全阻塞;CTPA 见双肺动脉内多发血栓,左肺上叶、双肺下叶多发肺栓塞,脏器功能障碍,持续 48h 以上。故急性肺栓塞诊断明确。结合患者肺部 CT 可及肺部感染、胸腔积液,故患者肺部感染、胸腔积液明确。但胸腔积液原因首先考虑肺内感染所致,同时不排除急性肺栓塞所致渗出性积液。两者合并加重肺内通气血流比例的失调,导致顽固性低氧血症难以纠正。该患者体重指数高达 52.6,平素睡眠有严重打鼾,且睡眠期间有较长时间呼吸暂停,考虑肥胖所致的睡眠呼吸暂停综合征(Obstructive sleep apnea syndrome,OSAS)是患者出现严重的高碳酸血症和(或)低氧血症导致呼吸衰竭的原因之一,结合患者有平素长期卧床等肺栓塞易患因素,考虑患者此次急性肺栓塞继发于重度肥胖所致的睡眠呼吸暂停综合征。入院后的治疗重点在于积极行肺内血运循环的重建。根据该患者临床特征,结合简化肺栓塞严重指数评分(sPESI)、脉搏≥110次/min、动脉血氧饱和度<90%,但B超提示无右心功能不全及肺动脉高压表现,实验室检查示心肌损伤标记物阴性,故该患者肺栓塞严重程度评分为中-低危。结合患者插管时间、呼吸机条件,呼吸窘迫难以纠正,且年轻男性出血风险及体重评估,予以重组组织型纤溶酶原激活剂100mg微泵溶栓,后续予以肝素、华法林序贯抗凝,同时积极加强抗感染、机械通气等综合治疗,患者病情逐步恢复。

(二)疾病层面的剖析

近年来,青少年急性肺栓塞的发病率有明显增高趋势。虽然高龄是肺栓塞的一项危险因素,但有学者对1000例肺栓塞尸体解剖进行研究发现,该病有年轻化的趋势。目前认为,青少年肺栓塞的发病率约为老年肺栓塞的1/100,肥胖是青少年急性肺栓塞的继发性危险因素。急性肺栓塞可继发于重度肥胖所致的睡眠呼吸暂停综合征。其机制考虑有以下三个方面的因素。①睡眠呼吸暂停综合征导致的慢性长期缺氧,引起继发性红细胞增多症,从而使血液黏滞度增加,血流速度缓慢,这也就构成了血栓形成的基础。②缺氧可以直接损伤血管内皮细胞,使血小板聚集,导致血栓形成。③肥胖本身即为睡眠呼吸暂停综合征及急性肺栓塞的危险因素。同时,该患者合并有肺部感染、胸腔积液,导致急性肺栓塞时,肺血运循环障碍加重,肺通气血流比例严重失调,无效腔通气增加,肺通气换气功能严重障碍,导致顽固性低氧血症且难以纠正。因此,治疗除有效的呼吸循环支持及器官保护等外,重点在于通过溶栓、抗凝等治疗措施尽快建立肺循环血运。

在诊断急性肺栓塞的同时,应进行危险分层及治疗决策。目前,除一般对症治疗外,对于高危的肺栓塞患者,若无禁忌证,应考虑溶栓治疗;但对于低危肺栓塞患者,最有效的治疗方法为抗凝治疗。目前,对于中危肺栓塞选择溶栓加抗凝还是单纯抗凝治疗,仍存在争议。2014年ESC指南提出,对中危肺栓塞患者,原则上不建议溶栓,但是又提出可以考虑选择性溶栓治疗。有研究显示,中危肺栓塞患者接受溶栓治疗的短期疗效(如30天死亡率、肺栓塞复发率等)优于单纯抗凝治疗,且两者安全性无明显差异。①溶栓治疗:重组组织型纤溶酶原激活剂100mg持续静滴2h是经美国食品药品监督管理局(FDA)认证的肺栓塞溶栓治疗的推荐剂量。但由于出血风险较高,我国王辰院士等进行了一项前瞻性、随机、多中心研究,发现重组组织型纤溶酶原激活剂50mg持续静滴2h的溶栓方案较100mg溶栓方案在改善右心室功能、肺灌注损伤、肺动脉梗阻及死亡率、复发率等方面具有相似的疗效,且出血风险低。因此,我国国内推荐将重组组织型纤溶酶原激活剂50mg作为国人治疗肺栓塞的标准溶栓方案。但该患者存在重度肥胖,体重指数高达52.6,结合患者为青壮年,无意识障碍,凝血功能正常,无全身性大出血风险,予以重组组织型纤溶酶原激活剂100mg微泵维持2h,密切监测患者凝血功能,评估呼吸道、消化道、泌尿道有无出血的可能。②抗凝药物:常用的有普通肝素、低分子量肝素、华法林等。普通肝素通过皮下注射或静脉注射给药,在使用中需要密切进行生物监测和定期调整剂量,通常用于血流动力学不稳定和有严重肾功能不全的患者。低分子量肝素的半衰期比普通肝素更长,抗凝血作用也更具体,使它们更容易预测并减少有关非出血性的副作用。因此,对于行全身溶栓治疗出血风险较高的中危肺栓塞患者,首先考虑低分子量肝素抗凝。目前,华法林是最常用的口服抗凝剂,服用期间需根据国际标准化比值或凝血酶原时间调节华法林的剂量。研究发现,新型口服抗凝药物治疗静脉血栓栓塞症的疗效和安全性(主要部位的大出血)都不劣于标准疗法(肝素或维生素K拮抗剂)。新型口服抗凝药物主要作为维生素K拮抗剂的替代疗法(阿哌沙班和利伐沙班),或者维生素K拮抗剂急性期治疗之后的后续治疗(达比加群酯、利伐沙班)。达比加群酯、阿哌沙班和利伐沙班都已经经过欧盟批准用于临床,依度沙班还处于监管期。目前,不建议将新型口服抗凝药物应用于严重肾功能损害的患者。③肺栓塞的并发症处理:肺栓塞临床症状复杂多样,但典型三联征较为少见,多数患者以非典型症状为首要临床表现,或同时合并肺部感染、胸腔积液等。单纯肺栓塞也可继发胸腔积液,以单侧、中等量、少量胸水多见。对于大量胸腔积液严重影响通气障碍的患者,可行胸腔穿刺引流。中少量胸水则可随病程而被吸收。

五、经验教训总结

目前,青少年肺栓塞发病率逐年增高,临床症状多样且不典型,极易被误诊。临床医生需警惕危险因素,结合临床症状、体征、实验室检查,尽早诊断,有效治疗,以提高肺栓塞的治愈率。对于该患者,我们根据其肺栓塞严重程度评分,在评估治疗收益和风险的基础上灵活行溶栓治疗,重建肺脏血运,后期联合抗凝治疗,稳定循环。这是整个治疗过程中最重要的一个环节,同时配合积极有效的抗感染治疗。该患者最终在机械通气10d后拔除气管插管,后续转呼吸科进一步巩固治疗,最终康复出院。

参考文献

1. Konstantinides SV,Torbicki A,Agnelli G,et al. 2014 ESC Guidelines on the diagnosis and management of acute pulmonary embolism:the Task Force for the Diagnosis and Management of Acute Pulmonary Embolism of the European Society of Cardiology (ESC) endorsed by the European Respiratory Society[J]. Eur Heart,2014,35(43):3033-3080.

2. 中华医学会心血管病学分会肺血管病学组. 急性肺栓塞诊断与治疗中国专家共识[J]. 中华心血管病杂志,2016,44(3):197-211.

(沈　晔　张美齐)

病例 4-6　肺栓塞

引　言

全球每年确诊的肺血栓栓塞症(Pulmonary thromboembolism,PTE)和深静脉血栓形成(Deep venous thrombosis,DVT)患者约数百万人。美国每年发生致死性和非致死症状性静脉血栓栓塞症(Venous thromboembolism,VTE)的病例超过90万例,其中约29.64万例患者死亡,其余非致死性静脉血栓栓塞症病例中包括37.64万例深静脉血栓形成病例和23.71万例肺血栓栓塞症病例。在致死性病例中,约60%的病例被漏诊,只有7%的病例得到了及时正确的诊断和治疗。急性肺血栓栓塞症(Acute pulmonary thromboembolism,APTE)已成为我国常见的心血管系统疾病;在美国等西方国家,急性肺血栓栓塞症也是常见的三大致死性心血管疾病之一。

一、接诊时病情简介

(一)入 ICU 前的情况

1. 患者主诉和基本情况

患者,女性,54岁,因"呼吸困难1周,加重伴胸闷、胸痛1天"入院。患者1周前在家中无明显诱因下出现呼吸困难,活动后加重,有轻度咳嗽、咳痰,痰为白色黏痰,无咯血,无头晕、头痛,无腹痛、腹泻等其他不适。患者曾就诊于社区医院,病情未好转。1d前,病情加重,伴有胸闷、胸痛,遂来我院急诊,收住入院诊治。患者既往有"风湿病"病史 10 余年,不规律药物治疗;曾在我院查 ANA 系列、类风湿因子、CCP 等,结果均正常。有"甲亢"病史 10 余年,曾接受手术治疗,长期服用"甲状腺素片,2 片/次,1 次/d"治疗,此后检查甲状腺功能 T_3、T_4 水平偏低,B 超检查示甲状腺偏小。否认高血压、冠心病、糖尿病等病史及手术、服避孕药史。

2．入院查体

T 37.6℃,HR 98 次/min,R 30 次/min,BP 104/86mmHg。呼吸音粗,未闻及明显啰音。心律齐,无杂音。腹平软,无压痛。双下肢无水肿。入院后,患者呼吸困难逐渐加重,并出现血压下降,心率增快(110 次/min),血氧饱和度 93%。

3．辅助检查

(1)血气分析:pH 7.380,$PaCO_2$ 24.0mmHg,PaO_2 80.0mmHg,二氧化碳总量 14.6mmol/L,实际 HCO_3^- 13.9mmol/L,氧饱和度 95.0%,全血乳酸 2.1mmol/L,标准碱剩余－9.4mmol/L,全血钾 4.8mmol/L,全血钠 136mmol/L,全血离子钙 1.11mmol/L。

(2)血常规:白细胞计数 9.1×10^9/L,红细胞计数 4.31×10^{12}/L,血红蛋白 129g/L,血小板计数 159×10^9/L。

(3)急诊生化:丙氨酸氨基转移 81U/L,门冬氨酸氨基转移酶 59U/L,尿素 6.16mmol/L,钙 2.05mmol/L,肌酸激酶 123U/L,肌酸激酶同工酶 13U/L,氯 110mmol/L,肌酐 55μmol/L,葡萄糖 8.02mmol/L,α-羟丁酸脱氢酶 194U/L,钾 4.66mmol/L,乳酸脱氢酶 250U/L,钠 143mmol/L。

(4)凝血功能:活化部分凝血活酶时间 29.2s,D-二聚体阳性,纤维蛋白原 2.40g/L,国际标准化比值 0.95,凝血酶原时间 10.6s,凝血酶原时间正常对照 11.2s,凝血酶时间 14.5s。

(5)心肌酶谱:肌酸激酶 95U/L,肌酸激酶同工酶 10U/L,α-羟丁酸脱氢酶 153U/L,乳酸脱氢酶 197U/L,肌钙蛋白定性(筛选)阴性,B 型脑利钠肽前体 8079.0pg/mL。

(6)心脏超声:右房室增大,测得右室大小为 63mm×52mm,左房室腔大小正常,心腔内未见异常回声,心肌厚度正常,运动协调,房室间隔结构完整。二尖瓣回声纤细,开放不受限,CDFI 示收缩期瓣上有少量蓝色反流,频谱示舒张期二尖瓣口血流 E 峰大于 A 峰。三尖瓣回声纤细,开放不受限,CDFI 示收缩期瓣上有大量蓝色反流,CW 测得收缩期三尖瓣上血流速 V_{max} 为 390cm/s,PG 为 60.7mmHg,估测肺动脉收缩压为 70.7mmHg。主动脉根部内径正常,活动低平,重搏波减低,主动脉瓣回声正常,开放不受限,CDFI 见舒张期瓣下有少量红色反流。肺动脉内径增宽,主干内径约为 34.4mm,右肺动脉内径约为 22.9mm,左肺动脉内径约为 19.5mm。肺动脉瓣回声正常,开放不受限,CDFI 见舒张期瓣下有中量红色反流。心包左室后壁处可见液性暗区,收缩期约 8.8mm,舒张期约 4.4mm。AOD 38.9mm,LAD 37.0mm,IVSTd 9.4mm,LVIDd 37.7mm,LVPWd 10.7mm,IVSTs 11.9mm,LVIDs 25.1mm,LVPWs 17.6mm,EF 62.9%,FS 33.4%。结论:①右房室增大;②主动脉硬化,主动脉瓣少量反流;③二尖瓣少量反流;④三尖瓣大量反流;⑤肺动脉瓣中量反流;⑥肺动脉增宽,肺动脉高压;⑦心包积液。

(7)下肢血管 B 超:双侧髂总、髂外静脉、下腔静脉、股总、股浅、腘静脉管腔透声可,未见明显异常回声,CDFI 显示血流信号充盈。

(8)CTPA 检查:两肺动脉分支内血栓形成(见图 4-6-1)。

4．拟诊

急性肺栓塞。

(二) 入 ICU 后的情况

入科后即予以普通肝素抗凝[18U/(kg・h)],继之给予阿替普酶 50mg 静滴 2h 溶栓,以后改华法林维持。溶栓后,患者胸闷、呼吸困难症状立刻消失,心率下降至 90 次/min 左右,血压恢复到 110/63mmHg。

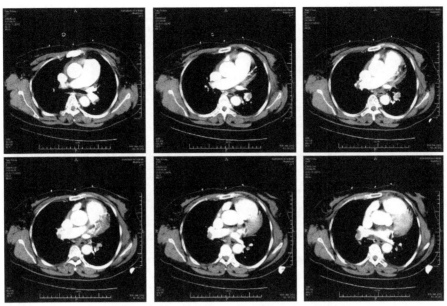

图 4-6-1　溶栓前 CTPA:两肺动脉分支内血栓形成

1.入科后查体

T 37.6℃,HR 90 次/min,R 22 次/min,BP 110/63mmHg。呼吸音粗,未闻及明显啰音。心律齐,无杂音。腹平软,无压痛。双下肢无水肿。

2.辅助检查

(1)凝血功能:活化部分凝血活酶时间 30.2s,D-二聚体阳性,纤维蛋白原1.24g/L,国际标准化比值 1.01,凝血酶原时间 11.3s,凝血酶原时间正常对照 11.2s,凝血酶时间 22.2s。

(2)心电图:见图 4-6-2～图 4-6-9。

(3)CTPA:见图 4-6-10。

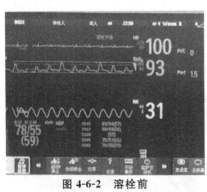

图 4-6-2　溶栓前

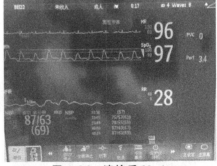

图 4-6-3　溶栓后 30min

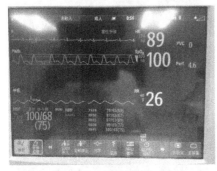

图 4-6-4　溶栓后 60min

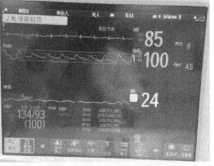

图 4-6-5　溶栓后 120min

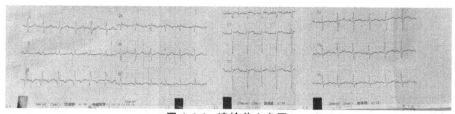

图 4-6-6　溶栓前心电图

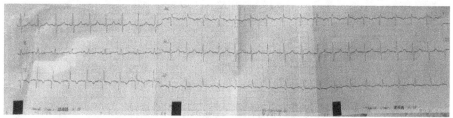

图 4-6-7　溶栓后 30min 心电图

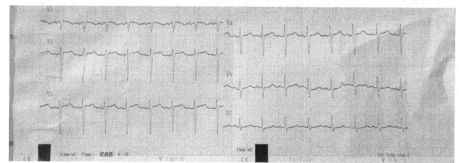

图 4-6-8　溶栓后 60min 心电图

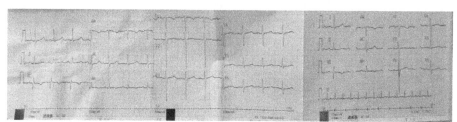

图 4-6-9　溶栓后 120min 心电图

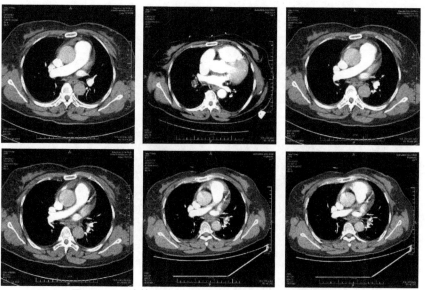

图 4-6-10　溶栓后 CTA:两肺动脉分支内未见血栓形成

3.入科诊断

入科诊断：急性肺血栓栓塞症。

二、病因、病情严重程度评估及亟须解决的问题

该患者以呼吸困难起病，伴有胸闷、胸痛，心超提示右房室增大伴肺动脉高压，病程进展出现气急、氧合差、血压下降，且 CTPA 明确肺栓塞，但血管超声未见深静脉血栓形成，肺栓塞病因尚需进一步明确。目前出现血流动力学波动，提示高危肺栓塞，亟须解决梗阻性休克问题，恢复血流动力学并保证氧合。

三、诊治经过及思路

1.一般治疗

该患者为确诊的急性肺血栓栓塞症（高危）。密切监测患者的生命体征，对焦虑和惊恐症状适当给予镇静剂，胸痛时予以止痛药治疗。保持大便通畅，避免用力。动态监测心电图，监测动脉血气分析，若存在呼吸衰竭，则予以氧疗，包括无创正压辅助通气及有创呼吸机辅助通气等措施。

2.抗凝治疗

①普通肝素：首先给予负荷剂量 2000～5000U 或按 80U/kg 静脉注射，继之以 18U/(kg·h)持续静脉滴注。抗凝必须充分，否则会严重影响疗效，导致血栓复发率明显增加。②华法林：若患者需要长期抗凝，则应首选华法林，初始通常与低分子量肝素联合使用，起始剂量为 2.5～3.0mg/d。3～4d 后开始测定国际标准化比值，当该比值稳定在 2.0～3.0 时，48h 后停止使用低分子量肝素，继续给予华法林治疗。

3.溶栓治疗

起病 48h 内即开始行溶栓治疗。重组组织型纤溶酶原激活剂用法：50mg 持续静脉滴注 2h。应在溶栓开始后每 30 分钟做 1 次心电图检查，复查动脉血气，严密观察患者的生命体征。溶栓治疗结束后，应每 2～4 小时测定活化部分凝血活酶时间，当其水平低于基线值的 2 倍（或<80s）时，开始给予规范的肝素治疗。在使用普通肝素或低分子量肝素后，可给予口服抗凝药，最常用的是华法林。华法林与肝素并用直到国际标准化比值达 2.0～3.0 即可停用肝素。

四、病例剖析

(一)病例层面的剖析

患者为老年女性，以"呼吸困难 1 周，加重伴胸闷、胸痛 1 天"入院，随后出现气急、氧合差、血压下降。急性起病，以呼吸困难为突出表现，且难以改善，心超提示右房室增大伴肺动脉高压，既往并无慢性支气管炎、阻塞性肺疾病、肺源性心脏病等病史，LVEF 为 62.9%，排除左心功能不全，需要考虑肺栓塞。虽然患者心电图、D-二聚体检测、血管超声检查等的结果不支持肺栓塞的诊断，但心超提示右室负荷过重、肺动脉压力高、左室收缩功能好，在一定程度上仍支持 APTE。及时的 CTPA 检查是关键，通过 CTPA 可以明确肺栓塞的诊断。入科后，经溶栓治疗有效，临床症状迅速缓解。

(二)疾病层面的剖析

静脉血栓栓塞症危险因素包括易栓倾向和获得性危险因素。静脉血栓栓塞症常见的获得性危险因素有高龄、动脉疾病（包括颈动脉和冠状动脉病变）、肥胖、真性红细胞增多症、管状石膏固定患肢、静脉血栓栓塞症病史、近期手术史和创伤史活动受限（如卒中）、急性感染、抗磷脂抗体综合征、长时间

旅行、肿瘤、妊娠、口服避孕药或激素替代治疗、起搏器植入、植入型心律转复除颤器(Implantable car-dioverter defibrillator,ICD)植入和中心静脉置管等。静脉血栓栓塞症需根据病情严重程度制定相应的治疗方案，应迅速准确地对患者进行危险度分层，为制定相应的治疗策略提供重要的依据。目前，对于确诊的 APTE 患者来说，在治疗前进行危险度分层以决定治疗的策略(见图 4-6-11)，已经逐渐取代按照栓塞范围来决定治疗策略，这已经逐渐被欧美的临床医生所采用。2008 年欧洲 APTE 指南也倾向于采用危险度分层来指导治疗。危险度分层(见表 4-6-1)评价主要根据以下三个方面的临床资料进行。① 血流动力学是否稳定？如存在休克、低血压(收缩压＜90mmHg，或血压下降超过40mmHg 持续 15min)，则定义为血流动力学不稳定。②右心室功能不全征象是否存在？右心功能不全表现：超声心动图提示右心室扩张、压力超负荷；CT 提示右心室扩张；右心导管检查提示右心室压力过高。③心肌有无损伤？心肌有无损伤主要看生化标记物是否升高。

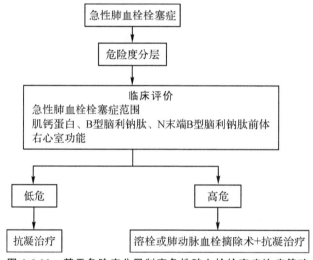

图 4-6-11　基于危险度分层制定急性肺血栓栓塞症治疗策略

表 4-6-1　急性肺血栓栓塞症危险度分层

急性肺血栓栓塞症死亡危险	休克或低血压	右心室功能不全	心肌损伤	推荐治疗
高危(＞15%)	+	+	+	溶栓或肺动脉血栓摘除术
中危(3%～15%)	－	+	+	住院加强治疗
	－	+	－	
	－	－	+	
低危(＜3%)	－	－	－	早期出院或门诊治疗

五、经验教训总结

　　目前，急性肺血栓栓塞症已受到临床医生的高度重视，早期诊断率不断提高，越来越多的患者得到及时治疗，早期病死率有明显下降，但仍有许多临床医生尤其是基层医院的医生对急性肺血栓栓塞症的诊断意识较薄弱，对规范化诊治流程不熟悉，更缺乏对急性大块肺血栓栓塞症溶栓抢救治疗的经验。一旦发生肺血栓栓塞症，患者肺动脉管腔阻塞，血流减少或中断，可导致不同程度的血流动力学和呼吸功能改变。轻者几乎无任何症状；重者可导致肺血管阻力突然增加，肺动脉压升高，心排血量下降，严重时因冠状动脉和脑动脉供血不足，导致晕厥甚至死亡。该病例缺乏下肢深静脉血栓形成相关依据，但心超提示右室负荷过重、肺动脉压力高、左室收缩功能好，在一定程度上仍支持急性肺血栓栓塞症的诊断。关键是及时的 CTPA 检查和正确的后续治疗。进行腔静脉系统的 CTV 明确是否存在下肢深静脉血栓形成，也是有必要的。

参考文献

1. 中华医学会心血管病学分会肺血管病学组,中国医师协会心血管内科医师分会. 急性肺血栓栓塞症诊断治疗中国专家共识[J]. 中华内科杂志,2010,1(49):1.

2. 程姥声. 进一步提高肺动脉栓塞诊断与处理水平[J]. 中华结核和呼吸杂志,2000,23:517-518.

3. Wolfe TR,Allen TL. Syncope as an emergency department presentation of pulmonary embolism[J]. J Emerg Med,1998,16:2731.

4. Heit JA,Cohen AT,Andel'son FA. Estimated annual number of incident and recurrent non-fatal and fatal venous thromboembolism events in the US[J]. Blood,2005,106:267A.

5. 周志成,邓可武. 急性肺动脉血栓栓塞症的溶栓治疗[J]. 中华医学杂志,2004,84:1932-1934.

（杨　莹）

病例 4-7　感染性心内膜炎伴感染性颅内动脉瘤

引　言

感染性心内膜炎在我国等发展中国家并不少见,危险因素包括人工瓣膜、血源性感染（菌血症）及静脉药瘾。合并颅内迁徙感染的患者往往预后较差。

一、接诊时病情简介

1. 患者主诉和基本情况

患者,女性,22 岁,职员,因"反复发热 2 个月余,突发头痛伴呕吐 14 小时",于 8 月 31 日由外院转入我院急诊 ICU。2 个月余前,患者在无明显诱因下出现发热,多出现在每日中午,体温最高达 39.3℃,伴畏寒,咳少量白痰,偶有双侧颞部疼痛,无头晕,无视物模糊,无意识不清,无胸闷、气急,无腹痛。在当地小诊所间断输液抗感染（具体不详）,症状无好转,就诊于当地医院。1 周前,当地医院心超提示"感染性心内膜炎",予哌拉西林/他唑巴坦抗感染（血培养结果不详）,体温略好转。14h 前,患者休息时突然出现裂开样头痛,伴恶心、乏力,呕吐胃内容物,无意识障碍,无肢体抽搐,无大小便失禁,无双眼凝视,被家人送至当地医院急诊,头颅 CT 提示左顶叶脑出血,由"120"急救车转来我院就诊。自发病来,患者大小便如常,食欲减退,睡眠一般,体重减轻约 4kg。既往体健,否认反复发热或头痛病史,否认先天性心脏病病史,否认肝炎、结核等传染病病史,否认糖尿病、高血压等病史,否认手术外伤、输血史,否认吸毒史,否认食物、药物过敏史。

2. 入院查体

患者神清合作,GCS 4＋5＋6,精神软,定向力可,言语反应迟钝,T 36.9℃,HR 80 次/min,R 20 次/min,BP 105/60mmHg。颈抵抗。双侧瞳孔等大、等圆,直径 4mm,对光反射灵敏。口唇无发绀、两肺呼吸音清,未闻及干湿啰音。心律齐,心尖区可闻及 4/6 级全收缩期杂音。腹部软,无压痛、反跳痛,肝脾肋下未及。右侧肢体肌力Ⅳ级,左侧Ⅴ级,双下肢轻度水肿,病理征（一）。全身未见瘀斑,甲床下未见线状出血,手足部未见红斑。

3.辅助检查

(1)血常规:白细胞计数 $8.9\times10^9/L$,中性粒细胞百分比 91.5%,血红蛋白 145g/L,血小板计数 $247\times10^9/L$,C 反应蛋白 40.2mg/L。

(2)术前免疫:丙肝抗体(一),人类免疫缺陷病毒抗体(一),梅毒抗体胶体金试验(一),乙肝表面抗原(一)。

(3)血培养:6 次培养结果均呈阴性。

(4)心脏超声:二尖瓣前叶稍增厚,近瓣根部见一大小约为 2.9mm 的裂隙;其旁见范围 18.0mm×10.2mm 的偏强回声团(见图 4-7-1),随瓣膜在房室来回活动;二尖瓣重度反流,EF 76.1%;三尖瓣少量反流伴中度肺动脉高压。

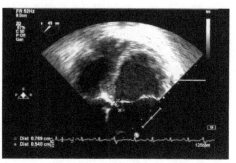

图 4-7-1　心尖四腔切面可见二尖瓣前叶增厚,近瓣根部见一偏强回声团(箭头)

(5)头颅 CT 血管造影(CTA):提示左顶叶大团状高密度影,后部见直径约 6mm 的类圆形造影剂积聚影,与邻近大脑中动脉局部的一支小分支关系密切,考虑动脉瘤(见图 4-7-2),并有脑内血肿形成。

(6)脑血管造影(DSA):左侧大脑中动脉角回支可见一动脉瘤(见图 4-7-3)。

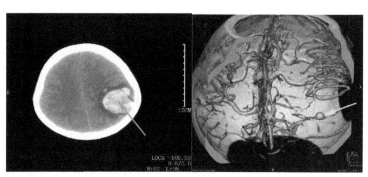

图 4-7-2　CT 示左顶叶脑内血肿形成;CTA 三维血管重建见左顶部一类圆形动脉瘤(箭头)

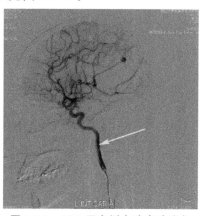

图 4-7-3　DSA 示左侧大脑中动脉角回支动脉瘤(箭头)

4.入院诊断

①左顶叶颅内动脉瘤破裂并脑内血肿形成;②亚急性感染性心内膜炎,二尖瓣赘生物,二尖瓣重度反流。

入院后续用哌拉西林/他唑巴坦抗感染。在积极准备后,于入院第 3 天行开颅探查,术中见右侧顶枕叶脑内血肿冲破脑皮质流出,流出液约有 50mL,并可见脑组织活动性出血;血肿后可见畸形血管团出血,使用吲哚菁绿血管内造影,显微镜下观察血管团,显示不佳,电凝后切除异常血管团。予以彻底止血,清除血肿,使用大量止血材料覆盖创面,无活动性出血,使用 2cm×10cm 脑膜补片 2 片,修补缝合硬脑膜,并去除骨瓣减压。术中出血约 400mL。术后病理示动脉瘤血管壁大量中性粒细胞浸润,符合感染性动脉瘤(Infectious intracranial aneurysm,IIA)伴血栓形成的诊断。

患者于术后 14d 出院。并于 10 月 13 日按计划入住心胸外科处理二尖瓣心内膜炎。10 月 25 日,行微创手术于右侧前胸骨旁第 4 肋间小切口进胸,术中见心脏大血管位置基本正常,注水试验及术中经食管心超证实二尖瓣前叶瓣叶裂,附着多发赘生物,致二尖瓣重度反流。予以手术摘除所见赘生物,充分冲洗,在二尖瓣前叶瓣裂用 5-0 Prolene 线连续缝合修补瓣裂。注水试验提示无明显反流。术中心脏超声证实二尖瓣反流程度改善,为轻度。待循环平稳后停机,体外循环共 151min,主动脉阻断 102min。手术后二尖瓣赘生物培养阴性。患者于 10 月 30 日痊愈出院。

二、病因、病情严重程度评估及亟须解决的问题

对于该患者,考虑为感染性心内膜炎并发急性感染性颅内动脉瘤破裂出血。治疗上,如果动脉瘤破裂,则需先处理颅内动脉瘤,后续处理原发的心内膜炎。

三、诊治经过及思路

1.颅内动脉瘤处理

手术或介入处理颅内动脉瘤。感染性颅内动脉瘤往往基地较宽,没有明显的瘤颈部。

2.感染性心内膜炎处理

感染性心内膜炎及赘生物脱落是造成感染性动脉瘤形成及破裂的根本原因,因此处理好心内膜炎也是治疗的关键措施。关于心脏及感染性动脉瘤手术前后,以及破裂感染性动脉瘤处理后二期心脏手术的时机,目前尚无定论。一般认为,如果估计感染性动脉瘤破裂的可能性不大,则在正规抗炎后可先处理心脏瓣膜,尽量选择生物瓣,避免术后抗凝,以免增加感染性动脉瘤破裂的机会;对于感染性动脉瘤破裂并实施开颅手术的感染性动脉瘤患者,可于术后持续抗感染2~3周后再行心脏手术;而对于那些行血管内介入处理的患者,因无明显的抗凝禁忌,故心脏手术时机可以适当提前,甚至可以安排在介入术后次日。

四、病例剖析

(一)病例层面的剖析

该患者为年轻女性,在反复发热的基础上以急性头痛、呕吐起病。辅助检查CTA提示颅内动脉瘤伴破裂出血,心超提示感染性心内膜炎,入院后行积极的颅内动脉瘤手术,但当时按常规思维认为这是凑巧发生的先天性动脉瘤破裂,未将其与基础心内膜炎联系起来。术后病理证实为感染性颅内动脉瘤破裂,故感染性心内膜炎继发感染性颅内动脉瘤诊断明确。在明确诊断后,按诊疗规范待动脉瘤手术后,抗感染治疗2~3周,再行开胸手术处理感染性心内膜炎,病情逐渐恢复。

(二)疾病层面的剖析

据报道,约30%的感染性心内膜炎患者会发生神经系统并发症,其中12%为脑卒中事件。感染性动脉瘤是各种感染造成脑血管壁破坏后所形成的动脉瘤,是少见但潜在致命的颅内动脉瘤,占颅内动脉瘤的2%~6.5%。细菌性心内膜炎是引起感染性动脉瘤的最常见原因,3%~10%的细菌性心内膜炎并发IIA,约65%~80%的感染性动脉瘤患者存在心内膜炎的基础。引起感染性动脉瘤的其他原因包括脑膜炎、海绵窦血栓性静脉炎及颅脑术后感染等炎症扩散累及邻近血管壁。

感染性动脉瘤血培养阳性率只有约35.6%,与感染性心内膜炎类似。其中,57%~91%的致病菌为草绿色链球菌属及金黄色葡萄球菌。炎性物质对血管壁造成破坏,使动脉瘤壁变薄,形成梭状或形状不规则的动脉瘤。如果血管壁被完全破坏,则形成假性动脉瘤。约25%的感染性动脉瘤为多发。理论上,感染性动脉瘤可发生于任何部位;实际上,与先天性颅内动脉瘤多位于中间不同,高达77%的继发于心内膜炎的感染性动脉瘤位于大脑中动脉的远端分支,多无明显的动脉瘤颈部;继发于脑膜炎的感染性动脉瘤易发生于椎基底动脉,多位于近端,易破裂形成蛛网膜下腔出血。

在感染性动脉瘤未破裂时,症状不典型,很多患者无特别不适。但由于感染性动脉瘤患者多合并基础感染性疾病,故一般有慢性发热、疲乏、体重减轻等症状。少数患者由于菌栓栓塞小血管或邻近感染性动脉瘤的压迫,可有局灶性的神经功能缺失,如局灶性头痛、头晕甚至癫痫发作。与普通动脉瘤破裂常引起蛛网膜下腔出血不同,继发于心内膜炎的感染性动脉瘤破裂常造成脑内血肿。据统计,

感染性动脉瘤患者的常见症状为发热(28%)、头痛(30%)、偏瘫(15%)、呕吐(9%)及癫痫发作(7%)。

感染性动脉瘤诊断难度大,很多患者直到动脉瘤破裂出血才被发现。因此,对于感染性心内膜炎患者,出现任何神经系统的症状都需要高度重视,必要时可以完善检查,以排除感染性动脉瘤形成的可能。磁共振(MRI)可以显示感染性动脉瘤瘤体、瘤腔内血栓的情况,并可显示其感染的情况,对感染性动脉瘤有较高的诊断价值。但由于其不能发现较小的动脉瘤,且检查时间较长,危重患者多不能耐受,所以 MRI 目前多用于对较大的、未破裂感染性动脉瘤患者的动脉瘤大小进行连续的无创性监测。CT 平扫及血管成像检查无创、快捷,可提供准确的空间定位,通过后期三维血管重建,可从不同角度观察动脉瘤的形态、大小、载瘤动脉情况,以及瘤体与周围组织的关系等,有利于制定手术方案。CTA 往往作为感染性动脉瘤筛查的首选检查方法。DSA 的优点是在显示血管形态的同时可了解动脉瘤的栓塞情况。由于感染性动脉瘤多位于动脉远端分支,直径通常较小(通常小于 3mm),CTA 或MRI 常常不能诊断出来,因此 DSA 仍是感染性动脉瘤诊断的金标准。最近,Kannoth 总结归纳了一套诊断感染性动脉瘤的评分系统,该系统包括存在近期/现症感染,脑血管造影特点,及其他相关因素三个方面。每符合一个子项目得 1 分,总分达 3 分可作为诊断感染性动脉瘤的标准。该评分敏感度及特异度分别为 96% 和 100%。早期诊断的关键是高度警惕。本例有双侧颞部疼痛病史,但由于当班医生认识不足,未能及时考虑继发感染性动脉瘤的可能性并及时行相关影像学检查,所以未能早期诊断出感染性动脉瘤,进而导致感染性动脉瘤破裂,影响了患者的预后及生活质量。

感染性动脉瘤患者预后差,感染性动脉瘤未破裂患者的死亡率达 30%;一旦瘤体破裂,死亡率甚至高达 80%;继发于脑膜炎或合并蛛网膜下腔出血的感染性动脉瘤患者死亡率更高。在评价感染性动脉瘤时,需考虑以下三个方面。①动脉瘤是否破裂;②是否有占位效应的血肿或颅内高压;③载瘤动脉供血脑组织是否属于功能区。目前,一般建议对未破裂、特别是位于动脉远端较小分支的动脉瘤,先用抗感染治疗并观察;对没有导致颅内高压的血肿形成,且载瘤动脉供血区域属于非功能区的,可用介入治疗;对有大的血肿形成或载瘤动脉供血区属于功能区的,则采取手术治疗。有研究显示,对 27 例未破裂、接受内科抗感染治疗的感染性动脉瘤患者进行回顾分析发现,抗炎后,30% 患者的瘤体消失,19% 的瘤体直径减小,15% 体积不变,而 22% 的体积有所增大。最佳的手术时机很难确定,对9 例继发于心内膜炎、抗感染治疗无效破裂出血的感染性动脉瘤患者分析发现,从抗炎到破裂出血间隔 5~35d 不等,平均 23d。因此,对行单纯抗炎治疗的感染性动脉瘤患者,需定期进行影像学复查(间隔 1~2 周复查);对于瘤体非常大,或抗炎后瘤体无减小甚至继续增大者,需早期行介入或外科手术治疗。随着血管外科和放射介入技术的发展,介入血管内治疗已被广泛应用于对感染性动脉瘤的处理。常用的介入方法有用弹簧圈闭塞载瘤动脉、直接栓塞动脉瘤或植入带膜支架。对于清醒患者,栓塞前在载瘤动脉内选择性注入 25mg 异戊巴比妥,可了解该血管供血区的神经功能,协助制定处理方案。Chapot 等对 14 例继发于心内膜炎的感染性动脉瘤患者的 18 个瘤体行血管内栓塞治疗,成功率达 100%,无明显操作相关的神经功能损伤或瘤体破裂并发症。但对于位于远端分支载瘤动脉很细的感染性动脉瘤,介入治疗困难。介入治疗的优点是创伤小,避免开颅,术中可进行动脉供血区功能的测定,可一次性处理多个动脉瘤,可早期行二期心脏手术(介入治疗无术后抗凝禁忌)。对于手术处理的感染性动脉瘤患者,由于大部分动脉瘤小,载瘤动脉管径细,瘤体颈部不明显,要实施夹闭而不影响载瘤动脉血流较为困难,需反复调整动脉瘤夹位置,并使用术中血流检测仪器(如术中多普勒等)来保证动脉远端血供。部分感染性动脉瘤已形成假性动脉瘤,在分离过程中瘤体易脱落,形成载瘤动脉上的破口,造成术中大出血。因此,在处理这些类型的动脉瘤时,夹闭、切除甚至对载瘤动脉的孤立均有可能。这要求术前能对载瘤动脉供血区的功能及脑血流代偿情况有充分的了解。本例术中处理难度大,出血很多,与患者术前评估不足有关。同时,随着微血管吻合技术的发展,特别是处理载瘤动脉供应功能区脑组织的感染性动脉瘤时,切除瘤体所在的小段载瘤动脉并行端端吻合,或施行颅内动脉旁路,能保证远端功能区脑组织血供,尽可能地保留大脑功能,改善预后。

五、经验教训总结

本例患者为年轻女性,在发热2个月后,当地确诊为感染性心内膜炎,治疗不正规,因突发头痛、呕吐转诊我院。尽管急诊行头颅CTA即可明确颅内动脉瘤破裂,但当时按常规思维认为这是凑巧发生的先天性动脉瘤破裂,未与基础感染性心内膜炎联系起来,术前准备不够充分,术中处理时出血多,较为被动。术后病理证实为感染性颅内动脉瘤破裂。尽管有效的手术处理(开颅及心脏两次手术)挽救了患者的生命,但在本例患者诊治中有所欠缺,且感染性动脉瘤在临床上比较少见,医生多认识不足,值得深入探讨。

参考文献

1. Tleyjeh IM, Steckelberg JM, Murad HS, et al. Temporal trends in infective endocarditis: a population-based study in Olmsted County, Minnesota[J]. JAMA, 2005, 293: 3022-3028.

2. Peters PJ, Harrison T, Lennox JL. A dangerous dilemma: management of infectious intracranial aneurysms complicating endocarditis[J]. Lancet Infect Dis, 2006, 6: 742-748.

3. Kannoth S, Iyer R, Thomas SV, et al. Intracranial infectious aneurysm: presentation, management and outcome[J]. J Neurol Sci, 2007, 256: 3-9.

4. Kannoth S, Thomas SV, Nair S, et al. Proposed diagnostic criteria for intracranial infectious aneurysms[J]. J Neurol Neurosurg Psychiatry, 2008, 79: 943-946.

5. Sugg RM, Weir R, Vollmer DG, et al. Cerebral mycotic aneurysms treated with a neuroform stent: technical case report[J]. Neurosurgery, 2006, 58: E381.

6. Ducruet AF, Hickman ZL, Zacharia BE, et al. Intracranial infectious aneurysms: a comprehensive review[J]. Neurosurg Rev, 2010, 33: 37-46.

7. Van de Beek D, Rabinstein AA, Peters SG, et al. Staphylococcus endocarditis associated with infectious vasculitis and recurrent cerebral hemorrhages[J]. Neurocrit Care, 2008, 8: 48-52.

8. Krings T, Piske RL, Lasjaunias PL. Intracranial arterial aneurysm vasculopathies: targeting the outer vessel wall[J]. Neuroradiology, 2005, 47: 931-937.

9. Chun JY, Smith W, Halbach VV, et al. Current multimodality management of infectious intracranial aneurysms[J]. Neurosurgery, 2001, 48: 1203-1213.

10. Appelboom G, Kadri K, Hassan F, et al. Infectious aneurysm of the cavernous carotid artery in a child treated with a new-generation of flow-diverting stent graft: case report[J]. Neurosurgery, 2010, 66: E623-E624.

11. Chapot R, Houdart E, Saint-Maurice JP, et al. Endovascular treatment of cerebral mycotic aneurysms[J]. Radiology, 2002, 222: 389-396.

12. 王翔, 游潮. 感染性颅内动脉瘤[J]. 中华神经外科杂志, 2009, 25: 377-379.

13. Angle N, Dorafshar AH, Ahn SS. Mycotic aneurysm of the internal carotid artery: a case report[J]. Vasc Endovascular Surg, 2003, 37: 213-217.

14. Bartakke S, Kabde U, Muranjan MN, et al. Mycotic aneurysm: an uncommon cause for intra-cranial hemorrhage[J]. Indian J Pediatr, 2002, 69: 905-907.

15. Gillinov AM, Shah RV, Curtis WE, et al. Valve replacement in patients with endocarditis and acute neurologic deficit[J]. Ann Thorac Surg, 1996, 61: 1125-1129.

16. Asai T,Usui A,Miyachi S,et al. Endovascular treatment for intracranial mycotic aneurysms prior to cardiac surgery[J]. Eur J Cardiothorac Surg,2002,21:948-950.

（周建仓　林　玲）

病例 4-8　急性肺栓塞合并右心巨大血栓

引　言

急性肺栓塞合并右心血栓是少见的、致死率极高的急症之一。右心血栓多由于下肢深静脉血栓脱落,栓子阻塞肺动脉引起肺循环和右心功能障碍,而右心血栓随心动周期的运动或脱落可堵塞右心室流出道,或进一步增加肺栓塞范围,引起血流动力学急剧恶化,患者可突发急性右心功能衰竭甚至猝死。尽管临床医生对肺栓塞的认识和警惕性不断提高,但由于肺栓塞的症状常不典型,容易发生误诊和漏诊,导致治疗被延误,甚至发生恶性临床事件。

一、接诊时病情简介

(一)入 ICU 前的情况

1. 患者主诉和基本情况

患者,男性,24 岁。因"胸闷、气促 3 天伴晕厥 1 天"于 2016 年 4 月 25 日夜间入院。患者入院 3d 前,无明显诱因下出现胸闷、气促,无发热、胸痛、咳嗽、咯血等不适。当天突发晕厥 3 次,伴心悸、恶心、呕吐,遂来我院急诊。追问病史,患者 7d 前有咳嗽、流涕症状;4d 前,左小腿有一过性酸痛。否认基础疾病史,否认外伤手术史。吸烟 20 支/d,饮食油腻,生活不规律,昼伏夜出。

2. 入院查体

HR 120 次/min,BP 127/70mmHg,R 26 次/min,SpO_2 95%(吸氧 5L/min)。心、肺、腹查体未及明显异常。双下肢无水肿,活动自如,病理征未引出。

3. 辅助检查

(1)血气分析:pH 7.39,PaO_2 82mmHg,$PaCO_2$ 23mmHg,碱剩余-8.1mmol/L,乳酸 4.6mmol/L。

(2)血常规:白细胞计数 14.2mmol/L,中性粒细胞百分比 76.1%,血红蛋白 155g/L,C 反应蛋白 33mg/L。

(3)急诊生化:谷丙转氨酶 70U/L,谷草转氨酶 50U/L,脑利钠肽 4400pg/mL,肌酸激酶 169U/L,肌酸激酶同工酶 14U/L,肌钙蛋白 I 0.2μg/L,D-二聚体 4320μg/L。

(4)心电图:房性心动过速,不完全性右束支传导阻滞,$V_1 \sim V_3$ 导联 T 波倒置。

(5)胸部 X 线片:未及明显异常。

(6)床边心脏超声:右心室增大,流出道直径为 5.3cm,右室壁无增厚,心腔内未见明显血栓,肺动脉收缩压 39mmHg。

(7)急诊 CTPA 检查:显示左、右肺动脉主干及分支多发充盈缺损。

4. 拟诊

拟诊:急性肺栓塞,Ⅰ型呼吸衰竭。

经 CTPA 检查后即转入 ICU。

(二)入 ICU 时的情况

1.入科查体

HR 124 次/min,BP 125/72mmHg,R 24 次/min,SpO₂ 96%(吸氧5L/min)。两肺听诊呼吸音清,未闻及明显干湿啰音。心律齐,$P_2 > A_2$,未闻及明显病理性杂音。腹部(一)。双下肢无水肿,活动自如,病理征未引出。

2.辅助检查

(1)血气分析:pH 7.41,PaO₂ 165mmHg,PaCO₂ 28mmHg,碱剩余－5.5mmol/L,乳酸 1.5mmol/L。
(2)血常规:白细胞计数 14.3mmol/L,中性粒细胞百分比 73%,血红蛋白 150g/L,C 反应蛋白 38mg/L。
(3)急诊生化:谷丙转氨酶 65U/L,谷草转氨酶 47U/L,脑利钠肽 4690pg/mL,肌酸激酶 96U/L,肌酸激酶同工酶 14U/L,肌钙蛋白 Ⅰ 0.32μg/L,D-二聚体 3250μg/L。

3.入科诊断

入科诊断:急性肺栓塞。

二、病因、病情严重程度评估及亟须解决的问题

该患者的 CTPA 检查结果已明确急性肺栓塞,但栓子来源尚不明确。入科后,复查床边心超发现右心房巨大血栓,血栓的大小为 6.0cm×1.3cm,活动度极大,部分在舒张期进入右心室,收缩期回到右心房,右室壁附壁血栓的直径为 1.5cm。请呼吸科和血管外科会诊,会诊医生均认为目前无紧急溶栓和介入治疗的指征,同意我科行抗凝、吸氧、稳定内环境等治疗。目前,患者氧合略差,血流动力学虽无大的波动,但右心房的巨大活动性血栓随有脱落致死的风险,故亟须解决右心房巨大血栓的问题。

三、诊治经过及思路

1.溶栓治疗

根据 2014 年欧洲心脏病学会急性肺栓塞诊断及管理指南、2015 年急性肺栓塞诊断与治疗中国专家共识,推荐对本患者行溶栓治疗,并启动静脉普通肝素抗凝治疗;对于有溶栓禁忌或溶栓失败的患者,推荐行肺动脉栓子清除术。该患者在院外多次发生晕厥,为高危急性肺动脉栓塞患者。有报道显示,不经治疗的活动性右心血栓合并肺栓塞患者的死亡率达 100%;而采取全身溶栓治疗,可明显降低死亡率(降至 11.3%)。因此,及时采取溶栓治疗,去除再栓塞风险的措施势在必行。故再次请血管外科医生会诊,向患者家属充分告知风险后采取溶栓治疗:阿替普酶(rt-PA)10mg 静注,80mg 静脉微泵维持 2h。溶栓过程中,患者神志清,无胸痛、咯血等不适主诉,生命体征无明显波动。溶栓 3h 后,患者 HR 87 次/min,BP 120/68mmHg,R 16 次/min,SpO₂ 98%(吸氧 5L/min)。复查心超,右心房巨大血栓消失,室间隔向左偏移情况缓解(见图 4-8-1 和图 4-8-2),右心收缩和左心舒张功能改善。4 月 29 日复查 CTPA,提示左、右肺动脉充盈缺损减少(见图 4-8-3)。

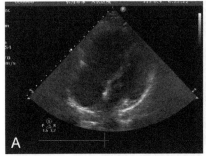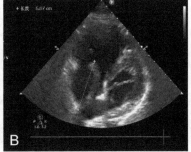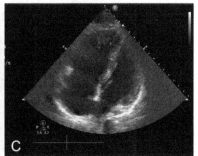

图 4-8-1　右心房血栓前后对照。图 A(急诊室):右心扩大;图 B(收住 ICU 时):右心巨大活动性血栓;图 C(溶栓 3h后):右心血栓溶解消失

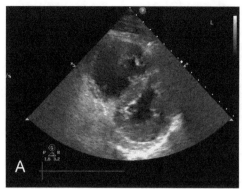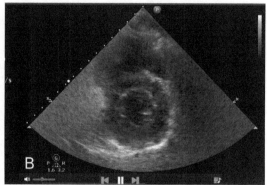

图 4-8-2　溶栓治疗前后室间隔偏移情况对照。图 A：溶栓前，室间隔向左心室偏移，呈"D"字征，提示右心室压力升高；图 B：溶栓后，室间隔偏移缓解，提示右心压力基本正常

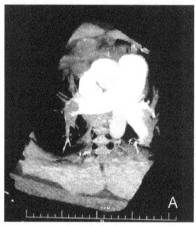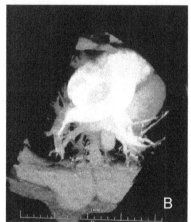

图 4-8-3　溶栓治疗前后 CTPA 变化。图 A（收住 ICU 时）：左右肺动脉主干充盈缺损明显；图 B（溶栓抗凝治疗 3d 时）：肺动脉充盈缺损明显减少

2.抗凝治疗

溶栓治疗结束后，予以低分子量肝素钙 4100U 皮下注射 q12h 抗凝；4 月 29 日开始，在抗凝基础上加用华法林 3mg 口服，4 次/d，将 INR 维持在 2～3。

3.其他治疗

吸氧，心电监护，给予适当补液及对症支持治疗。

4.疾病转归

4 月 31 日，转入心胸外科，停用低分子量肝素，继续用华法林抗凝治疗；5 月 10 日，心超提示右心室血栓溶解（见图 4-8-4）；5 月 15 日，患者顺利出院。

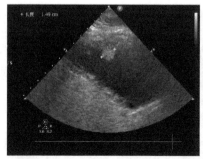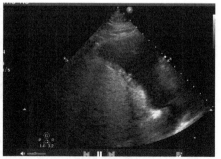

图 4-8-4　右心室附壁血栓变化。图 A（收住 ICU 时）：右室壁附壁血栓，活动度小；图 B（溶栓抗凝治疗 12d）：右室壁附壁血栓消失

四、病例剖析

(一)病例层面的剖析

该患者为年轻男性,既往无基础疾病,表现为胸闷、气促伴反复晕厥,无神经系统定位体征。从发病过程来看,可排除脑源性晕厥,首先考虑心源性或肺源性因素导致的晕厥。结合患者发病前有咳嗽、流涕等上呼吸道感染症状,临床上需考虑病毒性心肌炎。支持病毒性心肌炎的依据有:胸闷、气促症状,心率、呼吸频率偏快,实验室检查肌钙蛋白 I、脑利钠肽明显偏高,心电图提示 $V_1 \sim V_3$ 导联 T 波倒置。不支持病毒性心肌炎的依据主要有:心力衰竭体征不明显,肺部呼吸音清,胸片未见异常,且床边心脏超声未见心脏收缩功能障碍。在诊断过程中,对本例患者起重要作用的是床边心脏超声。临床医生应用重症超声理念对患者心脏进行快速扫查,为本例急性肺栓塞合并右心血栓的诊断和治疗提供了极大的帮助。本例年轻患者几乎没有肺栓塞的高危因素,也没有胸痛、呼吸困难、咯血等肺栓塞的典型临床表现,故入院初被诊断为病毒性心肌炎。但心超检查发现,本例患者存在右心室增大,右室流出道明显增宽,与病毒性心肌炎不符,提示肺栓塞并进一步行 CTPA 确认,避免了误诊。

(二)疾病层面的剖析

病毒性心肌炎(Viral myocarditis)是指嗜心肌性病毒感染引起的心肌非特异性炎症病变。常见的致心肌炎病毒有柯萨奇 B 组 2～5 型、A 组 9 型病毒,其次是腺病毒、流感病毒、脑心病毒、肝炎病毒、虫媒病毒及合胞病毒等。在病毒感染期,约 5% 的患者可发生心肌炎。病毒性心肌炎临床表现各式各样,可表现为心肌局灶性炎症,往往无临床症状;也可表现为心肌弥漫性炎症、重症心肌炎。病毒性心肌炎的诊断困难,尤其对轻症患者常常缺乏特异性检查方法。诊断可以从下几个方面着手。①前驱感染史:在临床症状(如胸闷、胸痛、头昏等)出现之前 3 周内发生过上呼吸道感染或(和)急性肠炎等病毒感染。②心肌酶学异常:病毒感染后 3 周内出现外周血心肌酶学指标[如肌钙蛋白 I 或 T(强调定量)、肌酸激酶同工酶]升高,对某些患者须行冠状动脉 CT 或冠状动脉造影排除冠状动脉病变。③心脏表现:患者出现不能用一般原因解释的乏力、胸闷、头昏;有心力衰竭表现,如舒张期奔马律或阿-斯综合征等。④心电图改变:窦性心动过速、房室传导阻滞、窦房阻滞或束支阻滞;多源的成对室性期前收缩,自主性房性和交界性心动过速,阵发性或非阵发性室性心动过速,心房、心室扑动或颤动;两个以上导联 ST 段呈水平型或下斜型下移大于 0.05mV,或 ST 段异常抬高,或出现异常 Q 波。⑤超声心动图:新发生的心腔扩大、室壁活动异常、左室收缩功能降低(EF<45%)。⑥核素心功能检查:左室收缩或舒张功能减弱。⑦病毒感染证据:在发病急性期,对心内膜心肌活检、心包穿刺液进行组织病原学检测,如病毒基因片段或病毒蛋白抗原;条件允许时,可进行心肌病理、免疫组化和病原学检查;检测患者血清病毒特异性 IgM 抗体,如柯萨奇 B 组病毒、人类巨细胞病毒、腺病毒等 IgM 抗体;可行抗心肌抗体检测,如抗心肌线粒体 ADP/ATP 载体抗体、抗 β_1 受体抗体、抗心肌肌球蛋白重链抗体等,监测病毒感染后的自身免疫反应。⑧排除其他疾病:对急性心肌损伤,尤其要排除急性冠状动脉综合征,排除甲状腺功能亢进、β 受体功能亢进、心脏瓣膜病、风湿性心肌炎、中毒性心肌炎、结缔组织病、代谢性疾病等合并的心肌损害。

体循环的各种栓子脱落阻塞肺动脉及其分支可引起肺循环障碍的临床病理生理综合征。最常见的栓子为血栓,其他栓子有脂肪栓、空气栓、羊水、骨髓、转移性癌、细菌栓及心脏赘生物等。静脉血栓栓塞症的易患因素包括患者自身因素(多为永久性因素)与获得性因素(多为暂时性因素)。6～12 周的暂时性或可逆性危险因素均可诱发静脉血栓栓塞症。在常见的易患因素中,强易患因素包括重大创伤、外科手术、下肢骨折、关节置换和脊髓损伤等;中等易患因素包括膝关节镜手术、自身免疫性疾病、遗传性血栓形成倾向、炎症性肠道疾病、肿瘤、口服避孕药、激素替代治疗、中心静脉置管、卒中瘫痪、慢性心力衰竭或呼吸衰竭、浅静脉血栓形成等;弱易患因素包括妊娠、卧床时间>3d、久坐不动(如长时间乘车或飞机旅行)、老龄、静脉曲张等。

急性肺栓塞的临床表现缺乏特异性,其临床表现取决于栓子的大小、数量、栓塞的部位及患者是否存在心、肺等器官的基础疾病。急性肺栓塞可无症状,仅在诊断其他疾病或尸检时意外发现。多数患者因呼吸困难、胸痛、先兆晕厥、晕厥和(或)咯血而被疑诊为急性肺栓塞。胸痛是急性肺栓塞的常见症状。中央型急性肺栓塞的胸痛表现可类似于典型心绞痛,需与急性冠状动脉综合征或主动脉夹层相鉴别。呼吸困难在中央型急性肺栓塞患者中急剧且严重,而在小的外周型急性肺栓塞患者中通常短暂且轻微。咯血提示肺梗死,多发生于肺梗死后 24h 内。晕厥虽不常见,但有时是急性肺栓塞的唯一或首发症状。

急性肺栓塞主要表现为呼吸系统和循环系统的体征,特别是呼吸频率增加(>20 次/min)、心率加快(>90 次/min)、血压下降及发绀。低血压和休克常提示中央型急性肺栓塞和(或)血流动力学储备严重降低。下肢静脉检查发现一侧大腿或小腿周径较对侧大 1cm 以上,或下肢静脉曲张,应高度怀疑静脉血栓栓塞症。静脉血栓栓塞症患者肺部听诊时,在肺动脉瓣区可闻及第二心音亢进或分裂,三尖瓣区可闻及收缩期杂音,肺部出现湿啰音、哮鸣音及胸腔积液等。急性肺栓塞致急性右心负荷加重,可出现颈静脉充盈或异常搏动、肝脏增大、肝颈静脉反流征和下肢水肿等右心力衰竭的体征。

辅助检查包括以下几个方面。①动脉血气分析:血气分析指标无特异性,可表现为低氧血症、低碳酸血症、肺泡-动脉血氧梯度增大及呼吸性碱中毒,但多达 40% 的急性肺栓塞患者动脉血氧饱和度正常。②血浆 D-二聚体:急性血栓形成时,凝血和纤溶系统同时被激活,可引起血浆 D-二聚体水平升高。D-二聚体检测阴性结果的预测价值很高,水平正常多可排除急性肺栓塞和下肢深静脉血栓形成。但肿瘤、炎症、出血、创伤、外科手术等也会使 D-二聚体水平升高,所以 D-二聚体水平升高阳性结果的预测价值很低。③心电图:表现无特异性,可表现为胸前导联 $V_1 \sim V_4$ 及肢体导联 Ⅱ、Ⅲ、aVF 的 ST 段压低和 T 波倒置,V_1 呈 QR 型,$S_1 Q_{\text{Ⅲ}} T_{\text{Ⅲ}}$(即 Ⅰ 导联 S 波加深,Ⅲ 导联出现 Q/q 波及 T 波倒置),不完全性或完全性右束支传导阻滞,多见于严重急性肺栓塞。轻症可仅表现为窦性心动过速。④超声心动图:在提示诊断、预后评估及排除其他心血管疾病方面有重要价值。超声心动图检查可以为急性肺栓塞的诊断提供直接和间接征象。直接征象为发现肺动脉近端或右心腔血栓。间接征象多是右心负荷过重的表现,如右心室壁局部运动幅度下降,右心室和(或)右心房扩大,三尖瓣反流速度增快,室间隔左移以及肺动脉干增宽等。⑤胸部 X 线平片:急性肺栓塞如引起肺动脉高压或肺梗死,X 线平片可出现肺缺血征象,如肺纹理稀疏、纤细,肺动脉段突出或瘤样扩张,右下肺动脉干增宽或伴截断征,右心室扩大征;也可出现肺野局部浸润阴影,尖端指向肺门的楔形阴影,盘状肺不张,患侧膈肌抬高,少量胸腔积液,胸膜增厚粘连等;但胸部 X 线片缺乏特异性。⑥CT 肺动脉造影:具有无创、扫描速度快、图像清晰、较经济等特点,可直观判断肺动脉栓塞的程度和形态,以及所累及的部位及范围。急性肺栓塞的直接征象为肺动脉内低密度充盈缺损,部分或完全包围在不透光的血流之内的"轨道征",或者呈完全充盈缺损,远端血管不显影;间接征象包括肺野楔形条带状的高密度区或盘状肺不张,中心肺动脉扩张,及远端血管分布减少或消失等。CT 肺动脉造影是诊断急性肺栓塞的重要无创检查技术,敏感度为 83%,特异度为 78%~100%,主要局限性是对亚段及亚段以下肺动脉内血栓的敏感度较差。⑦放射性核素肺通气灌注扫描:典型征象是与通气显像不匹配的肺段分布灌注缺损。其诊断急性肺栓塞的敏感度为 92%,特异度为 87%,且不受肺动脉直径的影响,尤其在诊断亚段以下急性肺栓塞中具有特殊意义。但任何引起肺血流或通气受损的因素,如肺部炎症、肿瘤、慢性阻塞性肺疾病等,均可造成局部通气血流失调,可能造成误诊。对部分有基础心肺疾病的患者和老年患者,由于不耐受等因素,其临床应用也受到了限制。⑧磁共振肺动脉造影(Magnetic resonance pulmonary angiography,MRPA):在单次屏气 20s 内完成 MRPA 扫描,可确保肺动脉内较高信号强度,直接显示肺动脉内栓子及急性肺栓塞所致的低灌注区。相对于 CT 肺动脉造影,MRPA 的一个重要优势在于可同时评价患者的右心功能。但有研究认为,MRPA 敏感度较低,尚不能作为单独检查用于排除急性肺栓塞。目前,国际上正在进行多中心临床试验,探讨 MRPA 联合 CUS 排除急性肺栓塞的可行性。⑨肺动脉造影:是诊断急性肺栓塞的"金标准"。其直接征象有肺动脉内造影剂充盈缺损,伴或不伴"轨道征"的血流阻断;间接征象有肺动脉造影剂流动缓慢,局部低灌注,静脉回流延迟。在其他检查难以确定诊断时,如无禁忌证,可行造影检查。对于疑诊 ACS 直接送往导管室的血流动力学不稳定的患者,在排除 ACS 后,可考虑肺动脉造影。⑩下肢深静脉检查:由于急性肺栓塞与下肢深静脉血栓形成关系密切,且下肢静脉超声操作简便易行,所以下肢深静脉检查在急性肺栓塞诊断中有一定的价值,对可疑急性肺栓塞的患者应检测有无下肢深静脉血栓形成。除行常规下肢静脉超声外,对可疑患者推荐行 CUS 检查,即通过探头压迫静脉等技术诊断深静脉血栓形成。

急性肺栓塞的治疗策略包括以下几个方面。①合并休克或持续性低血压的急性肺栓塞(高危急性肺栓塞)患者:死亡风险极高,应及时给予血流动力学和呼吸支持。起始抗凝首选静脉给予普通肝素。溶栓治疗是高危急性肺栓塞患者的最佳选择。对于有溶栓禁忌或溶栓失败伴血流动力学不稳定的患者,可行外科血栓清除术。对全身溶栓有禁忌或溶栓失败者,也可行经皮导管介入治疗。②不伴休克或持续性低血压的急性肺栓塞(中危或低危急性肺栓塞)患者:不推荐行常规全身溶栓治疗。皮下注射低分子量肝素或磺达肝癸钠是大多数不伴血流动力学障碍的急性肺栓塞患者的最佳治疗方法,但需排除合并严重肾功能不全的患者。根据临床评分评估风险(推荐 sPESI)和危险分层,对中危患者应行超声心动图或 CT 肺动脉造影评估右心室功能,并行血肌钙蛋白检测,以进一步进行危险分层;对中高危患者,出现血流动力学失代偿时,需立即启动补救性再灌注治疗;对中低危患者,建议给予抗凝治疗。③PESI 分级 Ⅰ 级或 Ⅱ 级以及 sPESI 评分为 0 分的低危患者:可考虑早期出院和家庭治疗。

五、经验教训总结

不具有深静脉血栓形成高危因素的年轻患者,在感冒后出现胸闷、气促等症状,心肌酶谱升高,此时首先考虑病毒性心肌炎的诊断,同时需谨慎排除肺栓塞的可能;尤其当患者并无明显恶性心律失常但有不明原因的晕厥发作时,心脏超声检查尤为重要。心肌炎和肺栓塞有两种完全不同的超声征象:心肌炎往往表现为室壁水肿、增厚,可伴心肌收缩力下降;而大块肺栓塞往往表现为右心室急性扩大,室间隔受压偏向左心室,呈矛盾运动,肺动脉收缩压升高。超声检查无创、便捷,能帮助进一步鉴别诊断,避免误诊。当然,通过 CTPA 检查可明确肺栓塞的诊断,关键在于除常规监测外,重症超声可以在床边动态评估心肺功能,在临床应用、疾病的诊断及治疗方面发挥重要的作用。稍显遗憾的是,对本例患者未行下肢血管 B 超检查以进一步明确病因。

参考文献

1. Kirin M,Ceric RM, Pehar M,et al. The right atrial thrombus: the sword of Damocles with real risk of massive pulmonary embolism[J]. Angiology,2008,59(4):415-420.

2. Konstantinides SV,Torbicki A,Agnelli G,et al. 2014 ESC guidelines on the diagnosis and management of acute pulmonary embolism[J]. Eur Heart J,2014,35(43):3033-3069,3069a-3069k.

3. 中华医学会心血管病学分会肺血管病学组.急性肺栓塞诊断与治疗中国专家共识(2015)[J].中华心血管病杂志,2016,44(3):197-211.

4. Rose PS,Punjabi NM,Pearse DB. Treatment of right heart thromboemboli[J]. Chest,2002,121(3):806-814.

5. 廖玉华,汪朝晖,袁璟.急性病毒性心肌炎的诊断与分型[J].临床心血管杂志,2011,2:81-83.

(朱　英)

病例 4-9　术后肺栓塞伴出血合并多脏器衰竭行血滤时的抗凝

引　言

静脉血栓栓塞症包括深静脉血栓形成和肺栓塞,其年发病率为(100～200)/10 万,为第三大常见心血管疾病。其中,急性肺栓塞是静脉血栓栓塞症最严重的临床表现,是静脉血栓栓塞症患者发病、住院及死亡的主要原因。2004 年,通过对欧洲 6 个国家的总共约四亿五千四百余万人口的流行病学调查发现,31.7 万以上人死于静脉血栓栓塞症。其中,34%的患者死于突发致命性的肺栓塞,59%的患者死于生前未诊断出的肺栓塞,在早期死亡的患者中仅有 7%在死前明确诊断出肺栓塞。

对急性肺栓塞严重程度的临床分级是根据肺栓塞患者院内发生早期死亡的风险或者 30 天死亡率进行的。该分层根据患者临床表现来划分,在确定临床诊断及治疗方案中发挥重要的作用。存在休克或者持续动脉低压情况为高危肺栓塞。随着病情的进展,高危肺栓塞,尤其是术后高危肺栓塞患者,当出现多脏器功能衰竭、肾脏替代治疗不可避免、凝血功能障碍以及再灌注治疗或者抗凝后出现活动性出血时,如何权衡出血与 CRRT 时抗凝的矛盾,成为能否成功救治的重要因素之一。

一、接诊时病情简介

(一)入 ICU 前的情况

1.患者主诉和基本情况

患者,女性,45 岁,农民。因"体检发现肺占位约 1 个月"入住某肿瘤医院,于 2015 年 5 月 19 日在全麻下行胸腔镜下左上肺癌根治术。2015 年 5 月 21 日 1:35,在自行排便时突发晕厥,测血压 74/50mmHg,HR 131 次/min。动脉血气分析提示 pH 7.14,$PaCO_2$ 48mmHg,PaO_2 85mmHg,碱剩余 －12.3mmol/L。经补液,抗休克治疗,患者神志转清。2:45,患者出现意识不清,血压以及大动脉搏动消失,心脏停搏,立即予以胸外心脏按压、静推肾上腺素针、气管插管。3:10,动脉血气分析提示 pH 6.8,$PaCO_2$ 115mmHg,PaO_2 85mmHg,碱剩余－12.3mmol/L,予以补液、纠酸等处理。3:20,患者神志转清,自主心律恢复,BP 122/23mmHg。随后,转入该院 ICU 治疗。入住该院 ICU,予以机械通气、肾上腺素维持血压、碳酸氢钠纠酸、大剂量利尿剂利尿、纠正凝血功能等治疗。血压维持需肾上腺素 0.55μg/(kg·min),12h 尿量少于 100mL。考虑病情危重,需行 CRRT,为求进一步诊治转入我院 ICU。

2.辅助检查

(1)血气分析:pH 7.25,$PaCO_2$ 31mmHg,PaO_2 146mmHg,碱剩余－12.5mmol/L,乳酸 15mmol/L。

(2)血生化:丙氨酸氨基转移酶 2650U/L,肌酐 212.9μmol/L。

(3)凝血功能:D-二聚体＞20μg/L,活化部分凝血活酶时间 135s,纤维蛋白原降解产物水平＜0.6g/L。

3.拟诊

①肺恶性肿瘤术后;②心脏停搏,心肺复苏术后;③呼吸衰竭;④休克。

(二)入 ICU 时的情况

1.入科查体

T 37.7℃,P 116 次/min,R 22 次/min,BP 101/52mmHg[肾上腺素 0.55μg/(kg·min)],气管插管,球结膜稍水肿,眼睑稍苍白,两肺呼吸对称。左侧胸壁可见腔镜切口以及闭式引流切口,无明显渗血,闭式引流管在心肺复苏过程中拔除。两肺呼吸音粗,两肺底有少量湿啰音。HR 116 次/min,心律齐。腹部膨隆,张力不高,无明显压痛以及反跳痛。双下肢轻度水肿,四肢自主活动存在,双侧病理征未引出。全身未见瘀斑。

2.辅助检查

(1)动脉血气分析:pH 7.25,$PaCO_2$ 31mmHg,PaO_2 146mmHg,碱剩余-12.5mmol/L,乳酸15mmol/L。

(2)血常规:白细胞计数 30.38×10^9/L,中性粒细胞百分比 91.9%,血红蛋白 68g/L,血小板计数 145×10^9/L。

(3)凝血功能:D-二聚体>20μg/L,活化部分凝血活酶时间135s,纤维蛋白原降解产物水平<0.6g/L。

(4)血生化:丙氨酸氨基转移酶 4065U/L,门冬氨酸氨基转移酶 8928U/L,肌酐 212.9μmol/L,肌酸激酶同工酶 314.2U/L,TNI 34.3ng/mL。

(5)心脏 B 超:床边 B 超提示肺动脉压约 55mmHg,左心功能(EF)>0.5。

(6)心电图:可见 $S_I Q_{III} T_{III}$ 波形,$V_1 \sim T_3$ 波倒置(见图 4-9-1)。

(7)CTPA:可见右上肺亚段动脉充盈缺损(见图 4-9-2)。

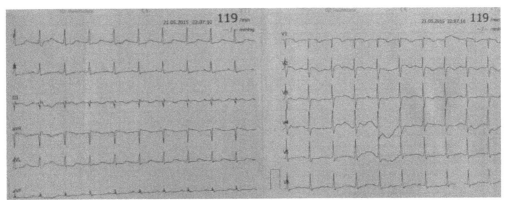

图 4-9-1 可见 $S_I Q_{III} T_{III}$ 波形,$V_1 \sim T_3$ 波倒置

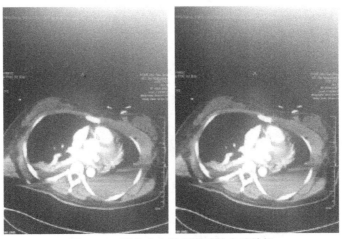

图 4-9-2 可见右上肺亚段动脉充盈缺损

3.入科诊断

①心搏、呼吸骤停,心肺复苏术后,多脏器功能衰竭(心、肾、脑、肝、血液);②肺栓塞;③肺恶性肿瘤术后。

二、病因、病情严重程度评估亟须需解决的问题

该患者病因主要考虑肺栓塞引起的梗阻性休克,继发多脏器灌注不足,导致多脏器功能衰竭。根据肺栓塞严重程度的临床分级(见图4-9-3),本例属于高危肺栓塞,肺栓塞严重程度(sPESI)Ⅴ级,死亡率极高(10%～24.5%),同时继发多脏器衰竭,目前APACHEⅡ评分为32分,死亡率极高。治疗的关键在于尽快纠正休克,阻断持续灌注不足导致的重要脏器的功能障碍。若为无禁忌的肺栓塞,亟须行肺栓塞再灌注治疗、液体复苏、机械通气、血液净化及肺栓塞特异性抗凝等集束化治疗。

表 4-9-1　肺栓塞严重指数(PESI)及其简化版本(sPESI)的评分标准

项　目	原始版本(分)	简化版本(分)
年龄	以年龄为分数	1(若年龄>80岁)
男性	10	—
肿瘤	30	1
慢性心力衰竭	10	1
慢性肺部疾病	10	
脉搏≥110次/min	20	1
收缩压<100mmHg	30	1
呼吸频率>30次/min	20	—
体温<36℃	20	—
精神状态改变	60	—
动脉血氧饱和度<90%	20	1

注:原始版本评分中,总分≤65分,为Ⅰ级;66～85分,为Ⅱ级;86～105分,为Ⅲ级;106～125分,为Ⅳ级;>125分,为Ⅴ级。危险度分层:原始版本评分为Ⅰ～Ⅱ级或简化版本评分0分,为低危;原始版本评分Ⅲ～Ⅳ级或简化版本评分≥1分,为中危;原始版本评分Ⅴ级,为高危。简化版本中,存在慢性心力衰竭和(或)慢性肺部疾病,评分为1分。

三、诊治经过及思路

1. 肺栓塞再灌注治疗的处理

患者胸腔内手术2d,存在再灌注治疗的相对禁忌证。CTPA仅提示右上亚段动脉存在充盈缺损,未见大面积或次大面积肺栓塞,虽然存在肺动脉高压表现,但未见右室游离壁运动功能减退,三尖瓣反流速度明显增加,三尖瓣环收缩期位移下降。综合以上表现,结合目前血流动力学状态、血管活性药物的用量、全身灌注的表现、右心室的容量状态以及对液体的反应性,暂不予以再灌注治疗。

2. 血流动力学与液体复苏

在PiCCO以及床旁心脏B超指导下行液体复苏。PiCCO示CI 2.6～4.91L/(min·m²),ITBVI 483～766mL/m²,GEDVI 386～612mL/m²,EVLW 4.2～5.3mL/kg,SVR 1044～1629dyn·s·m²/cm⁵。心脏B超提示右心室运动功能正常,射血分数大于55%,三尖瓣未见明显反流。在行液体复苏6h后,血压上升,乳酸水平下降,下调血管活性药物剂量。因休克存在毛细血管渗漏,复苏时会有大量液体进入组织间隙,导致多部位水肿,加重组织缺氧以及凝血机制异常。因此,应适当控制晶体液补充,加强胶体液(白蛋白以及血浆)的补充。经过上述处理,5d后停用血管活性药物,6d后停PiCCO监测。

3.凝血功能障碍导致胸腔内活动性出血

在转入我科时,患者血常规提示血红蛋白68g/L。2015年5月22日11:00,CTPA检查发现,患者左侧有较大量胸腔积液;17:00,床边B超提示左侧胸腔有较大量积液,最深达6cm,当时血压(100~110)/(50~60)mmHg,HR 80~90次/min,给予去甲肾上腺素0.55μg/(kg·min);20:38,出现血压下降,血压85/54mmHg,HR 125次/min,立即予以液体复苏以及上调血管活性药物[去甲肾上腺素1.39μg/(kg·min)],血压上升至100/50mmHg,急诊血常规检查提示血红蛋白48g/L;21:00,床边B超检查提示左侧胸腔积液较前增加(最深达8cm),诊断性穿刺出不凝血性液体,考虑存在胸腔内活动性出血、失血性休克。予以输注红细胞、血浆。联系胸外科,行胸腔闭式引流,总共引出1000mL血性液体。在转我院前,某肿瘤医院检查其凝血功能D-二聚体>20μg/L,活化部分凝血活酶时间135s,纤维蛋白原降解产物水平<0.6g/L,血红蛋白88g/L。至我院再行血常规检查,2:00测得血红蛋白68g/L,21:00测得血红蛋白48g/L。动态观察血红蛋白水平渐进性下降,胸腔积液逐步增多,考虑近期胸腔手术、长时间胸外按压、休克、酸中毒、大量补充晶体液以及CRRT时抗凝等因素导致凝血功能障碍,出现胸腔内渗血加重。经补充红细胞、血浆、凝血因子、血小板等处理,胸腔内血性液体逐渐变淡,引流液逐渐变少。6月1日,胸水为淡黄色液体,凝血功能及血小板水平正常。

4.梗阻性休克合并失血性休克处理

患者因肺栓塞导致梗阻性休克,第2天出现失血性休克,当两者合并时,抢救难度增加。在休克状态下,CVP一直在18~24mmHg,需要大剂量血管活性药物来维持血压,于是如何进行液体复苏成为难题。PiCCO以及床边B超在本次治疗中成为重要手段。PiCCO监测指标CI 2.6~4.91L/(min·m²),ITBVI 483~766mL/m²,GEDVI 386~612mL/m²,EVLW 4.2~5.3mL/kg,SVR 1044~1629dyn·s·cm²/cm⁵,始终提示患者存在低血容量性休克,乳酸水平在2.2~15.0mmol/L,而全身软组织液体负荷过重表现持续存在,如肢体水肿逐渐加重,如何进行液体复苏成为关键。床边B超的作用开始体现,动态床边B超监测提示左、右心室舒张以及收缩功能正常,胸部存在少量B线,在呼吸机参数未变下氧合功能未受影响。结合上述结果,考虑血容量不足,心脏功能无明显障碍,予以加大补液量,调整液体成分。补液以胶体液为主(血浆以及白蛋白),前5天总共补液约15000mL,出量约8000mL。第5天,撤除血管活性药物。第6天,拔除PiCCO导管。因此,在发生混合性休克而行液体复苏抗休克治疗时,严密的临床观察、PiCCO以及床边B超动态监测血流动力学发挥了较为关键的作用。

5.血液净化

该患者由休克导致肾脏灌注不足、无尿、肌酐水平进行性升高。根据RIFLE以及AKI评分系统,该患者处于急性肾衰竭期,为维持酸碱、电解质平衡、清除炎性介质以及尽早实现液体负平衡,需行肾脏替代治疗。前期采用CVVH模式(高通量50~60L/24h),第6天实现液体负平衡,第三间隙组织水肿逐渐好转,血流动力学稳定。后期为清除小分子物质以及稳定内环境,用肾脏替代治疗剂量,采用CVVHDF模式。

6.血液净化抗凝与活动性出血的处理

因该患者有严重酸中毒、高钾血症及严重代谢紊乱,故立即行CRRT。在治疗过程中,根据病情调整了抗凝治疗方案。考虑肺栓塞的发生,开始选用的是全身肝素抗凝,动态监测活化部分凝血活酶时间在正常范围的1.5倍左右。第2天20:38,胸腔内出血增多,发生失血性休克。考虑出血为近期胸腔手术、长时间胸外心脏按压、休克、酸中毒、大量补充晶体液出现凝血功能障碍所致。出血当晚,改用低分子量肝素抗凝,滤器与管路工作时间明显缩短,无法达到临床要求,胸腔内出血持续存在,血流动力学极不稳定。当时,考虑枸橼酸盐抗凝,但操作复杂,临床经验不足,同时该患者合并有严重的肝功能异常。因此,经权衡后选用局部肝素＋鱼精蛋白拮抗抗凝(滤器前用肝素,滤器后用鱼精蛋白1∶1拮抗)。考虑到肺栓塞的特异性,不同比例的局部拮抗(肝素与鱼精蛋白的比例可根据病情调整,而非1∶1拮抗)在本次治疗中也有体现。胸腔出血无明显增加,滤器以及管路条件基本能够达到目标治疗量。第5天,血流动力学稳定,血小板计数回升,后撤除血管活性药物。第6天,采用低分子量肝素抗凝,滤器以及管路条件能够较好地达到目标治疗量,胸腔内出血无增加,血小板计数无下降。

7.肺栓塞特异性抗凝治疗

整个治疗全过程都在进行肺栓塞特异性抗凝。2014年ESC急性肺栓塞诊治与管理指南指出,急性肺栓塞患者抗凝治疗的目的是预防复发、降低早期死亡率或致命性静脉血栓栓塞症发生率。标准的抗凝疗程至少为3个月。在危及生命的氧输送问题被解决后,抗凝成为核心问题。因较长时间的肾脏替代治疗和治疗期间的胸腔出血,对本例患者的抗凝难度增加了。故选择特异性抗凝方案进行个体化治疗至关重要,包括早期采用肝素与鱼精蛋素不成比例的拮抗抗凝(滤器中的肝素量大于全身肝素量),后期在血滤日用低分子量肝素静脉抗凝,在非血滤日用低分子量肝素皮下注射抗凝等方案,未出现新发肺栓塞及出血。

8.ICU其他方面的集束化治疗

ICU其他方面的集束化治疗还包括机械通气、镇静镇痛、胰岛素强化控制血糖、营养支持、抗感染(对本例患者,先后选用美罗培南、替考拉宁、头孢哌酮钠舒巴坦钠等抗生素),以及对肝、心、脑等重要脏器的支持治疗等。

9.疾病转归

第5天,撤除血管活性药物;第6天,实现液体平衡;第9天,脱离呼吸机,拔除气管插管;第11天,实现肾脏替代治疗剂量;第19天,自主尿量达1000mL以上。

四、病例剖析

(一)病例层面的剖析

患者,女性,45岁,因"体检发现肺占位约1个月"入住某肿瘤医院,全麻下行胸腔镜下左上肺癌根治术。术后第2天,突发意识不清,心搏、呼吸骤停,闭式引流管未见血性液体。结合辅助检查,排除心源性以及脑源性因素。随着疾病的发展,脏器功能进一步恶化,凝血功能障碍异常突出,并发胸腔内活动性渗血,血色素水平渐进性降低,失血性休克。在原发病致梗阻性休克未纠正时,又合并失血性休克,病情异常凶险,增加了抢救难度。肺栓塞的特异性治疗、肾脏替代治疗的抗凝与胸腔内活动性出血的矛盾,增加了病情的复杂性。入院后,予以多元化的血流动力学监测、积极的液体复苏、机械通气、优化抗凝与出血的关系、血液净化、脏器保护、镇静镇痛、营养支持、预防感染等集束化治疗,病情逐渐恢复。

(二)疾病层面的剖析

年龄在40岁以上的患者发生肺栓塞的风险较高,静脉血栓栓塞症是患者自身因素(长期因素)与环境因素(临时因素)相互作用的结果。在一些临时或者可逆的危险因素(如癌症、手术、创伤、制动、妊娠、口服避孕药或激素替代治疗等)的作用下,6周~3个月内发生的静脉血栓栓塞症被认为是诱发型,其他则被称为非诱发型。肺栓塞也可能发生于没有任何已知危险因素的情况下。与临时因素不同,长期因素可能影响对肺栓塞患者长期抗凝治疗方案的选择,且其危险度每10年会提高近1倍。预计在未来,越来越多的患者会被诊断出(或者死于)肺栓塞。在病理生理上,急性肺栓塞血流动力学障碍的关键因素见图4-9-3。

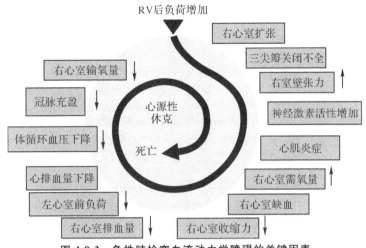

图 4-9-3　急性肺栓塞血流动力学障碍的关键因素

此外,肺栓塞所致的梗阻性休克,重要脏器严重灌注不足,脑、心、肝、肾、血液系统相继或同时出现功能障碍,大大增加了患者的病死率。

关于急性肺栓塞 CRRT 的抗凝问题,根据中华医学会重症医学分会在《ICU 中血液净化的应用指南》中的推荐意见,如对无出血风险的重症患者行 CRRT,可采用全身抗凝;对于有高出血风险的患者,如存在活动性出血、血小板计数<60×10⁹/L、国际标准化比值>2、活化部分凝血活酶时间>60s 或 24h 内曾发生出血者,在接受 CRRT 时,应首先考虑局部抗凝。如无相关技术和条件,则可采取无抗凝剂方法。对本例患者,在疾病不同阶段选择了不同的抗凝方案。

抗凝方案选择如下。

(1)枸橼酸(即柠檬酸)局部抗凝:如果条件许可,推荐应用枸橼酸局部抗凝,并考虑患者实际血流量,根据游离钙离子的检测结果调整相应枸橼酸钠和氯化钙生理盐水的输入速度;但对合并严重肝功能障碍、低氧血症(动脉氧分压<60mmHg)和(或)组织灌注不足、代谢性碱中毒及高钠血症的患者,不宜选择枸橼酸局部抗凝。

(2)普通肝素抗凝:肝素有较高的出血风险及诱导血小板减少的风险(Heparin-induced thrombocytopenia,HIT),且对 ATⅢ 缺乏的患者不适用;但肝素易获得,抗凝效果容易监测,价格低廉,且鱼精蛋白的拮抗作用可靠,因此临床应用较多。①全身抗凝方案:由于肝素全身抗凝的出血风险高于局部抗凝,故肝素全身抗凝仅适用于无出血风险(无活动性出血且基线凝血指标基本正常)的患者。并且需每4～6小时监测活化部分凝血活酶时间,据此调整普通肝素用量,以保证活化部分凝血活酶时间维持在正常值的1～1.4倍。②局部抗凝:对有出血风险的患者,可采用局部抗凝。肝素局部抗凝一般以 1000～1666U/h 滤器前持续输注,并在滤器后按 1mg:100U(鱼精蛋白:肝素)比例持续输注鱼精蛋白,使滤器前 ACT>250s 和患者外周血 ACT<180s。

(3)低分子量肝素抗凝:低分子量肝素由普通肝素水解得到,出血风险较低,常用于全身抗凝。与普通肝素抗凝效果相比,低分子量肝素的滤器寿命和安全性都没有显著差别,但费用较高。低分子量肝素全身抗凝的检测指标推荐应用抗凝血因子 X(Ⅹa)活性,目标维持在 0.25～0.35U/mL。低分子量肝素也可诱发 HIT。因此,对普通肝素诱发的 HIT 同样不能应用低分子量肝素。

(4)前列腺素抗凝:可用于抗凝的前列腺素主要有 PGI₂ 和 PGE₁,因其有扩张血管而致低血压的作用,故一般不单独用于重症患者 CRRT 的抗凝。其可与肝素联合应用于高凝患者,但不适用于血流动力学不稳定的患者。其与肝素联合应用可延长滤器寿命和缓解血小板水平降低。

(5)无抗凝剂方法:当患者不具备上述条件时,可选择无抗凝剂。采用前稀释治疗模式,治疗前给予 40mg/L 的肝素生理盐水预冲,高血流量(200～300mL/min),以降低发生凝血的可能,但需注意血栓栓塞并发症的发生。

(6)其他抗凝剂:如磺达肝素、达那肝素、水蛭素、阿加曲班和萘莫司他等,主要用于 HIT 患者的抗凝,目前临床上较少开展。

五、经验教训

根据严重程度的临床分级,本例肺栓塞患者属于高危,死亡可能性极高,但经治疗后取得了较好的效果。以下几点值得借鉴。①肺栓塞的特异性治疗包括再灌注治疗以及抗凝,本例存在再灌注治疗的相对禁忌证,且CTPA仅提示右上亚段肺动脉栓塞,故未予以再灌注治疗,但是由始至终坚持抗凝治疗。②肺栓塞合并失血性休克增加了抢救难度,有效灌注不足与第三间隙渗透综合征的矛盾尤为突出,此时 PiCCO 以及床边心脏超声发挥了较为关键的指导作用,在多元性血流动力学监测指导下进行液体复苏,较快地稳定了循环。③肺栓塞的特异性治疗、肾脏替代治疗的抗凝与胸腔内活动性出血的矛盾,是本次治疗过程的另一个主要矛盾。针对此矛盾,分为三个阶段处理。第一阶段(1~5d):为液体复苏期和(或)失血性休克期,予以局部抗凝,采用的是滤器前肝素+滤器后鱼精蛋白拮抗,在本次治疗中,胸腔出血无明显增加,CRRT 滤器以及管路条件基本能够满足治疗的需要。第二阶段(6~11d):为液体负平衡期,血流动力学稳定,胸腔内无活动性出血,采用低分子量肝素抗凝,在治疗过程中胸腔内出血无增加,血小板计数无下降。第三阶段(12d~恢复期):为恢复期,于血滤日采用低分子量肝素静脉抗凝,于非血滤日采用低分子量肝素皮下注射抗凝,动态监测 D-二聚体水平逐步下降,未出现新发肺栓塞以及出血。经过各个阶段抗凝治疗的优化,能够很好地解决各种矛盾。

当然,本例病例也存在不足,从液体复苏到液体负平衡的时间较长,可能由此延长了脏器功能恢复的时间。另外,对于合并胸腔内出血,对抗凝药物以及抗凝时机的选择应进一步优化。比如根据 2014 年 ESC 急性肺栓塞诊治与管理指南,急性期治疗为在前 5~10d 应用肠外抗凝(普通肝素、低分子量肝素、磺达肝葵钠)。随后,可以选择维生素 K 拮抗剂进行维持治疗,该药在起始治疗时需与肝素重叠使用。该患者因发病期间出现胸腔内出血及 CRRT 等因素影响监测,所以在较长时间内未过渡至肠道抗凝,对抗凝效果的监测不能很好地达到临床要求。目前,新型的抗凝药物,如利伐沙班、达比加群酯和阿哌沙班在欧洲已被批准用于治疗静脉血栓栓塞症。临床研究结果证实,应用新型口服抗凝药物治疗静脉血栓栓塞症的临床疗效不优于 VKA;但就严重出血事件来讲,可能比后者更安全。

参考文献

1. Konstantinides SV, Torbicki A, Agnelli G, et al. 2014 ESC guidelines on the diagnosis and management of acute pulmonary embolism[J]. Eur Heart J,2014,35(43):3033-3069,3069a-3069k.

2. 中华医学会心血管病学分会肺血管病学组. 急性肺栓塞诊断与治疗中国专家共识(2015)[J]. 中华心血管病杂志,2015,44(3):197-211.

3. Brophy PD, Somers MJ, Baum MA, et al. Multi-centre evaluation of anticoagulation in patients receiving continuous renal replacement therapy (CRRT)[J]. Nephrol Dial Transplant, 2005,20(7):1416-1421.

4. 朱建华,叶继辉.连续性血液净化在复杂性急性肾衰竭应用中的抗凝问题[J].现代实用医学, 2009,21(2):94-95.

(龚仕金)

病例 4-10　缺血性肠病

引　言

随着人口老龄化进展,动脉硬化相关疾病的发病率增加,缺血性肠病的患病率也有所增加,但目前有关缺血性肠病患病率的流行病学资料尚不多。缺血性肠病可分为急性肠系膜缺血(Acute mesenteric ischemia,AMI)、慢性肠系膜缺血(Chronic mesenteric ischemia,CMI)和缺血性结肠炎(Ischemic colitis,IC)。其中,急性肠系膜缺血最为凶险,临床以症状、体征分离的绞窄性肠梗阻为主要特征,其病理生理的终点为肠坏死,预后极差,死亡率可高达 60%～80%。有很多急性肠系膜缺血患者在手术探查或死亡前才被确诊,而诊断不明和治疗延误仍然是急性肠系膜缺血患者高死亡率的主要原因。

一、接诊时病情简介

(一)入 ICU 前的情况

患者,男性,80 岁,退休工人。因"步态不稳 2 天"于 2014 年 11 月 14 日收入内科。既往有高血压病史 10 年;脑梗死病史,遗留步态不稳;心房颤动;前列腺增生,长期便秘,均不规律服药。内科住院期间,给予控制血压、活血化瘀以及通便等对症支持治疗,病情稳定,计划出院。2014 年 12 月 5 日 17:00 起,感腹胀、排便困难,自服"乳果糖"100mL;23:00,感腹胀明显,查腹部立位平片示肠梗阻(见图 4-10-1)。2014 年 12 月 6 日,腹痛、腹胀突然加剧,呕吐,烦躁,意识淡漠,低体温,血压下降,腹膨隆明显,全腹部压痛及反跳痛,肠鸣音消失,四肢冰冷,无尿。血常规:白细胞计数 23.8×10⁹/L,血红蛋白 131g/L,血小板计数 293×10⁹/L,中性粒细胞百分比 91.9%,C 反应蛋白 10.00mg/L,血小板压积 4.8ng/mL,脑利钠肽 3268pg/mL。考虑"肠梗阻、感染性休克、高血压、脑梗死、心房颤动、前列腺增生",转入 ICU。

(二)入 ICU 时的情况

1.入科查体

T 36.6℃,HR 103 次/min,R 38 次/min,BP 66/42mmHg,昏迷状态,全身肢体冰冷,嘴唇发绀。双侧瞳孔直径约 1.5mm,对光反射迟钝。双肺呼吸音粗,可闻及散在啰音。心律不齐,房颤律,各瓣膜区未闻及病理性杂音。全腹膨隆,腹部张力高,肠鸣音消失。四肢无水肿。

2.辅助检查

(1)血气分析:pH 7.226,PaO₂ 161.6mmHg(储氧面罩吸氧),PaCO₂ 43.5mmHg,乳酸 10.7mmol/L,碳酸氢根浓度 18mmol/L,碱剩余−9.4mmol/L。

(2)血生化:丙氨酸氨基转移酶 97.4U/L,天门冬氨酸氨基转移酶 176.8U/L,肌酸激酶 1168U/L,肌酸激酶同工酶 79.5U/L,乳酸脱氢酶 530U/L,白蛋白 37.8g/L,钠 142mmol/L,肌酐 184μmol/L,尿素氮 10.25mmol/L。

(3)检查:B 型尿钠肽 3268pg/mL;肌钙蛋白 I<0.01μg/L;降钙素原 4.8ng/mL;D-二聚体 1948ng/mL;凝血功能在正常范围。

(4)胸腹部 B 超:双侧胸腔未见积液,无腹水。

(5)腹部立位片:腹内见数个长短不等的气液平,部分肠道内积气(见图 4-10-1)。

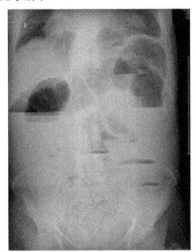

图 4-10-1　腹内见数个长短不等的气液平,部分肠道内积气

3. 入科诊断

①急性肠梗阻;②感染性休克;③急性肝功能损伤;④急性肾功能损伤;⑤冠心病,心房颤动,心功能Ⅱ级;⑥高血压病3级(极高危);⑦腔隙性脑梗死;⑧前列腺增生。

二、病因、病情严重程度评估及亟须解决的问题

该患者因步态不稳入院,经治疗后病情稳定。自服"乳果糖"后出现腹胀加重,腹部立位平片提示肠梗阻表现。从肠梗阻病因分析,考虑患者服用乳果糖通便后致使粪块体积增大,阻塞肠道引起机械性肠梗阻可能,但此类患者往往合并肠道肿瘤基础,需排除肿瘤的可能。此外,患者为老年男性,有房颤基础,需考虑肠系膜动脉栓塞致血运性肠梗阻的可能。患者病情急剧变化,出现呼吸、循环衰竭及感染性休克表现。肠梗阻后,腹部张力高,可能继发腹腔间隔综合征(ACS),病情凶险。目前,亟须解决感染性休克、代谢性酸中毒、腹腔高压、呼吸衰竭等问题。治疗的关键在于尽快解除梗阻,控制感染。有利于稳定血流动力学。因此,需行机械通气、液体复苏、血液净化、降低腹内压等集束化治疗。

三、诊治经过及思路

该患者表现为腹胀,查体腹部膨隆,结合影像学表现,考虑肠梗阻,诊断明确。按发生原因,肠梗阻可以分为机械性肠梗阻、动力性肠梗阻及血运性肠梗阻。该患者自服"乳果糖"后出现肠梗阻,首先考虑机械性肠梗阻的可能。考虑患者为老年男性,此类肠梗阻往往存在肠道肿瘤基础,故需进一步检查排除肿瘤的可能。此外,该患者有房颤基础,需考虑肠系膜动脉栓塞致血运性肠梗阻的可能。但因该患者已出现感染性休克、急性肾功能衰竭、腹腔内高压,故早期治疗的重点应放在并发症的处理上。后期,若经保守治疗无效,则需手术治疗。

1. 呼吸衰竭处理

入科后,患者处于昏迷状态,呼吸急促。氧袋面罩吸氧下,氧饱和度为88%。故立即行经口气管插管机械通气。机械通气采用PC模式,PC/PEEP 25/5cmH$_2$O,FiO$_2$ 60%,之后根据病情调整。并在液体复苏前提下制定镇痛镇静策略。

2. 血流动力学和液体复苏

对于感染性休克,需积极行液体复苏,通过ABP、CVP及PiCCO等手段进行血流动力学监测,指导液体管理。经适当晶体液复苏,同时加强胶体液(白蛋白、血浆)的补充,提高胶体渗透压。用去甲肾上腺素0.36μg/(kg·min)泵注维持血压,多巴酚丁胺泵注增强心肌收缩力。入科第5天,循环稳定,停用血管活性药物。

3. 血液净化

患者有感染性休克、代谢性酸中毒、无尿等表现,考虑继发急性肾功能衰竭,行CRRT稳定内环境、保持液体平衡并清除炎症因子。采取持续CVVH模式治疗,无活动性出血,故选择肝素抗凝,根据PiCCO结果指导容量管理。患者肾功能好转,尿量增多后,于2015年2月14日停用CRRT。

4. 肠梗阻及腹高压的处理

患者全腹膨隆明显,叩诊鼓音,在综合治疗的基础上予以胃肠减压、导泻通便等治疗。入科第3天,在床旁胃镜下置入肠梗阻导管,引流出大量墨绿色液体及气体;后,腹部膨隆症状缓解,但肠鸣音仍未闻及。因条件限制,治疗期间未进行腹内压监测。

5. 营养支持

因患者肠梗阻未解除,故于循环稳定后开始行早期肠外营养支持。入科第7天,行剖腹探查术。术后,尽早予以肠内营养支持,以促进肠道功能的恢复。

6.其余治疗

除上述治疗外,还包括抑酸、抑制肠液分泌、抗感染、控制血糖、纠正酸碱电解质紊乱等综合治疗。

7.疾病转归

入科第7天,血流动力学稳定,行腹部增强CT(见图4-10-2),见扩张肠管气液平,符合临床肠梗阻的诊断,性质待定。当晚在全麻下行剖腹探查术,术中见:右半结肠大片坏死,回肠距回盲部1.5m内见多处坏死灶,肠系膜静脉血栓形成,予坏死回肠(1.5m)、升结肠切除术＋回肠造瘘＋结肠闭合。术后诊断为"肠系膜血运性肠坏死、肠系膜静脉血栓形成"。病理诊断:①升结肠、盲肠、回肠炎症性肠病,首先考虑克罗恩病,病变伴穿孔、肠管周围炎;②盲肠管状腺瘤,低级别上皮内瘤变;③慢性阑尾炎伴周围炎。术后返回ICU,82d后好转出院。

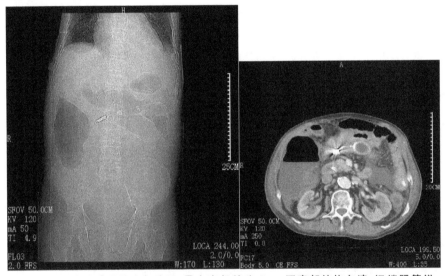

图4-10-2　右中腹见扩大气液平,最大直径约为9cm,回盲部结构欠清,远端肠管似略狭窄

四、病例剖析

（一）病例层面的剖析

该患者为老年男性,既往有长期便秘史,此次发病以腹胀、排便困难为主诉,结合腹部立位平片,肠梗阻诊断明确。自服"乳果糖"后,症状加剧,继而出现低血压、昏迷,结合辅助检查中炎症指标极高、血小板压积升高、肝肾功能进行性升高、代谢性酸中毒等表现,考虑急性肠梗阻后继发感染性休克、多脏器功能不全。该患者术中未见肠系膜动脉栓塞,初步排除房颤导致肠系膜动脉血栓形成的可能。在肠腔阻塞时,会出现肠道积液积气,肠道扩张,导致腹内压增高;严重者会出现腹腔间隔室综合征,肠道供血急剧减少,引起肠道缺血坏死、血栓形成。入科后,积极给予液体复苏、机械通气、血液净化、胃肠减压、导泻及抗感染等综合治疗。血流动力学稳定后,复查提示肠道梗阻仍未解除。根据缺血性肠病手术适应证,可考虑行预防性主动脉肠系膜上动脉旁路术。缺血性肠病手术适应证如下:①急性肠系膜动脉栓塞;②急性肠系膜动脉血栓形成;③慢性肠系膜动脉闭塞性疾病,内科保守治疗无效;④任何形式的肠系膜动脉缺血性疾病,并出现剧烈腹痛、压痛、腹肌紧张、腹腔抽出血性液体者;⑤具有典型的症状,及动脉造影确定肠系膜上动脉或腹腔干显著狭窄或闭塞者;⑥主动脉造影明确肾动脉和肠系膜上动脉狭窄同时存在而施行肾动脉重建时,为预防肠梗死的发生,可予以手术。而对于原因不明的肠梗阻患者,若经过保守治疗,并在排除麻痹性肠梗阻、结核性腹膜炎导致的肠梗阻后,肠梗阻症状仍未见缓解,则需手术治疗。该患者有手术指征,予以积极手术治疗。病因方面,根据

术中病理结果,首先考虑回盲部炎症基础上出现的机械性肠梗阻。病理报告未提示动脉栓塞,故可排除房颤导致的肠系膜动脉栓塞。至于肠系膜静脉血栓形成,是在肠梗阻早期就已出现还是后期继发性血栓形成,无法进一步明确。

(二)疾病层面的剖析

国外研究表明,急诊监护病房每 1000 例患者中就有 1 例 AMI 患者;我国 90% 缺血性肠炎患者为老年患者(年龄≥60 岁)。缺血性肠病患者常无特殊的临床表现,误诊、漏诊率较高,因此早期症状和体征鉴别特别重要。年龄大于 70 岁,诊断延迟超过 24h,伴休克、酸中毒的患者预后差。国外报道,AMI 患者 90d、1 年和 3 年累积生存率分别为 59%、43% 和 32%。本病的主要病理基础是局部血管病变、血流量不足或血液高凝状态。危险因素主要有心力衰竭、心律失常、心房颤动、各种原因所致的休克、动脉血栓形成、机械性肠梗阻等。医源性因素有动脉瘤切除术、主动脉手术、冠状动脉搭桥术、肠切除术、肠镜、钡灌肠、妇科手术等;药物因素有可卡因、达那唑、地高辛、雌激素、苯异丙胺、利尿剂及非甾体类抗炎药等,均可导致老年人缺血性肠病的发生。临床特点为急性肠系膜缺血的三联征,即剧烈上腹痛或脐周痛而无相应的体征,器质性心脏病合并心房颤动,胃肠道排空障碍。急性肠系膜缺血常以突发剧烈腹痛,伴频繁呕吐和腹泻为主要症状,约 75% 患者大便潜血阳性,15% 患者可伴有血便,部分患者可出现肠梗阻,部分重症患者可出现溃疡及穿孔。本病起病急,早期无特异性表现,病死率高。约 80% 患者患有肠系膜动脉阻塞,这是由动脉粥样硬化和风湿性心脏病引起的,其次是由血管造影后动脉粥样硬化斑块脱落所致的。该病不同类型具有各自的临床特点。

对肠系膜缺血患者应立即行禁食、胃肠减压、静脉营养支持等治疗。对急性肠系膜缺血的治疗还包括以下几个方面。①初期处理:复苏,包括减轻急性充血性心力衰竭,纠正低血压、低血容量和心律失常。②早期应用广谱抗生素:急性肠系膜缺血患者血培养阳性的比例高,应用抗生素以防肠缺血症状加重而诱发或加速肠管坏死;慎用肾上腺糖皮质激素,以免坏死毒素扩散;抗菌谱应该覆盖需氧及厌氧菌,尤其抗革兰阴性菌抗生素,常用的抗生素有喹诺酮类和甲硝唑,对严重感染者可用三代头孢菌素。③应用血管扩张药:急性肠系膜缺血一经诊断,应立即用罂粟碱 30mg 肌肉注射,继以 30mg/h 的速率经泵静脉输注,1~2 次/d,疗程为 3~7d,少数患者可用至 2 周。同时,尽可能避免使用血管收缩剂、洋地黄类药物,以防肠穿孔。④抗栓治疗:急性期抗血小板治疗,可用阿司匹林 200~300mg/d 或氯吡格雷 150~300mg/d,应密切观察,防治出血。抗凝及溶栓治疗主要适用于肠系膜静脉血栓形成,确诊后尽早使用尿激酶 50 万 U,静脉滴注,1 次/d;并给予肝素 20mg,静脉滴注,1 次/6h,疗程 2 周。抗凝治疗不能溶解已形成的血栓,但能抑制血栓蔓延,配合机体自身纤溶系统溶解血栓。⑤介入治疗:对于急性肠系膜动脉血栓,一旦明确诊断,对有适应证者应尽早行介入治疗。⑥手术治疗:内科治疗对轻度肠系膜动脉狭窄性疾病能够取得较好的疗效,但对中重度肠系膜上动脉狭窄或闭塞的疗效较差,对此往往需要借助外科手术才能取得较好的效果。

五、经验教训总结

急性肠系膜缺血起病急,早期无特异性表现,病死率高。因此,治疗的关键是,尽早明确诊断,去除病因,恢复肠系膜血管的血液灌注,包括全身治疗、介入治疗和手术治疗。老年患者出现的肠梗阻,以机械性肠梗阻及血运性肠梗阻相对多见,尤其是后者,需要临床医生及时进行诊断,以免延误病情。

本病例在诊疗过程中有几点值得借鉴。①患者在入科时已有休克状态,呼吸、肝、肾功能衰竭,立即予以气管插管、CRRT、胃肠减压、液体复苏、稳定血流动力学治疗,阻断了疾病的进一步发展。②经治疗后,血流动力学稳定,但复查提示肠道梗阻仍未解除,转为手术治疗,及时进行了手术探查,进一步明确了诊断。

在本病例诊疗过程中,同样存在一些不足:①由于本院检查手段及当时患者情况的限制,未能及时行血管造影检查排除肠系膜动脉栓塞,存在病情延误的风险。②在治疗过程中缺乏腹内压监测手段,无法根据腹内压的情况进一步指导治疗。

参考文献

1. Pepersack T. Colopathies of the old adults[J]. Acta Gastroenterol Belg,2006,69:287-295.

2. 缺血性肠病诊治中国专家建议写作组. 老年人缺血性肠病诊治中国专家建议(2011)[J]. 中华老年医学杂志,2011,30(1):1-6.

3. Schoots JG,Levi MM,Reekers JA,et al. Thrombolytie therapy for acute superior mesenterie artery occlusion[J]. J Vasc Interv Radi,2005,16:317-329.

4. 吴本俨.关注老年急性缺血性肠病诊断[J].中华老年医学杂志,2009,28:286-288.

5. Cangemi JR,Picco MF. Intestinal Ischemia in the Elderly[J]. Gastroenterol Clin North Am,2009,38:527-540.

6. Park WM,Gloviczki P,Cherry KJ,et al. Contemporary management of acute mesenteric Ischemia:factors associated with survival[J]. J Vase Surg,2002,35:445-452.

7. Safioleas MC,Moulakakis KG,Papavassilion VG,et al. Acute mesenteric ischaemia a highly Iethal disease with a devastating outcome[J]. Vasa,2006,35:1106-1110.

8. 江利冰,张茂,马岳峰.腹腔高压和腹腔间隔室综合征诊疗指南(2013版)[J]. 中华急诊医学杂志,2013,22(8):839-841.

(陈　君)

病例 4-11　食管异物致食管主动脉瘘

引　言

食管异物是临床常见的急症之一。绝大多数患者的食管异物可以经胃镜取出,但是当并发食管穿孔、继发纵隔感染,特别是出现异物性主动脉食管瘘(Aorto-esophageal fistula,AEF)时,病情凶险,若处理不当,可引起严重感染、主动脉瘤破裂大出血等并发症,病死率可高达50%以上。

二、接诊时病情简介

(一)入 ICU 前的情况

1.患者主诉和基本情况

患者,男性,73岁。因"胸痛1天,呕血6小时"入院。患者于入院前1天在无明显诱因下出现胸骨后疼痛,自觉症状逐步蔓延至上腹部,无发热。6h前,在我院急诊就诊时突发呕血,为大量鲜血,呈喷射状,血量约2000mL;伴解暗红色血便一次,量较多,约300mL。感胸闷、气促,无意识障碍。仔细追问病史示2个月前有进食鱼肉史,进食后有胸骨后疼痛史,后未经处理自行好转,否认肝病史。

2.入院查体

T 36.8℃,HR 125次/min,R 19次/min,BP 82/56mmHg,神志清,面色苍白,全身皮肤、巩膜无

黄染。两肺呼吸音粗，未闻及杂音。腹平，腹壁未及曲张静脉，未扪及包块，无压痛、反跳痛，肝脾肋下未及，移动性浊音阴性。

3.辅助检查

(1)急诊胸部 CT 平扫示：左侧少量胸腔积液，食管中段管壁增厚。

(2)血常规：白细胞计数 $5.92 \times 10^9/L$，中性粒细胞百分比 93.10%，血红蛋白 45g/L，C 反应蛋白 12.2mg/L。

(3)急诊床边胃镜示：食管上段黏膜隆起伴糜烂(表面血痂样物附着)，食管异物损伤后改变，胃底大量积血。

(4)急诊行胸主动脉 CTA 示：降主动脉假性动脉瘤(破入食管可能)，附见双侧胸腔积液、腹腔少量积液(见图 4-11-1)，提示主动脉破裂可能。

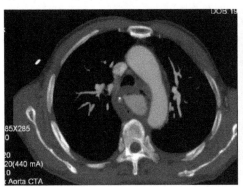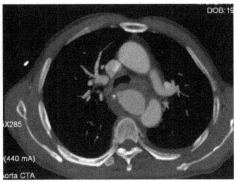

图 4-11-1　降主动脉假性动脉瘤(破入食管可能)

4.拟诊

①上消化道出血：肿瘤？食管异物？；②失血性休克；③胸主动脉假性动脉瘤，破入食管可能。

处理：急诊行全麻下胸主动脉假性动脉瘤单纯主动脉覆膜支架腔内隔绝术，术后转入 ICU。

(二)入 ICU 时的情况

1.入科查体

T 37.6℃，HR 96 次/min，R 17 次/min，BP 97/60mmHg，气管插管，药物镇静(PC 模式，FiO_2 40%，PEEP 5cmH_2O)，SpO_2 100%。双侧瞳孔直径2mm，对光反射迟钝。带入鼻胃管，内见少量暗红色液体引出。呼吸机辅助通气，双肺呼吸音粗，可闻及少量痰鸣音。心律齐。腹软，肝脾肋下未及。左腹股沟纱布加压包扎，无渗血、渗液。双下肢无水肿，足背动脉搏动可。

2.辅助检查

(1)血常规：白细胞计数 $9.92 \times 10^9/L$，中性粒细胞百分比 81.0%，血红蛋白 100g/L，C 反应蛋白 78.3mg/L。

(2)血气分析：pH 7.396，PaO_2 143.0mmHg，$PaCO_2$ 40.1mmHg，HCO_3^- 23.9mmol/L，氧饱和度 100%。

(3)血生化：白蛋白 24.8g/L，尿素氮 6.74mmol/L，肌酐 49.7μmol/L，间接胆红素 22.8μmol/L，丙氨酸氨基转移酶 21U/L。

(4)胸腹部增强 CT：降主动脉见 34mm×28mm 局限性向外囊样扩张，呈瘤样膨出，可及造影剂充填，破口大小约 8mm，周围可见低密度影，其上方食管扩张。考虑降主动脉假性动脉瘤(破入食管可能)(见图 4-11-2)。

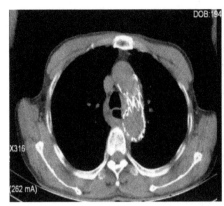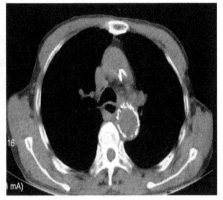

图 4-11-2 降主动脉假性动脉瘤支架植入术后(破入食管可能)

3.入科诊断

①主动脉破裂,胸主动脉假性动脉瘤;②食管主动脉瘘,食管异物损伤;③上消化道大出血,失血性休克,重度贫血。

二、病因、病情严重程度评估及亟须解决的问题

根据患者疑似进食鱼肉致胸骨后疼痛病史,典型的呕血、胸背疼痛等临床体征,及典型的胸主动脉瘤形成,考虑患者为食管异物引起的异物性主动脉食管瘘(AEF)、假性动脉瘤型。根据食管损伤的MSCT分级,判断为Ⅳ级:食管穿透并形成异物性主动脉食管瘘。由于异物性主动脉食管瘘发病凶险,患者死亡率高,常发生致死性大出血,导致患者短期内迅速死亡。因此,早期诊断、对损伤进行准确定位及正确的处理措施直接决定着患者的预后。对患者生命体征的维持(包括抗休克治疗)、术前的早期诊断和手术方式的选择尤为关键。目前的重点在于,根据损伤部位的不同采取相应的手术治疗,阻断致死性出血的继续。同时,术后对食管损伤的评估、营养支持、感染控制、预防纵隔感染的可能等都最终可以决定患者的预后。

三、诊治经过及思路

该患者有呕血,且短时间内呕血量大,所呕的血为鲜红色,伴失血性休克、重度贫血,首先考虑上消化道病变所致。上消化道出血的最常见病因为消化性溃疡、上消化道肿瘤、应激性溃疡、急慢性上消化道黏膜炎症,少数由胆胰疾病引起。近年来,服用非甾体类抗炎药、阿司匹林或其他抗血小板聚集药物也逐渐成为上消化道出血的重要病因。少见的病因有食管黏膜撕裂症、上消化道血管畸形、Dieulafoy病、胃黏膜脱垂或套叠、急性胃扩张或扭转、理化和放射损伤、壶腹周围肿瘤、胰腺肿瘤、胆胰管结石、胆管肿瘤等。某些全身性疾病,如感染、肝肾功能障碍、凝血机制障碍、结缔组织病等,也可引起上消化道出血。

内镜检查在急性上消化道出血的诊断中占有重要地位,是病因诊断的关键。①内镜检查能发现上消化道的病变,应尽早在出血后24h内进行内镜检查,并备好止血药物和器械。②对于有循环衰竭征象者,如心率>120 次/min,收缩压<90mmHg 或基础收缩压降低>30mmHg,血红蛋白<50g/L等,应先迅速纠正循环衰竭,再行内镜检查。在对危重患者行内镜检查时,应进行血氧饱和度及心电、血压监护。③应仔细检查贲门、胃底部、胃体小弯、十二指肠球部后壁及球后等比较容易遗漏病变的区域。对检查至十二指肠球部未能发现出血病变者,应将内镜深插至十二指肠乳头部进行检查。若发现有2个以上的病变,则应判断哪个是出血性病灶。

对本例患者,在纠正贫血的前提下早期行床边胃镜检查,明确出血部位位于食管上段,急诊行胸主动脉CTA进一步明确病因,为后续处理找到了方向。

1. 失血性休克的处理

患者以喷射样消化道大出血起病。入院后,立即留置中心静脉导管,以 30mL/kg 积极液体复苏,考虑再出血的可能,采用控制性液体复苏;同时,予以止血、保护胃黏膜、抑酸等药物治疗;紧急联系血库,予以紧急输注红细胞、血浆、血小板、纤维蛋白原、白蛋白等。急诊行床边胃镜检查明确病因,胃镜下予以冰盐水及去甲肾上腺素冲洗。术中可见食管上段黏膜隆起伴糜烂(表面血痂样物附着),食管异物损伤后改变,胃底大量积血;术中未见明确食管异物,于胃镜下留置胃管。予以床边心电监护,监测心缩压、心率变化,每半小时监测血红蛋白变化。入科 2h,患者呕血较前减少,循环改善,根据胃镜结果,提示出血部位在食管上段,再结合患者出血量大,提示动脉性出血,高度怀疑为主动脉食管瘘,故积极行胸主动脉 CTA 明确诊断,急诊行手术治疗。

2. 胸主动脉假性动脉瘤的处理

急诊行胸主动脉 CTA 示降主动脉假性动脉瘤(破入食管可能)。于急诊全麻下行胸主动脉假性动脉瘤单纯主动脉覆膜支架腔内隔绝术。术后造影评价支架在位良好,无出血、渗漏现象。

3. 生命体征支持

患者起病以呕血为主,应保持呼吸道通畅,及时清除呼吸道分泌物,呕血时将头偏一侧,及时清理血性物,预防误吸。术后,患者带气管插管转入我科,积极予以抑酸护胃治疗,观察消化道出血状况,预防应激性消化道出血。输注红细胞、血红蛋白、血浆、纤维蛋白原等,以改善贫血。监测凝血功能、血气分析变化。根据患者自主呼吸状况,逐步下调呼吸机条件。术后第 2 天,患者神智转清,自主呼吸稳定,拔除气管插管。

4. 抗感染

患者胃镜下检查未见明显异物残留,多次肺部 CT 检查未见明显纵隔感染的征象,故不行开胸或纵隔引流等控制感染。但由于患者有明确的食管损伤病史,有纵隔感染的高风险因素,故入院后即足量、全程地予以强效广谱抗生素美罗培南 0.5g q6h 治疗,覆盖革兰阳性菌、阴性菌及厌氧菌,同时监测体温及血象变化,动态复查肺部 CT 变化。患者入院后,多次复查提示炎症指标好转,体温无明显波动,自主呼吸稳定。

5. 肠内营养支持

患者食管损伤明确,急诊胃镜未见明显异物残留。故急诊即行胃镜下留置鼻胃管。术前予以禁食。根据欧洲重症监护医学会危重患者早期营养临床实践指南意见,对于活动性上消化道出血患者,建议延迟肠内营养;但如果出血已经停止,同时再无出血体征,则建议开始给予肠内营养。术后,患者无明显活动性出血,即开始给予鼻饲肠内营养,并逐步加量。同时观察患者胃液及大便性状。术后 3d,患者留置胃管转回血管外科继续治疗,继续给予鼻饲肠内营养。术后 20d,开始逐步过渡至经口进食。术后 34d,拔除胃管。

6. 术后管理

术后管理包括呼吸支持、控制心室率,将血压严格控制在 120/70mmHg 以下,改善凝血功能,加强穿刺导管和伤口护理,予以抑酸、保护胃黏膜等支持治疗。

7. 疾病转归

患者于术后次日脱离呼吸机,拔除气管插管。术后 3d,患者生命体征稳定,无呕血、黑便,T 36.9℃,HR 74 次/min,R 19 次/min,BP 125/78mmHg,转回血管外科继续治疗。35d 后,患者康复出院。

四、病例剖析

(一)病例层面的剖析

该患者为老年男性,急性起病,以胸痛伴呕血起病,出血量大,呈喷射状。追问病史发现有进食鱼肉后胸骨后疼痛史。床边胃镜见食管异物损伤后改变;胸部 CT 见食管中段管壁增厚;进一步行胸主动脉 CTA 示降主动脉假性动脉瘤。故患者食管主动脉瘘、胸主动脉瘤形成、主动脉夹层诊断明确。结合患者以上消化道大出血起病,血红蛋白水平明显下降,故上消化道大出血、失血性休克诊断明确。考虑大出血为食管主动脉瘘致胸主动脉瘤破裂所致,病情凶险,死亡率高。故入院后即予以积极的液体复苏纠正休克,急诊行全麻下胸主动脉假性动脉瘤单纯主动脉覆膜支架腔内隔绝术,术后予以加强抗感染支持治疗、肠内营养、预防手术并发症等综合治疗,患者病情逐渐稳定,康复出院。

(二)疾病层面的剖析

对食管异物并发异物性主动脉食管瘘者,以往的救治成功率极低。近年来,随着体外循环技术的发展及对疾病认识的提高,逐渐有治愈病例的报道,但缺乏统一的治疗方式,临床治愈率仍然不高。异物性主动脉食管瘘典型症状为 Chiar 三联征,即胸痛、信号性呕血和几小时至几周内无症状间隙后的致死性大出血。然而,大多数患者无特异性体征,目前在诊断和治疗上仍存在诸多问题。①病史不详,个别患者常无明确食入异物史。②病情轻重与临床表现不一致,致命性大呕血可以是唯一的临床表现。③缺乏理想的辅助检查方法,目前诊断胸食管异物损伤的普通 X 线检查和 CT 平扫可大致确定异物位置,但仍无法准确确定食管异物损伤状况,所以对合适治疗方案选择的指导意义有限;消化道内镜检查对食管异物有确诊和治疗价值,但盲目的内镜检查可能加重损伤,甚至导致致命的大出血。④合并异物性主动脉食管瘘破裂出血可致患者短期内死亡。因此,提高对食管异物致主动脉瘤破裂的早期诊断,选择合适方式及早治疗具有重要的临床意义。

治疗上,除对异物性主动脉食管瘘的积极复苏抗休克治疗之外,关键在于尽早选择合适的方式,尽早手术及术后予以抗感染和营养支持治疗,其主要包括以下几个方面。①手术治疗:传统的主动脉修补术、主动脉置换术等外科手段治疗异物性主动脉食管瘘死亡率极高,容易出现手术难以控制的大出血。与传统的开放手术相比,血管内主动脉支架植入物治疗主动脉瘘具有明显的优势。Verhoeven等认为,血管内主动脉支架植入应被视为首选的手术方案。这些植入物可防止致命的出血,并在进行其他治疗之前提供改善患者病情所需的宝贵时间。主动脉覆膜支架腔内隔绝术避免了开胸主动脉修补或置换术造成的巨大创伤和风险。同时,食管异物如造成纵隔感染,还可联合胸腔镜下纵隔脓肿引流术的杂交技术处理,在处理胸腔感染的同时减少开胸所造成的感染迁移。这对提高 AEF 的救治成功率有重要的意义。②控制感染:食管异物致食管穿孔可引起纵隔感染,导致患者发生感染性休克,甚至死亡。纵隔感染如不能得到有效控制,则可引起修复后主动脉或食管再次破裂。因此,早期、有效、足量、长疗程应用广谱抗生素尤为关键,加强全面覆盖革兰阴性菌、阳性菌及厌氧菌的抗感染药物应用,观察患者血象、体温及生命体征变化。③营养支持:由于缺乏理想的辅助检查手段,且食管损伤有不明确性,所以无法统一营养方式。对于单纯修补食管损伤,可行内镜下胃肠减压、鼻肠管留置肠内营养;对于严重食管裂伤,既往文献多有报道行食管切除、颈部食管旷置二期消化道重建或一期食管胃代食管吻合术。推荐尽可能建立肠内营养途径,补充营养底物。④术后护理:包括控制血压,控制心室率,预防动脉瘤再发撕裂,加强气道管理,控制凝血功能,预防低血容量、低灌注所致的器官功能障碍。⑤预防并发症:严密观察有无胸骨后疼痛、咽喉部不适、支架移位、支架脱落、反流性食管炎、管腔再狭窄、出血及穿孔等。

五、经验教训总结

食管损伤并发食管主动脉瘘,患者病情危重,且由于累及脏器的程度不同,使病情存在很大的差异。但其起病常凶险,难以诊断,死亡率高。因此,诊治的关键是尽早明确食管及主动脉损伤的程度和及时进行手术修复损伤。对于本病例,在入急诊抢救时,果断行床边内镜检查明确食管损伤程度。尽早明确主动脉瘤损伤程度,积极介入手术行主动脉覆膜支架腔内隔绝术,有效遏制致死性大出血的进展,这是整个治疗过程中力挽狂澜的一个环节。同时,通过手术后 ICU 的综合监护,包括广谱抗生素抗感染治疗,早期肠内营养支持,术后并发症的预防和护理,最终该患者取得了满意的治疗效果,康复出院。

参考文献

1.昌盛,程邦昌,黄杰,等.胸食管异物损伤病变的分级和外科治疗[J].中华外科杂志,2006,44(6):409-411.

2.魏益平,陈立如,徐建军,等.食管异物及合并主动脉食管瘘的诊断与治疗[J].中国胸心血管外科临床杂志,2014,8(21),4:563-567.

3.江利冰,李瑞杰,刘丽丽,等.欧洲重症监护医学会危急重症患者早期肠内营养临床实践指南[J].中华急诊医学杂志,2017,26(3):270-271.

4.景在平.主动脉夹层的诊断和腔内隔绝术应用指南(初稿)[J].中国实用外科杂志,2004,24(3):129-133.

5. Verhoeven EL, Vourliotakis G. Thoracic endovascular aortic repair for aortobronchial or aortoesophageal fistulas: permanent or temporary salvage or not an option at all? [J]. Journal of Endovascular Therapy An Official Journal of the International Society of Endovascular Specialists, 2009,16(4):441-442.

(沈　晔　张美齐)

病例 4-12　无高危因素的急性高危肺栓塞

引　言

肺栓塞是以各种栓子阻塞肺动脉或其分支为发病原因的一组疾病或临床综合征的总称,包括肺血栓栓塞症(Pulmonary thromboembolism,PTE)、脂肪栓塞综合征、羊水栓塞及空气栓塞等。其中,最常见的类型为肺血栓栓塞症,栓子主要来源于下肢深静脉。近年来,随着对该疾病认识的深入以及诊断技术的提高,肺栓塞的病例数逐年增加。最危重的类型为高危肺栓塞,主要表现为休克和低血压,同时存在顽固性低氧血症,疾病进展急骤,尤其在入院后数小时,死亡风险性极高,需进行积极、有效的综合救治。

一、接诊时病情简介

(一)入 ICU 前的情况

1.患者主诉和基本情况

患者,女性,25 岁,已婚未育,既往体健。因"晕厥 1 次,胸闷、气闭 8 小时"入院。患者 8h 前爬楼梯(4楼)后突然出现晕厥,呼之不应,但无四肢抽搐,无大小便失禁。约3min后,意识转清。醒后,自觉胸闷、气闭明显,伴头昏,无肢体活动障碍,无咳嗽、咳痰,因胸闷情况有加重趋势,被家人送至我院急诊诊治。自述除本次外,近来无头晕、胸闷、气促等情况,无特殊药物服用史及口服避孕药史。

2.入院查体

意识清,T 36.9℃,P 126次/min,BP 85/60mmHg。端坐呼吸,呼吸费力,约42次/min,8L/min氧浓度下血氧饱和度维持在85%~90%。颈静脉充盈,HR 126次/min,律齐,听诊无杂音。双肺呼吸音粗,未闻及明显干湿啰音。腹软,无压痛及反跳痛,移动性浊音阴性,肠鸣音3次/min。四肢无明显水肿,无明显单侧肢体增粗,肌力、肌张力正常,病理反射阴性。

3.辅助检查

(1)急诊心肌酶:肌酸激酶251U/L,肌酸激酶同工酶38U/L,肌红蛋白374.1ng/mL,肌钙蛋白Ⅰ 1.94ng/mL。

(2)急诊生化:丙氨酸氨基转移酶223U/L,淀粉酶968U/L,肌酐141μmol/L,葡萄糖15.16mmol/L,C反应蛋白1mg/L,脑利钠肽36.7pg/mL。

(3)急诊血常规:白细胞计数13.8×10⁹/L,中性粒细胞百分比83.3%,红细胞计数4.54×10¹²/L,血红蛋白135g/L,血小板计数130×10⁹/L。

(4)急诊凝血功能:凝血酶原时间15.0s,国际标准化比值1.26,PT活动度54%,纤维蛋白原1.77g/L,活化部分凝血活酶时间39.9s,凝血酶时间23.0s,D-二聚体16.67mg/L,抗凝血酶Ⅲ 55.3%。

(5)血气分析:pH 7.250,$PaCO_2$ 25mmHg,PaO_2 56mmHg,乳酸3.5mmol/L。

(6)动脉CTA提示:①双侧肺动脉栓塞;②少量腹水(见图4-15-1)。

(7)心电图:正常。

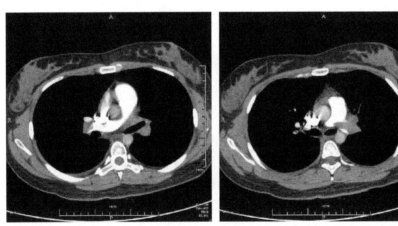

图4-15-1 两侧肺动脉主干及局部分支内见充盈缺损;纵隔内未见肿大淋巴结影,双侧胸腔见少量积液

4.拟诊

①急性肺栓塞(高危);②急性呼吸衰竭;③急性肾损伤。

急诊处理:急诊尿激酶静脉溶栓治疗后,转入ICU进一步治疗。

(二)入ICU时的情况

1.入科查体

意识清,P 120次/min,R 38次/min,8L/min氧浓度面罩吸氧下血氧饱和度维持在93%左右,BP 137/67mmHg,T 36.9℃。端坐呼吸,呼吸浅促,呼吸困难情况较前稍好转。颈静脉充盈,HR

120 次/min,律齐,听诊无杂音。双肺呼吸音粗,未闻及明显干湿啰音。腹软,无压痛及反跳痛。四肢肌力、肌张力正常,病理反射阴性。

2.辅助检查

(1)心脏 B 超:左肺动脉血栓形成,右心偏大,三尖瓣中度关闭不全,肺动脉高压。

(2)下肢动静脉 B 超:双下肢静脉、动脉未见异常,双侧髂静脉未见异常。

(3)血气分析:pH 7.3,$PaCO_2$ 30mmHg,PaO_2 69mmHg,乳酸 3.0mmol/L。

(4)凝血功能:凝血酶原时间 45s,国际标准化比值 3.85,纤维蛋白原 0.8g/L,活化部分凝血活酶时间 120s,D-二聚体 21.3mg/L,抗凝血酶Ⅲ 64.3%。

3.入科诊断

①急性肺栓塞(高危);②急性呼吸衰竭;③急性肾损伤;④三尖瓣中度关闭不全,肺动脉高压。

二、病因、病情严重程度评估及亟须解决的问题

就病因而言,大多数肺栓塞可追溯到易患因素,其中强易患因素,包括重大创伤、外科手术、下肢骨折、关节置换和脊髓损伤等;中等易患因素,包括膝关节镜手术、自身免疫性疾病、遗传性血栓形成倾向、炎症性肠道疾病、肿瘤、口服避孕药、激素替代治疗、中心静脉置管、卒中瘫痪、慢性心力衰竭或呼吸衰竭、浅静脉血栓形成;弱易患因素,包括妊娠、卧床时间>3d、久坐不动(如长时间乘车或飞机旅行)、老龄、静脉曲张等。但在缺少任何已知获得性危险因素的情况下,仍可发生急性肺栓塞。在治疗本例患者第 1 周时,尽管反复追问病史和复查 B 超,均未能找到可疑的易患因素。

结合该患者肺动脉CTA,急性肺栓塞诊断明确。该患者临床症状明显,血压低,血氧饱和度低,组织灌注不足,多脏器功能受累,根据肺栓塞严重指数简化版(sPESI)的评分标准评分为 3 分,为高危急性肺栓塞患者,死亡风险极高。目前,迫切需要处理的关键是血管再通、纠正低氧血症及维持必要的循环灌注等综合治疗。

三、诊治经过及思路

1.再灌注治疗

根据 sPESI 的评分标准,该患者为高危急性肺栓塞患者,有急诊溶栓指征(患者于 2015 年发病,因 2015 共识当时尚未发布,故当时依据是《急性肺血栓栓塞症诊断治疗中国专家共识 2010》)。在明确诊断后,排除禁忌证,家属签署知情同意书,在急诊科立即予以尿激酶 20000U/kg 静脉滴注 2h。溶栓期间,严密观察患者呼吸及氧合情况,观察患者意识情况,并溶栓结束后转入 ICU 治疗。

2.抗凝

溶栓结束后,每 2～4 小时测定活化部分凝血活酶时间,当其水平低于基线值的 2 倍时,开始规范的肝素治疗。普通肝素 80U/kg 静脉注射,继之以 18U/(kg·h)持续静脉滴注,监测活化部分凝血活酶时间,使其维持于正常值的1.5～2.5 倍。根据活化部分凝血活酶时间调整普通肝素的剂量,并监测血小板的变化,同时予以华法林叠加,在国际标准化比值达到目标值且平稳后,逐渐停用普通肝素。

3.呼吸衰竭处理

该患者在入院时呼吸急促,在 8L/min 氧浓度下,血氧饱和度维持在 85%～90%;溶栓结束后,呼吸急促稍有好转;5L/min 氧浓度下,血氧饱和度基本维持在 90%～95%。严密监测血气,观察血氧饱和度的变化。

4．血流动力学处理

患者大面积肺栓塞后出现低血压，右心过负荷而左心室排血量不足，予以适当补液，同时予以去甲肾上腺素升压。患者急诊溶栓结束后，血压逐渐上升，逐渐降低升压药物剂量至停用。血液循环渐趋平稳，内环境正常，肝肾功能好转，每日尿量约 1500～2000mL。

5．介入下血管再通治疗

患者经急诊溶栓治疗及约 1 周的后续治疗后，虽然胸闷、气促有所好转，血氧饱和度上升至90％～95％，在无升压药情况下血压维持正常，但胸闷仍然较明显，且时有加重。溶栓后第 7 天，复查肺动脉 CTA 提示肺动脉栓塞范围与入院时相仿。腹部增强 CT 提示：右侧髂静脉斑片状充盈缺损，考虑血栓形成。溶栓后第 8 天，经介入科、胸外科、呼吸科多学科讨论后，决定行下腔静脉滤网植入术＋肺动脉造影＋左肺动脉血栓碎栓＋双侧肺动脉栓塞置管溶栓术（管内尿激酶 1 万～3 万 U/h，据活化部分凝血活酶时间维持）。

6．转归

该患者在行左肺动脉血栓碎栓＋双侧肺动脉栓塞置管溶栓术后回 ICU，感到胸闷明显缓解，5L/min氧浓度下经皮氧饱和度可达 99％。溶栓后第 14 天，即肺动脉栓塞置管溶栓后 1 周，复查肺动脉 CTA（见图 4-15-2）可见血栓大部分消除，后拔除置管，改用低分子量肝素过渡到华法林口服。此后，患者病情好转且平稳。溶栓后第 30 天出院。出院后定期随访，患者规律性服用华法林，监测凝血功能。半年后，复查肺动脉 CTA（见图 4-15-3），提示未见明显异常。2016 年 1 月 19 日，行下腔静脉滤器取出术。

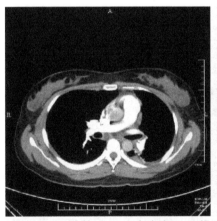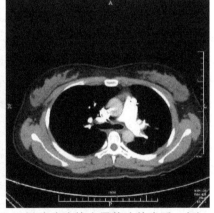

图 4-15-2　溶栓后 15d，肺动脉 CTA 提示双侧肺动脉栓塞置管溶栓术后，对比2015 年 8 月 18 日血栓大部分消除

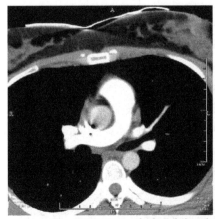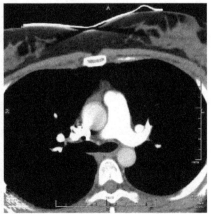

图 4-15-3　出院后半年，肺动脉 CTA 提示未见明显异常

四、病例剖析

(一)病例层面的剖析

该患者为年轻女性,急性起病,以突发晕厥、胸闷气促、呼吸困难、低血压、氧饱和度低等为主要症状入急诊科,首先高度怀疑肺栓塞。辅助检查:血气分析提示氧分压低,乳酸高;凝血功能提示 D-二聚体水平高;肺动脉 CTA 提示肺动脉栓塞。故急性肺栓塞、急性呼吸衰竭诊断明确。患者既往体健,近期未妊娠、分娩,正常劳作,无长期卧床,无血液系统疾病,无房颤等病史,下肢血管 B 超提示未见明显异常,心脏 B 超提示心房未见明显栓子,肺栓塞病因不明。后行腹部增强 CT,提示右侧髂静脉充盈缺损,首先考虑血栓形成,故栓子来源首先考虑右侧髂静脉血栓。本病例为肺栓塞高危组,死亡率高。患者入院后,积极行急诊溶栓,治疗措施得当,后续给予抗凝、改善循环、脏器保护及介入手术等综合治疗,病情逐渐恢复。

(二)疾病层面的剖析

肺血栓栓塞症是一种隐匿性、高致死性疾病,导致的猝死占内科住院猝死的 10% 左右,但 60% 以上无任何先兆。内科肺栓塞的病例数多于外科,但综合其病例总数,外科肺栓塞的发病率仍高于内科。外科中,肺栓塞病例在血管外科、骨科最多,外伤、骨折、手术、妊娠是肺栓塞发生的最常见病因。未经正规抗凝治疗的创伤患者,深静脉血栓形成和致命性肺栓塞的发病率分别为 60% 和 1%。内科中,肺栓塞病例在呼吸、心血管专科及重症监护病房最多,常见病因有肿瘤、冠心病、高血压、糖尿病、脑卒中,其静脉血栓的发生率为 10%~40%。

肺栓塞发病急骤,是猝死的常见病因,但其漏诊和误诊率可高达 60%~80%。患者死亡前确诊肺栓塞的仅占 32%,被临床考虑肺栓塞的仅占 45%。因此,对肺栓塞猝死的防治甚为关键,寻找危险因素、预先识别高危人群并采取合理有效的预防措施是非常有必要的。深静脉血栓是发生肺栓塞的首要诱因,其发病的三大要素为血液高凝状况、血管内皮损伤及血流淤滞。

肺栓塞的确诊方法包括肺动脉造影、肺通气/灌注扫描、螺旋 CT 或 MRI、超声心动图等。D-二聚体在静脉血栓栓塞症的排除诊断中有重要地位。D-二聚体是继发性纤溶的产物,对静脉血栓栓塞症诊断的阴性预测价值达 95%。然而多项研究显示,D-二聚体阴性的肺栓塞也可占到肺栓塞总体人群的 10%。因此,D-二聚体阴性并不能排除肺栓塞。螺旋 CT 肺动脉造影诊断肺栓塞的敏感性为 83%,特异性达 96%。但患者栓子体积较小、栓子更靠近肺外带、合并其他肺影像学显著异常,常会导致影像科医生和临床医生的漏诊。多个肺栓塞诊治指南指出,在肺栓塞可能性低的患者,D-二聚体水平正常基本可排除肺栓塞。但对于临床高度疑似肺栓塞的患者,即使 D-二聚体水平正常,甚至 CTPA 诊断报告为阴性,也不能完全排除肺栓塞的诊断,动态观察或采用通气-灌注扫描等其他确诊方法都是有必要的。

2000 年,欧洲心脏病学会(ESC)公布的急性肺栓塞诊疗指南根据血流动力学状态将其分为大面积和非大面积急性肺栓塞。但 2008 年新指南建议以高危、中危、低危代替以往"大面积""非大面积"急性肺栓塞术语。肺栓塞(高危)的病理生理特点如下。①低血压、组织灌注不足:由于肺动脉栓塞,急性右心力衰竭,进入左心房、左心室的血流急剧减少,每搏输出量下降,心排血量下降,导致血压低、组织灌注不足、脏器缺血缺氧;②顽固性低氧血症:高危肺栓塞患者,通气/血流比例失调,吸氧也难以改善氧合,故常表现为明显胸闷、气促及呼吸困难。

除急性肺栓塞的常规治疗之外,对本例患者治疗的关键在于尽早急诊溶栓、抗凝治疗,主要包括以下几个方面。①急诊溶栓治疗:直接再灌注治疗是高危急性肺栓塞患者的最佳选择。溶栓治疗可迅速溶解血栓,恢复肺组织灌注,逆转右心力衰竭,增加肺毛细血管血容量,降低患者病死率和复发率。欧美多项临床随机试验证实,溶栓治疗能够快速改善肺血流动力学指标,提高患者早期生存率。国内一项大样本回顾性研究证实,尿激酶或重组组织型纤溶酶原激活剂(rt-PA)溶栓联合抗凝治疗急诊肺栓塞,总有效率达96.6%,显效率为42.7%,病死率为3.4%,疗效明显优于对症治疗组和单纯抗凝治疗组。②抗凝治疗:给予急性肺栓塞患者抗凝治疗的目的在于预防早期死亡,起始抗凝首先选用普通肝素,监测活化部分凝血活酶时间,使其尽快达到并维持正常值的1.5~2.5倍。在应用普通肝素时,可能引起血小板下降,故需监测血小板计数。口服抗凝药需尽早应用,最常用的是华法林。③介入治疗:经皮导管介入治疗可去除肺动脉及其主要分支内的血栓,促进右心室功能恢复,改善患者症状和存活率,适用于有溶栓绝对禁忌证的患者,同时也适用于溶栓效果不理想、栓塞面积仍较大的患者。

五、经验教训总结

急性肺栓塞患者有时病因隐匿而容易被误诊漏诊。高危肺栓塞患者病情多危重,治疗难度大,猝死风险高,尤其在入院后数小时易发生猝死。因此,对疑似患者要有高度警觉性,尽早明确诊断及病因,及时予以溶栓、抗凝治疗甚至介入治疗,这是诊治过程的关键。在本病例救治过程中,对其及时进行急诊溶栓、抗凝治疗,阻止了病情的进一步恶化,抑制了病程进展,防范了猝死的发生。急诊溶栓、抗凝是整个治疗过程中最重要的一个环节。溶栓后,患者氧合改善,血压上升,胸闷、气促、呼吸困难症状缓解,取得了早期较满意的临床治疗效果。但本病例经过一段时间治疗后,虽然血压趋于稳定,吸氧下氧饱和度可达90%~95%,但胸闷仍然较明显,且不时加重,复查肺动脉CTA提示栓塞面积较前相仿,决定行介入治疗。这是该患者本次肺动脉完全再通的重要治疗手段。急性肺栓塞有时病因不明,需积极寻找病因。该患者在刚入院时未能明确栓子来源,后行腹部增强CT提示右髂静脉血栓形成,明确了病因。为预防再次出现肺栓塞,该患者在出院后需进行规范、有效的抗凝治疗,长期门诊随访。

参考文献

1. 中华医学会心血管病学分会肺血管病血组,中国医生协会心血管内科医生分会.急性肺血栓栓塞症诊断治疗中国专家共识[J].中华内科杂志,2010,49(1):74-81.

2. Geerts WH,Bergqvist D,Pineo GF,et al. Prevention of venous thromboembolism:American College of Chest Physicians Evidence-Based Clinical Practice Guidelines[J]. Chest, 2008, 133:381S-453S.

3. Caprini JA. Risk assessment as a guide for the prevention of the many faces of venous thromboembolism[J]. Am J Surg,2010,199(Suppl):S3-S10.

4. The Task Force for the Diagnosis and Management of Acute Pulmonary Embolism of the European Society of Cardiology(ESC). Guidelines on the diagnosis and management of acute pulmonary embolism[J]. Eur Heart J,2008,29(1):2276-2315.

5. 中华医学会老年医学分会,中华医学会呼吸病学分会.内科住院患者静脉血栓栓塞症预防的专家建议[J].中华结核和呼吸杂志,2010,32(1):3-8.

6. 汪铮,李秀.内科住院患者静脉血栓栓塞症的一级预防[J].临床内科杂志,2011,4(28):286-288.

7. 陈晓燕.定量检测血浆D-二聚体在肺栓塞诊断中的意义[J].临床肺科杂志,2011,11(16):1691-1692.

8.张红国,胡爱学,徐歆博.肺栓塞血 D-二聚体阴性 2 例报告[J].临床肺科杂志,2011,10(16):1652.

9.中华医学会心血管病学分会肺血管病学组.急诊肺栓塞诊断与治疗中国专家共识(2015)[J].中华心血管病杂志,2016,44(3):197-211.

10. Meyer G,Sors H,Charbonnier B,et al. Effects of intravenous urokinase versus alteplase on total pulmonary res istance in acute massive pulmonary embolism:a European multicenter double-blind trial. The European Cooperative Study Group for Pulmonary Embolism[J]. J Am Coll Cardiol,1992,19(2):239-245.

11. Dalla-VoltaS, PallaA, SantolicandroA, et al. PAIMS 2:alteplase combined with heparin versus heparin in the treatment of acute pulmonary embolism. Plasminogen activator Italian multicenter study[J]. J Am Coll Cardiol,1992,20(3):520-526.

12. Levine M,Hirsh J,Weitz J,et al. A randomized trial of a single bolus dosage regimen of recombinant tissue plasminogen activator in patients with acute pulmonary embolism[J]. Chest,1990,98(6):1473-1479.

13.邹治鹏,何建国,程显声,等.230 例急性肺动脉血栓栓塞症患者对症治疗、抗凝治疗和溶栓治疗的住院转归[J].中国循环杂志,2006,21(3):219-221.

(田　昕　杨雪林)

第五章　严重创伤

概　论

严重创伤是一个重要的全球公共卫生问题。全球每年因创伤死亡的患者人数达580万;预计到2020年,该人数将会大于800万。严重创伤是青壮年死亡的主要原因。损伤是导致严重残疾的首位原因。创伤的流行病学在改变,高收入国家的老年人创伤人数在增加,中低收入国家的道路交通引起的严重创伤的负担正在增加。创伤后未控制的出血是导致严重创伤患者潜在的可预防性死亡的首位原因。恰当的处理包括早期明确出血部位,采取积极的措施减少失血量,恢复组织灌注和稳定血流动力学。大约1/3的创伤出血患者在入院时存在凝血功能障碍,导致病死率和多器官功能衰竭的发生率显著增加。

创伤所造成的个人、家庭及社会支出是惨重的,是急诊重症领域永恒探讨的话题。出血和创伤性颅脑损伤(Traumatic brain injury,TBI)是造成创伤早期死亡(包括死亡"第一峰"和"第二峰")的两个主要原因。各种有效干预构成诸多影响患者生存的关键环节。而在此过程中,出血造成的死亡(第三峰)是最能避免的。除此之外,出院后的死亡尤其第一年内发生的死亡,已形成创伤后死亡的"第四峰"。

近几十年来,军事平民创伤救治实践已奠定了丰富的救治理论与实践经验,传统高峰死亡模式已得到明显改变,但对严重创伤的处理仍然面临困境和新形势下的挑战。从改善创伤人群的整体预后来说,创伤的综合救治应该始终贯穿"院前—院内—出院后"康复治疗全程。

创伤管理体系的建设与实施是避免非理想治疗的关键,而非理想治疗是创伤后第1小时内可预防性死亡的主要原因之一。目前,中国的创伤管理体系相对不完善,创伤中心及区域性创伤网络的建设正在进行中。在国内,各家医院的创伤救治的组织架构存在不同的情况,但主要有以下两种模式。①急诊科主导下的创伤救治中心,包括了院前急救、急诊科、创伤外科及急诊重症监护病房(Emergency intensive care unit,EICU),定义为"实体的创伤急救中心",这在国内是主流模式。②动员全院的力量,组建一个"虚拟的创伤急救中心",形成一个院内紧密的多学科处置团队(Multidisciplinary team,MDT)。此种模式在部队医院相对多些,需要有相当的号召力及执行力,能取得较好的效果。各个环节及部门的无缝连接,保证了对创伤患者的快速、有序、高效的救治。随着医学的进步与发展,及以患者救治成功及安全为导向的理念推进,多医院联合处置将成为一种更高的趋势。

在创伤救治领域,1983年提出了损伤控制外科(Damage control surgery,DCS)理论,而直到1993年才在文献中正式出现损伤控制外科这个概念。这个理论的提出在创伤救治中具有划时代的意义,其改变了原有的创伤救治理念,提高了创伤救治成功率。虽然损伤控制外科解决了外科领域的创伤救治问题,但仍然存在许多缺陷,包括创伤性凝血病在损伤控制外科过程中未受到关注及重视。因此,2006年又提出了损伤控制复苏(Damage Control Resuscitation,DCR),其包括限制性液体复苏、止血复苏、损伤控制外科。损伤控制复苏具有更进一步的里程碑意义。

　　整体来说,过去 10 年,对创伤出血患者实施损伤控制复苏策略已明显提升了患者的生存率,同时还改善了严重外伤后并发症及对重症监护资源的利用。近两年来,基于证据的创伤管理指南也已得到制定或更新[欧洲三大指南:NICE 指南——严重创伤评估及急诊处理;创伤后大出血与凝血病处理的欧洲指南(第四版);英国血液与止血专家组指南]。2017 年,美国东部创伤外科协会(Eastern Association for the Surgery of Trauma,EAST)提出了"关于严重创伤出血患者损失控制复苏的实践指南",提出了 4 个推荐意见及 8 个原则(见表 5-0-1 和表 5-0-2)。这将进一步促进对严重创伤患者的救治,降低患者死亡率,提高生存率,同时降低致残率。然而,虽然损伤控制复苏使得器官衰竭和脓毒症的严重性与复杂性降低了,但创伤仍然是死亡的重要原因,并消耗巨大的医疗资源。

表 5-0-1　关于严重创伤出血患者损失控制复苏的实践指南推荐意见

问　题	推　荐
PICO 1	对严重创伤出血的成年患者,我们建议使用大量输血/损伤控制复苏方案,以降低患者的死亡率
PICO 2	对严重创伤出血的成年患者,我们建议将血浆与血小板和红细胞的比例设定为高比例,以降低患者的死亡率。这最好通过在早期复苏经验阶段输入等量的红细胞(Red blood cell,RBC)、PLAS 和血小板(Platelet,PLT)来实现
PICO 3	对严重创伤出血的成年患者,我们不推荐或反对将 rⅧa 作为辅助止血药物
PICO 4	对严重创伤的成年患者,我们有条件推荐将氨甲环酸作为医院内辅助止血药物

表 5-0-2　关于严重创伤出血患者损失控制复苏的实践指南推荐意见原则

原　则
避免/逆转低体温
在转运和初步评估期间,通过早期控制出血,尽量减少失血
明确止血前输注最少剂量晶体液,延迟复苏/允许性低血压
使用 MT 方案,以确保有足够的预定比例的血液制品可用
避免延迟手术或血管造影止血
成分输血是输血的优先选择
以凝血功能实验室检查结果(例如血栓弹力图)指导复苏
给予辅助药物帮助止血

　　对严重创伤的救治必须具备严密的组织架构,精细化的流程,快速反应的各个部门及环节,同时各个人员必须掌握各种创伤救治理念及技术。对严重创伤患者伤情的反复评估极其重要,然后重点解决出血及污染,运用先进的损伤控制外科理念及技术进行处置;整个救治过程遵循损伤控制复苏理念,对把凝血病的处置贯彻于整个过程。

　　重症医学科在整个严重创伤救治过程中发挥非常重要的作用,是损伤控制外科理念中不可或缺的一个重要组成部分。初始的生命支持,对凝血病的处理,到中期的对感染的预防、控制,及多器官功能不全时的脏器功能支持,均体现了重症医学的价值。

　　国外对于严重创伤的规范化培训课程有 ATLS。国内从 2016 年开始,由中国医生协会创伤外科分会主导,在全国范围内开展了中国创伤救治培训(China trauma care training,CTCT)。这对临床医生严重创伤救治的训练有非常好的作用,可以提高临床医生的理念及技能,提高参与创伤抢救的医生的整体水平,促进我国创伤救治事业的发展。

(骆建军)

病例 5-1 创伤性急性心脏压塞并迟发脾破裂

引 言

外伤性心脏破裂或心包内血管损伤造成心包腔内血液积存，称为血心包或心脏压塞，是心脏创伤的急速致死原因。因此，一旦出现心脏压塞，就必须争分夺秒地进行抢救治疗。而创伤性脾破裂也是外科急腹症的常见疾病，需要急诊手术抢救治疗。两者并发，则使病情更加凶险。

一、接诊时病情简介

1.患者主诉和基本情况

患者，男性，59 岁，农民。因"左胸腰部外伤致烦躁不安 1 小时"，由救护车直接送入 ICU。患者于 1h 前骑摩托车时不慎与拖拉机发生相撞事故，前胸壁受到撞击，当即神志不清，烦躁，呼吸困难，无抽搐，无恶心、呕吐，无角弓反张，无大小便失禁等。由旁人拨打"120"后送至我院。途中，患者意识无好转，烦躁不安。急诊因患者病情危重，直接收治 ICU。既往体质可，否认"心脏病、肾炎"病史，否认其他外伤手术史。

2.入院查体

T 36.8℃，HR 125 次/min，R 22 次/min 并逐渐变促，BP 96/65mmHg，血压不稳呈快速下降。浅昏迷，头颅无畸形。双瞳孔等大、等圆，直径为 4mm，对光反射迟钝。口、鼻腔、耳道无出血，颈软，胸廓挤压征可疑阳性，左锁骨中段可见挫伤痕，局部骨擦感不明显，胸骨中段可见局部皮肤瘀青。HR 125 次/min，心音遥远，律齐，未闻及杂音。两肺呼吸音粗，未闻及啰音。腹平软，肝脾肋下未及，无压痛、反跳痛。左腰背部局部瘀青，脊柱未见明显畸形。左前臂可见 4cm×8cm 软组织挫伤伴局部肿胀，少量渗血。四肢无活动，肌张力无改变，双侧病理征未引出。

入科后，立即给予气管插管接呼吸机辅助通气，深静脉置管。约 25min 心电监护提示心率迅速下降至 38 次/min，呈室性心律，血压持续下降，最低为 54/32mmHg，血氧饱和度最低降至 66%，输液及给予血管活性药物效果不明显。

3.辅助检查

(1)床边紧急 X 线摄片检查提示：左锁骨骨折，肺挫伤，少量胸腔积液。

(2)床边心电图提示：右束支传导阻滞，窦性心动过速。

(3)床边超声提示：心包积液，最宽达 2cm，胸腔少量积液，脾包膜下血肿。

4.入院诊断

①多发伤；②梗阻性休克，急性心脏压塞，心律失常，心脏挫伤；③双肺挫伤，血胸；④左锁骨骨折；⑤脾包膜下血肿；⑥软组织挫裂伤。

二、病因、病情严重程度评估及亟须解决的问题

患者因"左胸腰部外伤致烦躁不安 1 小时"入院。入院不久，即出现急性循环衰竭，心率持续减慢，直至出现室性心律 38 次/min(濒死心律)，患者意识丧失，此时病情危急至极点，抢救需冷静。首先需要明确急性循环衰竭的病因，根据受伤部位、循环衰竭发生的速度及伴随的心率变化，尤其是超声检查结果，可排除胸腹腔大出血或大动脉破裂导致的低血容量性休克。因此，确诊急性心脏压塞

（梗阻性休克）应不难，患者亟须施行心包穿刺引流，以解决血流动力学紊乱及恶性心律失常，争分夺秒挽救生命。

三、诊治经过及思路

（1）通畅气道，防治呼吸衰竭：患者胸部外伤，意识不清，呼吸困难明显，为保护气道，改善氧合，防治呼吸衰竭进一步加重，应立即行经口气管插管机械辅助通气。

（2）紧急处理急性循环衰竭：紧急处理如下。①判断急性循环衰竭的原因：患者车祸中左胸腰部受到撞击，随后迅速出现血流动力学紊乱，血压持续下降，最低为 54/32mmHg，伴随心率与心律改变，心率迅速减慢至 38 次/min，并出现室性心律。紧急床边心脏超声提示心包积液，最宽达 2cm，而胸腹腔仅有少量积液。据此，急性循环衰竭的原因首先考虑急性心脏压塞所致的梗阻性休克。②紧急心包穿刺：应紧急采取心包穿刺解除心脏压塞，恢复循环。在超声定位下，剑突下 1cm 处 45°斜角进针约 6cm，穿刺出暗红色不凝血液，历时约 1h，共穿刺出约 40～50mL 暗红色不凝血液，患者病情迅速好转，血压上升至 123/78mmHg 左右，心律恢复正常窦性，意识逐渐转清，穿刺后留置心包引流管一根。③密切监测循环等变化：如心率、心律、血压、呼吸等，床边超声动态监测心包、胸腹腔、脾脏等情况。

（3）胸腔积液与肺挫伤处理：在持续机械通气辅助下（A/C 模式 PEEP 5～8cmH$_2$O），动态复查超声提示胸腔积液增多，腹腔积液无增加，予以左侧胸腔闭式引流术，经过适当补液等处理，病情好转。次日，成功脱机拔除气管插管。6d 后，拔除胸腔引流管。

（4）迟发性脾破裂、再发急性循环衰竭处理：脱机拔管后次日晨 7:20 左右，患者血压突然下降，最低至 62/32mmHg，心率最低至 58 次/min（窦性），在补液的同时使用血管活性药物，诊断性腹腔穿刺阳性，紧急复查床边超声，提示腹腔大量积液、脾破裂可能。据此，急性循环衰竭的原因基本明确为"脾破裂，腹腔内出血，低血容量性休克"。予以紧急全身麻醉下行剖腹探查术＋脾切除术，术前行控制性复苏策略。术中发现出血约 2500mL，自体回输 1000mL，术后予以输血补液等处理。

（5）预后：患者病情好转直至出院。

四、病例剖析

（一）病例层面的剖析

该患者发生车祸，致左侧胸腰部受伤后出现血流动力学不稳，出现急性循环衰竭。此时，最常考虑的是失血性休克，如胸腔出血、腹腔出血、腹膜后出血、盆腔出血等，而发生急性心脏压塞的情况并不多见。对于本病例，在排除胸腹腔大量出血后，迅速做出急性心脏压塞的诊断，在患者心跳停止前成功实施了心包紧急穿刺，从而挽救了患者生命。而后，患者又出现较大的胸腔出血，但因出血速度较慢而没有出现循环不稳，故行胸腔穿刺以解决胸腔内压力，缓解肺膨胀不全。在抢救过程中，对患者行机械通气，为保证通气与氧合提供了保障，亦为防止肺挫伤进展至更严重的急性呼吸窘迫综合征（Acute respiratory distress syndrome，ARDS）发挥了重要的作用，所以该患者才有可能在 1d 后顺利脱机拔管。其他治疗，如容量的适当补充、感染的防治、营养支持等，均是十分必要的。一波三折的是，患者脱机拔管后次日又突发急性循环衰竭。因为入院就已注意到其受伤部位并经超声检查提示存在脾包膜下血肿，因此十分警惕脾破裂的发生，最终还是发生了。因此，当患者再次发生循环衰竭时，经超声检查立即明确诊断，并立即实施相应手术进行抢救。同时，术中发现出血量约为 2500mL，且出血速度快而迅速，导致发生循环衰竭。术前，我们亦未进行积极的液体复苏，而是给予控制性复苏（允许性低血压复苏）。由于在发生两次循环衰竭后，诊断及时正确，抢救措施到位，所以患者循环衰竭的持续时间非常短暂，患者预后亦不错。

(二)疾病层面的剖析

外伤性心脏破裂或心包内血管损伤造成的血心包或心脏压塞,是心脏创伤的急速致死原因。由于心包的弹力有限,急性心包积血达 150mL 即可限制血液回心和心脏跳动,引起急性循环衰竭,进而导致心脏停搏。因此,一旦出现心包积血,就必须争分夺秒地进行抢救治疗。本例患者在胸部外伤后血压进行性下降、心音遥远、心率增快后又迅速下降,并出现室性心律、昏迷,在超声定位下紧急行心包穿刺后病情迅速好转。

一般外伤性脾破裂在临床上大致可以分为以下 3 种类型。①立即脾破裂:即临床上通常所说的脾破裂,占外伤性脾破裂的 80%～90%,是在外伤与即刻发生脾脏破裂、腹腔内出血、失血性休克,严重者可因急性大出血而于短期内死亡。②延迟性(迟发性)脾破裂:是外伤性脾破裂的一种特殊类型,约占闭合性脾脏破裂的 10%,在外伤与脾破裂、出血之间有 48h 以上的无症状期(Baudet 潜伏期)。③隐匿性脾破裂:脾外伤后仅有包膜下出血或轻微裂伤,症状不明显,甚至无明确外伤史可追溯,诊断不易确定。在出现贫血、左上腹部肿块、脾假性囊肿或破裂、腹腔内大出血等时,才被诊断。此类型少见,在闭合性脾脏破裂中发生率不足 1%。

五、经验教训总结

受伤时的作用力方向和部位对诊断与病情的评估非常重要。在发生急性循环衰竭后,迅速做出血流动力学特征分析对诊断非常关键。本例患者容量丢失不明显,但出现了迅速致命的循环衰竭和心律失常,此特点对诊断极有帮助。许多医生害怕心包穿刺,但只要掌握要领,心包穿刺并不十分难,关键时必须大胆实施。作为 ICU 医生,应掌握此操作。对外伤患者,应警惕迟发性脾破裂的发生。动态超声及腹部诊断性穿刺简便易行,有助于诊治。

参考文献

1.赵启明,黄梅凤,黄婷,等. 超声引导下心包置管在急性心脏压塞中的应用[J].海南医学,2014, 25(4):585-586.

2.朱水波,殷桂林,庞大志,等.急性心脏压塞的救治体会[J].医生进修杂志,2005,28(1):28-29.

3.刘颖斌,许斌,王建伟,等.迟发性脾破裂 32 例诊治分析[J].中华创伤杂志,2003,19(7): 395-397.

(马建忠)

病例 5-2 　创伤性特重型颅脑损伤

引 言

严重创伤是 45 岁以下人群的首要死亡原因。2007 年 8 月,卫生部发布的《中国伤害预防报告》显示,我国每年发生伤害约 2 亿人次,死亡 70 万～75 万人,占死亡总人数的 9% 左右,直接医疗费达 650 亿元。但严重创伤多为多发伤或复合伤,常累及多个器官、系统。多专科规范高效的联合救治是其成功救治的关键之一。

一、接诊时病情简介

(一)入 ICU 前的情况

1.患者主诉和基本情况

患者,男性,22 岁,因"车祸致意识障碍 30 分钟"入院。患者入院 30min 前,骑电动车闯红灯,被侧方驶来的轿车撞击胸腰臀部,当时飞出 3m 远,头部及双上肢着地,当即出现意识不清,呼之不应,口腔及鼻腔内可见有鲜血流出,车主呼叫"110"报警,同时呼叫"120"救护车送入本院抢救室。

2.入院查体

患者经由绿色通道入抢救室时,呈浅昏迷状态,口鼻腔内有较大量的鲜红色血液流出。有喷射性呕吐,呕吐物为胃内容物伴有鲜血。在不吸氧情况下,血氧饱和度为 70%。BP 95/70mmHg,HR 130 次/min,R 30 次/min。瞳孔等大、等圆,直径 3mm,对光反射存在。面部有"熊猫眼"征。右侧颞部血肿。全身多处挫伤。

3.辅助检查

(1)FAST 评估:胸腹腔超声检查未见明显异常。

(2)颅脑 CT 检查:示右侧硬膜下、硬膜外血肿,蛛网膜下腔出血,脑肿胀,颅底骨折,颅骨骨折(图 5-2-1)。

(3)胸部 CT 检查:示吸入性肺炎。

(4)骨盆 CT 检查:左耻骨上下支骨折。

(5)血常规:白细胞计数 $20.0×10^9$/L,血红蛋白 115g/L,血小板计数 $171×10^9$/L。

(6)血气分析:血清乳酸 6.8mmol/L,血液酸碱度 7.12,碱剩余−14.6mmol/L。

(7)凝血 5 项:凝血酶原时间 14.3s;凝血酶时间 19.6s;部分凝血酶原时间 44.7s;纤维蛋白原 1.066g/L;D-二聚体 0.88mg/L。

4.拟诊

①创伤性特重型颅脑损伤:右侧硬膜下、外血肿,蛛网膜下腔出血,脑肿胀,颅底骨折,颅骨骨折;②骨盆骨折;③失血性休克;④吸入性肺炎;⑤全身多处软组织裂伤。

立即予以气管插管接呼吸机辅助通气,双侧鼻腔置入导尿管,水囊充气后拉紧行后鼻道压迫止血,氨甲环酸药物止血。急诊行"开颅血肿清除术＋去骨瓣减压术"。术中出血约 600mL,输注红细胞悬液 600mL、血浆 400mL。术中行胸腹腔超声检查,未见明显出血迹象,但是血压需要去甲肾上腺素微泵静推维持。术后转入 ICU 监护治疗。

(二)入 ICU 后的情况

1.入科查体

患者镇静镇痛状态,T 36.1℃,HR 120 次/min,气管插管接呼吸机辅助呼吸(PC 20cmH₂O,PEEP 0cmH₂O,频率 15 次/min,潮气量 500mL 左右,FiO₂ 70%),BP 95/60mmHg,SpO₂ 95%。全身皮肤可见多处挫伤。两肺呼吸音粗。心率快,律齐。腹部稍膨隆,腹肌紧张,肠鸣音 4 次/min,经膀胱测腹内压为 5mmHg。

2.辅助检查

(1)血气分析:血清乳酸 3.0mmol/L,血液酸碱度 7.35,碱剩余−12.3mmol/L。

(2)血常规:白细胞计数 $22.0×10^9$/L,中性粒细胞百分比为 93.0%,血红蛋白 94g/L,血小板计数 $101×10^9$/L。

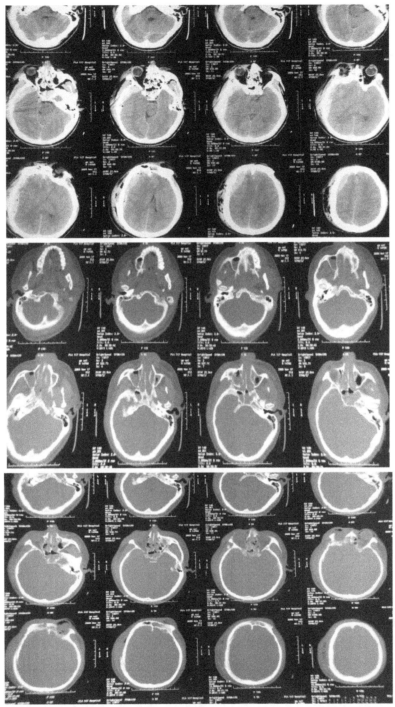

图 5-2-1　右侧硬膜下、外血肿,蛛网膜下腔出血,脑肿胀,颅底骨折,颅骨骨折

（3）凝血 5 项:凝血酶原时间 29.3s,凝血酶时间 32s,部分凝血酶原时间 89s,纤维蛋白原 0.64g/L,D-二聚体 3.56mg/L。

（4）腹部超声:10:00,检查提示腹腔肝肾隐窝处液性暗区,1cm×3cm;17:00,检查提示腹腔肝肾隐窝处液性暗区,2cm×3cm。

3.入科诊断

①创伤性特重型颅脑损伤:右侧硬膜下、外血肿,蛛网膜下腔出血,脑肿胀,颅底骨折,颅骨骨折;②骨盆骨折;③失血性休克;④吸入性肺炎;⑤腹腔脏器破裂? ⑥全身多处软组织裂伤。

二、病因、病情严重程度评估及亟须解决的问题

此患者车祸致意识丧失，院前可根据格拉斯哥昏迷评分（Glasgow coma score，GCS）、院前指数（Prehospital index，PHI）、创伤指数（Trauma index，TI）等对患者伤情进行初步评估及处理，包括：A.气道开放与颈椎保护；B.呼吸与通气；C.维持循环并控制出血；D.评估：神经功能；E.暴露与环境控制。入院后给予二次评估，包括病史、体格检查及辅助检查，并相继给予反复评估。目前，亟须解决颅内血肿、脑肿胀、颅底骨折出血、骨盆骨折、失血性休克及维持内环境稳定等问题。治疗的关键在于控制出血，尤其颅底骨折导致的口鼻腔出血（已给予后鼻道压迫止血），维持生命体征稳定，预防脑疝。需行急诊开颅手术、机械通气、液体复苏、腹腔积液处理、防止低体温及预防感染等。

三、诊治经过及思路

1.脑疝处理

根据中国颅脑创伤外科手术指南推荐，对于急性脑实质损伤（脑内血肿、脑挫裂伤）患者，如果出现进行性意识障碍和神经功能损害，药物无法控制的颅内高压，CT出现明显占位效应，则应该立即行外科手术治疗。该患者为创伤性特重型颅脑损伤，CT检查结果示右侧硬膜下、外血肿，蛛网膜下腔出血，脑肿胀。故急诊行"开颅血肿清除术＋去骨瓣减压术"，术后给予降低颅内压药物继续治疗，同时继续密切监测瞳孔变化等。

2.血流动力学维持和液体复苏

患者颅底骨折合并骨盆骨折，并发失血性休克，首先需要立即行液体复苏。在未开通静脉通道之前，可行骨髓腔穿刺进行输液以争取时间，然后再开通静脉通道进行液体复苏，必要时给予血管活性药物维持。入科时，患者鼻腔及口腔内可见鲜血流出，在给予液体复苏的同时需要压迫止血，故立即予以双侧鼻腔置入导尿管，水囊注气后拉紧，后鼻道压迫进行紧急止血，并且常规给予氨甲环酸1g，进行10min微泵注射，之后给予1g微泵维持8h以上，进行抗纤溶治疗。

3.机械通气

患者创伤导致吸入性肺炎，血氧饱和度差，在未吸氧情况下，血氧饱和度为70%，且患者需要进行其他侵入性治疗，有必要进行气管插管，故立即行经口气管插管机械通气。机械通气采用PC模式，并根据患者病情，给予充分镇痛、镇静。

4.腹腔积液的处理

患者术后监测腹部超声提示肝肾隐窝处液性暗区，且逐渐增大，测腹内压14mmHg，经普通外科会诊后暂不进行手术干预处理。患者持续存在发热，腹胀进行性加重。入科第3天，测腹内压升至19mmHg。在超声引导下，行腹腔内置管，腹水呈暗红色脓性，考虑空腔脏器破裂，立即行剖腹探查术。术中发现：肠系膜血管损伤，局部血肿，回盲部约20cm长度肠管颜色变暗，内有一直径约3mm的破口，周围有脓苔。因考虑患者有腹膜炎，肠道黏膜水肿，腹压高，不予以关闭腹腔，改用亚胺培南＋利奈唑胺抗感染。入科第8天，腹腔引流液培养结果提示白色念珠菌感染。加用氟康唑治疗。第11天，病情好转，关腹。

5.防止低体温

患者液体复苏时可能出现低体温，此时可选用温水箱加温复苏液体，同时输液器加热也可在一定程度上预防患者低体温的发生。

6.疾病转归

患者机械通气12d后脱离呼吸机，拔除气管插管；入科后13d，患者一般情况改善，体温、心率及感染指标较前明显好转，意识清楚，转至监护后病房继续治疗；28d后，患者康复出院。

四、病例剖析

(一)病例层面的剖析

该患者为青年男性,外伤史明确,因"车祸致意识障碍 30 分钟"入院。结合辅助检查,急诊行"开颅血肿清除术＋去骨瓣减压术"后,病情危重情况减轻,较前稳定。入院后给予生命体征监测、机械通气、剖腹探查、维持内环境平衡、预防感染、防止并发症等综合治疗,患者病情逐渐恢复。

(二)疾病层面的剖析

重型颅脑损伤患者因为容易出现误吸、呼吸驱动力及功能障碍等问题而需要确切的气道保护。当发生脑疝时,他们可能还需要短暂的过度通气作为紧急的救治措施。$PaCO_2$ 测定的是二氧化碳动脉水平,其高度依赖于代谢率。在正常情况下,$PaCO_2$ 是决定脑血流量(Cerebral blood flow,CBF)的最重要因素,$PaCO_2$ 在 $20\sim80$mmHg 时与 CBF 呈线性关系。接受机械通气的重症颅脑损伤患者可以通过调节潮气量和呼吸频率来严格控制 $PaCO_2$ 水平。因此,推荐将过度通气作为降低颅内高压的临时性措施。颅脑损伤后,原发或者继发损伤等多种病理生理机制的共同作用可导致脑水肿。随着颅内压(Intracranial pressure,ICP)的升高,脑组织移位甚至形成脑疝,导致患者残疾甚至死亡。通过外科手术切除部分颅骨,即去骨瓣减压(Decompressive craniectomy,DC),可以为特定的 TBI 患者降低升高的颅内压,以期改善结果。但是对于有弥漫性损伤的重型 TBI(没有占位性病变),ICP＞20mmHg 超过 15min,而且在 1h 内对一线治疗方法反应差的患者,双额去骨瓣减压并不能改善其伤后 6 个月的扩展格拉斯哥预后评分(Glasgow outcome scale-extended,GOS-E)。类固醇激素早年用于治疗脑水肿,但是有关重型 TBI 患者的研究并没有显示出使用糖皮质激素的益处。因此,不推荐用类固醇激素来改善患者的预后或降低颅内压。对于重型 TBI 患者,甲强龙的大剂量使用与死亡率的增加有关,因此是禁忌的。对于重型颅脑损伤患者,必须要行机械通气来预防气道阻塞、误吸和相对缺氧,并且需要有创监测,而这些会增加患者的感染易感性。因此,当总体获益大于该操作相关并发症时,推荐行早期气管切开以减少机械通气天数。然而,没有证据表明早期气管切开可以降低死亡率或院内肺炎的发生率。不推荐用碘附口腔护理以减少呼吸机相关性肺炎,并且碘附可能导致发生急性呼吸窘迫综合征的风险增加。颅脑损伤患者有发生静脉血栓栓塞(Venous thromboembolism,VTE)的高风险。因此,推荐联合应用低分子量肝素(Low molecular weight heparin,LMWH)或低剂量普通肝素和机械预防措施,然而,肝素可增加发生颅内出血的风险。因此,除弹力袜外,如果脑损伤状态已稳定且药物预防的获益超过颅内出血的风险,那么可以考虑药物预防。

严重颅脑损伤患者因为存在严重的意识障碍,同时在治疗过程中给予镇静镇痛治疗,所以当伴发腹部空腔脏器损伤时,可以掩盖腹膜炎的症状与体征。此例患者在严重颅脑损伤同时伴有空腔脏器破裂,最后经反复超声检查及腹腔压力测定,直至腹腔穿刺引流,发现为浑浊液体后才确诊,并行剖腹探查手术。

五、经验教训总结

特重型颅脑损伤因受伤常伴随全身多器官、多系统功能障碍。首要的是维持循环系统以及生命体征的稳定,为医疗行为、病情恢复等争取时间。因此,应尽快止血,特别是本例伴有颅底骨折及出血的情况,立即利用导尿管置入后鼻道进行压迫止血。另外,需要特别关注的是颅脑损伤情况,从临床表现、CT 检查以及检验结果等综合评估患者的颅脑损伤情况,对于需要外科干预的行急诊手术。该例患者颅内高压,具有手术减压指征,并且手术对患者的总体恢复有良好的辅助作用。然后,跟进气管插管、生命体征监测等治疗措施,接下来就是做好监护及护理工作,预防呼吸机相关肺炎(Ventilator associated pneumonia,VAP)及其他感染,每日及必要时评估患者病情,完善创伤评估,及时调整治疗方案。经过完善的患者管理,待病情稳定之后,患者逐渐恢复意识,直至恢复出院。

对于严重颅脑损伤的患者,需要关注其余脏器的损伤。必须反复进行伤情评估以防止漏诊。对于腹腔高压的患者,腹腔压力在 20~25mmHg 时,考虑腹腔敞开;腹腔压力在 25mmHg 以上,则必须行腹腔敞开。

参考文献

1. 美国脑外伤基金会(BTF,Brain Trauma Foundation). Guidelines for the Management of Severe Traumatic Brain Injury,Fourth Edition. Neurosurgery,2017,80(1):6-15.

2. 英国国家卫生与临床优化研究所 (NICE,National Institute for Health and Clinical Excellence). NICE guidelines[NG39]:Major trauma:assessment and initial management. NICE 官网. http://www.nice.org.uk.

3. 中国医生协会神经外科医生分会中国神经创伤专家委员会. 中国颅脑创伤外科手术指南[J]. 中华神经外科杂志,2009,25(2):467-469.

4. 中华神经外科学会神经创伤专业组. 颅脑创伤去骨瓣减压术中国专家共识[J]. 中华神经外科杂志,2015,25(1):100-101.

(骆建军)

病例 5-3　多发伤大出血

引　言

多发创伤是当前严重威胁公众健康与生命的重要事件之一,全球每年因此死亡的人数在 500 万以上。其中,多发创伤引发的大出血、休克及创伤性凝血病是导致患者死亡的主要原因。

一、接诊时病情简介

(一)入 ICU 前的情况

1. 患者主诉和基本情况

患者,男性,40 岁,既往体健,体重80kg。因"车祸致全身多处外伤伴神志不清 3 小时"由"120"急救车送至我院急诊。刚入院时,患者自诉头晕、头痛,右腰腹部疼痛,无恶心、呕吐,无发热,无胸闷,无咯血,无血尿。随后,患者出现神志模糊。

2. 入院查体

T 37.3℃,HR 128 次/min,R 26 次/min,BP 65/46mmHg。神志欠清,精神软,烦躁,皮肤、巩膜无黄染,浅表淋巴结未及肿大,右额前略肿胀。双侧瞳孔正大等圆,对光反射存在。胸廓挤压征阳性,右肺呼吸音低,听诊未闻及明显干湿啰音。心律不齐,未闻及病理性杂音。腹稍膨隆,未见胃肠型及蠕动波,右侧腹外侧至右腰部可见约 15×15cm 大小的皮下血肿,无皮肤破裂,右侧腹触痛,反跳痛,无明显肌紧张,肝脾初诊不满意,全腹未及包块,肠鸣音 2 次/min。骨盆挤压试验阳性,四肢皮温明显降低,双下肢无水肿,四肢肌力活动正常,右膝前侧有软组织挫裂伤,局部有压痛,无骨擦音、骨擦感。神经系统无明显异常体征。

3．辅助检查

（1）CT：头颅未见明显异常，右下肺创伤性湿肺，右侧少量血气胸，考虑脾脏破裂，伴腹、盆腔积液；肝右叶挫伤可疑；考虑右肾挫伤，伴右肾周围少量渗出改变；腰椎双侧横突、左侧髂骨、右侧耻骨联合、坐骨多发骨折。

（2）血常规：白细胞计数 $9.1\times10^9/L$，红细胞计数 $4.19\times10^{12}/L$，血红蛋白 $129g/L$，血小板计数 $247\times10^9/L$。

（3）凝血功能：凝血酶原时间 14.0s，国际标准化比值 1.18，活化部分凝血酶原时间 25.8s，凝血酶时间 34.6s，纤维蛋白原 131mg/dL，D-二聚体 $>5000\mu g/L$。

4．拟诊

多发伤：①创伤性湿肺；②肾挫伤；③肝破裂；④骨盆骨折；⑤后腹膜血肿（$24cm\times20cm\times10cm$）；⑥腰椎骨折；⑦多发多处肋骨骨折；⑧失血性休克；⑨右侧腰部软组织皮下血肿。

入院后立即急诊行"肝破裂修补＋右半结肠切除＋乙状结肠造瘘＋后腹膜止血术＋骨盆骨折外固定术"，术后转入 ICU。

（二）入 ICU 后的情况

1．入科查体

入科后，患者意识不清，气管插管，呼吸机支持，SpO_2 100%，BP 90/50mmHg 左右（去甲肾上腺素 12mg/h 微泵静推维持），双肺底闻及少量湿啰音，HR 140 次/min。腹部手术切口处持续缓慢渗血，手术切口外用敷料填塞压迫，骨盆支架外固定。

2．入科诊断

多发伤：①创伤性湿肺；②肾挫伤；③肝破裂；④骨盆骨折；⑤后腹膜血肿（$24cm\times20cm\times10cm$）；⑥腰椎骨折；⑦多发多处肋骨骨折；⑧失血性休克；⑨右侧腰部软组织皮下血肿。

二、病因、病情严重程度评估及亟须解决的问题

患者骑摩托车被汽车高速撞击后导致多发创伤，胸腔、腹腔内多脏器受损，后腹膜巨大血肿，肋骨、腰椎、骨盆骨折，病情极其危重。首先需要解决的问题主要包括：①循环功能的维持；②出血的控制；③抗感染治疗。

三、诊治经过及思路

1．循环支持

患者存在失血性休克，首先应进行有效的液体复苏，包括输注晶体液、白蛋白、红细胞及血浆等。同时，为保证有效的组织灌注，加用血管活性药物维持适当的灌注压。但在活动性出血得到控制之前，需要采取"允许性低血压"策略，将收缩压维持在 80～90mmHg，既保证脏器的灌注，又不至于加重出血，稀释血液，导致凝血功能进一步下降。

2．出血的控制

对于多发伤患者来说，大多数死亡原因是大量出血导致的失血性休克，而难以控制的出血往往导致失血性休克难以纠正，即使进行液体复苏，也会因为存在持续出血而失败。在本例中，经手术修补破裂的腹腔脏器，同时对后腹膜血肿进行纱布填塞压迫，从外科途径减少了出血。在 ICU 的治疗中，需要进一步通过对凝血功能的管理，促进创面凝血，减少出血。因此，在本例中，我们应用红细胞悬液、新鲜冰冻血浆、血小板、纤维蛋白原、凝血酶原复合物、凝血因子Ⅶ等多重血液成分，改善了患者的凝血功能；在入科 36h 左右，腹腔内渗血逐渐减少，血压趋于稳定。

3.抗感染治疗

患者存在多发脏器损伤,在剖腹探查手术过程中发现结肠损伤,行部分肠道切除术并造瘘,创面仍有渗血;在应激状态下,免疫力下降,存在感染的风险。因此,本例采用亚胺培南、万古霉素和氟康唑三联抗感染治疗。

4.腹腔内脏器的外科处理及后腹膜血肿的处理

患者后腹膜存在创伤性巨大血肿,在入院急诊手术时置入大量纱布进行填塞压迫,这是当时针对后腹膜血肿的最佳选择。入科后20h左右,发现部分小肠出现缺血性坏死,行部分坏死小肠切除术。

5.骨盆骨折的处理

患者骨盆骨折在急诊手术时行外支架固定,拟在生命体征稳定后行Ⅱ期手术治疗。

6.疾病转归

该患者从入院72h开始出现发热,血白细胞水平极低,调整抗感染治疗措施,均未有效果,最终于入科后96h死亡。死后血培养报告提示鲍曼不动杆菌(仅对替加环素敏感)感染。

四、病例剖析

(一)病例层面的剖析

该患者为中年男性,因车祸创伤入院,表现为多发骨折、腹腔内多个脏器损伤及失血性休克。诊断明确,在急诊室迅速开始液体复苏、循环支持后,立即进行急诊手术,对骨盆骨折进行外固定,修补破裂的肝脏,切除坏死的肠管,并对后腹膜的巨大血肿进行纱布填塞压迫止血。进入 ICU 后,经过积极的循环支持及改善凝血功能治疗,出血逐渐减少,循环趋于稳定。但很不幸的是,患者在入科后20h左右,部分小肠出现缺血坏死,又行部分坏死小肠切除术。患者在大量失血后免疫力低下,同时伴有空腔脏器损伤,合并重症感染,最终因感染很快出现感染性休克而死亡。

(二)疾病层面的剖析

多发伤是指同一致伤因素同时或相继造成一个以上部位的严重创伤。多发伤的组织、脏器损伤严重,死亡率高,其临床特点如下。①伤情变化快、死亡率高:由于多发伤严重影响机体的生理功能,机体处于全面应激状态,其数个部位创伤的相互影响很容易导致伤情迅速恶化,出现严重的病理生理紊乱而危及生命。多发伤患者的主要死亡原因是严重的颅脑外伤和胸部损伤。②伤情严重、休克发生率高:多发伤伤情严重,伤及多处,损伤范围大,出血多,甚至可直接干扰呼吸和循环系统功能而威胁生命,特别是休克发生率甚高。③伤情复杂、容易漏诊:多发伤的共同特点是受伤部位多,伤情复杂,明显外伤和隐蔽性外伤同时存在,开放伤和闭合伤同时存在,而且大多数伤员不能述说伤情,加上各专科医生比较注重本专科的损伤情况、忽略他科诊断而容易造成漏诊。④伤情复杂、处理矛盾:多发伤由于伤及多处,往往需要手术治疗,但手术顺序上还存在矛盾。如果没有经验,就不知从何下手。此时,要根据各个部位伤情、对生命的影响程度、累及的脏器和组织深浅不同来决定手术部位的先后顺序,以免错过抢救时机。⑤抵抗力低、容易感染:多发伤伤员在处于应激状态时,抵抗力一般较低,而且伤口大多为开放伤口,有些伤口污染特别严重,因而极其容易感染。多发伤患者有三个死亡高峰。第一死亡高峰出现在伤后数分钟内,为即时死亡,死亡原因主要为脑、脑干、高位脊髓的严重创伤或主动脉等大血管撕裂,往往来不及抢救。第二死亡高峰出现在伤后 6~8h,这一时间被称为抢救的"黄金时间",死亡原因主要为脑内、硬膜下及硬膜外的血肿、血气胸、肝脾破裂、骨盆及股骨骨折及多发伤大出血。如抢救迅速及时,且措施得当,大部分伤员可免于死亡,这类伤员是抢救的主要对象。第三死亡高峰出现在伤后数天或数周,死亡原因为严重感染或器官功能衰竭。抢救多发伤伤员无论在院前或院内,都必须注意预防第三死亡高峰。

对于创伤性失血性休克患者来说,止血是至关重要的。经过外科手术止血后,在内科治疗中的出凝血管理对术后的出血控制亦是不可忽视的。①液体复苏:采取"允许性低血压"原则。指南推荐,对于未合并脑损伤的创伤患者,最初收缩压的水平应控制在 80～90mmHg(1C)。②体温管理:创伤大出血的死亡三角是低体温、代谢性酸中毒及凝血病。低体温(中心体温<35℃)和酸中毒会对血小板功能及凝血因子活性产生影响。体温每下降1℃,凝血功能下降约10%。低体温增加患者病死率,增加血液制品的需要量,是预测再出血及死亡的独立危险因素。因此,在早期采取措施减少热量损耗,注意对低体温患者的保暖措施以维持体温正常(1C)。③出凝血管理:创伤早期的凝血病以纤溶为主,因此对于有进行性出血或有显著出血风险的患者,应尽早行抗纤溶治疗(1C)。推荐创伤后 3h 内给予氨甲环酸,负荷剂量为 1g,10min 输注;接下来 8h,给予 1g 持续静滴(1A)。有研究提示,首剂氨甲环酸应在运送医院的途中给予(2C)。对于创伤大失血患者,指南推荐血红蛋白达到的目标值为 70～90g/L(1C)。创伤失血导致凝血因子丢失与稀释。酸中毒会影响 FⅦ的活性,低体温也会导致凝血因子(特别是 FV)的活性明显降低。新鲜冰冻血浆中含有机体所需的 70% 的凝血因子。故对于大量失血患者,应早期给予新鲜冰冻血浆或灭活血浆(1B)。对于创伤患者,血小板计数一般维持在 $50×10^9$/L以上(1C),同时首剂输注量为 4～8U(2C)。血小板计数<$50×10^9$/L 或纤维蛋白原<0.5g/L 是预测微血管发生出血风险的敏感指标。血小板的功能和数量都很重要。在创伤性凝血病的早期,血小板可能并未有明显的数量下降,但已出现功能障碍。指南建议,若血小板功能障碍患者出现持续性微血管出血,则应输注血小板浓缩剂(2C)。关于血小板与血浆及红细胞的比例也存在争议,并非血小板水平越高越好。关于输注血小板的时机,指南不建议预防性输注血小板。当创伤患者出现大量失血或应用抗血小板药物出现颅内出血时,建议输注血小板(2C)。低纤维蛋白原血症是创伤性凝血病的常见情况。若存在明显出血并伴有功能性纤维蛋白原缺失或纤维蛋白原<1.5～2.0g/L,推荐补充纤维蛋白原浓缩剂或冷沉淀(1C)。指南建议,最初给予纤维蛋白原的量为 3～4g 或冷沉淀 50mg/kg;之后,补充量应参考纤维蛋白原水平(2C)。推荐对大量失血合并创伤性凝血病的患者应用重组活化Ⅶ因子(rFⅦa),即使已采取止血措施,仍建议采用 rFⅦa 治疗(2C)。因为即使大血管出血得到了控制,rFⅦa 对小血管性凝血病性出血也还是有益的。需要注意的是,应用 rFⅦa 的前提是保证足够数量的血小板及纤维蛋白原水平,同时还要保证适当的 pH 与体温。

五、经验教训总结

多发伤合并失血性休克患者的病情危重,死亡率高,治疗的每个方面都关乎治疗的成败。本例病例在入院后迅速明确诊断,急诊手术处理腹腔内出血、对骨折进行外固定、积极的液体复苏都为患者的抢救赢得了机会。出凝血管理是术后止血治疗的关键,我们通过限制性的液体复苏,输注红细胞、血浆、血小板、纤维蛋白原以及Ⅶ因子等血液成分,在伤后 48h 内使出血量逐渐减少,循环也逐渐稳定。但即使在广覆盖的经验性抗感染治疗下,患者仍然出现重症血行感染而死亡,这对多发伤患者的抗感染治疗提出了新的问题。

参考文献

Rossaint R,Bouillon B,Cerny V,et al. The European guideline on management of major bleeding and coagulopathy following trauma:fourth edition[J]. Crit Care,2016,20:100.

(孙磊明)

病例 5-4　多发伤

引　言

多发伤是指同一致伤因素同时或相继造成一个以上部位的严重创伤。多发伤的伤情普遍很严重，多为高能量伤，并发症发生率高，容易导致感染、低氧血症、休克和多器官功能衰竭。它已经成为当今人类死亡的主要原因之一。随着经济和现代交通的发展，多发伤的发生日益频繁，情况也日益复杂，其诊疗需要多学科协作，抢救必须争分夺秒。因此，如何提供及时有效的救治成为当前医学研究的重要内容。

一、接诊时病情简介

（一）入 ICU 前的情况

1.患者主诉和基本情况

患者，女性，21 岁，因"车祸致意识不清伴右小腿毁损伤 1 小时"入院。患者于 1h 前骑电瓶车被汽车撞击倒地，当时飞出 2m 远，受伤后有一过性意识不清，无恶心、呕吐，无呕血及咯血，无大小便失禁。2min 后，转为清醒，感胸腹部及四肢等多处疼痛，右小腿毁损伤，右下肢活动受制，路人呼叫"110"报警，并呼叫"120"急救。30min 后，急救人员到场，立即予以生命体征检查、创伤指数评估、止血及伤口包扎固定，由"120"急救车送入我院抢救室。

2.入院查体

T 36.7℃，HR 137 次/min，R 19 次/min，BP 80/58mmHg。神志尚清，GCS 评分 14 分，头颅无畸形，右侧顶部触及血肿，轻度压痛。双侧瞳孔等大、等圆，直径约为 3mm，对光反射灵敏。胸廓无畸形，无明显挤压痛。心律尚齐，心音远钝。腹肌紧张，无明显压痛，肠鸣音正常存在。腰椎触痛阳性，活动受制。右髋部压痛阳性。右小腿中下段环形皮肤裂伤伴皮肤撕脱，创缘不齐，撕脱皮肤及创面挫伤，污染非常严重，胫腓骨粉碎性骨折外露，肌肉毁损严重，胫前后动脉及伴行静脉、大小隐静脉及神经断裂，右足冰冷，苍白无血运，毛细血管反应无，感觉运动障碍。

3.辅助检查

（1）头颈部 CT：右顶部皮下血肿形成，颈椎略反弓，请结合临床。

（2）胸部 CT：①肋骨 CT 平扫未见明显骨折征象，建议随访复查；②心包积液，L_2 椎体左侧横突骨折可能；③左上肺结节灶，性质待定，建议进一步检查。

（3）心脏超声：心包腔大量积液。

（4）腹部 CT：①考虑空腔脏器穿孔，肝周少量积液，胰腺及第一肝门处结构显示欠清，建议进一步增强检查；②L_5 椎体右侧横突、$S_1 \sim S_3$ 椎体右缘及双侧髋臼、右侧耻骨上下支骨折，右侧梨状肌血肿形成；③L_2 椎体左侧横突骨折可能。

（5）X 线平片：①双侧髋臼、右侧耻骨下支骨折，右侧胫腓骨中下段粉碎性骨折，右胫骨下段及邻近软组织部分缺如；②双侧股骨未见明显骨折征象；③左侧胫腓骨未见明显骨折征象；④左足第 2、3 远节趾骨头骨折可能，右足未见明显骨折征象（见图 5-4-1～图 5-4-4）。

（6）血栓弹力图显示：纤维蛋白原功能性低凝，有出血倾向（见图 5-4-5）。

4.拟诊

①车祸致多发伤：右顶部皮下血肿；心包积液，心脏压塞；腹腔出血；腰椎横突骨折；骨盆骨折：椎体右缘及双侧髋臼、右侧耻骨上下支骨折；右小腿毁损离断伤；②创伤性休克。

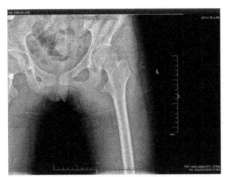

图 5-4-1 骨盆正位片

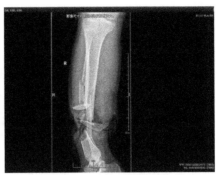

图 5-4-2 右小腿侧位片

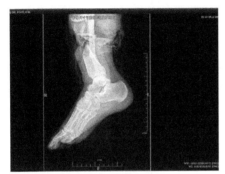

图 5-4-3 右足侧位片

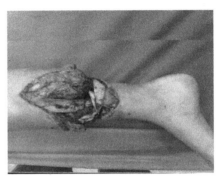

图 5-4-4 右下肢创面

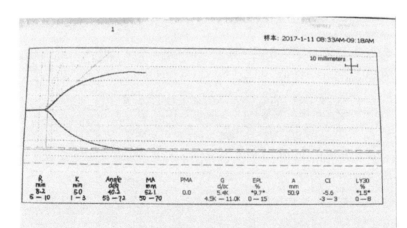

序	代号		结果	单位	参考范围
	R	凝血时间	8.2	min	5--10
	K	血块动力时间	5.0 ↑	min	1--3
	Angle	血块动力角度	40.2 ↓	deg	53--72
	MA	血块强度	52.1	mm	50--70
	EPL	预测纤溶指数	9.7	%	0--15
	CI	凝血综合指数	-5.6 ↓		-3--3
	LY30	血块稳定性	1.5	%	0--8

图 5-4-5 血栓弹力图

(二)入 ICU 后的情况

1.体格检查

患者处于镇静状态，气管插管接呼吸机辅助呼吸，体温不升，R 12 次/min，HR 104 次/min，BP 157/80mmHg，SpO$_2$ 100%；双侧瞳孔直径约为 3mm，对光反射迟钝；双肺呼吸音粗，双侧能闻及湿啰音；心律齐，未闻及其他杂音；腹平坦，未及反跳痛、肌紧张。术后胸腔闭式引流管在位，引流出血性液体。

2.辅助检查

(1)血气分析：pH 7.22，碱剩余－10.5mmol/L，血清钾 3.5mmol/L，二氧化碳总量 17.6mmol/L，HCO$_3^-$ 16.4mmol/L，血清乳酸 4.4mmol/L，Ca^{2+} 1.07mol/L，血糖 11.9mmol/L，红细胞压积 25%，血红蛋白 7.8g/dL。

(2)血常规：白细胞计数 11.76×10^9/L，中性粒细胞百分比 89.7%，超敏 C 反应蛋白 27.88mg/L，血小板计数 126×10^9/L。

(3)凝血功能：凝血酶原时间 22.1s，纤维蛋白原 1.05g/L，国际标准比值 1.91，凝血酶原比值 1.84，血浆 D-二聚体 4790μg/L。

(4)血栓弹力图：凝血时间＞45.1min；其他指标均未测出。提示：凝血时间无限延长，低凝状态(见图 5-4-6)。

(5)血生化：直接胆红素 11.10μmol/L，丙氨酸氨基转移酶 54U/L，门冬氨酸氨基转移酶 95U/L；心肌谱酶：乳酸脱氢酶 334U/L，磷酸肌酸激酶 1930U/L，磷酸肌酸激酶同工酶 36U/L，肌钙蛋白 I 2778pg/mL，血清肌红蛋白＞1200.0ng/mL，淀粉酶 439U/L。

(6)脑利钠肽：883.0pg/mL。

(7)尿淀粉酶：2126U/L。

(8)降钙素原：2.507ng/mL。

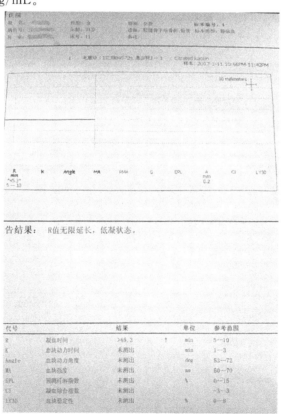

图 5-4-6　入 ICU 时血栓弹力图

3.入科诊断

①车祸致多发伤:右顶部皮下血肿;心包积液,心脏压塞;左心耳破裂出血;腹腔出血;腰椎骨折:L_2椎体左侧横突骨折,L_5椎体右侧横突骨折;骨盆骨折:$S_1 \sim S_3$椎体右缘及双侧髋臼、右侧耻骨上下支骨折;右小腿毁损离断伤;右小腿断肢再植术;②失血性休克;③创伤性凝血病。

二、病因、病情严重程度评估及亟须解决的问题

该患者车祸导致多发伤,积极予以院前急救及院内初次评估、二次评估,做出拟诊断。急召外科、骨科及ICU医生会诊后,亟须解决心脏压塞症状、腹腔出血、右小腿毁损离断伤等问题。治疗的关键在于立即行心包穿刺术,全麻下行胸腹部探查,右小腿清创术及血管神经探查术。术后予以机械通气支持、镇静镇痛、纠正酸中毒、改善凝血功能、抗感染、早期营养支持及后期抗凝等对症治疗。

三、诊治经过及思路

(一)车祸致多发伤处理

1.术前处理

(1)初次评估:快速进行ABCDE评估。A(气道开放与颈椎保护):患者无气道梗阻、无异物、无面部-下颌-气管软骨-喉软骨骨折;患者意识清醒,有咽反射,GCS评分14分。B(维持呼吸与通气功能):胸廓对称无畸形,胸骨无压痛。双侧乳房对称,无异常,无压痛。呼吸正常,频率19次/min,节律齐,呼吸动度两侧对称,触诊语颤正常,未触及胸膜摩擦感,双肺叩诊呈清音,未闻及干湿啰音。目前,面罩吸氧≥11L/min。C(维持循环与控制出血):体温36.7℃,脉搏137次/min,呼吸19次/min,血压80/58mmHg,神志尚清,全身皮肤、黏膜色泽正常,无黄染,皮肤有弹性,未见明显水肿,未见皮下出血点,未见皮疹。快速建立静脉通路,立即采血化验,包括血常规+交叉配血+血气分析(含乳酸)。患者为育龄女性,故加妊娠试验。患者出现低血压,考虑低血容量、心脏压塞。休克并未明显改善,提示活动性出血,考虑(胸腔、腹腔、腹膜后、盆腔、长骨)出血和外出血(右小腿毁损离断伤)可能,进一步行体格检查以及胸片、骨盆片、FAST、胃管、导尿管寻找原因。D(评估神经功能):ABC结束后,快速评估神经功能;患者神志尚清;双侧瞳孔等大、等圆,对光反射灵敏,直径约为3mm;无脊髓损伤。GCS评分14分。E(暴露检查及环境控制):对患者进行全身查体与评估,腰椎触痛阳性,活动受制。右髋部压痛阳性。右小腿中下段环形皮肤裂伤伴皮肤撕脱,创缘不齐,撕脱皮肤及创面挫伤,污染非常严重,胫腓骨粉碎性骨折外露,肌肉毁损严重,胫前后动脉及伴行静脉、大小隐静脉及神经断裂,右足冰冷,苍白无血运,毛细血管反应无,感觉运动障碍。

(2)二次评估:病史、体格检查、辅助检查。病史:患者无过敏史,无药物服用史,无妊娠史,最后进食为前一日晚饭。体格检查和辅助检查结果见"(一)入ICU前的情况"。

(3)机械通气:术前对患者行经口气管插管机械通气。机械通气采用PCV模式,实施"肺保护策略",这不仅有益于充分供氧,而且便于清除呼吸道分泌物及防治呕吐物误吸。予以右美托咪定镇静,并制定镇痛镇静策略。

(4)腰椎、骨盆骨折处理:患者腰椎、骨盆骨折稳定,骨科医生考虑暂不处理。

2.术中处理

(1)心包积液、心脏压塞处理:床边心脏彩超显示大量心包积液,立即在超声引导下行心包穿刺置管术,抽出约180mL血性液体,接引流袋缓慢引流,排血减压、缓解填塞,暂时改善血流动力学,争取抢救时间,并输生理盐水及血液纠正失血性休克。同时准备紧急行开胸探查术,严格麻醉管理,严防心脏停搏。术中胸腔内见少量血凝块及血性液体,在吸尽上述血性液体及血凝块后,拔除心包穿刺管,沿穿刺孔打开心包,探查见心脏搏动尚好,左心耳有一直径约1cm的创口,血性液体持续冒出,用

心耳钳夹闭上述创口,并用 2-0 不可吸收缝线缝合关闭上述创口。余胸腔探查未见出血情况。间断缝合关闭心包,于心包原穿刺点处留直径约 1.5cm 的窗口,以备引流。术后严密监测心功能、胸腔闭式引流管的引流量,给予参麦、左卡尼汀滋养心脏,注射用磷酸肌酸钠保护心肌等治疗。术后第 5 天,引流量明显减少(少于 50mL)。

(2)腹腔出血处理:据腹部 CT 显示,考虑空腔脏器穿孔,肝周少量积液,胰腺及第一肝门处结构显示欠清。行剖腹探查术,腹腔内局部见少量淡血性液体,局部肠系膜水肿,肝周、脾周有少量清亮腹水。在吸净上述血性液体及腹水后,探查肝、胆、脾、胰、胃、大肠、小肠,未见破裂及出血,腹膜后有血肿形成,少量血性液体渗入腹腔。用生理盐水冲洗胸腔、腹腔,未见出血,关腹。术后给予罂粟碱注射液治疗外周血管痉挛、内脏痉挛。

(3)右小腿毁损离断伤处理:2017 年 1 月 11 日,在全麻下行右小腿断肢再植术,右下肢扎气压止血带至 60Mpa。清除创缘、异物及污染坏死的组织和碎骨块,缩短胫骨,用过氧化氢溶液、生理盐水冲洗,用稀碘附浸泡,复位胫骨,钻孔、上螺钉 6 枚,外固定架固定,修复肌肉,显微镜下探查游离胫前后动脉及伴行静脉、大小隐静脉及神经,修剪后用 9-0 缝线两定点法逐一吻合,关闭创面,松止血带见再植肢体血运可。设计固定 VSD 负压吸引材料,贴膜覆盖负压吸引,见通畅无漏气,包扎。术后 VSD 引流通畅。2017 年 1 月 20 日,在腰麻下行右小腿清创取皮植皮 VSD 负压吸引术,术中见右小腿局部坏死、肌肉组织恶露,从原缝合处切开皮肤,去除坏死的皮肤,清除伤口内的瘀血及坏死组织。设计适当大小 "VSD 材料"封闭创面,固定,用半透膜将其完全封闭,接吸引器,见引流通畅,无气体外漏,无菌纱布包扎。术后给予活血止痛、消肿健骨、营养神经等治疗。于 2017 年 3 月 1 日在硬膜外麻醉下行右小腿接骨延长术,拆除原外固定架,于右小腿前侧中远端做直径约 5cm 的切口,依次切开皮肤、皮下组织、深筋膜,暴露骨折,见胫骨骨折处骨不连,彻底清除炎性组织、死骨及坏死组织,再次用过氧化氢溶液、氯己定、碘附冲洗创面。于胫骨断端行"Z"形截骨,复位,克氏针固定。在外置外固定架后,依次在胫骨近远端拧入数根 2.5mm 克氏针固定。于胫骨结节以远截骨,C 臂机透视见骨折对位对线可,冲洗,放置引流条 1 根,逐层关闭切开,用无菌纱布包扎。术后给予促进骨折愈合、预防感染、止痛活血等对症治疗。

(4)失血性休克处理:在控制严重出血之前,将收缩压维持在 80～90mmHg,血红蛋白水平维持在 70～90g/dL,同时密切监测血清乳酸或碱剩余作为评估、监测出血和休克的敏感指标;立即急诊行胸腹探查术,术中胸腔内见少量血凝块及血性液体,腹腔内局部见少量淡血性液体,腹膜后有血肿形成,少量血性液体渗入腹腔。因患者术中出血量较多,所以予以输注悬浮红细胞,补充血容量,提高携氧能力,保证组织氧供。

3.术后处理

术后密切观察血流动力学(心率、血压)变化,同时监测 SpO₂、中心静脉压(Central venous pressur,CVP)。

(1)创伤性凝血病处理:术后血栓弹力图和凝血功能提示凝血因子功能降低、凝血启动延迟的出血倾向,纤维蛋白原功能低下。为了纠正凝血功能障碍,给予输注病毒灭活血浆、注射用凝血酶原复合物、冷沉淀凝血因子及注射用人纤维蛋白原。术后第 2 天,复查凝血功能,各项指标得到明显纠正。

(2)低温处理:术后患者体温一直不升,为了减少热量丢失,予以电热毯复温至正常范围。

(3)酸中毒处理:予以 5% 碳酸氢钠溶液纠正。

(4)抗感染:术后白细胞、中性粒细胞、CPR 水平升高,电热毯复温至正常范围后,出现高热,体温最高至 39.2℃,并考虑右小腿毁损离断伤易发生革兰阳性菌感染,予以美罗培南＋利奈唑安联合治疗。术后第 7 天,患者感染指标下降、体温正常,改用降阶梯治疗,停用美罗培南,改用头孢美唑钠＋利奈唑胺继续治疗。

（5）抗凝：术后第 6 天，患者骨盆骨折及卧床致全身高凝状态，D-二聚体水平偏高，为了预防深静脉血栓形成，予以低分子量肝素钠治疗。

（6）早期肠内营养支持：在患者入科后，行胃管置入；术后第 2 天，予以鼻饲整肽型配方，逐渐加量；术后第 7 天，停鼻饲，自备饮食。

（7）多发伤集束化治疗：除上述治疗外，还包括一些对症治疗，如用磷酸肌酸钠保护心肌，参麦、左卡尼汀滋养心脏，罂粟碱治疗外周血管痉挛、内脏痉挛，鼠神经生长因子滋养神经，骨肽促进骨质增生，依达拉奉清除氧自由基，混合糖电解质注射液补充电解质等。

4.疾病转归

患者术后第 3 天，进行脱机试验，试验后呼吸良好，拔除气管插管。术后第 7 天，转入骨科继续行专科治疗。2017 年 1 月 20 日，在腰麻下行右小腿清创取皮植皮 VSD 负压吸引术。2017 年 3 月 1 日，在硬膜外麻醉下行右小腿接骨延长术。2017 年 3 月 16 日，患者康复出院。

四、病例剖析

（一）病例层面的剖析

该患者为年轻女性，于 1h 前因车祸（骑电瓶车被汽车撞击）导致多发伤，受伤后有一过性意识不清；车祸发生 2min 后，转为清醒，感胸腹部及四肢等多处疼痛，右小腿毁损伤，右下肢体活动受制。院前急救人员到场，立即予以生命体征检查、创伤指数评估、止血及伤口包扎固定。经过各项检查，患者明确诊断［见"（二）入 ICU 后的情况"中"入科诊断"］。入院后立即行心包穿刺术，全麻下行胸腹部探查、右小腿清创术及血管神经探查术。术后予以机械通气支持、镇静镇痛、纠正酸中毒、改善凝血功能、抗感染、早期营养支持、后期抗凝等对症治疗，患者病情逐渐好转，康复出院。

（二）疾病层面的剖析

1.急诊

（1）初次评估：快速进行 ABCDE 评估。A（气道开放与颈椎保护）：检查有无气道梗阻，有无异物，有无面部-下颌-气管软骨-喉软骨骨折；开放气道用仰头提颌法或双手托颌法；如果患者无意识、无咽反射，则可临时建立口咽气道；若 GCS<8 分，则通常需要建立确定性气道；如果气管插管有禁忌或插管失败，则需要建立外科气道。颈椎制动：避免过度移动颈椎，头颈不要过伸/屈或旋转。B（维持呼吸与通气功能）：暴露胸壁，检查胸壁运动，肺部听诊、视诊、触诊、叩诊；采用面罩吸氧（≥11L/min），目标 SpO_2>90％；立即识别与处理紧急致命性通气安全问题；对气管插管行机械通气者，采用压控或容控模式均可。C（维持循环与控制出血）：维持血容量，一旦排除张力性气胸及心脏压塞，低血压的原因必须首先考虑低血容量，直至证据确凿；通过评估意识水平、皮肤色泽、脉搏、血压，进行快速评估；至少需要开放两路大孔径静脉通路进行输液，快速输入 1～2L 等渗晶体液进行复苏；静脉通路建立后，采血化验，需包括血常规、交叉配血、血气分析（含乳酸）；若患者为育龄女性，则增加妊娠试验。休克未改善或改善后又恶化，提示活动性出血，包括内出血（胸腔、腹腔、腹膜后、盆腔、长骨）和外出血（未控制），进一步行体格检查以及胸片、骨盆片、FAST、胃管、导尿管等寻找原因；如条件许可，还可行诊断性腹腔灌洗。D（评估神经功能）：ABC 结束后，快速评估神经功能；评估患者意识水平、瞳孔直径与光反射，定位神经以及脊髓损伤平面；GCS 评分降低提示颅内氧合下降、灌注不足或直接的脑损伤。早期治疗的主要目的是通过维持充分氧合与灌注，避免二次脑损伤。E（暴露检查及环境控制）：应完全暴露，翻身，用剪刀剪开衣裤，以便于进行完整的查体与评估；评估结束后应予以保温，以避免发生低体温。

（2）二次评估：包括病史、体格检查、辅助检查。病史：过敏史，当前所服用的药物，既往疾病史、妊娠史,最后进食时间,与受伤有关的事故/环境。体格检查:头、颌面部、颈椎与颈部、胸部、腹部、会阴、直肠、阴道、骨骼肌系统、神经系统。辅助检查:条件允许且必要时,可行颈椎/肢体 X 线检查;头胸腹椎体 CT;尿路/血管造影;经食管超声;支气管镜检查;食管镜检查。

2. 手术

损伤控制外科推荐:对于合并重度失血性休克、有持续出血和凝血病征象的严重创伤患者,推荐实施损伤控制外科(1B);其他需要实施损伤控制外科的情况包括严重凝血病、低体温、酸中毒、难以处理的解剖损伤,及操作耗时、同时合并腹部以外的严重创伤(1C);对于血流动力学稳定且不存在上述情况的患者,推荐实施确定性外科手术(1C)。

3. 出血与凝血功能障碍的早期处理

(1)凝血功能支持推荐:入院后尽早检测并采取措施维持凝血功能(1C)。

(2)早期止血复苏推荐:对于预料中的大出血患者,早期处理推荐以下两种策略中的任意一种。血浆(新鲜冰冻血浆或者病原体灭活的血浆),输注的血浆与红细胞的比例至少为 1∶2(1B);根据血红蛋白水平判断是否需要使用纤维蛋白原以及红细胞(1C)。

(3)抗纤溶制剂推荐:对于出血或存在大出血风险的患者,推荐尽早使用氨甲环酸,首剂 1g(至少输注 10min),后续 1g 输注至少持续 8h(1A);对于创伤出血患者,应该在伤后 3h 内使用氨甲环酸(1B);建议在制定创伤出血处理流程时,考虑在患者转送医院的途中应用首剂氨甲环酸(2C)。

4. 出血与凝血功能障碍的进一步复苏

(1)目标化治疗推荐:使用标准的实验室凝血指标和(或)血栓弹力图制定目标化策略指导复苏(1C)。

(2)新鲜冰冻血浆推荐:如果需要行以血浆为基础的止血复苏,则推荐使用血浆(新鲜冰冻血浆或者病原体灭活的血浆)将凝血酶原时间以及活化部分凝血酶原时间维持在正常范围的 1.5 倍以内(1C);对于非大出血的患者,避免输注血浆(1B)。

(3)纤维蛋白原与冷沉淀推荐:如果患者有大出血,血栓弹力图提示功能性纤维蛋白原缺乏或血浆纤维蛋白原水平低于 1.5~2.0g/L,则推荐输注纤维蛋白原或冷沉淀(1C);建议纤维蛋白原起始剂量为 3~4g,这相当于 15~20U 的单采冷沉淀。重复使用纤维蛋白原必须在血栓弹力图以及对纤维蛋白原水平进行实验室评估的基础上(2C)。

(4)血小板推荐:输注血小板以维持血小板计数>$50×10^9$/L(1C);对于持续性出血和(或)TBI 的患者,建议将血小板计数维持在 $100×10^9$/L 以上(2C);如果使用血小板,则建议输注血小板的起始剂量为 4~8U,或者 1 个全血单位的血小板(2C)。

(5)钙推荐:在大量输血期间,监测血钙水平并使其维持在正常范围内(1C)。

(6)抗血小板药物推荐:建议对接受抗血小板治疗的大出血或者颅内出血的患者输注血小板(2C);对接受或怀疑接受抗血小板治疗的患者,建议检测血小板功能(2C);如果患者有明确的血小板功能不良且存在持续的微血管性出血,则建议用浓缩血小板治疗(2C)。

(7)去氨加压素推荐:对于使用抑制血小板药物的患者和血管性血友病患者,建议使用去氨加压素(0.3μg/kg)(2C);对出血创伤患者,不建议常规使用去氨加压素(2C)。

(8)凝血酶原复合物(PCC)推荐:对于口服维生素 K 依赖抗凝剂的患者,推荐早期使用浓缩的凝血酶原复合物进行紧急拮抗(1A);为降低使用新型口服抗凝剂的患者发生创伤后致命性出血的风险,建议给予 PCC(2C);如果纤维蛋白原水平正常,则建议在血栓弹力图监测提示凝血启动延迟时使用 PCC 或血浆(2C)。

(9)直接口服抗凝剂——Ⅹa 抑制剂推荐:对于正在服用或可疑服用Ⅹa 抑制剂(如利伐沙班、阿哌沙班、依度沙班)的患者,建议检测其血药浓度(2C);如果不能进行上述检测,则建议征求血液科专家意见(2C);如果出现致命性出血,建议静脉使用氨甲环酸(15mg/kg 或者 1g),同时联合使用大剂量(活化)凝血酶原复合物,直到出现特异性拮抗剂(2C)。

(10)直接口服抗凝剂——凝血酶抑制剂推荐:对于正在服用或可疑服用达比加群的患者,建议检测达比加群的血药浓度(2C);如果不能进行检测,则建议根据凝血酶原时间与活化部分凝血活酶时间对达比加群作定性估计(2C);如果出现致命性出血,推荐达地加群酯(5g,iv)(1B),或者如果没有该药,则建议使用大剂量(活化)凝血酶原复合物(20~50U/kg)。在上述两者情况的基础上并用氨甲环酸(静脉滴注,15mg/kg 或 1g)(2C)。

(11)基因重组的活化Ⅶ因子(rFⅦa)推荐:对于已经采取标准的控制出血和最佳的传统止血措施的患者,如果持续存在大出血和创伤性凝血病,则建议使用基因重组的活化Ⅶ因子(2C)。

(12)血栓预防推荐:推荐在出血控制后 24h 内使用药物预防血栓(1B);建议尽早采取物理措施预防深静脉血栓,包括间歇性气囊加压装置(1C)、抗血栓弹力袜(2C);不推荐常规使用下腔静脉滤器预防血栓(1C)。

五、经验教训总结

该患者病情危重,心包积液、心脏压塞、腹腔积液、腰椎骨折、骨盆骨折、右小腿损毁离断伤,治疗难度大,需要各科争分夺秒合作,治疗的关键是早期行心包穿刺术,及时行胸腹部探查术、右小腿清创术及血管神经探查术。入科后,立即输注悬浮红细胞、病毒灭活血浆、注射用凝血酶原复合物、冷沉淀凝血因子、注射用人纤维蛋白原,以改善凝血功能,这是术后治疗过程中最重要的一个环节。近年来,对致死性三联征的进一步理解为加强治疗提供了理论和实践的基础。创伤后未控制的出血是导致严重创伤患者潜在可预防性死亡的首位原因。恰当的处理包括早期明确出血部位,采取积极的措施减小失血量,恢复组织灌注和稳定血流动力学,并积极处理凝血功能障碍,使多发伤的救治成功率大大提高。

参考文献

1. Rossaint R,Bouillon B,Cerny V. The European guideline on management of major bleeding and coagulopathy following trauma: forth edition. Crit Care, 2016,20:100.

2. 国内急诊/重症相关专家小组. 严重创伤院前救治流程:专家共识[J]. 创伤外科杂志,2012,14(4):379-381.

3. 中华医学会创伤学分会创伤急救与多发伤学组. 多发伤病历与诊断:专家共识意见(2013 版)[J].创伤外科杂志,2014,16(2):1921.

4. 中华医学会创伤学分会创伤感染学组,创伤急救与多发伤学组. 创伤后并发症的定义与诊断专家共识[J]. 中华创伤杂志,2013,29(6):481-484.

(骆建军)

病例 5-5　血流动力学不稳定的骨盆骨折

引　言

骨盆骨折属于高能量损伤,约占全身骨折的 4.21%,男性多于女性,高发年龄为 31~40 岁。在多发伤患者中,骨盆骨折的发生率可上升到 25%。在交通伤中,骨盆骨折的发生率高达 40%,并且通常合并其他类型的损伤。严重不稳定骨盆骨折可引起全身血流动力学的改变。对出血处理不当，患者可继发凝血功能障碍、酸中毒、休克、多器官功能衰竭，甚至危及生命。血流动力学稳定的骨盆骨折患者死亡率为 3.4%，而血流动力学不稳的骨盆骨折患者死亡率约为 42%。

一、接诊时病情简介

1.患者主诉和基本情况

患者，男性，38 岁，工人。因"车祸致全身多处疼痛 3 小时"入院。患者入院前 3h，因骑电瓶车不慎与行驶中的大货车相撞，右侧撞击，被抛出数米后坠于路面，当即感全身多处疼痛，下腹部和右下肢疼痛显著，当时无昏迷及恶心、呕吐。由货车司机急送至当地医院，给予补液抗休克，当地医院予以骨盆带固定并补液后转至我院。在转运途中(约 2h)，予以去甲肾上腺素维持血压(具体不详)。患者反应逐渐变差，出现嗜睡。

患者既往体健，无过敏史，无长期用药史，末次进食时间在 5h 前。

2.入院查体

T 36℃，HR 141 次/min，R 35 次/min，BP 95/65mmHg，去甲肾上腺素 0.2mg/mL 微泵注入 5mL/h。嗜睡状态，呼之可应，GCS 评分 13 分。双侧瞳孔等大，直径为 2.5mm，对光反射存在。颈软，颈部未见明显瘀斑及外伤。呼吸活动对称，胸廓未见畸形，双肺听诊无明显干湿啰音。心律齐，无病理性杂音。腹软，下腹部压痛，反跳痛可疑。骨盆带固定。留置导尿状态，尿色黄。会阴部撕裂伤，敷料包扎，渗血明显。肛门指诊未见指套血染。全身多处皮肤软组织擦伤，未见明显出血。

3.辅助检查

(1)血气分析：pH 7.35，$PaCO_2$ 29.6mmHg，PaO_2 153.8mmHg，碱剩余 － 9.7mmol/L，乳酸 8.9mmol/L，氧饱和度 98%。

(2)血常规：白细胞计数 $9.0×10^9$/L，血红蛋白 71g/L，红细胞压积 0.27。

(3)凝血功能：凝血酶原时间 19s，部分凝血酶原时间 73.7s，INR 1.77，纤维蛋白原 0.96g/L。

(4)血生化：白蛋白 13.5g/L，葡萄糖 9.2mmol/L，丙氨酸氨基转移酶 55U/L，甘油三酯 25.36mmol/L，超敏 C 反应蛋白 60.8mg/L，降钙素原 8.5μg/L，钙 1.66mmol/L，淀粉酶 77U/L，肌钙蛋白-T 0.22ng/mL。

(5)床边 X 线：骶骨右侧骨折，右髋臼、右侧坐骨、左耻骨下支骨折，耻骨联合错位(见图 5-5-1)。

(6)床边超声 FAST 检查：未见明显胸腹腔及心包腔积液。

(7)头颈胸 CT 平扫：颅脑平扫未见明显异常；颈椎骨折增生；右侧第 3～6 肋骨骨折。

(8)腹部增强 CT：盆腔积液积气，盆底部结构紊乱；腰 4～5 椎体右侧横突骨折，骶骨右部粉碎性骨折，左侧髂骨近骶髂关节处骨折，双侧髋臼、双侧耻骨下支、右侧坐骨骨折，耻骨联合错位；周围软组织肿胀积气。

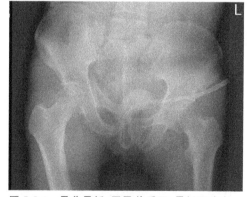

图 5-5-1　骨盆骨折，累及前后环，骨折不稳定

4.拟诊

①多发伤：胸部外伤；多发肋骨骨折；腹部闭合伤；空腔脏器损伤可能？骨盆骨折、腰 4～5 椎体右侧横突骨折，全身多处软组织挫伤。②失血性休克、创伤性凝血病。

二、病因、病情严重程度评估及亟须解决的问题

该患者的致伤机制为道路交通伤(车祸),其不仅包含直接撞击伤,而且可能有加减速或各类剪切力造成的各部位损伤,甚至某些周围恶劣环境导致的相关损伤,机制十分复杂。经过初步的创伤评估,患者病情危重,主要为血流动力学不稳定的骨盆骨折,并发凝血功能障碍。目前,其评估主要分为以下几个方面。①骨盆损伤的评估,包括判断骨折类型,评估力学稳定性,判断出血位置,诊断骨盆周围软组织及器官损伤,尤其要关注直肠、膀胱、尿道等部位的损伤。②对失血性休克及创伤性凝血病的评估,包括判断导致休克的出血来源;判断休克程度和凝血状态;判断患者对液体复苏的反应,需反复动态地评估。③全身其余部位、脏器功能的评估及并发症的监测,包括对并发肋骨骨折、腰椎骨折的评估,心、肺、肝、肾功能的评估,体温的监测,DVT 的预防等。目前,亟须解决的主要问题为休克的复苏、凝血功能的监测以及积极有效的出血控制。早期治疗的关键是:①损伤控制复苏;②采取综合措施有效控制出血;③评估骨盆周围的损伤,并按照损伤控制手术原则进行相应处理。

三、诊治经过及思路

1. 损伤控制复苏

该患者存在失血性休克,出血未得到有效控制(仍使用血管活性药物,对液体复苏存在一过性反应),并发创伤性凝血病,同时初步评估后无颅脑损伤表现,故立即开始损伤控制复苏,包括以下几个方面。①低压复苏:即限制性液体复苏,在出血未得到控制前将收缩压维持在 80~90mmHg。而对于液体复苏效果差的,使用血管活性药物维持血压。我们在使用晶体液复苏的基础上,继续使用去甲肾上腺素维持血压。②止血性复苏:即在复苏过程中,重视预防或者纠正创伤性凝血病,防止致死三联征的发生。我们在第一时间应用了氨甲环酸,并启动大量输血治疗预案,同时补充凝血酶原复合物、纤维蛋白原、离子钙,并采取加温保暖及液体加温等措施,预防低体温。③按照损伤控制手术的原则迅速止血去污,处理相应的解剖学损伤。

2. 采取综合措施有效控制出血

经过初步评估,患者出血来源考虑骨盆骨折。骨盆骨折出血可分为以下三个方面。①盆底静脉血管丛出血:尤其是骶前血管丛。②动脉血管出血:髂动脉及其分支出血,约占动脉血管出血的 10%。③骨折端的出血:骨盆松质骨丰富,骨折端出血不容忽视。上述三类出血通常合并出现,在采取止血措施时,单一方法往往不能有效控制出血,需要遵循优先的原则,联合多种干预手段,才能提高患者的生存率。在急诊室,我们对患者做了骨盆的临时固定(见图 5-5-2),并使用转运板以减少搬动转运时骨折的相对移动,进行增强 CT 检查排除了动脉血管出血,同时进行多学科会诊,决定手术方案,进行急诊手术治疗。

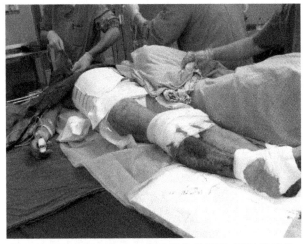

图 5-5-2　以大转子为中心使用骨盆带固定,同时将膝关节向内固定双下肢

3. 评估骨盆周围的损伤,并按照损伤控制手术原则进行相应处理

骨盆周围损伤主要指与骨盆或其韧带结构相邻的盆腔器官、神经血管、空腔脏器、泌尿生殖结构的

损伤。对于这些损伤，如果不能获得早期的诊断和治疗，会导致广泛且严重的并发症及晚期后遗症。该患者腹部存在局部腹膜炎体征，增强 CT 提示腹腔积气，降钙素原水平明显升高，可能存在盆腔空腔脏器损伤。患者右骶骨骨折，可能存在神经损伤，但急诊查体示双下肢肌力可，并无马尾综合征表现，故急诊手术暂不处理。患者留置导尿，尿色清，结合腹部 CT 暂不考虑泌尿生殖系统损伤。患者会阴部开放伤，但肛门指检可，暂时不考虑直肠肛门损伤。综合上述，急诊拟行剖腹探查＋骨盆前后环支架外固定＋会阴探查清创术。术中发现乙状结肠破裂，故急诊行乙状结肠修补造口术＋骨盆前后环支架外固定＋会阴清创缝合术。

4. 监护室治疗

进入 ICU 后，进行全面的创伤评估以及脏器功能评估，给予脏器功能监测与支持治疗，以及适当镇痛镇静、营养支持、深静脉血栓形成预防等，积极防治并发症。患者入 ICU 第 2 天开始给予肠内营养，并在第 3 天达到营养目标，第 6 天拔除气管插管，第 7 天转至监护后病房治疗。

5. 监护后病房治疗

患者伤后第 13 天进行手术，将骨盆外固定更换为内固定。25 天后，患者带结肠造瘘口出院。3 个月后，来院行结肠造瘘端回纳手术，患者除步态轻度异常外，未遗留其他后遗症。

四、病例剖析

(一)病例层面的剖析

该患者为中年男性，致伤机制明确。在急诊室初步评估中，主要表现为循环功能障碍，结合影像学、实验室检查，考虑主要为血流动力学不稳定的骨盆骨折，伴有会阴部开放性损伤，并高度怀疑腹部空腔脏器损伤，对胸部和腰椎的解剖损伤采取观察保守治疗。结合患者术中探查所见，可明确入院诊断。术后在 ICU 行各个脏器功能支持、早期肠内营养、预防感染等综合治疗，病情逐渐恢复。

(二)疾病层面的剖析

血流动力学不稳定的骨盆骨折通常指钝性外力导致的骨盆骨折合并低血压(收缩压≤90mmHg)，并伴有需要大量输血(伤后 6h 内需要输注 4～6U 或以上浓缩红细胞)、在显著的碱缺失(碱剩余≤−6mmol/L)或两者兼有。血流动力学不稳定的骨盆骨折是各种高能量损伤导致死亡的主要原因之一。伤后 24h 内死亡的主要原因为急性失血。随着损伤程度的增高，患者死亡率不断增高(可达40%～65%)，其处理的关键在于迅速明确出血部位并尽快控制出血。

为处理血流动力学不稳定的骨盆骨折，需要事先建立一个多学科的团队，即创伤小组，并制定相应的启动标准及救治流程，可以有效提高救治效果。对于此类危重患者，紧急有效的伤情评估和处理是首要的步骤，需遵循 ATLS 的原则对患者进行评估，积极寻找出血原因，并有效利用 FAST、床边 X 线片、骨盆带等措施进行初步的处理。液体复苏也十分重要，但在出血未得到控制前，需遵循损伤控制复苏的原则。而对于骨盆骨折出血的控制，我们需要在充分评估的基础上采取综合性的措施：对于骨折出血，可以采用骨盆带或者外固定架固定骨折；对于静脉性出血，可以考虑腹膜外填塞；对于动脉性出血，建议行血管造影并栓塞。对于极度不稳定的患者，可以考虑主动脉球囊或钳夹阻断。在血流动力学好转后，还需要积极评估是否存在骨盆周围损伤，需要急诊处理的主要为空腔脏器的损伤、生殖泌尿系统的损伤等。在初步损伤控制复苏手术后，实施进一步的 ICU 治疗有利于患者恢复(见图5-5-3)。

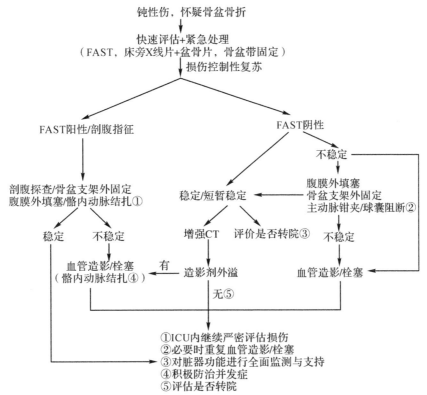

图 5-5-3　血流动力学不稳定的骨盆骨折的急诊处理流程

五、经验教训总结

血流动力学不稳定的骨盆骨折患者病情多危重,并且通常伴发其他损伤,进展快,救治时间窗窄,需要快速有效的评估和处理措施,甚至在现场即应进行相应的干预和处理,从而预防致死三联征的发生。在本病例救治过程中,在急诊室即进行快速完善的评估,并及时启动多学科团队的救治,及大量输血方案等。在患者发生创伤性凝血病的情况下,未出现明显的酸中毒及低体温,阻断了致死三联征的发生。而最重要的,则是快速明确了可能的出血原因及伴发的损伤,实施了损伤控制手术。同时,ICU及后续病房的进一步评估及治疗,使患者获得了满意的恢复效果。

参考文献

1.中华医学会急诊医学分会.血流动力学不稳定骨盆骨折急诊处理专家共识[J].中华急诊医学杂志,2015,24(12):1314-1318.

2.大量输血现状调研协作组.大量输血指导方案(推荐稿)[J].中国输血杂志,2012,25(7):617-621.

3. White CE,Hsu JR,Holcomb JB. Hemodynamically unstable pelvic fracture[J]. Injury-international Journal of the Care of the Injured,2009,40(10):1023-1030.

（唐路平　徐善祥）

病例 5-6　失血性休克伴急性假性结肠梗阻

引 言

失血性休克是创伤后危及生命的并发症,疾病进展急骤,病情凶险,如不及时干预救治,患者死亡率极高。

一、接诊时病情简介

1.患者主诉和基本情况

患者,女性,76 岁,因"左髋关节置换术后意识不清 10 小时"入院。患者 10h 前在外院行"左髋关节置换术"。术后,血压下降,意识不清,给予"气管插管、机械通气、输血、补液、升血压"等治疗,血压未见明显好转。考虑患者病情危重,遂转至我院急诊科,拟"左髂外动脉破裂"收住入院。

2.入科查体

患者深昏迷,血压 40/30mmHg(去甲肾上腺素微泵静推维持),GCS 评分为 1+1+1。气管插管,机械通气。双瞳孔等大、等圆,直径约为 8mm,对光反射消失,双眼球结膜水肿明显。颈软,被动活动可。右肺呼吸音未闻及,左肺呼吸音偏低,左下肺未闻及呼吸音。心率 130 次/min,律齐,未闻及杂音。腹膨隆显著,腹肌紧张,腹内压为 35cmH$_2$O。疼痛刺激无反应,双侧巴氏征未引出。

3.辅助检查

(1)血气分析:pH 7.023,乳酸 14.5mmol/L,钠 150mmol/L。

(2)血常规:血红蛋白 62g/L,血小板计数 30×10^9/L,白细胞计数 17.9×10^9/L。

(3)急诊生化:丙氨酸氨基转移酶 148U/L,肾功能基本正常。

(4)全腹增强+CTA:左侧髋关节置换术后;左侧髂外动脉破裂出血,左侧腹膜后大量积血;盆腔少量积液。右侧胸膜肥厚钙化伴肋骨骨质破坏(见图 5-6-1)。

4.入科诊断

①急性失血性休克;②缺氧缺血性脑病;③左髂外动脉破裂出血;④急性呼吸衰竭;⑤左髋关节置换术后;⑥急性肝损伤;⑦腹膜后血肿。

急诊行下肢动脉造影、左髂外动脉破裂修补术(见图 5-6-2)。

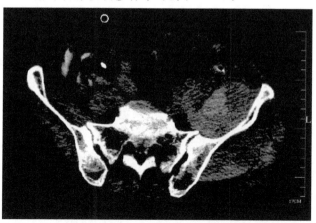

图 5-6-1　左侧髂外动脉破裂出血,左侧腹膜后大量积血;
盆腔少量积液

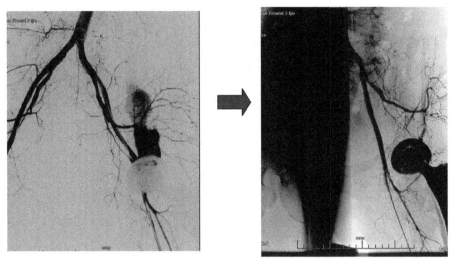

图 5-6-2　急诊予以下肢动脉造影、左髂外动脉破裂修补术

二、病因、病情严重程度评估及亟须解决的问题

1.对该患者,亟须解决左髂外动脉破裂、失血性休克问题,立即予以手术治疗。

2.该患者有缺血缺氧性脑病,予以对症支持治疗。

3.降低腹内压,给予腹腔积液引流,效果不明显。患者以部分小肠和大部分结肠胀气为主。

4.呼吸衰竭:因腹胀等无法脱机,机械通气支持治疗。

该患者术后循环迅速稳定,但在之后的 3 个月内,患者腹胀如鼓,考虑为髂外动脉破裂引起失血性休克,并发急性假性结肠梗阻。急性假性结肠梗阻是指在无任何机械性梗阻原因的情况下,出现急性结肠梗阻的症状、体征和影像学表现,易导致大肠缺血、坏死和穿孔,患者病死率很高。急性假性结肠梗阻由 Ogilvie 于 1948 年首先报道,故也被称为 Ogilvie 综合征,也有人称之为非梗阻性结肠扩张、无动力性结肠梗阻等。

三、诊治经过及思路

1.失血性休克的处理

积极液体复苏,急诊予以下肢动脉造影、左髂外动脉破裂修复术,加强胶体液(白蛋白、血浆)的补充,同时监测 ABP、CVP、$ScvO_2$。术后,血压回升,循环趋于稳定。

2.呼吸衰竭处理

患者在失血性休克的基础上并发 ARDS,因腹压高,有肠麻痹,机械通气采用 PCV 模式,实施"肺保护策略",PEEP 6~8cmH_2O,FiO_2 50%,之后根据病情调整。

3.腹腔高压的处理

患者多次测腹围在 75~85cm,腹压在 20~35cmH_2O,为腹腔高压(Intra-abdominal hypertension,IAH)3 级,需采取积极措施,降低 IAH,防止其进一步进展为腹腔间隔室综合征(Abdominal compartment syndrome,ACS)。治疗初始,在综合治疗的基础上行胃肠减压、生大黄导泻、应用促胃肠动力药、控制晶体入量、加强胶体补充、保持液体平衡等措施。期间,泛影葡胺连续摄片提示:造影剂在结肠停留时间长,提示结肠功能较弱,与 CT 表现相符。在内镜下行鼻空肠管置入术,通过鼻空肠管,间歇缓慢滴注肠内营养液,同时留置胃管减压。

4.肠内营养支持

经治疗,患者腹胀无明显改善,考虑胀气部位主要在结肠。行结肠镜检查,肠梗阻导管置入,结合鼻空肠管少量营养液鼻饲,逐渐由肠外营养向肠内营养过渡。

5.对症支持

给予对症支持等内科综合治疗。

6.疾病转归

患者发病后3个月后的某一天,腹胀在2d内突然缓解,腹胀消失,肠内营养明显增加,食欲恢复;1周后,脱离机械通气,下地行走,各项指标大致正常,从ICU出院回家。

四、病例剖析

(一)病例层面的剖析

该患者为老年女性,因"左髋关节置换术后意识不清10小时"入院。入院诊断为急性失血性休克,缺氧缺血性脑病,左髂外动脉破裂,急性呼吸衰竭,左髋关节置换术后,急性肝损伤,腹膜后血肿。患者诊断明确。本病例早期主要为失血性休克,急性呼吸衰竭,急性假性结肠梗阻导致IAH;后期主要是肠道功能障碍。入院后,给予积极的控制出血、液体复苏、机械通气、早期肠内营养、预防感染等综合治疗,患者病情逐渐恢复。

(二)疾病层面的剖析

急性假性结肠梗阻(Acute colonic pseudo-obstruction,ACPO)是指在无任何机械性梗阻原因的情况下,出现急性结肠梗阻的症状、体征和影像学表现,易导致大肠缺血、坏死和穿孔,患者病死率很高。急性假性结肠梗阻患者肠壁组织学检查一般无明显的病理学改变,发病机制尚不清楚,可能与结肠的自主神经功能失调有关。急性假性结肠梗阻与远端结肠机械性梗阻的发展一样,若不积极处理,最终将导致结肠坏死或穿孔。急性假性结肠梗阻常发生于右侧结肠和盲肠,其发生、发展过程先表现为浆膜纵向裂开,后表现为内、外肌层撕裂,可形成黏膜疝,最后黏膜破裂、穿孔。肠穿孔的发生与作用于肠壁的压力大小有关。随着盲肠直径的增大,肠穿孔的发生率显著升高。急性假性结肠梗阻常在患者住院期间发病,一般伴发于其他系统疾病、术后或创伤等,老年患者居多,男性多于女性。其主要表现为腹部绞痛,伴进行性腹胀、排便减少或便秘;其他表现包括恶心、呕吐、厌食等,发热较多见于伴肠缺血或穿孔者。体征为明显的腹部膨隆,可见结肠肠型,并有轻度触痛;肠鸣音变化不定,可正常、减低或呈梗阻性,但极少消失,少见气过水声。由于结肠扩张进行性加重,可发展为盲肠穿孔而致弥漫性腹膜炎,故患者可有剧烈腹痛、发热、腹膜刺激征等表现。若右髂窝触痛明显,则应怀疑早期盲肠穿孔。

治疗方法有胃肠减压、纠正水电解质失衡、抗感染及肛管排气等,必要时行盲肠造口术。近年来,国内外许多研究者报道用纤维结肠镜治疗此病获得成功。还有人认为,结肠未行肠道准备也可行纤维结肠镜检查,只需在检查前1h用1L水灌肠,冲出粪渣即可,检查时尽量少充气,不要盲目插管。如检查中发现肠黏膜缺血或出血,则应停止检查改行手术治疗,以免发生穿孔。Gosche总结了9组共169例病例,行结肠镜减压共209次,首次减压成功率平均为85%,复发率为25%,病死率为2%,需要行手术减压者占13%。急性假性结肠梗阻的手术适应证如下:①肠壁坏死及腹膜炎体征;②盲肠直径>9cm或12cm者,容易穿孔;③保守治疗失败;④严重呼吸困难;⑤诊断有疑问者。盲肠直径和结肠减压的时机与患者病死率有直接的关系。有资料表明,当盲肠扩张直径>14cm时,坏死、穿孔的发生率达23%,患者病死率为14%;而当盲肠扩张直径为14cm以下时,坏死、穿孔的发生率为7%,患者病死率为 7％。发病后超过 7d 进行结肠减压患者的病死率比发病后 4d 内手术者高出 5 倍。当结肠坏死或穿孔而行急诊手术时,患者病死率高达 10％～50％。因此,早期诊断、及时减压可降低患者的病死率。

五、经验教训总结

急性假性结肠梗阻患者经适当治疗,可于 3～6d 内恢复。但老年患者或有严重基础疾病者预后较差,即使已行满意的结肠减压,病死率仍较高。急性假性结肠梗阻患者非手术治疗的死亡率为 14％,手术治疗后的死亡率为 30％,而盲肠插管造口减压患者术后的死亡率为 15％,与保守治疗相似。患者的年龄、有无盲肠缺血或穿孔、结肠减压是否及时,均对预后有明显影响。据报道,盲肠穿孔的发生率为 14％～40％;若发生穿孔,患者病死率可达 40％～50％。因此,除年龄外,其他所有的危险因素均应被及时控制。总之,结肠梗阻的治疗方法多种多样,选用何种方式应根据患者全身及局部情况而定,没有固定不变的术式,每位医生处理患者的经验和方法也不相同。年龄只是一个参考,绝不能认为高龄就是手术的禁忌证,要全面考虑患者的全身情况,然后决定是否行手术治疗,力求最佳疗效。

参考文献

1. 黄志强. 现代腹部外科学[M]. 长沙:湖南科学技术出版社,1995.

2. Gosche JR,Sharpe JN,Larson GM. Colonoscopic decompression for pseudo-obstruction of the colon[J]. The American surgeon,1989,55(2):111-115.

（田　昕）

病例 5-7　长骨骨折致脂肪栓塞综合征

引　言

脂肪栓塞综合征(Fat embolism syndrome,FES)是严重创伤(特别是长管状骨及骨盆骨折)后,出现的以意识障碍、皮肤瘀斑、进行性低氧血症、呼吸窘迫为特征的综合征。随着骨折的积极开放手术治疗的开展,脂肪栓塞综合征的发生率大幅度下降,但脂肪栓塞综合征仍然是创伤骨折后威胁患者生命的严重并发症。目前,对其无特效治疗方案,所以预防很重要。因此,长骨骨折患者需高度警惕,加强制动,预防脂肪栓塞。

一、接诊时病情简介

(一)入 ICU 前的情况

1. 患者主诉及基本情况

患者,男性,62 岁,拖拉机司机。因"外伤致左髋部疼痛 1 小时"入院。患者于 1h 前开拖拉机时不慎摔入河中,溪水不深,当时即感左髋部及左大腿疼痛,疼痛较剧烈,伴有左下肢活动障碍,无昏迷、胸闷、胸痛、气急、发热等。

2. 入院查体

患者神志清,痛苦貌,瞳孔对光反射存在,T 36.5℃,BP 126/78mmHg,颈静脉无明显充盈。HR 88 次/min,律齐,未闻及杂音。皮肤、巩膜无黄染。颈软。双侧胸廓对称,无皮下气肿。双肺呼吸音粗,对称,双下肺可闻及湿啰音。腹部平软,移动性浊音阴性。左大腿肿胀明显,较右大腿缩短约4cm,双侧足背动脉搏动可,双侧胫前无水肿,双侧巴氏征阴性。

3.辅助检查

左股骨正位片:左股骨中上段骨折(见图5-7-1)。

4.拟诊

左股骨骨折。

予以持续左下肢骨牵引、头孢呋辛抗感染、适当补

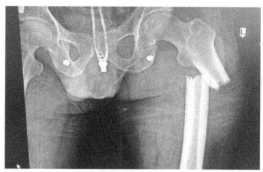

图 5-7-1　左股骨中上段骨折,移位明显

液、镇痛等治疗,行超声监测,并监测血红蛋白情况。患者当晚突发呼吸困难,血气分析示 pH 7.416,$PaCO_2$ 27.7mmHg,PaO_2 58mmHg,氧饱和度 87%,血红蛋白 98g/L。立即予以气管插管、呼吸机辅助呼吸、抗感染、抗凝等治疗。随后,患者出现意识不清,转入我院 ICU。

(二)入 ICU 时的情况

1.入科查体

患者意识不清,GCS 评分为 8 分(2+1+5)。双侧瞳孔直径 2.5mm,对光反射存在。T 38.5℃,BP 114/77mmHg,颈静脉无明显充盈。HR 88 次/min,律齐,未闻及杂音。气管插管,机械通气。颈软。颈部、上胸部、腋下可见散在针尖样出血点。双侧胸廓对称,无皮下气肿,双肺呼吸音粗,对称,双下肺可闻及湿啰音。腹部平软,移动性浊音阴性。左大腿肿胀明显,周径较右大腿大 4cm 左右,双侧足背动脉搏动可触及,双侧胫前无水肿,双侧巴氏征阴性。

2.辅助检查

(1)超声:肝、胆、脾、胰、肾未见明显异常,双侧胸腔少量积液(左侧 1.3cm,右侧 1.7cm),双下肢静脉血流通畅。

(2)血气分析:pH 7.36,$PaCO_2$ 31.2mmHg,PaO_2 105mmHg,氧饱和度 98%,血红蛋白 95g/L,乳酸 2.9mmol/L,氧合指数 175mmHg。

(3)血常规+CRP:白细胞计数 13.5×10^9/L,中性粒细胞百分比 84.1%,血红蛋白 95g/L,血小板计数 43×10^9/L,C 反应蛋白 137.2mg/L。

(4)血 PCT:0.45μg/L。

(5)血肌酐:89μmol/L。

(6)心梗 3 项:脑利钠肽 865pg/mL,肌钙蛋白 I <0.01μg/L。

(7)头颅 CT:颅内未见明显血肿,颅骨未见明显骨折。

(7)肺 CT:双肺散在渗出,以双下肺及后背段为主(见图5-7-2)。

(8)肺血管增强 CT:未见明显充盈缺损。

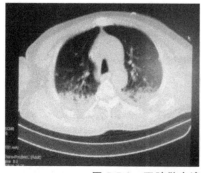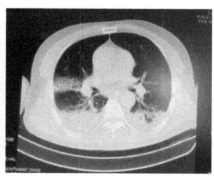

图 5-7-2　双肺散在渗出,以双下肺及背段为主

3.入科诊断

脂肪栓塞综合征,左股骨骨折。

二、病因、病情严重程度评估及亟须解决的问题

该患者的病因考虑为左股骨骨折导致脂肪滴进入血液循环,栓塞肺动脉及脑血管,导致低氧血症及意识障碍。现亟须解决低氧血症、意识障碍、左股骨骨折等问题。目前,对脂肪栓塞无特效治疗方法,根据其病理生理改变和临床表现,可采取针对性或支持性预防和治疗措施,包括早期有效制动患肢、呼吸支持、纠正低氧血症、改善循环、脏器支持、早期给予高压氧等治疗。

三、诊治经过及思路

1.低氧血症的处理

患者脂肪栓塞肺动脉导致低氧血症;肺血管增强 CT 未见明显充盈缺损,排除肺血栓栓塞,无溶栓指征;已行气管插管,继续采用机械通气 PCV 模式,实施"肺保护策略",PEEP 6～8cmH$_2$O,FiO$_2$ 50%,之后根据氧合情况及时调整;同时予以甲强龙减少肺部渗出;第5天,行气管切开,患者氧合逐步改善;第8天,脱机,气管切开套管处吸氧,脉搏血氧饱和度为 99%。

2.血流动力学和液体管理

行 PiCCO 监测指导容量管理,尽量保持液体负平衡,减少肺部渗出;适当控制晶体液补充,加强胶体液(白蛋白、血浆)的补充。

3.对骨折的处理

早期联系骨科行手术内固定,减少二次损伤所致的脂肪滴再次进入血液循环的可能,减轻骨折处压力。

4.意识障碍的处理

予以甘露醇脱水,减轻脑水肿,保证脑灌注,避免缺氧等二次脑损害;第8天脱机后行高压氧治疗,但患者意识一直未恢复。

四、病例剖析

(一)病例层面的剖析

该患者为中老年男性,因外伤导致左股骨骨折,随后突然出现呼吸窘迫、意识障碍,肺 CT 提示肺部有渗出,皮肤有点状出血,有低热等临床表现。结合病史特点及临床表现,脂肪栓塞综合征诊断明确。我们在治疗上予以气管插管,机械通气(实施肺保护性通气策略),小剂量甲泼尼龙减少渗出,PiCCO 监测下液体管理,尽量保持液体负平衡,补充胶体;留置鼻肠管给予肠内营养,抗感染,行高压氧促进脑康复等对症支持治疗。患者虽然氧合状况改善并脱离呼吸机,但因脑缺氧时间过长,所以意识状况未能改善。

(二)疾病层面的剖析

脂肪栓塞综合征是严重创伤(特别是长管状骨骨折)后,以意识障碍、皮肤瘀斑、进行性低氧血症、呼吸窘迫为特征的综合征。脂肪栓塞综合征的病因有以下几个方面。①原发性:骨折,关节置换手术,手术累及脂肪丰富的组织等。②继发性:休克、弥散性血管内凝血、革兰阴性菌感染导致的感染性休克。脂肪栓子进入主动脉后,其分布取决于当时心排出血液的分布情况和各器官血流供应的生理特点。由此决定脂肪栓塞所累及的脏器及发生的概率,由多到少依次排列为肺、脑、心、肾、肝。肝由

于门脉系统供血且血流丰富,故受累概率大大减小。脂肪栓塞在临床上分为以下三型。①暴发型脂肪栓塞:患者伤后很快昏迷,常伴有全身痉挛、四肢抽搐,往往于伤后即刻或12~24h突然死亡。由于临床表现及肺部X线病变尚未出现而极难诊断,常由尸检证实。②非典型脂肪栓塞(或不完全脂肪栓塞症候群):在伤后1~6d出现低热、呼吸加快等非特异性症状,仅有轻度至中度的低氧血症,预后较好,由于患者缺乏明显症状而容易漏诊。③典型脂肪栓塞(或完全脂肪栓塞症候群):多于48h内出现高热、昏迷、心跳及呼吸加快、皮下点状出血等典型症状。其诊断标准如下:患者如果主要指标超过2项或仅1项,而次要指标或参考指标超过4项,即可确诊;如果无主要指标,仅有次要指标1项或参考指标超过4项,则应疑为非典型脂肪栓塞。主要指标:①点状出血;②呼吸道症状及胸片表现;③头部外伤以外的脑症状。次要指标:①动脉血氧分压低于60mmHg;②血红蛋白水平低于100g/L。参考指标:①脉搏>120次/min;②体温>38℃;③血小板减少;④血中有脂肪滴并伴有血脂肪酸水平升高和血清酯酶水平升高;⑤血沉>70mm/h;⑥尿中出现脂肪滴。

五、经验教训及总结

目前,对脂肪栓塞综合征无特效治疗方法。对于有长骨骨折及骨盆骨折病史的患者,早期制动及手术预防脂肪栓塞尤其重要。脂肪栓塞一旦发生,预后较差。对脂肪栓塞患者要及早识别和诊治,可予以早期短程激素减少渗出,呼吸支持及合理的液体管理,尽早给予肠内营养及脏器功能支持,尽早行高压氧治疗改善意识。

参考文献

1.刘辉,刘宏建.骨折后并发脂肪栓塞综合征的诊断和治疗[J].中华现代临床医学杂志,2003,1(11):1004-1005.

2.胥少汀,葛宝丰,徐印坎.实用骨科学[M].北京:人民军医出版社,2005.

3.王一颖,金鸿宾.多发骨折中脂肪栓塞综合征的早期诊断与治疗进展[J].中国误诊学杂志,2008,8(2):274-276.

4.陈辉.创伤骨折并发脂肪栓塞综合征8例临床分析[J].全科医学临床与教育,2010,8(1):99-100.

5.王玉召,丘奕军,赵涛,等.创伤致脂肪栓塞综合征的临床分析[J].世界最新医学信息文摘(电子版),2014,(20):32.

6.金涌,杨琴.脂肪栓塞综合征[J].医学信息,2015,(18):144.

(余美红)

第六章　横纹肌溶解综合征

概　论

横纹肌溶解综合征,又称横纹肌溶解症(Rhabdomyolysis,RM),是指任何原因引起的广泛横纹肌细胞坏死。其直接后果是肌细胞内容物外漏至细胞外液及血液循环中,并可导致急性肾功能衰竭(Acute renal failure,ARF)、电解质紊乱等一系列并发症,病情凶险,预后差。

流行病学

目前,国内尚无确切的流行病学资料。国外资料报道,1‰的就诊患者肌酸激酶水平增高,其中在肌酸激酶>5000U/L的患者中,50%以上会出现急性肾衰竭。和平时期,美国5%~7%的急性肾衰竭患者可归因于横纹肌溶解症;在战争或巨大灾难中,横纹肌溶解症发病率骤升,近乎50%的发生挤压伤的幸存者,会出现横纹肌溶解症。1995年日本神户地震中,5%受灾人口遭受挤压伤;在1988年亚美尼亚(苏联)地震中,需血液透析治疗的横纹肌溶解症患者约有400人。

诊疗思路

一、尽早明确病因

横纹肌溶解症的病因极其广泛而复杂,可分为创伤性和非创伤性因素。创伤性因素包括挤压综合征、过度运动、强体力活动、肌肉缺血、烧伤等。非创伤性因素包括以下几个方面。①药物:如降脂药(他汀类、贝特类)、糖皮质激素、酒精。②中毒:如急性一氧化碳中毒、有机磷中毒等。③感染:包括病毒、细菌及寄生虫感染,如柯萨奇病毒、疱疹病毒、军团菌、链球菌及葡球菌感染等。④内分泌及代谢紊乱:如低钾血症、低钙血症、高钠血症、糖尿病、酮症酸中毒、非酮症高血糖高渗性昏迷、高醛固酮血症、甲状腺疾病等。⑤遗传和自身免疫性疾病:自身免疫性疾病如多发性肌炎和皮肌炎;遗传性疾病如糖酵解异常、Krebs循环异常、线粒体呼吸链异常等。其中,药物、毒物是引起横纹肌溶解症的重要原因,酒精是常见诱因,报道有超过150种药物或毒物可导致横纹肌溶解症。

二、认识横纹肌溶解症的临床表现

横纹肌溶解症的临床表现包括以下三个方面。①导致横纹肌溶解症的原发病表现。②横纹肌溶解症本身的表现,包括局部表现及全身表现。RM本身的局部表现主要是受累肌群的疼痛、肿胀、压痛及肌无力;全身表现包括全身不适、乏力、发热、心动过速、恶心、呕吐、精神状态异常、谵妄、意识障碍、少尿、无尿等;早期并发症有高钾、高磷、高尿酸血症;低钙血症较其他类型肾功能衰竭更明显,后期可发生高钙血症;此外可出现代谢性酸中毒、低血容量性休克、急性肾衰竭、肝损害、弥散性血管内

凝血（Disseminated intravascular coagulation，DIC）及间隔综合征等。③RM并发症的表现，如电解质紊乱、急性肾衰竭、弥散性血管内凝血等。横纹肌溶解症最主要、最严重的并发症是急性肾衰竭，约50%～70%的病例可以发生急性肾衰竭，一般发生于其他症状发生后的12～24h。

横纹肌溶解症主要临床表现为非特异性的肌痛、乏力及特征性的浓茶色尿（肌红蛋白尿）。当发生肌红蛋白尿时，尿潜血阳性，但镜检无红细胞或有少量红细胞，应注意排除血红蛋白尿。肌红蛋白尿与以下因素有关。①血清肌红蛋白（Myoglobin，Mb）水平：在血中肌红蛋白浓度超过一定的阈值后，超过血清蛋白的结合能力，会从肾小球滤过，出现肌红蛋白尿，尿中肌红蛋白浓度达到相当高的浓度才表现为浓茶色；②血浆蛋白结合肌红蛋白的程度：因为血浆蛋白质相对分子质量大，结合肌红蛋白后不能通过肾小球毛细血管，所以结合越多，尿中肌红蛋白越少；③肾小球滤过率：低血容量会降低肾小球滤过，尿中肌红蛋白减少。但是横纹肌溶解症不一定会出现肌红蛋白尿，所以无肌红蛋白尿不能排除横纹肌溶解症，因为肌红蛋白可迅速地经肾脏排出和经肝脏代谢，明显受检测时间窗的影响。

三、掌握横纹肌溶解症的诊断

横纹肌溶解症的病因复杂，疑诊时应认真寻找可能存在的病因，诊断应包括病因诊断及并发症诊断。对表现典型的病例，根据病史和临床表现即可做出诊断；而表现不典型的病例，则容易发生误诊或漏诊，需要实验室检查辅助诊断。横纹肌溶解症的特征性改变有血清肌酸激酶、肌红蛋白水平增高和肌红蛋白尿。在临床上怀疑横纹肌溶解症时，应检查血清肌酸激酶，血、尿肌红蛋白水平及肾功能指标。其中，肌酸激酶是反映肌细胞损伤的最敏感指标，不仅用于诊断，还可以反映预后。当血清肌酸激酶大于1000U/L或超过正常值5倍以上时，可考虑诊断横纹肌溶解症；但是，在肌酸激酶高于正常值的2倍时就应引起注意。肌酸激酶一般于肌肉细胞损伤后12h内升高，1～3d达峰值，3～5d后逐渐下降，在急性期应每6～8小时复查1次血清肌酸激酶水平。此外，也可以将血清及尿液肌红蛋白浓度（分别为300ng/mL和10ng/mL）作为横纹肌溶解症的诊断标准；但是，肌红蛋白不是诊断横纹肌溶解症的可靠指标，因为肌红蛋白半衰期较短（约2～3h），可很快经肾脏排出和经肝脏代谢为胆红素而从血液清除，血清肌红蛋白水平可于6～8h恢复正常。肌酸激酶半衰期为48h，比肌红蛋白半衰期长，故肌酸激酶升高持续的时间要长于肌红蛋白，测定血清和尿中肌红蛋白水平有助于横纹肌溶解症的早期诊断。血清肌红蛋白浓度与肌酸激酶水平密切相关，因此可用肌酸激酶水平代替肌红蛋白来预测急性肾衰竭的发生风险。当肌酸激酶＞5000U/L时，容易发生急性肾衰竭。但是，肌酸激酶不是导致急性肾衰竭的直接因素，肌酸激酶本身不具有肾毒性效应。检测肌酸激酶水平可以监测他汀类药物导致的肌损伤发生情况。

横纹肌溶解症的诊断依据如下。①有引起横纹肌溶解的病史，临床表现为肌痛、肌无力；②血清肌酸激酶水平升高超过正常值上限的10倍；③肌红蛋白血症或肌红蛋白尿；④肌电图（肌源性损害）、肌肉活检（非特异性炎性反应）检查。符合①、②、③条即可确定诊断，④有助于鉴别诊断。

四、横纹肌溶解症和所致急性肾衰竭的预防及治疗

1.横纹肌溶解症的治疗

横纹肌溶解症的治疗包括病因治疗、对横纹肌溶解症本身的治疗以及对并发症的治疗。早期病因治疗、进一步减少肌损伤、恢复肾脏血流灌注及提高毒素清除率、防治急性肾衰竭对改善预后有重要的意义。横纹肌溶解症最根本的治疗目标是预防并治疗急性肾衰竭。因此，去除各种导致急性肾衰竭的因素至关重要，如血容量不足、肾小管堵塞、酸性尿和自由基释放。

（1）液体复苏：横纹肌溶解症的治疗关键在于早期液体复苏，纠正低血容量，预防急性肾小管坏死。对老年及儿童患者，应密切监测，防止液体超负荷。目前认为，大剂量晶体液有利于维持有效

循环血容量,提高肾脏灌注,有利于肌红蛋白经肾小管排出。成年患者晶体液目标量:使尿量达到2mL/(h·kg)。所有患者都应该留置尿管以更好地监测尿量,直至肌红蛋白尿消失。

(2)碱化尿液:当发生肌红蛋白尿时,应积极使用碳酸氢钠溶液碱化尿液,使尿液 pH 达到并维持在 6.5～7.0。这样既可纠正代谢性酸中毒,防止高钾,又可以增加尿液中肌红蛋白的溶解度,起到溶质性利尿的作用,减少肌红蛋白的管型形成,防止肌红蛋白堵塞肾小管,有利于预防急性肾衰竭。但要注意,大剂量碳酸氢盐有可能引起代谢性碱中毒,加重低钙血症,尤其在低血容量得到纠正之后。在低钙血症的情况下,因为缺乏钙离子对钾离子的拮抗作用,所以中度的高钾血症就可以出现心脏毒性作用。在发生低钙血症时,补钙会促使钙离子沉积于损伤的肌肉组织,加重肌肉损伤,因此不是必须时尽量不要补充钙剂。同时,必须动态监测尿液 pH,以确保达到目标值。另外,要监测动脉血 pH,防止过度碱化。

(3)甘露醇:甘露醇的应用存在争议,甘露醇可能有以下作用。①潜在的血管扩张作用,能够提高肾血流和肾小球滤过率;②将组织间隙的液体移位至血管内,增加血容量,减轻组织水肿;③渗透性利尿,提高尿量,防止肌红蛋白管型堵塞肾小管;④清除自由基。在使用甘露醇之前,应进行充分的液体复苏,否则可能引起或加重低血容量,加重肾脏损害。

(4)利尿剂:应用利尿剂,尤其是襻利尿剂(如呋塞米、布美他尼),可以提高肾小管流量,促进肌红蛋白排泄,防止肌红蛋白凝结,但同时会使尿液酸化,增加钙的丢失。

2.急性肾衰竭的预防与治疗

在美国,7%的急性肾衰竭为肌红蛋白所致,其病理基础是急性肾小管坏死,可能的机制如下。①肾血管收缩致肾血流减少、肾脏灌注压降低;②肌红蛋白尿持续时间长,大量肌红蛋白堵塞肾小管引起小管内梗阻;③肌红蛋白本身的肾脏毒性,其降解产物对肾小管有毒性损伤,尤其在尿液呈酸性时,引起急性肾小管坏死和急性肾衰竭,这是使用碳酸氢钠治疗的主要原因。在发生横纹肌溶解症时,如果有血容量减少或肾毒性物质暴露因素,则会与肌红蛋白一起导致肌红蛋白尿性急性肾衰竭;如果没有这些因素,则即使肌红蛋白处于较高水平,也未必会出现急性肾衰竭。

如果经过积极的液体复苏、甘露醇或襻利尿剂治疗后仍不能改善肾功能,则需要血液净化治疗。约 50%～70%的患者可能需要透析治疗。血液透析是优先选择的,但是肌红蛋白相对分子质量约为17000D,很难为血液透析所清除。尽管透析不能解决肌红蛋白血症,但可以很好地控制高钾血症、代谢性酸中毒、液体超负荷、急性收缩性心力衰竭、肺水肿以及尿毒症脑病等。血液滤过能更有效地清除肌红蛋白,缩短肾功能恢复时间;连续性静脉-静脉血液滤过(CVVH)治疗电解质紊乱和无尿的危急重症急性肾衰竭更加安全有效。

五、横纹肌溶解症的预后

横纹肌溶解症具有潜在的导致急性肾衰竭的风险,可以危及生命,其预后与肌肉细胞的损伤程度以及早期识别、早期容量复苏密切相关。横纹肌溶解症的总体生存率约为 77%。如果能够做到早期诊断、恰当治疗,一般预后良好,肾功能多在 3 个月内恢复。

(杨　莹)

病例 6-1　横纹肌溶解综合征合并多器官功能衰竭

引　言

横纹肌溶解综合征(Rhabdomyolysis,RM)是指横纹肌细胞受损后,细胞膜的完整性改变,肌细胞内物质释放进入细胞外液和血液循环中所引起的一系列临床综合征。其临床主要表现为肌痛、肢体无力及茶色尿,常并发电解质紊乱及急性肾衰竭,严重时危及生命。

一、接诊时病情简介

1.患者主诉及基本情况

患者,男性,37岁,电焊工人。因"左小腿肿胀疼痛1天,尿少、意识障碍2小时"入院。1d前,患者在无明显诱因下出现左小腿肿胀疼痛,为突发性,无胸闷、气急,无头痛、头晕,无恶心、呕吐。次日,至当地医院就诊,查超声提示"左腘静脉栓塞可能,左腘动脉血流通畅"。为求更好诊治,来我院急诊。患者来时,神志清,对答切题,能行走;当晚21:00,在行左下肢动脉超声时,患者出现意识模糊,言语不清;尿量少,呈酱油色;当晚23:30,收入ICU。

追问病史,发病前曾有腹泻史(具体不详)、饮酒史(少量),无服药及中毒史。

2.入科查体

T 38.0℃,P 143次/min,R 36次/min,BP 168/78mmHg,昏睡状态。双侧瞳孔等大、等圆,对光反射灵敏。颈软。双肺呼吸音粗,未闻及干湿啰音。心律齐。腹软,无压痛。双股动脉++,右腘动脉++,左腘动脉+,左足背动脉未及,左小腿肿胀,右下肢不肿,四肢肌力检查不能合作,双巴氏征(-)。

3.辅助检查

(1)尿常规:pH 6.5,隐血3+,蛋白质3+,胆红素2+,尿胆原微量,可见管型。

(2)血常规:白细胞计数 $32.1×10^9/L$,血红蛋白167g/L,血小板计数 $245×10^9/L$,中性粒细胞百分比87.34%。

(3)血心肌酶谱:天门冬氨酸氨基转移酶(Aspartate aminotransferase,AST)5540U/L,乳酸脱氢酶9750U/L,肌酸激酶98000U/L,肌酸激酶同工酶1700U/L。

(4)动脉血气分析:pH 7.11,$PaCO_2$ 13.7mmHg,PaO_2 124.3mmHg,碳酸氢根4.3mol/L,碱剩余-23mmol/L,钾4.00mmol/L,钠137mmol/L,氯98mmol/L。

(5)血肾功能:尿素氮15.32mmol/L,肌酐241mmol/L。

(6)凝血功能:凝血酶原时间15.9s,国际标准化比值1.36,D-二聚体阳性。

(7)超声:提示左小腿肌肉层明显水肿,左腘静脉管腔受压,左小腿肌间静脉未见明显血栓形成,双侧髂外、股浅、股总静脉管腔内径正常,内未见明显实性成分(见图6-1-1)。

(8)外院腰椎CT:$L_{3/4}$ 椎间盘轻度膨出,L_5/S_1 椎间盘轻度膨出,腰椎体边缘轻度骨质增生。

(9)其他:急诊头颅CT未见异常(见图6-1-2和图6-1-3),胸片示两肺纹理增多(见图6-1-4),心电图示窦性心动过速。

4.入院诊断

①左小腿肿痛待查:横纹肌溶解综合征;②急性肾衰竭;③代谢性酸中毒。

二、病因、病情严重程度评估及亟须解决的问题

横纹肌溶解症病因多样,常见的有外伤、剧烈运动、药物、毒物、遗传代谢性疾病等。该患者在入科时,病因不明确,APACHE Ⅱ评分30分,多器官功能不全综合征评分9分,病情危重。入院后,给予液体复苏、碱化尿液、亚胺培南/西司他丁抗感染、连续性肾脏替代治疗(Continuous renal replacement therapy,CRRT)等措施。

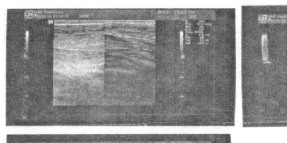
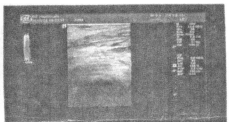
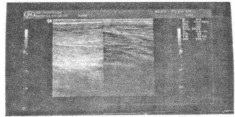

图 6-1-1　超声:左小腿肌肉层明显水肿,左胭静脉管腔受压,左小腿肌间静脉未见明显血栓形成,双侧髂外、股浅、股总静脉管腔内径正常,内未见明显实性成分

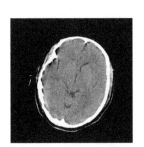
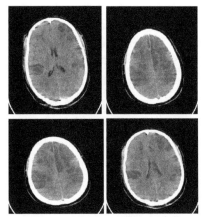

图 6-1-2　入院时头颅 CT　　　图 6-1-3　住院 3d 头颅 CT 变化

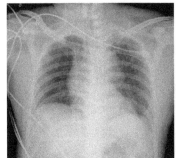
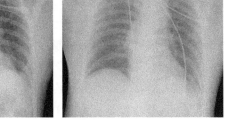

图 6-1-4　胸片示两肺纹理增多

三、诊治经过及思路

1.阻止进一步肌肉损害,去除导致肌肉可逆性损害的因素。在整个救治期间,一直寻找导致该病例肌肉损伤的病因,包括外伤、剧烈运动、药物、毒物、遗传代谢性疾病等。患肢虽然肿胀,但无间隙综合征表现,未对患肢采取外科干预的措施。

2.纠正低血容量和肾脏缺血,一旦发生横纹肌溶解,就应尽可能早期输入大量液体,稀释已经分布到肾脏的肌红蛋白。

3.促进肌红蛋白从肾脏排出。应用碳酸氢钠溶液碱化尿液,帮助肌红蛋白排出。研究发现,甘露醇可以通过促进肌红蛋白中 Fe^{2+} 的释放,降低肌红蛋白对肾小管的直接和间接毒性作用,提高肾脏血流;同时,作为自由基清除剂,减轻自由基对肾脏的损害。

4.血液净化治疗。横纹肌溶解时,肌酐、尿素氮及血钾的浓度迅速提高,尽早行 CRRT 可以有效降低肌酐、尿素氮及血钾浓度。肌红蛋白的相对分子质量为 17000Da,不能通过透析膜,只有血浆置换可以清除肌红蛋白。以上治疗可以缩短肾功能恢复时间,对横纹肌溶解的治疗具有重要作用。另外,在横纹肌溶解时,大量的炎症介质释放,CRRT 对清除炎症介质、避免其他脏器的继发性损害具有重要的意义。

患者入院后立即行血浆置换及 CRRT,使心肌酶谱水平明显下降,血尿素氮、肌酐水平下降,代谢性酸中毒好转,但病情无改善,并出现继发性癫痫,意识障碍进行性加重,Glasgow 评分 4 分,呼吸急促(35 次/min),SpO_2 95%(面罩供氧 5L/min),心率增快(120 次/min),血压下降(78/34mmHg),并发生消化道出血,住院 1 周后经抢救无效死亡。

四、病例分析

(一)病例层面的剖析

该患者为年轻男性,急性起病。以"左小腿肿胀疼痛 1 天,尿少、意识障碍 2 小时"为主要症状,具有横纹肌溶解的典型"三联征",包括肌痛、乏力和深色尿;肌酸激酶及其他肌酶(转氨酶、乳酸脱氢酶等)水平均升高,肌酐及尿素氮水平升高;肝功能及凝血功能异常,代谢性(乳酸)酸中毒;发热,白细胞计数升高;合并急性肾衰竭。由此,诊断横纹肌溶解综合征诊断基本明确。入院后就给予大量补液、血浆置换、CRRT 以及相应的综合治疗,但因就诊时间较晚,治疗效果不理想。

(二)疾病层面的剖析

尽管横纹肌溶解综合征最早是在创伤患者中发现的,但是目前研究发现,非创伤因素造成的横纹肌溶解的发生率至少是创伤性横纹肌溶解的 5 倍以上。非创伤性因素主要包括以下几个方面。

(1)过度劳累:由于能量代谢的底物利用障碍或缺乏,造成劳累型横纹肌溶解,多发生于剧烈运动(如军事训练、举重、马拉松长跑)之后。

(2)肌肉缺血:由休克、碳氧血红蛋白血症、哮喘、溺水等造成的全身广泛肌肉缺血;局部包扎过紧、长时间使用抗休克衣及空气夹板等造成的局部肌肉缺血;外科手术时间过长及脊髓损伤造成的机体制动时间过长;另外,由肝素诱导的血栓症,跳水导致的气体栓塞,脉管炎造成的动脉和静脉的阻塞,均可造成横纹肌溶解。

(3)过度的高温和低温:冻伤或者过热可造成横纹肌溶解。

(4)电解质和渗透压的改变及代谢性疾病:电解质紊乱(低钾、低磷)、严重水肿、糖尿病酮症酸中毒、糖尿病高渗性昏迷、甲状腺功能减退等代谢性疾病均可导致横纹肌溶解。其文献报道不多,但可致命。

(5)遗传和自身免疫性疾病:遗传紊乱引起的糖原和脂类代谢紊乱可造成横纹肌溶解,主要表现为有家族史、儿童发病率高、易复发及与运动无关的肌肉坏死,可以不伴发肌红蛋白尿,包括肌肉萎缩、多肌炎、皮肌炎、McArdle'病、棕榈酰肉毒碱转移酶缺乏及呼吸链酶缺乏造成的横纹肌溶解。

(6)药物和酒精:据文献报道,引起横纹肌溶解的药物有 150 余种,已经明确有部分他汀类降脂药物(洛伐他汀、辛伐他汀、普伐他汀)可引起横纹肌溶解;如果他汀类药物与其他药物(红霉素、克拉霉素、阿奇霉素、伊曲康唑、华法林、双香豆素、地高辛、吉非贝齐、环孢素、氯唑沙宗等)合用,则发生横纹肌溶解的概率增加;酒精也是横纹肌溶解的原因之一。

(7)感染:是造成横纹肌溶解的元凶之一。流感病毒是引起横纹肌溶解的最常见的病毒;单纯疱疹病毒、EB 病毒、柯萨奇病毒及艾滋病毒感染引起的横纹肌溶解症也有报道,但其发生机制尚不十分明确;军团杆菌是引起横纹肌溶解的最常见细菌,也有链球菌属、沙门氏菌属等引起横纹肌溶解的报道。

横纹肌溶解综合征的并发症有急性肾衰竭、炎症反应和多器官功能衰竭。治疗的关键是阻断引起急性肾衰竭的环节,如血容量不足、肾小管阻塞、尿酸沉积及自由基的释放等。同时,应及早去除横纹肌溶解症的诱因及危险因素,避免病情恶化。治疗方案应侧重于以下几个方面。

(1)液体复苏:研究表明,对横纹肌溶解症患者,尤其创伤患者,应该早期尽快开放静脉通道,积极行液体复苏。研究认为,早期和积极的液体复苏治疗有利于横纹肌溶解症的预后。目前认为,应交替应用生理盐水和甘露醇,使尿量维持在 200～300mL/h 或以上。甘露醇对无尿的急性肾衰竭也有一定作用,有学者认为甘露醇主要发挥自由基清除剂的作用,降低血液黏稠度。在补液过程中,注意维持电解质稳定。

(2)碱性药物:在发生横纹肌溶解时,体内 pH 降低,可促进肌红蛋白、尿酸沉积,静脉使用碳酸氢钠溶液可以碱化尿液,有利于肌红蛋白排出,还可缓解高钾血症。患者在补充容量、正常肾灌注恢复后,肾脏需要清除大量尿酸,若尿液碱化能力不足,将有可能发展为管型,加重肾功能损伤。而Knochel 等认为,大剂量单独输注晶体溶质足以碱化尿液。

(3)血液透析:横纹肌溶解症患者常见的并发症是急性肾衰竭,主要是由于血容量减少、高尿酸血症及肌红蛋白管型等所致。对于合并急性肾衰竭的患者,早期、及时的透析治疗可避免肾功能进一步恶化,降低多器官功能障碍综合征的发生率。一旦发现尿量减少、肾功能变化,就应及时给予血液净化治疗。有研究认为,在发生横纹肌溶解症时,可将持续性静脉-静脉血液滤过和血浆置换作为治疗的首选;超高通量血液滤过对肌红蛋白的清除率优于传统的血液滤过,它可能为肌红蛋白尿及急性肾衰竭提供了一种潜在的治疗方式。

五、经验教训总结

该病例失败的原因在于就诊时间较晚。尸检报告提示,患者在就诊时已经发生多器官功能障碍。尸体解剖详细结果如下:急性重型肝炎;两肺下叶支气管肺炎;急性坏死性胰腺炎;左小腿少数肌束溶解,肌束间水肿;心肌、心外膜出血;肺出血;蛛网膜下腔出血;胃出血;左冠状动脉狭窄Ⅲ级,右冠状动脉狭窄Ⅱ级;主动脉夹层动脉瘤形成(见图 6-1-5～图 6-1-11)。据报道,横纹肌溶解症患者中有10%～50%发生急性肾衰竭,而其病死率高达 70%～80%。

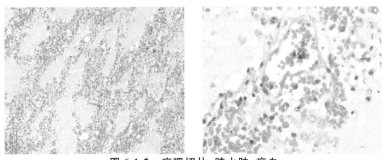

图 6-1-5　病理切片:肺水肿、瘀血

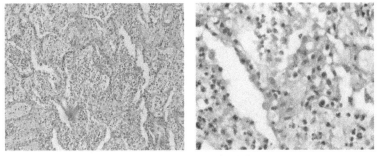

图 6-1-6　病理切片:肺炎

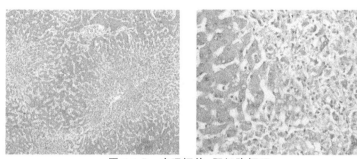

图 6-1-7　病理切片:肝细胞坏死

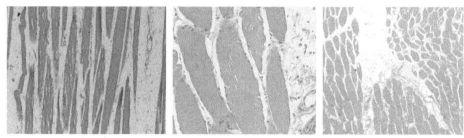

图 6-1-8　病理切片:横纹肌

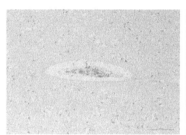
图 6-1-9　病理切片:脑水肿

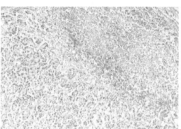
图 6-1-10　病理切片:胰腺出血

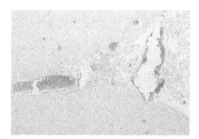
图 6-1-11　病理切片:蛛网膜下腔出血

参考文献

1.苏磊,孟繁苏.横纹肌溶解的病理生理及诊治[J].中华急诊医学杂志,2007,16(11):1231-1232.
2.张琴,王杰赞,黄卫东.横纹肌溶解综合征的诊治进展[J].中华急诊医学杂志,2011,20(4):445-446.

（杨　莹）

病例 6-2　剧烈运动后致横纹肌溶解综合征

引　言

横纹肌溶解综合征(Rhabdomyolysis,RM)是指一系列影响横纹肌细胞膜、膜通道及其能量供应的,由多种遗传性或获得性疾病导致的横纹肌损伤。细胞膜完整性改变,细胞内容物(如肌红蛋白、肌酸磷酸激酶及小分子物质)漏出,多伴有危及生命的代谢紊乱和急性肾衰竭。常见病因有运动过量、肌肉挤压伤、缺血、代谢紊乱、极端体温、药物、毒物、自身免疫性疾病及感染等。本病例为运动过量导致的横纹肌溶解,但病史比较隐匿,初诊时往往容易被忽视。

一、接诊时病情简介

(一)入 ICU 前情况

1.患者主诉及基本情况

患者,男性,51 岁,农民。因"腹胀 3 天"于 2 月 11 日收住入院。患者 3d 前在无明显诱因下出现腹部胀满不适,无明显腹痛,肛门无排便、排气,排尿困难,无恶心、呕吐,无畏寒、发热,无尿频、尿急、尿痛等不适症状。来我院急诊就诊。患者既往有"精神分裂症"病史 26 年(服用"利培酮"治疗),阑尾切除术病史 20 年。

2.入院查体

T 37.0℃,HR 80 次/min,BP 152/99mmHg,R 20 次/min。神志清。双侧瞳孔等大、等圆,直径为 3cm,对光反射灵敏。两肺呼吸音清,未闻及干湿啰音。腹隆,未见肠型及蠕动波,全腹压之不适,无反跳痛及肌紧张,肠鸣音减弱。双下肢无水肿。

3.辅助检查

(1)腹部平片:提示"肠梗阻"(见图 6-2-1)。

(2)血生化:提示丙氨酸氨基转移酶 410μ/L,肌酐 973μmol/L,血糖 15.79mmol/L,K^+ 4.86mmol/L,Na^+ 125mmol/L,Cl^- 94mmol/L。

(3)尿常规:隐血+++,蛋白质++,尿比重 1.015,镜检红细胞+++。

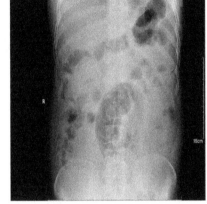

图 6-2-1　急诊腹部平片提示"肠梗阻"

4.入院诊断

①肠梗阻;②急性肾损伤。

入院后予禁食、头孢曲松(2.0g 静滴,qd)抗感染、奥美拉唑抑酸护胃、谷胱甘肽护肝以及维持水电解质酸碱平衡等治疗。肾内科及 ICU 医生会诊后认为患者无尿,肌酐水平明显增高,考虑急性肾损伤诊断,建议行血液超滤治疗,故于当日转入 ICU 病房。

(二)入 ICU 时情况

1.入科查体

BP 145/84mmHg,SpO_2 98%,T 36.8℃。双肺呼吸音粗,未闻及干湿啰音。HR 95 次/min,心律齐。腹隆,全腹无反跳痛及肌紧张,移动性浊音阴性,肠鸣音减弱。四肢水肿。2 月 12 日,发现患者右大腿有疼痛,右小腿瘀紫,右侧腿围较左侧粗(右大腿腿围 52cm,左大腿腿围 47cm;右小腿腿围 38cm,左下腿腿围 35cm)。

2.辅助检查

(1)血生化:丙氨酸氨基转移酶 385U/L,天门冬氨酸氨基转移酶 608U/L,白蛋白 25.5g/L,尿素氮 39.6mmol/L,尿酸 1161μmol/L,肌酐 1093μmol/L,K^+ 5.1mmol/L,Na^+ 125mmol/L,Cl^- 92mmol/L,肌酸激酶 33164U/L,肌酸激酶同工酶 6742U/L。

(2)血常规:白细胞计数 $16.7×10^9$/L,中性粒细胞百分比 84.7%,血红蛋白 121g/L,血小板计数 $168×10^9$/L,C 反应蛋白 62mg/L。

(3)脑利钠肽前体:11900.00pg/mL。

(4)动脉血血气分析:pH 7.25,$PaCO_2$ 22mmHg,PaO_2 116mmHg,乳酸 0.5mmol/L,血氧饱和度 98%。

(5)血降钙素原:4.17ng/mL。

(6)腹部 CT:腹部部分肠管分界不清,部分肠腔内积液明显,右下腹腔可见管状影,盆腔有少量积液(见图 6-2-2)。

(7)超声:心血管超声检查未见明显异常;双下肢血管超声提示未见明显血栓形成。

(8)胸部 X 线:未见明显异常。

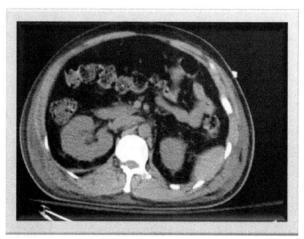

图 6-2-2 腹部 CT:腹部部分肠管分界不清,部分肠腔内积液明显,右下腹腔可见管状影,盆腔少量积液

3.入科诊断

①横纹肌溶解综合征,急性肾损伤;②麻痹性肠梗阻;③急性肝损伤;④低蛋白血症;⑤精神分裂症。

二、病因、病情严重程度评估及亟须解决的问题

追问病史后发现,该患者在发病前曾做过长时间跳跃运动。2 月 12 日,右大腿疼痛,右小腿瘀紫,右侧腿围较左侧粗,故病因考虑运动过量导致的横纹肌溶解,肠梗阻考虑为急性肾损伤导致。患者 2 月 13 日血生化提示,肌酐 1093μmol/L,肌酸激酶 33164U/L,无尿,双肾功能严重受损,如处理不及时,将致永久性肾衰竭、多器官功能障碍综合征、严重水电解质代谢紊乱等危及生命。目前,亟须解决肾衰竭问题。其治疗的关键在于及时补液,碱化尿液,CRRT,预防感染,保护肝功能,维持水电解质酸碱平衡,适时开放肠内营养加强支持,关注右下肢水肿情况等。

三、诊治经过及思路

(1)去除诱因:去除横纹肌溶解的诱因,避免加重横纹肌溶解的危险因素。关注右下肢水肿情况,测量腿围,避免出现骨筋膜室综合征,必要时请骨科医生会诊。

(2)CRRT:患者无尿,肌酐(1093μmol/L)及肌酸激酶水平明显增高(33164U/L),故横纹肌溶解综合征和急性肾损伤诊断明确。床边 CRRT 的治疗时机:若出现少尿、无尿、氮质血症以及高钾血症、酸中毒等电解质和酸碱平衡紊乱,经补液治疗后无明显好转;或者补液 3000mL 以上仍无尿,合并容量超负荷。停止 CRRT 的指征:①病情稳定,心肺功能正常,炎症反应得以控制;②血清肌红蛋白、肌酸激酶水平基本恢复正常;③水、电解质及酸碱平衡紊乱得以纠正;④尿量大于 1500mL/d。达到上述 1～3 条即可停用 CRRT,改用间断血液透析。对于达到 1～4 条,但肾功能未能恢复正常的患者,可过渡至血液透析或腹膜透析治疗。该患者经 CRRT 后,血肌酐及肌酸激酶水平持续下降,内环境稳定,尿量逐步增加(600mL/d),于 2 月 18 日转出 ICU 后行普通血液透析治疗。

（3）碱化尿液：因横纹肌溶解所致的急性肾衰竭病理为肾小管坏死，主要由肾小管堵塞、肾小管氧化物损伤、肾缺血导致。碱化尿液可以预防肾小管坏死。对本病例每日给予5%的碳酸氢钠溶液静滴，尿液pH维持在6.5以上。

（4）预防感染：警惕右下肢皮肤软组织感染。

（5）注意胃肠功能的评估和维护：患者入科早期存在麻痹性肠梗阻，予以暂时禁食、胃肠减压处理；待患者大便通畅及腹胀改善后行肠内营养，并于72h内达到目标喂养。

经治疗后，血肌酐及肌酸激酶的结果趋势分析见图6-2-3和图6-2-4。

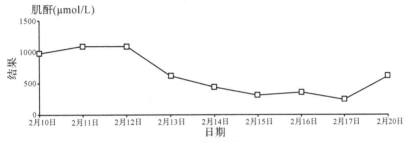

图6-2-3 肌酐结果趋势分析

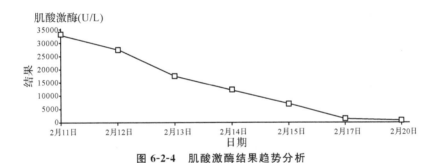

图6-2-4 肌酸激酶结果趋势分析

四、疾病剖析

（一）病例层面的剖析

患者，男性，农民。因腹胀入院。既往有"精神分裂症"病史。急诊查血生化：丙氨酸氨基转移酶410U/L，肌酐973μmol/L，血糖15.79mmol/L，K^+ 4.86mmol/L，Na^+ 125mmol/L，Cl^- 94mmol/L；尿常规：隐血＋＋＋，蛋白质＋＋，尿比重1.015，镜检红细胞＋＋＋。患者因尿量少，肝肾功能受损，转入重症医学科。转入ICU时查体，发现患者右大腿有疼痛，右小腿瘀紫，右侧腿围较左侧粗，肌酸激酶33164U/L。追问病史，发现患者发病前有长时间大量运动史，故诊断考虑横纹肌溶解综合征。入科后予以生命体征监测、持续肾脏替代治疗（Continuous renal replacement therapy，CRRT）、碱化尿液、抗感染、保护肝功能、营养支持及维持内环境稳定等综合治疗，病情逐步得到控制。

（二）疾病层面的剖析

横纹肌溶解综合征是指各种原因导致横纹肌损伤，引起大量肌红蛋白、肌酸激酶、乳酸脱氢酶等细胞内成分进入外周血所造成的临床综合征。据相关文献报道，横纹肌溶解症主要原因有肌疲劳、电损伤、挤压伤、肌肉缺血缺氧、极端体温、过量运动、药物、感染、自身免疫性疾病及先天性代谢病等。其机制为肌细胞膜损伤和（或）细胞能量代谢障碍，并导致细胞外钙和钠离子内流及细胞内容物外漏，细胞内钙依赖性蛋白酶及磷脂酶被激活，导致肌原纤维、细胞骨架及包膜蛋白被破坏。在诸多外漏的细胞内容物中，肌红蛋白最早受到重视。横纹肌溶解症是导致急性肾损伤（Acute kidney injury,AKI)的常见原因之一,约占 AKI 病因的 10%～15%。横纹肌溶解症导致的急性肾损伤患者病情较重,预后较差。肌红蛋白导致 AKI 的机制主要为横纹肌溶解发生后,大量肌红蛋白入血,短时间内产生大量肌红蛋白管型,肾小管堵塞导致肾小管内压力升高,从而使肾小球有效滤过率下降。

横纹肌溶解症临床主要表现如下。①局部表现:受累肌群疼痛、肿胀、压痛、肌无力,表现为受压肢体比对侧明显肿胀、疼痛,甚至出现急性筋膜间综合征的表现。②全身表现:全身乏力、发热、心动过速、恶心、呕吐等。③急性肾衰竭表现:深色尿(肌红蛋白尿),少尿,无尿,肌酐及尿素氮水平升高。典型"三联征"为肌痛、乏力、深色尿。诊断主要依据如下。①有引起横纹肌溶解的病因。②血清肌酸激酶水平大于正常值的 5 倍(1000U/L)。③血、尿肌红蛋白水平明显升高。④尿隐血试验阳性,而镜检可无明显红细胞。

当发生横纹肌溶解症时,如病因持续存在,首要措施是尽快去除病因,同时应重视防治急性肾损伤、严重电解质紊乱及空间膈综合征。急性肾损伤的防治措施如下。①补液治疗:关键是及早进行补液,尽快恢复水容量及排尿量。有研究建议,保证入量 200～700mL/h,维持尿量 200mL/h。②碱化尿液:碳酸氢钠溶液能够促进肌红蛋白的溶解,从而促进其排泄。有研究认为,应该用碳酸氢钠溶液100mL 静滴,随之以 50mL/h 微泵维持,维持尿 pH 大于 7.0,但对碳酸氢钠溶液的使用方法尚无统一标准。③血液净化治疗:若已发生急性肾衰竭及难以纠正的电解质酸碱紊乱,则应积极进行血液净化治疗。急性肾损伤或急性肾衰竭依赖血液净化的时间可长达 1～3 个月。另外,需要警惕患者在恢复过程中发生急性充血性心力衰竭,因为受损肌细胞在恢复过程中会释放大量水分,所以如果此时肾功能尚未恢复,则可导致心脏前负荷过重而发生心力衰竭。

五、经验教训及总结

引起横纹肌溶解综合征的病因繁多且隐匿,临床表现常不典型。患者就诊时的常见并发症是急性肾损伤。当患者肌酸磷酸激酶水平增高和(或)发生急性肾损伤时,需要首诊医生提高警惕,开阔思路,积极完善相关检查,以尽快明确病因。本例患者起病隐匿,但诊治及时,效果良好。

参考文献

1. 邓达治.横纹肌溶解综合征 13 例的急诊处理分析[J].广西医学,2010,32(12):1568-1569.
2. 张永兴,蔡艳.连续性血液净化治疗对横纹肌溶解症抢救的临床研究[J].中国卫生标准管理,2016,7(2):19-20.
3. 王湘宁.剧烈运动导致横纹肌溶解症 1 例临床报告[J].中国社区医生,2015,31(25):162,164.
4. 挤压综合征急性肾损伤诊治协助组.挤压综合征急性肾损伤诊治的专家共识[J].中华医学杂志,2013,93(17):1297.
5. 蔡广研.挤压综合征导致急性肾损伤的现场救治[J].中华肾脏病杂志,2008,24(8):531.
6. 徐裴康,张毅,陈美娟.精神疾病患者伴发横纹肌溶解症的常见原因[J].临床精神医学杂志,2015,25(6):429-430.
7. 杜敏,张乾,郑小容.横纹肌溶解症 2 例并文献复习[J].中国临床研究,2014,27(11):1391-1399.

(唐卫东)

病例 6-3　脑卒中后肢体自压导致挤压综合征

引　言

挤压综合征(Crush syndrome,CS)是严重挤压伤导致的并发症,即于伤处解除挤压后,出现以肌红蛋白尿、高钾血症、酸中毒及氮质血症等为特点的,以急性肾衰竭为主的综合征。在自然灾害(如地震)、生产事故中均有较多病例报道。但脑卒中后伴发挤压综合征的在临床上少见,常常导致误诊或延误治疗。

一、接诊时病情简介

1.入科时主诉及基础情况

患者,男性,79 岁,农民。因"突发晕厥 2 天,咳嗽、咳痰伴尿少 1 天"入院。患者 2d 前解大便时突发晕厥后摔倒在地,约 2h 后被家人发现,唤之能醒,伴言语不清、口角歪斜,无大小便失禁,无明显的口角流涎、饮水呛咳,无恶心、呕吐,无肢体抽搐,无视物模糊,无胸闷、心悸及呼吸困难,无畏寒、发热。遂来我院急诊就诊。患者既往有脑梗死及高血压病史。在急诊予以护脑、保护胃黏膜、纠正电解质等治疗后,患者病情未见明显好转。1d 后,患者出现咳嗽、咳痰,咳黄痰,量较多,能咳出,伴尿量减少,拟"腔隙性脑梗死;肺部感染;急性肾衰竭;高钾血症"收入内科病房。患者入院当日夜间无尿,左下肢水肿较前加剧,左足背动脉搏动较前减弱,考虑"急性肾衰竭及左下肢血管栓塞"而转入 ICU。

2.入科查体

患者神志模糊,吸氧,床边监测示:T 36.7℃,HR 87 次/min,BP 103/57mmHg。SpO_2 因肢端凉而测不出。双侧瞳孔等大、等圆,直径为 0.25cm,对光反射迟钝。左侧鼻唇沟变浅,颈软,无抵抗,颈静脉无怒张。心律齐,各瓣膜区未闻及病理性杂音。双肺呼吸音粗,右肺闻及干湿啰音。腹软,肝脾肋下未触及。四肢水肿,左小腿水肿,局部多处皮肤破损,水疱形成,左侧足背动脉波动不明显,末梢血运差。

3.辅助检查

(1)急诊血常规:白细胞计数 $16.1×10^9$/L,中性粒细胞百分比 74.4%,血红蛋白 142g/L,血小板计数 $169×10^9$/L。

(2)急诊电解质:K^+ 6.92mmol/L,Na^+ 138mmol/L,Cl^- 109mmol/L。

(3)急诊血气分析:血液 pH 7.32,$PaCO_2$ 26mmHg,PaO_2 112mmHg,血氧饱和度 98.0%,HCO_3^- 13.0mmol/L,实际碱剩余—11mmol/L,CO_2 总量 14mmol/L。

(4)急诊肾功能:尿素氮 23.7mmol/L,尿酸 682μmol/L,肌酐 225μmol/L。

(5)急诊心肌酶谱:肌红蛋白阴性,肌酸激酶同工酶弱阳性,肌钙蛋白阴性。

(6)尿常规:葡萄糖正常,尿胆原正常,酮体＋2.0,隐血(干化学筛查)＋＋＋,蛋白质＋0.5,尿比重 1.020,颗粒管型 5~6/LP,镜检红细胞 1~3/HP,尿渗透压等渗。

(7)入科后电解质:K^+ 5.60mmol/L,Na^+ 135mmol/L,Cl^- 105mmol/L。

(8)急诊双膝关节及右手正侧位:提示双膝关节轻度退行性改变(见图 6-3-1)。

(9)急诊头颅及胸部 CT:双侧基底节、脑干腔隙性脑梗死,考虑左侧枕叶、额叶脑软化灶,老年性脑改变,双肺纹理增粗(见图 6-3-2)。

(10)入科后尿常规:葡萄糖阴性,隐血(干化学筛查)＋＋＋,镜检白细胞 4~6/HP,镜检红细胞

1+/HP。

(11)心肌酶谱常规+肌钙蛋白:天门冬氨酸氨基转移酶 744U/L,乳酸脱氢酶 1141.0U/L,肌酸激酶 21278U/L,肌酸激酶同工酶 1642U/L,肌钙蛋白 0.35ng/mL。

(12)入科血气分析:酸碱度 7.19,PaCO_2 29mmHg,PaO_2 130mmHg,乳酸 0.4mmol/L,HCO_3^- 11mmol/L,全血碱剩余-15.8mmol/L,血氧饱和度 98%。

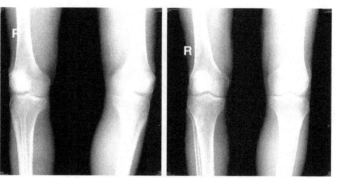

图 6-3-1 双膝关节及右手正侧位提示双膝关节轻度退行性改变

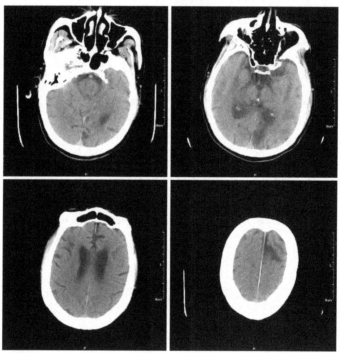

图 6-3-2 头颅及胸部 CT 提示:双侧基底节、脑干腔隙性脑梗死,考虑左侧枕叶、额叶脑软化灶,老年性脑改变

4.入科诊断

①急性肾衰竭,高钾血症;②横纹肌溶解综合征? ③双侧基底节、脑干腔隙性脑梗死;④肺部感染;⑤原发性高血压病。

二、病因、病情严重程度评估及亟须解决的问题

向家属追问病史,在发现患者时,其蜷曲盘坐在地上,并且左下肢被右下肢压住,时间估计 2h 左右,因此病因考虑肢体自压导致挤压综合征。挤压综合征的核心环节是横纹肌溶解,引发肌细胞内容物外漏至细胞外液及血液循环中,导致有效循环血容量减少、电解质紊乱、急性肾损伤及多器官功能

不全等一系列并发症。该患者 APACHE Ⅱ 评分为 29 分,病情危重,死亡风险高。目前,亟须解决高钾、肾衰竭、横纹肌溶解问题,治疗的关键在于维持水电解质酸碱平衡。入科后给予积极液体复苏、碱化尿液、CRRT,联系骨科会诊,行左下肢骨筋膜室切开减压、预防感染等治疗措施。

三、诊治经过及思路

(1)液体复苏:患者有基础高血压病史,入科时血压 103/57mmHg,少尿,在监护下予以充分血容量复苏,防止休克,防止肾衰竭的发生,纠正由肾灌注量过低造成的代谢性酸中毒。

(2)保护气道:患者入院时神志模糊,吸氧;3d 后,神志转清;入院第 11 天,出现气道大出血,予以气管插管辅助通气;机械通气 13d 后,行气管切开;气管切开 5d 后,撤离呼吸机,呼吸氧合稳定。

(3)CRRT:患者意识障碍,肢体长时间自压导致挤压综合征,肌酸激酶水平明显升高,少尿,代谢性酸中毒,行 CRRT。治疗时机:若出现少尿、无尿、氮质血症,以及高钾血症、酸中毒等电解质和酸碱平衡紊乱,经补液治疗后无明显好转;或者补液 3L 以上仍无尿,合并容量超负荷时,均应尽早进行 CRRT。通过 CRRT,患者高钾血症迅速得到纠正,内环境稳定。入院第 11 天行 CRRT 后(低分子量肝素抗凝),出现气道大出血,后改为无肝素化策略,气道出血于 2d 后得到控制。

(4)骨科会诊:行左下肢骨筋膜室切开减压术。骨筋膜室综合征的诊断标准如下:①外伤或自压后,肢体肿胀严重,剧烈疼痛;②被动牵拉试验阳性;③血管搏动减弱或消失;④骨筋膜室内压明显升高。该患者符合诊断标准,故行骨筋膜室切开减压术。

(5)碱化尿液:用 5% 碳酸氢钠溶液 150mL 静脉滴注,碱化尿液。在发生挤压综合征后,由于液体渗出和低血容量休克损害肾脏灌注,肌红蛋白和尿酸在肾小管沉积引起肾小管阻塞导致急性肾损伤的发生。静滴碳酸氢钠溶液,使尿液的 pH 保持在 6.5 以上,预防肾小管内肌红蛋白和尿酸沉积。

(6)预防感染:防治肺部感染,预防左下肢创面感染。

(7)营养治疗:肠内营养治疗,72h 内达目标喂养量。

(8)转归:3d 后,患者神志转清,气管插管机械通气;机械通气 13d 后,气管切开;气管切开 5d 后,撤离呼吸机,呼吸氧合稳定。尿量维持在 230~800mL/d。过渡到血液透析治疗。

四、疾病剖析

(一)病例层面的剖析

该患者为老年男性,既往有脑梗死及高血压病史。仔细追问病史发现,患者发病前左下肢存在肢体自压。患者有高钾血症,代谢性酸中毒,尿隐血＋＋＋,血肌酸激酶水平明显升高,查体神志模糊,左小腿水肿,局部多处皮肤破损,水疱形成,左侧足背动脉搏动不明显。入院后,患者出现少尿。综合分析后,考虑长时间肢体自压导致横纹肌溶解并发急性肾损伤。入院后,予以生命体征监测、气道保护、补液扩容、左下肢骨筋膜室切开减压术、CRRT、碱化尿液、抗感染、营养支持、维持内环境稳定等综合治疗,病情逐渐好转。

(二)疾病层面的剖析

挤压综合征是严重挤压伤导致的并发症,即在伤处解除挤压后,出现以肌红蛋白尿、高钾血症、酸中毒及氮质血症等为特点的,以急性肾衰竭为主的综合征。在自然灾害(如地震)、生产事故中均有较多病例报道。暴力原因导致的挤压综合征已被临床所熟知。但在非暴力情况下,如脑卒中、酒精中毒、一氧化碳中毒或安眠药中毒,及不合理的长时间手术麻醉体位等原因引起的肢体自压导致的挤压综合征,未引起临床医生的足够重视,常常容易导致误诊或漏诊而延误治疗。

其发病机制如下。①患者局部肌肉受到长时间挤压后,发生变性、缺血、坏死。在压力解除后,血液重新流入伤处,由于炎症反应和小血管破裂,所以肌肉发生水肿,体积增大,造成肌肉筋膜间隙区内压增高。在肌肉筋膜间隙区内压达到一定程度后，肌肉组织的局部循环发生障碍，加重缺氧和瘀血，导致受压部位疼痛、高度肿胀、皮肤发硬，可见皮下瘀血，受压皮肤周围有水疱形成。晚期，受压肢体出现麻木、运动障碍，甚至有肢体远端苍白、发凉、动脉搏动减弱或消失等表现。②血浆外渗使血容量降低，从而诱发休克，出现全身湿冷、血压降低、心悸、意识障碍、少尿或无尿等症状。休克使肾脏灌流血量减少，肾脏缺血，肾功能受损，影响钠的再吸收，从而激活肾素-血管紧张素系统，又使肾脏缺血加重。加之坏死肌肉释放出大量有害物质和酸性代谢物质，从而引起急性肾功能障碍和代谢性酸中毒，导致少尿、无尿、呼吸深长、烦躁烦渴、神志模糊、肺水肿、心功能不全等一系列表现。③大量肌红蛋白不能从肾脏滤出，形成肌红蛋白血症和肌红蛋白尿，表现为茶褐色尿或血尿。受压处坏死的肌肉向血中释放出大量的钾，加上急性肾损伤导致的排钾障碍，使患者血钾浓度在24h内迅速升高，引起T波高尖、QRS波增宽、房室传导阻滞、室颤等心电图改变，并伴有腹胀、反应迟钝、全身软弱无力、四肢麻木等表现，严重者甚至出现心脏停搏。

治疗方面应采取综合诊疗措施。

(1)病情判断与疾病诊断：应完善各项检查，准确判断病情，特别要注意有无骨筋膜室综合征和急性肾损伤。骨筋膜室综合征的诊断标准：①外伤后，肢体肿胀严重，剧烈疼痛；②被动牵拉试验阳性；③血管搏动减弱或消失；④骨筋膜室内压明显升高。急性肾损伤的诊断标准：①48h内血清肌酐(Serum creatinine,SCr)升高绝对值≥26.4moL/L(0.3mg/dL)，或SCr较基础值升高≥50%；②尿量<0.5mL/(kg•h)，持续6h以上。

(2)综合治疗：挤压综合征患者病情复杂，建议早期予以重症监护治疗。迅速予以液体复苏，纠正低血容量状态，同时使用血管活性药物改善微循环，维持血液循环稳定。若合并呼吸功能异常，则给予呼吸功能支持。注意意识及瞳孔变化，积极防治继发性脑功能损害。早期应用抑酸药物预防应激性溃疡，若合并胃肠功能紊乱或严重腹胀，则应监测腹围和腹压，积极发现腹部病变。对明确诊断为骨筋膜室综合征且具有手术指征的，应早期实施充分的筋膜和肌膜切开减压。应严格掌握截肢指征。在截肢手术前，应由多学科医学专家综合评估病情，对指征明确的伤员应尽快实施手术。及早应用足量、有效的抗生素积极防治感染，并根据创面、痰液、血液的细菌学检查和药敏试验结果及时调整抗生素治疗方案。

该患者出现少尿、无尿、氮质血症以及高钾血症、酸中毒等电解质和酸碱平衡紊乱，经补液治疗后无明显好转。对补液3L以上仍无尿且合并容量超负荷的患者，均应尽早行CRRT。

五、经验教训总结

脑卒中合并挤压综合征一般不易引起临床医生的重视。此类患者多首先就诊于急诊科或神经内科，且病史不详，如经验不足则更容易发生误诊、漏诊或延迟诊断。挤压综合征发病与横纹肌溶解有密切的关系。此外，横纹肌溶解症的常见诱因还有过量运动、药物不良反应、电解质和渗透压的改变、代谢性疾病、急性中毒、饮酒、感染、哮喘、高压电击伤、高热、低温、晕厥、癫痫持续状态、自身免疫性疾病等。

自然灾害中出现的挤压综合征多由外界重物直接挤压肌肉丰富部位所致。脑梗死后伴发挤压综合征的发病机制与此类似，主要是由大面积脑梗死后继发严重意识障碍，长时间昏迷导致躯干、肢体肌肉丰富部位受到自身重量挤压而引起的。有报道认为，在肌肉受压后2.5h，患者便可发生不可逆的缺血性坏死；肌肉压迫超过1h，就可能导致挤压综合征。因此，即使患者在脑卒中后意识障碍和受压时间较短，也要高度警惕脑梗死伴发挤压综合征的可能，因为早期救治是挽救生命和保证救治成功的关键。

参考文献

1. 王威,唐佩福,王岩.挤压综合征救治原则的争议探讨[J].军医进修学院学报,2011,32(4):404-406.

2. 邓达治. 横纹肌溶解综合征 13 例的急诊处理分析[J]. 广西医学,2010,32(121):1568-1569.

3. 高文魁,王德元,李智钢,等,玉树地震挤压综合征 6 例治疗方法选择和探讨[J]. 高原医学杂志,2010,20(2):25-26.

4. 赵子夜,叶韵杰,苏佳灿. 地震伤挤压综合征诊治进展[J]. 中国急救医学,2010,30(7):651-655.

5. 蔡广研. 挤压综合征导致急性肾损伤的现场救治[J]. 中华肾脏病杂志,2008,24:531.

6. 李贵森,王莉,何强,等.5·12 汶川大地震挤压综合征伤员电解质紊乱特点分析[J]. 实用医院临床杂志,2010,7:4446.

7. 孙雪峰. 地震伤挤压伤综合征导致急性肾衰竭救治体会和思考[J]. 中国实用内科杂志,2008,28:1006-1008.

8. 王质刚. 挤压综合征血液净化时机、模式、剂量的探讨[J]. 中国血液净化,2008,7:498-500.

9. 孙雪峰. 挤压综合征不同时期的体液管理[J]. 中华肾脏病杂志,2008,24:535.

10. 挤压综合征急性肾损伤诊治协助组. 挤压综合征急性肾损伤诊治的专家共识[J]. 中华医学杂志,2013,93:17:1297.

（唐卫东）

病例 6-4　横纹肌溶解综合征继发心搏、呼吸骤停

引　言

横纹肌溶解症,又称横纹肌溶解综合征,是由物理、化学或中毒性损伤等因素导致骨骼肌被破坏,肌肉内细胞毒性物质(肌红蛋白和肌酸激酶)释放入血液循环系统而进一步引起的代谢紊乱和器官功能障碍综合征。约 15%～40% 患者合并急性肾功能不全,死亡率高达 20%。横纹肌溶解症多发生于肌肉受到大力撞击、长时压迫或过度使用之后。另有少数情况也可以引发横纹肌溶解症,如血管阻塞导致肌肉长时间缺氧以及特殊体质患者服用某些药物后。心搏、呼吸骤停用心肺复苏后如合并横纹肌溶解征,将使患者的死亡率进一步增加。

一、接诊时病情简介

1. 入科时主诉及基本情况

患者,男性,47 岁,独居者。因"心搏、呼吸骤停 5 小时"入院。患者约 5h 前被人发现在家中神志不清,呼之不应。家人立即呼叫"120"急救电话。大约 15min 后,急救人员到达,到达时发现患者心搏、呼吸已停止,口周有较多呕吐物,立即予以胸外按压并送至本院。"120"急救车送到我院,继续予以心肺复苏(约 20min),后自主心律恢复。血压仍低,予以多巴胺针泵推升压并积极补液治疗。因患者病情危重,立即送入 ICU 进一步治疗。患者既往有"糖尿病"病史,平时服用"二甲双胍"等降糖药治疗,具体不详,有"肺结核"病史。

2. 入科查体

T 36.8℃,BP 132/73mmHg(多巴胺维持),R 12 次/min,P 112 次/min,气管插管,呼吸机支持下氧饱和度为 99%,神志昏迷。双侧瞳孔散大,对光无反射。双肺呼吸音粗,可闻及少量散在湿啰音。心律齐。腹平软,肝脾肋下未及,移动性浊音(一)。左下肢水肿明显(见图 6-4-1),皮温不高,双侧腱反射消失,双侧巴氏征(一)。入院后,尿为茶褐色(见图 6-4-2)。

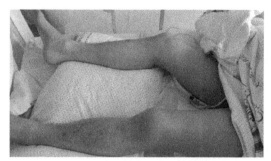
图 6-4-1　入院时左下肢水肿明显

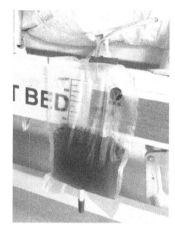
图 6-4-2　入院后发现尿为茶褐色

3.辅助检查

(1)血气分析(气管插管呼吸机支持状态):氧浓度 60%,pH 7.25,PaCO₂ 32mmHg,PaO₂ 223mmHg,HCO₃⁻ 13.2mmol/L,碱剩余－12.8mmol/L,血氧饱和度 99%,K⁺ 6.0mmol/L,乳酸 2.0mmol/L。

(2)肌钙蛋白 I:0.09μg/L。

(3)血生化:葡萄糖 30.35mmol/L,尿素氮 16.27mmol/L,肌酐 181.5μmol/L,尿酸 846μmol/L,总蛋白 42.6g/L,白蛋白 24.3g/L,丙氨酸氨基转移酶 301U/L,天门冬氨酸氨基转移酶 850U/L,乳酸脱氢酶 5100U/L,磷酸肌酸激酶 40000U/L,肌酸激酶同工酶 2100U/L,K⁺ 7.16mmol/L,淀粉酶 223U/L。

(4)血常规:白细胞计数 17.5×10⁹/L,中性粒细胞百分比 81.80%,淋巴细胞百分比 5.52%,红细胞计数 4.67×10¹²/L,血红蛋白 176g/L,血小板计数 200×10⁹/L。

(5)尿常规:深黄色,浑浊,葡萄糖＋＋＋,酮体±(5)mmol/L;降钙素原 23ng/mL;D-二聚体 18800μg/L。

(6)头颅 CT:提示脑水肿可能性大,部分脑室密度增高影,局部蛛网膜下腔出血(见图 6-4-3)。

(7)肺部 CT:提示两肺陈旧性结核病变。

(8)超声:脂肪肝;左侧股静脉段血栓形成;左下肢动脉内膜增厚伴斑块形成;部分肠管扩张(直径达 4.9cm),肠腔积液,蠕动差,胃部张力大。

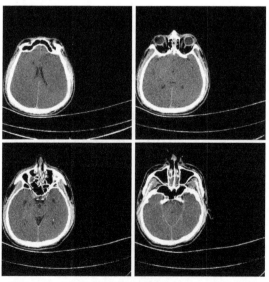
图 6-4-3　头颅 CT 示脑水肿可能性大,部分脑室密度增高影,蛛网膜下腔出血待排

4.入院诊断

①心搏、呼吸骤停,心肺复苏后,缺血缺氧性脑病;②左下肢深静脉血栓形成,横纹肌溶解综合征,急性肾损伤,高钾血症;③吸入性肺炎,呼吸衰竭;④蛛网膜下腔出血;⑤2 型糖尿病;⑥陈旧性肺结核。

二、病因、病情严重程度评估及亟须解决的问题

该患者因神志不清被家人发现后送入院,心搏、呼吸停止时间不详。经积极心肺复苏后,自主心律恢复,但已无自主呼吸,呈深昏迷状,双侧瞳孔散大、无反应,血压以多巴胺静推维持,病情危重。入院后相关检查提示合并代谢性酸中毒、肾功能不全、急性肝损伤、高钾血症、高血糖、深静脉血栓形成、横纹肌溶解及蛛网膜下腔出血。此次心搏、呼吸骤停考虑与深静脉血栓形成后的横纹肌溶解导致高钾血症有关。入院时,APACHEⅡ评分大于 20 分,为严重危险状态。亟须进行高级脑复苏及维持内环境稳定。

三、诊治经过及思路

1.呼吸支持

该患者深昏迷,无自主呼吸,予以气管插管接呼吸机辅助呼吸,机械通气。在高级生命支持治疗期间,应避免发生低氧血症,避免高气道压和大潮气量引起的过度通气,以免由此造成的肺损伤、脑缺血和对心功能的不利影响。

2.维持血流动力学稳定

该患者在心脏停搏后自主循环恢复后,出现血流动力学不稳定的情况,血压以血管活性药物维持。为了全面评价患者的循环状态,我们给予留置 PiCCO 管路(脉波指示剂连续心排量监测),结果提示容量不足,需增加血容量。我们采用加强液体复苏(晶体+胶体),结合应用血管活性药物以维持理想的血压、心排血量和组织灌注,维持平均动脉压≥65mmHg,$ScvO_2$≥70%。

3.纠正水电解质酸碱平衡紊乱

患者高钾血症、代谢性酸中毒,PiCCO 提示低血容量,在予以液体复苏维持循环稳定及水化的同时,积极纠酸降钾;患者血钾浓度持续升高,考虑与横纹肌溶解、钾离子持续释放有关,在与家属沟通后行 CRRT,抗凝方案选用肝素联合鱼精蛋白的体外抗凝。CRRT 能更有效地清除血中的肌红蛋白及小分子毒素,纠正高钾血症及酸中毒等横纹肌溶解时的高分解代谢状态。在应用 CRRT 后,患者血钾浓度稳定于正常水平,但因横纹肌持续溶解,继续大量释放肌红蛋白,所以肾损伤仍在继续。

4.多器官功能障碍的治疗

多器官功能障碍是组织细胞灌流不足导致缺血缺氧的后果,在临床上可表现为代谢性酸中毒、心排血量降低、肝肾功能障碍、急性肺损伤等。高级生命支持应保持呼吸和循环功能的稳定,根据监测结果调整液体平衡,改善细胞灌注压和心肌收缩力,尽可能使血流动力学处于最佳状态,以改善组织的血流灌注和供氧。

5.脑复苏

患者具体心搏、呼吸骤停时间不详,经心肺复苏后恢复自主心律,但仍昏迷且无自主呼吸,故缺血缺氧性脑病诊断明确。予以纳洛酮清除氧自由基、甘露醇脱水降颅内压及亚低温等综合治疗。

6.左下肢深静脉血栓的处理

外科医生会诊及与家属沟通后,考虑患者复苏的可能性小,未手术处理左下肢深静脉血栓,考虑患者合并蛛网膜下腔出血,未予以抗凝治疗。

7.吸入性肺炎的处理

发病前,患者有饮酒伴呕吐病史,考虑患者吸入性肺炎明确,我们给予哌拉西林/他唑巴坦经验性抗感染治疗。

8.蛛网膜下腔出血的处理

给予患者甘露醇脱水降颅压,维持血容量并将血压维持于稳定水平。

9.疾病转归

患者病情进展,左下肢水肿加重、张力增高,左下肢及足背部出现散布自发性水疱,出现脓毒症、多脏器功能衰竭。在积极治疗下,患者生命体征尚能维持稳定。入院第 13 天,患者左下肢水肿较前减轻,复查血管超声示左侧股静脉段血栓再通后改变。第 16 天,家属经商议后决定放弃积极抢救并停止床边 CRRT。最终,患者因代谢性酸中毒及高钾血症无法纠正而死亡。

四、病例剖析

(一)病例层面的剖析

该患者为中年男性,独居,发病前有饮酒及服安眠药物史。此次以心搏、呼吸骤停后 5h 入院,行心肺复苏后心搏恢复,意识为深昏迷状态,无自主呼吸及瞳孔对光反射。故在心搏、呼吸骤停,心肺复苏术后,缺血缺氧性脑病诊断明确。患者左下肢明显肿胀,入院后尿为茶褐色,血气分析提示代谢性酸中毒、高钾血症、急性肾损伤、急性肝功能不全,肌酸激酶水平大于正常值的 5 倍,血肌红蛋白、D-二聚体水平明显升高,超声证实左侧股静脉段血栓形成,故横纹肌溶解综合征诊断明确。患者头颅 CT 提示局部蛛网膜下腔出血,其发病前及发病时具体情况不详,推测可能为蛛网膜下腔出血后意识障碍,发现不及时致局部肢体长期受压、股静脉血栓形成导致横纹肌缺血坏死及溶解,也可能为蛛网膜下腔出血后全面性癫痫发作、肌肉缺血缺氧和能量耗竭等诱发横纹肌溶解。患者心搏、呼吸骤停,心肺复苏术后合并横纹肌溶解征,入院时即合并严重代谢紊乱、急性肾损伤、肝损伤等一系列临床综合征,病情危重,预后很差。外科医生会诊及与家属沟通后,考虑患者复苏的可能性小,未手术处理左下肢深静脉血栓,入院后虽然经过积极的呼吸支持、维持血流动力学稳定、CRRT、脑复苏、抗感染治疗等,但患者病情仍继续恶化,家属放弃积极治疗,患者最终死亡。

(二)疾病层面的剖析

引起横纹肌溶解症的原因主要有挤压与创伤、运动及肌肉过度活动、电击、高热、药物、毒物、感染、电解质紊乱、自身免疫性疾病、内分泌及遗传代谢性疾病等。除此之外,中毒所致的昏睡、脑血管意外等所致的肢体长期受压、不翻身、血管阻塞导致肌肉缺氧也可导致横纹肌溶解综合征。横纹肌细胞受损后,细胞膜的完整性受到破坏,细胞内蛋白、离子、酶等物质释放入血,使血肌红蛋白、血磷酸肌酸激酶等水平异常上升,并通过肾脏排泄,同时损伤的肌肉组织水肿引起血管内低血容量、肌红蛋白阻塞并损害肾小管、血管活性物质引起肾脏缺血和肾小球滤过率下降等可伴发急性肾功能不全。

其临床主要表现有全身症状(发热、恶心、呕吐、心慌、茶色尿等)、明显的肌肉症状(肌痛、乏力、肢体肿胀),甚至发生急性肾衰竭、肝损伤、弥散性血管内凝血等并发症。早期诊断横纹肌溶解症有利于进一步选择治疗方案,了解病因有利于避免肾衰竭的发生,进而降低横纹肌溶解症的发生率及死亡率。横纹肌溶解首发症状不典型,病因不一,引起急性肾衰竭较为常见,患者常死于多脏器功能衰竭。

病程早期,外周血容量相对不足,血钾浓度升高,大量钙内流,出现代谢性酸中毒。治疗上,强调早期积极补液,提高血容量,增加肾小球灌注压,碱化尿液,使尿液 pH 提高到 6.5 以上,增加肌红蛋白的溶解度,减轻肾小管堵塞,同时给予利尿治疗(尿量>300mL/h),使肌红蛋白尽快从肾脏排泄,减轻其对肾小管上皮细胞的毒性。机体内的钙转移至受损肌肉组织,出现低钙血症,但在治疗上应尽量避免静脉补钙,除非发生手足抽搐,以避免大量补钙在肾功能恢复后发生一过性高钙,其至诱发转移性钙化、高钙危象等。若病情进展发生少尿、无尿,则需要严格控制入量,及时行血液净化治疗。肌红蛋白单纯利用血液透析较难清除。对横纹肌溶解症合并急性肾衰竭的患者,常采用血液透析滤过治疗。对合并有重症感染、多器官功能障碍的老年患者更提倡CRRT,它能够保证稳定的血流量,更有效地清除肌红蛋白、炎症介质等,维持水电解质平衡,提高抢救成功率。

对急性神经系统损伤合并横纹肌溶解综合征的患者,若常规使用强力脱水剂,如甘露醇和呋塞米,易引起电解质紊乱。甘露醇对肾功能有损害作用,如尿量足够,可于早期小剂量使用甘露醇,用量可为5g/h,每天不超过25g;呋塞米可酸化尿液,应尽可能避免使用。目前,对于急性神经系统损伤,可通过高渗性治疗来达到控制脑水肿、降低颅内压的目的。治疗手段包括血钠的调节,甘露醇和甘油果糖等药物的使用,以及羟乙基淀粉、白蛋白等胶体的补充等,其最终目标是提高血浆渗透压(达到300~320mOsm/L),临床推荐将血钠水平调整到145~150mmol/L,以使血浆渗透压达到290~300mOsm/L或以上。

五、经验教训总结

根据病因,横纹肌溶解症可分为创伤性和非创伤性。创伤性横纹肌溶解症常见于地震、塌方等灾难或外伤中严重挤压导致的挤压综合征,患者有明确外伤史。对于创伤性横纹肌溶解症,医生的警惕性较高,漏诊率低。而非创伤性横纹肌溶解症可由急性中毒、高热、药物不良反应以及多种疾病引起,早期因肌红蛋白不是常规检验项目、部分患者肌酸激酶值初始无明显升高或患者病情较重不能描述肌痛等,临床医生易漏诊或诊断延期,发现时患者常已伴有肾脏损害,死亡风险高。有报道发现,肌肉受压2.5h即可引起不可逆的缺血坏死。因此,临床上对起病时间不能确定尤其独居伴意识不清、偏瘫的脑梗死患者,即使未见明显皮肤破损,也应警惕可能发生横纹肌溶解症,需动态观察肌酸激酶、肌红蛋白及肾功能的变化,以早期诊断横纹肌溶解症并进行治疗,避免其进展为急性肾衰竭。本病例虽然诊断及时,但因临床考虑患者为脑死亡状态,与家属沟通后未及时处理股静脉血栓,所以患者横纹肌持续破坏溶解,同时合并心脏停搏、心肺复苏后多器官功能衰竭。经积极治疗,病情似有好转,但家属因经济问题在发病后16d放弃积极治疗,患者最终死亡。

参考文献

1.蔡莹,唐琳.横纹肌溶解致急性肾损伤的临床分析[J].中国老年学杂志,2012,32(1):10-12.

2.冯枫,尹世敏,袁莉,等.神经内科危急重症患者并发横纹肌溶解综合征的临床分析[J].中国医药,2015,10(8):1137-1140.

3.须挺,丁礼,李军根,等.急性神经系统损伤后并发横纹肌溶解综合征的临床分析[J].中国急救医学,2012,32(12):1151-1153.

4.马志宇,苏靖翠,佟森,等.124例横纹肌溶解征诊治体会[J].中国医科大学学报,2013,42(10):953-954.

(魏安琪)

第七章 神经系统重症

概 论

■■■ 定 义 ■■■

神经系统疾病指神经系统的构成部分(包括脑、脊髓、周围神经和肌肉)由已知的炎症、肿瘤、外伤、代谢等因素所引起的疾病,也包括许多至今尚未找到原因的这些结构部位的疾病。

■■■ 神经系统危急重症分类 ■■■

1.脑神经疾病:面神经炎、三叉神经痛等。

2.脊神经疾病:桡神经麻痹、坐骨神经痛等。

3.脊髓疾病:急性脊髓炎、脊髓压迫症、脊髓血管病、脊髓蛛网膜炎、脊髓空洞症等。

4.颅内高压综合征。

5.脑血管疾病:脑出血、蛛网膜下腔出血、脑梗死、脑栓塞、短暂性脑缺血发作等。

6.颅内感染性疾病:化脓性脑膜炎、结核性脑膜炎、隐球菌性脑膜炎、单纯疱疹病毒性脑炎、神经性梅毒、脑囊虫病、艾滋病的神经系统病变、脑炎、脑脓肿等。

7.癫痫持续状态。

8.脱髓鞘疾病:视神经脊髓炎、多发性硬化、急性播散性脑脊髓炎、脑桥中央髓鞘溶解症、急性出血性脑白质炎等。

9.急性炎症性脱髓鞘性多发性神经病。

10.神经肌肉接头和肌肉疾病:重症肌无力危象、进行性肌营养不良症等。

11.周期性瘫痪。

12.自主神经系统疾病:原发性体位性低血压、进行性脂肪营养不良、血管迷走性晕厥等。

13.锥体外系疾病:帕金森病、迟发性运动障碍、肝豆状核变性等。

14.神经系统中毒:中暑、一氧化碳中毒、药物中毒、农药中毒、食物中毒、乙醇中毒等。

■■■ 诊疗思路 ■■■

1.确定是否为神经系统疾病

(1)病史采集与体格检查:①病史采集:应注意客观性,切忌启发性和暗示性。在伴有认知功能障碍的患者中,病史采集应以家属或亲友的代述为依据。在了解现病史的基础上,应了解过去史、个人史与家族史,以便做出正确的诊断。②神经系统检查:高级神经活动的精神状态和躯体神经分布范围(头颅、四肢)的运动、感觉和神经反射的检查。

(2)定位诊断:①运动的定位诊断:根据运动神经解剖基础,将运动障碍区分为下运动神经元损害和上运动神经元损害。②感觉的定位诊断:根据感觉障碍的分布范围做出疾病不同部位的定位诊断。常见的感觉障碍类型包括末梢型、脊髓型、脑干型、丘脑和内囊型、皮质型。

(3)定性诊断:包括炎症、血管性、变性、外伤性、肿瘤等。

根据相应病史、神经系统体征进行逐步分析、推断,可对疾病做出临床诊断。然而,临床定性诊断的准确性有待特殊检查和病理诊断的证实。

2.神经系统危急重症特殊检查与监测

(1)脑电图监测:①可用于癫痫的诊断、鉴别诊断和药物治疗的监视。②可用于颅内占位病变的诊断。③可用于脑血管疾病的诊断。④可用于颅内感染性疾病的诊断。⑤可用于脑死亡的判断。

(2)诱发电位监测:①视觉诱发电位:是视神经和视束通路中亚临床病变早期诊断的主要手段,用于视神经炎、视神经脊髓炎、多发性硬化的辅助诊断。②脑干听觉诱发电位:用于桥小脑角肿瘤诊断、手术监视,脑干脱髓鞘及血管性疾病的诊断和动态监视,亦可用于昏迷患者的脑功能检查。③躯体感觉诱发电位:仅提供周围神经、脊髓病损的证据,可作为病情演变和外科手术的监测手段,但不能提供疾病性质的信息。④运动诱发电位:常用于运动神经元疾病的诊断和颈椎病的鉴别诊断。

(3)脑血流监测:目前用于临床脑血流研究和观察的有经颅多普勒超声和氙-CT。目前,经颅多普勒(Transcranial doppler,TCD)可用于下列临床状况:①观察颅底动脉环(Willis 动脉环)中各血管的状况,判断动脉狭窄、痉挛、侧支循环以及是否有动脉瘤或分流;②监测心源性、动脉硬化性栓子脱落状况,监测药物治疗效果;③动态观察脑血管痉挛状况,特别是对手术后及药物作用效果的监测。氙-CT 在吸入惰性气体后,做 CT 检查,计算脑各部位的血流状况。目前,TCD 用于急性脑血管病的研究。

(4)颅内压监测:适用于入院 CT 检查有异常(血肿、脑挫裂伤、脑水肿)的昏迷患者,格拉斯哥昏迷评分(Glasgow coma scale,GCS)3~8 分者,也适用于进行颅内压(Intracranial pressure,ICP)监护。关于 ICP 的上限,大多数中心取 20mmHg,ICP 高于此指标为增高,需进行治疗。而脑灌注压(Cerebral perfusion pressure,CPP)的监护更为重要,通过连续监测 ICP 及血压,可测定 CPP。应采取降 ICP 治疗,保证适当的 CPP,达到最大限度的复苏效果。

(5)脑组织氧含量监测:适应证包括重型颅脑伤患者、高血压脑出血患者、颅内动脉瘤和动静脉畸形出血患者、某些择期开颅术后患者及其他需要了解脑组织氧含量的患者等。监测方法有经颅骨钻孔或开颅术,术后将光纤脑组织氧含量探头放入脑实质内,经光导纤维传至颅外氧含量测定仪,可直接连续记录患者脑组织氧含量。

(6)脑氧代谢监测:主要用于了解不同疾病及各种病理生理状态下脑氧代谢的变化;了解不同治疗干预措施下脑氧代谢的变化并及时调整,以最大限度维持脑组织氧平衡,防止由治疗不当所造成的脑组织缺血、缺氧。其主要用于:①多器官功能障碍综合征(Multiple organ disfunction sydrome,MODS)的脑氧代谢监测;②过度通气的脑氧代谢监测;③亚低温的脑氧代谢监测。另外,脑氧代谢监测在体外循环、控制性降压、血液稀释、特殊的机械通气方式以及麻醉药物监控中也得到应用。脑氧代谢监测的常用指标有颈静脉氧饱和度(Jugular oxygen saturation,$SjvO_2$)和脑动静脉氧含量差($AVDO_2$)。目前,虽然 $SjvO_2$ 监测已经成为神经科、围手术期、重症监护中应用较广泛的脑氧代谢的监测方法,但仍存在一定的局限性,它仅是对全脑氧代谢的一种监测方法,不能反映某局部的脑氧代谢变化。而 $AVDO_2$ 不仅能反映脑氧的消耗,而且通过它能观察到脑缺血或脑过度灌注的脑血流变化。低 $AVDO_2$ 提示过度灌注,高 $AVDO_2$ 则是脑缺血的表现。$AVDO_2$ 较少作为一种单独的脑氧监测技术用于脑氧监测,往往与其他的脑氧监测技术或 CBF、CPP 等联合使用来判断脑缺血、缺氧的程度。

(7)血管造影:包括脑血管造影、脊髓血管造影和颅内静脉窦造影。脑血管造影适用于:①确定颅内和脊髓血管病、颅内动脉瘤、动静脉血管畸形和缺血性卒中的脑血管狭窄和闭塞部位;②对蛛网膜下腔出血者的病因检查;③了解颅内肿瘤血供情况或确定颅脑外伤者的血肿位置。

(8)头颅 CT:适用于以下几个方面。①颅脑外伤的诊断;②急性脑血管病(脑出血、脑梗死、蛛网膜下腔出血)的诊断和病情演变的随访;③颅内占位性病变(肿瘤、脓肿)的诊断;④中枢神经系统炎症性疾病、脑炎、脊髓脱髓鞘性疾病的诊断;⑤脊髓和椎管性疾病的诊断、鉴别诊断。

(9)磁共振成像:①普通磁共振适用于颅内病变、脊髓病变的常规检查,包括脑梗死、颅内肿瘤、癫痫、炎症、脱髓鞘性疾病、神经变性和骨骼肌肉疾病的诊断。②弥散磁共振用于急性脑梗死的早期诊断,亚临床卒中、短暂性脑缺血发作后、小卒中、中枢性变性疾病的诊断,亦可用于癫痫发作后的定位诊断。③磁共振血管造影用于颅内血管病、脑动脉硬化、动脉瘤和颅内静脉血管病的诊断。④磁共振波谱分析用于癫痫、神经变性病、颅内肿瘤和急性脑梗死后的功能诊断。

■■■■ 神经系统危急重症的治疗 ■■■■

一、神经系统危急重症常见综合征的诊治

(一)水、电解质紊乱的几种特殊综合征的诊治

1.抗利尿激素分泌异常综合征

下丘脑-垂体区损伤或手术等的刺激,使渗透压调节中枢功能紊乱,抗利尿激素分泌失去控制,抗利尿激素持续不断地分泌,导致肾小管重吸收功能增强,细胞外液容量增加,引起稀释性低钠血症。再者,细胞外容量增加,使醛固酮的分泌受到抑制,使肾小管对钠的重吸收减少,尿中排钠增多,更加重细胞外液的低钠状态。由于水分不能排出体外而进入细胞内引起脑水肿,所以进一步加重下丘脑的损害,形成恶性循环。治疗需遵循严格限制水分摄入、合理补充钠盐、利用利尿药排出过多水分的原则,根据患者的血钠、尿钠、血容量、尿量、血浆渗透压水平等制定具体的治疗方案。

2.脑性盐耗综合征

目前,学界普遍认为脑通过体液机制和(或)神经机制影响肾脏对钠的重吸收。脑性盐耗综合征的突出表现是利钠肽分泌增高,肾脏排钠利尿作用增强,导致缺钠性低钠血症。在神经机制方面,推测可能与肾脏的交感神经活性下降有关。治疗宗旨除及时补充钠盐外,还需补充水分,纠正低钠血症与低血容量。

3.尿崩症

中枢性尿崩症的主要原因是各种原因导致的抗利尿激素(Anti diuretic hormone,ADH)合成和释放减少,造成尿液浓缩障碍,应用外源性抗利尿激素有效。导致中枢性尿崩症的因素有很多,约 30% 的患者为原发性,25% 与脑部、垂体-下丘脑部位的肿瘤有关,16% 继发于脑部创伤,20% 发生于颅脑术后。大部分患者为继发性,50% 患者继发于下丘脑-神经垂体部位的肿瘤,少数由脑部感染性疾病(脑膜炎、结核、梅毒)朗格汉斯细胞组织增生症或其他肉芽肿病变、血管病变等影响该部位时引起。在 ICU 严重颅脑外伤患者中,中枢性尿崩症的发病率较高,发病时间越早,血钠水平升高越快,往往提示预后不佳。治疗原则:首先,补充与尿液丢失相等量的液体,主要是补充水分,严格限制钠的入量,否则将导致严重的血浆高渗状态;再者,控制尿量,补充抗利尿激素。

(二)中枢性高热的诊治

当颅脑感染、出血、外伤、手术和中毒等病因损伤有关体温调节神经时,患者可因散热机制受到抑制而出现体温 39℃以上的高热。如损害严重,可导致下丘脑体温调节中枢功能衰竭,以致丧失通过呼吸和心率增快以及大量出汗等反应机制促使机体高热下降的能力时,可因极度高热而危及患者生命安全。治疗上,应积极处理原发病,物理降温可使高热获得暂时性下降。目前,对于神经系统重症尤其存在意识障碍的患者,主张早期行亚低温治疗,越早越好,不应等体温超过正常再行降温治疗。对病情严重、高热伴惊厥、谵妄者,可应用人工冬眠疗法。

(三)神经源性肺水肿的诊治

任何严重的中枢神经系统损害均可诱发神经源性肺水肿,常见的有颅脑外伤、脑出血、蛛网膜下腔出血、脑梗死、脑炎、脑膜炎、脑肿瘤等,尤以颅脑创伤、蛛网膜下腔出血和脑干损害最为常见。下丘脑受累或颅内压增高致中线结构移位,可导致交感神经系统强烈兴奋,大量交感介质释放,引起周围血管收缩,全身动脉压升高,血管内血容量重新分布,使一部分血液进入低压系统肺循环,肺微血管压力增高,肺微血管壁损害伴有通透性增加;同时,周围血管阻力增加,使左心负荷加重,左房压力增加,致肺血管床瘀血;另外,颅内压增高可直接影响肺血管床,形成肺动脉高压。上述原因迫使大量含蛋白的水肿液通过肺泡、毛细血管膜向外渗漏,引起急性间质性肺水肿。本病并发于严重中枢神经系统疾病,一旦发生,进展迅速,并常加重脑水肿,很快危及患者的生命。因此,应积极治疗原发病。此外,应同时采用脱水降颅压、机械通气、给予 α 或 β 肾上腺素受体阻滞剂等治疗。

二、重症脑血管病的诊治

依据病理性质,可将脑血管疾病分为缺血性卒中和出血性卒中。常见病因有血管壁病变、心脏病、血液成分和血流动力学改变。其他病因包括空气、脂肪、癌细胞和寄生虫等栓子,脑血管痉挛、受压和外伤等。急诊治疗原则包括以下两个方面。

(1)基本生命支持:①气道和呼吸:确保患者的气道通畅(有明显呼吸困难、窒息时,可采用气管插管或机械通气以保障通气)。②循环功能支持:对脑卒中患者,应观察其心脏情况,常规检查心电图。当有严重的心律失常、心力衰竭或心脏缺血时,应及时处理,维持循环稳定。③血压调控。

(2)需紧急处理的情况:如出现严重高颅压、消化道出血、癫痫、血糖异常、发热等,要紧急处理。

(一)重症脑梗死的治疗

重症脑梗死患者指主干动脉闭塞造成的大面积脑梗死、脑干大面积梗死以及脑梗死后生命体征不稳定,需要脏器功能支持的患者。

重症脑梗死患者常有严重的内科并发症,如脑水肿、脑疝、脑心综合征、肾衰竭、内分泌危象、水电解质紊乱、上消化道出血及各种感染,应给予监测治疗。治疗原则包括 3 个环节:①急性期的治疗重点是挽救生命;②最大限度减少合并症带来的不利后果;③尽早康复治疗。

(1)综合监护治疗:包括以下几个方面。①控制血压:应特别注意对血压的调控,注意改善循环,提高血容量,减少乳酸堆积,减轻或消除颅内盗血综合征。慎用降压药,禁用或慎用血管扩张药。②氧疗。③控制脑水肿:发病后 3~5d 是脑水肿高峰期,脑保护的重要措施有脱水、降颅压、减轻脑水肿。对于并发脑疝的情况,可行外科减压治疗。④抗感染治疗:伴有意识障碍的患者易并发肺部感染或阻塞性肺不张。⑤抗凝治疗:如不能行溶栓治疗,可考虑使用肝素、低分子量肝素,也可给予抗血小板制剂。

(2)溶栓治疗:梗死组织周边存在缺血半暗带是缺血性卒中现代治疗的基础。即使在脑梗死早期,病变中心部位也已经是不可逆性损害,但是及时恢复血流和改善组织代谢可以抢救梗死周围仅有功能改变的半暗带组织,避免形成坏死。大多数脑梗死是血栓栓塞引起的颅内动脉闭塞,因此,血管再通复流是最合理的治疗方法。

(3)其他治疗:包括降纤治疗、抗凝治疗、抗血小板制剂应用、扩容、中药治疗、神经保护药应用等。

(二)脑出血的治疗

脑出血的治疗重点是去除血肿,减轻脑损害,最大限度地恢复正常的脑功能。

(1)综合监护治疗:①保护呼吸道通畅,必要时行气管切开。②吸氧。③早期给予肠内营养。④预防感染。⑤对症及支持治疗,维持水电解质及酸碱平衡。

(2)血压调控:对脑出血患者的血压控制并无一定的标准,应视患者的年龄、既往有无高血压、有无颅内压增高、出血原因、发病时间等情况而定。一般可遵循下列原则。①对脑出血患者,不要急于降血压,应先降颅内压,再根据血压情况决定是否进行降血压治疗。②当血压≥200/110mmHg 时,在降颅压的同时可慎重平稳降血压治疗,使血压维持在略高于发病前水平或 180/105mmHg 左右。当收缩压在 170～200mmHg 或舒张压在 100～110mmHg 时,可暂时不用降压药,先脱水降颅内压,并严密观察血压情况,必要时再用降压药。血压降低幅度不宜过大,否则可能造成脑低灌注。当收缩压<165mmHg 或舒张压<95mmHg 时,不需要降血压治疗。③对血压过低者,应给予升压治疗,以保持脑灌注压。

(3)降低颅内压:颅内压升高是脑出血患者死亡的主要原因,因此降低颅内压为治疗脑出血的重要任务。

(4)止血药物应用:一般不用;若有凝血功能障碍,则可应用,时间不超过 1 周。

(5)亚低温治疗:越早用越好。

(6)手术治疗。

(三)蛛网膜下腔出血的治疗

(1)监护治疗:①保持气道通畅,维持呼吸、循环系统功能稳定。②降低颅内压。③纠正水电解质平衡紊乱,注意液体出入量平衡。适当补液补钠,预防低钠血症。低钾血症也较常见,及时纠正可以避免引起或加重心律失常。④对症治疗,对烦躁者予以镇静药,对头痛者予以镇痛药,痫性发作时可以短期采用抗癫痫药物(如地西泮、卡马西平或者丙戊酸钠)。⑤加强护理。

(2)防治再出血:①安静休息。②调控血压。在去除疼痛等诱因后,如果平均动脉压>125mmHg或收缩压>180mmHg,则可在血压监测下应用短效降压药,使血压保持稳定在正常水平或起病前水平,可选用钙离子通道阻滞药、β 受体阻滞药或血管紧张素转换酶抑制剂等。③给予抗纤溶药物,为了防止动脉瘤周围的血块溶解引起再度出血,可应用抗纤维蛋白溶解药(如 6-氨基己酸、氨甲环酸等)以抑制纤维蛋白溶解原的形成。抗纤溶治疗可以降低再出血的发生率,但同时也增加了脑梗死的发生率,建议将其与钙离子通道阻滞药同时使用。④外科手术。

(3)防治脑动脉痉挛性脑缺血:①维持正常血压和血容量。若血压偏高,则给予降压治疗;在处理动脉瘤后,对血压偏低者,首先去除诱因,如减少或停用脱水和降压药物;予以胶体溶液扩容升压;必要时使用升压药物,如多巴胺静滴。②早期使用尼莫地平。③腰穿放脑脊液(Cerebrospinal fluid,CSF)或脑脊液置换术。在早期(起病后 1～3d)行脑脊液置换可能有利于预防脑血管痉挛,减轻后遗症状。对表现为剧烈头痛、烦躁等严重脑膜刺激征的患者,可考虑酌情选用适当放脑脊液或脑脊液置换治疗。注意该术式有诱发颅内感染、再出血及脑疝的风险。

(4)防治脑积水:①药物治疗。对于轻度的急、慢性脑积水,都应先行药物治疗,给予乙酰唑胺等药物减少脑脊液的分泌,酌情选用甘露醇、呋塞米等。②脑室穿刺脑脊液外引流术。③脑脊液分流术。

(5)病变血管的处理:①血管内介入治疗。②外科手术。

(四)重症肌无力的诊治

重症肌无力是神经肌肉接头处突触后膜上乙酰胆碱受体自身致敏和破坏的一种全身性自身免疫性疾病。其病变主要累及神经肌肉接头乙酰胆碱受体,导致骨骼肌易疲劳和无力。胸腺是活化和维持重症肌无力自身免疫反应的重要因素,而补体的参与更使疾病的发生成为可能。大约15%的重症肌无力患者有胸腺瘤。50%的重症肌无力患者可见胸腺增生。某些遗传因素和环境因素也与重症肌无力的发病密切相关。

(1)内科治疗:包括以下几个方面。①抗胆碱酯酶药物治疗:通过抑制乙酰胆碱的破坏,使其在突触中蓄积,因此,药物的作用局限于胆碱能突触。因为抗胆碱酯酶药物不能穿过血-脑屏障,所以无明显中枢副作用。代表药物有溴吡斯的明。②激素治疗:绝大多数全身型重症肌无力患者需接受类固醇激素治疗。在不产生过多副作用的前提下,激素对3/4的抗胆碱酯酶药物治疗无效的患者有显著疗效,其在行胸腺切除术前可改善患者肌力。③静脉用免疫球蛋白:作用机制可能与下列因素有关。通过独特性作用中和致病性自身抗体;与自身抗体竞争性结合于靶组织部位,从而发挥保护作用;通过负反馈机制,抑制浆细胞产生自身抗体;干扰补体激活途径,促进免疫复合物的清除。④血浆置换:可除去导致重症肌无力的抗体。对严重全身型重症肌无力患者,当其他疗法无效时,血浆置换可暂时缓解病情。⑤硫唑嘌呤治疗:通过抑制DNA和RNA合成,主要抑制T细胞功能,对B细胞功能也有较弱的抑制作用,主要用于需要血浆置换才能缓解症状的患者,最适用于老年及使用激素无效的患者。⑥免疫吸附疗法:适用于全身型重症肌无力和肌无力各类危象者。⑦造血干细胞抑制疗法:适用于严重的全身型重症肌无力和肌无力危象患者。

(2)监护治疗:包括以下几个方面。①重症肌无力监护治疗适应证:各种原因导致危象发作;重症肌无力实施手术后,如胸腺瘤手术、各种外科手术、剖宫产后等;重症肌无力各种应激状态;重症肌无力应用大剂量激素冲击治疗期间。②监护及抢救治疗:由于重症肌无力患者病情急性加重后,会出现呼吸肌和延髓肌功能障碍,所以最重要的治疗措施是维持足够的通气,保持患者呼吸道通畅,及时清除呼吸道分泌物,适时建立经口/经鼻气管插管或气管切开,给予呼吸肌辅助呼吸。

(3)外科治疗。

(张思泉)

病例 7-1　脂质沉积性肌病合并高乳酸血症

引　言

脂质沉积性肌病(Lipid-storage myopathy,LM)是指由原发性脂肪代谢途径中的酶或辅基缺陷导致的,以肌纤维内脂肪沉积为主要病理特征的一组肌病。临床表现为进行性肌肉无力和运动不耐受,病程可有波动性。1990年,我国首次报道了2例脂质沉积性肌病病例。随着肌肉活检病理诊断技术的广泛开展,关于本病的报道越来越多。

一、接诊时病情简介

(一)入 ICU 前的情况

1.患者主诉和基本情况

患者,男性,20岁,在校大学生。因"活动后乏力1年余,四肢无力10余天"入院。患者1年来活动后乏力,双下肢乏力感明显,休息后好转,无胸闷、气急,未予以重视。10余天前,患者进食后出现恶心、呕吐,无腹痛、腹泻,无发热等不适。逐渐出现四肢无力,伴有肌肉痛,尚能独立行走及抬臂,无明显肢体麻木。3天前,家属将其送至当地医院就诊,考虑"胃病",予以对症处理(具体不详),症状无明显好转,双下肢无力症状进行性加重,无法独立行走,伴有胸闷、气急。1天前,至我院急诊就诊,查肌电图及腰椎穿刺后收住入院。查既往有青霉素过敏史。否认家族遗传病史。

2.入院查体

T(口腔)37.9℃,HR 148次/min,R 21次/min,BP 114/52mmHg,无创呼吸机支持,FiO_2 40%,SpO_2 98%,神清,精神软,查体部分配合,定向力可,发育可,颈稍抵抗,鼓腹转颈差。两侧瞳孔等大、等圆,对光反射灵敏,眼球活动正常,未及眼震。双侧额纹、鼻唇沟对称。双上肢肌力4级,双下肢肌力3级,四肢针刺觉检查不配合,四肢腱反射减弱,无明显肌肉萎缩,双侧巴氏征阴性。指鼻共济不能完成。双侧腓肠肌压痛。

3.辅助检查

(1)肌电图:上肢近端肌肌源性损害。双侧腓总神经复合肌肉动作电位(Compound muscle action potential,CMAP)波幅明显下降,双侧胫前肌、腓肠肌可见多量自发电位。F波:下肢腓总神经F波未引出,上肢正中神经、尺神经F波波幅略偏低。H反射:双下肢H反射未引出。

(2)腰椎穿刺:脑脊液压力300cmH_2O,色清。脑脊液常规:白细胞4/μL,红细胞10/μL,隐血阴性。脑脊液生化:氯化物115mmol/L,葡萄糖5.31mmol/L,微量蛋白432mg/L,ADA 1.8U/L,潘氏试验弱阳性,墨汁染色阴性。

(3)血气分析:提示代谢性酸中毒,pH 7.334,乳酸15.9mmol/L。

4.拟诊

①肢无力待查:肌病?运动神经元病?②代谢性酸中毒:高乳酸血症。

予以生命体征监测,无创呼吸机支持,碳酸氢钠溶液纠正酸中毒,营养神经,化痰补液等治疗。次日,患者出现血压下降,全身湿冷,呈休克状态。急诊予以气管插管,转入ICU抢救治疗。

(二)入ICU后的情况

1.辅助检查

(1)血气分析:pH 6.91,$PaCO_2$ 17mmHg,乳酸15.0mmol/L,氧饱和度100%;中心静脉血气分析:静脉氧饱和度94%。

(2)肌酶:肌酸激酶1180U/L,肌酸激酶同工酶74U/L。

(3)血常规:白细胞计数13×10⁹/L,血红蛋白123g/L,血小板计数232×10⁹/L。

(4)血生化:谷氨酸氨基转移酶458U/L,天门冬氨酸氨基转移酶556U/L,碱性磷酸酶52U/L,谷氨酰转肽酶72U/L,总蛋白50g/L,白蛋白32.7g/L,球蛋白17.3g/L,总胆红素67.5μmol/L,直接胆红素27.7μmol/L,间接胆红素39.8μmol/L,胆碱酯酶4622U/L。钾4.55mmol/L,钠140mmol/L,氯100mmol/L,钙2.22mmol/L,尿素氮7.16mmol/L,肌酐128μmol/L,超敏C反应蛋白63mg/L。

2.入科诊断

①肌病待查:代谢性肌病?线粒体肌病?中毒?②代谢性酸中毒:高乳酸血症;③休克;④呼吸衰竭;⑤急性肾损伤;⑥肝功能不全。

二、病因、病情严重程度评估及亟须解决的问题

该患者有运动耐量下降现象,表现为肌病及神经病变,在氧供正常的情况下,氧利用障碍,乳酸堆

积明显,考虑线粒体功能障碍、代谢性肌病可能,但不能排除格林巴利综合征、重症肌无力、遗传性疾病及中毒反应。因患者有顽固性代谢性酸中毒,所以在完善肌肉活检、排查毒物、腰椎穿刺等明确病因检查的前提下,亟须解决病因逆转、代谢性酸中毒、休克、呼吸衰竭、急性肾损伤等问题。关键在于病因治疗的同时予以全身脏器支持治疗,包括抗休克、呼吸机支持、血液净化等治疗。

三、诊治经过及思路

1.明确病因及对因治疗

在排除毒物中毒的情况下,根据患者病史及临床表现,需首先考虑代谢性肌病,但是肌肉活检结果不能马上获得,考虑患者病情进展迅速,应立即予以可能病因的对因治疗。因此,予以 B 族维生素、维生素 C、三磷腺苷二钠、辅酶 Q 等改善氧代谢及抗氧化治疗。同时,重症肌无力不能排除,予以丙种球蛋白及激素治疗。最终,肌肉活检结果提示肌源性损害,肌纤维内脂滴增多,考虑脂质沉积性肌病。

2.血液净化

患者有高乳酸血症、失代偿性代谢性酸中毒,这也是导致病情急剧变化的主要原因。因此,应用 CRRT 清除乳酸、纠正酸中毒、维持内环境稳定为当务之急。在应用 CRRT 后,代谢性酸中毒得到改善,不仅逆转了休克的病因,而且也为原发病的治疗争取了时间。

3.抗休克处理

患者病情进展迅速,入科后次日出现休克,结合血气分析结果 pH 6.91,PaCO$_2$ 17mmHg,乳酸>15.0mmol/L,考虑休克由失代偿性代谢性酸中毒引起。予以去甲肾上腺素维持血压,应用 CRRT 后,酸中毒逐渐得到纠正,乳酸水平下降。2d 后,停用去甲肾上腺素,休克得到纠正。

4.呼吸衰竭处理

在抢救患者时,予以经口气管插管机械通气。机械通气采用 PCV 模式,PCV 15cmH$_2$O,PEEP 5cmH$_2$O,FiO$_2$ 50%,之后根据病情调整。予以丙泊酚镇静维持 RASS 0~2 分。患者存在肌病表现,呼吸费力,脱机困难。于气管插管后 1 周行经皮气管切开,并开始撤机锻炼;气切后 9d,成功脱机。

5.危重患者综合治疗

除上述治疗外,综合治疗还包括预防应激性溃疡、镇静镇痛、营养支持、预防下肢静脉血栓及康复锻炼等。

6.疾病转归

患者入科后 1 个月,一般情况改善,代谢性酸中毒、高乳酸血症得到纠正。T 37.0℃,HR 112 次/min,R 18 次/min,BP 130/90mmHg。转回神经内科继续治疗。104d 后,患者康复出院。

四、病例剖析

(一)病例层面剖析

患者为年轻男性,活动后乏力 1 年余。10 余天前,出现四肢乏力,呈加重趋势。查体有肌肉痛,肌力下降,动脉血气分析提示高乳酸血症,中心静脉血气分析提示静脉氧饱和度过高,肌电图提示肌源性损害。根据以上指标,患者患肌病的可能性大,具体分型需经肌肉活检明确。高乳酸血症由氧利用障碍所致,考虑与线粒体功能障碍相关。但是患者病情进展迅速,因此在等待肌肉活检结果的同时,针对可能病因,予以 B 族维生素、维生素 C、三磷腺苷二钠、辅酶 Q、丙种球蛋白及激素治疗。与之相对应的,积极地抗休克、机械通气、血液净化、脏器保护等支持治疗也十分重要,为病因的逆转争取了宝贵的时间,最终使患者身体逐渐恢复。

（二）疾病层面剖析

1990年，我国首次报道脂质沉积性肌病以来，随着肌肉活检病理诊断技术的广泛开展，关于本病的报道越来越多。国内多个肌病中心的报道显示，脂质沉积性肌病占肌肉活检总数的3%～9%，远远高于邻国日本（仅为0.5%）。脂质沉积性肌病的病因包括晚发型多酰基辅酶A脱氢缺陷（即戊二酸尿症Ⅱ型）、原发性系统性肉碱缺乏、单纯肌病型中性脂肪沉积症、中性脂肪沉积症伴鱼鳞病等。我国脂质沉积性肌病最常见的病因是晚发型乙酰辅酶A脱氢缺陷，多数患者单用核黄素（维生素B₂）治疗有肯定疗效。其次为单纯肌病型中性脂肪沉积症，目前尚无有效治疗。原发性系统性肉碱缺乏导致的脂质沉积性肌病在我国罕见，补充肉碱治疗有效。中性脂肪沉积症伴鱼鳞病导致的脂质沉积性肌病在我国未见报道。极少数短链脂酰辅酶A脱氢酶缺陷、中链脂酰辅酶A脱氢酶缺陷和极长链脂酰辅酶A脱氢酶缺陷也可导致脂质沉积性肌病。

临床上，脂质沉积性肌病需与重症肌无力、Lambert-Eaton肌无力综合征、多发性肌炎和线粒体肌病等相鉴别；血清学、神经电生理检查和肌肉活检可为上述疾病提供鉴别诊断依据。

晚发型乙酰辅酶A脱氢缺陷导致的脂质沉积性肌病，形态学上表现为肌纤维内脂滴明显增多，同时可伴有轻度的线粒体异常。其临床特点如下。①隐匿起病，有波动性肌无力、肌肉酸痛和运动不耐受，可伴有反复发作的呕吐。②对称性四肢近端和躯干肌受累，颈肌、咀嚼肌受累相对明显，可伴有四肢近端和躯干肌萎缩。对此，核黄素治疗有显著疗效。③肌肉活检示肌纤维内大量脂肪沉积，且排除线粒体肌病和类固醇肌病等继发性肌肉脂肪沉积。④发作期，尿有机酸分析显示戊二酸等多种有机酸的浓度升高；血脂酰肉碱谱分析可见中、长链脂酰肉碱增高，游离肉碱多正常。⑤基因分析可发现ETFDH或ETFA/B基因突变。

虽然关于本病的报道越来越多，但合并乳酸酸中毒的病例仍十分少见，病情进展迅速、危及生命的情况更是少之又少。本病治疗的关键在于病情危重时期的治疗，此时往往无法迅速明确病因。因此，治疗上主要包括病因治疗及对症支持治疗两方面。①病因治疗：单用核黄素治疗（30～120mg/d）；1～2周后，临床症状开始有改善；4～6周后，肌力明显恢复；1～3个月后，多数患者体力劳动或运动能力完全恢复正常，少数患者仍不耐受高强度的体力活动。随着临床症状的改善，尿有机酸水平逐渐恢复正常；血脂酰肉碱水平虽有不同程度下降，但仍有部分患者不能完全恢复到正常水平。伴有脂肪肝的患者复查超声可见肝脏恢复正常。有些患者使用大剂量辅酶Q（150～500mg/d）治疗也可取得很好的效果。肉碱可作为核黄素治疗的辅助用药，但并不增加疗效。经长期随访发现，多数患者服用核黄素3～6个月后可停药且无复发；少数患者在感染或劳累后可出现肌酸痛无力，给予核黄素后，症状可再次缓解；长期服用小剂量核黄素可避免上述症状复发。②对症支持治疗：主要包括抗休克、呼吸机支持、血液净化等，可为病情的缓解争取宝贵的时间。

五、经验教训总结

对脂质沉积性肌病的早期诊断往往依靠病史及临床表现。在合并高乳酸血症时，病情往往进展迅速，容易发展成顽固性的代谢性酸中毒。此时，诊治过程的关键是及时地针对病因给予诊断性治疗和纠正乳酸酸中毒。在本病例救治过程中，如果在入科当日即行CRRT清除乳酸，可能可以获得更好的效果，这是对病情进展经验不足的体现。同时，乳酸清除也是整个治疗过程中最重要的环节之一。另外，在明确病因方面，如果能进行尿有机酸、血脂酰肉碱谱、基因分析，则可以更加完善本病例的最终诊断结果。在病因治疗上，及早地予以B族维生素、维生素C、三磷酸腺苷二钠、辅酶Q也是十分关键的一环。在乳酸酸中毒得到纠正的情况下，患者的病情明显得到了控制，恢复了普通肌病的表现，后续长期服药即可恢复。

参考文献

1. 中华医学会神经病学分会,中华医学会神经病学分会神经肌肉病学组,中华医学会神经病学分会肌电图及临床神经生理学组. 中国脂质沉积性肌病诊治专家共识(2015)[J]. 中华神经科杂志, 2015,48(11):941-945.

2. 曹佩芝,吕丹云,夏谦,等. 脂质沉积性肌病 2 例报告[J]. 中华神经精神科杂志,1990,23(4):216-218.

3. Wen B,Dai T,Li W,et al. Riboflavin-responsive lipid-storage myopathy caused by *ETFDH* gene mutations[J]. J Neurol Neurosurg Psychiatry,2010,81(2):231-236.

4. Wang Z,Chen X,Murong S,et al. Molecular analysis of 51 unrelated pedigrees with late-onset multiple acyl-CoA dehydrogenation deficiency (MADD) in southern China confirmed the most common *ETFDH* mutation and high carrier frequency of c. 250G>A[J]. J Mol Med (Berl),2011, 89(6): 569-576.

5. Xi J,Wen B,Lin J,et al. Clinical features and *ETFDH* mutation spectrum in a cohort of 90 Chinese patients with late-onset multiple acyl-CoA dehydrogenase deficiency[J]. J Inherit Metab Dis,2014,37(3):399-404.

6. 陈琳,郭玉璞,任海涛,等. 线粒体肌病伴脂质沉积[J]. 脑与神经疾病杂志,2002,10(3):142-145.

7. 林燕,张文武,刘凌. 代谢性肌病的循证治疗[J]. 中国现代神经疾病杂志,2014,14(5):393-398.

8. Zhu M,Zhu X,Qi X,et al. Riboflavin-responsive multiple Acyl-CoA dehydrogenation deficiency in 13 cases,and a literature review in mainland Chinese patients[J]. J Hum Genet,2014,59(5):256-261.

(郇航洋 林 玲)

病例 7-2 急性肝功能衰竭合并吉兰-巴雷综合征

引 言

吉兰-巴雷综合征(Guillain-Barre syndrome,GBS),旧称格林-巴利综合征,其病死率为 5%,有严重后遗症的患者达 10%,60% 患者发病前有呼吸道或消化道症状,是神经科常见的急性软瘫性疾病,但罕见由急性病毒性肝炎合并肝功能衰竭并发吉兰-巴雷综合征的报道。

一、接诊时病情简介

(一)入 ICU 前的情况

1.患者主诉和基本情况

患者,女,33 岁,个体。因"乏力、食欲缺乏、尿黄 4 天"入院。患者于 4d 前因畏寒、发热至当地医院就诊。考虑上呼吸道感染予以抗感染治疗。查肝功能,谷氨酸氨基转移酶 14328U/L,天门冬氨酸氨基转移酶 19098U/L,总胆红素 120μmol/L,考虑急性黄疸型肝炎(重度),为进一步治疗转诊我院。患者既往体健,否认高血压、心脏病、糖尿病病史,否认乙肝等传染病病史。

2.入院查体

T 36.8℃,P 78 次/min,R 18 次/min,BP 102/70mmHg。神志尚清,反应迟钝,扑翼样震颤阳性,皮肤、巩膜重度黄染,心肺无殊,腹平软,肝脾肋下未及,移动性浊音阴性,双下肢无水肿。

3.辅助检查

(1)凝血功能:凝血酶原时间 46.5s,部分凝血活酶时间 50.7s,凝血酶原时间活动度 11.7%,国际标准化比值 4.13。

(2)血生化:丙氨酸氨基转移酶 10063 U/L,门冬氨酸氨基转移酶 9099 U/L,总胆红素 132.5μmol/L,肌酐 384μmol/L,氨 199μmol/L。

4.拟诊

①急性肝衰竭;②肝性脑病(Ⅲ度);③肝肾综合征。

予以护肝、退黄疸等治疗,患者出现昏迷,转入 ICU 抢救。

(二)入 ICU 后的情况

1.入科查体

HR 68 次/min,R 16 次/min,BP 130/70mmHg,SpO₂97%。患者处于昏迷状态,GCS 评分为 10 分(3+2+5)。查体无合作,皮肤、巩膜重度黄染。双侧瞳孔直径 3mm 左右,对光反射灵敏。两肺呼吸音粗,未闻及明显干湿啰音。心律尚齐。腹平软,未触及包块。双下肢轻度浮肿。

2.辅助检查

(1)血常规:白细胞计数 16.75×10⁹/L,中性粒细胞百分比 86.00%,中性粒细胞计数 14.41×10⁹/L,红细胞计数 4.13×10¹²/L,血红蛋白 125g/L,红细胞压积 0.354,血小板计数 88×10⁹/L,快速 C 反应蛋白 7mg/L,血清淀粉样蛋白 A 12mg/L。

(2)乙肝表面抗原 0.95U/mL,HBV DNA 2.64×10³U/mL(入院当天),HBV DNA<1×10³U/mL(入院第 2 天)。

(3)血生化:丙氨酸氨基转移酶 6080 U/L,门冬氨酸氨基转移酶 3280 U/L,总胆红素 137μmol/L,肌酐 369μmol/L,氨 286μmol/L。

(4)腹部超声:肝脏大小正常,弥漫性肝病。

(5)头颅 CT:未见明显异常。

(6)肺部 CT:两下肺感染为主。

3.入科诊断

①病毒性肝炎,乙型,急性黄疸型;②急性肝功能衰竭;③肝性脑病(Ⅳ度);④肝肾综合征;⑤肺部感染。

二、病因、病情严重程度评估及亟须解决的问题

该患者病因考虑为急性乙肝病毒感染,导致急性肝功能衰竭,并发肝性脑病、肝肾综合征。其肝衰竭的病程分期为晚期,严重程度分级为 Child-Pugh 评分 13 分(C 级)。由于肝脏的合成、生物转化和毒素清除功能严重受损,所以造成多系统衰竭、严重代谢紊乱和对感染易感等。目前,亟须解决的问题是肝肾功能衰竭,以及肝性脑病进一步加重导致脑水肿引起的呼吸、循环障碍。需行血浆置换为肝细胞再生创造时机,行肾功能替代治疗维持机体内环境稳定,必要时给予呼吸支持。

三、诊治经过及思路

1.肝衰竭的处理

目前,肝衰竭的治疗模式是内科药物治疗、人工肝支持、肝移植的综合治疗模式。恰当应用人工肝治疗可提高患者治愈率,减少肝移植的需求。该患者凝血机制差,人工肝治疗中需应用肝素抗凝而

有一定风险,且存在的感染、内毒素血症对肝细胞再生有不利影响,也可能影响人工肝疗效。同时,考虑患者合并肝性脑病、肝肾综合征,因此选择联合应用血浆置换和持续性血液滤过:血浆置换可在短时间内非选择性去除血浆内多种毒性物质,还能补充凝血因子、白蛋白等生物活性物质,改善凝血功能;随之进行持续性血液滤过,可清除体内过多的体液以及包括肿瘤坏死因子、白介素、血氨在内的中小分子物质,这对于缓解炎症反应、维持电解质平衡和内环境稳定有一定的作用。在严密监测部分凝血活酶时间等凝血指标的基础上行人工肝支持治疗。

2.呼吸支持

该患者肝性脑病程度加深,出现鼾式呼吸,氧饱和度下降;予以经口气管插管机械通气,机械通气采用 PCV 模式;予以咪达唑仑等镇静,并制定镇痛镇静策略。

3.吉兰-巴雷综合征诊治

患者 20d 后神志转清,撤离呼吸机。发现肌力下降,双上肢肌力Ⅰ级,双下肢肌力Ⅱ级,四肢腱反射消失,感觉正常。头颅 CT 未见明显异常。予以腰椎穿刺,脑脊液生化示葡萄糖 5.2mmol/L,蛋白723mg/L,氯 135mmol/L;脑脊液常规示有核细胞计数 2×10^6/L,红细胞计数 20×10^6/L;肌电图示周围神经严重病损(轴索损伤为主)。考虑吉兰-巴雷综合征(轴索损伤型)。在肝功能衰竭阶段已行血浆置换 5 次,给予维生素 B_1＋腺苷钴胺肌内注射,丙种球蛋白 20g/d,连用 3d。结合护肝、糖皮质激素等治疗后,患者肢体肌力逐渐恢复,能自主行走,病情好转出院。

四、病例剖析

(一)病例层面剖析

该患者为年轻女性,急性起病,起病初期以乏力、尿黄、食欲缺乏为主要症状。辅助检查示谷氨酸氨基转移酶、天门冬氨酸氨基转移酶及总胆红素水平明显升高。患者既往体健,否认乙型病毒性肝炎病史及家族史。起病后,病情进展迅速,很快出现肝性脑病及严重凝血功能障碍,乙肝表面抗原及HBV DNA 很快转阴,符合急性乙型肝炎、急性肝衰竭的诊断。同时,出现乳酸升高、内环境紊乱、代谢性酸中毒、急性肾功能损伤,故肝肾综合征诊断明确。入科后,及时给予血浆置换联合持续性血液滤过、机械通气及脏器保护等综合治疗。患者病情好转、撤机拔管后,发现四肢肌力下降,完善检查排除脑血管意外等,结合腰椎穿刺脑脊液检查、头颅 MRI 及肌电图检查结果,符合吉兰-巴雷综合征诊断,考虑与乙型肝炎病毒感染有关。予以丙种球蛋白及糖皮质激素等对症治疗,患者病情逐渐好转并出院。

(二)疾病层面剖析

急性肝衰竭是较少见但可危及生命的严重疾病,常发生于原先没有肝脏疾病的患者。其临床表现通常包括肝功能异常、凝血功能障碍,多达一半的病例可进展至肝性脑病、多器官功能衰竭甚至死亡。目前,对肝衰竭缺乏特异的治疗药物和手段,原则上强调早期诊断、早期治疗。其基本治疗方法有内科综合治疗、人工肝支持治疗和肝脏移植。急性肝衰竭的患者应收往 ICU,加强基础支持治疗。肝性脑病可能进展迅速,应早期行气管插管和镇静,并防止吸入性肺炎。肝移植手术因供肝短缺、技术因素的限制及术后用药价格昂贵而受限制。人工肝是治疗此类疾病的重要手段,其原理是借助机械、理化或生物的装置,清除患者体内蓄积的各种有害物质,补充必需的物质,改善内环境,暂时替代病损肝脏功能,使肝细胞有机会得以再生。目前,常用的人工肝方法有血浆置换、MARS、血浆灌流胆红素吸附以及持续性血液滤过等。血浆置换被称为中间型人工肝,因为它除能够清除血液中的中小分子毒性物质以及与血浆蛋白结合的大分子毒性物质外,同时可补充凝血因子和白蛋白等有益物质,部分模拟肝脏的合成功能,因此是目前临床上应用最广泛的人工肝方法。但是由于血浆为枸橼酸钠抗凝、偏碱，因此可导致患者血液的 pH 升高，从而增加了血氨水平和毒性，有加重肝性脑病的可能。并且由于血浆中白蛋白浓度偏低，所以可有轻度水钠潴留的副作用，加重脑水肿。如果将血浆置换与持续性血液滤过联用，由于血液滤过有强大的水电解质调节功能，所以可以完全消除以上副作用。同时血液滤过能够清除白介素、补体等多种炎症介质，有助于减轻体内的炎症；通过缓慢而持续的脱水，能够减轻脑水肿和肺水肿，也能调节电解质和酸碱平衡。

吉兰-巴雷综合征即急性炎症性脱髓鞘性多发性神经病，是一种可能与感染有关和免疫机制参与的急性或亚急性特发性多发神经病。其病因不明，可发生于感染性疾病、疫苗接种后，也可无明显诱因。临床与流行病学证据显示，其与先期空肠弯曲菌感染有关，还可能与巨细胞病毒、EB 病毒、肺炎支原体、乙肝病毒和人类免疫缺陷病毒等感染有关。吉兰-巴雷综合征的病理特点为神经根、神经节、周围神经的阶段性脱髓鞘和轴突变性，病变偶可累及脊髓，主要表现为肢体对称性迟缓性瘫痪、感觉障碍，少数可累及脑神经和自主神经，偶可累及中枢神经系统。脑脊液蛋白-细胞分离是吉兰-巴雷综合征的特征性表现。吉兰-巴雷综合征是在全球范围内引起急性弛缓性瘫痪的最常见的疾病，应该引起临床重视。对迅速出现的上升性外周四肢瘫痪的患者，应强烈疑诊，并且尽可能做脑脊液检查，提高诊出率。

目前，吉兰-巴雷综合征的治疗方法主要为免疫治疗，包括以下几个方面。①静脉注射人血免疫球蛋白（Intravenous immunoglobulin，IVIG）：已证实 IVIG 治疗吉兰-巴雷综合征是有效的，特别对病情进展、有出现呼吸肌麻痹可能的病例应尽早使用。成年人常用量为 0.4g/（kg·d），静脉滴注，连用 5d。②血浆置换（Plasma exchange，PE）：适用于体质较好的成年人及大龄儿童，血浆置换量每次 30～40mL/kg，3～5 次为 1 个疗程。③皮质类固醇：曾经是治疗吉兰-巴雷综合征的主要药物，但 20 多年来存在争议。国外的研究多认为激素治疗无效。但由于我国经济条件或医疗条件限制，有些患者无法接受 IVIG 或 PE 治疗，所以目前许多医院仍在应用糖皮质激素治疗吉兰-巴雷综合征，尤其在早期或重症患者中。对于糖皮质激素治疗吉兰-巴雷综合征的效果以及对不同类型吉兰-巴雷综合征的疗效，还有待进一步探讨。④呼吸肌麻痹的处理：对有呼吸困难和延髓支配肌肉麻痹的患者，应注意保持呼吸道通畅，尤其注意加强吸痰及防止误吸。对病情进展快、伴有呼吸肌受累者，应该严密观察病情，若有明显呼吸困难、肺活量明显降低、血氧分压明显降低者，则应尽早行气管插管或气管切开，机械辅助通气。⑤辅助治疗：注意维持患者水、电解质与酸碱平衡，常规使用水溶性维生素，并着重补充维生素 B_1、维生素 B_{12}（如甲钴胺、氰钴胺）。可应用神经生长因子等促进神经修复。⑥其他对症处理：如患者出现尿潴留，则留置尿管以帮助排尿；对有神经性疼痛的患者，可适当应用药物缓解疼痛；如患者出现肺部感染、泌尿系统感染、褥疮、下肢深静脉血栓形成，则注意给予相应的积极处理，以防止病情加重。当因语言交流困难和肢体肌无力严重而出现抑郁时，应给予心理治疗，必要时给予抗抑郁药物治疗。⑦康复治疗：若瘫痪严重，应注意肢体功能位摆放并经常被动活动肢体；在肌力开始恢复时，应将主动活动与被动活动相结合，同时可做按摩、理疗等支持治疗。

五、经验教训总结

急性肝衰竭是多种因素引起的严重肝脏损害，其主要临床特征为凝血机制障碍和黄疸等，往往伴有多个器官的功能障碍，如全身炎症反应综合征、感染、肝性脑病、血管张力不足导致的低血压、心功能不全、消化道出血、急性肾功能障碍以及弥散性血管内凝血等。多脏器功能不全是肝衰竭患者的重要死亡原因，其严重程度与病死率高度相关，很多肝衰竭患者的最终死亡原因不是肝衰竭，而是其他脏器的衰竭。因此，在治疗中，要求患者绝对卧床休息，注意营养供给，维持水和电解质平衡，采取重症医学的监测手段以及维护各脏器功能稳定的治疗措施，对患者肝功能的恢复以及顺利过渡至肝移植起到至关重要的作用。本例患者合并肝肾综合征、肝性脑病等，入科后即予以血浆置换联合持续血液滤过，维持体内环境稳定，清除炎症介质，为患者康复创造了条件。病程中出现呼吸异常，早期予以气管插管机械通气,防止吸入性肺炎,减少肺部感染的机会。同时,患者肝功能稳定后,出现了四肢肌力下降,腱反射消失。积极寻找原因,及时行腰椎穿刺、肌电图、头颅 MRI 等检查,明确诊断为吉兰-巴雷综合征,给予相应治疗,并进行功能锻炼等,患者最终完全康复。

参考文献

1. 姚光弼. 临床肝脏病学[M]. 上海:上海科学技术出版社,2011.

2. Beth A,Rosen,MD. Guillian-barre Syndrome[J]. Pediatrics in Review,2012,33(4):164-171.

3. 中华医学会感染病学分会肝衰竭与人工肝学组,中华医学会肝病学分会重型肝病与人工肝学组. 肝衰竭诊治指南(2012 年版)[J]. 肝病杂志,2013,21(3):177-183.

4. Sarin SK,Kedarisetty CK,Abbas Z,et al. Acute-on-chronic liver failure:consensus recommendations of the Asian Pacific Association for the study of the liver(APASL)[J]. Hepatol Int,2014,8(4):453-471.

5. John A,Goodfellow Hugh J. Willison. Guillain-Barré syndrome:a century of progress[J]. Neurology,2016,12(12):723-731.

6. Wakedey BR,Uncini A,Yuki N,et al. Guillain Barre and miller fisher syndromes-New diagnostic classification[J]. Nat Rev Neurol,2014,10(9):537-544.

7. 韩彤立,杨欣英.吉兰-巴雷综合征谱系疾病的诊断[J].中华实用儿科临床杂志,2016,31(12):884-886.

（周可幸　张思泉）

病例 7-3　急性炎症性脱髓鞘性多发性神经病

引　言

急性炎症性脱髓鞘性多发性神经病（Acute inflammatory demyelinating polyneuropathies,AIDP）,又称吉兰-巴雷综合征（Guillain-Barre syndrome,GBS）,是以周围神经和神经根的脱髓鞘,及小血管周围淋巴细胞及巨噬细胞的炎性反应为病理特点的自身免疫性疾病。吉兰-巴雷综合征的发病率为 0.6/10 万～1.9/10 万,男性略高于女性,发病年龄有双峰现象,在 16～25 岁和 45～60 岁出现两个高峰。

一、接诊时病情简介

(一)入 ICU 前的情况

1.患者主诉和基本情况

患者,女性,56 岁,农民。因"肢端麻木 1 天,加重半天,呼吸困难 2 小时"入院。患者 1d 前在无明显诱因下出现四肢肢端麻木,未予以重视;中午起,麻木症状逐渐加重,并蔓延至全身,伴全身乏力,无发热、抽搐,无恶心、呕吐,遂送至我院急诊。患者感乏力,双侧肢体肌力下降;随后,出现言语无力、氧合下降、咳痰困难,予以高流量面罩吸氧、拍背等处理,氧合维持在 95％以上。既往体健,否认食物、药物过敏史,否认重大手术、外伤及输血史,否认有毒有害物质接触史。

2.入院查体

T 36℃,HR 92 次/min,R 23 次/min,BP 130/82mmHg,神志清,稍烦躁,配合欠佳。全身皮肤、

黏膜无黄染及出血点,浅表淋巴结未及肿大。头颅无畸形。双侧瞳孔直径为 0.25cm,对光反射灵敏。HR 92 次/min,律齐。双肺呼吸音粗,可闻及痰鸣音。腹软,肝脾肋下未及。双下肢无水肿。左侧上肢肌力 3 级,左下肢肌力 2 级,右侧肢体肌力 3 级,肌张力不增高,双侧病理征(一)。

3. 辅助检查

血气分析:$PaCO_2$ 45mmHg,PaO_2 63.75mmHg,pH 7.36,碱剩余 0mmol/L,氧饱和度 91%。

4. 拟诊

呼吸衰竭原因待查:吉兰-巴雷综合征？肌无力危象？

给予高流量面罩吸氧,患者呼吸困难加重,肌力恶化,转入 ICU 抢救治疗。

(二)入 ICU 后的情况

1. 体格检查

T 36.6℃,HR 91 次/min,R 24 次/min,BP 133/68mmHg,神志清,烦躁,配合欠佳。全身皮肤、黏膜无黄染及出血点,浅表淋巴结未及肿大。头颅无畸形。双侧瞳孔直径为 0.25cm,对光反射灵敏。HR 91 次/min,律尚齐。双肺呼吸音粗,可闻及痰鸣音。腹软,肝脾肋下未及。双下肢无水肿。左侧上肢肌力 2 级,左下肢肌力 1 级,右侧肢体肌力 2 级,肌张力不增高,双侧病理征(一)。

2. 辅助检查

(1)血气分析:$PaCO_2$ 49.2mmHg,PaO_2 83.6mmHg(8L/min 吸氧),pH 7.33,碱剩余－1.14mmol/L,氧饱和度 96.2%。

(2)脑脊液:蛋白定性阳性,细胞计数 $1×10^6$/L;氯化物 115.0mmol/L,腺苷脱氢酶 3U/L,蛋白 1013.5mg/L,脑脊液乳酸脱氢酶 13U/L,葡萄糖 4.02mmol/L。

(3)肌电图:运动神经传导速度减慢,远端潜伏期延长及波幅下降,感觉神经传导速度减缓,F 波潜伏期延长且出现率下降(见图 7-3-1)。

(4)血常规:白细胞计数 $18.5×10^9$/L,中性粒细胞百分比 94.6%,血红蛋白 134g/L,血小板计数 $111×10^9$/L。

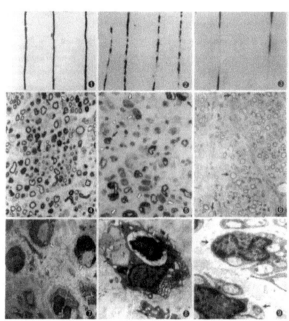

图 7-3-1 肌电图示运动神经传导速度减慢,远端潜伏期延长及波幅下降,感觉神经传导速度减缓,F 波潜伏期延长且出现率下降

（5）血生化：总胆红素24.0μmol/L，白蛋白36.8g/L，谷氨酸氨基转移酶23U/L，天门冬氨酸氨基转移酶33U/L，碱性磷酸酶63U/L，谷氨酰转肽酶13U/L，乳酸脱氢酶192U/L，肌酸激酶91U/L，肌酸激酶同工酶2U/L，α羟丁酸脱氢酶142U/L，总胆汁酸0.1μmol/L，尿素7.56mmol/L，肌酐46μmol/L，尿酸128μmol/L，钾3.50mmol/L，钠139.0mmol/L，氯106.8mmol/L，钙2.08mmol/L，镁0.79mmol/L，磷0.65mmol/L，血糖8.28mmol/L，总胆固醇3.32mmol/L，甘油三酯0.41mmol/L，超敏C反应蛋白90.6mg/L。

（6）尿常规：胆红素＋，葡萄糖＋，隐血＋＋＋。

3.入科诊断

①吉兰-巴雷综合征；②呼吸衰竭。

二、病因、病情严重程度评估及亟须解决的问题

吉兰-巴雷综合征的病因还不清楚。吉兰-巴雷综合征患者发病前多有非特异性病毒感染或者疫苗接种史，最常见空肠弯曲菌（Campylobacter jejuni，CJ）感染，约占30%，此外还有巨细胞病毒（Cytomegalo virus，CMV）、EB病毒、肺炎支原体、乙型肝炎病毒（Hepatitis B virus，HBV）和人类免疫缺陷病毒（Human immunodeficiency virus，HIV）等。该患者具体病因无法明确，因此，病毒感染的可能性大。根据该患者的临床表现以及电生理表现，主要考虑吉兰-巴雷综合征亚型。患者四肢肌力迅速恶化，呼吸困难进行性加重，病情危重。目前，亟须解决呼吸衰竭问题，治疗的关键在于机械通气、支持疗法、对症治疗、预防并发症及病因治疗。

三、诊治经过及思路

1.呼吸衰竭处理

呼吸肌麻痹是吉兰-巴雷综合征的主要危险因素。抢救呼吸肌麻痹是治疗重症吉兰-巴雷综合征的关键。故立即行经口气管插管机械通气。机械通气采用SIMV-PC模式，实施"肺保护策略"，PEEP 3～6cmH₂O，FiO₂40%，之后根据病情调整。予以丙泊酚联合芬太尼镇静镇痛，并制定镇痛镇静策略。1周后，行气管切开。

2.预防长时间卧床的并发症

患者四肢肌力差，长期卧床会出现很多并发症，要做好预防工作。①预防呼吸机相关性肺炎（Ventilator associated pneumonia，VAP）的发生，将患者床头抬高30°～45°，加强口腔护理，实时监测气囊压力，维持2.7～4.0kPa，气囊上方持续负压吸引；②使用气垫床以及定时翻身，以预防褥疮；③使用双下肢气压治疗预防深静脉血栓形成以及并发肺栓塞；④预防尿路感染，保持尿液引流系统通畅和完整。

3.病因治疗

病因治疗的目的是抑制免疫反应，消除致病性因子对神经的损害，并促进神经再生。首先，进行血浆置换（Plasma exchange，PE），可去除血浆中致病因子（如抗体成分），每次交换血浆量按40mL/kg体重计算。该患者体重为45kg，故血浆交换量为1800mL/次，每周4次。其次，静脉注射免疫球蛋白（Intravenous immunoglobulin，IVIG）。已经证实，IVIG治疗吉兰-巴雷综合征是有效的，成年人剂量为0.4g/（kg·d），故给予IVIG 18g qd治疗，疗程为5d。再次，为皮质类固醇（Corticosteroids）治疗，给予甲强龙80mg qd治疗，疗程为1周。经此治疗，获得了良好的效果，肌力逐渐恢复。

4.其他治疗

予以甲钴胺营养神经治疗，予以肠内营养混悬液肠内营养治疗，先后予以头孢噻肟、美洛西林/舒

巴坦、头孢西丁控制肺部感染。患者入院后第 20 天,出现消化道大出血、失血性休克,予以抗休克、输血、止血护胃对症处理后,出血好转;后期,予以针灸、理疗促进神经功能恢复治疗。

5.疾病转归

患者机械通气 13d 后,脱离呼吸机;气管切开 25d 后,拔除气切套管。患者入科后,四肢肌力迅速恶化;入科第 4 天,四肢肌力为 0 级。经治疗,入科第 10 天后,患者肌力开始逐渐恢复;入科后第 35 天,患者四肢肌力恢复正常;第 45 天,患者康复出院。

四、病例剖析

(一)病例层面剖析

患者为中老年女性,急性起病,以四肢肢端麻木、肌无力以及呼吸困难为主要症状。结合辅助检查,脑脊液检查提示细胞计数为 $1×10^6/L$,脑脊液蛋白 1013.5mg/L,提示蛋白-细胞分离。患者自诉 1 周前患有感冒,具体不详。患者四肢麻木,对称性迟缓性瘫。肌电图提示运动神经传导速度减慢,远端潜伏期延长及波幅下降,感觉神经传导速度减缓,F 波潜伏期延长且出现率下降。综上所述,患者吉兰-巴雷综合征诊断明确,归属于急性炎性脱髓鞘性多发神经根神经病(Acute inflammatory demyelinating polyneuropathies,AIDP)。吉兰-巴雷综合征的发病是由于病原体某些组分与周围神经组分相似,机体免疫系统发生错误的识别,产生自身免疫性 T 细胞和自身抗体,并针对周围神经组分发生免疫应答,引起周围神经脱髓鞘,所以患者肌力也迅速恶化。呼吸肌麻痹是吉兰-巴雷综合征最常见也是最严重的并发症。对血气分析动脉氧分压低于 70mmHg 者,应尽早行气管插管机械通气,这也是抢救的关键。该患者入院后经过血浆置换、静滴免疫球蛋白、营养神经等综合治疗后,病情逐渐恢复。

(二)疾病层面剖析

吉兰-巴雷综合征,即急性炎症性脱髓鞘性多发性神经病,是迅速进展而又大多可恢复的运动性神经病。其主要病变是周围神经广泛的炎症性脱髓鞘,发病前可有非特异性病毒感染或免疫接种史。本病发病率较低,临床较罕见,易误诊。但起病急,若抢救不及时,致死率高。目前,此病病因尚未明确,一般认为与病毒感染或自身免疫异常有关。2/3 患者在发病前有感染史,如上呼吸道感染、胃肠道感染、带状疱疹、水痘、巨细胞病毒及腺病毒感染等,但至今未找到病毒感染的直接证据。很多理论认为,本病是免疫反应性疾病,例如某些患者在疫苗接种后起病,血清中发现有循环免疫复合物及抗周围神经髓鞘 GM_1 抗体等。近年来研究发现,空肠弯曲菌的脂多糖与人类神经节苷脂的糖分子结构相似,通过"分子模拟"可诱发易感个体产生抗神经节苷脂抗体。因此,"分子模拟"可能是吉兰-巴雷综合征发病的一个重要因素。其病理分型如下。①髓鞘脱失:急性炎症性脱髓鞘性多发性神经炎——累及运动及感觉神经;②轴索变性:急性运动轴索性神经病——累及运动神经;③急性运动感觉轴索性神经病——累及运动及感觉神经;④Miller-Fisher 综合征。患者的电生理变化与其预后相关:运动电位波幅降低者或者感觉动作电位波幅降低者,预后大多差;远端潜伏期延长者、感觉传导速度减慢或者运动速度传导速度减慢者,治疗效果良好,预后良好,具体治疗方案如下。

1.一般治疗

(1)心电监护:对有明显的自主神经功能障碍者,应给予心电监护;如果患者出现体位性低血压、高血压、心动过速、心动过缓、严重心脏传导阻滞、窦性停搏,则须及时采取相应处理措施。

(2)呼吸道管理:对有呼吸困难和延髓支配肌肉麻痹的患者,应注意保持呼吸道通畅,尤其注意加强吸痰及防止误吸。对病情进展快、伴有呼吸肌受累者,应该严密观察病情。若患者有明显呼吸困难,肺活量、血氧分压明显降低,则应尽早行气管插管或气管切开,机械辅助通气。

（3）营养支持：对延髓支配肌肉麻痹有吞咽困难和饮水呛咳者,需给予鼻饲营养,以保证每日足够热量、维生素,防止电解质紊乱。对合并消化道出血或胃肠麻痹者,则给予静脉营养支持。

（4）其他对症处理：如患者出现尿潴留,则留置尿管以帮助排尿;对有神经性疼痛的患者,适当应用药物缓解疼痛;如出现肺部感染、泌尿系统感染、褥疮、下肢深静脉血栓形成,则应注意给予相应的积极处理,以防止病情加重;若患者因语言交流困难和肢体无力严重而出现抑郁,则应给予心理治疗,必要时给予抗抑郁药物治疗。

2.免疫治疗

（1）静脉注射免疫球蛋白：推荐有条件者尽早应用。方法：人血免疫球蛋白,400mg/(kg·d),1次/d,静脉滴注,连续3～5d。

（2）血浆置换：推荐有条件者尽早应用。方法：每次血浆交换量为30～50mL/kg,在1～2周内进行3～5次。血浆置换的禁忌证主要是严重感染、心律失常、心功能不全、凝血系统疾病等。其副作用为可能造成血压变化、心律失常;另外,使用中心导管引发气胸、出血以及可能合并败血症。

（3）糖皮质激素：国外的多项临床试验结果显示,单独应用糖皮质激素治疗吉兰-巴雷综合征无明确疗效,糖皮质激素和IVIG联合治疗与单独应用IVIG治疗的效果也无显著性差异。因此,国外的吉兰-巴雷综合征指南均不推荐应用糖皮质激素治疗吉兰-巴雷综合征。但在我国,由于经济条件或医疗条件限制,有些患者无法接受IVIG或PE治疗,所以目前许多医院仍在应用糖皮质激素治疗吉兰-巴雷综合征,尤其在早期或重症患者中。关于糖皮质激素治疗吉兰-巴雷综合征的效果以及对不同类型吉兰-巴雷综合征的疗效,还有待进一步探讨。

3.神经营养

始终应用B族维生素治疗,包括维生素B_1、维生素B_{12}(氰钴胺、甲钴胺)及维生素B_6等。

4.康复治疗

病情稳定后,早期进行正规的神经功能康复锻炼,以预防失用性肌萎缩和关节挛缩。

该病病情一般在2周左右达到高峰,继而持续数天至数周后开始恢复。少数患者在病情恢复过程中出现波动。多数患者的神经功能在数周至数月内基本恢复,少数遗留持久的神经功能障碍。吉兰-巴雷综合征病死率约为3%,患者主要死于呼吸衰竭、感染、低血压及严重心律失常等并发症。

五、经验教训总结

吉兰-巴雷综合征是免疫介导的一类急性炎症性周围神经病。其临床特征为急性起病,临床症状多在2周左右达到高峰,表现为多发神经根及周围神经损害,常有脑脊液蛋白-细胞分离现象,多呈单时相自限性病程,静脉注射免疫球蛋白和血浆交换治疗有效。通过血浆置换,可清除血浆中的髓鞘毒性抗原、抗体及免疫复合物,及炎症性化学介质、补体等有害物质,从而减轻神经髓鞘的毒性损害,促进脱落髓鞘的修复和再生,改善和缓解临床症状。

本病例通过及时的抢救,早期予以血浆置换、足量的免疫球蛋白治疗,取得了良好的疗效。吉兰-巴雷综合征的预后良好,80%的患者可完全恢复正常(大约在发病1～2年后即可完全恢复),5%死亡,其余15%病残。早期得到正确的治疗是提高生存率和降低病残率的关键。只有3%～5%的患者出现复发,并且在多年后才复发。

参考文献

1.王维治.神经病学[M].4版.北京:人民卫生出版社,2002.

2.中华医学会神经病学分会神经肌肉学组,中华医学会神经病分会肌电图及临床神经电生理学组,中华医学会神经病学会免疫学组.中国吉兰-巴雷综合征诊治指南[J].中华神经科杂志,2010,43(8):583-586.

3.姜春子.格林-巴林综合征的发病机制以及其治疗[J].中风与神经疾病杂志,1989,6(3):191-193.

4.潘颖华,张继泽,董中国.格林-巴利综合征的电生理改变[J].黑龙江医药科学,2010,33(5):封3.

(诸葛建成　张伟文)

病例7-4　结核性脑膜炎合并吉兰-巴雷综合征

引　言

吉兰-巴雷综合征的发病机制多被认为是由细菌或病毒感染导致机体免疫功能失常,从而激活细胞免疫和体液免疫造成的。较明确的感染有空肠弯曲菌、疱疹病毒、肺炎支原体等感染,罕见有中枢神经系统结核分枝杆菌感染的报道。

一、接诊时病情简介

(一)入 ICU 时的情况

1.患者主诉和基本情况

患者,男性,18 岁,服役战士。因"头痛、发热 9 天,昏迷 1 天"入院。患者 9d 前无明显诱因下出现发热、头痛。到某市级医院就诊,予以退热、抗感染等处理后,体温稍下降。6d 前,因再次发热就诊于该医院。当时,患者神志清醒,有颈抵抗,脑脊液检查异常(具体不详),考虑"脑膜炎:结核性? 细菌性?",转入某市级医院继续治疗。给予抗结核、脱水降颅压、营养神经、抗感染等对症支持治疗。之后,多次复查脑脊液,示脑脊液压力升高,白蛋白水平升高,糖和氯化物水平降低,脑脊液涂片、墨汁染色均未找到隐球菌及结核分枝杆菌。1d 前,患者出现昏迷、四肢肌力下降,为求进一步诊治转入我院ICU。患者既往体健,否认有传染病接触史。

2.入科查体

T 37.8℃,P 122 次/min,R 30 次/min,BP 134/66mmHg,脉搏氧饱和度 85%～88%,神志不清。双侧瞳孔直径 3mm,对光反射灵敏。颈抵抗。两肺呼吸音粗,可闻及广泛痰鸣音。心律齐,HR 122 次/min。腹平软。四肢肌力无法检查,四肢肌张力降低,双侧巴氏征阴性。

3.辅助检查

(1)血常规:白细胞计数 $7.45×10^9$/L,中性粒细胞百分比 75.40%,淋巴细胞百分比 10.70%,单核细胞百分比 13.80%,嗜酸性粒细胞百分比 0.00%,红细胞计数 $4.92×10^{12}$/L,血红蛋白 139g/L,血小板计数 $184×10^9$/L,C 反应蛋白 56mg/L。

(2)血生化:谷氨酸氨基转移酶 27U/L,天门冬氨酸氨基转移酶 60U/L,肌酸激酶 539U/L,肌酸激酶同工酶 11U/L,肌钙蛋白 I 0.03ng/mL,葡萄糖 7.10mmol/L,钾 4.9mmol/L,钠 133mmol/L,氯 89mmol/L,血氨 51μmol/L,降钙素原 0.81ng/mL。

(3)脑脊液:颅内压 $20cmH_2O$,有核细胞数 $150×10^6$/L,蛋白 3000mg/L,氯 114mmol/L,葡萄糖 2.2mmol/L。巨细胞病毒、EB 病毒、新型隐球菌涂片、结核杆菌涂片、浓缩集菌抗酸菌、病原菌培养等检查均为阴性。

(4)CT:头颅 CT 平扫未见明显异常,必要时行 MRI 增强检查。两肺下叶及左肺上叶多发感染。颈椎 CT 平扫未见明显异常。

(5)床边腹部超声:左侧胸腔积液,深约 45mm,余未见明显异常。

(6)心电图:窦性心律,异常 Q 波(下壁),ST-T 改变(Ⅱ导联),T 波改变(Ⅰ、avL、V_5、V_6 导联)。

4.入科诊断

①结核性脑膜炎;②肺部感染;③Ⅰ型呼吸衰竭;④脑心综合征。

二、病因、病情严重程度评估及亟须解决的问题

该患者病因考虑为结核杆菌侵犯脑膜引起的特异性炎症,并发肺部感染、呼吸衰竭。根据主要病理改变和侵及的范围,该患者的临床分型为脑膜脑炎型。脑实质炎症、闭塞性动脉内膜炎形成的脑缺血均可导致脑水肿。脑积水和脑水肿是结核性脑膜炎引发颅内压力增高的主要原因。结核性脑膜炎的病死率为 15%～30%。目前,亟须解决脑水肿、颅内高压、呼吸衰竭等问题,治疗的关键在于脱水降颅压、抗结核、机械通气及抗感染等。

三、诊治经过及思路

1.呼吸衰竭处理

患者处于昏迷状态,不宜行无创通气,立即行经口气管插管机械通气,予以右美托咪定等镇静,并制定镇痛镇静策略。

2.颅内高压处理

颅内高压处理的重点是减轻脑水肿,防止脑疝的发生。甘露醇作用较快、较强,安全、副作用少,"反跳"现象少,故甘露醇为首选的脱水降颅压药物。

3.抗结核药物治疗

对该患者虽然不能确诊,但首先考虑结核性脑膜炎,且病情较危重,应先行抗结核治疗,在治疗过程中做鉴别诊断以免延误治疗。药物的选择标准为药物的通透性及总体有效性。异烟肼易透过脑脊液,是治疗的主要药物;其次,联用左氧氟沙星、吡嗪酰胺、利福平抗结核治疗。经积极抗结核治疗,患者于第 6 天起意识状态改善。

4.肺部感染的控制

患者有医院获得性肺炎,结合肺部影像学检查,考虑由意识障碍导致的吸入性肺炎可能性大,常见致病菌为肠道细菌和口咽部定植的金黄色葡萄球菌,选用拉氧头孢联合万古霉素抗感染治疗。

5.脑心综合征的治疗

积极治疗颅内感染,改善神经功能,动态监测心电图、心肌酶谱、肌钙蛋白变化,采用改善心肌代谢的药物。

6.吉兰-巴雷综合征的诊治

该患者渐昏迷,无咳嗽反射,四肢肌力差,远端为甚,腱反射消失,结合病史先有双下肢肌力减退,逐步出现双上肢肌力下降,最后呼吸肌肌力减弱。颈椎 MRI 未见明显异常。头颅 MRI 示两侧基底节区多发脱髓鞘信号改变,符合吉兰-巴雷综合征,给予免疫球蛋白 20g 静滴,qd,连续治疗 5d。患者咳嗽反射增强,四肢肌力逐渐恢复,双上肢肌力 5 级左右,双下肢肌力 3 级左右。第 11 天,成功撤离呼吸机。

四、病例剖析

(一)病例层面剖析

该患者为年轻男性,既往体健,首发症状为头痛、发热,并逐渐出现昏迷。虽然结核性脑膜炎相关病原学、血清学检查结果均为阴性,但排除了其他病毒性脑膜炎、细菌性脑膜炎及隐球菌性脑膜炎等诊断,且通过抗结核治疗有效,结核性脑膜炎的诊断成立。在出现症状后 10d 左右,患者出现明显的神经系统病变表现,结合头颅及颈部 MRI,病变主要定位于中枢神经系统,两侧基底节区多发脱髓鞘信号改变,故吉兰-巴雷综合征诊断明确,给予丙种球蛋白静脉注射及抗结核、对症支持治疗后痊愈。

(二)疾病层面剖析

吉兰-巴雷综合征(GBS),亦称急性炎症性脱髓鞘性多发性神经病(Acute inflammatory demyelinating polyneuropathy,AIDP)或急性免疫介导多发性神经炎(Acute immune-mediated polyneuritis,AIP),是一种以运动损害为主的单相性自身免疫性周围神经病。其在临床上主要累及脊神经根、脊神经和脑神经,脊髓、脑干、大脑、小脑亦可有不同程度的病变。其发病率为 0.5/10 万~1.9/10 万,病因未明,一般认为与病毒感染或自身免疫异常有关。多数患者在发病前有感染史,如上呼吸道感染、胃肠道感染、带状疱疹、水痘、巨细胞病毒、腺病毒、Echo 病毒、EB 病毒感染等,但至今未找到病毒感染的直接证据。支持本病是免疫反应性疾病的论据有很多,例如某些患者在接种疫苗后起病,血清中发现有循环免疫复合物及抗周围神经髓鞘 GM_1 抗体等。

在吉兰-巴雷综合征治疗中,应密切观察患者呼吸情况,对呼吸困难者应及时给予呼吸机辅助呼吸,适量给予神经营养药物。另外,其治疗主要包括以下几个方面。①血浆置换:能清除体内抗体及其他一些有害物质,激活补体系统,调节免疫。特别对年轻患者,能显著缩短病程进展期,有利于患者肢体功能恢复,减少后遗症。其在起病 7d 内应用效果好,每次交换 4~6L 血浆,2~6 次为 1 个疗程。②免疫球蛋白静滴治疗:是治疗吉兰-巴雷综合征的一种有效安全的方法。一般剂量为 $0.4g/(kg \cdot d)$,疗程为 5d。③激素治疗:意见尚不统一。多项研究认为激素对吉兰-巴雷综合征无明显疗效,大剂量激素治疗可减轻神经根水肿,但尚不能缩短病程。目前,激素在国内仍广泛应用,可静滴甲泼尼龙 500mg 或地塞米松 10~15mg/d,3~5d 冲击治疗后逐渐减量。④其他治疗:对以上治疗效果不佳者,可试用免疫抑制剂环磷酰胺、硫唑嘌呤。免疫吸附治疗(Immunoabsorption,IA)、干扰素 β 等已被应用于吉兰-巴雷综合征患者,但疗效尚不肯定。⑤针灸、推拿和体疗:对神经功能恢复有一定帮助。

五、经验教训总结

吉兰-巴雷综合征的临床主要表现为四肢对称性弛缓性瘫痪、腱反射消失、脑神经损害、呼吸肌麻痹等,脑脊液可出现蛋白-细胞分离现象。吉兰-巴雷综合征病因尚未明确,患病前多有感染、疫苗接种及手术史等。但结核性脑膜炎同时合并中枢神经系统脱髓鞘及周围神经损害的病例在国内外未见报道。实验室检查脑脊液蛋白含量增高,一般在发病 2 周后明显升高。在吉兰-巴雷综合征早期,缺乏明确的血清学标记物,脑脊液检查常于发病后 2 周才有诊断意义,神经传导检查于发病后 2~4 周才能表现出典型的脱髓鞘特征,与本例患者的情况相符。对于临床医生来说,一方面要考虑吉兰-巴雷综合征的各种变异形式,另一方面要排除类似于吉兰-巴雷综合征的其他病变,使吉兰-巴雷综合征患者及时接受血浆置换和静脉注射免疫球蛋白治疗,这可以明显缩短病程、改善病情和降低死亡率。MRI检查对吉兰-巴雷综合征的诊断和鉴别诊断起重要的作用。

参考文献

1. Hughes RA,Comblath DR. Guillain-Barre syndrome[J]. Lancet,2005,(36):1653-1666.

2. Shahar Eli. Current therapeutic options in severe Guillain-Barre syndrome[J]. Clin Neuro-Pharmacol,2006,(29):45-51.

3. Kuwabara S. Guillain-Barre syndrome[J]. Curr Neurol Neurosci Rep,2007,(7):57-62.

4. Cosi V,Versino M. Guillain-Barre syndrome[J]. Neurol Sci,2006,(27):S47-S51.

（周可幸　张思泉）

病例 7-5　重症肌无力危象

引　言

重症肌无力(Myasthenia gravis,MG)是一种由乙酰胆碱受体(Acetylcholine receptor,AChR)抗体介导、细胞免疫依赖、补体参与,累及神经肌肉接头突触后膜,引起神经肌肉接头传递障碍,导致骨骼肌收缩无力的获得性自身免疫性疾病。其主要临床表现为骨骼肌无力,易疲劳,活动后加重,休息和应用胆碱酯酶抑制剂后症状明显缓解和减轻。其年平均发病率为 8.0/10 万～20.0/10 万。重症肌无力在各年龄段均可发病:在 40 岁之前,女性发病率高于男性;40～50 岁男女发病率相当;50 岁之后,男性发病率略高于女性。

一、接诊时病情简介

(一)入 ICU 时情况

1.患者主诉和基本情况

患者,男性,57 岁,农民。因"反复眼睑下垂、吞咽困难 9 年,加重伴呼吸困难 3 天"入院。患者 9 年前在无明显诱因下出现右侧眼睑下垂,晨轻暮重,活动后加重,休息后可缓解,伴吞咽困难,全身乏力。曾至"某省级医院"就诊,诊断为"重症肌无力,胸腺瘤",予以溴吡斯的明 60～80mg/d,泼尼松 10～40mg/d 治疗后,无明显好转。两年后行"胸腺瘤切除术",术后按原剂量服用溴吡斯的明及泼尼松,上述症状缓解。半年后,症状再次出现,需增加溴吡斯的明及泼尼松剂量后才能缓解(具体剂量不详)。1 个月前,自行停用泼尼松,感眼睑下垂及吞咽困难有所加重,未予以重视。3d 前受凉后,症状继续加重,伴呼吸困难、咳嗽、咳痰、乏力。至当地医院就诊,给予气管插管呼吸机辅助呼吸,头孢哌酮钠舒巴坦钠抗感染,甲泼尼龙抗炎及对症支持治疗后,病情无好转,转入我院 ICU 进一步治疗。

2.入科查体

T 36.3℃,P 93 次/min,R 18 次/min,BP 117/77mmHg。经口气管插管呼吸机辅助呼吸(A/C 模式,PC 18cmH$_2$O,PEEP 5cmH$_2$O,FiO$_2$ 50%),氧饱和度 96%,神志清。双侧瞳孔等大、等圆,直径为 3.0mm,对光反射灵敏。双侧鼻唇沟变浅,右眼闭合不能,颈软,抬头不能。听诊双肺呼吸音粗,可闻及少许湿啰音。心律齐,腹软,全腹无压痛及反跳痛,肠鸣音正常。四肢肌力 3 级,肌张力无殊,深浅感觉及复合感觉无殊,双侧巴宾斯基征阴性。

3.辅助检查

(1)血气分析:pH 7.442,PaO$_2$ 78.6mmHg,PaCO$_2$ 35.2mmHg,HCO$_3^-$ 24.5mmol/L,碱剩余

—4.0mmol/L,乳酸 2.3mmol/L。

(2)血常规:白细胞计数 21.4×10⁹/L,中性粒细胞百分比 81.7%,红细胞计数 4.68×10¹²/L,血红蛋白 141g/L,血小板计数 157×10⁹/L,

(3)血生化:谷氨酸氨基转移酶 32.4U/L,天门冬氨酸氨基转移酶 17.5U/L,碱性磷酸酶 59.0U/L,谷氨酰转肽酶 42.0U/L,白蛋白 35.0g/L,总胆红素 10.6μmol/L,直接胆红素 3.7μmol/L,间接胆红素 6.9μmol/L,尿素 7.3mmol/L,肌酐 63.9μmol/L,C 反应蛋白 87.2mg/L。

(4)乙酰胆碱受体抗体(某省级医院检测):阳性。

(5)胸部 CT 平扫:两肺下叶炎症性病变,两侧少量胸腔积液(见图 7-5-1)。

4.入院诊断

①重症肌无力,肌无力危象;②肺部感染;③胸腔积液;④Ⅰ型呼吸衰竭;⑤胸腺瘤术后。

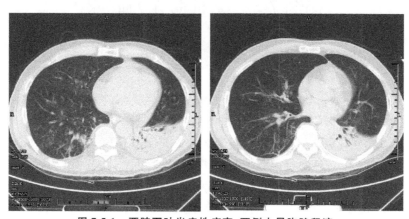

图 7-5-1　两肺下叶炎症性病变,两侧少量胸腔积液

二、病因、病情严重程度评估及亟须解决的问题

该患者病因考虑为胸腺瘤引起的重症肌无力;导致肌无力危象的原因为停药不当、感染等。目前,亟须解决全身肌无力、呼吸衰竭等问题。治疗的关键在于保证呼吸道通畅,缓解肌无力症状,包括给予机械通气、胆碱酯酶抑制剂、免疫抑制剂、丙种球蛋白、血液净化及其他综合治疗。

三、诊治经过及思路

1.呼吸衰竭处理

该患者呼吸肌功能受累致呼吸困难,给予机械通气、定时湿化气道吸痰、控制感染、应用改善肌无力的药物等处理。12d 后,成功拔除气管插管。但拔管 17h 后,患者因出现呼吸肌乏力而再次气管插管,考虑短时间内无法正常脱机,给予气管切开以减少呼吸机相关性肺炎、反流误吸等并发症的发生。

2.胆碱酯酶抑制剂使用

胆碱酯酶抑制剂是治疗所有类型重症肌无力的一线药物,用于改善临床症状,其剂量应个体化,一般应配合其他免疫抑制药物联合治疗。其中,溴吡斯的明是最常用的胆碱酯酶抑制剂。如为肌无力危象,应酌情增加胆碱酯酶抑制剂的剂量,直至在安全剂量范围内肌无力症状改善满意为止。该患者为重症肌无力危象,入院时给予溴吡斯的明 360mg/d 治疗;症状改善后,逐步减量至 120mg/d,病程中未发现明显的药物不良反应。

3.糖皮质激素使用

糖皮质激素同样是治疗重症肌无力的一线药物,可以使 70%~80%患者的症状得到显著改善。

对该患者早期给予泼尼松 60mg/d 治疗。期间,患者肌无力症状加重,病情反复。予以甲泼尼龙 1000mg/d 冲击治疗 3d 后,改为 500mg/d 治疗 2d,之后逐步减量,最后以泼尼松 60mg/d 维持。

4. 丙种球蛋白的使用

该患者为重症肌无力危象,在大剂量溴吡斯的明联合甲泼尼龙冲击治疗后效果不佳,故给予丙种球蛋白 400mg/(kg·d),疗程 5d。

5. 血液净化

(1)血浆置换:是用健康人血浆及血浆代用品替换患者血浆,通过快速去除血浆中 AChR 抗体、免疫复合物等来达到治疗目的。此疗法的适应证与丙种球蛋白相同,不良反应包括血钙降低、低血压、继发性感染和出血等。对伴有感染的重症肌无力患者禁用此治疗方法。该患者在重症肌无力基础上合并有肺部感染,且已使用丙种球蛋白,故未使用血浆置换治疗。

(2)免疫吸附:是近十几年来在血浆置换基础上发展起来的一种新型血液净化方式,利用对 AChR 抗体有特殊亲和力配体的吸附药物制备吸附柱,使重症肌无力患者的血浆或全血以一定速度通过吸附柱,由于 AChR 抗体与配体有较高的亲和力,而血清中其他蛋白质与该配体的亲和力低或无亲和力,能够选择性地清除 AChR 抗体,从而改善肌无力症状。该患者在应用胆碱酯酶抑制剂、肾上腺皮质激素、丙种球蛋白、呼吸支持等综合治疗的基础上进行免疫吸附治疗,予以普通肝素抗凝,在体外循环下,全血以 120~160mL/min 的速度流经血浆分离器,分离出的血浆以 20~30mL/min 的速度流经 SPA 免疫吸附柱进行吸附,治疗血浆量 2.5~3L,循环 10 次,每次循环治疗时间为 15min。15min 后,用生理盐水冲洗吸附柱,再用柠檬酸洗脱液洗脱 6~8min,然后用平衡液冲洗吸附柱 6min,进行两次预冲,使柱内 pH 恢复时再进行下次免疫吸附循环治疗。每周免疫吸附 3 次。治疗 3 周后,患者肌无力症状改善显著。

6. 抗感染

感染是诱发重症肌无力危象的重要因素之一,因此积极控制感染对重症肌无力症状的缓解十分重要。对该患者,根据痰培养及药敏结果,先后给予头孢哌酮/舒巴坦钠、亚胺培南/西司他汀钠联合氟康唑、阿莫西林/克拉维酸钾抗感染治疗,肺部感染控制满意。

7. 疾病转归

该患者在应用胆碱酯酶抑制剂、肾上腺皮质激素、丙种球蛋白、抗感染、呼吸支持等综合治疗的基础上接受免疫吸附治疗。治疗 35d 后,患者头颈部能自由抬起,伸舌有力,能自己进食,无明显吞咽困难,四肢肌力正常,转至神经内科进一步调整胆碱酯酶抑制剂及肾上腺皮质激素用量。59d 后,药物降至维持剂量出院。

四、病例剖析

(一)病例层面剖析

该患者为中年男性,缓慢起病,以右眼睑下垂、吞咽困难伴呼吸困难为主要症状。体格检查:双侧鼻唇沟变浅,右眼闭合不能,抬头不能,听诊双肺呼吸音粗,可闻及少许湿啰音,四肢肌力 3 级。辅助检查:AChR 抗体阳性,血气分析提示氧分压低,血白细胞及 C 反应蛋白水平高,胸部 CT 示两肺下叶炎症性病变、两侧少量胸腔积液。故重症肌无力、重症肌无力危象、肺部感染、胸腔积液、Ⅰ型呼吸衰竭诊断明确。停药不当、感染等是导致患者发生重症肌无力危象的主要原因。入院后,予以胆碱酯酶抑制剂、肾上腺皮质激素、丙种球蛋白、抗感染、呼吸支持、免疫吸附、脏器保护、营养支持等综合治疗,患者病情逐步好转。

（二）疾病层面剖析

重症肌无力是一种由 AChR 抗体介导、细胞免疫依赖、补体参与的获得性自身免疫性疾病，其发病与整个神经肌肉接头处信息传递障碍有关。其中，65%～85%患者体内存在 AChR 抗体，对抗胆碱酯酶的治疗敏感；但尚有部分患者 AChR 抗体阴性，对单一抗胆碱酯酶药物治疗不敏感。重症肌无力在任何年龄均可发病。在我国，14 岁以下儿童占全部患者的 15%～25%。成年人重症肌无力有两个发病高峰，第一个高峰为 20～30 岁，以女性多见，常伴胸腺增生；第二个高峰为 40～50 岁，以男性多见，常伴胸腺瘤和其他自身免疫性疾病。其病因和发病机制涉及三个方面。①自身免疫：自身抗体与 AChR 结合阻断乙酰胆碱与受体结合，通过补体激活而破坏 AChR，最终导致神经肌肉接头的兴奋传递障碍。②胸腺异常：胸腺肌样上皮细胞表面存在 AChR，在病毒感染和特定遗传因素的影响下，自身免疫耐受机制受到损害，产生自身 AChR 抗体，并经一系列免疫反应，引起神经-肌肉接头损害。③遗传因素：组织相容性抗原（HLA）研究发现，欧美高加索人种的发病总体与 HLA-DR3、B8 有关，女性患者发病与 HLA-A1、B8 和 DR3 有关，男性与 HLA-A3、B7 和 DR2 有关。其临床特点如下。①重症肌无力患者某些特定的横纹肌表现出具有波动性和易疲劳性的肌无力症状。眼外肌受累最常见，晨轻暮重，活动后加重，休息后可缓解。②重症肌无力最常见的首发症状是眼外肌无力所致非对称性上睑下垂和（或）双眼复视，可见于 80% 以上的重症肌无力患者，可出现交替性上睑下垂、双侧上睑下垂、眼球活动障碍等，但瞳孔大小正常。面肌受累可致鼓腮漏气、眼睑闭合不全、鼻唇沟变浅、苦笑或呈面具样面容。咀嚼肌受累可致咀嚼困难。咽喉肌受累可出现构音障碍、吞咽困难、鼻音、饮水呛咳及声音嘶哑等。颈部肌肉受累以屈肌为著。肢体各组肌群均可出现肌无力症状，以近端为著。呼吸肌无力可以导致呼吸困难、皮肤黏膜发绀等。③根据改良 Osserman 分型，可分为五型。Ⅰ型：眼肌型，病变仅局限于眼外肌，两年之内其他肌群不受累。Ⅱ型：全身型，有一组以上肌群受累。其中，Ⅱa 型为轻度全身型，四肢肌群轻度受累，伴或不伴眼外肌受累，通常无咀嚼、吞咽和构音障碍，生活能自理；Ⅱb 型为中度全身型，四肢肌群中度受累，伴或不伴眼外肌受累，通常表现为咀嚼、吞咽和构音障碍，生活自理困难。Ⅲ型：重度激进型，起病急，进展快，发病数周或数月内即可累及咽喉肌，半年内累及呼吸肌，伴或不伴眼外肌受累，生活不能自理。Ⅳ型：迟发重度型，隐匿起病，缓慢进展，开始表现为Ⅰ、Ⅱa、Ⅱb 型，两年内逐渐发展至累及呼吸肌。Ⅴ型：肌萎缩型，起病半年内可出现骨骼肌萎缩。在治疗重症肌无力危象时，应积极行人工辅助呼吸，酌情增加胆碱酯酶抑制剂剂量，直至在安全剂量范围内肌无力症状改善满意为止。如不能获得满意疗效，则应考虑应用甲泼尼龙冲击；部分患者可考虑同时应用血液净化或大剂量丙种球蛋白冲击。治疗时，注意药物副作用。

五、经验教训总结

重症肌无力危象是重症肌无力患者最严重的并发症，病情危急，死亡率高。处理的关键是积极行人工辅助呼吸、改善肌无力症状。在本病例救治过程中，早期气管切开及加强呼吸道管理避免了呼吸机相关性肺炎、反流误吸等并发症的发生，使患者在感染得到有效控制和呼吸肌功能恢复时能及时脱离呼吸机。在改善肌无力症状方面，传统治疗（如应用胆碱酯酶抑制剂、肾上腺皮质激素、丙种球蛋白等）似乎效果不佳，而实施免疫吸附治疗效果显著，说明免疫吸附治疗是抢救肌无力危象的有效手段。肌无力症状和体征在某些条件下会有所加重，如上呼吸道感染、腹泻、甲状腺疾病、妊娠、体温升高、精神创伤和使用影响神经肌肉接头传递的药物等，应注意尽量避免。

参考文献

1. Cortese I，Chaudhry V，So YT，et al. Evidence-based guideline update：plasmapheresis in

neurologic disorders:Report of the Therapeutics and Technology Assessment Subcommittee of the American Academy of Neurology[J]. Neurology,2011,76(9):294-300.

2. Kerty E,Elsais A,Argov Z,et al. NE. EFNS/ENS Guidelines for the treatment of ocular myasthenia[J]. Eur J Neurol,2014,21(5):687-693.

3. Jani-Acsadi A,Lisak RP. Myasthenia gravis[J]. Curr Treat Options Neurol,2010,12(3):231-243.

4. 中华医学会神经病学分会神经免疫学组,中国重症肌无力诊断和治疗指南(2015)[J].中华神经科杂志,2015,48(11):934-940.

5. 刘卫彬.重症肌无力[M].北京:人民卫生出版社,2014.

(方红龙　张伟文)

病例 7-6 重症肌无力危象

引 言

重症肌无力以横纹肌的异常容易疲劳,症状晨轻暮重为特征。当急骤发生呼吸肌严重无力以致不能维持通气功能时,称为重症肌无力危象,如不及时抢救可危及患者生命。

一、接诊时病情简介

(一)入 ICU 时情况

1. 患者主诉和基本情况

患者,男性,68 岁,农民。因"反复胸闷、气促 4 年,再发 2 周伴烦躁不安 3 天"入院。4 年前,患者无明显诱因下出现胸闷、气促,有时伴有咳嗽、咳痰,症状反复,在当地医院被诊断为"慢性支气管炎",每年住院 1 次。2 周前,上述症状复发。3 天前,患者出现呼吸急促,烦躁不安,有下肢水肿,血气分析 pH 7.1,$PaCO_2$ 122.4mmHg。予以急诊气管插管机械通气后,收入 ICU。既往有"冠心病"病史 10 年,轻度体力活动受限;颈椎病病史,手足麻木感;甲状腺切除术史;胆囊结石行胆囊切除术史。

2. 入科查体

T 37.1℃,P 84 次/min,R 20 次/min(呼吸机辅助通气),BP 145/75mmHg,神志清,精神可,皮肤、巩膜无黄染,颈静脉充盈,经口气管插管接呼吸机支持(PC 16cmH₂O,PEEP 4cmH₂O)。HR 84 次/min,心律齐,心音可,各瓣膜区未闻及明显病理性杂音。无桶状胸,两肺呼吸音偏低,未闻及明显干湿啰音。腹部平软,无压痛及反跳痛,肝脾肋下未及,肠鸣音无异常。双下肢未见水肿,四肢肌力可,腱反射存在,两侧巴氏征阴性。无上睑下垂、舌肌萎缩,无四肢肌肉萎缩。

3. 辅助检查

(1)血气分析:pH 7.1,$PaCO_2$ 122.4mmHg,PaO_2 90.4mmHg。

(2)床边胸片:两肺内未见明显异常密度影;两肺门未见明显异常肿块;两膈面光整,肋膈角锐利。

(3)心电图:窦性心律。

(4)血常规:白细胞计数 $10.4×10^9$/L,中性粒细胞百分比为 94.8%,中性粒细胞计数 $9.8×10^9$/L,超敏 C 反应蛋白 1.50mg/L。

(5)血生化:白蛋白 34.2g/L,肌酐 57μmol/L,尿素 15.5mmol/L。B 型尿钠肽(前体)定量 1017pg/mL。纤维蛋白原 1.63g/L,D-二聚体 2335μg/L。

（6）复查血气：pH 7.38，$PaCO_2$ 45.0mmHg，PaO_2 92.0mmHg，氧饱和度 97.0%。

（7）心脏彩色多普勒超声：主动脉瓣钙化、狭窄（轻度）伴关闭不全（轻度），三尖瓣轻度反流，左室舒张功能减退，下腔静脉稍增宽。

4. 入科诊断

①慢性阻塞性肺疾病急性加重期，Ⅱ型呼吸衰竭，肺性脑病；②冠状动脉粥样硬化性心脏病，心功能Ⅱ级。

二、病因、病情严重程度评估及亟须解决的问题

结合患者病史，患者出现Ⅱ型呼吸衰竭的常见病因首先考虑慢性阻塞性肺疾病急性加重期。但该患者无长期吸烟史，无慢性咳嗽史，床边胸片无肺气肿征象，机械通气时未见呼吸道气流速受限，故对该患者需要重新评估引起通气性呼吸衰竭（呼吸泵衰竭）的原发病因。对患者先处理呼吸衰竭，在治疗的同时进一步明确原发病因。予以机械通气支持、控制感染诱因、肠内营养支持、镇静镇痛、化痰补液等对症治疗。

结合患者肺部无啰音、氧分压正常、心脏彩色多普勒超声检查及脑利钠肽情况，基本排除充血性心力衰竭；对于是否存在冠心病，需待情况稳定后进一步行冠状动脉造影后明确。

三、诊治经过及思路

（1）呼吸衰竭处理：患者烦躁不安，血气分析 pH 7.1，$PaCO_2$ 122.4mmHg，不宜行无创通气，故急诊行经口气管插管机械通气。机械通气采用 PCV 模式，予以小潮气量和慢呼吸频率、增加吸气流速等措施以促进呼气。同时，给予合适水平的外源性 PEEP，降低吸气触发功耗，改善人机的协调性。采用丙泊酚等镇静，并制定镇痛镇静策略。

（2）控制感染诱因：患者无铜绿假单胞菌危险因素，选择阿莫西林/克拉维酸静滴作为初始经验性抗菌治疗。

（3）肠内营养支持：在发生呼吸衰竭时，因呼吸功耗增加，所以易出现营养不良、呼吸肌疲劳，降低机体抵抗力；予以胃镜下空肠营养管置入，避免反流物误吸；予以鼻饲短肽型配方，逐渐加量至目标值。

（4）撤机评估：采用有创-无创序贯通气治疗，缩短气管插管时间，降低呼吸机相关性肺炎的发生率。每日评估肺部感染控制窗（PIC 窗）、自主排痰能力，争取早日序贯通气。

（5）疾病发展：入院第 22 天，患者经自主呼吸试验、气道评估成功后拔管，意识基本清楚，但有阵发性烦躁不安，胸闷不适，呼吸费力，使用无创正压呼吸支持。

第 23 天，患者发生胸闷、谵妄、吸气三凹征，辅助呼吸肌参与，无创正压通气不耐受，换为经口气管插管接呼吸机支持，撤机失败。颅脑 CT 未见明确异常。

第 29 天，患者再次撤机失败。请神经内科会诊，认为患者目前肺部感染稳定，需进一步排除神经肌肉疾病，建议行：①抗乙酰胆碱抗体检测；②肌电图＋神经传导速度＋重复电刺激检查。

第 31 天，患者新斯的明试验阳性，肌电图报告提示 RNS 阳性，乙酰胆碱受体抗体阴性。再次请神经内科会诊，考虑患者重症肌无力危象，使用嗅吡斯的明、肾上腺皮质激素冲击治疗（地塞米松 10mg 静滴，1 次/d，连用 7d）、丙种球蛋白静滴（10g/d 静脉滴注，连用 7d），积极控制感染。

第 41 天，撤机成功。

第 44 天，转神经内科。

四、病例剖析

（一）病例层面剖析

患者为 68 岁男性，隐匿起病，持续发展，累及呼吸肌，以呼吸泵衰竭、多次撤机失败为主要临床特

征。辅助检查:新斯的明试验阳性,肌电图报告提示 RNS 阳性,乙酰胆碱受体抗体阴性。患者明确诊断后,在呼吸机辅助通气的基础上使用胆碱酯酶抑制剂、糖皮质激素、丙种球蛋白治疗重症肌无力,同时予以肠内营养、防治感染等综合治疗,病情逐渐恢复。

（二）疾病层面剖析

重症肌无力是一种由乙酰胆碱受体（AChR）抗体介导、细胞免疫依赖、补体参与,累及神经肌肉接头突触后膜,引起神经肌肉接头传递障碍,导致骨骼肌收缩无力的获得性自身免疫性疾病。极少部分重症肌无力患者由肌肉特异性酪氨酸激酶（Muscle specific tyrosine kinase,MuSK）抗体、低密度脂蛋白受体相关蛋白 4（Low-density lipoprotein receptor-related protein 4,LRP4）抗体介导。重症肌无力年平均发病率为 8.0/10 万～20.0/10 万,在各个年龄阶段均可发病。在 40 岁之前,女性发病率高于男性;40～50 岁,男女发病率相当;50 岁之后,男性发病率略高于女性。重症肌无力的诊断依据如下。①临床表现:某些特定的横纹肌群肌无力呈斑片状分布,表现为波动性和易疲劳性;肌无力症状晨轻暮重,持续活动后加重,休息后缓解、好转。通常以眼外肌受累最常见。若表现为呼吸肌无力,则可致呼吸困难、无力。部分患者可出现肌无力危象,需行人工辅助呼吸。②药理学表现:新斯的明试验阳性。③RNS 检查:低频刺激波幅递减 10% 以上;SFEMG 测定的"颤抖"增宽,伴或不伴有阻滞。④抗体:多数全身型重症肌无力患者血中可检测到 AChR 抗体,极少部分重症肌无力患者中可检测到抗MuSK 抗体、抗 LRP4 抗体。若在具有重症肌无力典型临床特征的基础上,具备药理学特征和（或）神经电生理学特征,则临床上可诊断为重症肌无力。有条件的单位可检测患者血清 AChR 抗体等,有助于进一步明确诊断。需排除其他疾病,如吉兰-巴雷综合征、慢性炎症性脱髓鞘性多发性神经病等。

重症肌无力主要治疗措施如下。①胆碱酯酶抑制剂:为治疗所有类型重症肌无力的一线药物,用于改善临床症状,特别是新近诊断患者的初始治疗。②糖皮质激素冲击治疗:糖皮质激素由于强大的抗炎及免疫抑制作用,也是治疗重症肌无力的一线药物,可使 70%～80% 的重症肌无力患者症状得到显著改善。目前,常用于治疗重症肌无力的糖皮质激素包括醋酸泼尼松、甲泼尼龙、地塞米松。③丙种球蛋白:主要用于病情急性进展、手术术前准备的重症肌无力患者,可与起效较慢的免疫抑制药物或可能诱发肌无力危象的大剂量糖皮质激素联合应用,多于应用后 5～10d 起效,作用可持续 2 个月左右。④血浆置换:主要用于病情急性进展期、出现肌无力危象患者、胸腺切除术前和围手术期处理以及免疫抑制治疗初始阶段。

五、经验教训总结

导致呼吸衰竭发生的机制是在患者发生重症肌无力危象后,因吸气无力使肺潮气量和有效肺泡通气量明显下降,又因咳嗽、咳痰无力使分泌物阻塞呼吸道,使气道阻力增加。故保持呼吸道通畅和及时给予呼吸机辅助是提高抢救成功率和降低病死率的重要措施。在本病例救治过程中,急诊行有创正压通气,阻断了病情的进一步发展,是整个治疗过程中重要的第一个环节。患者两次撤机失败,经神经内科会诊,新斯的明试验阳性,肌电图报告提示 RNS 阳性,乙酰胆碱受体抗体阴性,明确引起呼吸衰竭的原发病因,选择特异性治疗,是保证成功撤机的关键。对该患者应用糖皮质激素冲击治疗,尤其需要警惕继发真菌感染。在重症肌无力危象好转后,需长期服用胆碱酯酶抑制剂,避免应用影响神经肌肉传导的药物,如氨基糖苷类抗生素、苯妥英钠等,严格神经专科随访,防止复发。

参考文献

1. 中华医学会神经病学分会神经免疫学组. 中国重症肌无力诊断与治疗指南（2015）[J]. 中华神经科杂志,2015,48(11):934-940.

2. Luchanok U,Kaminski HJ. Ocular myasthenia:diagnostic and treatment recommendations and the evidence base[J]. Curr Opin Neurol,2008,21(1):8-15.

3. 刘卫彬.重症肌无力[M].北京:人民卫生出版社,2014.

(陈学清)

病例 7-7　高血钠高渗性昏迷合并多脏器功能衰竭

引　言

随着社会进步和医疗技术的发展,高渗性昏迷患者发病较前有所减少,但一旦发病常常导致严重后果,以高血糖高渗性昏迷、高血钠高渗性昏迷较常见。当前在 ICU,高钠血症发生率为7.31%～17.65%,而急性脑血管疾病患者约25%可并发高钠血症。高渗性昏迷和多脏器功能衰竭均为内科急症,疾病进展急骤,两者并发使病情更加危险,若不及时救治,死亡率可达40%～70%。

一、接诊时病情简介

(一)入 ICU 前的情况

1.患者主诉和基本情况

患者,男性,76 岁,农民。因"神志不清 3 小时"入院。患者 3h 前被家属发现神志不清,当时呼之不应,无抽搐,无呕吐,无咳嗽、气促等,急送我院急诊。患者既往有高血压病史 3 年,最高血压 175/80mmHg,服厄贝沙坦 150mg/d,血压控制在 130/70mmHg 左右。4 年前,有脑外伤病史,住院治疗后存在部分认知及肢体功能轻度活动障碍。

2.入院查体

R 30 次/min,BP 83/33mmHg,HR 82 次/min,SpO$_2$ 60%,呼之不应。双侧瞳孔直径为 0.25cm,对光反射存在。皮肤、黏膜无黄染。呼吸急促,双肺呼吸音粗,未闻及明显干湿啰音。心律齐,未闻及病理性杂音。腹部查体无明显异常。

3.辅助检查

(1)血常规:白细胞计数 8.9×10^9/L,中性粒细胞百分比 90.4%,血红蛋白105g/L,血小板计数 95×10^9/L。

(2)血生化检查:钾 4.2mmol/L,钠 167mmol/L,氯 135mmol/L,血糖 11.1mmol/L,肌酐 524μmol/L,尿素氮 39.8mmol/L,总胆红素 8.5μmol/L,谷氨酸氨基转移酶 37U/L,天门冬氨酸氨基转移酶 24U/L,肌红蛋白>1000ng/mL,血淀粉酶 115U/L。

(3)血气分析:代谢性酸中毒。

4.拟诊

①高渗性昏迷;②多脏器功能障碍综合征。

(二)入 ICU 后的情况

1.入科查体

深昏迷(GCS1＋T＋3),体温 35.5℃,心率 104 次/min,呼吸 15 次/min(机械通气),血压 68/36mmHg。瞳孔直径,右侧为 4mm,左侧为 5mm,对光反射消失。两肺呼吸音稍粗,其余未见明显阳性体征。APACHⅡ评分 39 分。

2.辅助检查

(1)血常规:白细胞计数 $8.9×10^9/L$,中性粒细胞百分比 90.4%,血红蛋白 105g/L,血小板计数 $95×10^9/L$。

(2)血生化:钾 4.2mmol/L,钠 167mmol/L,氯 135mmol/L,血糖 11.1mmol/L,肌酐 524μmol/L,尿素氮 39.8mmol/L,总胆红素 8.5μmol/L,谷氨酸氨基转移酶 37U/L,天门冬氨酸氨基转移酶 24U/L,肌红蛋白＞1000ng/mL,血淀粉酶 115U/L。

(3)血气分析:代谢性酸中毒。

(4)胸片:右下肺炎症性改变。

(5)腹部超声:肠腔积气。

(6)胸部 CT:慢性支气管炎伴两肺感染(见图 7-7-1)。

(7)头颅 MRI:两侧额叶脑软化灶,脑萎缩伴白质脱髓鞘变。

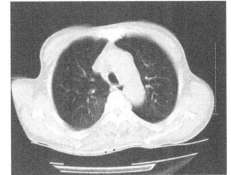

图 7-7-1 慢性支气管炎伴两肺感染

3.入科诊断

①高渗性昏迷;②多脏器功能障碍综合征;③右下肺炎;④脑外伤后遗症;⑤高血压 2 级。

二、病因、病情严重程度评估及亟须解决的问题

该患者昏迷原因考虑系高钠血症引起的高渗状态。该患者渗透压达 384.9mOsm/L(Na^+×2+BUN+GS=167×2+39.8+11.1)。本症主要由失水引起,有时也伴失钠,但失水程度大于失钠。该患者存在昏迷、低血压、低氧血症等表现,病情危重。当前治疗的关键是降低血钠、扩容、稳定血压、改善氧合和增加尿量等。

三、诊治经过及思路

患者入院后,予以积极扩容:平衡液＋生理盐水＋葡萄糖＋羟乙基淀粉＋血浆,前 16h 共计 14000mL。同时,给予 CRRT,加强血钠控制,每两小时监测一次血钠水平,计算血浆渗透压。患者入院后,血钠水平及血浆渗透压逐渐下降(见图 7-7-2)。予以去甲肾上腺素,维持目标血压在 100/60mmHg 以上;予以气管插管机械通气,经治疗病情好转后,渐调整参数至脱机拔管。由于严重的感染也是水钠电解质紊乱的一大诱因,因此我们给予美罗培南 1g q8h 抗感染治疗。糖代谢异常引起的高糖血症是高渗性昏迷的重要因素,故将血糖严格控制在合理水平。经过以上积极治疗后,患者入院第 2 天开始,意识好转;第 3 天,成功脱机并拔除气将管导管。

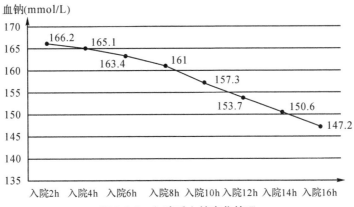

图 7-7-2 入院后血钠变化情况

四、病例剖析

(一)病例层面剖析

该患者为老年男性,既往有高血压病史、脑外伤后遗症病史。本次急性起病,以意识障碍为主要症状。结合辅助检查,基本可以排除脑出血、低血糖昏迷等常见病因,故高渗性昏迷(高钠血症)、多脏器功能衰竭诊断明确。入院后,经过扩容、CRRT等改善水电解质失衡,去甲肾上腺素升压,胰岛素控制血糖,机械通气纠正低氧血症等治疗后,患者血钠水平逐渐下降,神志转清,病情好转。

(二)疾病层面剖析

在临床上,高钠血症常见于以下几种情况。①水摄入不足:见于水源断绝、昏迷的患者,不知饮水也无人帮助进水或存在疾病所致的吞饮障碍。停止进水(包括食物中的水)1d,体液的丢失占体重的2%;完全断水7~10d,体液的丢失量达体重的15%,可致死亡。②水丢失过多:常见于尿崩症、渗透性利尿、腹泻、呕吐、尿浓缩功能障碍而水分补充不足的情况。③钠排泄障碍:肾上腺皮质功能亢进患者钠排出减少,常伴有血钠水平增高。高钠血症可分为以下几种。轻度增高:血钠145~160mmol/L;中度增高:血钠161~170mmol/L;重度增高:血钠>170mmol/L;致命性或重症高钠血症:血钠>190mmol/L,可导致高死亡率和严重的神经后遗症。

治疗上,首先尽可能去除病因或针对病因进行治疗。如失水过多性高钠血症,除病因治疗外,主要纠正失水。失水量可按下列公式计算。男性:缺水量=0.6×体重×[1-正常血钠浓度(mmol/L)/患者所测得的血钠浓度(mmol/L)]。女性:缺水量=0.5×体重×[1-正常血钠浓度(mmol/L)患者所测得的血钠浓度(mmol/L)]。补充体液的溶液首选等渗盐水与5%葡萄糖溶液,按1:3或1:1比例混合配制。葡萄糖进入体内后很快被代谢掉,故混合配制的溶液相当于低渗溶液,也可选用0.45%氯化钠溶液或5%葡萄糖溶液。补液途径有经口饮入;不能自饮者可经鼻胃管注入,一般用于轻症患者。此途径安全可靠。对症状较重特别是有中枢神经系统临床表现者,则需采取静脉途径。在采取静脉补液时,应当注意补液速度不宜过快,并密切监测血钠浓度,以每小时血钠浓度下降不超过0.5mmol/L为宜,否则会导致脑细胞渗透压不平衡而引起脑水肿。对钠排泄障碍所致的高钠血症的治疗主要是排除体内过多的钠,可输5%葡萄糖溶液;同时用排钠利尿药增加排钠,可用呋塞米或依他尼酸钠(依他尼酸钠)。这些利尿药的排水作用强于排钠,故在使用时必须同时补液。如果患者有肾衰竭,则可采取血液或腹膜透析治疗。透析液以含高渗葡萄糖为宜。同样应监测血钠浓度下降速度,以免血钠浓度下降过快而引起脑水肿。

五、经验教训总结

1.对高钠性高渗性昏迷的治疗以纠正原发病为主。

2.在降低血钠浓度的时候应密切注意控制血钠浓度下降的速度,反复进行血钠检查,下降的血钠速度要慢,要持续评估治疗的有效程度,每8小时降低量应<15mmol/L,即每小时降低量<0.5~2mmol/L,以避免出现细胞水肿,造成脑水肿、惊厥、神经损害等二次损伤甚至死亡。

3.液体选择要依据原发病和高钠血症的原因,不能用低渗液过快纠正血钠水平。

4.注意对患者脏器功能的保护,特别是对脑功能的保护,同时应积极治疗患者的相关并发症。对于该患者,对代谢性酸中毒、肾功能异常、肺炎的处理同样重要。

(麻建平 汤 蓓)

第八章 急性中毒

概 论

急性中毒(Acute intoxication)是指毒物在短时间内(数小时至数天内)经皮肤、黏膜、呼吸道、消化道等途径进入人体,使机体受损并发生器官功能障碍。急性中毒起病急骤,症状严重,病情变化迅速,不及时治疗常危及患者生命,必须尽快做出诊断和急救处理。

中毒分类

毒物品种繁多,按其使用范围和用途可分为下列几种。
(1)工业性毒物:包括工业原材料,如化学溶剂、油漆、重金属、汽油、氯气、氰化物、甲醇、硫化氢等。
(2)农业性毒物:有机磷农药、化学除草剂、灭鼠药、化肥等。
(3)药物过量中毒(Poisoning):许多药物(包括中药)过量可导致中毒,如地高辛、抗癫痫药、退热药、麻醉镇静药、抗心律失常药等。
(4)动物性毒物:毒蛇、蜈蚣、蜂类、蝎、蜘蛛、河豚、海蜇等。
(5)食物性毒物:过期或霉变食品,腐败变质食物,有毒食品添加剂。
(6)植物性毒物:野蕈类、乌头、白果等。
(7)其他:强酸、强碱、一氧化碳、化妆品、洗涤剂、灭虫药等。

中毒机制

中毒机制如下。
(1)局部的刺激、腐蚀作用。
(2)组织细胞缺氧。
(3)麻醉作用。
(4)抑制酶的活性。
(5)干扰细胞膜或细胞器的生理功能。
(6)受体的竞争结合。
(7)其他,如变态反应及不明原因等。

诊疗思路

急性中毒的诊断主要根据毒物接触史、临床表现、实验室及辅助检查结果;目前,临床上尚无法做到利用实验室毒物分析来快速明确诊断所有的毒物。因此,诊断急性中毒时,应考虑以下原则。

1.毒物暴露

患者毒物接触史明确或有毒物进入机体的明确证据,而无临床中毒的相关表现,患者可能处于急性中毒的潜伏期或接触剂量不足以引起中毒。

2.临床诊断

若患者毒物接触史明确且伴有相应毒物中毒的临床表现,并排除有相似临床表现的其他疾病,即可做出急性中毒的临床诊断;对有相关中毒的临床表现,且所高度怀疑的毒物有特异性拮抗药物,使用特异性拮抗药物后中毒症状明显缓解,并能解释其疾病演变规律者,也可做出临床诊断。

3.临床确诊

若患者在临床诊断的基础上有确凿的毒检证据,即可靠的毒检方法在人体胃肠道、血液、尿液、其他体液或相关组织中检测到相关毒物或特异性的代谢成分,那么即使缺乏毒物接触史,也仍然可以确诊。

4.疑似诊断

若患者既有某种毒物急性中毒的相关特征性临床表现,又有其他疾病难以解释的临床表现,但缺乏毒物接触史与毒检证据,则可作为疑似诊断。

5.急性毒物接触反应

患者有明确接触毒物的环境或明确的毒物接触史,伴有相应的临床表现(常以心理精神症状为主,尤其群体性接触有毒气体者),在脱离环境后,症状很快消失,实验室检测无器官功能损害证据,则应考虑急性毒物接触反应。

6.急性中毒诊断的其他问题

(1)隐匿式中毒:患者在完全不知情的情况下发生的中毒。

(2)不明毒物中毒:毒物接触史明确,但不能确定毒物;临床表现与某种物质明显相关;已知的疾病不能解释相关的临床表现。若以上条件均具备,则可诊断不明毒物中毒或未知毒物中毒。

(3)缺乏特异性中毒:急性中毒具有不可预测性和突发性,除少数有临床特征外,多数临床表现不具备特异性,缺乏特异性的临床诊断指标。若出现以下情况,要考虑急性中毒:①不明原因突然出现恶心、呕吐、头昏,随后出现惊厥、抽搐、呼吸困难、发绀、昏迷、休克甚至呼吸、心脏停搏等一项或多项表现者;②不明原因的多部位出血;③难以解释的精神、意识改变,尤其精神、心理疾病患者突然出现意识障碍;④在相同地域内的同一时段内突然出现临床表现类似的多例患者;⑤不明原因的代谢性酸中毒;⑥发病突然,出现急性器官功能不全,用常见疾病难以解释;⑦不明原因的贫血、白细胞减少、血小板减少、周围神经麻痹;⑧皮肤黏膜、呼出气体及其他排泄物出现原因不明的特殊改变(颜色、气味)。

(4)急性中毒迟发性功能障碍,如百草枯中毒迟发性的肝、肾功能障碍,一些毒蕈中毒的迟发性肝、肾功能障碍等,需注意。

7.急性中毒综合征

(1)胆碱样综合征:包括毒蕈碱样综合征和烟碱样综合征。①毒蕈碱样综合征表现为心动过缓、流涎、流泪、多汗、瞳孔缩小、支气管分泌液过多、呕吐、腹泻、多尿,严重时可导致肺水肿。主要见于有机磷酸盐、毛果芸香碱和某些毒蘑菇中毒等。②烟碱样综合征表现为心动过速、血压升高、肌束颤动及肌无力等。主要见于烟碱样杀虫剂中毒、烟碱中毒及黑寡妇蜘蛛中毒等。

(2)抗胆碱综合征:主要表现为心动过速、体温升高、瞳孔散大、吞咽困难、皮肤干热、口渴、尿潴留、肠鸣音减弱甚至肠梗阻,严重时甚至出现谵妄、幻觉、呼吸衰竭等。主要见于颠茄、阿托品、曼陀罗、某些毒蘑菇、抗组胺类药物、三环类抗抑郁药等中毒。

（3）交感神经样中毒综合征：主要表现为中枢神经系统兴奋、抽搐、血压升高、心动过速、体温升高、多汗、瞳孔散大。考虑与体内儿茶酚胺水平升高有关。主要见于氨茶碱、咖啡因、苯环己哌啶、安非他命、可卡因、苯丙醇胺及麦角酰二乙胺等中毒。

（4）麻醉样综合征：主要表现为中枢神经系统抑制、呼吸抑制、血压下降、瞳孔缩小、心动过缓、肠蠕动减弱、体温降低，严重时可发生昏迷。主要见于可待因、海洛因、复方地芬诺酯及丙氧酚等中毒。

（5）阿片综合征：主要表现同麻醉样综合征。主要见于阿片类、严重乙醇及镇静催眠药等中毒。

（6）戒断综合征：主要表现为心动过速、血压升高、瞳孔扩大、多汗、中枢神经系统兴奋、定向障碍、抽搐、反射亢进、竖毛、哈欠及幻觉。主要见于突然停用乙醇、镇静催眠药、阿片类、肌松剂（氯苯胺丁酸）、5-羟色胺再摄取抑制剂以及三环类抗抑郁药物等。

中毒救治

救治原则：①迅速脱离中毒环境，并清除未被吸收的毒物；②迅速判断患者的生命体征，及时处理威胁生命的情况；③清除吸收入血的毒物；④应用解毒药物；⑤对症治疗与并发症处理；⑥器官功能支持与重症管理。

（一）清除未被吸收的毒物

根据毒物进入的途径不同，采用相应的清除方法。清除经口消化道未被吸收的毒物的方法有以下几种。

1. 催吐

对于清醒的口服毒物中毒患者，催吐仍可考虑作为清除毒物的方法之一，尤其是小儿中毒患者，但对大多数中毒患者来说，目前不建议采用催吐的方法。

2. 洗胃

洗胃的原则是愈早愈好，一般建议在服毒后 1h 内洗胃，但对某些毒物或有胃排空障碍的中毒患者也可延长至 4～6h；对无特效解毒治疗的急性重度中毒，如患者在就诊时服毒时间已超过 6h，仍可酌情考虑洗胃；对于农药中毒，例如有机磷、百草枯中毒等要积极洗胃；而对于药物过量中毒者，洗胃则要趋于保守。洗胃液的温度一般为 35℃ 左右，温度过高可使血管扩张，加速血液循环而促使毒物吸收。洗胃液总量视毒物酌情应用，每次灌入量一般为 300～500mL，并视患者体质量予以调整。注意每次灌入量与吸出量基本平衡。若灌入量过多，可引起急性胃扩张，使胃内压上升，增加毒物吸收，甚至可能导致胃穿孔等严重的并发症。如患者胃液已转为清亮或生命体征出现异常变化，不能耐受洗胃，则需结束洗胃。

适应证：经口服中毒，尤其是中、重度中毒。

禁忌证：口服强酸、强碱及其他腐蚀剂者；食管与胃出血、穿孔者，如食管静脉曲张、近期胃肠外科手术等。

并发症：吸入性肺炎，急性胃扩张，胃穿孔，上消化道出血，窒息，急性水中毒；呼吸、心脏停搏，虚脱及寒冷反应（洗胃过程中，患者恐惧、躁动不安、恶心、呕吐，机械性刺激迷走神经，张力亢进，心动过缓，加之保温不好、洗胃液过冷等因素可造成寒冷反应），中毒加剧。中毒加剧的原因有：①洗胃液选用不当，如对敌百虫中毒者，若应用碱性洗胃液，则可使敌百虫转化为毒性更强的敌敌畏。②洗胃液灌入过多，造成急性胃扩张，增加胃内压力，促进毒物吸收。③洗胃液过热，易烫伤食管、胃黏膜，或使血管扩张而促进毒物吸收。

3. 吸附剂

活性炭是一种安全有效、能够减少毒物从胃肠道吸收入血的清除剂。肠梗阻是活性炭治疗的禁忌证。建议当患者在短时间内吞服有潜在毒性、过量的药物或毒物后,应立即口服活性炭(成年人50g,儿童1g/kg)。国外文献报道,服毒时间小于1h,给予活性炭治疗有意义。对于腐蚀性毒物及部分重金属中毒,可口服鸡蛋清保护胃黏膜,减少或延缓毒物吸收。

4.导泻

目前,导泻也是清除毒物的常用方法之一。不推荐单独应用导泻药清除急性中毒患者的肠道内毒物。常用导泻药有甘露醇、山梨醇、硫酸镁、复方聚乙二醇电解质散等。适应证:对口服中毒患者,在洗胃或(和)灌入吸附剂后应用导泻药。禁忌证:小肠梗阻或穿孔,近期肠道手术,低血容量性低血压,腐蚀性物质中毒。

5.全肠灌洗

全肠灌洗(Whole bowel irrigation,WBI)是相对较新的一种胃肠道毒物清除方法,尤其适用于口服重金属中毒、缓释药物、肠溶药物中毒以及消化道藏毒品者。可经口或胃管快速注入大量聚乙二醇溶液,从而产生液性粪便。可多次注入直至大便流出物变清为止。聚乙二醇不被吸收,也不会造成患者水和电解质的紊乱。研究报道显示,全肠灌洗可通过促使大便快速排出而减少毒物在体内的吸收。

6.灌肠

若经导泻或全肠灌洗仍无排便,则可以灌肠。视患者病情及是否排便,可予以多次灌肠。

(二)毒物吸收入血液后,促进毒物排泄的主要方法

1.强化利尿

强化利尿是通过扩充血容量、增加尿量,达到促进毒物排泄的目的,主要用于以原型从肾脏排出的毒物中毒。对心、肺、肾功能不全者慎用。方法:快速大量补液,根据血浆电解质和渗透压情况选用不同液体,在补液的同时静脉注射呋塞米20~80mg。

2.改变尿液酸碱度

2004年,AACT和EAPCCT发布碱化尿液指南,强调尿液pH的改变在中毒治疗中的作用。①碱化尿液:当发生弱酸性化合物(如水杨酸、苯巴比妥等)中毒时,用碳酸氢钠溶液静脉滴注,使尿液pH达8.0,能加速毒物排出;②酸化尿液:当发生弱碱性毒物(如苯丙胺、士的宁、苯环己哌啶等)中毒时,尿液pH<5.0加速毒物排出,可静脉输注维生素C 4~8g/d,对急性肾衰竭患者不宜应用强化利尿法;③碱化尿液和高尿流量(约600mL/h):可考虑用于治疗某些重度中毒;④补钾:低血钾症是急性中毒最常见的并发症,可以通过补钾来校正,偶尔会发生碱中毒手足搐搦症,但罕见低钙血症。

3.血液净化

血液净化是指把患者血液引出体外,并通过一种净化装置清除某些致病物或毒物,达到治疗目的的一种医疗技术,常用方法有血液透析、血液滤过、血液灌流、血浆置换。我国最常用的是血液灌流,有条件、有适应证时应尽早进行。适应证:①毒(药)物或其代谢产物能通过血液透析、血液滤过、血液灌流、血浆置换排出体外者;②中毒剂量大,毒(药)物毒性强;③所摄入药物或毒物的成分和数量未知,病情迅速进展,危及生命;④中毒后合并内环境紊乱、急性肾功能障碍或多个器官功能不全或衰竭;⑤毒物进入体内有延迟效应,较长时间滞留体内可引起损伤。

关于各种毒(药)物中毒的血液净化治疗及其模式选择,尚缺乏有价值的循证医学研究证据。临床医生应结合毒(药)物相对分子质量大小、溶解度、半衰期、分布容积、蛋白结合率、内源性清除率(包括肾、肝等)、药(毒)代动力学及临床经验等因素,结合中毒严重程度、并发症和治疗费用,决定是否进行血液净化治疗及决定其模式选择。

国际中毒血液净化工作小组推荐与建议:①锂、铊、水杨酸、丙戊酸、茶碱、二甲双胍、巴比妥类(长

效)、甲醇等中毒适合应用血液净化;②苯妥英、对乙酰氨基酚、卡马西平中毒可尝试用血液净化;③地高辛、三环类抗抑郁药中毒不适合应用血液净化。对于上述毒(药)物中毒,血液净化多用于重度中毒患者。对于急性百草枯中毒,建议应尽快行血液灌流,中毒 2～4h 进行血液灌流的效果较好。可根据血液毒物浓度或口服量,决定一次使用一个或多个灌流器,以后根据血液中毒物浓度决定是否再行血液灌流等相关血液净化治疗。

相对禁忌证有:①严重心功能不全者;②严重贫血或出血者;③收缩压＞220mmHg(1mmHg=0.133kPa)的高血压患者;④血管活性药物难以纠正的严重休克。

(三)高压氧疗法

高压氧疗法是将患者置于高压氧环境中(高压氧舱内)吸氧来治疗疾病的方法,是一氧化碳中毒的特殊疗法。原理:通过提高血氧含量及张力,使组织内氧含量和储氧量相应增加,增加血氧弥散及组织内氧的有效弥散距离,有效改善机体缺氧状态。适应证:各种原因所致全身或局部缺血缺氧性疾病及其相关病损,一氧化碳中毒为高压氧疗法的绝对适应证。

禁忌证:未经控制的内出血(尤其颅内出血)、严重休克、气胸、严重肺气肿及精神失常等。

(四)常见特殊解毒药物

1.各种拟胆碱药中毒

阿托品为节后抗胆碱药,是有机磷农药中毒的解毒药之一,能阻断节后胆碱能神经支配的乙酰胆碱受体,对抗各种拟胆碱药导致的毒蕈碱样作用。盐酸戊乙奎醚(长托宁)对胆碱能受体亚型具有高度选择性,抗胆碱作用强而全面,持续作用时间长,是近年国内应用于治疗有机磷农药中毒的解毒药之一。胆碱酯酶复能剂适用于有机磷农药、神经性毒气中毒。常用药物有碘解磷定和氯解磷定。

2.其他

纳洛酮可竞争性结合阿片受体,用于阿片类药物中毒。硫代硫酸钠主要用于氰化物中毒。亚硝酸异戊酯和亚硝酸钠(亚硝酸盐—硫代硫酸钠法)为氧化剂,可将血红蛋白中的二价铁氧化成三价铁,形成氧化高铁血红蛋白,而治疗氰化物中毒。亚甲蓝氧化还原剂用于亚硝酸盐、苯胺、硝基苯等中毒引起的高铁血红蛋白血症。其他,如乙酰胺为氟乙酰胺(有机氟农药)及氟乙酸钠中毒的解毒剂,氟马西尼可用于苯二氮䓬类药物中毒等。

中毒程度评估与急性中毒重症的管理

(一)中毒程度分级与评估

1998 年,欧洲中毒中心和临床毒理学家协会(European Association of Poisons Centres and Clinical Toxicologists,EAPCCT)联合国际化学安全计划和欧盟委员会(the International Programme on Chemical Safety and the European Commission)推荐了中毒严重程度评分(Poisoning severity score,PSS)。中毒严重程度评分标准分为五级,分别赋值 0～4 分。无症状(0 分):没有中毒的症状体征;轻度(1 分):一过性、自限性症状或体征;中度(2 分):明显、持续性症状或体征,出现器官功能障碍;重度(3 分):严重的威胁生命的症状或体征,出现器官功能严重障碍;死亡(4 分):死亡。

(二)急性中毒重症的管理

2016 年 11 月,中国医生协会急诊医生分会、中国毒理学会中毒与救治专业委员会发布了《急性中毒诊断与治疗中国专家共识》。

1.入住 ICU 或 ICU 的标准

急性重症中毒患者,有些表现为明确的靶器官损害与功能障碍,有些则表现为多器官功能障碍。病情监测与器官功能支持影响患者预后,重症中毒患者常常需要收住 ICU 治疗。对于急性中毒患者入住 ICU 的标准,目前尚未统一,以下 7 项可以借鉴:①呼吸衰竭或需要气管插管;②意识改变,如昏迷、反应迟钝或谵妄、癫痫发作;③急性心功能不全;④休克;⑤严重心律失常;⑥急性肝肾功能不全;⑦中毒严重程度评分(Poisoning severity score,PSS)为重度中毒;⑧其他危及生命或潜在危及生命的情况。

2.心搏、呼吸骤停

心搏、呼吸骤停的发生有三种形式。①心搏先停,呼吸随之停止。多见于直接毒害心血管系统的中毒,如砷、汞、锑、雷公藤、乌头碱、洋地黄等中毒。②呼吸先停,数秒或数分钟后心搏停止,见于有机磷农药、窒息性气体中毒,镇静安眠药等中毒。③心搏、呼吸同时停止,多见于极高浓度的化学物中毒(如氯气、氨、砷化氢、氰化物等),可瞬间死亡。

中毒性心搏、呼吸骤停是由于毒(药)物对呼吸中枢、心血管系统的直接毒性作用,同时也可通过全身性病理生理改变而间接影响呼吸、心血管系统。在我国,有机磷农药中毒是导致心搏、呼吸骤停的常见病因。参照 2015 年美国心脏协会心肺复苏与心血管急救指南,急性中毒患者一旦出现心搏、呼吸骤停,应即刻开始心肺复苏。急性中毒复苏成功的关键是超长时间心肺复苏与即刻解毒药的应用以及延续生命支持(PLS),包括:①特异性解毒药物的应用,持续地清除导致心搏、呼吸骤停的启动因素。②由于中毒导致心搏、呼吸骤停的患者多数无心脑呼吸原发疾病且随着毒(药)物被清除或拮抗,心搏、呼吸恢复的可能性比较大,故应实施半小时以上的超长时间心肺复苏。

3.中毒性心力衰竭

有些毒(药)物通过对心肌直接慢性毒性作用或间接影响血压和心脏结构,导致心功能不全,多见于蒽环类药物(如放线菌素、柔红霉素、阿霉素等)、锑、钴、可卡因、乙醇、洋地黄、氨茶碱等。治疗上主要是去除毒(药)物对心肌的毒性作用,保护心肌,改善心脏功能等。对严重泵功能衰竭者,可采用主动脉内球囊反搏和体外膜肺氧合等心脏辅助装置进行支持治疗。

4.中毒性呼吸衰竭

毒物可通过呼吸道、皮肤、消化道、血液等途径吸收,造成呼吸道、呼吸中枢损害,导致中毒性呼吸衰竭,其主要机制有以下几个方面。①呼吸中枢抑制。②呼吸肌麻痹。③窒息性气体中毒致中枢性的呼吸衰竭,如一氧化碳、硫化氢、氮、二氧化碳和甲烷中毒等。④呼吸道梗阻。⑤肺组织损伤,如吸入刺激性气体(包括氯气、氨气、二氧化硫和光气中毒等),可致急性喉头水肿、气管支气管损伤、化学性肺炎、肺水肿甚至急性呼吸窘迫综合征(Acute respiratory distress syndrone,ARDS)。其中,水溶性大的刺激性气体(如氯气、氨气、二氧化硫等)中毒可迅速产生化学性刺激症状,发生肺水肿;而水溶性小的气体(如光气、氮氧化物等)中毒易出现迟发性肺水肿,潜伏期较长,需密切医学观察。肺损伤也是百草枯中毒最突出和最严重的改变。⑥中毒患者伴有严重呕吐可导致吸入性肺炎,重者可致呼吸衰竭。

对中毒性呼吸衰竭的治疗如下。①现场复苏:对于中毒导致呼吸衰竭、呼吸骤停的患者,在脱离中毒环境后应立即现场复苏。②保持呼吸道通畅:病情需要时应及时建立人工气道。③氧疗:对中毒引起的呼吸衰竭,应及时给予氧疗;对一氧化碳中毒等缺氧性脑病患者,应早期行高压氧治疗。④呼吸兴奋剂的使用:麻醉药、镇静安眠药等中毒多以呼吸中枢抑制为主,对于因此导致低通气者可使用呼吸兴奋剂。⑤ARDS 的治疗:对于中重度 ARDS 患者,应及时建立人工气道,有创机械通气,采用以小潮气量和 PEEP 为主的肺保护性通气策略。⑥抗感染治疗:根据药敏选择有效抗生素,防治吸入性肺炎和机械通气相关性肺炎。

5.中毒性肾功能衰竭

毒物吸收入机体后可直接引起肾脏损害,导致急性肾衰竭。其主要病变为急性肾小管坏死(如毒蕈、蛇毒、生鱼胆、斑蝥、氨基糖苷类抗生素中毒等)和肾小管堵塞(重金属如汞、砷、锑、锌等中毒)。中毒后的全身炎症反应综合征与多器官功能障碍综合征也可加重肾衰竭。对中毒性肾衰竭的治疗包括针对原发病因采取有效的治疗措施,如使用特效解毒剂、络合剂、维持有效血液循环、纠正缺氧、避免使用对肾有损害的药物、合理使用利尿药等。血液净化技术在急性中毒的治疗中可清除毒物、维持机体内环境稳定和肾功能替代,需要时应尽早行血液净化治疗。

6. 中毒性肝功能衰竭

毒物经吸收后引起肝脏损害,导致中毒性肝炎甚至肝衰竭。常见致病毒(药)物包括对乙酰氨基酚、磷、氰化物、金属和类金属及其化合物、卤烃类、硝基化合物以及生物类毒素(如毒蕈、毒蘑菇或蛇毒等)。

对中毒性肝衰竭的治疗如下。①抗氧化剂的应用:如还原型谷胱甘肽、维生素 C、维生素 E 等。②支持疗法:维持水、电解质和酸碱平衡。③解毒药物的使用:如对乙酰氨基酚和毒蕈等所致的肝衰竭,应及时应用 N-乙酰半胱氨酸。④尽早行血液净化及人工肝治疗:可以取得较好的疗效,如鹅膏菌中毒潜伏期较长,有假愈期,后期可出现肝、肾衰竭,应尽早行血液净化等治疗,可显著改善预后。⑤移植:对严重肝衰竭、治疗无效者,可考虑肝移植治疗。

7. 弥散性血管内凝血

中毒所致的弥散性血管内凝血,常见于生物毒素中毒,如在蝰蛇、蝮蛇、眼镜蛇等毒蛇咬伤后,血液毒损伤和重症中毒合并严重的全身炎症反应综合征以及严重休克等,可导致皮肤黏膜及内脏广泛出血、溶血、血红蛋白尿等。治疗上,应针对病因采取有效的治疗措施,如可予以抗蛇毒血清解毒、补充凝血因子以及输血等治疗。

8. 全身炎症反应综合征与多器官功能障碍综合征

急性中毒导致的全身炎症反应综合征可以是由毒物本身诱导的一种失控的全身炎症反应,也可以是由毒物导致某器官的功能障碍或继发严重感染,继而发生全身炎症反应综合征,从而加速多器官功能衰竭。早期积极有效地干预全身炎症反应综合征,及对多器官功能障碍实施积极的综合处理和血液净化治疗等措施,可以缓解病情,改善患者的预后。

体外膜肺氧合(Extracorporeal membrane oxygenation,ECMO)在重症急性中毒的抢救治疗中可提高成活出院率,主要针对中毒重症合并循环与呼吸功能障碍,包括心搏、呼吸骤停复苏后的患者。有研究认为,ECMO 可以用于中毒重症患者。

(马建忠)

病例 8-1 重度有机磷农药中毒并急性胰腺炎

近年来,随着生活水平的提高,有机磷酸酯类农药(简称有机磷农药)中毒呈发生下降趋势,但其在农村地区仍有散发存在。有机磷农药中毒可为急性中毒,亦可慢性起病。急性有机磷农药中毒病情往往严重,威胁生命,若不及时有效救治,患者死亡率较高。

一、接诊时病情简介

(一)入 ICU 前的情况

1. 患者主诉和基本情况

患者,女性,75 岁,农民。因"发现意识不清 1 小时"入院。患者入院前 1h 被家人发现倒在地上,意识不清,呼之不应,口腔内有白色乳状液体流出,伴有刺激性气味,身边留有"三唑磷"字样的农药瓶子。当时发现有抽搐、大汗,但无大小便失禁。立即呼"120"送来我院。

2.入院查体

T 32℃,P 55 次/min,R 17 次/min,BP 83/58mmHg。神志昏迷,颈软,无抵抗。双侧瞳孔直径为0.1cm,对光反射消失。口腔内有白色乳状液体残留,气味较刺鼻。双肺呼吸音低,可闻及哮鸣音。HR 55 次/min,律齐,未闻及病理性杂音。腹软,肠鸣音亢进。四肢肌张力增加,双侧巴氏征阴性。

3.辅助检查

(1)胆碱酯酶:91U/L。

(2)血常规:血红蛋白 163 g/L,白细胞计数 21.24×10^9/L,中性粒细胞百分比 91.8%,血小板计数 337×10^9/L,C 反应蛋白<5.0mg/L。

(3)电解质:钾(K^+)3.84mmol/L,钠(Na^+)139.0mmol/L。

(4)血气分析:pH 6.977,实际碳酸氢根(HCO_3^-)10.4mmol/L,实际碱剩余-22.4mmol/L,氧饱和度 99.5%,乳酸 13.7mmol/L,校正二氧化碳分压 46.6mmHg,校正氧分压 333mmHg。

(5)肌钙蛋白(TNI):0.53ng/mL。

(6)CT:右侧基底节区腔隙灶,老年性脑改变;两肺散在感染,两肺下叶部分肺组织实变。

4.拟诊

①急性有机磷农药中毒;②吸入性肺炎;③代谢性酸中毒。

予以气管插管、机械通气后,立即插胃管充分洗胃。后予以甘露醇导泻,予以生理盐水快速补液,多巴胺升压,碳酸氢钠溶液补碱纠酸,阿托品 5mg 多次重复静注,氯解磷定 1.0g 静注,后予以500mg/h维持静注。生命体征平稳后,转入 ICU 抢救治疗。

(二)入 ICU 后的情况

1.入科查体

T 32℃,P 129 次/min,R 19 次/min,BP 91/61mmHg。神志昏迷,经口气管插管,机械通气,监测SpO_2 90%,形体消瘦。双侧瞳孔直径为 0.4cm,对光反射消失。全身皮肤、巩膜无黄染。两下肺呼吸音略低,可闻及少许湿啰音。心律齐。腹隆,肠鸣音减弱。肌张力不高,双侧巴氏征未引出。全身皮肤干燥。

2.辅助检查

(1)血气分析:FiO_2 35.00%;pH 7.169,$PaCO_2$ 36.30mmHg,PaO_2 107.00mmHg,氧饱和度97.10%,乳酸 14.40mmol/L,总血红蛋白浓度 146g/L,标准碱剩余-14.20mmol/L,实际碳酸氢根(HCO_3^-)12.7mmol/L。

(2)血象+心梗三项+C 反应蛋白:白细胞计数 1.69×10^9/L,血红蛋白 153g/L,血小板计数 281×10^9/L,C 反应蛋白 21.6mg/L,肌红蛋白117.6ng/mL,肌酸激酶同工酶 37.4ng/mL,肌钙蛋白Ⅰ(胶体金法)<0.1ng/mL。

(3)血生化:丙氨酸氨基转移酶 30U/L,天门冬氨酸氨基转移酶 93U/L,总蛋白 59.6g/L,白蛋白32.4g/L,尿素氮 9.18mmol/L,肌酐 74.2μmol/L,胆碱酯酶 124U/L,前白蛋白 153.1mg/L,淀粉酶2406U/L。

(4)胸+头颅 CT:右侧基底节区腔隙灶,老年性脑改变;两肺散在感染,两肺下叶部分肺组织实变。

3.入科诊断

①急性重度有机磷农药中毒;②吸入性肺炎;③高阴离子间隙代谢性酸中毒;④急性胰腺炎。

二、病因、病情严重程度评估及亟须解决的问题

该患者病因为口服三唑磷（有机磷酸酯类）出现急性中毒，表现为胆碱能危象，出现恶心、呕吐、出汗、抽搐、昏迷，且有呼吸衰竭等症状；其有机磷农药中毒的诊断分级为重度，极易发生呼吸、循环衰竭而死亡。故亟须解决呼吸衰竭、循环衰竭，同时须紧急解毒。治疗的关键是维持呼吸、循环稳定，快速抗毒、解毒。需行呼吸机辅助通气，予以血管活性药物维持循环；阿托品等抗胆碱能药物阻断毒蕈碱样作用，解除呼吸中枢抑制；早期、足量、重复使用圬类复能剂，使胆碱酯酶复能；尽早、反复应用血液净化技术，可有效清除血液中和蓄积组织中释放入血的有机磷农药。血清淀粉酶升高达 2406U/L。目前，考虑有机磷农药中毒并发急性胰腺炎可能，首先治疗中毒，但严密观察胰腺炎进展。

三、诊治经过和思路

（1）呼吸衰竭处理：患者口服有机磷农药可导致毒蕈碱样症状，包括支气管平滑肌痉挛、支气管分泌增多，同时有呕吐、意识障碍，并有反流误吸高危因素，且已经有吸入性肺炎，故不宜行无创正压通气，需立即行气管插管，机械通气。呼吸机模式可为 PCV 模式＋PEEP，同时适当镇静，患者氧饱和度维持于 95％左右。

（2）液体复苏，稳定血流动力学：有机磷农药中毒后，可出现胃肠道分泌增加，大汗淋漓，导致液体丢失，同时因呼吸衰竭、缺氧等因素导致严重的代谢性酸中毒，均需积极液体复苏。同时，适当应用血管活性药物维持血压，改善器官血流灌注。入科后，患者经过补液、升压等处理，酸中毒得以纠正，循环开始稳定，后逐步撤掉多巴胺。

（3）迅速清除毒物：①洗胃，阻止未吸收毒物继续吸收，加用 2％～5％碳酸氢钠溶液洗胃，降解有机磷农药。洗胃后，予以甘露醇充分导泻，去除肠道内的有机磷农药。②血液净化对重症有机磷农药中毒患者有显著疗效。可选用血液灌流加血液透析，早期反复应用，可有效清除血液和蓄积在组织中不断释放入血的有机磷农药，提高治愈率。对该患者予以血液灌流 2 次/d，连续 3d。多次反复血液灌流可有效清除蓄积在组织中释放入血的有机磷农药，提高治疗效果。

（4）抗胆碱能药物：患者急性中毒后出现 M 样作用，表现为呕吐、大汗等，使用阿托品，有效阻断乙酰胆碱的 M 样作用。阿托品用量：轻度中毒用 2mg，中度中毒用 2～4mg，重度中毒用 3～10mg，静注，必要时每 15 分钟注射 1 次。根据患者皮肤干湿度、体温及脉搏调整用量，降低不良反应。

（5）圬类复能剂：在阻断胆碱能危象、解除症状的同时，还需使被有机磷农药抑制的胆碱酯酶尽早复能，可选用氯解磷定或碘解磷定。因中毒 24h 后，磷酰化的胆碱酯酶老化率达 97％，已不能被复能剂复能，且储存在组织中的有机磷可反复释放入血，故应尽早、足量、重复持续用药。对该患者予以氯解磷定 1.0g 静注，后予以 500mg/h 维持静注，直至症状消失，血胆碱酯酶活力稳定在正常值的 50％以上。

（6）急性胰腺炎处理：经以上中毒处理并结合胃管持续减压，患者病情好转，血清淀粉酶较快下降至正常水平，未出现更严重的情况。

（7）疾病转归：经过呼吸机辅助通气，抗胆碱能药物、圬类复能剂应用，及血液灌流等治疗后，患者胆碱酯酶稳定在 2000U/L 以上。复查肺部 CT 后，患者肺部炎症基本吸收，于入院后 10d 拔除气管插管，入院 13d 转内科病房治疗。

四、病例剖析

（一）病例层面的剖析

该患者为老年女性，因口服有机磷酸酯类农药出现典型毒蕈样急性中毒，表现为大汗淋漓、呼吸气促、呕吐、抽搐且有神志昏迷等症状。入院后，根据辅助检查，结合病史，诊断符合"重度有机磷农药

中毒",并伴吸入性肺炎及急性胰腺炎。入院后,首先给予呼吸、循环的支持治疗,予以经口气管插管、呼吸机辅助通气,保证有效通气和氧供,另予以补液、应用血管活性药物、改善循环。在稳定生命体征的同时,开展清除毒物的治疗,充分洗胃后,再予以碳酸氢钠溶液洗胃,降解残留农药,后予以甘露醇导泻,直至大便排出。再经大剂量阿托品拮抗有机磷农药毒性,早期大量重复应用氯解磷定促进胆碱酯酶复能,及时、多次使用血液灌流促进农药清除,予以肠内营养、抗感染等综合治疗,病情好转并恢复。

(二)疾病层面的剖析

目前,有机磷农药中毒患者人数已大幅减少,多在农村地区散发。有机磷农药中毒可分为急性中毒和慢性中毒。急性中毒者往往由误服、自服或食物污染导致;慢性中毒者通常在劳动生产中经皮肤或呼吸道中毒。有机磷农药通常在酸性环境中稳定,遇碱易分解。中毒患者的有机磷农药常经皮肤或者消化道途径吸收,迅速随血流分布到全身各组织器官,储存于脂肪组织中。有机磷农药主要通过亲电子性磷与胆碱酯酶结合,形成磷酰化胆碱酯酶,抑制胆碱酯酶活性,特别是乙酰胆碱酯酶的活性,使乙酰胆碱酯酶失去分解乙酰胆碱的能力,使乙酰胆碱在生理效应部位蓄积,产生胆碱能神经过度兴奋的一系列表现。常累及交感、副交感神经节前纤维,副交感神经节后纤维、横纹肌的运动神经肌肉接头、控制汗腺分泌和血管收缩的交感神经节后纤维以及中枢神经系统会出现相应的临床症状和体征。症状包括以下几个方面。①毒蕈碱样作用(即 M 样作用):多汗,缩瞳,流涎,恶心,呕吐,腹痛,腹泻,支气管分泌物增多,心搏减慢等。②烟碱样作用:肌张力增强,肌纤维震颤,心率加快,甚至全身抽搐,可因呼吸肌麻痹死亡。③中枢神经系统效应:头昏,头痛,眼花,软弱无力,意识模糊,甚至抽搐,或因中枢性衰竭死亡。急性有机磷农药中毒诊断分级以临床表现为主,胆碱酯酶活力测定做参考。轻度中毒:出现轻度中枢神经系统和毒蕈碱样症状;中度中毒:除上述表现外,伴有肌肉颤动和大汗淋漓;重度中毒:除中度中毒表现外,还有昏迷、抽搐、肺水肿、呼吸肌麻痹等发生。

治疗上,在呼吸、循环支持治疗的基础上,关键是尽早抗毒、解毒及清除毒物,并需尽早开始实行。首先,若为经消化道途径吸收的中毒患者,则需尽早充分洗胃、导泻,减少残留在消化道内的农药继续吸收;若为经皮肤吸收的中毒患者,则需彻底清洗皮肤,并更换衣服。其次,早期、多次重复使用解毒剂(如抗胆碱能药物、阿托品、莨菪碱类或长托宁),同时尽早、足量、重复使用坞类复能剂,使抑制的胆碱酯酶复能。最后,血液净化技术的应用大大提高了中-重度有机磷农药中毒的抢救成功率。可选用血液灌流加血液透析联合治疗,早期、反复应用,可有效清除血液中和蓄积在组织中释放入血的有机磷农药。且血液净化技术可减少抗胆碱能药物及坞类复能剂的用量,降低药物不良反应。

有机磷农药中毒合并急性胰腺炎的机制如下。①有机磷农药中毒患者肠道黏膜、奥迪括约肌、胆总管、胰管水肿,导致胰液排出不畅。②剧烈恶心、呕吐,腹压增加,导致胰液及胆汁反流。③不合理的洗胃导致肠管内压力上升。④毒物对胰腺有直接损害作用。⑤有机磷农药中毒患者乙酰胆碱在体内大量蓄积,而乙酰胆碱作为固有型一氧化氮合成酶的激活剂,可能引起一氧化氮合成增加,过度扩张血管,使血流淤滞,组织利用氧减少,促使组织缺氧和器官损伤,还可产生过氧亚硝基阴离子和氢氧离子,后者对细胞有直接毒害作用。血清淀粉酶升高率与中毒患者病情轻重程度有密切关系,轻、中度中毒患者血清淀粉酶升高率为 19.2%,而重度中毒患者升高率为 68.4%。病情越重,血清淀粉酶升高越明显。临床上对有机磷农药中毒并发急性胰腺炎的治疗,应首先治疗原发性疾病,对口服农药患者规范好洗胃机的相关操作,减少机械性损伤的发生,同时行胃管减压,相对延长禁食水的时间,必要时应用抑制胰腺分泌的药物等。

五、经验教训总结

急性有机磷农药中毒患者病情危急,抢救争分夺秒。①对口服者应彻底洗胃,包括清洗口腔、食管及可能被沾染的皮肤,以尽可能清除尚未被吸收的毒物。②尽快实施血液灌流等血液净化治疗,清除已吸收的毒物。③足量使用阿托品,并密切观察皮肤、心率、神志等,不使之过量。④对于重度中毒患者,应注意合并急性胰腺炎的可能性,及早干预,并且相对延长禁食水的时间,必要时应用抑制胰腺分泌的药物等。⑤严重酸中毒时,慎用碳酸氢钠溶液。

本例患者急诊应用了碳酸氢钠溶液纠酸,应谨慎。如果应用了较大量的碳酸氢钠溶液,实际上会加重细胞内酸中毒,补充的碳酸氢根将产生大量的二氧化碳,弥散到细胞尤其是心肌细胞内,加重细胞内酸中毒及组织缺氧,抑制心肌收缩;过量的碳酸氢钠溶液使得细胞外液高渗、高钠,导致细胞水肿,血液呈高碱性,冠状动脉易形成血栓,更造成心肌细胞缺血、坏死。二氧化碳很快透过血脑屏障,使脑脊液的 pH 反常地降低,脑血流急剧下降,加重脑损害。机体 pH 急剧上升,血红蛋白氧离曲线左移,导致组织水平氧释放降低。因此,对于各种原因引起的严重酸中毒患者,须谨慎使用碳酸氢钠溶液。

参考文献

[1] 陈灏珠,林果为.实用内科学[M].13 版.北京:人民卫生出版社,2009.

[2] 甘霖,汪秀杰,郑重庆,等. 急性有机磷农药中毒并发急性胰腺炎的相关性分析[J]. 中国危急重症急救医学,2010,22:562-562.

[3] 潘煜成,何树发,唐雄修. 早期综合治疗对急性重度有机磷农药中毒并发急性胰腺炎的疗效分析[J]. 国际医药卫生导报,2014,20:981-983.

(吴晓平)

病例 8-2 亚硝酸盐中毒合并三乙醇胺中毒

亚硝酸盐是一种氧化剂和工业原料,也可供医用。由于本品呈微黄色结晶,味苦而咸,外观酷似食盐,因而常有误作为食盐烹调致中毒发生的报告。其急性中毒可导致严重缺氧、呼吸衰竭而死亡。而亚硝酸盐中毒(Nitrite poisoning)合并三乙醇胺中毒的情况在临床上相对少见,死亡率更高。

一、接诊时病例简介

(一)入 ICU 前的情况

1.患者主诉和基本情况

患者,男性,29 岁,工人。因"自服清洗剂 3 小时余"入院。患者入院前 3h 因与家人争吵而自服清洗剂约 30mL(清洗剂主要成分为三乙醇胺、亚硝酸盐),自觉上腹部不适,伴有肢体抖动,家人送来我院急诊。给予洗胃、大量补液等对症治疗,症状未见好转。为求进一步治疗,拟"三乙醇胺中毒"收住入院。

2.入院查体

T 37.2℃,P 99 次/min,R 18 次/min,BP 145/69mmHg,氧饱和度 88%,神志清。双侧瞳孔等大、等圆,直径为 0.3cm,对光反射灵敏。口唇发绀,颈静脉无怒张。两肺呼吸音粗,未闻及干湿啰音。HR 103 次/min,律齐,心音中等,未闻及明显病理性杂音。腹平软,肠鸣音存在。四肢肌力Ⅴ级,肌张力无增减,巴氏征未引出。

3.辅助检查

(1)血常规(急诊):白细胞计数 $7.3 \times 10^9/L$,中性粒细胞百分比 55.1%,血红蛋白 $147g/L$。

(2)血气分析(急诊):pH 7.41,$PaCO_2$ 39.9mmHg,PaO_2 70.2mmHg,高铁血红蛋白 44.4g/L,碳氧血红蛋白 0.3%,氧合血红蛋白 52.4g/L。

4.拟诊

①亚硝酸盐中毒;②三乙醇胺中毒。

(二)入 ICU 后的情况

1.入科查体

T 36.9℃,P 103 次/min,R 18 次/min,BP 131/67mmHg,氧饱和度 88%,神志清。双侧瞳孔等大、等圆,直径为 0.3cm,对光反射灵敏。口唇发绀,颈静脉无怒张。两肺呼吸音粗,未闻及干湿啰音。HR 103 次/min,律齐,心音中等,未闻及明显病理性杂音。腹平软,肠鸣音存在。四肢肌力Ⅴ级,肌张力无增减,巴氏征未引出。

2.入科诊断

①亚硝酸盐中毒;②三乙醇胺中毒。

二、病因、病情严重程度评估及亟须解决的问题

该患者病因考虑为亚硝酸盐中毒。亚硝酸盐经肠道被吸收入血液循环后,能将正常的含 2 价铁离子的血红蛋白氧化为含 3 价铁离子的高铁血红蛋白(Methemoglobin,MetHb),使之失去携氧能力,造成高铁血红蛋白血症,使组织缺氧。本病例出现发绀、头晕等症状,且有明确的清洗剂服用史,考虑亚硝酸盐中毒。目前,亟须解决患者缺氧、循环衰竭及亚硝酸盐清除等问题。治疗的关键在于尽快使用特效解毒剂,并需行血液灌流、液体复苏等清除毒物。

三、诊疗经过及思路

(1)亚硝酸盐中毒处理:予以亚硝酸盐中毒特效解毒剂亚甲蓝 100mg 微泵静注。

(2)血液灌流:为清除体内毒素,留置透析导管行血液灌流治疗。

(3)液体复苏:患者入科后暂无休克表现,予奥美拉唑保护胃黏液,果糖二磷酸营养心肌,维持内环境稳定及水电解质平衡等治疗。

(4)疾病转归:患者入科 2d 后病情稳定,肝肾功能未见明显异常,甲状腺功能正常,内环境及酸碱平衡稳定。患者康复出科。

四、病例剖析

(一)病例层面的剖析

该患者为年轻男性,急性起病,以上腹部不适为主要症状。辅助检查示高铁血红蛋白水平升高、氧饱和度低、血红蛋白水平不低,结合患者明确的毒物服用史,故患者亚硝酸盐中毒合并三乙醇胺中毒诊断明确。入院后,予以洗胃、大量补液、血液灌流、亚甲蓝静滴等对症治疗后,患者病情逐渐好转。

(二)疾病层面分析

当亚硝酸盐误食的量达到 $0.2 \sim 0.5g$ 时,即可出现中毒的表现,致死量为 3g。其中毒潜伏期短,因进入途径和摄入量多少而异,一般在食后 $1 \sim 3h$ 起病,短者仅 $10 \sim 15min$ 就起病,长者潜伏期可达

20h。亚硝酸盐中毒后,如果有 20%的血红蛋白变成高铁血红蛋白,则中毒者可出现明显缺氧的表现,不仅表现为口唇、面部、指(趾)端发绀,而且可有头晕、头痛、精神萎靡、嗜睡、反应迟钝等表现,重症者可有意识丧失。由于口服亚硝酸盐部分于胃中转化为亚硝酸,后者再分解释放出一氧化氮,可引起胃肠道刺激症状,所以有的中毒者可出现恶心、呕吐、腹痛、腹泻等症状。由于亚硝酸盐对中枢神经系统尤其血管舒缩中枢有麻痹作用,还能直接作用于血管平滑肌,有较泼尼松弛作用,由此可致血管极度扩张,发生周围循环衰竭,故重症患者常因血管扩张致血压下降、心率增快。严重缺氧持续时间较长者也可能出现呼吸衰竭而危及生命。根据患者的临床表现,亚硝酸盐中毒可分为轻、中、重、极重四型。轻型:仅有恶心、呕吐,无或有轻度发绀。中型:有明显的发绀、头痛、头晕和乏力等症状。重型:有气促、心悸、晕厥或轻微意识障碍,烦躁不安。极重型:出现神志不清、抽搐、昏迷等症状。本病例符合中型中毒表现。

患者诊断一旦明确,应积极抢救,行吸氧、洗胃、催吐等对症支持治疗。经典的特效治疗方法可概括为"亚克西"疗法:"亚"即亚甲蓝,这是抢救亚硝酸盐中毒的特效药物,按患者病情轻重分别给予 1~2mg/kg,溶于 250~500mL 5%葡萄糖溶液中静滴;"克"即抗休克,对重症出现休克的患者,将多巴胺 40~100mg 加入 0.9%氯化钠注射液 500mL,输液泵控制速度静滴;"西"即维生素 C,轻者 5g,重者 8~10g 加入 5%葡萄糖溶液 500mL 中静滴。亚甲蓝是亚硝酸盐中毒的特效解毒剂,它具有中等程度的氧化还原能力,根据浓度的不同对血红蛋白有相反的两种作用。低浓度时(1.2mg/kg),在还原型脱氢辅酶的催化下被还原成还原型亚甲蓝,后者使高铁血红蛋白还原成血红蛋白,而本身则被氧化为氧化型亚甲蓝,如此反复作用达到治疗目的。而高浓度时(5~10mg/kg),还原型脱氢辅酶不能将亚甲蓝全部还原成还原型亚甲蓝,此时过多的亚甲蓝将起氧化作用,使血红蛋白氧化为高铁血红蛋白而加重病情。故早期应用特效解毒剂亚甲蓝要精确掌握剂量,坚持用药原则,避免药物的毒副作用。

五、经验教训

由于本病常因误食所致,以头晕、乏力、恶心、呕吐、腹部不适为主诉就诊,故需排除急性胃肠炎或其他消化道疾病,且病情严重程度和预后与亚硝酸盐误食的量、就诊时间、能否及时确诊并尽早使用亚甲蓝和使用亚甲蓝的剂量相关。

参考文献

[1] 王静恩,蔡金芳,蔡振荣,等.群体亚硝酸盐中毒抢救 33 例临床体会[J].中华医学实践杂志,2004,3:610-611.

[2] 陈灏珠,杨秉辉,林果为,等.实用内科学[M].12 版.北京:人民卫生出版社,2005.

[3] 曹静,急性亚硝酸盐中毒一例分析及救治原则复习[J].中国急救复苏与灾害医学杂志,2008,3:295-296.

(鲁海燕)

病例 8-3　博落回中毒

博落回为罂粟科植物,含多种生物碱,有抗菌消炎作用,但毒性颇大。《本草纲目拾遗》载有:"博落回,生江南山谷,茎叶如蓖麻,茎中空,吹作声如博落回。折之有黄汁,药人立死,不可入口也。"本病例为典型的博落回引起的以心脏为主的毒性反应。

一、接诊时病情简介

1.患者主诉和基本情况

患者,66岁,女性,农民,既往有高血压病史5年。因"服中药后头晕、乏力、心悸6小时"入院。患者因患有尿路结石,6h前在家中根据偏方煎服中药(拇指大小的博落回)后,出现头晕、乏力、心悸,自觉醉酒状,伴有全身麻木、恶心、呕吐,呕吐胃内容物,后被送至本院急诊就诊。急诊查心电图:窦性心律,室性期前收缩二联律,左室高电压,ST-T改变,心肌损伤待排。患者入院后不久,心室率减慢至30次/min,予以异丙肾上腺素针维持心室率。考虑"药物中毒",病情危重,收住ICU进一步治疗。

2.入科查体

患者神志清,HR 54次/min,R 22次/min,T 36.0℃,BP 168/60mmHg。两侧瞳孔直径为3mm,对光反射灵敏。颈静脉无怒张。胸廓对称,两肺呼吸音清,未闻及啰音。心律不齐,心音低,未闻及病理性杂音。腹软,无压痛及反跳痛,肠鸣音4次/min,移动性浊音阴性。四肢肌力Ⅴ级,两侧巴氏征阴性。

3.辅助检查

(1)血气分析:pH 7.44,$PaCO_2$ 31.3mmHg,PaO_2 107mmHg,乳酸2.9mmol/L。

(2)心肌酶谱(急诊):血清肌酸激酶135U/L,肌酸激酶同工酶30U/L。

(3)血常规+形态学(急诊):白细胞计数$10.4×10^9$/L,中性粒细胞百分比52.6%。

(4)复查心电图:窦性心动过缓,房性期前收缩,左心室高电压,ST-T改变。

(5)心脏彩超提示:主动脉硬化,主动脉瓣少量反流,左室舒张功能减退,三尖瓣少量反流。

4.入院诊断

①中草药(博落回)中毒:恶性心律失常;②高血压病二级,高危。

入院后,予以开放静脉通路、输液、洗胃等治疗。

二、病因、病情严重程度评估及亟须解决的问题

该患者病因考虑为药物中毒,其家属提供该中药为博落回。我们对该药物知之其少,紧急查文献得知,博落回为罂粟科,多年生直立草本植物,主要有消肿、解毒、杀虫作用,有毒,禁内服。口服易引起中毒,轻者有灼感及四肢麻木、乏力;重者出现烦躁、嗜睡、昏迷、精神异常、心律失常而死亡。药物已引起患者恶性心律失常,随时有心脏停搏的可能。目前,亟须尽快清除毒物,维持心室率,维护心功能。

三、诊治经过及思路

1.毒物清除

尽快清除毒物为关键,在急诊洗胃的基础上予以补液、导泻,与家属沟通,告知风险后立刻给予CRRT。

2.维持心率

患者心室率极慢,最慢时仅20次/min,严重影响心排血量,予以间断微泵静推阿托品、异丙肾上腺素维持心室率;后患者反复出现室颤心律、意识障碍,多次行胸外心脏按压、电除颤;为缓解患者焦虑,降低氧耗,给予充分镇静、气管插管、机械通气治疗。

3.其他支持治疗

其他支持治疗包括吸氧、营养心肌、营养支持、控制血糖等;防治呼吸机相关性肺炎、导管相关性感染等并发症。

4.疾病转归

行 CRRT 3d 后停用;5d 后,患者脱离呼吸机,拔除气管插管;逐渐降低异丙肾上腺素剂量及减少阿托品使用次数;患者循环氧合稳定,转专科继续治疗,13d 后出院。

四、病例剖析及体会

博落回为罂粟科植物博落回的带根全草,具有杀菌、祛风解毒、散瘀消肿之功效,临床上常用来外敷伤口,减轻局部肿胀。但本品有毒,禁内服。中毒轻者出现口渴、恶心、呕吐等胃肠道症状及肢体麻木、无力;中毒重者出现烦躁、嗜睡等中枢神经系统症状及心脏毒性作用。其中尤以心脏毒性最为严重,多表现为顽固性室性心律失常,甚至发生尖端扭转型室性心动过速、心室颤动,危及生命。其机制尚不清楚,可能与博落回成分中的多种生物碱成分有关。

本例患者在煎服偏方中药(拇指大小的博落回)后出现头晕、乏力、心悸,自觉醉酒状,伴有全身麻木、恶心、呕吐,中毒量大,后病情迅速加重,出现意识障碍,心电图主要表现为室早二联律、窦缓、室速、室颤,可能与博落回中的生物碱成分阻滞了 K^+ 通道、延长复极、引起早期后除极及关联蛋白异常有关。经积极救治,患者成功脱离生命危险,病情平稳,出院。对该病例的救治体会如下。①彻底洗胃,阻断毒物吸收。该患者由于入院就诊时中毒已超过 6h,错过了洗胃的最佳时机,导致毒物大量吸收,出现严重的中毒症状。②联合应用多种抗心律失常药物及电击除颤。由于室性心律失常具有频率依赖性,所以目前有人提倡在使用抗心律失常药物的同时,加用小剂量阿托品以维持较快心率,减少室性心律失常的发生。但本例患者经上述处理后恶性心律失常仍未得到有效控制,考虑与口服毒物的剂量较大及救治时机较晚有关。③采取血液灌流清除残余毒物。血液灌流主要利用活性炭吸附血液中的毒物,以达到血液净化的目的,尤其对中分子物质、小分子环状结构物质和部分与血浆蛋白结合的大分子物质的清除效果更佳,而博落回引起心脏毒性的主要成分就是同时含有中分子物质、小分子环状结构物质等多种结构的混合生物碱。④积极保护多脏器的功能。博洛回中毒后期可导致多脏器功能损害,因此在临床救治中应注意保护脏器功能,促进受损脏器功能恢复。

参考文献

[1] 罗友鲜,王学胜,曾君洋.博落回中毒致严重室性心律失常 5 例报告[J].贵州医药,2001,25:838.

[2] 张友磊.QT 间期延长综合征与尖端扭转型室速的电生理机制[J].心血管病学进展,1996,17:321-324.

[3] 梅婉雯,浦秦华,钱何布.血液灌流救治乌头碱中毒致严重心律失常一例报告分析[J].中国中医药咨讯,2011,3:281.

(求沛锋 明自强)

病例 8-4 重度杀虫双中毒并肌无力

引 言

杀虫双属仿生型沙蚕毒素(Nereistoxin,NTX)类农药。它具有高效、低残留、杀虫谱广等优点。杀虫双中毒也是急诊科常见的农药中毒危急症之一,多为经口中毒。尽管其毒性中等,但由于其中毒后易致肌无力、呼吸肌麻痹,所以如抢救不及时,则有致命危险。目前,临床上对杀虫双中毒的认识还不够,因误诊或抢救措施不当而造成严重后果的事件时有发生。

一、接诊时病情简介

(一)入 ICU 前的情况

1.患者主诉和基本情况

患者,男性,24 岁,农民。因"自服杀虫双 1 小时"入院。1h 前,患者与家人争吵后自服杀虫双 150mL 左右,随即出现恶心、呕吐,吐出少许胃内容物,并逐渐出现大汗淋漓、全身抽搐、口吐白沫症状,意识障碍逐渐加深直至昏迷不醒,急送本院急诊室抢救。

2.入院查体

T 37.7℃,P 132 次/min,R 26 次/min,BP 133/84mmHg,浅昏迷。双侧瞳孔等大、等圆,直径为 0.3cm,对光反射存在。双肺呼吸音粗,未闻及干湿啰音。HR 132 次/min,律齐。腹软,未及包块,病理反射阴性。

急诊接诊后,予以气管插管、机械通气及洗胃补液对症处理,患者仍昏迷不醒、全身抽动,予以收入本院 ICU。

3.拟诊

重度杀虫双中毒。

(二)入 ICU 后的情况

1.入科查体

T 38.0℃,P 125 次/min,R 24 次/min,气管插管接呼吸机辅助通气,BP 141/82mmHg,浅昏迷。双侧瞳孔等大、等圆,直径为 0.3cm,对光反射存在。双肺呼吸音粗,未闻及干湿啰音。HR 125 次/min,律齐。腹软,病理反射阴性。

2.辅助检查

(1)血常规:白细胞计数 $12.8×10^9/L$,中性粒细胞百分比 36.6%,血红蛋白 150g/L,血小板计数 $186×10^9/L$。

(2)血气分析:pH 7.28,$PaCO_2$ 52mmHg,PaO_2 129mmHg,SB 21.8mmol/L,AB 23.6mmol/L,碱剩余-2.1mmol/L。

3.入科诊断

重度杀虫双中毒。

二、病因、病情严重程度评估及亟须解决的问题

患者有明确的自服杀虫双病史,到本院时已经昏迷不醒、全身抽搐。故重度杀虫双中毒诊断明确。目前,亟须解决的问题是保持呼吸通畅,并防治呼吸衰竭,清除体内毒物和解毒,防治并发症,维护各脏器功能。需行机械通气、镇静抗抽搐、针对性药物解毒等治疗。

三、诊治经过及思路

1.保持呼吸道通畅,防治呼吸衰竭

患者因重度杀虫双中毒已经昏迷不醒,口吐白沫,口唇发绀,氧合下降,故急诊立即予以气管插管机械通气。IPPV 模式,VT 500mL,PEEP 5cmH₂O,FiO₂ 50%,之后根据病情调整。

2.镇静对症处理

患者持续抽搐不止,导致人机不协调,增加呼吸做功,加重脑水肿。予以大剂量地西泮24h持续静脉滴注,甘露醇125mL q12h控制脑水肿。之后,患者抽搐得到控制、病情稳定后,逐步减量。

3.解毒药物治疗

二巯基丙磺酸钠0.125g静滴q8h,小剂量阿托品0.5mg q8h,大剂量维生素C 6.0g qd。随着患者病情好转,解毒药物逐步减量至停药。

4.并发全身肌无力

入科第7天,患者病情好转但脱机困难。VC模式下,氧合循环稳定;但予以PSV模式下机械通气进行自主呼吸功能锻炼时,患者开始出现呼吸困难、大汗淋漓、氧合下降;在切换至VC模式后,患者症状又逐渐消失。考虑患者存在呼吸肌乏力,且无力咳嗽、咳痰,四肢肌力Ⅲ$^+$级,考虑为"杀虫双中毒并发全身肌无力"。故短期内拔管有困难,予以气管切开,继续予以VC模式机械通气。因无经济条件行血浆置换,每日予以输血浆300~400mL,患者意识及肌力逐渐好转,咳嗽、咳痰力量增强。

5.并发肺不张

由于患者并发全身肌无力,呼吸肌无力伴咳痰乏力,经胸片、CT检查明确左下肺不张伴感染,所以考虑感染为院内获得性肺炎,感染病菌耐药率较高。据经验判断革兰阴性菌感染可能性大,给予亚胺培南/西司他汀1.0g q8h抗感染治疗6d;同时予以床边纤维支气管镜深部吸痰处理后,肺不张消失,呼吸通气功能恢复正常。

6.疾病转归

患者机械通气26d后脱离呼吸机,拔除气切套管。拔管后,予以鼻导管吸氧下SpO₂ 99%,患者能自行床上活动,自行进食,但仍觉四肢乏力。入科后31d,患者能自由下床活动,肌力基本恢复正常,康复出院。

四、病例剖析

(一)病例层面的剖析

该患者为年轻男性,有明确的自服杀虫双病史,口服量多达150mL。服药后,出现恶心、呕吐,大汗淋漓,全身抽搐,口吐白沫,意识障碍逐渐加深直至昏迷不醒,故重度杀虫双中毒诊断明确。入院后,予以洗胃清除毒物、气管插管机械通气、镇静抗抽搐、针对性药物解毒治疗等常规治疗。值得指出的是,在治疗过程中发现患者脱机困难、自主呼吸乏力、咳痰无力等症状。经仔细检查后,明确患者存在全身肌无力,后又因咳痰无力而并发肺不张,其机制为杀虫双中毒后阻断胆碱能神经的突触传导,引起M样症候群,表现为大汗、口吐白沫、全身抽搐、昏迷,后逐渐发展为全身(包括呼吸肌)麻痹无力、肺不张、呼吸衰竭等,需呼吸机支持。本例患者发病凶险,先后出现肺、脑、全身肌肉麻痹,这可能与该患者对杀虫双高度敏感且口服剂量大有关。本例患者虽因经济原因未行血浆置换,但给予输注血浆治疗也取得了明显的效果,若是给予血浆置换则效果可能更好。

(二)疾病层面的剖析

杀虫双属于沙蚕毒素类仿生性杀虫剂,中等毒性。目前,市售杀虫双为25%水剂,其在酸性环境中稳定,而在碱性环境中易分解失效。沙蚕毒素杀虫剂与有机磷、氨基甲酸酯、拟除虫菊酯类等杀虫剂虽同属神经毒剂,但毒性机制不同。杀虫双进入人体后,中毒机制是其硫醇基团与胆碱能神经元突触后膜胆碱能受体的巯基形成二硫键,占据胆碱能神经递质乙酰胆碱的受体,从而阻断胆碱能神经的突触传导。胆碱能神经主要包括：①横纹肌的运动神经-肌肉接头；②全部副交感神经节后纤维；③交感、副交感神经节前纤维；④中枢神经系统也有乙酰胆碱及其受体存在。由此可见，口服杀虫双小剂量中毒以周围神经-肌肉接头阻滞作用为主，致肌肉麻痹；大剂量中毒可直接作用于中枢神经系统。临床表现最严重的是呼吸肌麻痹而致呼吸衰竭死亡。

杀虫双中毒缺乏特异性的临床表现及实验室检查指标，临床诊断主要依靠明确的毒物接触史或服毒史，并需排除其他农药中毒。临床上，口服中毒患者发病迅速，轻度中毒者表现为步态不稳、头痛、头晕、恶心、呕吐、腹痛、腹泻、胸闷、多汗、流涎、肌束震颤、瞳孔缩小等；重度中毒者可有面色苍白、全身湿冷、发绀、烦躁不安、抽搐、昏迷、血压下降等，致死原因多为呼吸衰竭、肺水肿、呼吸肌麻痹及急性肝肾衰竭等。部分患者实验室检查有血尿、蛋白尿，血清谷氨酸氨基转移酶水平升高，全血胆碱酯酶水平可能有轻度下降，个别患者会出现胆碱酯酶水平明显下降。

目前，主要的治疗方法为应用小剂量阿托品和二巯基丙磺酸钠，这对大部分患者有效，但对一小部分重症患者的效果不佳，不能挽救其生命。血液灌流、血浆置换可清除体内残余毒物，血浆置换的效果可能好于血液灌流。理论上，血浆置换可清除存在于血浆中的任何药（毒）物，但实际上血浆置换多用于清除与血浆蛋白结合率高、用其他血液净化方法效果不佳的毒物。及时的血液净化治疗可以使体内毒物得到有效的清除，也为其他相关治疗措施的实施赢得宝贵的时间。

五、经验教训总结

经过抢救和文献复习，笔者有如下体会。①临床上，杀虫双中毒患者无论病情轻重，均应住院留观并严密监测其生命体征；②在严重患者病床边备好气管插管、呼吸机等抢救设备；③对该患者虽采取了有效的洗胃排毒措施，但患者仍出现了全身肌无力、呼吸肌麻痹，因此洗胃是抢救的重要措施，但绝非洗了胃即安全了；④杀虫双中毒作用是可逆的，只要抢救及时得当，患者就能完全康复；⑤肌无力、呼吸衰竭可发生于其他中毒症状缓解或消失后，极易造成医务人员麻痹，延误抢救时机；⑥对于并发全身肌无力、呼吸肌麻痹的重症患者，可应用血浆置换治疗，对无条件者亦可给予单纯血浆输注，简单有效。

参考文献

[1] 张斌.急诊内科学[M].北京：人民卫生出版社，2000.

[2] 王佩燕.急诊医学[M].2版.北京：人民卫生出版社，2003.

[3] 朱子扬，龚兆庆，汪国良.中毒急救手册[M].2版.上海：上海科学技术出版社，2000.

[4] 陈天浩，崔庆玉.血液净化抢救特重症杀虫双中毒1例附文献复习[J].中国急救医学，2007，27：863-864.

[5] 龚德华.急性中毒的血液净化治疗[J].肾脏病与透析肾移植杂志，2005，14：281-283.

（马建忠）

病例 8-5　甲醇中毒

引　言

甲醇（Methanol）中毒通常在出现中毒症状之前有 1～72h 的潜伏期。若病因识别过晚，则可因甲醇水平上升过高而造成视力损害。中毒症状延迟出现（超过 10h）及甲醇水平持续升高与不良后果密切相关。甲醇中毒最有特征的表现是视力减退或失明,患者常诉视物模糊或视力下降,眼科检查常有瞳孔扩大、光反应迟钝或消失、调节反射减弱。另外,甲醇可干扰体内某些氧化酶的代谢,使乳酸和其他有机酸蓄积,产生甲醇代谢物——甲酸,导致代谢性酸中毒。

一、接诊时病情简介

1.患者主诉和基本情况

患者,男性,75岁,农民。因"呕血伴胸闷、气促、胸痛5小时"入院。5h前,患者午睡醒来后出现呕血,呈咖啡样,量不多;伴气促、胸闷,持续性,休息无缓解;胸骨前持续性胀痛,疼痛尚可忍受;无向肩背部及腹部反射痛,无发热、寒战,无抽搐,无黑蒙、晕厥。休息时无缓解,故由邻居送至本院急诊。急诊查血气分析提示酸中毒(PaO_2 76.7mmHg,$PaCO_2$ 21.6mmHg,pH 7.20,阴离子间隙36,乳酸2.2mmol/L,HCO_3^- 8mmol/L,碱剩余-17.7mmol/L),呕吐物隐血(+),考虑消化道出血。予以氨甲环酸等止血,哌拉西林他唑巴坦抗感染治疗,患者症状无缓解,请ICU会诊。复查血气分析提示代谢性酸中毒加重。胸闷、气促、胸痛无缓解。心电图示窦性心率,$V_1 \sim V_3$ 异常Q波,$V_4 \sim V_6$ T波改变。患者2年前发生过前壁心肌梗死,有冠状动脉支架植入史。拟诊"冠心病冠状动脉支架置入术后急性心力衰竭",为进一步诊治,收住入ICU。追问病史,患者于发病当天中午在家饮过当地酿制"土烧"酒二两左右,患者有30余年饮酒史,该"土烧"酒为第一次开封饮用。

2.入科查体

T 36.0℃,P 126次/min,R 28次/min,BP 206/102mmHg,神清,精神软,气促,呼吸深大。平车推入病房,查体合作,对答切题。浅表未触及肿大淋巴结,颈静脉怒张,气管居中。双肺呼吸音清,可闻及较多湿啰音。HR 126次/min,律齐,未闻及病理性杂音。腹软,全腹无压痛、反跳痛,肠鸣音正常。双肾区无叩击痛。肢体无水肿,四肢肌力Ⅴ级。神经系统检查阴性。

3.辅助检查

(1)血气分析:pH 7.079,PaO_2 84.4mmHg,$PaCO_2$ 24.2mmHg,红细胞压积48.1%,钠140.9mmol/L,钾4.66mmol/L,葡萄糖10.9mmol/L,乳酸3.5mmol/L,碱剩余-21.5mmol/L,阴离子间隙35mmol/L。

(2)血常规+CRP:超敏C反应蛋白4.00mg/L,白细胞计数11.9×10^9/L,红细胞计数4.47×10^{12}/L,血红蛋白149g/L,中性粒细胞百分比79.4%。

(3)D-二聚体:1107ng/mL。

(4)B型尿钠肽定量测定:1880pg/mL。

(5)血生化:肌酐77.2μmol/L,尿素氮2.73mmol/L,谷氨酸氨基转移酶12U/L,天门冬氨酸氨基转移酶40U/L,肌酸激酶1620U/L,肌酸激酶同工酶42U/L,肌钙蛋白Ⅰ定量0.230μg/L。

4.入科诊断

①冠心病冠状动脉支架置入术后急性心力衰竭;②肺栓塞?③社区获得性肺炎?

二、病因、病情严重程度评估及亟须解决的问题

患者虽有胸痛及心电图改变,但心肌酶水平一直没有显著升高,考虑心电图为原有心肌梗死陈旧性改变,患者可能存在心绞痛但基本可排除急性心肌梗死。从动脉血气报告可以分析,患者出现了严重的代谢性酸中毒,合并明显呼吸性碱中毒,pH 7.079,并且$PaCO_2$仅为24.2mmHg,提示患者呼吸代偿;患者乳酸水平轻度升高(为3.5mmol/L),而阴离子间隙达35mmol/L,提示高阴离子间隙并非是由升高的乳酸引起的,而是另有原因。那么,患者的酸中毒是什么原因引起的呢?

能够确定的是高阴离子间隙代谢性酸中毒。高阴离子间隙代谢性酸中毒提示有大量没有测得的

有机酸进入了患者的机体。其最常见的原因有糖尿病酮症酸中毒、某些药物(如二甲双胍)所致的肝肾功能不全、乳酸性酸中毒等。在这些原因都被一一排除后,我们考虑患者可能是因为喝了劣质土烧或者假酒后导致高阴离子间隙性代谢性酸中毒,这里面的有机酸最常见的是甲醇,所以患者极有可能是甲醇中毒。

然而,遗憾的是我们想给患者做血甲醇浓度检测和剩余土烧酒的甲醇浓度检测,但省内极少有医院开展这方面的检测。

三、诊治经过及思路

1. 镇静,维持呼吸通畅

患者胸闷、气促明显,严重酸中毒,镇静后行经口气管插管机械通气,采用 PSV 模式(PS/PEEP 10/5cmH$_2$O,FiO$_2$ 30%,VT 480~550mL),予以舒芬太尼+丙泊酚镇痛镇静,并制定镇痛镇静策略。

2. 纠正酸中毒,维持酸碱电解质平衡

代谢性酸中毒为急性甲醇中毒的特征性临床表现之一,轻者无症状,重者可出现呼吸困难、潮式呼吸及全身症状。在考虑甲醇中毒后,即予以 CRRT,CVVH 模式。治疗 2d 后,患者的内环境趋于稳定。

3. 消化道出血处理

奥美拉唑 40mg 静滴,2 次/d,保护胃黏膜;第 2 天开始用肠内营养液滋养型喂养。

4. 肺部感染控制

除气管插管机械通气外,予以哌拉西林钠/他唑巴坦 4.5g 静滴 q8h 抗感染;后因炎症指标及体温升高,改为比阿培南 0.3g 静滴 q8h 抗感染,并予氨溴索化痰、低频脉冲促进排痰等治疗。

5. 原有冠心病治疗

予以环磷腺苷葡胺营养心肌,阿托伐他汀、阿司匹林、氢氯吡格雷抗血小板、稳定冠状动脉粥样斑块,美托洛尔稳定心室率等治疗。

6. 疾病转归

患者 CRRT 2d 后,酸碱紊乱得以纠正;5d 后,炎症指标明显好转,意识转清,能配合简单指令动作;后拔除气管插管,给予鼻导管 3~4L/min 吸氧,氧饱和度为 98%;咳痰能力欠佳,偶需口鼻吸痰。ICU 继续观察 2d 后,转普通病房继续治疗;21d 后,患者康复出院。

四、病例剖析

(一)病例层面的剖析

该患者为老年男性,有冠状动脉支架置入史。饮酒后出现以呕吐、胸闷、气促为主的表现,辅助检查提示高阴离子间隙代谢性酸中毒,肝肾功能无明显异常。在排除急性心肌梗死及其他常见的病因后,考虑急性甲醇中毒。果断给予 CRRT、机械通气等辅助治疗,并予以控制感染、支持治疗,患者病情好转。该患者无视物模糊或视力下降症状,亦未能进行甲醇检测明确诊断,但临床表现无法用其他原因解释,且在给予 CRRT 2d 后病情即迅速好转,考虑系毒素被清除所致。

(二)疾病层面的剖析

大多数急性甲醇中毒患者为饮用掺有甲醇的酒或饮料所致。口服甲醇中毒的最低剂量约为100mg/kg,摄入 0.3~1.0g/kg 可致死。若在通风不良的环境中发生意外事故,短期内吸入高浓度甲醇蒸气,或容器破裂泄漏经皮肤吸收大量甲醇溶液,均可引起急性中毒。无论何种接触途径引起的甲醇中毒,通常有 12~24h 的潜伏期,少数有 2~3d 的潜伏期。口服纯甲醇的中毒症状出现较快,最短的仅需 40min。若同时饮酒时摄入乙醇,则潜伏期可延长。临床表现以中枢神经系统损害、眼部损害和代谢性酸中毒为主。中枢神经系统症状轻者表现为头痛、眩晕、乏力和意识改变,但很少产生乙醇中毒的欣快感;重者出现昏迷和癫痫样抽搐。少数严重中毒者在急性期后的恢复期可有锥体外系损害或帕金森综合征的表现,有的出现发音和吞咽困难。眼部症状最初表现为眼前发黑、飞雪感、闪光感、视物模糊、眼球疼痛、畏光、幻视等;重症患者表现为视力急骤下降,甚至失明。眼科检查可见瞳孔扩大,对光反射减弱或消失;少数患者瞳孔缩小。眼底检查早期可见视盘充血、视网膜水肿。视神经损害严重者 1~2 个月可出现视神经萎缩。视野的早期改变为致密的旁中心暗点或中心暗点;晚期为周边视野缩小,还可以见到纤维束状缺损及生理盲点扩大,个别有色觉障碍。其损害部位是视神经,主要是后极部乳头及筛板后区的神经纤维受损。

代谢性酸中毒为急性甲醇中毒的特征性临床表现之一,轻者无症状,仅在实验室检查时发现,重者可出现呼吸困难、潮式呼吸及全身症状。吸入高浓度的甲醇还可引起眼和上呼吸道的轻度刺激症状。口服中毒者,恶心、呕吐和上腹部疼痛等胃肠道症状较明显,并发急性胰腺炎的比例较高,少数可伴有心、肝、肾损害,有心电图 ST 段和 T 波改变、室性期前收缩甚至心脏停搏,肝大,肝功能异常和急性肾衰竭等。预后不良的先兆为心动过缓、休克、持久昏迷、癫痫样抽搐、无尿、难治性酸中毒、瞳孔扩大且对光反射消失等。患者死亡常与酸中毒的程度密切相关。死因主要为突发呼吸停止。少数重度中毒患者急性期过后可遗留持久的帕金森综合征。约 1/4 的严重眼部损害者可遗留视力障碍,少数失明。

五、经验教训

对于有可疑甲醇接触史者,根据临床表现和实验室检查提示非高乳酸导致的高阴离子间隙酸中毒,排除其他可能引起酸中毒的酮症、药物、肝肾衰竭等,一般不难做出诊断。典型的临床过程为先有中枢神经系统抑制,随后出现代谢性酸中毒、眼部损害和进行性脑实质损伤,口服中毒者可出现消化道症状。严密观察呼吸和循环功能,保持呼吸道通畅,必要时行气管插管,补充各种维生素;对有意识障碍者可以用纳洛酮;及时行 CRRT 有助于毒物清除。

参考文献

1. 江朝强,吴一行. 急性甲醇中毒的临床救治[J]. 中华劳动卫生职业病杂志,2005,23:206-209.
2. 周卫敏,童宗武. 急性甲醇中毒治疗进展[J]. 中国血液净化,2011,10:382-388.
3. 何海玲,罗和生. 早期血液灌注与血液滤过治疗甲醇中毒的疗效观察[J]. 2011,12:391-392.
4. 张希洲,许侃. 连续性血液净化和持续静脉泵注 5%碳酸氢钠成功救治急性甲醇中毒 2 例[J]. 中华急诊医学杂志,2010,19:417-419.

(陈 君)

病例 8-6 苯酚大面积烧伤并心搏、呼吸骤停

引 言

苯酚是一种强酸性、强腐蚀性的化学品。其可经皮肤接触及呼吸道吸入,导致人体皮肤烧灼伤和呼吸道黏膜损伤,并导致中毒。本病例为大面积苯酚烧伤、中毒,伴心搏、呼吸骤停患者。

一、接诊时病情简介

1.患者主诉和基本情况

患者，钱某，女性，22岁，某制药企业职工。其于6月17日12:15，在工作中不慎摔倒并打碎一瓶1500mL、浓度为70%的苯酚溶液，致头面部、双上肢、右侧背部、臀部、右下肢及双足部等大面积皮肤被苯酚溶液烧（灼）伤，同时吸入了具有强烈刺激气味的高浓度苯酚挥发性气体。受伤后约5min，患者即出现抽搐，口吐白沫，随即意识丧失。经单位同事予以简单冲洗后，约30min后（12:45）送至本院抢救。

来院时，患者深昏迷，面部发绀，心搏、呼吸微弱，心电监护提示室性自主心律，血氧饱和度为86%。即刻予以心肺复苏、气管插管、机械通气、大量输液、补碱，并应用血管活性药物及肾上腺糖皮质激素，同时去除患者衣物，用大量清水冲洗烧伤创面。期间给予患者持续胸外按压并间断电除颤6次，历时2h（约至14:50），患者自主心律恢复至窦性。尿量约为120mL，尿色呈棕黑色。血气分析提示严重代谢性酸中毒，随即转入ICU进一步治疗。

2.入科查体

患者深昏迷，双侧瞳孔散大固定，对光反射消失，颈动脉搏动弱，皮肤冷，HR 117次/min（在大剂量肾上腺素维持下），频发室性期前收缩，两肺满布湿啰音，BP 96/47mmHg，全身皮肤湿冷。烧伤面积：右侧额、面、颌、颈部2%，右上肢4%，左上肢1%，右臀7%，右下肢15%，左小腿4%，左足1%，全身合计约34%面积为浅Ⅱ度烧灼伤，皮肤深红（烧伤部位详见图8-6-1～图8-6-3）。全身肌张力低下，病理反射消失。

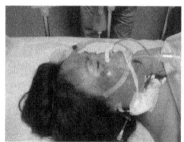 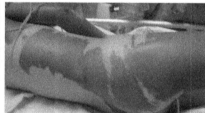 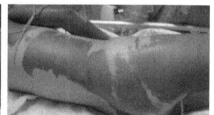

图8-6-1 脸部苯酚烧伤　　图8-6-2 右上肢、躯干、臀部苯酚烧伤　　图8-6-3 双下肢苯酚烧伤

3.辅助检查

生化：CREA 155μmol/L，尿素氮12.86mmol/L，肌酸激酶580U/L，肌酸激酶同工酶77.2U/L，乳酸脱氢酶410U/L，丙氨酸氨基转移酶157U/L。

4.入院诊断

①极重度苯酚中毒伴苯酚烧伤，并有心搏、呼吸骤停；②急性肾损伤；③中毒性休克（分布性休克）。

二、病因、病情严重程度评估及亟须解决的问题

患者病因明确，因吸入大量可挥发性有毒气体苯酚导致急性中毒，心搏、呼吸骤停，急性肾损伤；苯酚直接接触皮肤导致化学烧伤。属极重度中毒。经长时间心肺复苏后，循环勉强维持，但亟须处理因苯酚中毒导致的中枢神经系统损伤、溶血、急性肾损伤。

三、诊治经过及思路

1.心肺复苏及复苏后的脑保护

患者因急性苯酚中毒导致心搏、呼吸骤停，经长时间（历时2h）胸外心脏按压、电除颤等急救后，心肺复苏成功，但仍存在脑复苏的问题，根据当前的心肺复苏相关指南，给予亚低温及脑保护剂。

2.毒物的清除和各脏器功能维护

(1)毒物清除与肾功能维护。患者苯酚中毒诊断明确,同时存在急性肾损伤。除用大量清水冲洗污染创面外,应尽早给予血液净化治疗,可以快速清除吸收入血液循环的毒物,同时纠正因肾损伤导致的机体内环境紊乱。苯酚的相对分子质量为94.11,属于小分子毒物,经一般透析弥散和滤过即能清除。因此,在治疗上经持续大量输液、补碱及对症治疗,循环略稳定后,于当日下午17:30开始行连续性肾脏替代治疗(Continuous renal replacement therapy,CRRT),治疗模式为连续性静脉静脉血液滤过,每小时置换量为6L(其中前稀释5L/h,后稀释1L/h),共连续治疗29h。患者尿量完全恢复,尿色由棕黑色转清。

(2)呼吸支持治疗。由于患者大量吸入高浓度苯酚,造成肺损伤致肺水肿、呼吸功能衰竭,给予呼吸机辅助正压通气支持,结合CRRT及激素治疗等6h后,患者生命体征趋于平稳,肺部湿啰音消失,监测血气分析提示代谢性酸中毒得以纠正。治疗19h后,患者呼吸完全恢复正常,胸片检查示肺部渗出影消失,停用呼吸机并拔除气管插管。

(3)输液及对症治疗。因患者存在中毒性休克,根据中毒机制及临床表现分析,患者的休克以分布性休克为主,同时伴有大面积皮肤烧伤体液丢失而存在低血容量状态,给予充分补液辅以肾上腺素、糖皮质激素等,同时行CRRT,维持血流动力学稳定,减轻肺水肿,增加尿量以利于毒物排泄。患者在入院行CRRT 15h后,神志转清。

3.皮肤烧伤处理

患者皮肤烧伤面积超过30%,为浅Ⅱ度烧灼伤,按皮肤烧伤常规处理并加大补液,在ICU治疗1周后转至烧伤科继续接受皮肤康复治疗。

四、病例剖析

(一)病例层面的剖析

本例患者系70%浓度苯酚水溶液经皮肤和呼吸道吸收导致皮肤烧伤和中毒,烧伤面积大,患者在发生事故后5min内出现抽搐、口吐白沫,随即昏迷,符合中枢神经系统损害表现;到医院后立即出现心搏、呼吸骤停,提示患者中枢神经系统抑制,并伴有严重心肌损害;患者中毒后少尿且尿呈棕褐色,血肌酐水平升高,提示存在急性肾损伤,原因考虑系由苯酚中毒直接损害肾小管上皮细胞、溶血以及心脏停搏后肾脏低灌注共同作用所致。有报道认为,通过早期血液透析或血液灌流能够将苯酚有效地排出体外,血液净化宜尽早进行,甚至可采用预防性透析治疗。本例患者经持续积极心肺复苏后,除清洗皮肤污染部位的毒物外,早期应用CRRT,使已吸收的苯酚得以尽早清除,大大减轻中毒症状,从而防止脏器中毒加重,有效地保护了心、脑、肺、肾、肝等重要器官的功能,为后期创面处理和痊愈出院创造了条件,是抢救成功的关键之一。本例患者因皮肤大面积接触高浓度苯酚,在发生事故后仅5min即出现严重的神经系统症状,随后出现心搏、呼吸骤停,说明苯酚可通过皮肤、呼吸道迅速吸收,进而在体内形成极高浓度而致中毒(吸收快,中毒深),局部也可致灼伤。提示在生产作业中应注意防护,避免误吸。若皮肤沾染,应脱去衣物,迅速清洗,避免毒物继续吸收,同时应迅速送医院抢救。

(二)疾病层面的剖析

苯酚,又称石炭酸,属强酸剂,水溶液pH约为6.0,可经呼吸道、皮肤和消化道吸收导致多器官中毒。其主要抑制中枢神经和损伤肝肾功能,严重者可因循环、呼吸中枢抑制而导致猝死。大鼠经口半数致死量(LD_{50})为317mg/kg,吸入LC_{50}为316mg/m³。小鼠经口LD_{50}为270mg/kg,吸入LC_{50}为177mg/m³。兔经皮LD_{50}:630mg/kg。低浓度苯酚能使蛋白变性,高浓度苯酚能使蛋白沉淀。经皮肤和消化道吸收的苯酚直接进入血液循环,而经呼吸道吸入的苯酚大部分滞留在肺内。吸收的苯酚大部分以原型随尿排出，或与硫酸、葡萄糖醛酸或其他酸结合随尿排出；一部分经氧化变为邻苯二酚和对苯二酚随尿排出，使尿呈棕黑色（酚尿）。关于人口服致死量的报道不一，LD 为 2～15g，或 MLD 为 140mg/kg。国外报道，在苯酚溶液污染 25% 的皮肤面积时，血酚浓度可达 0.74mmol/L，患者 10min 死亡。苯酚为细胞原浆毒物，能使蛋白质变性、沉淀，可对各种细胞造成直接损害。

国外报道，苯酚中毒死亡率高达 50%。苯酚对皮肤、黏膜有强烈的腐蚀作用，吸收后可迅速产生中毒症状。其中毒的临床特点主要包括以下几个方面。①意识障碍，伴反复抽搐，最快可在苯酚污染皮肤后数秒钟发生，这可能与血液中迅速升高的游离酚进入血脑屏障损害中枢神经有关。②溶血多在伤后 1h 出现。国外学者曾测定了 1 例中等面积灼伤者红细胞内的苯酚浓度，在伤后 1h 达 4.3mg/L，4h 后开始降低，表明苯酚能进入红细胞内，并且致使红细胞膜破裂造成溶血。③肾脏是苯酚中毒的靶器官，可在 24h 内出现损害。苯酚灼伤面积＞50% 者几乎 100% 有肾脏损害，且在中小面积灼伤者中也常发生肾脏损害。这是因为苯酚可直接损害肾小管上皮细胞，外加溶血所致的红细胞碎片及血红蛋白管型堵塞肾小管，引起急性肾小管坏死，严重者导致急性肾衰竭。④心血管损害发生率高，主要表现为早期血压升高和心肌酶谱异常，严重者可发生休克及心律失常等。

五、经验教训

苯酚为强酸性挥发性溶液，可经呼吸道、皮肤和消化道吸收，除可造成接触局部灼伤外，更严重的是通过接触部位迅速吸收入血而危及生命，甚至使患者发生猝死。因此，现场急救处理极为重要。争分夺秒、迅速地脱离现场，清除沾染的衣物，冲洗皮肤等，并立即送往医院。可采取补液利尿、血液净化等措施，尽可能迅速地清除已吸收的毒物。重度中毒者可迅速进入昏迷，甚至发生心搏、呼吸骤停，应注意保护气道并维护各脏器功能，积极施救，不轻言放弃。

参考文献

1. 李辉，王贵强，赵众，等.苯酚化学烧伤并多器官中毒临床分析[J].北京医学，2005，27：121.
2. Horch R，Spilker G，Stark GB. Phenol burns and intoxications[J]. Bums，1994，20：45-50.
3. 李思惠，张宪华.酚类灼伤所致酚中毒的临床研究[J].职业卫生与应急救援，2001，19：121-123.
4. 蒋虹倩，李思惠，金惜雯.酚灼伤与急性酚中毒 254 例临床分析[J].中华内科杂志，2009，48：1046-1047.
5. 黄新锋，谭美仪，辛俭.早期血液透析治愈大面积苯酚烧伤合并中毒[J].临床医药实践，2008，29：264.

（郑　坚　何　鸣　欧伟根　吴云龙）

病例 8-7　毒蛇咬伤 2 例

引　言

毒蛇咬伤是一种常见的急性中毒性疾病，发病急，症状重，严重威胁人类的健康。特别是在被以神经毒为主的毒蛇咬伤后，患者病情往往迅速发展且严重，易发生呼吸肌麻痹，出现呼吸困难。治疗上，在尽早足量使用抗蛇毒血清的同时，往往及时行气管插管予以呼吸支持，尽快使用机械通气维持的疗效比在呼吸停止后再行机械通气的疗效好，而且住院时间短。

一、接诊时病情简介

病案1

(一)入 ICU 前的情况

1.患者主诉和基本情况

患者,女性,59 岁,农民。因"右足毒蛇咬伤 4 天,嗜睡 1 天"来我院急诊。患者 4d 前被毒蛇咬伤,未就医,于家里中药外敷,伤口处肿胀、疼痛加重。1d 前就诊于当地市人民医院,化验提示肝酶、心肌酶、肌酐水平升高,血象高,血钾水平高,在予以抗蛇毒血清静滴、利尿、补液处理后来我院急诊。既往有胆囊切除病史,否认药物过敏史。

2.入院查体

T 37.4℃,P 90 次/min,R 22 次/min,BP 140/70mmHg,嗜睡,末梢氧饱和度 98%。两肺呼吸音低,未闻及明显干湿啰音。HR 90 次/min,律齐。右下肢远端蛇咬伤处红肿,触痛明显,双上肢及左下肢未见明显水肿。急诊化验提示血钾 6.5mmol/L。

3.拟诊

拟诊毒蛇咬伤并多脏器功能障碍。

ICU 会诊后转入 ICU 继续治疗。

(二)入 ICU 后的情况

1.入科查体

T 37.4℃,P 86 次/min,R 26 次/min,BP 143/76mmHg,嗜睡,末梢氧饱和度 96%。两肺呼吸音低,未闻及明显干湿啰音。HR 86 次/min,律齐。腹软,全腹无压痛,肝脾肋下未及。右下肢远端蛇咬伤处红肿,触痛明显,双上肢及左下肢未见明显水肿。

2.辅助检查

(1)血常规:白细胞计数 16.7×10⁹/L,淋巴细胞百分比 4.2%,中性粒细胞百分比 91.2%,单核细胞百分比 4.6%,血红蛋白 128g/L,红细胞压积 0.37,血小板计数 195×10⁹/L。

(2)尿常规:隐血＋－/μL,镜下红细胞＋(10～15)/HP。

(3)血凝分析:凝血酶原时间 11.2s,国际标准化比值 0.93,部分凝血活酶时间 16.4s,纤维蛋白原 295.3mg/dL,凝血酶时间 16.3s,D-二聚体 1160μg/L,凝血酶原时间正常对照值 11.8s。

(4)血生化:淀粉酶 100U/L,葡萄糖 10.7mmol/L,肌酸激酶同工酶 433.6U/L,肌酸激酶 18705U/L,肌酐 354μmol/L,肌钙蛋白Ⅰ定性阴性,钾 5.3mmol/L,钠 130mmol/L,氯 95mmol/L,钙 2.25mmol/L,尿素氮 31.02。

(5)血气分析:温度纠正后 pH 7.27,温度纠正后 $PaCO_2$ 52mmHg,温度纠正后 PaO_2 117mmHg,碳酸氢根浓度 23mmol/L,实际碱剩余－4.2mmol/L,标准碱剩余－4.1mmol/L,标准碳酸氢盐浓度 22mmol/L,全血乳酸测定 1.4mmol/L。

(6)床边胸片:右侧膈面抬高,两肺未见实质性病变(见图 8-7-1)。

3.入科诊断

入科诊断为毒蛇咬伤并多脏器功能障碍(累及肾脏、肝脏、肺)、横纹肌溶解症。

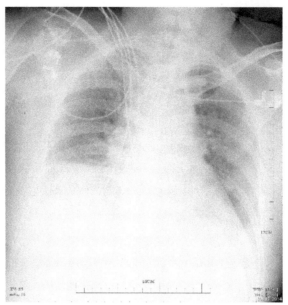

图 8-7-1　右侧膈面抬高,两肺未见实质性病变

病案 2

(一)入 ICU 前的情况

1.患者主诉和基本情况

患者,男性,57 岁,农民。因"左足毒蛇咬伤 2 天"急诊,以"毒蛇咬伤"入院。患者 2d 前劳作时不慎被毒蛇咬伤左足(具体不详),当时患者感左足疼痛明显,左足背肿胀,至当地医院就诊,予以抗五步蛇血清静滴以及抗感染治疗后,未明显好转,局部肿痛加剧,遂来我院急诊。既往有高血压病史。

2.入院查体

T 36.8℃,P 92 次/min,R 30 次/min,BP 170/88mmHg。嗜睡,末梢氧饱和度90%。双侧瞳孔等大、等圆,直径为 0.35cm,对光反射迟钝。两肺呼吸音低,未闻及明显干湿啰音。HR 92 次/min,律齐。左下肢肿胀。

3.拟诊

①毒蛇咬伤、左下肢皮肤感染;②高血压病。

经 ICU 医生会诊后转入 ICU 治疗。

(二)入 ICU 后的情况

1.体格检查

T 36.8℃,P 90 次/min,R 30 次/min,BP 175/95mmHg。嗜睡,持续鼻导管吸氧,末梢氧饱和度为 90%。双侧瞳孔等大、等圆,直径为 0.35cm,对光反射迟钝。两肺呼吸音低,未闻及明显干湿啰音。HR 90 次/min,律齐。腹软,全腹无压痛,肝脾肋下未及,肠鸣音可闻及。左下肢水肿。

2.辅助检查

(1)血常规:白细胞计数 16.2×10⁹/L,淋巴细胞百分比为 7.5%,中性粒细胞百分比 92.1%,血小板计数 87×10⁹/L。

(2)血凝分析:凝血酶原时间 10.9s,国际标准化比值 0.91,部分凝血活酶时间 20.2s,纤维蛋白原442.9mg/dL,凝血酶时间 20.1s,D-二聚体 380μg/L,凝血酶原时间正常对照值为 11.8s。

(3)血生化:磷酸肌酸激酶 180740U/L,肌酸激酶同工酶 16603.8U/L,空腹血糖 8.97mmol/L,尿素 8.84mmol/L,肌酐 82μmol/L,钙 1.93mmol/L,钾 4.55mmol/L,钠 139.4mmol/L,氯 107.2mmol/L,淀粉酶 38U/L,肌钙蛋白阴性。

（4）血气分析:pH 7.31,二氧化碳分压 44mmHg,氧分压 59mmHg,碳酸氢根浓度 22mmol/L,实际碱剩余－4.5mmol/L,标准碱剩余－4.6mmol/L,标准碳酸氢盐浓度 22mmol/L,氧饱和度 88%,全血乳酸测定 3.0mmol/L,钠 137.00mmol/L,钾 4.1mmol/L,血糖 8.1mmol/L。

（5）床边胸片:两肺未见实质性病变(见图 8-7-2)。

3.入科诊断

①毒蛇咬伤并多脏器功能障碍(累及肺、肝)、横纹肌溶解症;②左下肢皮肤感染;③高血压病。

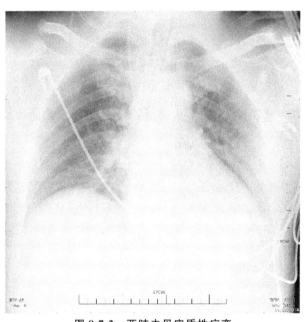

图 8-7-2　两肺未见实质性病变

二、病因、病情严重程度评估及亟须解决的问题

该患者的病因明确为毒蛇咬伤导致的多脏器功能衰竭,包括肺、肾、肝等多个脏器功能衰竭。根据毒蛇咬伤临床严重程度评分标准,考虑两例患者均为血液循环毒和神经毒混合毒蛇咬伤的危重型。神经毒可引起呼吸肌麻痹导致呼吸衰竭,且这是患者死亡的主要原因,目前亟须解决呼吸衰竭、肾衰竭、肝功能不全等多脏器功能衰竭问题,同时应注意大量横纹肌溶解而出现的骨筋膜室综合征。治疗的关键在于早期应用抗蛇毒血清、血液灌流、血液滤过及尽早行气管插管机械通气。

三、诊治经过及思路

1.抗蛇毒血清治疗

抗蛇毒血清的用量根据患者的中毒程度、毒蛇的大小、伤后就诊时间长短等来决定,宜多勿少。对重症患者用 2~3 支;对危重患者用 3~6 支;对 24h 后病情未见缓解或症状加重者,再追加 2~3 支。可根据病情的需要反复多次使用。研究表明,若在被咬伤 24h 后再应用抗蛇毒血清,则效果较差,但仍然有效。故对就诊较晚的危重患者,不可放弃抗蛇毒血清的应用。

2.呼吸衰竭的处理

两例患者入科后均表现为意识障碍加重,呼吸浅表,血气分析提示呼吸衰竭,根本原因为神经毒导致的呼吸肌麻痹,应早期予以气管插管机械通气。通气模式及呼吸机参数主要根据患者的自主呼吸能力来选择,早期一般选用辅助控制通气(Assist-control ventilation,A/C)模式,同时予以咪达唑仑或丙泊酚镇静。在恢复期,适当锻炼患者的呼吸肌以利于撤机,可选择同步间歇指令通气(Simultaneous intermittent mandatory ventilation,SIMV)模式或压力支持通气(Pressure support ventilation,PSV)模式,并逐渐降低通气支持的水平,直至撤机。

3.血液灌流及血液滤过治疗

两例患者到我院就诊时,被毒蛇咬伤的时间均已超过 24h。注射抗蛇毒血清的时间越早越好,超过 24h 用药,效果往往较差。蛇毒成分主要为大分子、中分子蛋白质。此时,通过血液灌流加血液滤过能有效地清除这些毒素,并有利于防治重症横纹肌溶解后的骨筋膜室综合征。

4.肠内营养支持治疗

毒蛇咬伤患者多为体力劳动者,对热卡的需求量高,故早期的营养支持非常重要。可以 30～35kcal/kg 为目标,逐步增加肠内营养。

5.抗感染治疗

抗生素选用哌拉西林他唑巴坦 4.5,q8h,覆盖革兰阴性菌、厌氧菌及部分阳性菌。

6.疾病转归

第 1 例患者在治疗 2d 后,尿量增加至 1700mL;治疗 5d 后,自主呼吸恢复,拔除气管插管;1 周后,患者生化检查提示肝酶水平基本下降至正常,心肌酶及肌红蛋白水平正常,每日尿量达 2000mL 以上,氧合理想,转出 ICU。第 2 例患者治疗 4d 后,自主呼吸恢复,拔除气管插管,生化检查提示肝酶、心肌酶、肌红蛋白水平明显下降,每日尿量达 2000mL 以上,5d 后转出 ICU。

四、病例剖析

(一)病例层面的剖析

上述个案均为毒蛇咬伤病例,第 1 例是发病第 4 天来我院,第 2 例是发病第 2 天来我院。两例患者均不能确定是什么蛇咬伤,但入院时均有多脏器功能衰竭、呼吸肌麻痹表现,初步判断为蝮蛇的可能性大。两例的共同特点有:①呼吸肌麻痹、呼吸衰竭;②急性肾损伤;③横纹肌溶解。在治疗上,早期均予以抗蛇毒血清治疗、血液灌流、血液滤过以及气管插管机械通气。经治疗后,在 1 周内,肝肾功能及心肌损伤明显改善,拔除气管插管后转出 ICU。说明对毒蛇咬伤患者早期进行规范化治疗是改善预后的重要因素。

(二)疾病层面的剖析

近年来,由于人们居住环境以及生态环境改善,毒蛇咬伤的发生率也有逐年增加的趋势。就近几年的蛇咬伤发生特点来看,蛇咬伤患者以野外劳作和旅游者为多,而专业捕蛇者和餐饮行业者的发生率则逐年减少。在江浙地区,蝮蛇较为多见。毒蛇咬伤病情发展不一,且与咬伤时间、毒蛇种类、毒素强弱有密切关系。根据主要毒理作用的不同,蛇毒可分为神经毒、血液循环毒。血液循环毒包括心脏毒素、溶血毒素、促凝毒素、出血毒素等,对心血管和血液系统有毒性作用。

蛇咬伤所致的呼吸衰竭主要由神经毒引起。神经毒毒蛇咬伤后,可引起患者呼吸肌麻痹,导致呼吸衰竭,这是主要的死亡原因。其病理生理主要是蛇毒素阻断神经肌肉接头,引起弛缓性麻痹,导致周围性呼吸衰竭,引发缺氧性脑病、肺部感染和循环衰竭。其有两种表现,一种作用于运动神经末梢的突触前和突触后部位,主要抑制运动终板上的乙酰胆碱受体,使肌肉内的神经介质——乙酰胆碱不能发挥其原有的去极化作用,从而导致横纹肌松弛,呼吸肌麻痹;另一种作用对乙酰胆碱受体的功能无影响,但有抑制运动神经末梢释放介质的作用,对这种呼吸肌麻痹的患者应用新斯的明有一定的疗效。同时,研究亦发现,神经毒素对呼吸中枢还具有直接抑制作用。

被血液循环毒蛇咬伤后,由于蛇毒对机体的毒性作用,导致患者肢体组织肿胀,淋巴和静脉回流受阻,静脉压增高,毛细血管内压力增高,渗出增加,组织肿胀持续加重,肌肉组织受压,组织血液灌注量减少,造成组织缺血、缺氧,肌肉损伤溶解。另外,蛇毒中的肌溶素可以直接溶解横纹肌。当肌肉遭受损伤时,大量肌酸激酶释放入血。在发生横纹肌溶解症时,肌酸激酶值增高;而在正常情况下,肌酸激酶值低于 200U/L。如果血液循环毒蛇咬伤后发生的组织肿胀得不到及时解除,可形成骨筋膜室综合征,组织缺血、缺氧持续加重,进一步加重组织肿胀,导致恶性循环,骨筋膜室内的压力增加,进一步发展可使间隙内组织毛细血管闭塞,循环受阻,组织灌注量进一步减少,造成组织缺血、缺氧、坏死。有报道,蛇咬伤患者心肌酶学升高诊断心肌损伤的特异性不高,主要引起骨骼肌损害。

对神经毒毒蛇咬伤治疗中的关键有以下几个方面。①早期气管插管、呼吸机支持治疗。一些被神经毒毒蛇咬伤的患者在急诊就诊时可无重症表现,但病情发展极其迅速,甚至在询问病史、体格检查时突然出现呼吸衰竭或停止,有些延缓就诊或转诊的患者已出现威胁生命的危象,如果抢救不及时或不当可导致患者死亡。被神经毒毒蛇咬伤的患者中毒程度越重,则发生呼吸衰竭的时间越早。呼吸停止时间越长,自主呼吸功能恢复越慢。若在呼吸停止后再予以气管插管,则患者死亡率高。因此,抢救成功的关键是及时予以气管插管行机械通气,改善呼吸功能,并防止多器官功能障碍综合征的发生。当发现被神经毒毒蛇咬伤的患者出现鼻翼扇动、发绀、眼睑下垂,呼吸变慢、变浅或不规则时,应尽快进行气管插管或切开,切勿等到呼吸停止后再行人工通气。②抗蛇毒血清治疗。抗蛇毒血清是治疗毒蛇咬伤的唯一特效药。目前认为,抗蛇毒血清通过有效地中和蛇毒而发挥特异性的治疗作用。其抗毒机制:抗蛇毒血清能直接中和未对靶器官起毒效应的游离蛇毒抗原,使蛇毒失去毒性,故抗蛇毒血清越早使用越好。被咬伤后超过 24h 使用,疗效较差,但也不应该放弃使用。③血液灌流及血液滤过治疗。抗蛇毒血清的注射时间越早越好,超过 24h 用药往往效果较差。蛇毒成分主要为大分子、中分子蛋白质,故此时通过血液灌流加血液滤过能有效地清除这些毒素。

五、经验教训总结

两例患者在被送至我院治疗时,被咬时间均已超过 24h,其中第 2 例病例于入院前已注射抗蛇毒血清,故病情相对较轻,机械通气时间较短,脱机拔管早。而第 1 例病例在毒蛇咬伤后 4d 就诊,入院前未诊治,故病情相对重,有急性肾衰竭表现,机械通气的时间也较长。说明在诊治毒蛇咬伤的过程中,早期治疗非常重要,是影响预后的重要因素,尤其是早期的抗蛇毒血清治疗,可取得事半功倍的疗效。在毒蛇咬伤 24h 后,血液灌流及滤过也能有效地帮助清除毒素。

参考文献

1.张文武.急诊内科学[M].3 版.北京:人民卫生出版社,2012.

2.Rojas E,Quesada L,Arce V,et al. Neut realization of four Peruvian othrops snake venoms by polyvalentantivenoms produced in Peru and Costa Rica:preclinical assessment[J]. Acta Trop,2005,93(1):85-95.

3.覃公平.中国毒蛇学[M].南宁:广西科技出版社,1999.

4.王灵,王万灵. 血循毒蛇咬伤肌酸激酶干预研究[J]. 蛇志,2014,26:287-289.

5.钱钧,黄河清,姜海云,等.蝮蛇咬伤后伤肢肿胀与心肌酶谱改变的临床研究[J].蛇志,2002,14:28-30.

(蔡 玲 王秋雁)

病例 8-8　银环蛇咬伤

引　言

毒蛇咬伤多见于山区农村地带,银环蛇咬伤中毒虽局部症状轻微,但由于银环蛇毒以神经毒素为主,毒性强烈,如果抢救不及时或者不适当,则病情迅速恶化,危害性大,一旦出现呼吸停止,极易造成患者死亡。

一、接诊时病情简介

1.患者主诉和基本情况

患者,女性,51岁,农民。因"毒蛇咬伤致呼吸困难5小时"入院。患者5h前在家门口不慎被毒蛇(银环蛇)咬伤右踝,致右踝部隐痛,伴麻木感,自行到当地医院就诊。给予"补液、吸氧"治疗,患者病情无好转,并出现面颊部酸胀麻木感及呼吸困难,症状加重。转来我院急诊,给予气管插管辅助通气后收入ICU。

2.入院查体

气管插管,机械通气,镇静下意识不能判断,精神稍软。双侧瞳孔等大、等圆,直径为2.5mm,对光反射迟钝。颈软,无压痛,活动正常。两肺呼吸音稍粗,未闻及干湿啰音。心律齐,未闻及杂音。腹软,肝脾肋下未及,无压痛。右踝部敷料包扎,打开敷料可见右踝外侧部一个蛇咬伤创口,可见少许渗血,未闻及腐臭味,趾端血供尚可。全身皮下未见明显出血点及瘀斑。四肢肌力因镇静不能判断,肌张力如常,病理征未引出。

3.辅助检查

(1)急诊血常规:白细胞计数$12×10^9/L$,中性粒细胞百分比91.6%,血红蛋白137g/L,血小板计数$125×10^9/L$。

(2)血生化:肌酸激酶76U/L,肌酸激酶同工酶8U/L,钠133.0mmol/L。

4.入科诊断

入科诊断为银环蛇咬伤、急性呼吸衰竭。

入院予以特级护理,心电监护,气管插管,呼吸机辅助呼吸;予以季德胜蛇药片内服外敷,蛇咬伤为感染创面;予以山莨菪碱、地塞米松抗蛇毒反应,呋塞米利尿,及适当补液等相关对症支持治疗,密切监测血气变化。

二、病因、病情严重程度评估及亟须解决的问题

该患者病因考虑为银环蛇毒导致的呼吸麻痹而引起的急性呼吸衰竭。因此,抢救成功的关键是及早注射抗银环蛇毒血清,采用机械通气辅助改善呼吸功能。

三、诊治经过及思路

1.呼吸衰竭处理

治疗的关键是及时、正确、有效地使用人工通气辅助治疗中毒后呼吸肌麻痹引起的呼吸衰竭。对该患者给予镇静后机械控制通气。因该患者主要为神经毒引起的呼吸肌麻痹,所以无须呼吸末正压通气(PEEP)。

2.注射抗蛇毒血清

抗蛇毒血清治疗越早,效果越好,并且必须在蛇毒未明显破坏组织细胞前或在蛇毒与组织细胞结合之前注射,才能起到非常好的保护性作用。如果组织细胞和脏器已被蛇毒破坏、损伤,那么再注射抗蛇毒血清也只能起到中和余毒,阻止其再继续造成损害的作用。

3.毒蛇咬伤的早期集束化治疗

毒蛇咬伤的早期集束化治疗包括伤口处理,应用蛇药,静脉滴注山莨菪碱(654-2)、地塞米松,及脏器支持等。伤口处理包括伤口切开、清洗消毒、胰蛋白酶局部封闭、外敷蛇药等。山莨菪碱是毒蕈碱受体抑制剂,可以调节自主神经,解除平滑肌松弛,减轻肺血管痉挛和渗漏,改善微循环,降低肺及全身小血管阻力,同时抑制腺体分泌;并能提高细胞对缺血、缺氧、毒素的耐受性,稳定细胞膜,抑制细胞内游离钙的升高;对脑组织细胞有直接的保护作用,减轻脑损伤,改善脑功能。糖皮质激素可以稳定细胞膜、溶酶体膜及肥大细胞膜,减轻脱颗粒反应,减少组胺的释放,同时能诱导细胞合成多种PLA2抑制蛋白,减少花生四烯酸的释放,防止中性粒细胞活化和内皮细胞损害。

4.疾病转归

患者机械通气4d后脱离呼吸机,拔除气管插管;入科后7d,一般情况改善;入科14d后,患者康复出院。

四、病例剖析

(一)病例层面的剖析

该患者为中年女性,因"毒蛇咬伤致呼吸困难5小时"入院。根据临床症状,符合银环蛇咬伤后神经毒毒性反应的表现,诊断明确。入院后,立即启动毒蛇咬伤早期集束化治疗。在给予伤口处理的同时,气管插管辅助通气,注射抗蛇毒血清、东莨菪碱及地塞米松等积极治疗。7d后,患者顺利康复。

(二)疾病层面的剖析

银环蛇在咬人时,毒液通过其前沟牙注入人体皮下组织,主要由淋巴系统吸收,再进入血液循环分布至全身。神经毒素主要阻断神经-肌肉接头(运动终板)的传导,对呼吸中枢也有抑制作用,但可能由于不易透过血脑屏障,所以不足以引起这方面的改变。总的表现为影响运动神经进而影响骨骼肌传导功能,全身横纹肌松弛性瘫痪,而患者的意识往往是清醒的。轻者表现为眼睑下垂,张口伸舌困难,吞咽、发音障碍,四肢无力。当出现呼吸肌麻痹时,影响胸廓活动和肺的扩张,导致通气减少及吸入气体分布不均,削弱有效气体交换。同时,肺的细支气管、毛细管和肺泡在受到蛇毒的影响后,亦发生一定的反应,由于充血、水肿及呼吸道分泌物增多、滞留,肺泡通气不良加重,肺通气血流比例失调(通气<血流),以致发生缺氧和二氧化碳不能排出体外,因此一旦发生呼吸衰竭,则缺氧和二氧化碳潴留必然同时存在。如果得不到及时合理的有效处理,便可引起全身一系列的病理改变,严重时,导致多系统脏器衰竭,容易造成患者死亡。因此,抗蛇毒血清的应用和呼吸支持非常关键。应及早应用抗银环蛇毒血清。临床实践和动物实验都证实了,越早治疗,疗效越好。理论上,应在蛇伤后4h内应用抗蛇毒血清,但在24h内至少还是有用的。抗蛇毒血清根据病情可以重复应用,因为蛇毒在体内的半衰期为72h,而抗蛇毒血清在体内的半衰期为26~95h。尽管抗蛇毒血清可以用来中和体循环中的毒素以及即将进入循环的毒素,但大剂量的抗蛇毒血清并不会马上逆转神经毒蛇咬伤患者的呼吸衰竭。因此,不要盲目滥用及过量使用抗蛇毒血清。

毒蛇咬伤早期集束化治疗是指在蛇咬伤后,将各种重要治疗措施组合在一起形成的一组治疗措施,即在确诊蛇咬伤后立即开始并在短期内迅速实施有效治疗的措施,其目的是改善患者的预后。蛇咬伤早期集束化治疗可分为局部治疗及全身治疗。

全身治疗的重要措施是应用抗蛇毒血清、激素、口服蛇药片及器官支持。局部治疗措施有伤口切开、清洗消毒、胰蛋白酶局部封闭、吸吮或拔火罐、结扎伤口近心端、烧灼伤口及外敷蛇药等。目前,抗蛇毒血清的使用、伤口切开、激素应用在蛇伤治疗中均得到了广泛认可和应用。清洗消毒、VSD引流、局部封闭亦得到推荐。毒蛇咬伤的预后及并发症的发生与蛇毒毒力有关。清洗伤口的时间、伤口切开的时间、使用抗蛇毒血清的时间、使用激素的时间与病情严重程度、肢体肿胀程度及住院时间不仅有明显的相关性,而且相关性良好($P<0.001$)。对蛇伤患者,临床上应在短时间内完成集束化治疗,可减轻病情严重程度及缩短住院时间,改善预后。

五、经验教训总结

银环蛇神经毒素中毒主要阻断运动神经-肌肉接头的传导,引起全身横纹肌松弛性瘫痪。该中毒的首发致死原因是呼吸衰竭,属于呼吸动力缺乏性呼吸麻痹。因此,及时使用抗蛇毒血清以及有效的呼吸支持对银环蛇中毒患者非常重要。

参考文献

1.覃公平.中国毒蛇学[M].南宁:广西科学技术出版社,1998.
2.李其斌.毒蛇咬伤概况[J].广西医学杂志急救医学专辑,1989,1:279.
3.胡金伦,黄洁明,李旷怡.银环蛇咬伤致急性呼吸衰竭12例救治分析[J].岭南急诊医学杂志,2004,9(3):202.
4.乐冬友,王志英,徐自强.重症五步蛇咬伤深筋膜网状切开的早期应用[J].蛇志,2012,24:119-121.
5.曾杰,陈宁波,胡卫健.负压封闭引流技术应用于下肢蛇咬伤切开减压术后的临床疗效分析[J].重庆医学,2014,43:4519-4521.
6.王万灵,王灵.蛇毒咬伤早期集束化治疗[J].蛇志,2015,27(2):116-117.

(田　昕)

病例8-9　磁铁中毒

引言

重度铁中毒可引起多器官功能损害,严重低血压、休克,肺水肿,肝肾功能损害,以及所谓"迟发性休克",并且死亡率较高。

一、接诊时病情简介

(一)入ICU前的情况

1.患者主诉和基本情况

患者,男性,18岁,辍学在家。因"吞服磁铁约150克后呕吐、乏力22小时,心肺复苏术后11小时"转入ICU。患者于入院22h前将重约150g磁铁敲碎吞下,随后出现呕吐、乏力。约6h后,呕吐自行缓解。后被家人发现其乏力明显,瘫倒在地,不能站立,肢体抽动,身边见呕吐物,伴咖啡样液,解黄色稀便两次,呕吐物及稀便内见少量黑色金属碎屑。约12h前,救护车送入我院。其半年前在当地精神病院诊断为"精神分裂症",未规律治疗。

2.入院查体

患者表情淡漠,不能对答,双眼凝视,尿失禁,血压120/71mmHg,血氧饱和度94%;两肺呼吸音略粗,未闻及干湿啰音;心率87次/min,律齐;腹平,压之有皱眉动作;双下肢无水肿。

3.辅助检查

(1)腹部平片:中下腹部多发致密影。

(2)血气分析:pH 7.1,PaCO$_2$ 52mmHg,PaO$_2$ 70mmHg,血钾1.3mmol/L,碳酸氢根18.8mmol/L,血钠151.0mmol/L,血糖7.3mmol/L。

4.拟诊

拟诊重度磁铁中毒。

立即予以补钾、纠正酸中毒等治疗。入急诊后1h,突然意识完全丧失,心搏减慢并停止,予以气管插管,持续胸外心脏按压,予以肾上腺素、机械通气、补液等治疗,经连续抢救40min后心搏恢复,出现室性心率(45～50次/min),血压持续偏低(测不到→53/38mmHg),全身青灰色,反复双眼向上凝视。洗胃后,胃管内注入牛奶,肌注去铁胺1g,静推亚甲蓝50mg,静滴依地酸钙钠1g等,同时静脉予以间羟胺、多巴胺[25μg/(kg·min)]维持。患者持续处于昏迷状态,呼吸浅弱,血压低(约50/30mmHg),心率50～65次/min。急诊拟"重度磁铁中毒,心肺复苏术后"收住急诊监护室。

(二)入ICU后情况

1.入科查体

患者昏迷,疼痛刺激下无睁眼及肢体活动,脉搏63次/min,机控呼吸18次/min,自主呼吸浅弱(45～60次/min),血压49/31mmHg,肛温36.5℃,中心静脉压高于24cmH$_2$O。发育良好,营养中等。全身发绀,四肢末梢厥冷,皮肤呈青灰色。双侧瞳孔直径为5.0mm,对光反射迟钝。两肺呼吸音粗,可闻及少许痰鸣音。心律不齐,心音低钝,腹尚平软,无肌卫,肠鸣音未闻及,移动性浊音阴性。四肢肌张力下降,双侧腱反射未引出,双侧巴氏征未引出。

2.辅助检查

(1)血气分析:pH 7.066,PaCO$_2$ 75.6mmHg,PaO$_2$ 33.0mmHg,碳酸氢根20.7mmol/L,碱剩余－11.6mmol/L,血乳酸16.0mmol/L,血钾3.50mmol/L,血钠153.0mmol/L,血糖6.9mmol/L。

(2)血生化:天门冬氨酸氨基转移酶5510U/L,谷氨酸氨基转移酶3408U/L;肌酸激酶36612U/L,乳酸脱氢酶4952U/L,肌酸激酶同工酶791U/L;尿素氮10.1mmol/L,肌酐181μmol/L;铁蛋白大于2000ng/mL;血铁、铜、锌、铅及镉等浓度正常。

(3)血常规:白细胞计数25.7×10^9/L,中性粒细胞百分比80.8%,血红蛋白170g/L。

(4)凝血功能:凝血酶原时间21.4s,国际标准化比值1.81,D-二聚体1451μg/L。

(5)床边胸片:①两肺渗出性改变;②盆腔区多发金属样致密影(见图8-9-1)。

(6)腹部平片:两肺弥漫性病变(见图8-9-2)。

(7)心电图提示:加速性室性心率。

3.入科诊断

①重度磁铁中毒;②心肺复苏术后。

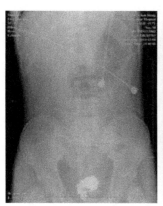
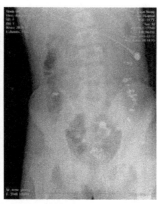
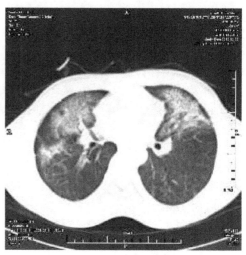

图 8-9-1　腹部平片可见致密影　　　　　　　　图 8-9-2　CT 提示两肺弥漫性病变

二、病因、病情严重程度评估及亟须解决的问题

该患者病因考虑为铁中毒导致的心脏停搏。磁铁主要成分为四氧化三铁。磁铁中毒主要表现为铁中毒。严重铁中毒可导致患者严重低血压、休克、肺水肿、肝肾功能损害,甚至死亡,以及所谓"迟发性休克",即在服用大量铁剂后有短暂的无症状期。本例患者在服下磁铁后出现呕吐等消化道症状,数小时内症状自行缓解,造成"好转"的假象,导致患者家属未及时送医;在服下磁铁约 12h 后,才出现持续低血压、低钾血症、严重酸中毒,引发心脏停搏,并导致迟发性的脏器功能损害,如心、肝、肺、肾损害,以及肺含铁血黄素沉着症、肺纤维化,导致限制性肺功能减退等,对此应提高警惕。该病例有典型铁中毒表现,前驱期表现为呕吐、乏力,继而表现为反应淡漠,并出现严重代谢性酸中毒、低钾血症、心脏停搏、低血压休克等表现,全身发绀明显。治疗上应用去铁胺,积极抗休克,纠正酸中毒及低钾血症,维护心室率,辅以其他相关对症支持治疗。

三、诊治经过及思路

1.铁中毒

从本病例的抢救过程看,去铁胺的使用,对重度铁中毒的治疗至关重要。在治疗初期,去铁胺的剂量、给药速度以及用药途径均非常重要。在对该患者低血压休克的治疗中,早期足量静脉使用去铁胺对低血压的纠正有很大的作用。对于本例病例,由于对铁中毒的诊断和认识不到位,以及去铁胺暂时缺货,所以在急诊 12h 共使用去铁胺 1g,并采用肌注方式,虽然联合亚甲蓝、依地酸钙钠等其他解毒剂以及补液积极治疗,但血压在治疗 4～5h 及以后仍持续处于极低水平,且使用大剂量升压药无效。在转入监护病房后,改用去铁胺静脉微泵维持,1～2h 后血压明显回升,并在升压药使用量 5～6h 显著减少。可见,去铁胺的使用在治疗中应引起重视。在对本病例的整个救治过程中共使用去铁胺 17g,前后使用时间达 17d。

2.肠道内金属异物留存

患者入院时一般情况差,已无法耐受手术取异物。从治疗过程看,患者肠内的磁铁碎屑不断地重新聚拢成团。入院时,腹部平片实质上未能完全显影肠内所有的金属碎屑。本病例前后给予胃肠灌洗导泻达 2 周的时间。

3.肺纤维化改变

该患者在中毒后早期即出现明显的肺弥漫性病变,同时伴有心、肝、肾等多脏器功能损害。根据该病例胸片、胸部 CT 变化以及肺泡灌洗液检查结果,提示患者为肺含铁血黄素沉着症,并导致限制性通气功能障碍。经肺泡灌洗和激素治疗有效。

4.内科综合治疗

内科予以气管插管、持续胸外心脏按压、应用肾上腺素、机械通气、补液等治疗。洗胃后,往胃管内注入牛奶,同时给予间羟胺、多巴胺静脉维持以及相关对症支持治疗。

5.疾病转归

该患者在治疗 35d 后出院。出院后,服用甲泼尼龙 12mg qd。患者自诉无不适,无呼吸困难,生活能自理,生命体征及氧饱和度均正常,呼吸频率及运动度正常,活动耐量已逐步提高,可以较快地爬上二楼而无呼吸困难。

四、病例剖析

(一)病例层面的剖析

本例患者在服下磁铁后出现呕吐等消化道症状(第一阶段,胃肠道中毒)。数小时内,症状自行缓解,造成"好转"的假象(第二阶段,静止期),致使患者家属未及时送医。在服下磁铁约 12h 后,患者才出现持续低血压休克(第三阶段,全身中毒)、低钾血症及严重酸中毒,引发心脏停搏,并导致迟发性的脏器功能损害(如心、肝、肺、肾损害),以及肺含铁血黄素沉着症、肺纤维化,导致限制性肺功能减退等,对此应提高警惕。经去铁胺、亚甲蓝、依地酸钙等治疗后,患者情况好转;静脉滴注去铁胺后,血压逐渐稳定(第四阶段,临床恢复)。未出现幽门梗阻(第五阶段,迟发性幽门梗阻)。该患者在中毒后早期即出现明显的肺弥漫性病变,同时伴有心、肝、肾等多脏器功能损害。根据胸片、胸部 CT 变化以及肺泡灌洗液检查结果,提示该患者为肺含铁血黄素沉着症、肺纤维化改变,并导致限制性通气功能障碍,经肺泡灌洗和激素治疗有效,预后尚需进一步随访观察。从本病例看,中毒者心、肝、肾等功能、临床表现以及血液生化多在 3 周的时间内基本恢复。

(二)疾病层面的剖析

铁中毒的临床经过常被分为五个阶段。

第一阶段为胃肠道中毒。志愿者仅服用二价铁 5mg 就出现恶心、呕吐及腹泻等症状。胃肠道出血可导致呕血和血便。这主要是由铁对胃肠黏膜表面的直接腐蚀作用而引起的,通常在数小时内发生。动物模型及需要外科手术或尸解的标本显示,其病理学改变为从轻度充血到胃肠黏膜出血坏死等,常常可以见到黏膜表皮含铁分泌物。病理学改变集中出现于胃和十二指肠,远端小肠区也可受累,但结肠几乎不受累及。

第二阶段为静止期。在该阶段,胃肠道症状改善。早期曾有报道,铁中毒的儿童没有接受任何治疗,胃肠道症状消失,但 24h 后病情恶化并死亡。目前,对该阶段还存在争议,因为许多毒物学家相信,显著中毒的患者往往在很早就有表现。通过那些早期报告所提供的有限的临床资料,很难断定患者在这个静止期或之前的真实临床状态,或许死亡与其他原因有关。静止期对判断患者是否需要被监护非常重要。不过,现在儿童在被发现早期胃肠道症状后即接受静脉补液及络合物治疗,所以该阶段在儿童已经极少见了。

第三阶段为全身中毒。全身中毒表现为与血流灌注不足相关的一组休克临床症状——苍白、手足冰凉、心动过速、呼吸急促,晚期可以出现低血压。低血容量性休克是由胃肠道液体丢失、毛细血管通透性增加及静脉压张力减少等多因素导致的。严重的铁中毒患者可以出现心肌功能障碍。动物实验发现,即使血容量已被纠正,仍可发现心率减慢,平均动脉血压降低,心排血量降低及周围循环阻力增加。心肌收缩力减低导致心排血量降低,并可因酸中毒和低血容量性休克而加剧。心力衰竭常出现于慢性铁中毒,在急性铁中毒中几乎未见报道,其原因可能与自由基的破坏有关。体外实验证明,细胞中的溶酶体酶活性增加与铁负荷有关。另外,铁中毒还可抑制心肌线粒体呼吸酶的活性,导致心肌功能受损。全身性铁中毒还与阴离子间隙增高型的代谢性酸中毒有关。导致酸中毒的原因如下。①在血浆内游离铁转化为氧化铁时,伴随有氢离子浓度的增加;②自由基破坏线粒体膜,阻碍正常的细胞呼吸和电子传递,随之出现高乳酸血症;③低血容量性休克及伴随的灌注不足可以导致酸中毒,但这不是主要原因;④心源性休克导致灌注不足。一些病例在2~3d后出现严重肝脏损害,这是由于门静脉将高浓度的铁转运入肝脏,铁在肝内被枯否氏细胞和肝细胞摄取,并超过铁蛋白的储存能力。电镜下的病理改变表现为从云雾状肿胀到周围肝细胞坏死。铁被集中于肝细胞线粒体内,通过上述自由基机制破坏线粒体膜,中断氧化磷酸化的电子传递过程,从而导致肝细胞坏死和代谢性酸中毒。

第四阶段是临床恢复,开始于液体和解毒治疗后不久。对于严重患者来说,临床恢复的标志是酸中毒和休克症状已被纠正。急性中毒的临床恢复通常不超过三四天,而完全恢复则需要更长的时间。

第五阶段是迟发性胃幽门梗阻,这可能发生于最初损伤后的2~8周,梗阻发生于原先受损的黏膜处,常需要手术治疗。

从既往文献看,人急性铁中毒未见有肺含铁血黄素沉着症和肺纤维化的报道。但在大鼠动物实验中曾有报道称,高剂量铁中毒可导致大鼠肺、心、肝、脾等实质脏器大量含铁血黄素沉积,从而导致各脏器功能损害。

五、经验教训总结

从本病例的抢救过程看,去铁胺的使用对重度铁中毒的治疗至关重要,与文献报道相符。在治疗初期,去铁胺的剂量、给药速度以及用药途径均非常重要。在对该患者的治疗中,早期足量静脉应用去铁胺对低血压的纠正有很大的作用。本病例在整个救治过程中共应用去铁胺17g,前后使用时间达17d,既往未见报道。笔者认为,血清铁的指标在治疗中无实际指导意义,但铁蛋白浓度有一定的指导意义。该病例在入院后多次查血清铁,均显示在正常范围,这可能与去铁胺的使用有关。

该患者所服磁铁为金属碎屑,肠道内持续有金属异物留存,入院时一般情况差,已无法耐受手术取异物。从治疗过程看,该患者肠内磁铁碎屑不断地重新聚拢成团。入院时,腹部平片实质上未能完全显影肠内所有的金属碎屑,前后给予胃肠灌洗、导泻达2周的时间,未出现胃肠道出血、穿孔、梗阻等不良反应。有文献报道认为,在接触铁剂后12~24h,不可进行全胃肠道灌洗;而从本病例看,这可因人因病而异。

足够剂量的铁剂可导致成年人死亡,且口服铁剂后可能有数小时的"痊愈"假象。对铁中毒患者应留院观察48h以上。从本病例看,其顽固性低血压持续24h以上,期间有两次心脏停搏,其中一次心脏停搏的时间长达40min。经持续心肺复苏,恢复良好。因此,碰到类似中毒患者应积极抢救,不可轻言放弃。

笔者同时发现,在对该患者实施抢救的过程中,肾上腺素升压效果最佳。在大剂量间羟胺和多巴胺等药物使用下,患者血压无明显变化;但使用肾上腺素时,血压可短时升至正常水平。

参考文献

1. Robotham JL,Lietman PS. Acute iron poisoning[J]. Am J Dis Child,1980,134:875.
2. 朱子扬,龚国庆,汪国良,等. 中毒急救手册[M]. 3版. 上海:上海科学技术出版社,2007.
3. 张婕,周南. 儿童铁中毒[J]. 中国医学妇幼保健研究,2002,13:37-38.

4.胡晓玲,王以薇,施文艳.高剂量铁中毒大鼠脏器铁蛋白和肌动蛋白的免疫组织化学观察[J].微量元素与健康研究,1999,16(4):6,26.

（田　昕）

病例 8-10　草乌中毒

引　言

生草乌(Radix Aconiti Kusnezoffii)一般用于治疗坐骨神经痛、跌倒损伤、风湿性关节炎等。但民间常因用药量过多或泡酒生用引发生草乌中毒。中毒后,患者可出现严重心律失常导致死亡。

一、接诊时病情简介

(一)入 ICU 前的情况

1.患者主诉和基本情况

患者,男性,45 岁,农民。因"服用草乌酒,头晕、麻木、反复晕厥 5 小时"入院。入院前 5h,患者因关节痛,自服一口草乌酒,具体量不详,半小时左右感头晕、四肢麻木、口水多、腹部不适,急诊来院,出现呕吐,呕吐物为胃内容物,伴反复晕厥、抽搐,伴二便失禁。无呕血、黑便,无血尿,无全身皮肤青紫,无大汗淋漓,无寒战、高热,无胸前压榨性疼痛。心电监护示频发室颤、室速,考虑"草乌中毒"收住院。入院后半小时,患者出现心搏、呼吸骤停。

2.入院查体

T 36.5℃,P 131 次/min,R 21 次/min,BP 85/51mmHg,患者神志处于镇静状态,呼吸机辅助通气。双侧瞳孔直径为 0.4cm,同大等圆,对光反射存在。颈软,无抵抗。HR 131 次/min,心律不齐,心音低。双肺呼吸音粗,可闻及湿啰音和痰鸣音。腹软,肝脾肋下未触及。双侧巴氏征阴性。

3.辅助检查

(1)血常规:血红蛋白 168g/L,白细胞计数 9.47×10⁹/L,中性粒细胞百分比 53.9%,血小板计数 252×10⁹/L,C 反应蛋白<5mg/L。

(2)胆碱酯酶、电解质正常。

(3)心电图:室颤、室速、阵发性心室停搏。

4.拟诊

①草乌中毒;②恶性室性心律失常;③心搏、呼吸骤停。

予以胸外心脏按压、多次电除颤及电复律、气管插管机械通气、抗心律失常、升血压、反复洗胃等治疗后,收入 ICU 抢救治疗。

(二)入 ICU 后的情况

1.体格检查

T 35.8℃,P 160 次/min,R 27 次/min,BP 71/23mmHg。呼吸机辅助通气,模式:压力控制,PC 25cmH₂O,PEEP 5cmH₂O,R 27 次/min,VT 664mL,FiO₂ 100%,SpO₂ 99%。镇静。双侧瞳孔直径为 0.45cm,等大等圆,对光反射存在。颈软,无抵抗。HR 160 次/min,心律不齐,心音低。双肺呼吸音粗,可闻及湿啰音和痰鸣音。腹软,肝脾肋下未触及。双侧巴氏征阴性。

2.辅助检查

(1)血气分析:pH 7.521,碳酸氢根 26.6mmol/L,钾 3.50mmol/L,碱剩余 2.40mmol/L,葡萄糖 10.90mmol/L,乳酸 4.10mmol/L,二氧化碳分压 29.70mmHg,校正氧分压 200.00mmHg,渗透压 294.10mmol/kg。

(2)血常规:血红蛋白 157g/L,白细胞计数 26.86×10⁹/L,中性粒细胞百分比 86.4%,血小板计数 247×10⁹/L,C 反应蛋白<5.0mg/L。

(3)肌钙蛋白 10.60ng/mL,N 端脑利钠肽 325pg/mL。

(4)生化:总蛋白 45.9g/L,白蛋白 30.9g/L,葡萄糖 7.39mmol/L,总胆固醇 2.58mmol/L,甘油三酯 2.42mmol/L,钾 3.92mmol/L,钠 143.3mmol/L,无机磷 0.25mmol/L,肌酸激酶同工酶 20U/L,尿素氮 6.31mmol/L,肌酐 90.0μmol/L,总胆红素 47.5μmol/L,直接胆红素 17.3μmol/L,间接胆红素 30.2μmol/L,丙氨酸氨基转移酶 280U/L,天门冬氨酸氨基转移酶 146U/L。

(5)心电图:频发室颤、室速、阵发性心室停搏。

3.入科诊断

①草乌中毒;②恶性室性心律失常;③心搏、呼吸骤停;④心肺复苏术后。

二、病因、病情严重程度评估及亟须解决的问题

该患者频发恶性心律失常及反复心搏、呼吸骤停,考虑是由草乌中毒引起的。恶性室性心律失常伴有严重血流动力学紊乱,药物不易控制,危及患者生命,是导致死亡的主要原因。该患者 APACHE Ⅱ 评分为 39 分,死亡风险系数为 70.62%,病情危重。因此,亟须解决频发室颤、室速、阵发性心室停搏等严重情况,去除引起心律失常的病因,维持循环、呼吸、肾功能平衡,及时行脑复苏治疗。治疗的关键是清除体内的乌头碱,控制恶性室性心律失常的发生,需行血液灌流和血液净化、电除颤、抗休克、脑复苏及应用抗心律失常药物等治疗。

三、诊治经过及思路

1.恶性室性心律失常处理

患者有服用草乌史。草乌的主要成分为乌头碱,其过量引起中毒可导致室性心动过速,致心排血量突然降低,同时伴有心脏停搏引起的脑组织缺血、缺氧,导致患者昏迷。因此,治疗的关键是纠正心律失常。在出现心脏停搏、恶性心律失常时,行胸外心脏按压、电除颤,及应用肾上腺素、利多卡因、胺碘酮等控制心律失常。但因考虑到抗心律失常药物有抑制起搏点导致发生心脏停搏的风险,所以没有应用大量的抗心律失常药物,而以胸外心脏按压和电除颤为主。在抢救过程中,心脏恶性室性心律失常反复发作 10 余次;经过 5h 处理后,恶性心律失常未再发生。

2.维持血流动力学平稳

在控制心律失常的同时加强各种监测,包括 PiCCO 对心排血量、血管外肺水、血容量等的监测,同时对组织灌注相关的一些指标(包括尿量、皮肤温度等)进行监测。在抢救过程中,血压一直偏低,予以补液及应用血管活性药物等措施使平均动脉压维持在 60mmHg 以上,保证重要器官的灌注。

3.血液净化治疗

该患者的恶性心律失常是由草乌中毒导致的,因此治疗的关键是尽早清除血液中的乌头碱。行血液净化治疗可以在清除毒物的同时,清除代谢产物,保持液体平衡。入科后,紧急行血液灌流(Hemoperfusion,HP)。行两次血液灌流治疗后,患者恶性心律失常得以控制,循环平稳,停止血液净化治疗。

4.呼吸机辅助治疗

患者草乌中毒引起胆碱能神经兴奋-麻痹,呼吸中枢出现一系列胆碱能神经M、N样症状,引起呼吸麻痹和中枢抑制致呼吸衰竭,予以气管插管机械通气。待心律、血压恢复平稳后,行镇静镇痛治疗,降低脑氧代谢率,保护脑功能,防止进一步损伤。

5.进一步减少草乌吸收

早期已行即刻催吐、洗胃等治疗,继续洗胃及导泻以排出草乌,减少吸收。洗胃液用高锰酸钾溶液,导泻可在洗胃后从胃管中注入硫酸镁。

6.脑复苏

该患者有心脏停搏、意识昏迷,因此在抢救过程中早期行脑复苏治疗,物理降温,特别是通过头部重点降温;在循环平稳后,应用脑细胞脱水剂治疗脑细胞水肿;早期过度通气可降低二氧化碳分压,使脑小动脉平滑肌收缩,减小脑血容量,从而降低颅内压;同时行抗感染等对症支持。

7.疾病的转归

在入科12h左右,该患者在停止镇静镇痛后可自主睁眼,有按医嘱活动,逐渐清醒;2d后,拔除气管导管,患者APACHE Ⅱ评分为12分,死亡风险系数为17.44%,病情好转,无心脏停搏后的神经后遗症,患者预后佳;转心内科治疗,5d后康复出院。

四、病例剖析

(一)病例层面的剖析

该患者为中年男性,急性起病,因服用草乌酒后感头晕、麻木、反复晕厥5h急诊来院,心电监护示频发室颤、室速、阵发性心室停搏,否认心脏疾病史,排除农药等其他毒物或药物服用的可能。因此,草乌中毒、恶性室性心律失常基本可以明确。同时,患者在入院期间多次发生心脏停搏。经过心肺复苏后,心搏能恢复,神志不清。脑功能状态需待复苏后才能进一步明确。入院后,经过洗胃等清除草乌吸收、处理恶性室性心律失常、维持血流动力学平稳、血液净化治疗、呼吸机辅助治疗、脑复苏等对症处理后,患者清醒,拔除气管导管,无遗留心脏停搏后的神经后遗症,最后转科康复好转后出院。

(二)疾病层面的剖析

草乌为北乌头的干燥块根,具有祛风除湿、温经止痛的功效,是常用中药。乌头属植物有较大的毒性,因煎煮时间不当、饮用过量、误服等常发生中毒。由于其毒性剧烈,且目前无特效解毒药物,所以导致死亡的事件常有报道。其毒性主要由乌头碱所致,人体摄入乌头碱2~4mg即可致死。乌头碱对机体的毒性机制主要有神经毒和心脏毒两个方面。在神经毒方面,主要是对感觉神经和中枢神经先兴奋后麻痹的作用,患者出现口唇发麻、呼吸困难、昏迷等;其对心脏的作用是兴奋心脏迷走神经,释放大量乙酰胆碱,降低窦房结的自律性和传导性。乌头类生物碱对心肌的直接作用,使心肌各部分兴奋传导和不应期不一致,复极不同步而易形成折返。中毒初期以逐渐增多的频发室早为主,高峰期呈现多样易变的恶性室性心律失常,且无规律地反复发生,药物对心律失常的治疗效果不理想。因此,体外除颤就成为该患者终止恶性室性心律失常的唯一途径。通过不断地除颤,使患者自主循环恢复的时间不断积累,并且经过毒物被稀释、血液净化或毒物在利尿作用下被排出体外,最终成功地渡过了毒物在体内吸收的高峰期,转危为安。

在治疗上,除抗心律失常治疗措施外,主要还包括以下几个方面。①清除毒素:包括洗胃、导泻、利尿等常规的方式;同时加用血液灌流,使血液中有毒物质被吸附清除,具有广谱,吸附速度快,吸附容量高,对中小分子、低极性、疏水性物质吸附能力较强等优点,目前广泛应用于急性中毒的治疗。赵初环等在国内首先对 7 例乌头碱急性中毒患者中的 5 例采用活性炭吸附血液灌流的治疗方法,患者的症状持续时间及心电图恢复正常时间均明显短于未行血液净化治疗者,病情很快好转。②亚低温的应用:患者有心搏、呼吸停止,经心肺复苏后,需要进一步行脑复苏。在脑复苏治疗中,比较有效的是早期亚低温治疗。对该患者,在心肺复苏过程中即行亚低温治疗,对患者康复有积极的作用。③早期呼吸支持:草乌毒素对呼吸中枢有抑制作用,可以引起呼吸停止,同时因可以致恶性心律失常而导致心脏停搏。因此,对中、重度中毒的患者,早期行气管插管给予呼吸支持是对患者的保障。④相应的支持措施:循环维持、早期营养治疗、预防感染发生、纠正水电解质酸碱紊乱等均应全面考虑。

五、经验教训总结

草乌属于乌头碱类植物,主要成分为乌头碱,其服用过量可引发中毒,且毒性吸收快。其对机体的毒性机制主要有神经毒和心脏毒两个方面,最突出的问题为恶性心律失常和呼吸抑制。因此,治疗成功的关键是早期了解病情、处理致死性的恶性心律失常和呼吸支持。在抗心律失常方面,药物应用和积极电复律或电除颤是有效的,同时对已经吸收进血液的乌头碱需通过早期的血液灌注予以清除,减少乌头碱对心脏及神经的进一步影响。对本例患者,在积极抗心律失常的同时行血液灌流。经早期的积极处理后,恶性心律失常得以控制,其他脏器的损伤也无进一步加剧。心肺复苏后早期进行亚低温处理,脑复苏效果佳;12h 后,患者神志恢复。患者最后完全康复出院,无遗留神经后遗症。

参考文献

[1] 唐亚慧,支绍册,吴斌,等.急性草乌中毒救治九例[J].中华劳动卫生职业病杂志,2016,34(50):370.

[2] 黄育文.川乌、草乌中毒致恶性心律失常 1 例[J].新中医,2014,46(3):231.

[3] 张瑞英,富路,张蕾,等.乌头碱中毒致恶性心律失常及心源性休克抢救成功 1 例[J].中国实用内科杂志,2005,25(2):19,21.

[4] 杨姝,金振辉,羊晓东,等.乌头属植物的化学成分及药理作用研究进展[J].云南农业大学学报,2007,22(2):293-298.

[5] 李玲文,邱俏檬,吴斌,等.乌头碱急性中毒患者的心电图特点及意义[J].中国急救医学,2007,27(2):124-126.

[6] 赵初环,卢中秋,黄唯佳,等.血液净化治疗急性乌头碱中毒[J].中华内科杂志,2001,40(7):502.

(吴晓平)

病例 8-11　乌头碱中毒

引 言

民间常用草乌、川乌等植物来泡制药酒,治疗关节炎、痛风等疾病。但其过量饮用有足以致命的毒性。口服纯乌头碱 0.2mg 即可中毒,口服 3～5mg 即可致死。

一、接诊时病情简介

1.患者主诉和基本情况

患者,男性,56 岁,农民。既往有"高血压、痛风"病史。因"服药酒后心悸、眩晕、呕吐 2 小时余"入院。患者 2h 前饮用药酒二两(用川乌 10g 泡制 4 斤药酒)。当时,患者有感口舌麻木、心悸不适;约 1h 后,出现眩晕、恶心、呕吐胃内容物 4 次,无头痛,无胸痛,无发热、咳嗽等,神志尚清,被家属急送至我院急诊救治。入院时,患者出现神志昏迷,大动脉搏动不能触及,心电图提示(见图 8-11-1)"室性心动过速"。紧急行心肺复苏(约 10min)、电除颤(3 次)、气管插管,用胺碘酮、利多卡因控制心律失常,多巴胺、去甲肾上腺素维持血压等相应处理后,患者心电图仍表现为"室性心动过速"。收住 ICU 进一步治疗。

2.入科查体

T 35.4℃,HR 159 次/min,R 30 次/min,BP 127/112mmHg,机械通气下 SpO_2 100%,神志昏迷,呼吸急促。两侧瞳孔等大、等圆,直径为 0.3cm,对光反射迟钝。两肺呼吸粗,未闻及干湿啰音。HR 159 次/min,律不齐,腹隆软。两侧巴氏征未引出。

3.辅助检查

(1)血气分析:pH 7.28,碳酸氢根浓度 18.0mmol/L,碱剩余－8.1mmol/L,氧饱和度 82%,乳酸 7.2mmol/L。

(2)血常规:白细胞计数 $9.8×10^9$/L,中性粒细胞百分比 54.1%,血红蛋白 140g/L,红细胞压积 0.49。

(3)血生化:葡萄糖 7.52mmol/L,尿素氮 4.56mmol/L,肌酐 136.7μmol/L,钾 3.23mmol/L,总钙 2.13mmol/L,淀粉酶 105U/L。

(4)心电图:室性心动过速(见图 8-11-1)。

(5)胸片:两肺纹理模糊。

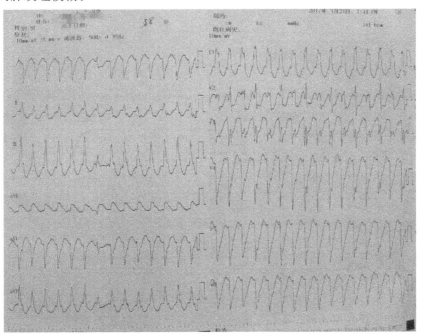

图 8-11-1 心电图示室性心动过速

4.入科诊断

①乌头碱中毒、室性心动过速、心肺复苏后、电除颤后;②低钾血症;③高血压病;④痛风。

二、病因、病情严重程度评估及亟须解决的问题

该患者的病因可明确为乌头碱中毒。患者发生室性心律失常,药物治疗后短时间不能控制,循环极不稳定,目前需解决恶性心律失常问题,并维持呼吸、循环稳定。考虑患者中毒程度重,病情危重,

除洗胃、催吐、药物及支持治疗外,血液净化是治疗乌头碱中毒的一种安全有效的手段,亟须行血液净化治疗以迅速清除已吸收的毒物。

三、诊治经过及思路

1.心肺复苏、抗心律失常、维持循环稳定

除持续胸外心脏按压、气管插管机械通气、反复电击外,应用利多卡因、胺碘酮、去甲肾上腺素等药物控制并维持心室率及血流动力学稳定。

2.洗胃、催吐

主要清洗排空胃内残存药物,减少药物吸收。

3.血液净化

给予血液灌流+CRRT+血液灌流治疗,以迅速清除已吸收的毒物。

4.其他辅助治疗

同时给予补液、利尿、维持水电解质平衡,镇静,脑保护、脑复苏治疗。

5.疾病转归

患者入科两三个小时后,室性心动过速转为频发短阵室速;入科约4h,转为频发室性期前收缩;五六个小时后,渐转为窦性心率;入科后第2天,一般情况改善,拔除气管插管,患者稍感头昏,余无不适;3d后,转心内科继续治疗。

四、病例剖析

(一)病例层面的剖析

该患者为中老年男性,急性起病,以心悸、眩晕、呕吐为主要症状。患者有饮用川乌泡制的药酒史,诊断不难明确。在该患者所饮用的药酒中,因为乙醇能促进乌头碱的吸收,所以该患者吸收快、中毒重。入院后,该患者出现顽固性的恶性心律失常并且循环不稳定,因此抢救效率显得尤为重要。乌头类生物碱对心肌有直接作用,使心肌各部分兴奋传导和不应期不一致,复极不同步而易形成折返。在中毒初期,以逐渐增多的频发室早为主;高峰期,呈现多样易变的恶性室性心律失常,且无规律地反复发生,药物治疗的效果不理想。因此,体外除颤就成为该患者终止恶性室性心律失常的唯一途径。

(二)疾病层面的剖析

乌头碱是草乌等药物中的主要生物碱之一,其具有较强的毒性,对机体的毒性机制主要有神经毒和心脏毒两个方面,一般主要作用于神经系统,具有一定的兴奋作用。乌头碱可以使患者的中枢神经系统首先出现兴奋状态,之后转为抑制,麻痹感觉神经和中枢神经,出现口唇发麻、呼吸困难、昏迷等;病情较为严重的患者出现心脏毒性,兴奋心脏迷走神经,释放大量乙酰胆碱,降低窦房结的自律性和传导性。

急性乌头碱中毒的抢救措施:针对急性乌头碱中毒,临床一般采用洗胃、吸氧及应用阿托品、利多卡因等治疗,以有效地阻断迷走神经兴奋对患者自身心脏产生的抑制作用,还能够在一定程度上提高窦房结的自律性,可以有效地纠正患者的电解质紊乱失衡现象。尽早行血液净化治疗有较高的抢救成功率。

五、经验教训总结

乌头碱中毒在临床上并不罕见,部分患者入院时已出现意识障碍,不能描述起病经过,给乌头碱中毒的诊断增加困难。对于乌头碱中毒,需及早做出准确诊断,并行洗胃、催吐、吸氧及控制心律失常治疗。对于病情严重者,应及早行血液净化治疗。

参考文献

1.杨姝,金振辉,羊晓东,等.乌头属植物的化学成分及药理作用研究进展[J].云南农业大学学报,2007,22:293-298.

2.李玲文,邱俏檬,吴斌,等.乌头碱急性中毒患者的心电图特点及意义[J].中国急救医学,2007,27:124-126.

3.王洪雨.急诊血液净化治疗重度乌头碱中毒的临床应用效果[J].中西医结合心血管病电子杂志,2016,4:129-130.

4.何海仙.急性乌头碱中毒致心律失常的特点及救治分析[J].临床医药文献电子杂志,2016,43:8517.

（刘　　贤）

第九章　高脂血症性急性胰腺炎

概　论

定　义

急性胰腺炎患者血清甘油三酯（Triglyceride，TG）值大于 11.30mmol/L，或甘油三酯值虽为 5.65～11.30mmol/L，但血清呈乳状，并排除引发胰腺炎的其他因素，则可定义为高脂血症性急性胰腺炎（Hyperlipidemia acute pancreatitis，HLAP）。

病　因

所有可引起血 TG 水平明显升高的疾病均可诱发 HLAP，常见有内源性脂代谢障碍（如家族性脂蛋白酶缺乏或家族性脂蛋白 C-Ⅱ缺乏）、酗酒、妊娠、肥胖、糖尿病、药物、甲状腺功能减退及慢性肾炎等。

机　制

高脂血症（Hyperlipidaemia，HL）引起急性胰腺炎（Acute pancreatitis，AP）发生的机制复杂，现有研究主要涉及以下几个方面。①大量游离脂肪酸（Free fattyacid，FFA）过剩：过高的甘油三酯被胰酶水解，产生并释放大量的游离脂肪酸，游离脂肪酸不仅可以直接损伤胰腺腺泡细胞和血管内皮细胞，而且还可诱发酸中毒，加速胰蛋白酶原的激活。②胰腺微循环障碍：高脂血症可引起血液黏度增加，甚至血栓形成，造成胰腺微循环障碍，胰腺组织缺血坏死。③氧化应激：高脂血症时，脂质过氧化产物增加，并通过促进氧应激及脂质过氧化反应诱导胰腺星状细胞活化及胰腺纤维化，造成胰腺损伤。

临床严重程度评估及分期

近年来，高脂血症性急性胰腺炎发病率逐年增高，现在已是仅次于胆源性、酒精性胰腺炎的常见急性胰腺炎。其严重程度、并发症的发生率及复发率均高于其他原因所致的胰腺炎，且常反复发作，有时呈暴发性发作，发病年龄较轻。与其他原因所致的胰腺炎一样，其根据病情严重程度，按"亚特兰大共识"分为三类：轻症急性胰腺炎、中重症急性胰腺炎和重症急性胰腺炎。中重症急性胰腺炎发病初期如治疗不及时或不得当可转变为重症急性胰腺炎。中重症急性胰腺炎为短暂性的（≤48h），重症急性胰腺炎为持续性的（＞48h）。目前，国际上多采用改良 Marshall 评分系统对急性胰腺炎所致常见重要器官功能衰竭进行判断。同时，CT 或 MRI 影像学检查也是评估胰腺炎严重程度的重要手段，目前多采用改良的 CT 严重指数（Modified CT severity index，MCTSI）评分方法，包括胰腺炎症反应程度、胰腺坏死范围及胰外受累情况。

中重症急性胰腺炎及重症急性胰腺炎病程迁延时间较长,病程分为三个时期,即早期(急性期)、中期(演进期)和后期(感染期)。早期阶段全身炎症反应综合征(Systemic inflammatory response syndrome,SIRS)引发全身毛细血管渗漏综合征(Systemic capillary leakage syndrome,SCLS),继而可发生多系统器官功能不全(Multiple organ dysfunction syndrome,MODS)或多系统器官功能衰竭(Multiple organ failure,MOF),构成第一个死亡高峰,这是治疗上的难点。4周以后则为后期(感染期),由于肠道菌群易位等,坏死病灶有发生感染的风险。坏死合并感染可导致病情迅速恶化,继发脓毒血症(Sepsis)、多系统器官功能不全或多系统器官功能衰竭、腹腔出血、消化道瘘等相关并发症,可危及生命,由此构成第二个死亡高峰。原则上,应不失时机地行微创治疗及外科干预。

治　疗

除急性胰腺炎的常规治疗之外,高脂血症性急性胰腺炎治疗的关键在于降低血甘油三酯水平及改善胰腺微循环。有文献报道,若能使血甘油三酯降至5.65mmol/L以下,则可防止胰腺炎的进一步发展。①降血脂治疗:主要包括应用降脂药物和血液净化。降脂药物应采用以降低血甘油三酯为主的药物。贝特类药物是临床常用的降甘油三酯药。血液净化包括血液滤过、血浆置换等,能迅速清除甘油三酯,阻断炎症介质的释放,有利于阻止胰腺炎症和坏死的进程,缩短病程。②肝素和胰岛素的应用:持续静脉滴注肝素和胰岛素能刺激脂蛋白脂肪酶活化,活化的脂蛋白脂肪酶能催化乳糜微粒和极低密度脂蛋白核心的甘油三酯分解为脂肪酸和单酸甘油酯,从而降低血甘油三酯水平。③改善微循环障碍:研究表明,高脂血症性急性胰腺炎患者因血黏度高更易出现微循环障碍,故改善胰腺微循环就显得尤为重要。④五联疗法:具体为血液净化、应用降血脂药物、低分子量肝素、胰岛素持续静脉推注和全腹芒硝外敷。高脂血症性急性胰腺炎患者治愈后容易复发,大多为血甘油三酯控制不良所致。因此,建议患者在治愈后应严格控制血甘油三酯水平(<5.65mmol/L)。

(孙　静)

病例 9-1　高脂血症性重症急性胰腺炎合并糖尿病酮症酸中毒

引　言

近年,高脂血症性急性胰腺炎的发病率有明显增高趋势。而急性胰腺炎和糖尿病酮症酸中毒(Diabetic ketoacidosis,DKA)均为内科急症,疾病进展急骤,两者并发使病情更加危险,若不及时救治,死亡率可达50%以上。

一、接诊时病情简介

1.患者主诉和基本情况

患者,男性,26岁,公交车司机。因"上腹部胀痛伴恶心、呕吐8小时,加重2小时"入院。患者入院前8h因食用油腻食物后出现上腹部胀痛不适,开始呈阵发性,疼痛向左腰背部放射,伴恶心、呕吐,后自觉症状加重,呈持续性钝痛。其就诊于当地医院,经检查提示血淀粉酶水平明显升高,考虑胰腺炎,转诊于我院进一步治疗。患者既往有血糖增高病史,具体不详。入院查体:T 36℃,HR 96次/min,R 20次/min,BP 123/89mmHg,神志清,痛苦貌,全身皮肤、巩膜无黄染;腹平,上腹部剑突下及左中上腹均有压痛,无反跳痛。辅助检查:血淀粉酶300U/L,血钙1.75μmol/L,血糖20mmol/L,尿酮

3+,尿糖 3+,腹部超声提示"急性胰腺炎"。拟诊:①重症急性胰腺炎;②2 型糖尿病,糖尿病酮症酸中毒。予以禁食、胃肠减压、补液、抑制胰液分泌、抗感染、降糖等治疗,腹痛无明显改善,血糖持续增高,且逐渐出现发热、心率增快、血压下降、呼吸困难,次日转入 ICU 抢救治疗。

2.入院查体

T 38.1℃,HR 136 次/min,R 30 次/min,BP 95/60mmHg,面罩吸氧下 SpO₂ 88%,形体肥胖,神志清,痛苦貌,烦躁多动,呼吸急促,口唇干燥。全身皮肤、巩膜无黄染。两下肺呼吸音略低,未闻及干湿啰音。心律齐。腹隆,轻度肌紧张,左中上腹压痛,无反跳痛,肠鸣音 1~2 次/min,经膀胱测腹内压为 19mmHg。

3.辅助检查

(1)血气分析:pH 7.270,碳酸氢根浓度 12.0mmol/L,碱剩余-13.0mmol/L,氧饱和度 87%。

(2)血常规:白细胞计数 13.8×10⁹/L,中性粒细胞百分比 83.20%,血红蛋白 205g/L,红细胞压积 0.55。

(3)血生化:葡萄糖 27.24mmol/L,尿素氮 4.46mmol/L,肌酐 74.6μmol/L,间接胆红素 22.8μmol/L,谷氨酸氨基转移酶 19U/L,甘油三酯 25.36mmol/L,总胆固醇 7.69mmol/L,C 反应蛋白 91.86mg/L,钾 6.39mmol/L,总钙 1.75mmol/L,淀粉酶 515U/L,脂肪酶 351U/L,游离脂肪酸 804μEq/L,糖化血红蛋白(HbA1c)9.60%。

(4)尿常规:尿酮 3+,尿糖 3+。

(5)胸腹部增强 CT:两下肺少量斑片状渗出病灶,胰腺形态饱满,密度不均,边缘显示不清,胰周和腹腔积液(见图 9-1-1)。

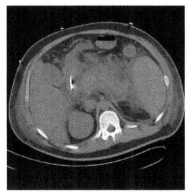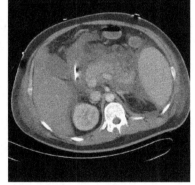

图 9-1-1　胰腺形态饱满,边缘显示不清,胰周和腹腔积液

4.入科诊断

①高脂血症性重症急性胰腺炎,腹腔高压;②2 型糖尿病,糖尿病酮症酸中毒;③急性呼吸窘迫综合征(Acute respiratoy distress syndrome,ARDS),呼吸衰竭;④高钾血症。

二、病因、病情严重程度评估及亟须解决的问题

该患者的病因考虑为高脂血症引起的重症急性胰腺炎,并发糖尿病酮症酸中毒。胰腺炎 Balthazar 的 CT 严重指数分级为 D 级,严重程度分级为重症,病程分期为早期(急性期),炎症反应剧烈,极易并发腹腔间隔综合征和多系统器官功能不全或多系统器官功能衰竭,病情凶险。目前,亟须解决呼吸衰竭、休克、高脂血症、腹腔高压、酮症酸中毒等问题,治疗的关键在于迅速降低甘油三酯水平,阻断全身炎症反应,需行机械通气、液体复苏、血液净化、降糖、降低腹内压及其他急性胰腺炎集束化治疗。

三、诊治经过及思路

1.呼吸衰竭处理

患者在重症急性胰腺炎的基础上并发急性呼吸窘迫综合征,因腹压高,有肠麻痹,不宜行无创通气,故立即行经口气管插管机械通气。机械通气采用 PCV 模式,实施"肺保护策略",PEEP 6～8cmH$_2$O,FiO$_2$ 50%;之后根据病情调整,予以咪达唑仑等镇静,并制定镇痛镇静策略。

2.血流动力学和液体复苏

重症急性胰腺炎患者均需积极行液体复苏。但重症急性胰腺炎患者存在毛细血管渗漏,复苏中会有大量液体进入组织间隙,导致多部位水肿,加重组织缺氧及腹腔高压。我们适当控制晶体液补充,加强胶体液(白蛋白、血浆)的补充,同时监测 ABP、CVP、ScvO$_2$;患者入科后 4h,血压回升,循环趋于稳定;后续未出现明显血流动力学波动。

3.血液净化

该患者的胰腺炎由高脂血症引起,故治疗的关键是尽早清除甘油三酯等,同时联合持续肾脏替代治疗(Continuous renal replacement therapy,CRRT)稳定内环境、保持液体平衡和清除炎症因子。联系血库,入科当日即行血浆置换和连续性静脉-静脉血液滤过(Continuous vena-venous hemofiltration,CVVH);次日复查,血甘油三酯水平降为 2.67mmol/L,血胆固醇水平为 2.78mmol/L;CVVH 8 次后,尿量增多(>3000mL/24h),停止 CVVH。

4.腹腔高压的处理

患者多次测腹内压在 19～22mmHg,为腹腔高压(Intra-abdominal hypertension,IAH)3 级。经积极治疗,腹内压降低,防止进一步进展为急性冠状动脉综合征。治疗初始,在综合治疗的基础上,行胃肠减压、导泻、应用促胃肠动力药、中药鼻饲通腑泻下、腹部芒硝外敷、控制晶体入量、加强胶体补充及行 CRRT 保持液体平衡。入科第 6 天,患者出现高热(体温>40℃),腹胀加重,腹内压升至24mmHg。复查腹部增强 CT:胰周和腹腔大量积液,考虑胰腺坏死、腹腔渗出液(见图 9-1-2)。在超声引导下行腹腔穿刺 2 次,腹水呈暗红色血性,总量约为 1400mL;引流后,体温明显下降,腹内压逐渐降至 12～15mmHg。

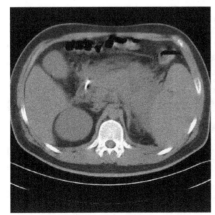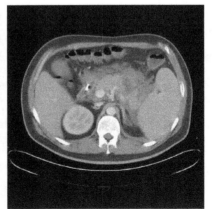

图 9-1-2　胰腺体积增大,密度不均,胰周和腹腔可见较多液体密度影

5.早期肠内营养支持

重症急性胰腺炎病程迁延,分解代谢特别严重。因此,营养支持也特别重要。多个指南推荐,在重症急性胰腺炎患者初步复苏后,应立即建立空肠营养。本例患者于入科次日行胃镜下空肠营养管置入,鼻饲整肽型配方,逐渐加量,入科 1 周达 1500mL/d。

6. 胰腺炎的集束化治疗

胰腺炎的集束化治疗除上述治疗外,还包括抑酸、抑制胰酶分泌和胰酶的活性、抗感染(以针对革兰阴性菌和厌氧菌为主,选用哌拉西林/他唑巴坦)、降糖、纠正酸碱电解质紊乱等综合治疗。

7. 酮症酸中毒治疗

酮症酸中毒治疗包括尽早纠正诱因,用胰岛素控制血糖,补液及纠酸、消酮等。

8. 疾病转归

该患者在机械通气 9d 后,脱离呼吸机,拔除气管插管;入科后 13d,患者一般情况改善,无明显腹胀、腹痛,大便正常,T 37.1℃,HR 94 次/min,R 19 次/min,BP 125/78mmHg,腹内压 12mmHg,转回普外科继续治疗;35d 后,患者康复出院。

四、病例剖析

(一)病例层面的剖析

该患者为年轻男性,急性起病,以持续上腹剧痛伴呼吸困难为主要症状。结合辅助检查结果,基本排除其他致病因素,故高脂血症性重症急性胰腺炎、急性呼吸窘迫综合征诊断明确。结合既往血糖增高病史,患者本次入院血糖化血红蛋白升高、代谢性酸中毒明显、血糖明显升高、酮体阳性,故 2 型糖尿病、糖尿病酮症酸中毒诊断明确。考虑糖尿病酮症酸中毒为急性胰腺炎诱发所致;而糖尿病酮症酸中毒时,因胰岛素缺乏、脂肪分解增加,又加重了血脂异常,以甘油三酯升高多见。急性胰腺炎和糖尿病酮症酸中毒两者并发使病情进展急剧,更加危险。入院后,给予积极的液体复苏、机械通气、血液净化、脏器保护、腹腔穿刺引流、早期肠内营养、预防感染等综合治疗,病情逐渐恢复。

(二)疾病层面的剖析

近年来,高脂血症性急性胰腺炎的发病率有明显增高趋势,为仅次于胆源性、酒精性之后的急性胰腺炎常见原因。国外大样本资料表明,高脂血症性急性胰腺炎占急性胰腺炎病例的 1.3%～3.8%。高脂血症患者(特别是高甘油三酯血症患者)中,约 12%～38% 发生急性胰腺炎。目前,高脂血症性急性胰腺炎的发生被认为与血胆固醇水平无关,而与甘油三酯密切相关。血甘油三酯≥11.3mmol/L,或血甘油三酯在 5.65～11.3mmol/L 且血清呈乳状的急性胰腺炎,被称为高甘油三酯血症性急性胰腺炎;血甘油三酯在 1.7～5.65mmol/L 的,被称为伴高甘油三酯血症性急性胰腺炎。病因:所有可引起血甘油三酯水平明显升高的疾病均可诱发高脂血症性急性胰腺炎,常见有内源性脂代谢障碍(如家族性脂蛋白酶缺乏或家族性脂蛋白 C-Ⅱ缺乏)、酗酒、妊娠、肥胖、糖尿病、甲状腺功能减退、慢性肾炎等。高脂血症性急性胰腺炎发病机制并不完全清楚,可能涉及以下三个方面。①大量游离脂肪酸诱发酸中毒,激活胰蛋白酶。②高甘油三酯可损伤血管内皮,增加血液黏度,从而导致胰腺微循环障碍。③游离脂肪酸的皂化剂样作用可以使胰腺间质崩解,使胰腺发生自溶。其临床特点如下。①血甘油三酯水平显著升高,出现乳状血清,基础血甘油三酯值≥11.30mmol/L 是最重要的特征。②血、尿淀粉酶水平升高不明显。③病情多危重,脏器组织易出现缺血、缺氧、坏死,并发症多。④多可合并糖尿病、肥胖等基础疾病,可能存在某些特殊药物使用史,如异丙酚、因变性大量使用雌激素等。⑤常反复发作,有时呈暴发性发作,发病年龄较轻。

除行急性胰腺炎的常规集束化治疗之外,对高脂血症性急性胰腺炎治疗的关键在于尽早降低血甘油三酯水平及改善胰腺微循环。主要包括以下几个方面。①降血脂治疗:主要包括应用降脂药物和血液净化。降脂药物应采用以降低血甘油三酯为主的药物,贝特类药物是临床常用的降 TG 药,目前认为他汀类药物亦有较好的降甘油三酯作用。血液净化包括血脂吸附、血浆置换(Plasma exchange,PE)、血液滤过等。其中,血浆置换可以及时、有效地去除病因,抑制急性胰腺炎病程演进。血浆置换越早,患者的预后更好。有文献报道,若能使血甘油三酯降至5.65mmol/L以下,则可防止胰腺炎的进一步发展。②肝素和胰岛素的应用:持续静脉滴注肝素和胰岛素能刺激脂蛋白脂肪酶活化,活化的脂蛋白脂肪酶能催化乳糜微粒和极低密度脂蛋白核心的甘油三酯分解为脂肪酸和单酸甘油酯,从而降低血甘油三酯水平。③脂肪乳剂的应用:对高脂血症性急性胰腺炎患者进行营养支持更需慎重。一般认为,早期应禁用脂肪乳剂和致高血脂药,并设法使甘油三酯至5.65mmol/L以下,然后可根据血清脂乳廓清试验决定是否应用脂肪乳。④五联疗法:目前国内有学者提出在急性胰腺炎的常规治疗措施之外的五联疗法,认为其是治疗重症高脂血症性急性胰腺炎的有效措施。五联疗法具体包括血液净化(血脂吸附与血液滤过)、降血脂药物、低分子量肝素、胰岛素持续静脉推注和全腹芒硝外敷。⑤预防:高脂血症性急性胰腺炎患者治愈后容易复发,大多为血甘油三酯控制不良所致,因此在患者治愈后应将血甘油三酯水平严格控制在5.65mmol/L以下。

五、经验教训总结

高脂血症性胰腺炎患者病情多危重,组织易缺血坏死,在合并糖尿病酮症酸中毒时血液明显浓缩,炎症反应强烈,治疗难度大。因此,诊治的关键是尽早明确急性胰腺炎的病因和及时降低甘油三酯水平。本病例在救治过程中,入科当日即行血浆置换和连续性静脉-静脉血液滤过,及时将甘油三酯降至正常水平,阻断了胰腺炎的进一步发展,抑制了病程演进,这是整个治疗过程中最重要的一个环节。血浆置换降脂疗效确切。如血浆来源困难,还可行血脂吸附,一般2~3次也可以取得满意的降脂效果。高脂血症性急性胰腺炎患者病情多危重,在积极降脂的同时一定要加强胰腺炎集束化治疗,一般无须行外科手术治疗,如出现胰腺坏死、明显渗出或出血,可借助超声定位行穿刺引流。在行两次腹腔引流术后,本病例患者体温、炎症指标和腹内压均明显下降。在高脂血症性胰腺炎被治愈后,需严格控制血脂,防止复发。

参考文献

1. 中华医学会外科学分会胰腺外科学组. 急性胰腺炎诊治指南(2014)[J]. 临床肝胆病杂志,2015,31(1):17-20.

2. Banks PA, Bollen TL, Dervenis C, et al. Classification of acute pancreatitis-2012. revision of Atlanta classification and definitions by international consensus[J]. Gut,2013,62:102-111.

3. 毛恩强,汤耀卿,张圣道. 高脂血症性重症急性胰腺炎规范化治疗方案的探讨[J]. 中国实用外科杂志,2003,23(9):542-545.

4. Iskandar SB, Olive KE. Plasmapheresis as an adjuvant therapy for hypertriglyceridemia-induced pancreatitis[J]. Am J Med Sci,2004,328(5):290-294.

(孙　静)

病例9-2　戊酸雌二醇/雌二醇环丙孕酮致急性高脂血症胰腺炎

引　言

近年来,高脂血症性急性胰腺炎的发病率有明显增高趋势,而药物性胰腺炎在临床上容易被忽略。如本例患者会被诊断为高脂血症性重症急性胰腺炎,但临床医生一般不会再深究引起高脂血症的原因,所以本例对临床实践有一定的指导意义。

一、入院时病情简介

1. 患者主诉和基本情况

患者,女性,43岁,工人。因"腹痛、腹胀,伴恶心、呕吐1天"入院。入院1d前,患者在进食较油腻食物后出现腹痛、腹胀不适,为上腹部及脐周持续性剧烈疼痛,并放射至肩背部,伴恶心,频繁呕吐胃内容物,呕吐后腹痛不缓解,就诊于当地医院。在对症支持治疗后,症状缓解不明显,遂转来我院ICU治疗。患者否认既往肝胆疾病及结石病史,否认药物及食物过敏史。2年前出现绝经,当地医院予以戊酸雌二醇/雌二醇环丙孕酮作性激素替代治疗,服药过程中未复查血脂;半年前献血后发现"高脂血症",未正规服药,仅饮食控制;否认高血压、糖尿病、心脏病病史。

2. 入院查体

T 36.2℃,HR 125次/min,R 32次/min,BP 139/87mmHg。急性面容,腹膨隆,中上腹有压痛及反跳痛,肠鸣音1次/min。余未见异常。

3. 辅助检查

(1)血常规:白细胞计数16.3×10⁹/L,中性粒细胞百分比92.8%,淋巴细胞百分比4.5%,红细胞计数4.15×10¹²/L,血红蛋白134g/L,血小板计数148×10⁹/L。

(2)血生化:丙氨酸氨基转移酶29U/L,门冬氨酸氨基转移酶27U/L,L-γ-谷氨酰转移酶15U/L,空腹葡萄糖7.90mmol/L,甘油三酯23.0mmol/L,白蛋白40g/L,总胆红素24.0μmol/L,尿素4.85mmol/L,肌酐45μmol/L,血钙1.66mmol/L,血淀粉酶892U/L,尿淀粉酶1020U/L,血脂肪酶560U/L,C反应蛋白>160mg/L。红细胞沉降率、肾功能、电解质、尿常规、粪常规均正常。

(3)胰腺增强CT示:胰腺体积增大、饱满,胰腺周围可见液性渗出,双肾前筋膜增厚,胆汁淤滞,未见胆囊结石及胰胆管异常。

(4)胸部X线片示:两侧胸腔积液,两下肺膨胀不全。

(5)腹部X线立位平片示:腹部右侧肠腔积气伴局部小气液平形成。

(6)腹部彩色超声检查示:胰腺弥漫性增大,胰周可见明显渗出,胰管未见明显扩张,胆管系统未见明显异常,脂肪肝倾向,腹腔积液。

(7)胃镜示:慢性浅表性胃炎,未见十二指肠病变。

4. 入科诊断

入科诊断为高脂血症性重症急性胰腺炎。

二、病因、病情严重程度评估及亟须解决的问题

该患者病因考虑为高脂血症引起的重症急性胰腺炎,胰腺炎Balthazar的CT严重指数分级为D级,严重程度分级为重症,病程分期为早期(急性期),炎症反应剧烈,极易并发腹腔间隔综合征和多系统器官功能不全或多系统器官功能衰竭,病情凶险。目前,亟须解决高脂血症等问题,治疗的关键在于迅速降低甘油三酯水平和阻断全身炎症反应,需行液体复苏、血液净化、降脂、降低腹内压及其他急性胰腺炎集束化治疗。

三、诊治经过及思路

1. 药物治疗

(1)停用戊酸雌二醇/雌二醇环丙孕酮,禁食,胃肠减压,芒硝冰片腹部外敷,柴芍承气汤灌肠。

(2)根据生命体征、中心静脉压、膀胱压、红细胞压积、尿素氮、每小时尿量等指标,判断液体复苏

是否达标;达标后,逐渐减少晶体液平衡盐入量,适当选择5%等渗白蛋白溶液与新鲜冰冻血浆及人工胶体等液体输入,提高血浆胶体渗透压,减轻组织水肿与浆膜腔积液,维持有效循环血量。

(3)给予生长抑素奥曲肽和加贝酯抑制胰酶的分泌和活性,乌司他丁抗炎,埃索美拉唑抑酸,头孢哌酮/舒巴坦抗感染,胰岛素持续泵注控制血糖,维持水电酸碱平衡以及静脉营养支持等综合治疗。

2.血液净化

每日监测甘油三酯水平,若甘油三酯水平高于正常高值的10倍,则行血浆置换治疗。于入院第2天起,连续5d行床边血浆置换治疗,分别置换血浆量1440mL、1740mL、1560mL、1680mL、1450mL、1520mL。至甘油三酯水平降至正常高值的5倍以下,即停止血浆置换治疗。

3.超声引导下腹腔积液穿刺置管引流

置管当天,引出深黄色液体1000mL,并持续开放引流管;后3d,每日引出液体约500mL,且引流量逐渐减少。首次腹水送检:外观黄色浑浊;李凡他试验:＋＋;有核细胞计数9600×10^6/L;中性粒细胞百分比86%;淋巴细胞百分比3%;间皮细胞百分比11%;腹水蛋白37.6g/L;腹水培养无细菌真菌生长。1周后,复查腹部CT无明显积液,拔除腹腔引流管。

4.疾病转归

经15d治疗,患者腹痛、腹胀消失,生命体征稳定,腹部平坦柔软,无明显压痛及反跳痛。复查生化:甘油三酯2.20mmol/L,C反应蛋白24mg/L。胰腺CT示:胰腺头、体、尾在同一层面,形态及大小基本正常,腹腔积液少量。痊愈出院。

四、病例剖析

(一)病例层面的剖析

患者既往无肝胆疾病及结石病史,发病前无酗酒及暴饮暴食病史,口服戊酸雌二醇/雌二醇环丙孕酮2年,有高脂血症,未正规治疗,1d前进食较油腻食物后发病。此间未服用其他药物。入院时,甘油三酯水平高达正常值的15倍以上,考虑为戊酸雌二醇/雌二醇环丙孕酮所致药物性急性胰腺炎(重度高脂血症型)。患者入科后,立即停用戊酸雌二醇/雌二醇环丙孕酮,经早期连续5次血浆置换治疗,甘油三酯水平迅速下降,并经液体复苏及使用抑制胰酶分泌和活性的药物,临床症状得到了改善,15d即取得了较好的临床疗效。我们在临床中发现,对甘油三酯水平明显升高(>11.3mmol/L)者,通过血浆置换,可快速且安全地降低血脂。在结合胰腺炎集束化治疗的同时,如果甘油三酯水平下降,则临床症状能快速缓解,临床疗效较好。但如果早期未能使甘油三酯水平迅速得到控制,则临床症状会进一步加重且治疗难度明显增加。

(二)疾病层面的剖析

戊酸雌二醇/雌二醇环丙孕酮复合包装,含有雌激素戊酸雌二醇,是天然人体17β-雌二醇的前体;其另一成分醋酸环丙孕酮是合成的羟孕酮衍生物,具有孕激素、抗促性腺激素及抗雄激素的特性。雌激素(如己烯雌酚与口服避孕药等)致急性胰腺炎已有报告,戊酸雌二醇/雌二醇环丙孕酮是人工合成雌激素中作用较强的一种,其诱发急性胰腺炎的机制可能有以下几方面。①在代谢方面,可使α-脂蛋白水平升高,β-脂蛋白水平轻度下降,甘油三酯水平和磷脂水平升高,胆固醇水平降低。②大量甘油三酯在胰腺中被解毒分解,产生过量的游离脂肪酸,对毛细血管和胰腺腺泡细胞具有高度毒性。③雌激素可使血液黏稠度增加,加上血中游离的脂肪颗粒可引起静脉血管栓塞,导致胰腺微循环障碍,易致胰腺细胞渗出、坏死,同时合并胰外器官的缺血、缺氧损伤。

药物性胰腺炎(Drug-induced pancreatitis,DIP)是指由药物本身或其代谢产物,或者机体特异质反应引起的超敏反应所导致的胰腺分泌功能或胰腺组织器官损害,常常表现为急性胰腺炎。因为目前我们对致胰腺炎的相关药物认识不够及特异性诊断手段的缺乏,所以国内外也无统一的药物性胰腺炎诊疗指南。目前,临床确诊药物性胰腺炎比较困难。

世界卫生组织(World Health Organization,WHO)数据库列出了可能引起急性胰腺炎的 525 种药物,但只有 30 多种药物明确会引起胰腺炎。现有药物性胰腺炎的数据主要来自病例报告。Vin-klerova 等对 2 年内的急性胰腺炎住院患者资料进行回顾性分析,发现药物性胰腺炎的发病率为 0.3%～5.3%,约占急性胰腺炎病因的 2%。

Badalov 等从 Medline 收录的 1214 篇病例报道中研究分析出药物引起胰腺炎有 3 种潜伏期。①在药物使用 24h 内即发病,如乙酰氨基酚、红霉素、丙泊酚等。②在用药 1～30d 发病,如甲基多巴、5-氨基水杨酸、硫唑嘌呤等。③在用药 1 个月后甚至数年后发病,如双脱氧肌苷、氯噻嗪等。流行病学资料表明,老年人、儿童、女性及人类免疫缺陷病毒感染、炎症性肠病、肿瘤等患者均是发生药物性胰腺炎的高危人群。

一般认为,药物性胰腺炎可能的发病机制有直接毒性作用、免疫反应或过敏反应、特异体质反应、胰管阻塞或胰液排泄不畅、胰腺血管水肿或血栓形成、Oddis 括约肌收缩或胆管阻塞。大部分药物性胰腺炎患者病情较轻,预后较好;少数药物可引起重症急性胰腺炎,预后不良。同时,药物性胰腺炎的发生因遗传、年龄、性别、合并疾病等个体差异性不同而不同。

药物性胰腺炎的诊断标准包括以下几个方面。①用药史:即在药物使用期间发生急性胰腺炎。②病因:排除其他导致急性胰腺炎的病因,如胆管、酒精等因素。③潜伏期:服药致发病的时间是否与文献报告的潜伏期一致,潜伏期有短、中、长 3 个。④停药后情况:急性胰腺炎的临床症状与实验室检查、影像学资料是否符合。⑤激发试验阳性:涉及伦理问题,需征得患者同意,并在利大于弊的情况下方可小心使用。

对药物性胰腺炎治疗的关键是停用可能导致药物性胰腺炎的相关药物,防止胰腺的继发性损伤。根据美国胃肠病学会急性胰腺炎临床处理指南(2013 版)及中国急性胰腺炎诊治指南(2013,上海),对轻症者,给予禁食、补液、止痛、抑制胃酸及胰液分泌,中药大黄、芒硝等治疗;对重症患者,应转移到重症监护病房,使用生长抑素及其类似物、胰酶抑制剂,早期行肠内营养,如有感染性胰腺坏死、胰周脓肿、腹腔间隔室综合征,需行介入、内镜或外科手术干预。早期、快速地将血清中甘油三酯的浓度降至安全范围,对高脂血症性胰腺炎的治疗有重要意义。武世文等对血浆置换治疗高脂血症性胰腺炎临床效果的 Meta 分析研究指出,血浆置换不仅可迅速且有效地清除高脂血症胰腺炎患者血清中过高的甘油三酯、胰酶、磷脂酶 A_2 和肿瘤坏死因子 α(Tumour necrosis factor-α,TNF-α)等细胞因子,而且置换入健康人的血浆又可补充体内所缺乏的凝血因子、调理素等生物活性物质,从而稳定机体内环境,纠正促炎细胞因子过度释放和促/抗炎细胞因子失衡,阻断炎症联级反应,控制胰腺炎的发展,从而有效改善患者预后。

五、经验教训总结

雌激素会增加发生动静脉血栓形成、胆汁淤积、高甘油三酯血症的可能。本例提示,戊酸雌二醇/雌二醇环丙孕酮可能使甘油三酯水平进一步升高,从而有发生急性胰腺炎的风险。明确药物所致急性胰腺炎诊断后,应立即停药并给予对症治疗。针对高脂血症性胰腺炎,治疗的关键是迅速降低血甘油三酯水平。对于甘油三酯水平明显升高(>11.3mmol/L)的患者,通过血浆置换可快速且安全地降低血脂水平。将甘油三酯水平降至 5.56mmol/L 以下,便可阻止高脂血症性胰腺炎病情的进一步发展,患者预后良好。

参考文献

1. Frick Tw, Speiser DE, BimmLer D, et al. Drug-induced acute pancreatitis: further criticism [J]. Dig Dis, 1993, 11(2): 113-132.

2. Vinklerova I, Prochazka M, Prochazka V, et al. Incidence, severity, and etiology of drug-induced acute pancreatitis[J]. Dig Dis Sci, 2010, 55(10): 2977-2981.

3. Lankisch PG, Droge M, Gottesleben F. Drug induced acute pancreatitis: incidence and severity [J]. Gut, 1995, 37(4): 565-567.

4. Badalov N, Baradarian R, Iswara K, et al. Drug-induced acute pancreatitis: an evidence-based review[J]. Clin Gastroenterul Hepatol, 2007, 5: 648-661.

5. Balani AR, Grendell JH. Drug-induced pancreatitis: incidence, management and prevention [J]. Drug Saf, 2008, 31: 823-837.

6. Nitsche CJ, Jamieson N, Lerch MM, et al. Drug induced pancreatitis[J]. Best Pract Res Clin Gastroenterol, 2010, 24: 143-155.

7. 中华医学会消化病分会胰腺疾病学组.中国急性胰腺炎诊治指南(2013,上海)[J].中华消化杂志,2013,33:217-222.

8. 武世文,刘勇坚,周洁,等.血浆置换治疗高脂血症胰腺炎临床效果的 Meta 分析[J].第三军医大学学报,2013,6(35):527-531.

（苏　俊）

病例 9-3　高脂血症性急性胰腺炎

引　言

高脂血症(Hyperlipidemia,HL)与急性胰腺炎(Acute pancreatitis,AP)之间的关系已经成为胰腺疾病研究的热点。高脂血症可能诱发急性胰腺炎。在发生急性胰腺炎时,也可能伴有脂类的代谢紊乱。因此,高脂血症与急性胰腺炎可互为因果。我国多家胰腺中心研究显示,高脂血症已经超过酒精性因素,成为急性胰腺炎的第二大病因。而在妊娠合并急性胰腺炎的患者中,高脂血症患者的比例可高达 56%。

一、接诊时病情简介

1. 患者主诉和基本情况

患者,男性,43 岁,农民。因"腹痛、腹胀、呕吐,伴胸闷、气急 16 小时"入院。患者在 16h 前餐后出现腹痛、腹胀不适(位于中上腹部),呈持续性,伴恶心、呕吐,感胸闷、气急,无尿,无发热,外院住院,考虑"急性胰腺炎",予以对症支持治疗,效果不佳,转来我院 ICU。否认高血压病、肝炎、肝硬化、胆石症等病史。

1 年半前,患者在我院消化内科住院,被诊断为"高脂血症性急性胰腺炎、脂肪肝、2 型糖尿病",经治疗好转出院,平时血糖未治疗及监测。

2. 入院查体

T 38.1℃,P 132 次/min,R 35 次/min,BP 111/81mmHg(去甲肾上腺素泵注),中心静脉压 3mmHg,

腹内压 18mmHg。患者呈嗜睡状,精神萎靡,急性病容,体型肥胖,高枕卧位。鼻导管吸氧,呼吸促,SpO_2 100%,双肺闻及少量湿啰音。HR 132 次/min,律齐,无杂音。腹膨隆,腹壁稍紧,中上腹、左上腹压痛,无反跳痛。肝脾肋下触诊不满意。脐周皮肤未见青紫,肠鸣音减弱,1～2 次/min,移动性浊音阴性。双下肢轻度水肿。APACHEⅡ评分为 24 分。

3.辅助检查

(1)血常规:白细胞计数 $6.8×10^9$/L,中性粒细胞百分比 69.5%,血红蛋白181g/L,红细胞压积 64.5%,血小板计数 $208×10^9$/L,C反应蛋白 45.33mg/L。凝血功能:D-D 5.88μg/L。

(2)血生化:总胆红素 27μmol/L,谷氨酸氨基转移酶 3U/L,天门冬氨酸氨基转移酶 168U/L,尿素氮 6.1mmol/L,肌酐 134μmol/L,钙离子 1.22nmol/L,葡萄糖14.9mmol/L,甘油三酯 16.53mmol/L,血淀粉酶 1300U/L,尿淀粉酶 2868U/L,血降钙素原 16.51ng/mL。

(3)血气分析:pH 7.11,$PaCO_2$ 49.5mmHg,PaO_2 37.6mmHg,钙离子 0.78mmol/L,血乳酸 6.46mmol/L,碱剩余－14.4mmol/L。

(4)全腹部及胸部 CT 平扫(入院当天):两下肺节段性肺膨胀不全,两侧胸膜稍增厚,急性胰腺炎伴胰周大量渗出,少量腹水,重度脂肪肝(见图 9-3-1)。

4.入科诊断

①高脂血症性急性重症胰腺炎;②多脏器损伤(循环、肺、肾);③代谢性酸中毒;④2 型糖尿病;⑤重度脂肪肝。

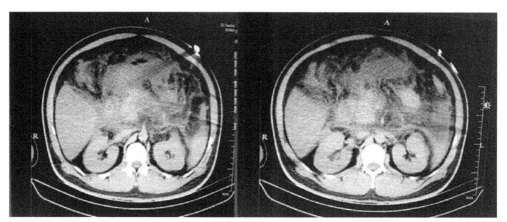

图 9-3-1　胰腺形态饱满,边缘显示不清,密度不均

二、病因、病情严重程度评估及亟须解决的问题

该患者病因考虑为高脂血症引起的重症急性胰腺炎。其胰腺炎 Balthazar 的 CT 严重指数分级为 D 级,严重程度分级为重症,病程分期为早期(急性期),炎症反应剧烈,极易并发腹腔间隔综合征和多系统器官功能不全或多系统器官功能衰竭,病情凶险。目前,亟须解决休克、多脏器损伤、高脂血症、代谢性酸中毒等问题,治疗的关键在于快速降低甘油三酯水平以及清除由此释放的炎性介质,阻断全身炎症反应,需行液体复苏、血液净化、营养支持、改善微循环及其他的急性胰腺炎集束化治疗。

三、诊治经过和思路

1.血流动力学稳定和液体复苏

补液、抗休克,维持循环稳定;同时监护生命体征,高流量吸氧,监测中心静脉压、腹内压,禁食,胃肠减压,记录出入量。

2.血液净化

为改善体内水、电解质及酸碱平衡,阻止脏器功能进一步恶化,阻断体内全身炎症反应,入院时即行床边 CRRT(血流量为 200~220mL/min,置换量为 2000mL/h)。

3.抗感染

头孢米诺 2.0g q12h,行尿培养、痰培养、血培养等。

4.营养支持

对于急性胰腺炎患者,尽早应用肠外营养支持可使胃肠道功能逐渐恢复,减少胰腺分泌。但对于伴有高脂血症的急性胰腺炎患者,脂肪乳剂的应用要慎重。

5.改善微循环

高脂血症性急性胰腺炎患者因高脂血症和高血黏稠度,更易出现微循环障碍,故改善胰腺微循环很重要,对该患者给予低分子量肝素 5000U/d 皮下注射。

6.控制血糖、降脂

以胰岛素泵控制血糖,非诺贝特降血脂。

7.胰腺炎的集束化治疗

护胃,抑制消化液分泌(用奥曲肽＋奥美拉唑);改善微循环(用参麦)。

8.疾病转归

患者腹痛、腹胀、胸闷、气急逐渐缓解。腹内压下降至 8mmHg,大便通畅,肠鸣音恢复。禁食 4d后,进食米汤无不适。血尿淀粉酶水平下降至正常范围。血流动力学逐渐稳定,内环境稳定,肾功能逐渐恢复,尿量满意。CRRT 89h 后停用,期间更换滤器。

患者入院第 7 天转消化内科,复查腹部 CT(见图 9-3-2)。第 19 天出院。3 个月后,门诊复查胰腺超声:胰腺外形大小在正常范围,边界整齐清晰,内部呈均匀分布,未见团块回声,主胰管未见扩张,胰周未见明显液性包块回声。复查血甘油三酯 3.76mmol/L。相关变化总胆固醇 6.3mmol/L(见图 9-3-3)。

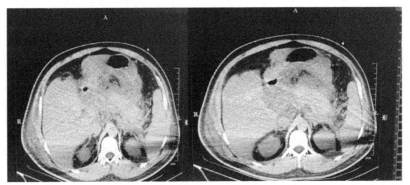

图 9-3-2　急性胰腺炎伴胰周大量渗出,腹水,重度脂肪肝(入院第 7 天)。腹腔积液较入院当天稍增多

四、病例剖析

(一)病例层面的剖析

该患者在饱餐后突发腹胀、腹痛,伴有胸闷、气急、无尿等症状,既往有高脂血症性急性胰腺炎、脂肪肝、2 型糖尿病病史。辅助检查:血甘油三酯水平明显升高(16.53mmol/L),血尿淀粉酶水平升高,血钙低,血氧分压低。全腹部及胸部 CT 示两下肺节段性肺膨胀不全,两侧胸膜稍增厚,急性胰腺炎

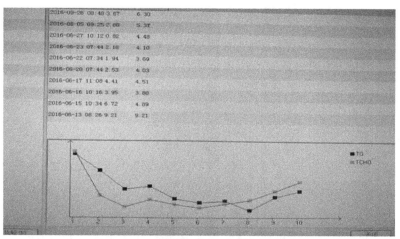

日期时间	TG	TCHO
2016-09-28 09:48	3.67	6.30
2016-08-05 09:25	2.68	5.37
2016-06-27 10:12	0.82	4.48
2016-06-23 07:44	2.18	4.10
2016-06-22 07:34	1.94	3.69
2016-06-20 07:44	2.53	4.03
2016-06-17 11:08	4.41	4.51
2016-06-16 10:16	3.95	3.80
2016-06-15 10:34	6.72	4.89
2016-06-13 08:26	9.21	9.21

图 9-3-3　血甘油三酯及胆固醇变化趋势

伴胰周大量渗出，少量腹水，重度脂肪肝。排除其他致病因素，故高脂血症性重症急性胰腺炎、多脏器损伤诊断明确。患者既往有脂肪肝、2型糖尿病病史。本次入院血糖升高，有明显的代谢性酸中毒，故代谢性酸中毒、2型糖尿病、重度脂肪肝诊断明确。高脂血症通过释放炎症因子促进胰腺坏死，还可加重胰腺酶类代谢紊乱。若高脂血症不能得到有效控制，可导致急性胰腺炎的反复发作，甚至危及患者生命。故入院后给予积极的液体复苏、机械通气、血液净化、降血脂、脏器保护、早期肠内营养及预防感染等综合治疗，患者病情逐渐恢复。

（二）疾病层面的剖析

近年来，高脂血症性急性胰腺炎的发病比例呈增高趋势。1995年，Fortson等研究结果显示，高脂血症约占急性胰腺炎病因的1.3%～3.8%；1998年，Chang等报道，高脂血症性急性胰腺炎在急性胰腺炎患者中约占10%；2013年，赵登秋团队指出，在上海市第六医院收治的急性胰腺炎患者中，高脂血症患者约占18.9%。与其他因素导致的急性胰腺炎患者相比，高脂血症性急性胰腺炎患者呈现以下临床特点。①发病年龄较低，易反复发作。②合并症及并发症较多，约72%的高脂血症性急性胰腺炎患者合并糖尿病病史或酗酒史，高脂血症性急性胰腺炎患者并发肾功能不全、休克及感染的概率明显增加。③病情严重程度及死亡率更高，在重症急性胰腺炎患者中，高脂血症性急性胰腺炎患者所占比例高达31.3%。因此，高脂血症性急性胰腺炎的相关研究受到越来越多的医务工作者的重视。

高脂血症引起急性胰腺炎发生的机制复杂，现有的研究主要集中于以下几个方面。①大量游离脂肪酸过剩：过高的甘油三酯被胰酶水解产生并释放大量的游离脂肪酸。游离脂肪酸不仅可以直接损伤胰腺腺泡细胞和血管内皮细胞，而且可诱发酸中毒，加速胰蛋白酶原的激活。②胰腺微循环障碍：高脂血症可使血液黏度增加甚至血栓形成，造成胰腺微循环障碍，胰腺组织缺血坏死。此外，在发生高脂血症时，凝血因子Ⅶ活性升高，纤溶系统异常，毛细血管及小血管内的血小板数量增加，具有扩血管作用的前列环素分泌减少，血栓素等分泌增加，进一步加重了胰腺微循环障碍。③钙离子超载：当甘油三酯分解所产生的不饱和脂肪酸过高时，可导致线粒体产生ATP减少，使内质网内的钙离子释放入细胞质，导致腺泡细胞钙超载。此外，高脂血症可引起细胞膜中脂肪酸的含量及构成比例发生改变，通过影响信号传导过程导致细胞内钙离子增加。作为细胞内重要的第二信使，钙离子参与细胞凋亡等众多细胞生理及病理过程，钙离子水平异常升高不但可以激活多种细胞酶原，促进细胞释放乳酸脱氢酶，还可以诱导腺泡细胞凋亡。④氧化应激：在发生高脂血症时，脂质过氧化产物（如4-羟基-2,3-反式-丙烯醛等）水平增加，并通过促进氧应激及脂质过氧化反应诱导大鼠胰腺星状细胞活化及胰腺纤维化，引起胰腺损伤。⑤基因突变：可能与基因突变及肿瘤坏死因子-α（Tumor necrosis factor-α，TNF-α）启动子的多态性相关。

大量动物实验及临床研究表明,高脂血症也可能是急性胰腺炎时脂质代谢异常的临床表现。急性胰腺炎发病初期,血脂紊乱多为以甘油三酯水平升高为主的Ⅰ型、Ⅳ型和Ⅴ型高脂血症。随着病情进展,其血脂紊乱可表现为伴胆固醇水平升高的Ⅱ型和Ⅲ型,这表明急性胰腺炎进展过程可以影响正常脂质代谢过程,甚至造成脂质代谢紊乱。急性胰腺炎引起血脂升高的可能机制如下。①在发生急性胰腺炎时,机体处于全身应激反应状态,血清儿茶酚胺、胰高血糖素及生长抑素水平升高,而胰岛素分泌则相对减少甚至出现胰岛素抵抗。儿茶酚胺、胰高血糖素及生长抑素作用于脂肪细胞的激素敏感性酯酶,增强酯酶活性,促进脂肪组织分解为甘油三酯等代谢产物并释放入血。②胰岛素能增加脂肪酶 mRNA 的表达,并通过激活脂蛋白脂肪酶促进乳糜微粒的分解,当胰岛素分泌减少或发生胰岛素抵抗时,血甘油三酯分解减少,引起高甘油三酯血症(Hypertriglyceridemia,HTG)。③肝功能异常:在发生急性胰腺炎时,大量内毒素、炎症介质及细胞因子等通过介导内毒素血症、氧化应激反应及细胞凋亡多途径引起肝损伤及肝功能改变。由于胆固醇是在肝脏氧化生成胆汁酸并随胆汁排出,所以在肝功能异常时,胆固醇的分解代谢减少,形成高胆固醇血症(Hypercholesterolemia,HTC)。④酒精性急性胰腺炎患者血液中过量的乙醇可通过与游离脂肪酸在肝脏竞争性氧化而引起高脂血症。

依照 2012 急性胰腺炎亚特兰大分类标准修订版,对急性胰腺炎的诊断已达成基本共识,满足以下 3 项中的至少 2 项即可诊断为急性胰腺炎。①临床特征表现为与急性胰腺炎相符的腹痛。②实验室检查血清淀粉酶和(或)脂肪酶水平高于正常值上限的 3 倍。③影像学检查表现符合急性胰腺炎的改变。

2014 年,中华医学会外科学分会胰腺外科学组制定并颁布了《急性胰腺炎诊治指南(2014)》,指南中指出,急性胰腺炎合并静脉乳糜血或血甘油三酯水平>11.3mmol/L 可明确诊断为 HLAP。多数研究显示,将血脂水平降至 5.65mmol/L 以下可以显著减少高脂血症性急性胰腺炎的复发,改善预后。急性胰腺炎患者血清甘油三酯水平≥11.3mmol/L 可明确诊断为高脂血症性急性胰腺炎,已得到多数学者的认可。而若血清甘油三酯水平在 5.65~11.30mmol/L,合并静脉乳糜血,且能排除其他可引起急性胰腺炎的病因,则即使缺乏明确的共识支持,多数医生也考虑为高脂血症性急性胰腺炎。目前,对于血清甘油三酯水平<5.65mmol/L 是否与急性胰腺炎的发生有关,尚存在争议。通过国内大型胰腺中心病例研究发现,对大量血清甘油三酯水平轻度升高(1.70~5.65mmol/L)且可排除其他病因的急性胰腺炎患者,如依照高脂血症性急性胰腺炎的诊治原则进行治疗,则能够获得较好的预后。因此,我们认为,轻中度的血清甘油三酯水平升高(1.70~5.65mmol/L)也可能诱发急性胰腺炎。

值得注意的是,由于高甘油三酯血症患者血液内存在一种淀粉酶活性抑制物,所以高脂血症性急性胰腺炎患者中约 50% 的血清淀粉酶水平在正常范围,其临床诊断常会延迟。血清脂肪酶对不同病因的急性胰腺炎患者均有很高的敏感性,其特异性也高于淀粉酶。因此,血清脂肪酶对高脂血症性急性胰腺炎的临床诊断价值高于血清淀粉酶。

除急性胰腺炎的常规治疗之外,本例急性胰腺炎治疗的关键在于降低血甘油三酯水平及改善胰腺微循环。有文献报道,若能使血甘油三酯水平降至 5.65mmol/L 以下,则可防止胰腺炎的进一步发展。

(1)降血脂治疗:主要包括应用降脂药物和血液净化。降脂药物应选择以降低血 TG 为主的药物。贝特类药物是临床常用的降甘油三酯药,但目前认为他汀类药物有较好的降 TG 作用,禁食者可通过鼻胃管、空肠造瘘管等给药,妊娠妇女不宜使用降脂药物。血液净化包括血液滤过、血浆置换等,能迅速清除甘油三酯、乳糜微粒、炎症因子,阻断炎症介质的释放,有利于阻止胰腺炎症和坏死的进程,改善重要脏器的功能并缩短病程。

(2)肝素和胰岛素的应用:持续静脉滴注肝素和胰岛素能刺激脂蛋白脂肪酶活化,活化的脂蛋白脂肪酶能催化乳糜微粒和极低密度脂蛋白核心的甘油三酯分解为脂肪酸和单酸甘油酯,从而降低血 TG 水平。

(3)脂肪乳剂的应用:高脂血症性急性胰腺炎患者营养支持更需慎重,一般认为早期应禁用脂肪乳剂和致高血脂药物,并设法使甘油三酯降至 5.65mmol/L 以下,然后可根据血清脂乳廓清试验决定是否应用脂肪乳。周亚魁等曾提出四项脂肪乳应用原则:①基础血甘油三酯值在 1.7~3.4mmol/L 者,可用脂肪乳;②基础血甘油三酯值在 3.4~4.5mmol/L 且空腹血清呈乳状者,禁用脂肪乳,但空腹血清不呈乳糜状者慎用;③基础血甘油三酯值>4.5mmol/L 者,不用脂肪乳;④在应用脂肪乳的过程中,需定期进行脂肪乳廓清试验,对试验结果阳性者及时停用脂肪乳,并予以降脂治疗。

(4)改善微循环障碍:研究表明,高脂血症性急性胰腺炎患者因血黏度高更易出现微循环障碍,故改善胰腺微循环就尤为重要。常用的药物有低分子右旋糖酐、生长抑素、低分子量肝素、丹参及前列腺素制剂等。

(5)五联疗法:目前国内有学者提出在急性胰腺炎的常规治疗措施外的五联疗法,认为其是治疗重症高脂血症性急性胰腺炎的有效措施。具体如下:血液净化(血脂吸附与血液滤过),降血脂药物(氟伐他汀钠 40mg,每晚 1 次,口服;或非诺贝特 200mg,每晚 1 次),低分子量肝素(达肝素钠 5000U,皮下注射,每天 1 次,连续 3d),胰岛素持续静脉推注(将血糖控制在 11.1mmol/L 以下)和全腹皮硝外敷(24h 持续全腹皮硝外敷可改善腹腔内组织水肿和促进胰腺假性囊肿吸收)。

高脂血症性急性胰腺炎患者治愈后容易复发,大多是由血甘油三酯控制不良所致。因此,在患者治愈后应严格控制血甘油三酯水平<5.65mmol/L。具体措施:①低脂饮食,禁酒,避免暴饮暴食,加强体育锻炼,遵医嘱服用降脂药及胰酶制剂。②积极治疗引起高脂血症的原发疾病,如糖尿病、甲状腺功能减退症等。③避免服用可引起血甘油三酯水平升高的药物,如利尿剂、糖皮质激素等。④妊娠期妇女易引起血甘油三酯升高而诱发急性胰腺炎,因此应行血脂和脂蛋白检查,如发现血脂升高应及时通过饮食调节控制血甘油三酯浓度,并在妊娠期间全程随访甘油三酯变化。

五、经验教训总结

高脂血症性急性胰腺炎患者起病急,病情危重,常伴有基础疾病,发病后可合并多脏器损伤、酸碱平衡紊乱等,同时血、尿淀粉酶水平可不增高,诊断治疗难度大。目前,虽然尚无统一、有效的治疗方案,但在规范化治疗的基础上,高脂血症性急性胰腺炎治疗的关键是迅速降低血甘油三酯水平和阻断全身炎症反应。在本例患者入院时即准确诊断,治疗得当,及时挽救了患者生命,且患者无明显并发症。在治疗过程中,CRRT 快速清除甘油三酯可能发挥了关键性的治疗作用。

参考文献

1. Fortson MR, Freedman SN, Webster PD. Clinical assessment of hyperlipidemia pancreatitis [J]. Am J Gastroenterol,1995,90:2134-2139.

2. Chang CC, Hsieh YY, Tsai HD, et al. Acute pancreatitis in pregnancy[J]. Zhonghua Yixue Zazhi (Taipei),1998,61:85-92.

3. 赵登秋,邬叶锋,程邦君. 急性胰腺炎 217 例病因与临床诊治分析[J]. 中华肝胆外科杂志,2012,18:615-617.

4. 张娜,张海燕,郭晓红,等. 中国近十年急性胰腺炎病因变化特点的 Meta 分析[J]. 中华消化病与影像杂志,2016,6:71-75.

5. 姚辉,郭晓钟,李宏宇. 急性胰腺炎 1796 例病因及治疗效果分析[J]. 现代生物医学进展,2013,27:5282-5284.

6. Deng LH, Xue P, Xia Q, et al. Effect of admission hypertriglyceridemia on the episodes of severe acute pancreatitis[J]. World J Gastroenterol,2008,14:4558-4561.

(周 玲 汤 蓓)

第十章　产科危急重症

概　论

定　义

产科危急重症主要是指因为妊娠并发症或合并症而处于危急重症的状态。

疾病分类

产科危急重症包括产科直接相关及产科非直接相关的疾病。其中,产科重症最常见的疾病是与产科直接相关的产后大出血及妊娠期高血压综合征合并多器官功能衰竭,其次为妊娠合并脂肪肝、妊娠合并甲亢危象、妊娠合并肺动脉高压、羊水栓塞、过敏反应等。产科非直接相关的疾病主要包括原有基础疾病或妊娠期并发重症急性胰腺炎、脓毒症、深静脉血栓、重症肺炎等。而这些患者也占产科重症患者相当大的一部分,且此类疾病的发病率和死亡率相对更高。

病因机制

产科危急重症疾病的发病机制可能与许多内源性有害介质有关,如肿瘤坏死因子(Tumor necrosis factor,TNF)、血小板活化因子(Platelet activating factor,PAF)、白三烯、β-内啡肽等,同时与全身炎症反应综合征(Systemic inflammatory response syndrome,SIRS)、缺血再灌注损伤、细胞凋亡等机制有关。目前,已将对危急重症孕妇发病机制的研究提高到分子生物学水平。产后出血的四大原因为子宫收缩乏力、产道损伤、胎盘因素和凝血功能障碍。其中最为凶险的产科出血就是羊水栓塞,死亡率极高。羊水栓塞的病因包括多次妊娠,多有胎膜早破或人工破膜史,宫缩过强或缩宫素使用不当,胎盘早剥,前置胎盘,死胎不下,难产,高龄初产等。其病理生理学还不清楚,一些公认的假说认为其与羊水或胎儿上皮细胞、角化物、胎脂、绒毛进入母体血液循环系统,致严重心肺功能障碍有关。近年来,有学者认为羊水栓塞的发病机制可能是无抗体参加的过敏样反应,因此将其称为"妊娠过敏样综合征"似乎更符合临床。妊娠高血压是孕产妇的特有疾病,胎儿是半个异体的特点。妊娠高血压的免疫遗传学说是合乎逻辑的,因而也可能是最终阐明妊娠高血压病因的主要途径。其可能的机制是,由于某些遗传因素导致母体对胎儿滋养膜抗原低识别,造成防护性的免疫减弱和排斥反应增强,使滋养细胞功能受损和胎盘浅着床,从而引起胎盘缺血和代谢障碍,表现为胎盘源性细胞毒性因子增加,进而造成血管内皮损伤,血管活性物质平衡失调,导致全身小动脉痉挛,最终发生妊娠高血压。因此,遗传因素和免疫调节网络的确立和阐明,可能是最终揭示妊娠高血压病因和发病机制的关键。妊娠高血压病因尚未完全明确,随着医学理论和实验方法的进步,已由细胞病理、生化代谢的研究,进入了分子生物学研究阶段。由于实验方法的进步,发现了很多与妊娠高血压的发生、发展有关的因子。血管内皮细胞损伤是目前公认的妊娠高血压发生的重要中心环节。血管内皮细胞损伤的结果如下:①造成血管内皮细胞的连接破坏,使血管内蛋白和液体外渗;②激活凝血系统造成弥散性血管内凝血(Disseminated intravascular coagulation,DIC),并释放血管活性因子;③增加血管收缩因子的生成与释放,减少血管舒张因子的生成与释放,使血管活性因子失衡并致收缩血管因子占优势。参与这一病理过程的因素有很多,包括细胞毒性因子(如氧自由基和脂质过氧化物、极低密度脂蛋白等)、纤维连接蛋白及其代谢产物、血管内皮生长因子、血管活性因子(包括肾素-血管紧张素-醛固酮系统、前列腺素、血栓素 B_2、一氧化氮、内皮素-1、降钙素基因相关蛋白等)、凝血和纤溶因子(活化蛋白 C 等)以及众多的免疫因子(包括补体,抗磷脂抗体,白细胞介素 1、2、4、6、8、10,肿瘤坏死因子,细胞黏附因子等)。这些因素既可以造成血管内皮损伤,同时也是血管内皮损伤后的产物。就目前所得到的结果,只能说明它们是妊娠高血压发生、发展过程中的一个重要的中心环节,而不是妊娠高血压的根本原因。

临床严重程度评估

为评估产科危急重症患者的病情严重程度及预后,常需对此类患者进行评分。非特异性疾病评分系统主要包括急性生理和慢性健康状况评估评分(Acute physiology and chronic health evaluation Ⅱ,APACHE-Ⅱ)、简化急性生理评分(Simplified acute physiological score Ⅱ,SAPS-Ⅱ)和针对脏器功能衰竭的评分系统序贯器官衰竭评分(Sequential organ failure assessment,SOFA),这些系统均可较好地评估疾病的严重程度及评价预后。此外,有国外研究机构建立了用于评估和管理孕产妇危急重症的工具,即病情严重程度指数模型(Maternal severity index,MSI),该模型充分描述了病情严重程度标志物与孕产妇死亡之间的关系,它还可作为基准来评估患者病情的严重程度和用于研究中调整病例组合,有助于评估和提高对严重产科并发症孕产妇的诊治效率。

治 疗

高危孕产妇治疗的本质是整体治疗或综合治疗,采用现代的科学技术治疗手段,对患者进行全面的监测和治疗。各种新治疗手段的出现为高危孕产妇的抢救提供了生命保障,但临床各项技术的监测和应用,指标的正确解读,以及针对性的监测治疗手段是否真的能降低危急重症患者死亡率,还需要长久的临床实践来验证。

对于产后大出血患者,除常规输血、补液等治疗外,需积极明确病因;对于子宫收缩乏力出血者,可常规运用子宫收缩剂;若仍未能有效控制出血,则可采取盆腔动脉栓塞、Bakri 气囊填塞及手术止血等方式。止血手术方式的选择应个体化。对于入住 ICU 的危重症孕产妇患者,主要干预措施有侵入性血流动力学监测及呼吸支持。当发生多器官功能不全时,首先受到攻击的靶器官是肺。因此,逆转病情的关键是呼吸机支持,改善肺的通气和氧合功能。血流动力学监测是高危孕产妇临床治疗的重要内容之一。近年来,微创或无创的血流动力学监测快速发展,PiCCO 技术、重症超声技术为危重症孕产妇的循环支持、液体管理提供了新的监测指标。应用较为广泛且认可度较高的 PiCCO 技术,将肺热稀释法和脉搏轮廓曲线技术结合,利用动脉压力波形下面积获得连续 CO 及相关参数,再用热稀释法进行校对,同时还能得到血管外肺水指数及全心舒张末期容积等间接参数,为高危孕产妇血流动力学及液体管理提供保障。对于合并肾衰竭的孕产妇,因限制入量影响了药物和营养的摄入,所以治疗棘手,特别是妊娠期急性脂肪肝、高脂血症型重症胰腺炎和妊娠合并甲状腺危象患者,肾脏替代治疗是必不可少的辅助治疗措施。有报道称,ECMO 在羊水栓塞患者抢救中获得了成功。在产科非直接相关疾病中,败血症逐渐成为致使孕产妇进入 ICU 的常见原因。对败血症患者,应及早给予针对性的治疗,即抗感染、循环支持和氧供。在 ICU 重症监护设施提供循环、呼吸及肾脏等脏器功能支持的同时,为使多系统器官功能不全的发病率及产科危急重症患者的死亡率最小化,还需产科、麻醉科、外科等多学科共同合作。

（孙　静）

病例 10-1　刮宫术后出现凝血功能异常并发脑出血

引　言

正常妇女在妊娠期及分娩期体内凝血、抗凝和纤溶功能均发生明显改变,血液中凝血酶、凝血因子和纤维蛋白原(Fibrinogen,Fbg)含量增加,抗凝及纤溶功能减弱,血液呈现高凝状态。该生理变化为产后快速有效止血提供了物质基础,但也易导致产科弥散性血管内凝血(Disseminated intravascular coagulation,DIC)的发生。产科弥散性血管内凝血来势凶猛,发病急骤,是产科患者死亡的重要原因。早期发现弥散性血管内凝血,预防和控制弥散性血管内凝血向严重阶段进展,对患者预后有非常重要的作用。

一、接诊时病情简介

1. 患者主诉和基本情况

患者,女性,34 岁,农民。因"腹痛 11 小时,昏迷 3 小时"入院。患者 11h 前无明显诱因下开始出现腹痛,腹痛呈持续性,较剧烈,难忍;伴有阴道流血,自诉更换 3 块卫生巾,半湿透;感发热,测体温38.1℃;伴恶心,呕吐 1 次,呕吐物为胃内容物;无腹泻,无胸闷、气急,无心悸,无尿频、尿急、尿痛,无里急后重及肛门坠胀感。来我院就诊,考虑妇科疾患,予以"头孢曲松 2.0g 联合奥硝唑氯化钠 0.5g抗感染,消炎痛栓半粒塞肛等对症处理"。约 3h 前,在输液室输液过程中出现意识模糊伴冷汗,转送急诊室。在头颅 CT、头颅 CTA 及全腹部平扫检查后急请脑外科医生会诊,指出"患者左侧额叶自发性出血破入脑室诊断明确,因凝血功能异常,存在手术禁忌证,暂不考虑手术治疗"。急请血液科医生会诊,指出"患者凝血功能异常,弥散性血管内凝血待排,建议输新鲜血浆补充凝血因子治疗,监测凝血功能"。予以"乌拉地尔降压、维生素 K₁ 止血、新鲜冰冻血浆等对症及支持治疗"后,拟"脑出血、凝血功能异常"收住 ICU。

患者 6d 前因"停经 59 天"被确诊为"早孕",在某市妇幼保健院行"人工流产术"后,阴道持续有少量流血,血量同既往月经量。

2. 入科查体

患者昏迷,GCS 评分为 5 分(1+1+3)。双侧瞳孔等大、等圆,直径约为 4.0mm,对光反射灵敏。两肺呼吸音清,未闻及明显干湿啰音。HR 73 次/min,心律齐,未闻及明显杂音。腹软,肠鸣音 4 次/min,移动性浊音(—)。肌张力增高,肌力无法检查,病理反射未引出。疼痛刺激下,四肢有屈曲。右上肢皮肤及穿刺抽血处见瘀斑。子宫位于脐部与耻骨联合之间。阴道有流血,色鲜红,量中等。

3. 辅助检查

(1)头颅 CT:左侧额叶脑出血破入脑室,脑疝形成可能,蛛网膜下腔出血(见图 10-1-1)。

(2)脑血管 CTA:未见明显异常征象。

(3)全腹部平扫:子宫明显增大,子宫肌层密度欠均,盆腔少量积液,左肾小结石。

(4)血心肌酶:肌酸激酶 84U/L,肌酸激酶同工酶 34U/L,肌红蛋白 12.7ng/mL,肌钙蛋白 0.06ng/mL。

（5）凝血功能：凝血酶原时间无法检测，凝血酶原时间正常对照值为11.9s，国际标准化比值无法检测，部分凝血活酶时间无法检测，部分凝血活酶时间正常对照值为31.0s，凝血酶时间无法检测，D-二聚体1.40mg/L，试剂ISI 1.00，抗凝血酶Ⅲ 75.5%。

（6）血常规：快速超敏C反应蛋白5mg/L，白细胞计数26.9×10^9/L，中性粒细胞百分比90.1%，血红蛋白131g/L，红细胞压积0.356，血小板计数141×10^9/L，白细胞计数（镜检）27.0×10^9/L，中性粒细胞百分比（镜检）为92%，淋巴细胞百分比（镜检）为8%。

（7）急诊绒毛膜促性腺激素>1000.0mU/mL。

4.入科诊断

①左侧额叶脑出血破入脑室；②凝血功能异常；③人工流产术后；④子宫腺肌症。

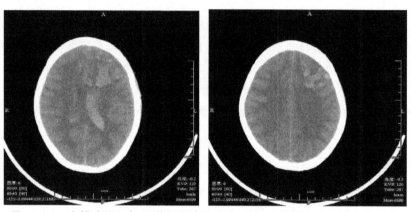

图10-1-1　左额叶见斑点、斑片及团片状高密度影，双侧脑室内可见积血。纵裂池、小脑幕及多发脑沟密度增高

二、病因、病情严重程度评估及亟须解决的问题

该患者病因考虑为凝血功能异常并发左侧额叶脑出血，并破入脑室。该患者临床表现及辅助检查结果符合弥散性血管内凝血的诊断标准。患者重度昏迷，GCS评分为5分，APACHE Ⅱ评分为15分。患者出现DIC的原因尚不明确，由于患者正处于刮宫术后6d，首先考虑与产科相关，如严重感染、羊水栓塞、子痫前期、大出血等。需要完善各项辅助检查，包括常规生化、各种感染指标、血液中找人绒毛膜促性腺激素等。患者左侧额叶脑出血破入脑室明确，脑室积水较多，需要警惕出现急性梗阻性脑积水及脑水肿加重脑疝形成的可能。

三、诊治经过及思路

1.呼吸道的管理

患者昏迷，GCS评分5分，提示患者昏迷程度深。虽然患者入院后呼吸、心率、血压及血氧饱和度尚可，但随着病情的进展，患者发生误吸、脑疝形成等并发症导致呼吸衰竭的可能性极大，故予以气管插管＋机械通气，并予以镇静、镇痛维持，既有利于呼吸道管理，又可适当降低患者颅内压。

2.血流动力学监测

患者入院后血压偏高，考虑与脑出血颅内压力增高有关，给予气管插管＋机械通气，镇静、镇痛治疗后有所好转，适当应用静脉降压药物维持和控制血压，避免血压过高导致脑水肿加重。同时，右锁骨下深静脉置管，监测患者中心静脉压变化。

3.凝血功能纠正

患者入院时发生弥散性血管内凝血的原因尚不明确，但首先需要积极纠正患者凝血功能异常，首先予以成分输血,如新鲜血浆、纤维蛋白原、冷沉淀,补充血小板及凝血因子。患者入院时血小板水平基本正常,暂未输血小板。经过积极治疗后,次日复查患者凝血功能:凝血酶原时间14.0s,国际标准化比值1.18,PT活动度62%,纤维蛋白原1.8g/L,部分凝血活酶时间37.0s,部分凝血活酶时间正常对照值为31.0s,凝血酶时间无法检测,D-二聚体2.41mg/L,抗凝血酶Ⅲ75.5%,凝血功能恢复较快。待病情稳定后,可行骨髓穿刺等排除血液系统疾病。

4.脑出血处理

患者当前左侧额叶脑出血破入脑室诊断明确,由于患者既往无心脑血管疾病病史,所以根据急诊室急诊凝血功能检查,出血原因首先考虑与凝血功能异常有关。由于患者有较为明显的出血倾向,考虑手术风险极大,认为当前手术弊大于利,所以暂时考虑保守治疗为主,但需严密观察患者双侧瞳孔变化,适时送头部CT检查,了解患者头部出血情况,做好术前准备。术前准备以纠正凝血功能为主,同时采取亚低温治疗、镇静、镇痛、预防癫痫、控制患者颅内压。

5.早期肠内营养支持

患者颅内损伤严重,出现胃肠功能障碍的可能性极大,于入科次日接受胃镜下空肠营养管置入,鼻饲整肽型配方,逐渐加量,入科1周后达1500mL/d。

6.产科相关处理

该患者人工流产术后6d,有子宫腺肌症病史,目前浅昏迷,无法配合妇科查体,结合门诊妇科检查时子宫有压痛,超声提示宫内无回声区,需考虑盆腔感染,继续抗感染治疗。取阴道分泌物培养+药敏检查,动态监测血人绒毛膜促性腺激素及子宫附件超声变化。

7.抗感染治疗

患者血象明显升高,降钙素原高,不能排除感染引起的凝血功能异常,考虑可能合并有妇科感染性疾病,予以哌拉西林/他唑巴坦4.5g静滴q8h联合奥硝唑0.5g静滴bid抗感染。

8.疾病转归

患者机械通气12d后脱离呼吸机,拔除气管插管;入ICU16d后,患者意识转清,一般情况改善,各项生命体征尚稳定,转至神经内科继续治疗;入院42d后,转康复科治疗;入院51d后,好转出院。

四、病例剖析

(一)病例层面的剖析

该患者为年轻女性,急性起病,以腹痛为首要表现,在急诊就诊过程中出现意识不清。结合凝血功能和头部CT辅助检查结果,患者脑出血原因首先考虑弥散性血管内凝血。该患者为早孕,刮宫术后6d,腹痛及发生弥散性血管内凝血的原因首先考虑与妇科相关,如严重感染、羊水栓塞等,但尚未找到确切证据明确病因。患者脑出血并发在弥散性血管内凝血的基础上,头部CTA检查已经排除患者患脑血管疾病的可能,故对脑出血的积极治疗应建立在凝血功能得到纠正的基础上。患者入院后次日,凝血功能得以纠正。在严密观察患者颅内情况变化的同时,进行保守治疗,以镇静、镇痛、控制颅内压力、控制体温、营养支持、维持内环境稳定等对症支持治疗为主,最终避免手术治疗。

(二)疾病层面的剖析

DIC是在多种病因的作用下,以微血管体系损伤为病理基础,机体凝血及纤溶系统被广泛激活,导致全身微血管血栓形成,凝血因子大量消耗并继发纤溶亢进,引起凝血与抗凝血、纤溶与抗纤溶失衡,全身出血及微循环衰竭的一种严重的血液系统功能紊乱综合征,可继发性出现纤维蛋白溶解、溶血、血管渗血、出血和脏器组织坏死等各种严重并发症。妊娠期妇女血液呈明显的高凝状态,特别是有并发症的患者,如胎盘早剥、前置胎盘、羊水栓塞、宫内死胎、子痫、内毒素性败血症、失血性休克等,能引起弥散性血管内凝血,占弥散性血管内凝血总发病数的 $4\%\sim12\%$。在这些情况下,弥散性血管内凝血的发生率和死亡率都大大增加。产科弥散性血管内凝血起病急骤,病情复杂,预后极差,如未采取积极有效的治疗措施,将严重威胁母亲和胎儿的生命安全。

治疗方面首先需要纠正凝血功能。

1. 去除病因

去除病因,积极治疗原发病,阻断内、外源性凝血物质的来源,是预防和终止弥散性血管内凝血的关键。例如积极有效地控制感染,减少内毒素的产生有利于弥散性血管内凝血的治疗,为手术治疗创造条件;尽早娩出胎儿、胎盘和清除子宫内容物,抗休克,甚至切除子宫。胎盘早剥、胎死宫内、感染性流产、出血性休克等易诱发弥散性血管内凝血,在积极预防原发病的基础上,应加深对高危因素的认识。

2. 改善灌注量

弥散性血管内凝血晚期会导致多器官功能的损害,这是目前产科危急重症患者死亡的重要原因之一。改善微循环的灌流量是预防弥散性血管内凝血的先决条件,所以首先应补充血容量,保持微循环血流通畅。

3. 成分输血

成分输血,补充血小板及凝血因子。在弥散性血管内凝血时,可输注新鲜血和新鲜冰冻血浆。输注新鲜血除补充血容量外,还能补充弥散性血管内凝血消耗的各种凝血因子。当弥散性血管内凝血出血不止,凝血酶原时间、活化部分凝血活酶时间延长时,可补充纤维蛋白原,无须等待实验室结果。血小板具有促进止血、加速凝血、维护毛细血管壁完整性的功能,当患者发生弥散性血管内凝血大出血或者存在出血高危因素(如手术、介入治疗等),且血小板计数降至 $50\times10^9/L$ 时,应输注血小板;当血小板计数 $<30\times10^9/L$ 时,即使无大出血也应补充血小板。冷沉淀中含有凝血因子Ⅰ、Ⅴ、Ⅶ、Ⅷ和纤维蛋白原。凝血因子Ⅰ、Ⅷ为凝血酶敏感因子,凝血因子Ⅰ是公共途径的效应分子,其含量增加可使血小板聚集能力增强;凝血因子Ⅷ是内源性凝血途径的加速因子,其含量增加可促进内源凝血系统激活加快。

4. 抗凝治疗

(1)肝素:是常用且有效的抗凝剂,可以阻断凝血过程,防止血小板因子消耗,但对已形成的微血栓无效。其适应证有:①弥散性血管内凝血早期(高凝期);②血小板及凝血因子呈进行性下降,微血管栓塞表现(如器官功能衰竭)明显者;③消耗性低凝期但病因短期内不能去除者,在补充凝血因子的情况下使用;④除外原发病因素,顽固性休克不能纠正者。其禁忌证有:①手术后或损伤创面未经良好止血者;②近期有严重的活动性出血;③蛇毒所致弥散性血管内凝血;④严重凝血因子缺乏及明显纤溶亢进者。监测:对于普通肝素应用,最常用的血流动力学监测为活化部分凝血活酶时间,肝素治疗使其延长至正常值的 $1.5\sim2.0$ 倍,即为合适剂量。普通肝素过量可用鱼精蛋白中和,1mg 鱼精蛋白可中和 100U 肝素。对于低分子量肝素,在常规剂量下无须严格监测血流动力学。

(2)纤维蛋白原及抗纤溶药物:当血浆纤维蛋白原水平 $<1.5g/L$ 时,静滴纤维蛋白原 $2\sim4g/L$。在弥散性血管内凝血后期,可使用氨甲苯酸或巴曲酶。

(3)子宫切除:一旦确诊弥散性血管内凝血,若在去除病因、输新鲜血或血浆等积极抢救后,出血仍不能控制,则应果断行子宫切除术。

五、经验教训总结

产科弥散性血管内凝血来势凶猛,发病急骤,是产科患者死亡的重要原因。早期发现弥散性血管内凝血,预防和控制弥散性血管内凝血向严重阶段进展,对预后有非常重要的作用。本病例在发生弥散性血管内凝血后数小时后便并发了急性脑出血,增加了本次疾病的复杂性以及治疗的难度。虽然患者入院后经过反复检查,仍未能明确发生弥散性血管内凝血的具体原因,但经过 24h 的积极治疗,迅速纠正了患者的凝血障碍状态,从而避免患者脑出血继续加重。

参考文献

1. 中华医学会血液学分会血栓与止血学组. 弥散性血管内凝血诊断与治疗中国专家共识(2012 年版)[J]. 中华血液学杂志,2012,33(11):978-979.

2. 曹泽毅. 中华妇产科学[M]. 3 版. 北京:人民卫生出版社,2014.

3. Ahonen J,Jokela R,Korttila K. An open non-randomized study of recombinant activated factor VK in major postpartum haemorrhage[J]. Acta Anaesthesiol Scand,2007,51(7):929-936.

4. Erez O,Novack L,Beer-Weisel R,et al. DIC score in pregnant women—a population based modification of the International Society on Thrombosis and Hemostasis score[J]. PLoS One,2014,9(4):e93240.

(田 昕)

病例 10-2 妊娠合并 HELLP 综合征

引 言

HELLP 综合征(Hemolysis elevated liver enzymes and low platelets syndrome)是妊娠期高血压的严重并发症,本病以溶血、肝酶升高及血小板减少为特点,常危及胎儿和母体生命。HELLP 综合征是严重的妊娠期并发症,在妊娠期妇女中发病率为 0.1%~0.6%,占重度子痫前期患者的 10%~20%。在 1000 个妊娠期妇女中约有 5 个人发生 HELLP 综合征,其中 4%~12% 的妊娠期妇女并发先兆子痫,30%~50% 并发子痫。约 15% 的女性最终被确诊为 HELLP 综合征但没有高血压或蛋白尿。2/3 的 HELLP 综合征患者在产前确诊,大多在妊娠 27~37 周。1/3 的 HELLP 综合征患者在分娩后 6d 内(多数在 48h 内)确诊。90% 的 HELLP 综合征患者有不适和右上腹部疼痛,85% 的患者发生高血压,45%~86% 的患者有恶心或者呕吐,55%~67% 的患者发生肺水肿,31%~50% 的患者有头痛,部分患者会出现视觉障碍。

一、接诊时病情简介

(一)入 ICU 前的情况

1. 患者主诉及基本情况

患者,女性,27 岁,公司职员。因"停经 36⁺¹ 周,产检异常半个月"于 2015 年 5 月 30 日收入医院妇产科。患者平素月经规则,月经周期为 30d,经期 7d,量中等,色暗红。末次月经 2014 年 9 月 19 日,预产期为 2015 年 6 月 26 日,停经 30 余天。某医院检测血人绒毛膜促性腺激素(HCG)升高,诊断为"早孕"。早孕超声提示双胎妊娠。停经后,恶心、呕吐等早孕反应不剧烈。1 个月前,开始出现双下肢水肿。半个月前来我院产检,查血小板计数为 70×10^9/L。今产检血压 151/104mmHg,尿常规提示尿蛋白 3+,超声提示羊水指数 23.9,拟"孕 1 产 0 孕 36⁺¹ 周 LSA/RSA,双胎,子痫前期重度"收住入院。患者既往体健,否认高血压、糖尿病、心脏病病史,否认食物、药物过敏史,否认肝炎、结核病史。

2. 入院查体

T 36℃,HR 93 次/min,R 18 次/min,BP 144/94mmHg,神志清,皮肤、巩膜未见黄染。下腹部隆起,腹肌软,肝脾肋下未触及。宫底高 41cm,腹围 109cm,胎方位 LSA/RSA,胎心 140 次/min,先浮露,胎儿体重估计 2000/2000g,宫缩无,胎膜未破。骨盆外测量:髂前上棘间径 23cm,髂嵴间径 23cm,骶耻外径 19cm,坐骨结节间径 9cm。双下肢水肿+。

3. 辅助检查

(1)超声:宫内双活胎,臀位,羊水过多。

(2)尿常规:蛋白质 3+(≥3.0g/L),红细胞 37.7 个/μL。

(3)血生化:丙氨酸氨基转移酶 80U/L,总胆红素 15.0μmol/L。

(4)凝血功能:凝血酶原时间 10.9s,国际标准化比值 0.92,部分凝血活酶时间 26.8s,凝血酶时间 20.2s,纤维蛋白原 4.10g/L。

(5)血常规:白细胞计数 $9.4×10^9$/L,中性粒细胞百分比 69.3%,血红蛋白 101g/L,血小板计数 $81×10^9$/L。

4. 拟诊

拟诊:孕 1 产 0 孕 36^{+1} 周 LSA/RSA 待产,双胎,臀位,子痫前期重度,羊水过多。

患者子痫前期重度存在,孕 36^{+1} 周,有剖宫产手术指征,予以硫酸镁解痉,术前使用抗生素,予以急诊行剖宫产术,娩出两活婴。患者术后子宫收缩欠佳,予以缩宫素治疗,手术过程顺利。患者于术后 2h 出现左上腹阵发性疼痛,伴有恶心、呕吐,血压 160/100mmHg,恶露量偏多、色暗红。复查血常规:白细胞计数 $15.6×10^9$/L,中性粒细胞百分比 93.1%,血红蛋白 82g/L,血小板计数 $46×10^9$/L。凝血功能:凝血酶原时间 21.3s,国际标准化比值 1.82,部分凝血活酶时间 62.5s,凝血酶时间 78.0s,纤维蛋白原 0.29g/L。血生化:白蛋白 25.9g/L,丙氨酸转移酶 74U/L,乳酸脱氢酶 1666U/L,总胆红素 53.7μmol/L,直接胆红素 18.7μmol/L,间接胆红素 35.0μmol/L,肌酐 140μmol/L。动脉血气分析:pH 7.419,$PaCO_2$ 27.3mmHg,PaO_2 154mmHg,氧饱和度 99%,钾 4.5mmol/L,乳酸 2.5mmol/L,实际碳酸氢根 17.2mmol/L。予以输血、补充纤维蛋白原、抑酸等治疗。患者腹痛,血红蛋白水平降低,间接胆红素、乳酸脱氢酶水平明显升高,血小板及凝血功能恶化,考虑 HELLP 综合征,予以转 ICU 治疗。

(二)入 ICU 后的情况

1. 入科查体

患者神清,精神软,RASS 评分 0 分,CPOT 评分 4 分,T 37.5℃,HR 83 次/min,律齐,BP 162/104mmHg。肺部听诊呼吸音清、对称,未闻及干湿啰音。腹隆起,腹肌软,左上腹轻压痛,肠鸣音 0~1 次/min。双下肢浮肿。

2. 辅助检查

(1)动脉血气分析:pH 7.388,$PaCO_2$ 28.0mmHg,PaO_2 167mmHg,氧饱和度 99%,钾 6.2mmol/L,乳酸 2.4mmol/L,血红蛋白 86g/L,实际碳酸氢根 16.5mmol/L。

(2)尿常规:蛋白质 3+(≥3.0g/L),酮体阴性,胆红素阴性,尿胆原正常,红细胞 9848.4 个/μL,白细胞 573.7 个/μL。

(3)凝血功能常规(2015 年 5 月 31 日):凝血酶原时间 15.5s,凝血酶原百分活动度 53.00%,国际标准化比值 1.32,部分凝血活酶时间 42.5s,凝血酶时间 33.0s,纤维蛋白原 0.48g/L。

(4)生化全套(2015 年 5 月 31 日):白蛋白 25.6g/L,丙氨酸氨基转移酶 71U/L,天门冬氨酸氨基转移酶 126U/L,肌酸激酶同工酶 26U/L,乳酸脱氢酶 1732U/L,总胆红素 60.1μmol/L,直接胆红素 23.4μmol/L,间接胆红素 36.7μmol/L,肌酐 147μmol/L。

(5)网织红细胞＋血常规(2015 年 5 月 31 日):白细胞计数 19.1×10⁹/L,中性粒细胞百分比 90.6%, 血红蛋白 73g/L,血小板计数 15×10⁹/L,网织红细胞百分数为 0.8%。

(6)腹部超声:产后子宫增大,宫腔内絮状回声,腹水少量,右侧胸腔少量积液。

3.入科诊断

入科诊断:①HELLP 综合征;②重度子痫前期;③孕 1 产 2 孕 36^{+1} 周 LST/RST 难产活婴双胎臀位。

二、病因、病情严重程度及亟须解决的问题

HELLP 综合征被认为是重度子痫前期的一种形式或并发症,表现为血管内皮损伤,促炎介质释放,血小板活化使血小板、凝血物质大量消化,微循环广泛血栓形成。该患者此次 HELLP 综合征发生由妊娠高血压、重度子痫前期引起。HELLP 综合征按血小板减少程度密西西比 3 级分类标准:血小板计数<50×10⁹/L 为 1 级(13%出血风险);(50～100)×10⁹/L 为 2 级(8%出血风险);(100～150)×10⁹/L 为 3 级(没有出血风险)。1 级 HELLP 综合征患者的围生期出血发生率及死亡率最高。该患者血小板及凝血功能恶化明显,经历剖宫产手术,存在发生手术创面渗血、失血性休克的风险,同时患者存在溶血,面临失血的打击,肝肾出现功能不全,随时可能发生多器官功能不全综合征甚至死亡。目前,亟须阻断血小板进一步消耗、手术创面持续渗血、肝肾功能不全及发生多器官功能不全综合征的风险。治疗的关键在于:终止妊娠;血浆置换清除促炎介质,阻断血小板及凝血物质进一步消耗;用硫酸镁控制子痫;用缩宫素改善宫缩,减少手术创面渗血;输血改善凝血功能,提升血红蛋白水平;控制血压;使用糖皮质激素。

三、诊疗经过及思路

1.会诊

妇产科会诊认为患者阴道出血由凝血功能障碍、血小板低引起,目前无急诊再次手术指征。

2.血流动力学监测和液体复苏

患者阴道出血、溶血、血乳酸水平偏高,存在血容量不足,予以液体复苏、输血,及补充纤维蛋白原、凝血酶原复合物、人血白蛋白。在循环相对稳定后,减慢输液,防止肺水肿的发生,关注氧合情况,随时准备气管插管、机械通气。同时监测 ABP、CVP、ScvO₂ 等血流动力学参数。治疗后,化验凝血功能较前好转,血白蛋白水平较前提升,循环趋于稳定。

3.子痫及妊娠高血压的控制

微泵予以硝普钠将收缩压控制于 120～140mmHg,静滴硫酸镁控制子痫,静滴缩宫素促进子宫收缩止血。治疗后,患者未出现抽搐症状,阴道出血较前减少。

4.血液净化治疗

患者入科后尿量少,存在急性肾损伤,予以 CRRT(CVVHDF)清除炎症介质、保护肾脏功能、纠正酸中毒。联合血库备血,予以行血浆置换清除促凝介质。血浆置换两次后,血小板计数开始上升,凝血功能好转,肝功能好转,阴道出血减少,血红蛋白水平稳定。

5.激素治疗

地塞米松 10mg 静注,1 次/d,减少血小板的进一步消耗。

6.抗感染治疗

患者经历剖宫产手术,阴道出血多,予以哌拉西林/舒巴坦联合甲硝唑抗感染治疗。住院期间,体温处于正常范围。

7.疾病转归

患者经输血、CRRT,及血浆置换 4 次后,循环及呼吸稳定,体温正常,阴道出血停止,血红蛋白水平稳定,血小板及肝肾功能恢复正常,住院 7d 转妇产科继续治疗。

四、病例剖析

(一)病例层面的剖析

患者为 27 岁女性,孕 36^{+1} 周,双胎妊娠,以子痫前期重度、尿蛋白阳性入院。孕 36^{+1} 周,胎肺已成熟,子痫前期重度,有剖宫产指征,急诊行剖宫产术,产 2 女胎,均正常。患者术后出现左上腹疼痛,阴道出血增多,血小板、血红蛋白水平下降明显,凝血功能障碍,肾功能不全,间接胆红素水平升高明显,乳酸脱氢酶水平上升明显,存在溶血,HELLP 综合征诊断明确。凝血物质大量消耗,阴道持续出血,血液凝血物质持续丢失,加重阴道出血、休克。入科后,予以积极液体复苏、输血,补充凝血酶原复合物、纤维蛋白原、人血白蛋白,维持循环及内环境稳定,CRRT 清除炎症介质,血浆置换清除促凝物质,以阻断血小板进一步消耗和溶血过程。

(二)疾病层面的剖析

目前,对 HELLP 综合征的发病机制尚不清楚。其通常在妊娠期间(妊娠 27～37 周)或产褥期突然发病,被认为是重度子痫前期的一种形式或并发症。然而,关于 HELLP 综合征是否为先兆子痫的严重形式或独立的疾病,仍然存在争论。它可能起源于胎盘发育异常、功能异常、缺血产生的氧化应激,触发血管内皮细胞因子的释放,血管内皮细胞因子通过激活血小板使正常妊娠血管松弛功能丧失,系统地损伤血管内皮细胞。肝脏在 HELLP 综合征的发病机制中占有中心地位,严重的中上腹或右上腹疼痛往往预示着疾病发生或快速进展。肝肾功能障碍可能与产妇疾病的严重程度相关。已有报道称,在妊娠和存在 HELLP 综合征的情况下,最初人类肝组织中细胞凋亡和细胞毒素在 HELLP 综合征患者(CD95 配体通过胎盘产生)血清中活动出现,随着时间的增加,与疾病严重程度成正比。此外,细胞凋亡需要凋亡蛋白酶 3,8,9,三者的活性形式在 HELLP 综合征患者肝脏提取物中检测到。阻断 CD95 的信号可减少 HELLP 综合征患者血清肝细胞毒素活动。因此,系统性 CD95 是一个胎盘源性体液因素,涉及 HELLP 综合征的发病机制。

治疗上,对 HELLP 综合征患者需及时行血浆置换术,清除血管内皮细胞因子,阻断血小板进一步消耗,才能阻断溶血的过程。其他的治疗还包括以下几个方面。①妇产科会诊排除手术过程中大血管活动性出血。②输血,补充凝血物质,抗休克,补充白蛋白提高胶体渗透压。若血小板计数< 20×10^9 /L,有出血倾向,可考虑输注血小板。③保护肝功能,CRRT 清除炎症介质。④地塞米松减少血小板进一步消耗。⑤控制血压及子痫。

五、经验教训总结

先兆重度子痫常常合并 HELLP 综合征的发生,发病隐匿,出血凝血功能障碍合并血红蛋白水平下降,常常被误认为是手术中止血不到位引起的。诊断过程中需注意溶血、LDH 升高等表现。及时多学科会诊、明确诊断,对治疗的指导意义重大。在本病例的救治过程中,首先妇产科确定手术过程顺利,入 ICU 后及时行血浆置换清除血管内皮因子,阻断疾病的进一步发展。本病例入院后共行 4 次血浆置换,CRRT 清除炎症介质,输血,稳定循环及内环境,血小板及血红蛋白水平逐步回升。若血浆来源困难,则可适当补充 4% 人血白蛋白。但单纯 CRRT(CVVHDF)对炎症介质的清除效果不理想。患者凝血物质消耗大,凝血功能差,阴道持续出血。治疗过程中,在液体复苏的情况下,稀释性凝血病及消耗性凝血病同时存在,加重阴道出血,需补充纤维蛋白原,维持纤维蛋白原水平>1.5g/L。大量液体复苏可能导致肺水肿发生,应做好气管插管、机械通气准备。若 HELLP 综合征患者再次妊娠,则再次发生 HELLP 综合征的可能性极大。

参考文献

1. Martin D. HELLP syndrome A-Z:facing an obstetric emergency[J]. Air Med J,2009,28(5):229-231.

2. Marusic J,Pmsac IK,Tomas SZ,et al. Expression of inflammatory cytokines in placentas from pregnancies complicated with pre-eclampsia and hellp syndrome[J]. Matern Fetal Neonatal Med,2013,26(7):680-685.

3. Sibai BM. Diagnosis,controversies and management of the syndrome of hemolysis,elevated liver enzymes,an low platelet count[J]. Obstet Gynecol,2004,103(1):981-991.

4. Martin JN Jr,Owens MY,Keiser SD,et al. Standardized Missis-sippi protocol treatment of 190 patients with HELLP syndrome:slowing disease progression and preventing new major maternal morbidity[J]. Hypertension in Pregnancy,2012,31(1):79-90.

(余美红)

病例 10-3　羊水栓塞致产后大出血

引　言

产后出血是产科最为严重的并发症之一,它不仅容易导致产妇子宫切除而致残,还极易导致产妇死亡,在各类导致产妇死亡的原因中排列第一,严重威胁母婴安全。因此,及时、有效地防治产后出血就成为产科医护人员需要解决的重要课题。产后出血的原因有子宫收缩乏力、产道损伤、胎盘因素和凝血功能障碍等。而其中最为凶险的原因是羊水栓塞(Amniotic fluid embolism,AFE),死亡率可达 80% 以上。羊水栓塞是指母亲在分娩过程中羊水进入母体血液循环,引起肺栓塞、休克、弥散性血管内凝血等一系列严重症状的综合征。羊水栓塞在临床中的发病率并不高,但是一旦出现,就非常危险,致死率极高。

一、接诊时病情简介

(一)入 ICU 前的情况

1.患者主诉和基本情况

患者,女性,26 岁,农民。因"停经 42⁺周,下肢肿胀 1 周"拟"G3P1 孕 42⁺周待产"入院。患者停经 42⁺周,平素产检正常;1 周前出现下肢浮肿,感下肢胀满不适,无胸闷、气促,无胸痛,无畏寒、发热等不适情况。拟"入院待产"收治入院。

2.入院查体

T 37℃,HR 80 次/min,R 20 次/min,BP 100/70mmHg,神志清,精神可,心肺听诊阴性,下肢轻度浮肿。产科检查:宫底高 26cm,腹围 100cm,宫缩不规则,宫缩 20s/(5~6)min,胎位 VOA。

3.辅助检查

血常规检查示血红蛋白 106g/L,白蛋白 31.5g/L(余指标正常)。

4.入院诊断

入院诊断:G3P1 孕 42$^+$ 周待产。

入院后予以缩宫素静滴引产,后因第二产程延长,考虑"相对头盆不称、胎儿窘迫",急诊腰麻下行剖宫产手术,胎儿娩出。在缝合子宫时,患者突然出现意识不清,血压测不出,心脏停搏,检查手术创面未见出血,但发现经阴道大量、快速出血已从手术床流至地面,即考虑"羊水栓塞,产后大出血"。立即行心肺复苏(Cardio-pulmonary resuscitation,CPR),予以气管插管、胸外按压,地塞米松共 40mg 静注抗过敏治疗,启动液体复苏。补充红细胞悬液、血浆、白蛋白扩容,补充纤维蛋白原、凝血酶原复合物纠正凝血功能异常,应用血管活性药物(肾上腺素、去甲肾上腺素)使收缩压维持在 90mmHg 左右,血红蛋白水平最低至 1.8g/L,凝血功能检测 PT、活化部分凝血活酶时间、Fib 测不出。家属同意后,行子宫全切术,总计出血量约为 5500mL。术毕仍可见创面、所有穿刺针眼有少量渗血渗液。无尿,去甲肾上腺素 0.5~0.6μg/(kg·min)维持血压,术后送 ICU 治疗。

(二) 入 ICU 后的情况

1.入科查体

T 35.6℃,BP 65/30mmHg,HR 164 次/min,SpO$_2$ 93%。患者处于昏迷状态,气管插管接呼吸机辅助通气。双侧瞳孔等大,对光反射存在。左肺呼吸音低,可闻及散在湿啰音。心律不齐,可及期前收缩。肠鸣音弱。全身浮肿。切口及针眼处、口鼻持续渗血、渗液。腹腔引流管引流出大量淡黄色液体。

2.辅助检查

(1)血常规:白细胞计数 13.9×10^9/L,血红蛋白 56g/L,血小板计数 40×10^9/L。

(2)凝血功能:凝血酶原时间 34.8s,活化部分凝血酶原时间 71.6s,纤维蛋白原 0.76g/L。

(3)血生化:肌钙蛋白定量 2.39μg/L,钾 8.1mmol/L,钠 134mmol/L,谷氨酸氨基转移酶 76U/L,天门冬氨酸氨基转移酶 117U/L,肌酐 99μmol/L。

(4)血气分析:PaCO$_2$ 32.5mmHg,PaO$_2$ 80.9mmHg,pH 7.066,碱剩余−20.1mmol/L。

(5)床边超声:腹腔积液,膀胱内偏高回声团块充满(考虑凝血块)。

(6)床边胸片:未见明显异常。

3.入科诊断

①羊水栓塞,产后大出血,失血性休克;②心搏、呼吸骤停,CPR 术后;③G3P2 剖宫产术后;④子宫全切术后。

二、病因、病情严重程度评估及亟须解决的问题

该患者病因考虑为羊水栓塞引起心搏、呼吸骤停,凝血功能障碍,产后大出血,失血性休克。该例患者起病迅速,在胎儿娩出缝合子宫完毕后发病,瞬间发生休克,心搏、呼吸骤停,弥散性血管内凝血,多脏器功能衰竭。亟须解决休克、低氧血症、凝血功能障碍、脏器功能衰竭等问题。治疗的关键在于迅速地纠正休克状态,改善器官灌注,纠正组织细胞缺氧,保持心排血量和血压,纠正低氧血症,改善凝血功能障碍,同时针对出血原因进行快速止血治疗,需行机械通气、液体复苏、大量补充凝血因子、大量输血、床旁血液净化等治疗。

三、诊治经过及思路

1. 氧疗

予以气管插管机械通气,持续正压通气给氧。机械通气采用 PC 模式,PEEP 5～8cmH₂O,因持续休克状态、重度贫血,予以保持较高水平氧分压,适度的镇痛、镇静治疗,降低氧耗,保障氧输送。

2. 抗休克治疗

羊水栓塞引起的休克比较复杂,在失血性休克的同时存在过敏性休克、心源性休克等多种因素,必须综合处理。维持收缩压≥90mmHg,尿量≥25mL/h。在对此例患者补充大量晶体液的同时,考虑组织间隙水肿可能加重组织缺氧,同时补充白蛋白(50g)、血浆(4550mL)、红细胞悬液(22U),监测CVP、ABP,使用血管活性药物(去甲肾上腺素、多巴胺),将 MAP 维持在 60mmHg 以上,保护重要脏器灌注。予以正性肌力药物多巴酚丁胺维持和增强心肌收缩力。

3. 抗过敏治疗

羊水栓塞与过敏反应类似,大剂量皮质类固醇激素可能有用,但在临床上也存在争议。对此例患者,术中第一时间应用地塞米松 40mg 抗过敏治疗,这可能是后来抢救成功的关键所在。

4. 产后大出血的处理

针对出血原因进行快速止血治疗。此例患者病情凶险,经家属同意后,紧急行子宫切除术。

5. 血液净化治疗

CRRT 可以稳定内环境,保持液体平衡和清除炎症因子,改善心功能衰竭,预防多器官损伤。经 5h 治疗,逐渐撤除多巴胺和多巴酚丁胺,去甲肾上腺素逐渐减量,患者意识转清,血压回升至143/92mmHg,心率 117 次/min,尿量在 30mL/h 左右。

6. 凝血功能障碍的处理

早期应用肝素,以抑制血管内凝血。但该例患者产后大出血,子宫切除术后转入 ICU,凝血功能差,纤溶亢进,大量凝血因子消耗,难以把握肝素的使用时机,故未使用肝素抗凝。加上大量液体复苏以及低体温的存在,患者凝血功能障碍为消耗性凝血病、稀释性凝血病、功能性凝血病三方面综合因素所致,故补充大量凝血因子,包括输血浆 4550mL、冷沉淀 10U、凝血酶原复合物 4500U、纤维蛋白原7.0g,改善凝血功能。

7. 纠正酸中毒及电解质紊乱

患者入科时酸中毒明显,并有高钾血症,予以 5% 碳酸氢钠溶液 250mL 静滴纠正酸中毒,10% 葡萄糖溶液 500mL＋胰岛素 8U 促进钾离子向细胞内转移,补充钙离子以拮抗高钾对心肌细胞的毒性作用。同时联合血液净化,纠正酸中毒,稳定内环境。

8. 心力衰竭治疗

对此例患者,CPR 术后予以大量液体复苏,心功能衰竭明显,予以毛花苷 C、多巴酚丁胺强心正性肌力治疗,同时呼吸机正压通气及超滤治疗,减轻心脏负荷。

9. 疾病转归

血流动力学初步稳定后,经后续综合治疗;30d 后,脏器功能恢复正常,患者好转出院。

四、病例剖析

(一)病例层面的剖析

患者为经产妇,既往有多次妊娠史。结合该患者起病迅速,在胎儿娩出缝合子宫完毕后发病,有休克,心搏、呼吸骤停,弥散性血管内凝血,产后大出血,及多脏器功能衰竭。虽受条件所限未行血找羊水有形物质,但仍考虑诊断为羊水栓塞。入科后,予以积极的液体复苏、机械通气、床旁血液净化、脏器保护、纠正凝血功能障碍、预防感染等综合治疗,患者病情趋于稳定,并最终好转出院。

(二)疾病层面的剖析

目前,产后出血是我国孕产妇死亡的首位原因。据全国孕产妇死亡监测协作组调查报告,在孕产妇死亡原因中,1/3 以上为产科出血,其中绝大部分是产后出血。产后出血是指在胎儿娩出后 24h 内,经阴道分娩者出血量≥500mL,剖宫产分娩者出血量≥1000mL。严重产后出血是指在胎儿娩出后 24h 内出血量≥1000mL。难治性产后出血是指经宫缩剂、持续性子宫按摩或按压等保守措施无法止血,需要外科手术,介入治疗甚至切除子宫的严重产后出血。产后出血的四大原因是子宫收缩乏力、产道损伤、胎盘因素和凝血功能障碍。其中,最为凶险的产科出血就是羊水栓塞,死亡率可达 80％以上。羊水栓塞的病因包括多次妊娠,多有胎膜早破或人工破膜史,宫缩过强或缩宫素使用不当,胎盘早剥,前置胎盘,死胎不下,难产,高龄初产等。羊水栓塞的病理生理机制还不清楚,一些公认的假说认为其与羊水或胎儿上皮细胞、角化物、胎脂、毳毛进入母体血液循环系统,致严重心肺功能障碍有关。近年来,Michael 等认为,羊水栓塞的发病机制可能是无抗体参加的过敏样反应,因此将羊水栓塞称为"妊娠过敏样综合征"更符合临床。因此,人们把在母血、子宫血管和肺组织中找到来自于胎儿的成分(如胎儿鳞状上皮细胞、毳毛、黏液)作为诊断标准。近年来,随着免疫学技术的发展,母血清及肺组织中的神经氨酸-N-乙酰氨基半乳糖抗原检测不断发展,这是一种新的羊水栓塞诊断方法。

羊水栓塞根据病情可分为暴发型和缓慢型。①暴发型:典型临床表现为突发心肺衰竭,严重的休克,心律失常,发绀,呼吸困难或呼吸骤停,肺水肿或急性呼吸窘迫综合征,意识改变,并继发弥散性血管内凝血与出血,最后出现多脏器功能衰竭,更严重者甚至可发生猝死。②缓慢型:患者呼吸循环系统症状较轻,甚至无明显症状。很多羊水栓塞患者被误诊为子宫收缩乏力导致的产后大出血。

对出血量的正确测算和估计也是治疗的关键因素之一,错误低估将会导致丧失抢救时机。羊水栓塞治疗的关键是改善低氧血症,保持心排血量和血压,防止血管内凝血,早期诊断和积极的心肺复苏。早期使用肝素和及早处理妊娠子宫是治疗的保障。

(1)肝素早期使用:肝素应尽早使用,以抑制血管内凝血,肝素 1mg/kg,加入 100mL 生理盐水内静脉滴注,1h 滴完。采取试管凝血时间测定法进行监测,维持在 20min 左右。但目前关于其使用也存在争议,需警惕产后出血的发生。最安全的措施是在给予肝素的基础上输新鲜血及鲜冻血浆,补充纤维蛋白原、血小板等,以补充凝血因子。

(2)针对产后大出血及羊水栓塞出现的凝血功能障碍的治疗:如下。①输注血小板:治疗目标是将血小板计数维持在 $50×10^9$/L 以上。②新鲜冰冻血浆:应用剂量为 10~15mL/kg。③冷沉淀:如纤维蛋白原水平高于 1.5g/L,则不必输注冷沉淀。冷沉淀常用剂量为 0.10~0.15U/kg。④纤维蛋白原:输入纤维蛋白原 1g 可使血液中纤维蛋白原提升 0.25g/L,1 次可输入纤维蛋白原 4~6g。目标是使凝血酶原时间及活化凝血酶原时间维持在小于 1.5 倍的平均值,并将纤维蛋白原水平维持在 1g/L 以上。

(3)CRRT:在以下情况下,应尽早应用 CRRT。①在液体复苏后,血压回升,尿量仍小于 25mL/h。在利尿剂治疗无效或者患者液体复苏后血压不升,组织间隙水肿,考虑合并心功能衰竭。CRRT 可以清除血液中羊水液、细胞因子,纠正代谢性酸中毒、水电解质紊乱。另外,也有报道显示,血浆置换可能对病情的恢复有益。

(4)体外膜肺氧合(ECMO)或体外循环:在严重肺动脉高压导致快速、难以纠正的休克时可使用ECMO。ECMO 是体外循环技术,其原理是将体内的静脉血引出体外,经特殊材质人工心肺旁路氧合后注入患者动脉或静脉系统,起到部分心肺替代作用,维持人体脏器组织氧合血供,使心肺可获得充分休息。

五、经验教训总结

羊水栓塞、产后大出血患者病情多十分危重,治疗难度大,治疗的关键是早期诊断和迅速的多学科配合治疗。本例病例在救治过程中,早期的抗过敏治疗、子宫切除、机械通气、积极的抗休克治疗、充足的血液制品供应为成功抢救创造了条件,及时的床旁血液净化治疗阻止了多脏器功能损伤的进一步恶化。羊水栓塞患者的预后已经有所改善,但是仍有很高的致死率,同时存活患者的致残率仍很高。因此,降低致死率和致残率是产科、ICU 医生未来需要努力的方向。

参考文献

1. 张玉霞. 12 例产后大出血原因分析及治疗措施[J]. 河南外科学杂志,2010,(2):113-114.

2. 黄暖英. 产后出血常见危险因素分析[J]. 现代中西医结合杂志,2013,5:524-525.

3. 神姣,余艳红,盛超,等. 孕羊羊水栓塞后凝血功能的变化[J]. 实用妇产科杂志,2014,30(11):859-862.

4. 中华医学会妇产科学分会产科学组. 产后出血预防与处理指南(2014)[J]. 中华产科杂志,2014,49(9):641-646.

5. 池小玲,孙静莉. 羊水栓塞发病机制的免疫学研究进展[J]. 中华临床医生杂志:电子版,2013,9:4003-4006.

6. 刘亚昆,戴丽星,胡东辉. 体外膜肺氧合对重症患者的治疗效果评价[J]. 现代预防医学,2015,1:188-189,193.

(陈 君)

病例 10-4 羊水栓塞

引 言

羊水栓塞(Amniotic fluid embolism,AFE)是指分娩过程中或分娩后 30min 内羊水进入母体血液循环引起缺氧、低血压和凝血功能障碍等表现的灾难性综合征。羊水栓塞来势凶猛,死亡率极高,是工业化国家产妇死亡的主要原因。既往的观点认为,羊水栓塞是羊水中的有形物质引起肺部血管的机械性梗阻。而更多的研究显示,羊水栓塞致肺循环障碍的原因不完全是机械栓塞,而是羊水入血后引起大量血管活性物质释放,从而造成肺动脉高压、肺源性心脏病、急性肺水肿、低血压、低氧血症、弥散性血管内凝血,以致产生全身多器官功能障碍。目前,羊水栓塞的诊断主要基于临床表现。早期诊断是羊水栓塞治疗成功的关键。治疗上,首先应进行呼吸支持和抗休克治疗以维持氧供和组织灌注,然后辅以抗过敏、大量输注血液制品改善凝血功能障碍、抗凝(评估出血风险),并且及早处理妊娠子宫等。

一、接诊时病情简介

(一)入 ICU 前的情况

1.患者主诉和基本情况

患者,女性,27 岁,已婚,0—0—0—0。因"停经 39⁺周,阴道流液 4 小时"于 2015 年 12 月 19 日入院。末次月经2015年2月22日,推算预产期为2015年12月22日。孕期定期产前检查,未发现明显异常。入院前4h自觉阴道流液,量中,色清,无下腹阵痛,无血性分泌物,自数胎动正常。

2. 入院查体

T 37.4℃,HR 90次/min,R 20次/min,BP 101/65mmHg,神志清,心肺听诊无殊,腹隆,浮肿(一)。产科检查:宫高34cm,腹围104cm,骨盆外测量23—26—19—9cm,胎心140次/min,胎方位LOA,先露头,半入,无宫缩,肛查宫口未开,先露-2.5cm,胎膜已破,羊水量中,色清。

3. 辅助检查

超声:宫内单活胎,羊水偏少,胎位LOA,胎心148次/min,胎动可及,双顶径9.4cm,股骨长径7.3cm,胎盘前壁Ⅱ级,羊水指数5～6cm,脐血流S/D 2.4。

4. 初步诊断

孕1产0孕39⁺周LOA待产(推算后),胎膜早破。

5. 入院后处理

(1)完善各项检查,嘱自数胎动,臀高位,预防感染,拟适时终止妊娠。

(2)12月21日,患者产程发动,进入第二产程后宫口开全2h,先露+2cm。宫缩时,先露有下降,宫缩持续时间偏短,质偏软,且孕妇较疲劳,配合腹压使用欠佳,短期内无法经阴道分娩。而胎心监护提示胎心基线160～170次/min,Ⅰ形基线,加速欠佳。考虑第二产程延长,建议手术助产,完善病情告知及术前准备,于12:17助娩一男性活婴,体重4000g,外观成熟,Apgar评分1min 10分,5min 10分。第三产程胎盘自行娩出,重约500g,完整。产时共出血约400mL。术中探查软产道裂伤较深,肛门括约肌裂伤,无活动性出血,予以常规缝合。胎盘娩出后,予以缩宫素及卡前列素氨丁三醇1支肌注促进子宫收缩。术毕,血压117/67mmHg,心率90次/min。

12:33,产妇出现面色苍白,主诉呼吸困难,心率46次/min,血压110/65mmHg,血氧饱和度97%,予以阿托品0.5mg静注。

12:38,血压100/78mmHg,血氧饱和度99%,心率185次/min,产妇烦躁,感口渴,改面罩吸氧,开放三路静脉快速补液。

12:45,血压下降94/67mmHg,血氧饱和度98%,心率129次/min,产妇主诉视物不清。立即呼叫全院抢救小组,联系血库申请红细胞10U、血浆1000mL。台上医生暂停会阴缝合,加强子宫按摩促进宫缩。此时,阴道少量出血,超声提示宫腔、腹腔少量积液。

12:50,患者血压测不出,心率140次/min,考虑羊水栓塞。给予肾上腺素0.5mg皮下注射,氢化可的松125mg快速静滴,继续快速补液,加用多巴胺10μg/(kg·min)微泵抗休克,气管插管球囊辅助通气。

13:00,血压35/26mmHg,加用去甲肾上腺素2μg/(kg·min)微泵抗休克。

13:12,血压78/56mmHg,血氧饱和度95%,心率155次/min,继续用去甲肾上腺素维持血压,快速静滴甲强龙500mg,输注新鲜冰冻血浆280mL。床边心超显示右心扩大,室间隔向左心偏移,右心收缩力减弱,肺动脉收缩压45mmHg,左心射血分数58%(见图10-4-1),提示急性右心高压、肺栓塞的可能。

13:30,血压90/50mmHg,心率138次/min,患者意识丧失,双侧瞳孔直径4mm,给予冰帽脑保护,5%碳酸氢钠液250mL静滴纠酸。

13:40,血压120/80mmHg,血氧饱和度99%,心率177次/min,子宫收缩好,宫底脐下2指,阴道出血量少。化验血常规:白细胞计数37.8×10⁹/L,中性粒细胞百分比73%,血红蛋白61g/L,红细胞压积18.9%,血小板计数173×10⁹/L,超敏C反应蛋白13mg/L;凝血功能:凝血酶原时间12.3s,部分凝血活酶时间33.6s,纤维蛋白原3.23g/L,D-二聚体6400.0μg/L,3P阴性;急诊生化:丙氨酸氨基转移酶7U/L,总蛋白41.0g/L,白蛋白20.7g/L,尿素3.54mmol/L,肌酐92μmol/L,钠138mmol/L,

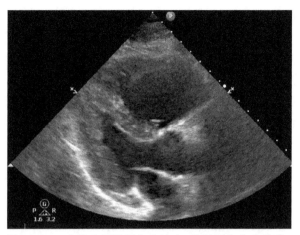

图 10-4-1 床边心超显示右心扩大,室间隔向左心偏移,
右心收缩力减弱,提示急性右心高压、肺栓塞的可能

钾 4.02mmol/L;动脉血气分析:pH 7.07,PaO_2 123mmHg,$PaCO_2$ 38mmHg,碱剩余—17.7mmol/L,乳酸 15mmol/L。复查超声提示腹腔、宫腔少量积液。给予肝素 12500U 微泵静注维持抗凝,去甲肾上腺素持续微泵静注抗休克,奥美拉唑静注防治应激性溃疡,亚胺培南/西司他丁 1.0g 预防感染,白蛋白 12.5g 静滴,呼吸机辅助呼吸。

14:35,凝血功能:凝血酶原时间 16.3s,部分凝血活酶时间 109.1s,纤维蛋白原 1.58g/L,D-二聚体 28310.0μg/L,3P 阳性;动脉血气分析:pH 6.96,PaO_2 483mmHg,$PaCO_2$ 60mmHg,碱剩余—17.1mmol/L,乳酸 12.4mmol/L。考虑弥散性血管内凝血,申请纤维蛋白原 10g、血浆 1000mL、红细胞悬液 4U 输注。产科医生上台行会阴缝合。

14:50,血压 129/74mmHg,心率 170 次/min,血氧饱和度 99%。逐渐下调去甲肾上腺素剂量。宫底脐平,质中,阴道出血少。

15:40,产房床边行阴道壁缝合术,术中阴道出血约 200mL,术毕按压宫底,阴道出血约 500mL,有血凝块,按摩以后出血减少,但子宫收缩欠佳。

16:15,血压 142/78mmHg,心率 152 次/min,血氧饱和度 99%。按摩宫底,阴道有两阵出血,不凝血,约 400mL。血常规:白细胞计数 $40.5×10^9$/L,中性粒细胞百分比 73.5%,血红蛋白 65g/L,红细胞压积 20.2%,血小板计数 $161×10^9$/L,超敏 C 反应蛋白 10mg/L;动脉血气分析:pH 7.12,PaO_2 493mmHg,$PaCO_2$ 55mmHg,碱剩余—10.8mmol/L,乳酸 13.9mmol/L。考虑羊水栓塞,继发弥散性血管内凝血,已输注大量血液制品(见图 10-4-2)。但凝血功能恶化,联系手术室行急诊子宫切除手术

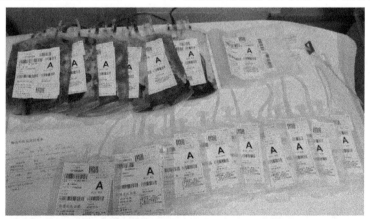

图 10-4-2 产妇在抢救过程中输注大量红细胞悬液和新鲜冰冻血浆
等血液制品以改善凝血功能

止血。术中探查:腹腔少量血性液体;子宫如孕 5$^+$ 月大小,质软,苍白,表面光滑完整;双侧卵巢、输卵管未见异常;阔韧带周围未见血肿。征求患者家属意见后,同意行全子宫切除术。术中台上出血400mL,尿量2000mL,共输红细胞悬液 4U,冰冻血浆 620mL,血小板 16U,凝血酶原复合物 900U。输晶体液 930mL。术毕检查会阴垫上约 400mL 出血,阴道口可见少量渗血。予以缝合,并在阴道放置碘仿纱卷 1 卷压迫止血,拟 24h 后取出。术后,患者呼之有反应,心率 99 次/min,呼吸 25 次/min,血压 124/59mmhg,血氧饱和度 99%,转 ICU 监护治疗。

(二)入 ICU 后的情况

1.入科查体

患者神志清,气管插管接呼吸机辅助通气(模式 CPAP,FiO$_2$ 40%,F 20 次/min,PEEP 3cmH$_2$O,PS 8cmH$_2$O)。心电监护:HR 84 次/min,BP 123/66mmHg[用去甲肾上腺素 0.02μg/(kg·min)维持],SpO$_2$ 100%。查体:睑结膜稍苍白,双侧瞳孔直径 0.2cm,对光反射灵敏;双肺听诊呼吸音粗,可闻及少许湿啰音;心律齐,未及明显病理性杂音;腹微隆,下腹部可见切口敷料干结,无渗血,盆腔引流管一支通畅,引流 50mL 淡红色液体;四肢轻度水肿,生理反射存在,病理征未引出;有肉眼血尿。

2.辅助检查

(1)急诊血常规:白细胞计数 17.4×10^9/L,中性粒细胞百分比 89.5%,血红蛋白75g/L,红细胞压积 22.2%,血小板计数 100×10^9/L,超敏 C 反应蛋白 18mg/L。

(2)急诊凝血功能:凝血酶原时间 13.9s,国际标准化比值 1.22,部分凝血活酶时间 115s,纤维蛋白原 1.64g/L,D-二聚体 7130μg/L。

(3)血生化:丙氨酸氨基转移酶 87U/L,天门冬氨酸氨基转移酶 140U/L,总蛋白 50.5g/L,白蛋白32.9g/L,结合胆红素 24.4μmol/L,肌酐 134μmol/L,肌酸激酶 743U/L,肌酸激酶同工酶 92U/L,乳酸脱氢酶 747U/L,血淀粉酶3485U/L,钠 155mmol/L,钾 3.73mmol/L,氯 104mmol/L。

(4)动脉血气分析:pH 7.34,PaO$_2$ 257mmHg,PaCO$_2$ 32mmHg,碱剩余－7.7mmol/L,乳酸12.4mmol/L。

3.入科诊断

入科诊断:①羊水栓塞,过敏性休克,弥散性血管内凝血;②产后出血,子宫全切术后,低位产钳助产术后,孕 1 产 1,孕 39$^+$ 周,LOA 难产活婴(推算后)持续性枕后位,第二产程延长,胎膜早破。

二、病情严重程度评估及亟须解决的问题

入科后,行 PiCCO 血流动力学监测:PCCI 4.00L/(min·m^2),GEDI 833mL/m^2,SVRI 1140 dyn·s·m^2/cm^5,GEF 15%,dP$_{max}$452mmHg/s,ELWI 8mL/kg,BP 105/59mmHg,CVP 10mmHg,提示体循环阻力及心脏收缩力降低,前负荷偏重。血压低主要考虑血管张力低下及心肌收缩力差所致,故停用去甲肾上腺素,改用肾上腺素微泵强心、改善血管张力、适当控制前负荷。心脏超声提示右心仍偏大,室间隔左移,右心收缩力减弱,左心舒张受限,加用米力农强心、降低肺动脉压力。治疗 2h 后,循环改善:PCCI 4.05L/(min·m^2),SVRI 2140dyn·s·m^2/cm^2,GEF 17%,dP$_{max}$ 954mmHg/s,BP135/72mmHg,CVP 8mmHg,尿量增多。

三、诊治经过及思路

1.密切监测生命体征,呼吸机辅助通气保证氧供,适当镇痛镇静降低氧耗,监测腹腔引流、恶露及皮肤黏膜出血情况。

2. 监测患者血流动力学变化,用甲泼尼龙 80mg q8h 静注抗过敏,去甲肾上腺素抗休克;肝素抗凝减少凝血因子消耗;补充新鲜冰冻血浆、红细胞悬液改善凝血功能和贫血。

3. 防治感染和应激性溃疡,护肝,维持内环境稳态。

4. 跟踪血气分析、血常规、血生化、凝血功能、腹盆腔及心脏超声、心电图变化。

四、病例剖析

(一)病例层面的剖析

患者分娩后突发顽固性休克,弥散性血管内凝血,当时鉴别诊断主要考虑以下几个方面。

1. 迷走反射

术中牵拉宫颈可引起迷走神经反射;但给予阿托品后,患者心率、血压明显改善,故不支持。

2. 产后大出血

产程中出现宫缩乏力,可引起产后大出血、失血性休克、弥散性血管内凝血表现。该患者血压下降迅速,但阴道出血量少,多次超声提示腹盆腔无明显积血积液,故休克和弥散性血管内凝血无法用产后出血解释,且后续血流动力学监测提示分布性休克特点,进一步排除了失血性休克。

3. 羊水栓塞

患者在分娩、剖宫产、引产过程中或产后 30min 内出现与失血量不成比例的深度休克,无法解释的呼吸困难及氧饱和度急剧下降、昏迷,心脏超声提示右心扩大、肺动脉高压,符合羊水栓塞诊断。

治疗方向清晰:抢救现场以积极抗过敏、抗休克、呼吸支持、抗凝、酌情补充凝血因子及必要时切除子宫等为主;进入 ICU 后,在循环呼吸支持的基础上(应用 PiCCO 及重症超声对循环和容量进行更为精准的评估和引导治疗),继续针对原发病和继发的肝、肾、神经、凝血功能障碍进行对症治疗。患者循环趋于稳定,神志清晰,术后 2d 撤离呼吸机;继续行护肝、改善凝血功能等治疗,5d 后转入普通病房;普通病房继续治疗 8d 后痊愈出院。

(二)疾病层面的剖析

羊水栓塞发病迅猛,常来不及检查,患者就可能死亡,因此及早诊断尤为重要。据统计,羊水栓塞患者通常会出现阵痛,并在分娩期间或产后立即(也可以迟至产后 48h 内)发生。70%发生于胎儿娩出前,19%发生于剖宫产时,11%的病例在阴道分娩后发生。在早期阶段,羊水栓塞的症状和体征具有非特异性,多数病例在发病时常首先出现寒战、惊恐、烦躁不安、感觉异常、咳嗽、气急、胸痛、胸闷、发绀、呕吐及呼吸困难等症状。如羊水侵入量极少,则症状较轻,有时可自行恢复;如羊水侵入量较多,可出现典型的临床表现,如突发心肺衰竭、严重的低血压、心律失常、发绀、呼吸困难或呼吸骤停、肺水肿或急性呼吸窘迫综合征、意识改变,并继发弥散性血管内凝血与出血,最后出现多器官功能衰竭而死亡。因此,若产妇在分娩、剖宫产、引产过程中或产后 30min 内出现与失血量不成比例的深度休克,无法解释的呼吸困难及血氧饱和度急剧下降、昏迷、抽搐、少尿和无尿,在使用宫缩剂的过程中出现过敏样反应,应考虑羊水栓塞。

羊水栓塞治疗的关键是改善低氧血症,保持心排血量和血压,防止血管内凝血,早期诊断和积极的心肺复苏。早期使用肝素和及早处理妊娠子宫是治疗的保障。早期治疗的目标是快速纠正血流动力学及缺氧,防止器官功能障碍和衰竭。

治疗措施包括以下几个方面。①呼吸支持及机械通气。②抗休克,补液首选血液成分,及时使用血管活性药物。③解除肺动脉高压,保持高浓度氧供,也可使用米力农、西地那非等。④纠正酸中毒。⑤抗过敏。因为羊水栓塞与过敏反应相似,所以大剂量皮质类固醇激素可能有效,但目前尚无依据证明其可降低死亡率,其临床使用存在争议。当出现过敏性休克时,可即时选用氢化可的松 500mg,24h

内用 1000～2000mg,但激素可抑制网状内皮系统功能,使已激活的凝血因子不能被及时清除而加重弥散性血管内凝血,故反复使用时应注意。⑥抑制弥散性血管内凝血,应早期使用肝素,以抑制血管内凝血。首次应用肝素 1mg/kg(1mg 相当于 125U),加入 100mL 生理盐水内静脉滴注,1h 滴完。可用试管凝血时间测定法进行监测,以确定是否需要重复给药。将凝血时间维持在 20min 左右为好。目前,对肝素的使用仍存在争议,应警惕严重的产后出血发生。最安全的措施是在给予肝素的基础上输新鲜血,并补充纤维蛋白原、血小板悬液及鲜冻干血浆等,以补充凝血因子,防止产后出血不凝。在对羊水栓塞的处理中,冷沉淀是特别有用的,因为在输液限制患者,它可以代替新鲜冰冻血浆补充凝血因子。另外,冷沉淀中含有纤维蛋白原和纤维连接蛋白,可以促进通过血液的网状内皮系统去除细胞和颗粒物(如羊水碎片)。

通过早期诊断和迅速、多学科的积极治疗,羊水栓塞患者的预后有所改善,羊水栓塞患者在发达国家的死亡率已低于 30%,但存活患者的致残率仍很高。

五、经验教训总结

羊水栓塞和产后大出血患者在临床上往往同样表现为休克、凝血功能障碍和大出血,紧急时刻需要做出鉴别诊断,并且在诊断羊水栓塞前需排除产后大出血。产后大出血是先失血再休克,休克程度和凝血功能障碍容易根据出血量来判断,经过手术相关止血处理和输血后很快可以得到改善;而羊水栓塞发生往往突然,先休克后出血,休克程度与失血量不成比例,常伴有无法解释的氧饱和度急剧下降甚至昏迷。根据临床表现一般可做出诊断,结合血红蛋白、凝血功能、D-二聚体和血气分析等检验可进一步明确。另外,超声的诊断价值不容忽视:用腹盆腔超声快速评估出血情况,心脏超声检查右心大小和室壁厚薄、室间隔位置、第一时间发现右心扩张、急性肺动脉高压等肺栓塞间接征象,具有重要的鉴别诊断意义。

参考文献

1. Roberts CL,Algert CS,Knight M,et al. Amniotic fluid embolism in an Australian population-based cohort[J]. BJOG An Int J Obstet Gynaecol,2010,117(11):1417-1421.

2. Stolk KH,Zwart JJ,Schutte J,et al. Severe maternal morbidity and mortality from amniotic fluid embolism in the Netherlands[J]. Acta Obstet Gynecol Scand,2012,91(8):991-995.

3. Azegami M,Mori N. Amniotic fluid embolism and leukotrienes[J]. Am J Obstet Gy-necol,1986,155(5):1119-1124.

4. Clark SL,Hankins GD,Dudley DA,et al. Amniotic fluid embolism:analysis of the national registry[J]. Am J Obstet Gynecol,1995,172(4 Pt1):1158-1167 [discussion:1167-1169].

5. Dildy GA,Belfort MA,Clark SL. Anaphylactoid syndrome of pregnancy (amniotic fluid embolism). In:Belfort M,Saade G,Foley M,et al. ,editors. Critical Care Obstetrics[M]. 5th edition. Oxford (UK):Whiley-Blackwell,2010.

6. Romero R,Kadar N,Vaisbuch E,et al. Maternal death following cardiopulmonary collapse after delivery:Amniotic fluid embolism or septic shock due to intrauter-ine infection? [J]. Am J Reprod Immunol,2010,64(2):113-125.

7. Shamshirsaz AA,Clark SL. Amniotic Fluid Embolism[J]. Obstet Gynecol Clin North Am,2016,43(4):779-790.

(朱 英)

第十一章 其 他

病例 11-1 流行性出血热

流行性出血热,又称肾综合征出血热,是危害人类健康的一类重要传染病,由流行性出血热病毒(汉坦病毒)引起,主要传染源为鼠类。其具有发热、出血、肾损害三大主要特征,典型病例分为发热期、低血压休克期、少尿期、多尿期和恢复期五期。其病情轻重不一,临床表现复杂多变;部分病例临床表现不典型,可能出现漏诊、误诊。重症病例病情凶险,若不及时救治,死亡率可达90%。

一、接诊时病情简介

(一)入 ICU 前的情况

1. 患者主诉和基本情况

患者,男性,50岁,农民。因"发热5天,伴腹痛、腹泻2天"入住消化科。患者5d前出现发热,体温最高达39℃,伴咽喉部不适,当地医院诊断为"急性上呼吸道感染",予静滴"头孢呋辛钠"无好转。2d前,出现腹痛、腹泻,解黄色水样便20余次,感头晕、乏力,无恶心、呕吐,无头痛。至当地医院就诊,予以补液支持治疗,效果欠佳,故转来我院。患者既往体健。

2. 入院查体

T 38.3℃,HR 128 次/min,R 20 次/min,血压测不出,神志清,精神软,口唇及四肢发绀,皮肤、巩膜无黄染,皮肤和黏膜未见发红、出血点,双肺呼吸音清,未闻及干湿啰音。腹平软,剑突下及右中上腹压痛明显,无反跳痛。肝区叩击痛可疑阳性,墨菲氏征可疑阳性。肝脾肋下未及。肠鸣音 3 次/min。

3. 辅助检查

1d 前血常规检查示白细胞计数 12.5×10^9/L,中性粒细胞百分比 83%,血红蛋白 175g/L,血小板计数 73×10^9/L。

4. 拟诊

①发热待查,急性呼吸道感染? 胆管感染?;②感染性休克;③低血容量性休克。

予以积极补液支持治疗,但患者血压持续偏低,代谢性酸中毒明显,入院后化验提示白细胞计数较前明显增高,血小板计数严重下降,肾功能、肝功能、凝血功能均明显异常,次日转入 ICU 抢救治疗。

(二)入 ICU 后的情况

1. 入科查体

T 38.2℃,HR 88 次/min,R 22 次/min,BP 85/61mmHg,双鼻塞吸氧下 SpO_2 97%。神志清,精

神稍软,呼吸稍促,口唇干燥,皮肤、巩膜无黄染,球结膜水肿,未见明显皮肤和黏膜出血。双肺呼吸音粗,右下肺闻及少许湿啰音。腹平,肌张力增高,上腹部压痛明显,无反跳痛,肝区叩痛阳性,肠鸣音3次/min。双下肢无明显水肿。腹内压14mmHg。

2.辅助检查

(1)动脉血气分析:pH 7.33,PaCO$_2$ 17mmHg,PaO$_2$ 95mmHg,碱剩余－14.3mmol/L,乳酸4.0mmol/L。

(2)血常规:白细胞计数54.6×10^9/L,中性粒细胞百分比86.1%,淋巴细胞百分比5.9%,单核细胞百分比6.4%,血红蛋白164g/L,血小板计数10×10^9/L;超敏C反应蛋白22.91mg/L。

(3)血生化:白蛋白18.5g/L,谷氨酸氨基转移酶348.4U/L,天门冬氨酸氨基转移酶847.9U/L,肌酸激酶同工酶50.6U/L,肌钙蛋白0.075ng/mL,肌酐262.22μmol/L,尿素氮14.3mmol/L,淀粉酶59.9U/L;血小板压积39.3ng/mL。

(4)凝血功能:凝血酶原时间15.3s,活化部分凝血活酶时间85.3s,尿常规:尿蛋白4＋。

(5)腹部CT:胰周及腹腔多发渗出,胆囊炎,肝内小囊肿(见图11-1-1)。

(6)肺部CT:两肺炎症伴少量胸腔积液,肺气肿征象,心包少量积液(见图11-1-2)。

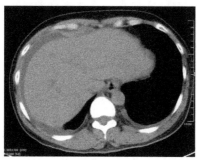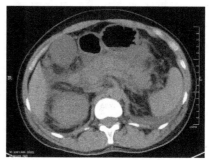

图 11-1-1　肝周、胰周、肾周、肠系膜等处多发渗出低密度影

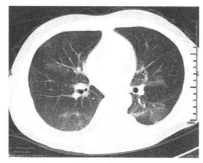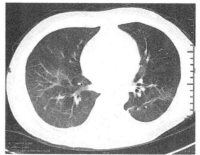

图 11-1-2　两肺可见散在斑片高密度影,边界模糊

3.入科诊断

①发热待查,肠道感染?流行性出血热?急性白血病?;②感染性休克,多器官功能障碍综合征,代谢性酸中毒;③低血容量性休克;④低蛋白血症;⑤低钠血症。

二、病因、病情严重程度评估及亟须解决的问题

该患者存在休克、多器官功能障碍综合征,结合发热、腹泻表现,首先考虑肠道感染导致感染性休克,合并肠道、腹腔液体丢失致低血容量性休克。但对原发病诊断的疑问在于:①发热早于腹泻3d,时间上与肠道感染不符;②在白细胞计数急剧增高、血小板严重低下的同时,C反应蛋白水平不高,与一般病原菌感染不符。故诊断上不能排除流行性出血热、急性白血病等。患者疾病进展迅速,休克状态

未得到纠正,器官功能受损明显,病情危重。目前,亟须解决休克、急性肾损伤、代谢性酸中毒、腹腔高压、感染等问题。治疗的关键在于快速纠正休克状态,维持内环境稳定,维护器官功能,控制感染,同时尽快明确诊断。

三、诊治经过及思路

1.原发病诊断

再次追问病史,发现患者有数日前清理鼠类排泄物史。入科后送检流行性出血热抗体。行骨髓穿刺排除急性白血病。入 ICU 第 4 天,回报流行性出血热抗体 IgM 阳性,诊断明确。

2.血流动力学和液体复苏

感染性休克、低血容量性休克均需积极液体复苏,但患者腹腔渗出明显,白蛋白水平严重低下,加重组织缺氧及腹腔高压。我们适当控制晶体液补充,加强了胶体液(白蛋白、血浆)的补充,同时监测 ABP、CVP、$ScvO_2$。入 ICU 第 2 天晚上,循环趋稳定,后续未出现明显血流动力学波动。

3.呼吸衰竭处理

患者入科第 2 天早晨,出现气促加重、烦躁不安、氧饱和度明显下降,立即行经口气管插管机械通气,机械通气采用 PCV 模式,予以咪达唑仑等镇静,并制定镇痛镇静策略。夜间氧合进一步恶化,考虑急性呼吸窘迫综合征,实施"肺保护策略",PEEP 8~10cmH_2O,FiO_2 60%~70%,之后根据病情调整。肺部渗出逐渐吸收。入科第 10 天,成功拔除气管插管。

4.肾脏替代治疗

患者急性肾损伤Ⅲ期,入科第 2 天中午起行 CRRT。入科第 2 天上午,患者已出现明显消化道、口咽部出血,但因肝功能障碍不能采用枸橼酸抗凝,故行肝素-鱼精蛋白局部抗凝法。在 CRRT 间期,输注血小板、血浆、纤维蛋白原、凝血酶原复合物以纠正凝血功能紊乱。入科第 5 天起,血小板计数上升,凝血功能好转,CRRT 采用低分子量肝素全身抗凝。入科第 11 天起,尿量增多,大于 1000mL/24h。入科第 15 天,停止 CRRT。

5.腹腔高压的处理

患者入科后测腹内压在 19~22mmHg,为腹腔高压(IAH)3 级,采取积极措施降低腹内压,防止进一步进展为急性冠状动脉综合征。入科第 2 天晚,予以腹腔穿刺引流。腹水常规检查示外观黄色,透明,李凡他试验弱阳性,有核细胞计数 90×10^9/L。腹水生化检查示总蛋白 12.94g/L,乳酸脱氢酶 542U/L,腺苷脱氨酶 4.5mmol/L。2d 共引流淡黄色腹水 2000mL。控制晶体液入量,加强胶体液补充,并行 CRRT 保持液体平衡。腹内压逐渐下降,入科第 4 天腹内压降至 12mmHg。

6.出血的处理

患者入科第 2 天,出现上消化道、口咽部大出血。予以质子泵抑制剂、生长抑素静脉应用,凝血酶、去甲肾上腺素冰盐水交替鼻饲。CRRT 采取肝素-鱼精蛋白局部抗凝,控制体内活化部分凝血活酶时间 35~40s,体外活化部分凝血活酶时间 50~60s。在 CRRT 间歇期,输注血小板、新鲜冰冻血浆、凝血酶原复合物、纤维蛋白原等,以改善凝血功能。入科第 5 天起,出血明显改善。

7.抗感染

入科后,应用亚胺培南/西司他丁、万古霉素联合抗感染。入科第 3 天(肺部情况见图 11-1-3),疑诊流行性出血热,加用更昔洛韦抗病毒。入科第 4 天,流行性出血热 IgM 阳性,流行性出血热诊断明确,停用万古霉素。入科第 6 天,停用更昔洛韦。入科第 11 天,停用亚胺培南/西司他丁,降阶梯为哌拉西林/他唑巴坦钠,并于 3d 后停用(肺部情况见图 11-1-4)。

8.疾病转归

患者机械通气 9d 后脱离呼吸机,拔除气管插管。入科后第 16 天,一般情况改善,尿量 1690mL,T 37.2℃,HR 78 次/min,R 16 次/min,BP 110/76mmHg,血肌酐 334μmol/L,白细胞计数 9.4×10⁹/L,血小板计数 86×10⁹/L,凝血功能正常,转出 ICU 继续治疗。入院 25d 后,患者康复出院,出院时血肌酐 215μmol/L,白细胞计数 5.8×10⁹/L,血小板计数 163×10⁹/L(见图 1-1-3～图 1-1-5)。

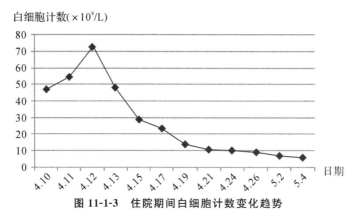

图 11-1-3　住院期间白细胞计数变化趋势

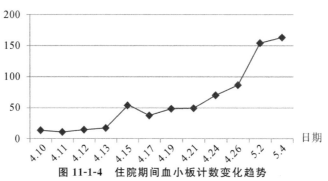

图 11-1-4　住院期间血小板计数变化趋势

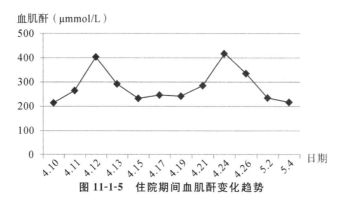

图 11-1-5　住院期间血肌酐变化趋势

四、病例剖析

(一)病例层面的剖析

该患者为中年男性,急性起病,以发热、腹泻为主要症状,快速出现低血压性休克、肾功能损害。辅助检查提示白细胞计数明显增高,可见异型淋巴细胞,血小板计数明显减少,肌酐水平增高,蛋白尿,凝血酶原时间和活化部分凝血活酶时间延长,纤维蛋白原水平降低,伴有肝酶水平升高及肌钙蛋白、心肌酶谱增高等多器官功能障碍表现。腹部 CT 示腹腔多发渗出,腹腔积液。胸部 CT 示两肺斑片状渗出(见图 11-1-6)。该流行性出血热病例早期症状不典型,无明显"三红三痛"表现,极易被误诊为肠道感染所致感染性休克、多系统器官功能不全。但仔细分析该病例,患者发热早于腹泻 3d,与肠道感染致发热不符;当白细胞计数、血小板压积显著增高时,C 反应蛋白无明显增高,有别于一般细菌感染;白蛋白水平在短期内急剧下降,腹腔内在大量液体渗出,亦难以用急性肠炎解释。对于农村人口,有发热、肾损害、血小板低下表现者,应考虑流行性出血热的可能。该患者最终由流行性出血热抗体 IgM 阳性予以确诊。休克期与少尿期重叠,经积极液体复苏,维持血流动力学稳定,同时予以 CRRT、精确容量管理、维持内环境稳定,避免了复苏后的液体过负荷。病程中并发急性呼吸窘迫综合征,经及时气管插管、呼吸机辅助通气(采取肺保护通气策略)等治疗,氧合能较快改善,后期肺部病变吸收良好(见图 11-1-7)。入 ICU 后,给予积极的液体复苏、机械通气、血液净化、脏器保护、腹腔穿刺引流、预防感染等综合治疗,患者病情恢复良好。

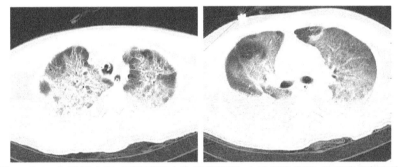

图 11-1-6 入科第 3 天,两肺可见大片状模糊影,小叶间隔增厚,两下肺局部不张

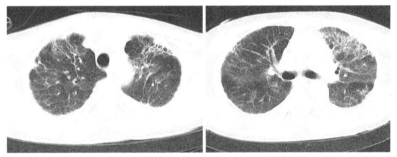

图 11-1-7 入科第 14 天,两肺病灶明显吸收

(二)疾病层面的剖析

流行性出血热是危害人类健康的重要传染病,是由流行性出血热病毒(汉坦病毒)引起的,以鼠类为主要传染源的自然疫源性疾病。临床表现以发热、出血、充血、低血压性休克及肾脏损害为主。发病机制:汉坦病毒是本病发病的始动因子,一方面,病毒感染能导致感染细胞功能和结构的损害;另一方面,病毒感染诱发人体免疫应答和释放各种细胞因子,引起机体组织损害。病理生理:基本病理变化是全身广泛的小血管损伤而导致多脏器病变。全身小血管广泛受损,血管通透性增加,血浆大量外渗使血容量下降,在发病 4～6d 出现原发性休克。后期大出血、继发感染和多尿期,水与电解质补充不足可导致继发性休克。小血管损伤、血小板减少和功能障碍、凝血机制异常导致全身广泛性出血。急性肾损伤机制包括:①肾血流障碍;②肾脏免疫损伤;③间质水肿和出血;④肾缺血性坏死、低血压性休克和弥散性血管内凝血导致肾血管微血栓形成;⑤肾素-血管紧张素Ⅱ的激活;⑥肾小管管腔阻塞。

出血热潜伏期一般为 2～3 周。典型病例的临床经过分为五期,即发热期、低血压休克期、少尿期、多尿期及恢复期。非典型和轻型病例可出现越期现象,而重症患者则出现发热期、休克期和少尿期之间的重叠。并发症包括出血、中枢神经系统并发症、急性呼吸窘迫综合征、肺水肿、继发感染、自发性肾破裂、心肌损害和心功能不全、肝脏损害等。实验室检查可见血液浓缩，血红蛋白和红细胞计数增高；白细胞总数增高，分类中早期中性粒细胞增多。4～5d后，淋巴细胞增多，并有异常淋巴细胞，血小板计数下降。尿蛋白大量出现和尿中排出膜状物等有助于诊断。若血清、血细胞和尿液中检出汉坦病毒抗原及血清中检出特异性 IgM 抗体，则可以确诊。特异性 IgG 抗体需双份血清效价升高4倍以上才有诊断意义。

本病治疗以综合疗法为主，早期应用抗病毒治疗，中晚期则针对病理生理进行对症治疗。发热期的治疗重点为抗病毒，减轻外渗，改善中毒症状和预防弥散性血管内凝血。低血压休克期，血容量严重下降，应积极液体复苏，维持酸碱平衡。重症患者出现顽固性休克，休克期与少尿期重叠，并发弥散性血管内凝血、急性呼吸窘迫综合征、多系统器官功能不全等，往往需在 ICU 加强监护治疗。对于在充分液体复苏后仍少尿、无尿及利尿剂反应差者，应及时行 CRRT。多尿期的治疗主要是维持水和电解质平衡，防治继发感染。

五、经验教训总结

流行性出血热以全身小血管广泛性损伤为特点，可造成全身多器官损害，早期症状多种多样且不典型，易被误诊。在诸多临床表现中，消化道症状是常见的。对于出血原因不明者，需注意有无肾损害、出凝血障碍等，以排除流行性出血热的可能。危重型患者休克纠正困难，器官功能损伤严重，在并发急性呼吸窘迫综合征、弥散性血管内凝血时治疗难度更大。因此，诊治的关键是尽早明确诊断，及时行充分的液体复苏，缩短休克时间，行多器官功能支持治疗。在本病例救治过程中，一方面通过排查病因及时明确诊断；另一方面通过液体复苏及时稳定血流动力学，保证组织器官灌注，并早期通过 CRRT 稳定内环境，精细容量管理，避免液体过负荷对组织器官的再次损伤。病程中并发急性呼吸窘迫综合征，通过肺保护通气策略改善氧合，避免肺的继发损伤。在治疗过程中，注意纠正凝血功能障碍。CRRT 采取体外局部抗凝，在 CRRT 间期输注血液制品，有效控制全身出血，避免弥散性血管内凝血的发生。经过该疾病自然病程后，该患者脏器功能逐渐恢复，而肾功能恢复所需时间较长。其由于少尿期经 CRRT 支持，无过量液体累积，所以在多尿期尿量无急剧增多，内环境维持稳定，肌酐水平逐渐下降，进入恢复期。

参考文献

1. 李兰娟等. 传染病学[M]. 北京：高等教育出版社，2004.

（徐　靓）

病例 11-2　肝素诱导的血小板减少症

引　言

肝素（Heparin）是一种凝血酶间接抑制药，在体内外均有强大的抗凝作用，其临床应用广泛。肝素诱导的血小板减少症（Heparin-induced thrombocytopenia，HIT）是临床应用肝素的严重并发症。研究表明，肝素诱导的血小板减少症并不少见，且其病死率高。应用肝素可诱导血小板释放血小板因子 4（Palate factor 4，PF4），肝素与 PF4 结合形成肝素-PF4 复合物，从而促使免疫系统产生肝素诱导的血小板减少症抗体，进一步激活血小板，引起血小板聚集，最终导致血小板减少和继发血栓形成。

血小板减少通常是肝素诱导的血小板减少症的首发症状,而动静脉血栓形成甚至栓塞是肝素诱导的血小板减少症的严重后果。目前,临床上主要参考 4T 评分系统来评价肝素诱导的血小板减少症发生的可能性。实验室检查主要通过检测血小板抗体来辅助诊断肝素诱导的血小板减少症。血小板功能性试验是肝素诱导的血小板减少症的确诊手段,但其技术要求高,临床应用有局限性。治疗的关键在于避免肝素及其相关制剂的使用。

一、接诊时病情简介

1.患者主诉和基本情况

患者,男性,66 岁。因"头部外伤伴意识不清 9 天,左侧下肢肿胀 1 天"入院。入院前 9 天,患者因交通事故致头部外伤,当时意识不清,急送至当地医院就诊。查头部 CT 提示"右侧颞顶部硬膜外出血,左侧颞极硬膜下出血",急行头颅钻孔引流术。术后,患者意识稍有好转但呈模糊状态;术后第 5 天,拔除气管插管;术后第 7 天,转出 ICU。入院前 1 天,发现左侧下肢明显肿胀,伴意识昏迷程度加深、呼吸困难、氧合障碍,查超声提示"左下肢静脉血栓形成",入住当地医院 ICU。予以储氧面罩吸氧,SpO_2 维持在 92%~95%,但呼吸困难明显,当地医院给予低分子量肝素钙 1 支 q12h 抗凝治疗,同时发现血小板计数仅有 25×10^9/L,拟"肺栓塞待排"急转我院 ICU 进一步诊治。患者既往有高血压、高血脂病史 10 余年,口服药物控制,具体不详;2 型糖尿病病史 10 余年,口服格列吡嗪控制血糖,血糖控制情况不详。

2.入科查体

T 37℃,P 106 次/min,R 29 次/min,BP 155/84mmHg,SpO_2 95%(储氧面罩 5L/min)。神志不清、躁动,GCS 评分 9 分(2+2+5)。双侧瞳孔等大、等圆,直径约为 2mm,对光反射灵敏。查体不配合,颈软无抵抗。吸气性呼吸困难,双肺呼吸音粗,两下肺闻及少许啰音。心律齐,心脏各瓣膜听诊区未闻及明显病理性杂音。腹软,腹部平坦,肝脾肋下未及,肠鸣音存在。刺痛肢体定位,四肢肌张力正常,肌力查体不配合,双侧病理征未引出。左下肢肿胀明显,皮肤紧绷、褶皱少,左侧大腿可见弥漫性瘀点(见图 11-2-1)。

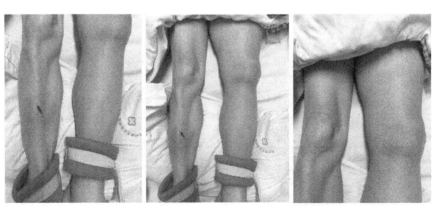

图 11-2-1 入院时双下肢图片:与右下肢对比,左下肢肿胀明显

3.辅助检查

(1)血气分析:乳酸 1.1mmol/L,pH 7.539,$PaCO_2$ 34.00mmHg,PaO_2 216.00mmHg,氧饱和度 99.60%,标准碱剩余 6.1mmol/L,标准碳酸氢根 30.1mmol/L,钾 3.9mmol/L,钠 145mmol/L。

(2)血常规:白细胞计数 12.86×10^9/L,中性粒细胞百分比 83.1%,血红蛋白 89g/L,红细胞压积 26.5%,血小板计数 12×10^9/L,高敏 C 反应蛋白 126.64mg/L。

(3)凝血功能:凝血酶原时间 13.4s,国际标准化比值 1.25,活化部分凝血活酶时间 42.9s,凝血酶时间 16.1s,纤维蛋白原 2.35g/L,D-二聚体≥40mg/L,纤维蛋白(原)降解产物 142.91mg/L。

(4)生化检验:总胆红素 15.7μmol/L,总蛋白 51.8g/L,白蛋白 28.4g/L,丙氨酸氨基转移酶 48U/L,肌酸激酶 221U/L,肌酸激酶同工酶 10U/L,肌酐 59.3μmol/L。

4.入科诊断

①左侧下肢深静脉血栓形成;②颅脑外伤:右侧硬膜外出血(术后),左侧硬膜下出血;③肺部感染;④高血压病;⑤2 型糖尿病。

二、病因、病情严重程度评估及亟须解决的问题

该患者颅脑外伤、头部钻孔引流术后卧床 9d。入院前 1 天,发现左侧下肢肿胀,超声检查后确诊下肢静脉血栓,现因呼吸困难、氧合障碍,不能排除肺栓塞,转入我院。入院时,患者存在严重的血小板减少症,伴下肢深静脉血栓形成,故血小板减少原因首先考虑血小板消耗过多所致;血常规示白细胞计数偏高、血红蛋白略偏低、网织红细胞偏高,提示骨髓造血功能尚可,血小板生成异常致血小板减少症可能性不大;床边超声示肝脾未见肿大,脾功能亢进依据不足,故不支持血小板分布异常的诊断。患者血小板计数偏低明显,出血风险高,病情危重。亟须解决以下问题。首先,需尽早行 CTPA 明确是否存在肺栓塞;入院时,患者呈吸气性呼吸困难,氧合欠佳,意识不清,气道分泌物较多,随时准备气管插管呼吸机辅助呼吸。其次,血小板计数偏低明显,其具体原因有待进一步明确。另外,血小板计数偏低可致出血,但存在下肢静脉血栓又需抗凝。因此,如何把握这一矛盾很重要。

三、诊治经过及思路

1.明确是否存在肺栓塞

该患者在颅脑外伤、头部钻孔引流术后,发现下肢静脉血栓形成,且出现呼吸困难、氧合障碍,因疑诊肺栓塞急转我院。入院后,急行头、胸部 CT 及肺部 CTA 检查。检查结果提示:①颅脑外伤术后,右侧颞顶部硬膜下/外血肿,蛛网膜下腔出血,双侧颞叶脑挫裂伤,右侧颅板颅骨术后改变,右侧头皮软组织明显肿胀;②两肺渗出,左肺上叶微结节,双侧少量胸腔积液,冠状动脉及大动脉粥样硬化;③CTA 未见明显异常(见图 11-2-2)。排除了肺栓塞。

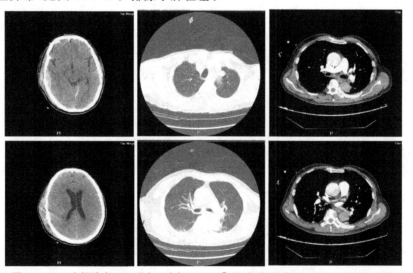

图 11-2-2 头颅胸部 CT 平扫、肺部 CTA:①颅脑外伤术后,右侧颞顶部硬膜下/外血肿,蛛网膜下腔出血,双侧颞叶脑挫裂伤,右侧颅板颅骨术后改变,右侧头皮软组织明显肿胀;②两肺渗出,左肺上叶微结节,双侧少量胸腔积液,冠状动脉及大动脉粥样硬化;③CTA 未见明显异常

2.防止肺栓塞

入院后行肺部 CTA 检查排除肺栓塞,但外院超声证实存在下肢静脉血栓,故需警惕下肢静脉血栓脱落导致肺栓塞。入院后,再次行超声检查(见图 11-2-3),进一步明确左下肢静脉血栓后,即请血管介入科会诊,并行下腔静脉滤网置入术,防止下肢静脉血栓脱落导致的肺栓塞。

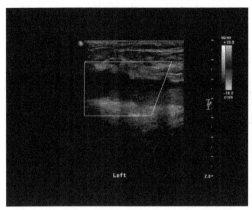 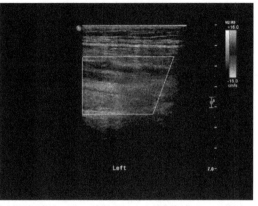

图 11-2-3 双侧下肢动静脉超声:双下肢股总动脉、股浅动脉、股深动脉近心端、腘动脉、胫后动脉近心端管径正常,管壁稍毛糙,管腔通畅,CDFI 示血流通畅;右下肢股总静脉、股浅静脉、股深静脉近心端、腘静脉、胫后静脉近心端管径正常,管壁稍毛糙,管腔通畅,CDFI 示血流通畅;PW 示平静呼吸时未见反流信号;乏式呼吸无法引出;左侧股总静脉、股浅静脉、股深静脉近心端、腘静脉、胫后静脉管径增宽,内充满低回声,回声欠均,CDFI 示未见明显血流信号

3.呼吸支持

入院时,患者存在吸气性呼吸困难,氧合欠佳(SpO_2 95%,储氧面罩 5L/min),肺部 CT 检查未见肺部大量渗出,考虑肺换气功能尚可而肺通气功能已受累。另外,患者气道分泌物多且存在意识障碍,误吸风险高。故入院后决定行气管插管机械通气。待患者意识状态好转后,评估其自主呼吸能力、气道保护能力并予以脱机锻炼,耐受可,于入院第 5 天顺利脱机拔管。其后,予以面罩吸氧,氧合无明显波动。

4.血小板减少症的诊断

患者在入院时存在严重的血小板减少症,伴下肢深静脉血栓形成,故血小板减少的原因首先考虑血小板消耗过多所致;血常规示白细胞计数偏高、血红蛋白略偏低、网织红细胞偏高,提示骨髓造血功能尚可,血小板生成异常致血小板减少症的可能性相对小;床边超声示未见肝脾大,脾功能亢进依据不足,故不支持血小板分布异常的诊断。

引起血小板消耗增加的常见原因有感染、药物、弥散性血管内凝血、特发性血小板减少性紫癜、血栓性血小板减少性紫癜、系统性红斑狼疮、输血等。患者体温良好,无脑膜刺激征、无黄脓痰、无脓尿等症状,临床肺部感染评分 5 分,炎症指标相对平稳,严重感染依据不足。该患者发生弥散性血管内凝血的可能性亦不大:一方面,患者无明确引起弥散性血管内凝血的基础疾病,如严重感染(尤其是血行感染)、产科意外、肿瘤、严重创伤等;另一方面,应用 2001 年 ISTH 提出的弥散性血管内凝血诊断评分系统进行评价,该患者评分约 4 分(评分<5 分,不支持弥散性血管内凝血诊断)。药物因素,该患者虽有肝素应用病史,但肝素治疗和血小板减少的时间差不符合肝素诱导的血小板减少症的诊断。进一步追问病史发现,该患者在入住当地医院 ICU 时有肝素封管史,即有肝素接触史(5~10d),存在明确的血小板减少、血栓形成,无其他明确的引起血小板减少的因素,故该患者 4T 评分系统(见表 11-2-1)评分结果为 8 分,提示存在肝素诱导的血小板减少症的高度可能;送检 PF4 抗体阳性,故肝素诱导的血小板减少症诊断成立。

5.肝素诱导的血小板减少症治疗方案

避免使用肝素、低分子量肝素。肝素诱导的血小板减少症在理论上需替代抗凝治疗,但该患者存在粪便隐血试验阳性,考虑消化道出血,且全身瘀点、瘀斑明显,提示该患者已存在出血现象,其进一步出血风险高。另外,其在入院后已经被放置下腔静脉滤网,故静脉血栓脱落致肺栓塞的可能性大为降低,因此未行替代抗凝治疗。另予以输注血小板,并行重组人血小板生成素 1500U 皮下注射 qd、肌苷氯化钠注射液 0.6g 静滴 bid、利血生 20mg 鼻饲 tid 联合升血小板。治疗后,血小板计数逐步上升(见图 11-2-4);入院治疗半个月后,左下肢水肿亦明显改善(见图 11-2-5)。

表 11-2-1　4T 评分系统评价肝素诱导的血小板减少症的可能性

项目	2分	1分	0分
1.血小板计数减少	下降幅度>50%或降至(20～100)×10⁹/L	下降 30%～50%或降至 10～19×10⁹/L 以下	下降幅度<30%或降至 10×10⁹/L 以下
2.肝素治疗和血小板计数减少的时间差	5～10d 或≤1d(过去 30d 内接触过肝素)	>10d 或≤1d(过去 30～100d 接触过肝素)	≤1d 但无肝素接触史
3.血栓形成	确定	疑诊	无
4.引起血小板计数减少的其他原因	无	疑诊	确定

注:6～8 分为高可能性,4～5 分为中可能性,0～3 分为低可能性。

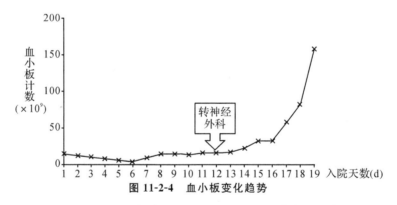

图 11-2-4　血小板变化趋势

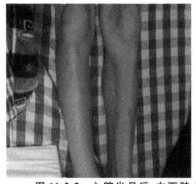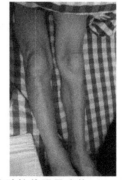

图 11-2-5　入院半月后,左下肢水肿较前明显改善

四、病例剖析

（一）病例层面的剖析

该患者为老年男性,66 岁,退休,既往有高血压、高血脂、2 型糖尿病病史 10 余年。车祸致颅脑外伤,颅骨钻孔引流术后 9d,发现左下肢水肿 1d,因意识障碍加重伴呼吸困难,肺栓塞待排,转入我院。

入院后,行 CTPA 排除肺栓塞。入院时,血小板偏低明显,考虑血小板消耗增多所致。随后,排除严重感染、弥散性血管内凝血等原因,并根据 4T 评分系统、送检 PF4 抗体阳性,最终临床诊断为肝素诱导的血小板减少症。经升血小板、避免应用肝素、其他对症支持等治疗后,血小板计数逐步恢复。本病例病史特点为应用肝素封管后诱发肝素诱导的血小板减少症,其中送检肝素诱导的血小板减少症抗体是诊断的有力证据;治疗的关键在于避免应用肝素、低分子量肝素。

(二)疾病层面的剖析

肝素诱导的血小板减少症发病率并不低。近年,国内有研究表明,肝素诱导的血小板减少症发病率高达 3%。肝素来源及种类、给药方式、患者性别等诸多因素可对肝素诱导的血小板减少症发病率产生影响,牛源肝素高于猪源肝素,普通肝素高于低分子量肝素,外科高于内科(心脏外科＞矫形外科＞血管外科＞普通外科),静脉注射高于皮下注射,女性高于男性,长时间应用低分子量肝素也会增加肝素诱导的血小板减少症的发病率(28d＞7d)。通常认为,引起肝素诱导的血小板减少症的原因有静脉或皮下注射应用肝素、低分子量肝素。实际上已有大样本的临床研究表明,用肝素进行留置针封管亦可引起肝素诱导的血小板减少症,本例患者即为该种情况。肝素诱导的血小板减少症分为Ⅰ型肝素诱导的血小板减少症和Ⅱ型肝素诱导的血小板减少症。Ⅰ型肝素诱导的血小板减少症较为常见,发病机制属非免疫性反应,可能与肝素直接激活血小板相关,发病时间多为初次应用肝素治疗 1～3d,临床病程大多为自限性,血小板计数下降程度较轻(通常大于 100×10^9/L)且可自行恢复,一般不需特殊处理。Ⅱ型肝素诱导的血小板减少症亦称为肝素诱导的血小板减少症伴血栓形成综合征(Heparin-induced thrombocytopenia and thrombosis syndrome,HITTS),系免疫介导的一种临床综合征,多发生于肝素使用后的 5～14d,病情进展迅速,表现为血小板严重减少(下降幅度大于 50%)伴血栓形成,即使停用肝素,其血栓形成的发生率也仍高达 38%～76%,临床病死率高达 20%～30%。血小板计数下降常常是肝素诱导的血小板减少症的首发症状,停药 5～7d(也可能为 1 个月)后可恢复。动脉血栓栓塞最常发生于脑、外周动脉或留置导管处,导致各器官组织缺血、梗死。深静脉血栓形成是肝素诱导的血小板减少症更常见的并发症,多见于下肢深静脉与肺动脉,静脉与动脉血栓栓塞之比为 4：1。目前,临床上应用 4T 评分系统(见表 11-2-1)来评估肝素诱导的血小板减少症发生的可能性。该评分系统包括四项内容,每一项得分为 0～2 分,总分共 8 分,评分 6～8 分表示肝素诱导的血小板减少症的可能性高,评分 4～5 分表示肝素诱导的血小板减少症的可能性中等,评分 0～3 分表示肝素诱导的血小板减少症的可能性低。根据评分可决定是否继续做进一步的实验室检查。实验室检查主要包括血小板计数和血清学检查。对于应用肝素的患者,动态监测血小板计数有助于及时发现和早期诊断肝素诱导的血小板减少症。血清学检查方法主要包括功能检测法和免疫检测法,两种方法诊断肝素诱导的血小板减少症的敏感性均较高。功能检测法包括 14C-血清素释放试验(5-羟色胺释放试验,SRA)和肝素诱导的血小板聚集实验(HIPA),SRA 及 HIPA 可用于检测能够激活血小板并直接引起临床上血小板减少的抗体,其特异性高,被认为是诊断肝素诱导的血小板减少症的金标准。但功能检测法亦有不足之处,如耗时长、对实验设备和技术要求高,故其临床应用有局限性,不用于筛查肝素诱导的血小板减少症,多用于确诊肝素诱导的血小板减少症。免疫检测法包括酶联免疫吸附法和快速颗粒胶免疫法,用于检测抗肝素-PF4 复合物抗体或抗 PF4 与其他聚合离子复合物的抗体。酶联免疫吸附法临床应用相对广泛,可同时检测 IgG、IgA 和 IgM 等多种抗体;而快速颗粒胶免疫法的优点在于实验简单、耗时短,实验结果肉眼可以判断,灵敏度高,但其特异性较低,故可用快速颗粒胶免疫法阴性结果来排除肝素诱导的血小板减少症。

总之,应用肝素的患者若出现血小板减少,需警惕肝素诱导的血小板减少症,首先可通过 4T 评分系统来评估肝素诱导的血小板减少症发生的可能性。4T 评分低,则不支持肝素诱导的血小板减少症的诊断;4T 评分高,则可进一步结合酶联免疫吸附法检测肝素诱导的血小板减少症抗体,从而进一步辅助诊断肝素诱导的血小板减少症,必要时可考虑行功能性试验以明确诊断。

Ⅰ型肝素诱导的血小板减少症临床病程大多为自限性,血小板减少程度较轻且可自行恢复,一般不需特殊处理。Ⅱ型肝素诱导的血小板减少症,即 HITTS,病情进展迅速,血小板严重减少且伴血栓形成,病死率高,故需积极干预。HITTS 系一种免疫介导反应,其抗原是肝素或低分子量肝素,故治疗的关键在于停用肝素或低分子量肝素。血小板计数可在停药 5～7d(也可能 1 个月)后逐步恢复。在发生 HITTS 时,机体产生的抗肝素诱导的血小板因子 4(PF4)抗体在体内存在时间可长达 3 个月左右,故对确诊肝素诱导的血小板减少症的患者在发病 3 个月后方可谨慎使用肝素、低分子量肝素。血栓形成是 HITTS 的重要表现之一,在无法应用肝素的前提下,需积极采取有效的替代抗凝治疗。美国胸内科医生学会(American College of Chest Physicians,ACCP)2012 年提出的肝素诱导的血小板减少症指南推荐了 5 种可用于肝素诱导的血小板减少症抗凝的药物,即阿加曲班、来匹卢定、比伐卢定、达那肝素、磺达肝癸钠,其中美国 FDA 批准的只有阿加曲班、来匹卢定和比伐卢定。阿加曲班不通过肾脏清除,故对于肾功能不全患者推荐将阿加曲班作为替代抗凝药物,其初始静脉输注的速率 $\leqslant 2\mu g/(kg \cdot min)$;对心力衰竭、多器官功能衰竭、严重全身水肿或心脏外科手术后的患者,初始输注速率应为 $0.5～1.2\mu g/(kg \cdot min)$。来匹卢定通过肾脏清除,故对肾功能不全应用来匹卢定需调整剂量:当血清肌酐(SCr)$<90\mu moL/L$ 时,初始静脉输注速率应 $\leqslant 0.10mg/(kg \cdot h)$;当 SCr 为 $90～140\mu moL/L$ 时,初始输注速率为 $0.05mg/(kg \cdot h)$;当 SCr 为 $140～400\mu moL/L$ 时,初始输注速率为 $0.01mg/(kg \cdot h)$;当 Scr$>400\mu moL/L$ 时,初始输注速率为 $0.005mg/(kg \cdot h)$。关于比伐卢定的临床研究不多,其初始静脉输注的速率为 $0.15～0.20mg/(kg \cdot h)$。在应用替代抗凝治疗的过程中,需动态监测凝血功能,根据活化部分凝血活酶时间或激活的全血凝固时间值调整抗凝强度,避免抗凝过度引起出血。血小板是 HITTS 发病机制中的重要环节,故输注血小板理论上可加剧 HITTS 的免疫介导反应。另外,HIT 患者发生自发性出血的报道不多,故通常情况下可不输注血小板。然而,对于存在出血高风险、需要进行有创操作或是已经存在活动性出血的患者而言,输注血小板可能是必要的。

五、经验教训总结

肝素临床应用广泛,除静脉应用或皮下注射肝素可致肝素诱导的血小板减少症外,静脉留置针肝素封管亦是引起肝素诱导的血小板减少症的重要方式。肝素诱发的血小板减少症在临床工作中并不少见,其中Ⅱ型肝素诱导的血小板减少症病情迅速进展,血小板减少程度严重,同时其血栓形成的发生率高,临床病死率高。目前,对肝素诱导的血小板减少症的诊断主要依靠其临床表现和对肝素诱导的血小板减少症抗体的检测。血小板功能检测法作为确诊肝素诱导的血小板减少症的方法,耗时长,对实验设备和技术要求高,故临床应用局限。在临床工作中,漏诊或误诊的肝素诱导的血小板减少症患者在出现血栓形成时,为防止血栓进一步形成,肝素或低分子量肝素常常成为抗凝治疗的"首选",而该措施可导致 HITTS 的免疫介导反应加剧。本例患者肝素诱导的血小板减少症诊断及时,避免了肝素、低分子量肝素的进一步应用,这是治疗成功的关键所在。应用肝素的患者出现血小板减少需警惕肝素诱导的血小板减少症,其并发血栓形成的风险高,进一步应用肝素、低分子量肝素时需谨慎。应用 4T 评分系统、检测肝素诱导的血小板减少症抗体有助于临床诊断肝素诱导的血小板减少症。早期诊断是治疗肝素诱导的血小板减少症的前提。治疗肝素诱导的血小板减少症的关键是避免使用肝素、低分子量肝素。

参考文献

1.高亚玥,赵永强,王书杰.肝素诱导的血小板减少症发病率及其抗体阳性率调查[J].中华内科杂志,2013,52(9):734-736.

2.郑煜,王齐兵,李晓晔.Ⅱ型肝素诱导血小板减少症的危险因素分析[J].上海医药,2016,37(9):46-48.

3.李淑珍,陈爱兰,刘云,等.静脉留置针肝素封管与肝素诱导性血小板减少症的相关性研究[J].当代护士:学术版(中旬刊),2016,(2):25-27.

4.Suvarna S,Espinasse B,Qi R,et al. Determinants of PF4/heparin immunogenicity. Blood,2007,110(13):4253-4260.

5.Arepally GM,Ortel TL. Heparin-induced thrombocytopenia[J]. Annu Rev Med,2010,61:77-90.

6.门剑龙.肝素诱导的血小板减少症的实验室诊断进展[J].中华检验医学杂志,2016,(10):795-800.

7.赵青.肝素诱导的血小板减少:从机制到决策[J].中华内科杂志,2013,52(4):348-350.

8.王京华,王春颖,谢蕊,等.肝素诱导的血小板减少症的临床研究[J].中华血液学杂志,2011,32(2):115-117.

9.赵梦华,石建平.肝素诱导的血小板减少症并发血栓形成的治疗进展[J].中国急救医学,2013,33(4):370-373.

10.章岱.肝素诱导的血小板减少症研究进展[J].心血管病学进展,2010,31(5):681-684.

11.王勇德,孙中华.肝素诱导血小板减少症一例的循证治疗[J].中华内科杂志,2007,46(8):678-680.

12.Linkins LA,Dans AL,Moores LK,et al. Treatment and prevention of heparin-induced thrombocytopenia:Antithrombotic Therapy and Prevention of Thrombosis,9th ed:American College of Chest Physicians Evidence-Based Clinical Practice Guidelines[J]. Chest,2012,141(2 Suppl):e495S-530S.

(林乐清)

病例 11-3 热射病致多脏器功能衰竭

引 言

热射病(Heat stroke,HS)是由于环境温度过高、相对湿度过大而引起体温调节中枢功能障碍,出现高热、严重的生理和生物化学异常并伴有广泛组织损伤的临床综合征。HS患者经常出现严重的神经系统异常、横纹肌溶解、弥散性血管内凝血(Disseminated intravascular coagulation,DIC)。目前,由于缺乏积极有效的应对措施,重症HS患者死亡率较高(为21%~67%),这些患者多死于由HS导致的多器官功能障碍综合征(Multiple organ dysfunction syndrome,MODS)。

一、接诊时病情简介

1.患者主诉及基本情况

患者,女性,65岁,农民。因"发现呼之不应50余分钟"入院。患者50min前被家人发现躺在菜地中,意识不清,呼之不应,大小便失禁,四肢抽搐,家属拨打"120"送入我院急诊。测T 41.7℃,BP 102/54mmHg,HR 152次/min,氧饱和度90%,血糖21.4mmol/L。急诊考虑"热射病",立即开放静脉通路,请麻醉科会诊行气管插管术,大量补液,给予物理降温,行头颅、肺部CT示脱髓鞘病变、老年脑改变,考虑双肺下叶后基底段坠积性肺炎;急诊考虑病情危重,拟"热射病,高血糖状态"收住ICU。患者发病来,神志昏迷,精神差,大小便失禁,体重未监测。既往体健,无慢性疾病史。

2. 入科查体

T 41.5℃,HR 143 次/min,R 20 次/min,BP 84/54mmHg,神志昏迷,精神差,全身皮温高,皮肤、巩膜无黄染。双侧瞳孔直径为 1.5mm,等大、等圆,对光反射消失。颈软,气管居中,无颈静脉怒张。甲状腺无肿大,质中,活动好。颈部淋巴结无肿大。未闻及血管杂音。双肺呼吸音粗,未闻及干湿啰音。心率 143 次/min,律齐,未闻及杂音。腹平软,肝脾肋下未及肿大。四肢肌张力亢进,肌力检查不合作,膝腱反射双侧正常,Babinski 征阴性。

3. 辅助检查

(1)急诊生化＋急诊肌钙蛋白:天门冬氨酸氨基转移酶 2154.9U/L;肌钙蛋白I测定 2.96ng/mL;乳酸脱氢酶 1583U/L;肌酸激酶 1814U/L;肌酸激酶同工酶 74.8U/L;肌酸激酶同工酶/肌酸激酶 4.1%;α-羟丁酸 942U/L;尿素氮 9.5mmol/L;肌酐(酶法)165.9μmol/L。

(2)B 型尿钠肽定量测定:B 型尿钠肽 1145.50pg/mL。

(3)血气分析:T 37.0℃,血红蛋白 161g/L,pH 7.36,$PaCO_2$ 16.6mmHg,PaO_2 228.2mmHg,实际碳酸氢根浓度 9mmol/L,标准碳酸氢根浓度 14mmol/L,全血碱剩余－13.1mmol/L,红细胞压积 48.5%,氧饱和度 99.8%,钾 3.4mmol/L,离子钙 1.05mmol/L,钠 142.6mmol/L,氧合血红蛋白 98.0%,高铁血红蛋白 0.9%,碳氧血红蛋白 1.0%,脱氧血红蛋白 0.2%,乳酸 8.1mmol/L,全血渗透压 284mOsm/kg。

(4)血常规＋CRP:超敏 C 反应蛋白 5.34mg/L,白细胞计数 16.92×10^9/L,中性粒细胞百分比 44.3%,淋巴细胞计数 8.6×10^9/L,红细胞计数 5.22×10^{12}/L,血红蛋白 159.0g/L,红细胞压积 48.9%。

(5)凝血常规:凝血酶原时间 12.7s,国际标准化比值 1.14,凝血酶原时间正常对照值 21.2s,活化部分凝血活酶时间 66.6s,凝血酶时间 36.7s,D-二聚体＞6500μg/L,纤维蛋白原 204.2mg/dL。

(6)头颅、肺部 CT:脱髓鞘病变;老年性脑改变;考虑双肺下叶后基底段坠积性肺炎;气管插管状态。

4. 入科诊断

①热射病;②多脏器功能衰竭(脑、心、肝、肾、凝血);③坠积性肺炎;④高血糖状态。

入科予告病危,重症监护,留置胃管胃肠减压,气管插管接呼吸机辅助呼吸。给予丙戊酸钠、地西泮抗癫痫,冰帽、冰毯物理降温,甘露醇静滴减轻脑细胞水肿,醒脑静对抗高热、保护脑细胞;开放深静脉,大量补液及给予去甲肾上腺素抗休克;留置 PiCCO 导管监测血流动力学,指导液体复苏;患者有吸入性肺炎,经验给予头孢曲松 2.0g qd 静滴抗感染;奥美拉唑预防应激性溃疡;胰岛素控制血糖;维持内环境稳态,监测体温及尿量,必要时早期行 CRRT。

二、病因、病情严重程度评估及亟须解决的问题

该患者为重度热射病,超高热导致神经系统严重受损,同时高热、脱水导致循环系统、肝肾功能、凝血系统不同程度的受损。治疗的关键在于迅速将体温降至 38℃ 以下,防止高热使各脏器功能进一步恶化,同时行积极的液体复苏、容量管理、各脏器功能支持、脑保护及血糖控制。常规措施如不能迅速控制体温,就需要早期行 CRRT。CRRT 不仅可以快速将体温控制在正常范围内,阻断高热引起的恶性循环,而且能清除各种炎性介质、毒素,平衡液体,降低脑水肿的影响。

三、诊治经过及思路

1. 脑复苏及血液净化

患者脑复苏的关键是降体温。入科后,给予冰毯、冰帽及药物冬眠疗法降体温,低温液体补液,镇静镇痛控制抽搐、减少全身氧耗。治疗 6h 后,患者体温下降不明显,仍然大于 40℃;无尿,肌酐水平进行性上升,血流动力学不稳定。随即开始行 CRRT,用 CVVH 模式。患者有凝血功能障碍,给予枸橼

酸钠抗凝,治疗期间补充血浆及纤维蛋白原等凝血因子。在 CRRT 6h 后,患者体温控制在 37~38℃,内环境基本正常。CRRT 5d 后,患者肾功能恢复,凝血功能改善,停用 CRRT。

2.血流动力学和液体容量管理

患者超高热,脱水严重,入院休克以低血容性休克为主,给予大量补液。大量补液后,休克仍未得到纠正,给予 PiCCO 监测血流动力学。监测数据显示,容量合适,心指数低于正常,需要血管活性药物,结合心肌酶谱及肌钙蛋白等化验指标示患者合并心肌损伤,给予营养心肌及血管活性药物升压,结合 CRRT 控制容量平衡,防止容量负荷过重而导致脑水肿、心力衰竭发作。入科 5d 后,患者心律、循环趋稳定,停用血管活性药物,后续循环不稳定。

3.机械通气

患者超高热致神经系统严重受损,抽搐需镇静镇痛,昏迷需机械通气保护气道,降低氧耗,急诊予以经口气管插管机械通气。入 ICU 治疗 5d 后,GCS 评分仍小于 7 分,评估患者在短期内不能苏醒,行经皮气管切开术,以利于口腔护理及痰液引流。

4.早期肠内营养支持

患者昏迷时间长,短期内不能进食,因此在循环稳定后早期营养支持也特别重要。早期建立肠道功能可有效防止肠道菌群异位。多个指南推荐在循环稳定后,若无肠内营养禁忌,应立即建立空肠营养。入科第 3 天,行胃空肠营养管置入,鼻饲整肽型低糖配方,逐渐加量。

5.疾病转归

5d 后,患者心率、循环稳定,未再抽搐,停用血管活性药物;14d 后,患者 GCS 评分由入院时的 4 分开始稳步上升,至出院时达到 9 分。后期行高压氧治疗,康复治疗约 1 个月,神志转清出院。

四、病例剖析

(一)病例层面的剖析

该患者为老年女性,在高温下作业,严重脱水,体温调节中枢出现障碍,出现热射病,导致严重的神经系统受损,出现昏迷、四肢抽搐、大小便失禁。患者入院时,体温超过 41℃,属于超高热,超高热时间长,病死率高,急诊给予初步处理后立即收入 ICU 进一步抢救。结合该患者诊治经过和思路,对该患者治疗的关键在于迅速控制体温、维持内环境稳定以及给予脏器功能支持。

(二)疾病层面的剖析

热射病分为两类,即劳力性热射病和非劳力性热射病。热射病是指因高温引起体温调节中枢功能障碍,出现高热、严重生理和生化异常,它以高温、无汗、意识障碍为特征。主要临床特点为核心体温在 40~47℃、皮肤干热及中枢神经系统异常,如注意力不集中、记忆力减退、谵妄、惊厥、昏迷等;如病情不能被及时控制,可迅速出现广泛组织细胞缺血、崩解,大量细胞内容物(如核酸酶、蛋白水解酶和肌红蛋白)外溢,最终导致机体肝、肾、肺、血液系统、中枢神经系统、胃肠道等多器官功能障碍甚至衰竭,预后差,病死率和致残率高。随着全球变暖和全球范围热浪袭击强度和频率的增加,热射病的病死率还会继续上升。针对中暑中最严重类型的热射病,常见的降温措施(包括使用降温药物、冰帽、冰毯、冰袋及用冰盐水灌胃、灌肠)往往难以奏效,患者病情波动较大;而在出现多器官功能障碍尤其肠功能障碍后,各种治疗更显得捉襟见肘。因此,针对发病机制,如何在热应激中迅速降低机体中心温度、早期胃肠道复苏和炎症反应控制成为临床上新的治疗方向。连续性血液净化治疗技术作为近些年来脏器功能支持治疗的革新手段,在危急重症领域内发挥了无可替代的作用。它借助体外循环技术,在治疗热射病方面主要通过大量的置换液与人体血液进行交换,快速降低机体核心温度,减少氧耗，起到传统物理降温所无法比拟的理想降温效果，减少分解代谢；同时，有效、稳定地清除炎症介质（如 INF-α、IL-1、IL-2、IL-4、IL-10、IL-13 等），控制炎症反应，维持"内稳态"，促进内皮细胞修复，打破热损伤所引起的全身炎症反应综合征向弥散性血管内凝血、多器官功能障碍综合征发展的恶性循环，有利于热射病发展过程中脏器功能的恢复。

五、经验教训总结

对热射病患者采取"早期快速降温、早期目标性扩容、纠正凝血功能紊乱、早期血液净化治疗、积极脏器功能支持"的集束化治疗策略，可有效治疗多器官功能障碍综合征，改善预后。

参考文献

1.潘红，马铁柱，陈旭义，等.连续血液净化对重型热射病疗效的影响（2010）[J].武警后勤学院学报：医学版，2016（3）：196-199.

2.林开平，余毅，黄睿，等.持续静-静脉血液滤过治疗重症热射病合并多脏器功能衰竭临床分析[J].世界临床药物，2010，31（5）：283-286.

3.杨昭.连续血液净化在热射病中的应用[C].中华医学会急诊医学分会全国急诊医学学术年会，2012.

（洪本谷　潘华飞）

病例 11-4　热射病伴肝衰竭

引　言

中暑是由高温环境所致的机体体温调节中枢障碍、汗腺功能衰竭及水、电解质过量丢失而引发的疾病。根据发病机制和临床表现不同，中暑可分为先兆中暑、轻症中暑、重症中暑；重症中暑又分为热痉挛、热衰竭和热射病；其中，热射病是重症中暑中最严重的类型，是由于人体暴露在高温高湿环境中导致机体核心温度迅速升高（超过 40℃），伴有皮肤灼热、意识障碍（如谵妄、惊厥、昏迷）、横纹肌溶解、弥散性血管内凝血、急性肝损伤、急性肾损伤等多器官系统性损伤的严重临床综合征，死亡率高达 50% 以上。

一、接诊时病情简介

1.患者主诉和基本情况

患者，男性，60 岁。因"被发现昏迷 6 小时"入院。患者 6h 前在工地被人发现神志不清，呼之不应，伴有呕吐，大汗淋漓，呼吸急促，未见抽搐，遂呼"120"送至本院急诊。入急诊时查体：昏迷，GCS 评分 3 分（1+1+1），T 42.0℃，HR 137 次/min（窦性心动过速），BP 100/60mmHg。急诊血肌酐 145μmol/L，谷氨酸氨基转移酶 895U/L，天门冬氨酸氨基转移酶 1920U/L，血磷 0.18mmol/L。血常规＋C 反应蛋白：超敏 C 反应蛋白<1mg/L，白细胞计数 8.0×10⁹/L，血红蛋白 136g/L，血小板计数 25×10⁹/L，中性粒细胞百分比 91.2%。凝血酶原时间 41.7s，活化部分凝血活酶时间 65.8s，纤维蛋白原 1.32g/L，国际标准化比值 4.54。诊断考虑"重症中暑：热射病、多脏器功能衰竭、凝血功能障碍"。予以物理降温、快速补液等抢救处理后收住 ICU。

2. 入科查体

T 37.7℃(入 ICU 后),HR 97 次/min,R 33 次/min,BP 162/97mmHg,昏迷,GCS 评分 3 分(1+1+1)。浅表未触及淋巴结肿大,颈软。双侧瞳孔等大、等圆,直径为 3.0mm,对光反射灵敏。心脏听诊律齐,未闻及杂音。双肺呼吸音低,可闻及干啰音。全身未见外伤表现。腹软,未扪及包块。肢体无水肿,双下肢病理征未引出,四肢肌张力增高。

3. 辅助检查

(1)血气分析:pH 7.277,PaO$_2$ 179.2mmHg,PaCO$_2$ 30.3mmHg,钠 136.6mmol/L,钾 3.48mmol/L,钙 1.051mmol/L,葡萄糖 9.1mmol/L,乳酸 2.5mmol/L,碱剩余-11.7mmol/L。

(2)血生化:肌酐 145μmol/L,谷氨酸氨基转移酶 895U/L,天门冬氨酸氨基转移酶 1920U/L,肌酸激酶 1977U/L,肌酸激酶同工酶 140U/L,白蛋白 30.9g/L,总胆红素 26.7μmol/L,直接胆红素 18.7μmol/L,间接胆红素 8.0μmol/L。

(3)血常规+C 反应蛋白:超敏 C 反应蛋白<1mg/L,白细胞计数 8.0×10^9/L,血红蛋白 136g/L,血小板计数 25×10^9/L,中性粒细胞百分比 91.2%。

(4)凝血功能:凝血酶原时间 41.7s,活化部分凝血活酶时间 65.8s,纤维蛋白原 1.32g/L,国际标准化比值 4.54。

4. 入科诊断

①热射病;②多脏器功能衰竭;③消化道出血;④吸入性肺炎。

二、病因、病情严重程度评估及亟须解决的问题

该患者病因考虑为在高温、高湿、通风不佳的环境中从事体力劳动。病情严重程度为中暑中的重症——热射病,疾病发展迅速,出现多脏器功能衰竭,易出现缺氧性脑病。目前,亟须解决维持正常体温、保证机体氧供、纠正水电解质酸碱平衡紊乱、凝血功能障碍、肝肾衰竭等问题。患者昏迷,予以机械通气保证氧供以防止肺部并发症,补液,CRRT 改善酸碱平衡,用降温毯控制体温、降低氧耗等。

三、诊治经过及思路

1. 控制体温

热射病快速降温的首要目标是在 30min 内将核心体温降至 39.5℃以下,这被称作降温治疗的"黄金半小时"。在 2h 内将核心体温降至 38.5℃以下,能够显著降低热射病患者的病死率。患者高热,经过物理降温和补液治疗,体温在 1h 时内降至 37.7℃。为防止体温波动反弹,给予降温毯及 CRRT 控制体温,体温基本控制在 36.0~37.0℃。

2. 稳定内环境,改善肾功能

给予大量补液,并行床旁 CRRT,稳定酸碱电解质平衡,改善急性肾功能损伤,辅助控制体温。

3. 呼吸系统

患者深昏迷,舌根后坠,易加重机体缺氧及肺部感染的发生,给予气管插管机械通气治疗,并于入院第 5 天行经皮气管切开术,过程顺利。

4. 凝血功能障碍

输注血浆,补充凝血因子。

5. 肝功能衰竭、高胆红素血症

经过一系列抢救后,患者心肺功能、肾功能、凝血功能等均有好转,但肝功能越来越差。谷氨酸氨

基转移酶水平于入院后第 4 天达到高峰(3453U/L)后急转直下;但胆红素水平进一步上升,到入院后第
7 天,总胆红素水平一路攀升到了 240.7μmol/L(直接胆红素 214.6μmol/L,间接胆红素 26.1μmol/L),出
现胆酶分离、肝衰竭。

6.疾病转归

入院第 9 天,行血浆置换,置换血浆量共 1940mL,效果非常明显,当天晚上患者反应好转,呼唤睁
眼,对声音能定位,但四肢没有任何肌力,也不能配合指令动作。入院第 10 天(即血浆置换第 2 天),
患者的总胆红素水平有所下降;然而在入院第 11 天(即血浆置换第 3 天),总胆红素水平又上升,达到
了入院后的最高值 298μmol/L。入院第 12 天开始,先后做了三次人工肝治疗(血浆分离＋胆红素吸
附,隔日一次),后逐渐苏醒,四肢肌力逐渐恢复,血总胆红素水平也自然下降。入院第 23 天,转至消
化科继续治疗。入院第 33 天,好转出院。肝功能演变情况见图 11-4-1。

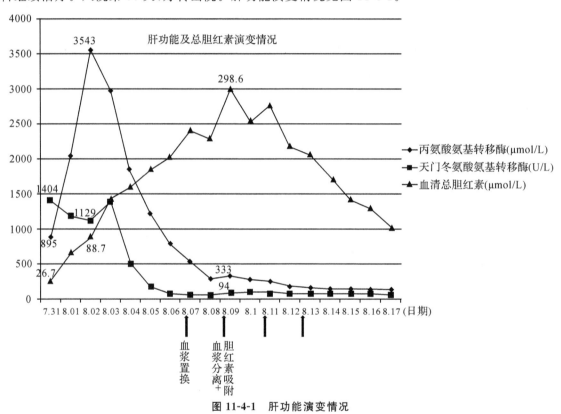

图 11-4-1　肝功能演变情况

四、病例剖析

(一)病例层面的剖析

该患者为中老年男性,急性起病,以高热、昏迷、多脏器功能衰竭为主要表现。辅助检查提示肝、
肾、凝血功能障碍,且肌酶水平升高明显,结合患者发病时间及所处环境,重症中暑——热射病、多脏
器功能衰竭诊断明确。

该患者的治疗以肝衰竭的处理最难。肝衰竭是由多种因素引起的严重肝脏损害,导致其合成、解
毒、排泄、生物转化等功能发生严重障碍或失代偿,出现以凝血功能障碍、黄疸、肝性脑病、腹水等为主
要表现的临床症候群。2 周以内起病为急性肝衰竭。在我国,肝衰竭最常见的病因是乙型肝炎病毒感
染,其次是药物及肝毒性物质。热射病所致的肝衰竭往往凶险,是导致患者死亡的重要原因。对该患
者,通过 1 次血浆置换、3 次血浆分离＋胆红素吸附(见图 11-4-2)为肝功能恢复争取了时间。在目前

血液资源紧缺的情况下,胆红素吸附尤其值得推崇。早期干预避免了全身多器官功能的进一步恶化,最后抢救取得了成功。

(二)疾病层面的剖析

在热射病致多器官功能障碍综合征中,肝脏是热打击的前哨器官。动物实验和临床研究显示,急性肝损害是热射病常见的并发症之一,严重者表现为暴发性肝衰竭。在发生热射病后,肝脏血流量减少,同时由于并发弥散性血管内凝血,所以肝脏内形成广泛微血栓,上述因素共同导致肝脏缺血、缺氧。与中枢神经系统损害出现的时间不同,丙氨酸氨基转移酶、天门冬氨酸氨基转移酶水平一般在热射病发生后第 2 天开始升高,3～4d 达到高峰。值得注意的是,热射病肝损害以天门冬氨酸氨基转移酶升高更明显。由于天门冬氨酸氨基转移酶主要存在于细胞的线粒体中,故天门冬氨酸氨基转移酶升高程度与肝细胞损害程度成正比。相对于天门冬氨酸氨基转移酶、丙氨酸氨基转移酶,胆红素升高的时间大约延迟 2d 且升高状态持续数天。研究发现,胆红素升高持续时间越久,热射病患者肝损害的程度越重。胆红素水平最高可达 $300\mu mol/L$,可伴有低蛋白血症。

治疗上,除控制体温、行 CRRT 稳定内环境、输注新鲜血浆及凝血因子稳定凝血功能、抗感染等外,人工肝支持治疗是该患者治疗成功的关键所在。人工肝支持系统是暂时替代肝脏部分功能的体外支持系统,是治疗肝衰竭的有效方法,其机制是基于肝细胞的强大再生能力,通过体外的机械、理化和生物装置,清除各种有害物质,补充必需物质,改善内环境,暂时替代衰竭肝脏的部分功能,为肝细胞再生及肝功能恢复创造条件。人工肝分为非生物型、生物型和混合型三种。目前,非生物型人工肝在临床上广泛使用,并经证明是行之有效的体外肝脏支持方法。对该病例应用了非生物型人工肝。非生物型人工肝是指采用物理学方法来清除体内毒素、补充有益物质,暂时替代肝脏主要功能的血液净化技术,主要包括血液透析、血液滤过、血液灌流、血浆置换和连续性血液净化等常规的血液净化技术,以及分子吸附再循环系统、成分血浆分离吸附、单通道白蛋白透析等基于白蛋白透析原理的血液净化技术。生物型人工肝依靠生物反应器中的肝细胞,可以提供肝脏解毒、生物合成和分泌代谢等功能,是目前与正常肝脏最为接近的人工肝支持系统,现仍处于研究探索中。

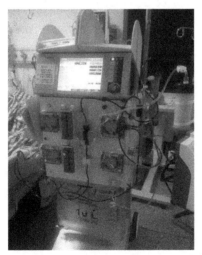
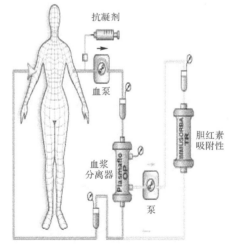

图 11-4-2　血浆分离＋胆红素吸附

五、经验教训总结

决定热射病预后的关键是早期有效的治疗。关键点在于迅速降低核心温度、血液净化、防治弥散性血管内凝血。具体救治措施为"九早一禁",即早降温、早扩容、早血液净化、早镇静、早气管插管、早纠正凝血功能紊乱、早抗感染、早肠内营养、早免疫调理,在凝血功能紊乱期禁止手术。其中,早期快速降温、血液净化和防治弥散性血管内凝血是有效治疗热射病的关键。

对肝衰竭和肝功能不全合并高胆红素血症的治疗，目前尚缺乏特异有效的药物。肝衰竭患者的临床病死率高达 60%～80%。人工肝作为治疗重症肝病的重要手段，已越来越受到临床重视和肯定。但是目前血浆供应短缺的局面在一定程度上限制了血浆置换的开展。而"血浆分离＋胆红素吸附"等杂合式治疗无须补充新鲜血浆，节约了血液资源，凝血因子损耗量少，不失为当下比较好的治疗方法。

参考文献

1. 全军重症医学专业委员会. 热射病规范化诊断与治疗专家共识（草案）[J]. 解放军医学杂志，2015，40（1）：1-7.

2. 中华医学会感染病学分会肝衰竭与人工肝学组. 非生物型人工肝治疗肝衰竭指南（2016 年版）[J]. 中华临床感染病杂志，2016，9（2）：97-103.

3. 中华医学会感染病学分会肝衰竭与人工肝学组，中华医学会肝病学分会重型肝病与人工肝学组. 肝衰竭诊治指南（2012 年版）[J]. 中华肝脏病杂志，2013，21（3）：177-183.

4. 赵军，王慧芬，刑汉前，等. 胆红素吸附联合血浆置换治疗肝功能衰竭和高胆红素血症的临床研究[C]. 2009 年第五届国际暨全国肝衰竭与人工肝学术会议，2009：354-358.

5. Pease S，Bouadma L，Kermarrec N，et al. Early organ dysfunction course，cooling time and outcome in classic heatstroke[J]. Intensive Care Med，2009，35（8）：1454-1458.

6. Roberts GT，Ghebeh H，Chishti MA，et al. Microvascularinjury，thrombosis，inflammation，and apoptosis in thepathogenesis of heatstroke：a study in baboon model[J]. Arterioscler Thromb Vasc Biol，2008，28 （6）：1130-1136.

7. 周京江，赵佳佳，宋青，等. 劳力性热射病患者肝功能早期变化规律及其对预后判断的价值[J]. 解放军医学杂志，2014，39（10）：834-837.

8. Wang YH，Liu TT，Kung WM，et al. Expression of aquaporins inintestine after heatstroke[J]. Int J ClinExp Pathol，2015，8（8）：8742-8753.

（陈 君）

病例 11-5 糖尿病合并重度高脂血症、糖尿病酮症酸中毒

引 言

糖尿病患者由于胰岛素的生物调控作用存在障碍，所以常发生脂质代谢紊乱，主要是甘油三酯代谢异常，导致高脂血症。特别是 1 型糖尿病患者，由于体内胰岛素缺乏，易造成脂肪代谢紊乱，甘油三酯消除受损，所以多合并出现重度脂血。同时，1 型糖尿病患者极易发生糖尿病酮症酸中毒，全身组织代谢紊乱，病情凶险，进展快速，死亡率高。

一、接诊时病情简介

（一）入 ICU 前的情况

1.患者主诉和基本情况

患者，男性，17 岁，学生。因"胸闷、气促 5 天，加重伴意识障碍 3 小时"入院。患者入院前 5d 无明

显诱因下出现胸闷、气急,稍活动即感症状明显,夜间可平卧,伴头痛、乏力,头痛以两侧颞部为主;1d前,胸闷、气促加重,伴恶心、呕吐及腹痛,就诊于当地医院,抽血标本为白色血脂混合物,出现凝血无法检测的情况。随机毛细血管血糖27mmol/L。尿常规示"尿糖＋,酮体＋＋,尿蛋白＋＋"。经治疗后,患者无好转,出现烦躁不安,伴意识模糊,呼吸急促,口唇发绀,转至我院急诊。患者既往有1型糖尿病病史2年余,既往用胰岛素降糖;近半年,患者自行停用胰岛素,予以中药调理,血糖控制欠佳。

2.入院查体

T 38.1℃,HR 120次/min,R 30次/min,BP 99/46mmHg,鼻导管吸氧(5L/min)SpO₂ 99％。患者意识模糊,烦躁不安,呼之能睁眼,无对答,呼吸急促,疼痛刺激肢体可活动,不能定位,全身皮肤、黏膜干燥、颈软。双侧瞳孔直径为3mm,对光反射迟钝。双肺呼吸音粗,未闻及干湿啰音。心律齐。腹软,压痛、反跳痛不配合,移动性浊音阴性,肠鸣音2次/min。四肢肌张力减退,双侧病理征阴性。

3.辅助检查

(1)急诊查生化示血钾2.55mmol/L,血糖12.21mmol/L,血淀粉酶50U/L。血液抽血即出现凝血,并可见白色脂血混合(见图11-5-1),其余数据不能检查。

(2)外院头颅CT及胸部CT提示未见明显异常。

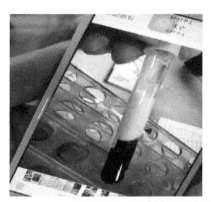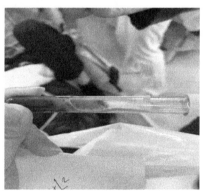

图 11-5-1　血液抽血即出现凝血,并可见白色脂血混合

4.拟诊

①1型糖尿病,糖尿病酮症酸中毒;②高脂血症;③急性胰腺炎待排。

予以补液、降糖、纠酸、补钾等治疗,患者症状无明显改善,意识障碍加重,出现呼之不应、呼吸困难,收治急诊ICU。

(二)入ICU后的情况

1.入科查体

T 38.6℃,HR 138次/min,R 32次/min,BP 95/46mmHg,鼻导管吸氧(5L/min)SpO₂ 99％,神志不清,呼吸急促,急性病容,被动体位,疼痛刺激肢体可活动,不能定位,全身皮肤、黏膜干燥、颈软。双侧瞳孔直径为3mm,对光反射迟钝。双肺呼吸音粗,未闻及干湿啰音。心律齐。腹软,压痛、反跳痛不配合,移动性浊音阴性,肠鸣音2次/min。四肢肌张力减退,双侧病理征阴性。

2.辅助检查

(1)血气分析:pH 7.248,碳酸氢根浓度11.0mmol/L,碱剩余-10.0mmol/L,氧饱和度97％。

(2)血常规:白细胞计数17.4×10⁹/L,中性粒细胞百分比86.10％,血红蛋白226g/L,红细胞压积0.45。

(3)血生化:葡萄糖高,测不出;尿素氮4.46mmol/L,肌酐45.9μmol/L;血钾2.55mmol/L,血淀粉酶50U/L。

(4)心肌酶谱检查:外观严重脂血,无法检查。

(5)复查头颅 CT 示:脑实质肿胀,蛛网膜下腔出血(见图 11-5-2)。

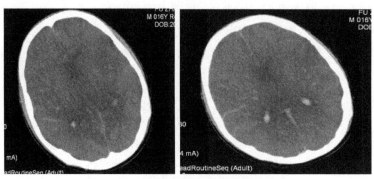

图 11-5-2 脑实质肿胀,蛛网膜下腔出血

3.入科诊断

①1 型糖尿病,糖尿病酮症酸中毒;②高脂血症;③低钾血症。

二、病因、病情严重程度评估及亟须解决的问题

该患者病因考虑为 1 型糖尿病导致的酮症酸中毒,同时合并发生重度高脂血症。目前,亟须解决酮症酸中毒、高脂血症、电解质紊乱、呼吸衰竭及循环衰竭等问题。患者病情危重,进展迅速,由于严重脂血甚至导致抽血即出现凝血,而无法行实验室检测,临床治疗难度高。患者极易出现顽固性酸中毒、多器官功能障碍甚至心搏、呼吸停止等并发症,病情凶险。治疗的关键在于迅速降低血脂和纠正酸中毒,需立即行血浆置换降低血脂、联合 CRRT 以及液体复苏、机械通气、降糖、纠正水电解质紊乱等集束化治疗。

三、诊治经过及思路

1.血浆置换

患者病情为 1 型糖尿病合并重度脂血,多为高甘油三酯血症,甚至由于重度脂血导致实验室检查无法进行。因此,治疗的关键为尽早清除甘油三酯,同时联合 CRRT 纠正酸中毒以及维持酸碱平衡,加强液体平衡,改善水电解质失衡。联系血库,入科 3h 即行血浆置换和 CVVH;次日,再行全脂吸附模式联合 CVVH。入科 4d,甘油三酯水平降至正常。

2.补液及纠正酸中毒治疗

当发生糖尿病酮症酸中毒时,常由于患者酸中毒失代偿期所出现的口唇干燥、末梢循环不足,而导致对临床脱水程度无法估判。根据指南推荐 48h 补液法,入科后即留置中心静脉置管,匀速、持续、均衡补液,同时补充血浆,输注白蛋白,在血浆置换及床边 CRRT 的基础上调节液体平衡。每 2 小时送实验室检查,检测血钠及血渗透压变化。但实验室指标由于脂血无法检测,造成无法及时检测血钠水平。不排除患者数小时内出现心搏、呼吸骤停的可能,在配合血浆置换及 CRRT 的基础上,加强对患者 ABP、CVP、$ScvO_2$ 及尿量变化的监测。患者入科后,持续毛细血管血糖测定测不出,抽血送检即出现脂血混合凝血而致无法检测。在入科 4d 后,患者血流动力学逐步稳定,下调血管活性药物。患者入科后 pH 7.197,为重度酸中毒,在补液的基础上同时持续缓慢静滴碳酸氢钠溶液 125mL 纠正酸中毒,合并加强补钾、降糖等治疗。但患者病情凶险,顽固性酸中毒难以纠正,入科 8h 出现突发心搏、呼吸停止,立即予以心肺复苏、胸外按压、气管插管等抢救治疗。复苏约 10min 后,患者自主心律恢复。心肺复苏后,患者持续血流动力学不稳定,采用去甲肾上腺素联合肾上腺素、大剂量血管活性药

物维持灌注。患者凝血功能紊乱、无尿、多脏器功能衰竭,继续积极补液,加强输注血浆、白蛋白、红细胞,持续床边 CRRT,纠正酸中毒。

3.机械通气

患者入科后鼻导管吸氧下氧饱和度暂稳定。入科 8h 后,出现心搏、呼吸停止,立即予以气管插管、胸外按压等心肺复苏。复苏 10min 后,自主心律恢复。机械通气模式采用 PCV 模式,PEEP 6～8cmH$_2$O,FiO$_2$ 80%,之后根据病情变化、血气分析调整呼吸机参数。

4.胰岛素治疗

糖尿病酮症酸中毒发病诱因是胰岛素严重缺乏,因此治疗的关键是及时合理补充胰岛素。由于患者入科时血糖持续测不出,故先加强补液,在血糖下降至 17mmol/L 后采用短效胰岛素,0.05～0.1U/(kg·h),持续微泵注射。每 1 小时监测血糖变化,血糖下降速度为 3～5mmol/h。将血糖维持在 8～12mmol/L,根据血糖下降情况调整胰岛素用量。

5.补钾治疗

患者为严重的低钾血症。入科后即留置锁骨下深静脉管,在予以积极液体复苏的同时,加强中心静脉补钾,同时联合床边 CRRT 加强对酸碱电解质的调节。由于该患者的实验室指标多次无法检测,所以不排除血糖代谢异常、严重低钾所致的心脏停搏。

6.器官功能保护

心搏、呼吸骤停经抢救,自主心律恢复后,立即启动脑保护治疗,予以冰毯、冰帽治疗,将体温维持在 33～35℃,持续 24h。机械通气采用 PCV 模式,实施"肺保护策略",PEEP 6～8cmH$_2$O,之后根据病情调整。由于患者有酸中毒,所以入科时即少尿,予以床边 CRRT 维持,根据液体量维持出入平衡。心肺复苏后,患者血流动力学不稳定,无尿,予以床边 CRRT 约 17d,患者尿量仍无明显恢复。

7.糖尿病的集束化

尽早纠正诱因、胰岛素控制血糖、补液及纠酸消酮等。

8.疾病转归

入院 13d,患者 GCS 评分为 3 分,脑电图示脑电低平,自主呼吸无。入院 17d,家属因经济问题拒绝积极治疗,签字放弃 CRRT 及抢救治疗。18d,患者心脏停搏,宣布死亡。

四、病例剖析

(一)病例层面的剖析

该患者为青少年男性,既往有 1 型糖尿病病史 2 年,平素血糖控制不理想。近半年来,患者自行停用胰岛素,且饮食控制不佳。此次急性起病,以胸闷、气促伴意识障碍为主要症状。辅助检查由于脂血混合导致大部分实验室检查无法进行。随机血糖多次测不出,血 pH 值低,代谢性酸中毒,低钾,尿糖,尿酮体高,血淀粉酶不高,外院腹部 CT 及病程后期复查腹部 CT 均无明显异常。患者病情凶险,进展迅速,顽固性酸中毒,多脏器功能障碍。由于患者血淀粉酶及腹部 CT 均无胰腺炎表现,故不考虑高脂血症导致的急性胰腺炎。1 型糖尿病患者体内胰岛素缺乏,使脂蛋白酶活性降低,致使甘油三酯和低密度脂蛋白消除障碍,引起高甘油三酯血症、高低密度脂蛋白血症。同时,糖尿病酮症酸中毒的发生更加速脂质代谢异常的进展,同时由于顽固性酸中毒、重度低钾,患者病情进展迅疾。虽入院后我科给予积极的血浆置换、床边 CRRT 等血液净化措施,积极加强液体复苏、机械通气、改善酸中毒、纠正低钾等综合治疗,但患者病情仍未得到有效控制,在数小时内即出现心搏、呼吸骤停。虽经心肺复苏 10min 后,患者自主心律恢复,但循环衰竭难以纠正,合并出现脑功能障碍。患者入院后 7d,复查头颅 CT 可见脑实质肿胀、蛛网膜下腔出血,不排除心搏、呼吸骤停及脑缺血、缺氧所致;同时需考虑严重酸中毒、补液不恰当所致的脑水肿可能。患者出现凝血功能异常、肾功能损伤等多器官功能衰竭。最终,家属放弃治疗,患者死亡。

(二)疾病层面的剖析

1 型糖尿病是由多种因素引起的全身慢性代谢性疾病,由胰岛 B 细胞破坏所致的胰岛素缺乏引起。1 型糖尿病合并高脂血症是以乳糜微粒及极低密度脂蛋白在血浆中大量堆积为特点,主要导致甘油三酯水平增高。发病原因包括以下几个方面。①1 型糖尿病患者体内胰岛素缺乏,引起脂肪组织的脂解酶活性降低,造成甘油三酯(TG)消除受阻,高密度脂蛋白(High density lipoprotein,HDL)的代谢活性加快,导致甘油三酯水平升高,而高密度脂蛋白含量下降;②1 型糖尿病和病情危重的 2 型糖尿病患者的血浆胰岛素缺乏,胰高血糖素增加,脂肪溶解相应增加,两者均使游离脂肪酸水平升高,肝脏合成极低密度脂蛋白(Very low density lipoprotein,VLDL)增加,使血浆中甘油三酯和极低密度脂蛋白升高。急性起病的 1 型糖尿病由于胰岛素绝对缺乏,导致糖代谢利用障碍,脂肪蛋白分解加速,导致酮症酸中毒的发生。因此,糖尿病酮症酸中毒是 1 型糖尿病患者发病和死亡的首要原因,其通常起病急、病情重、变化快。特别是本例患者合并重度脂血,导致多次实验室指标无法检测,更造成临床治疗难度加大,病情进展凶险,死亡可能性高。

治疗上,除尽早行血浆置换、有效降低血脂水平之外,关键在于合理补液、纠正酸中毒、有效降糖、预防并发症等处理。治疗需注意以下几个方面。①降低血脂:对糖尿病并发高脂血症患者的治疗主要是积极控制糖尿病本身,而单纯使用降血脂药物并非根本的办法。早期行血液净化的目的是降低脂质代谢紊乱,酸中毒结果解读的误差。严重高脂血症甚至可以引起稀释性低钠血症,即假性低钠血症,妨碍临床结果判读。血液净化包括血脂吸附、血浆置换、血液滤过等。早期打断脂质代谢紊乱,可以有效中断酸中毒的瀑布反应。②补液治疗:临床上对脱水程度的估计常是主观和不精确的,因酸中毒时代偿性的深大呼吸可引起口唇干燥、毛细血管收缩而导致肢端凉、末梢循环不足等临床表现,这些体征常致临床对糖尿病酮症酸中毒脱水程度估计过重,造成过度补液。既往临床研究发现,补液量 $>4L/(m^2 \cdot 24 h)$、前 4h 补液量过大等均是脑水肿的高危因素。48h 补液法规定,对于难以准确判断脱水程度的患者,每日补充液体总量一般不超过每日维持量的 $1.5 \sim 2.0$ 倍,相对于传统补液法更强调要匀速、持续。48h 补液法一般不需额外考虑继续丢失量,液体复苏所补充的液体量一般无须从总量中扣除。在补液过程中,应及时评估并调整治疗,特别是对血浆渗透压及血钠进行监测。通常,血浆渗透压每小时下降 $>3mmol/L$,提示有脑水肿的危险;当血浆渗透压 $>310mmol/L$ 时,需警惕高渗状态。③胰岛素的应用:目前指南强调,只有在通过急诊复苏,休克完全恢复,含钾盐水补液开始后,才可应用胰岛素,以防止低钾血症的发生。推荐胰岛素输注剂量为 $0.05 \sim 0.10U/(kg \cdot h)$;启动含糖液的血糖阈值为 $12 \sim 17mmol/L$,主张将血糖水平维持在 $8 \sim 12mmol/L$。④尽早补钾,谨慎补碱:主张早期长疗程补钾,同时指南规定只有当动脉血气 pH<6.9,休克持续不好转,酸中毒引起心肌收缩力下降和周围血管舒张障碍并可能进一步损害组织灌注时,才考虑使用碳酸氢钠溶液,且静滴速度宜慢。⑤预防脑水肿:Glaser 等搜集了 15 年间 61 例糖尿病酮症酸中毒患儿,并与正常儿童、糖尿病酮症酸中毒无并发脑水肿患儿进行对照分析,得出糖尿病酮症酸中毒并发脑水肿的危险因素为严重酸中毒或低碳酸血症、血清尿素氮升高及治疗中不适当应用碳酸氢盐等。Edge 等的研究结论与之相似,同时发现诱发脑水肿的危险因素还包括重度糖尿病酮症酸中毒(严重低碳酸血症、严重酸中毒)、治疗过程中血清钠浓度上升缓慢甚或出现低钠血症、前 4h 补液量过大、补液的第 1 小时内即使用胰岛素等。

五、经验教训总结

高脂血症合并 1 型糖尿病,糖尿病酮症酸中毒多发于青少年儿童,起病凶险,进展迅速,死亡率高。并且由于高脂血症易致临床检验困难,且实验室干扰大,易造成假性结果,故导致临床症状难以判读,治疗难度极大。因此,诊治的关键为有效降低血脂水平,有效补液、补钾,合理运用胰岛素,谨慎补碱。对于本病例,入科当日即行血浆置换和CVVH,虽有效降低血脂水平,但在补液环节及纠正酸碱平衡、纠正电解质紊乱过程中仍存在一些问题,最终未能有效阻断酮症酸中毒的进展,导致心搏、呼吸骤停的发生。推测在治疗过程中可能存在不恰当补液、不及时补钾等情况,不排除酮症导致脑水肿,低钾致心搏、呼吸骤停的可能。因此,临床上应重视对血电解质、尿素氮等的监测,并且规范补液、胰岛素的使用及纠正酸中毒的治疗,早期识别脑水肿发生的倾向,以避免因治疗不当而造成脑水肿。

参考文献

1.中华医学会儿科学分会内分泌遗传代谢学组.儿童糖尿病酮症酸中毒诊疗指南(2009)[J].中华儿科杂志,2009,47(6):421-425.

2.Edge JA,Jakes RW,Roy Y,et al. The UK case-control study of cerebral oedema complicating diabetic ketoacidosis in children[J]. Diabetologia,2006,49(9):2002-2009.

3.Lawrence SE,Cummings EA,Gaboury I,et al. Population-based study of incidence and risk factors for cerebral edema in pediatric diabetic ketoacidosis[J]. J Pediatr,2005,146(5):688-692.

(沈　晔　张美齐)

病例 11-6　急性心力衰竭合并甲状腺功能减退

引　言

甲状腺功能减退危象多见于老年女性,女性与男性的比例为(5～10):1。已知诱其发病的因素包括寒冷、全身或局部感染、充血性心力衰竭、脑血管意外及使用中枢神经系统镇静剂和麻醉剂。绝大多数甲状腺功能减退危象患者需要收住ICU进一步治疗。若不能有效及时诊治,则即使经左旋甲状腺素替代和恰当治疗,病死率也高达20%甚或更高。

一、接诊时病情简介

(一)入ICU前的情况

1.患者主诉和基本情况

患者,老年女性,86岁,退休人员。因"反复胸闷、气急4年余,再发伴乏力1周"入院。4年前,无明显诱因下出现胸闷、气急,伴咳嗽、咳痰,于当地医院住院诊治。平时规律应用阿司匹林、盐酸曲美他嗪、噻托溴铵、苯磺酸氨氯地平等药物。胸闷气急时有发生。2年前,因胸闷、气急再发至我院住院治疗,行冠状动脉造影术提示三支病变。诊断:冠心病,慢性心力衰竭,慢性阻塞性肺疾病(Chronic obstructive pulmvory disease,COPD),甲状腺功能减退症,高血压,骨质疏松。予以综合治疗,症状好转后出院。出院后,长期服药治疗。活动后时有胸闷、气急不适发作。1周前,气急再发,活动后明显,伴乏力明显,食欲缺乏,遂来我院。既往有高血压、慢性阻塞性肺疾病、甲状腺功能减退、骨质疏松病史;有吸烟史60年,每天几支;饮酒60年,每天1～2两白酒。

2.入院查体

T 36.7℃,P 73次/min,R 20次/min,BP 128/42mmHg。患者神志清,精神可,口唇无发绀,自主

体位,颈静脉怒张,甲状腺无肿大;气管居中,两肺呼吸音粗,可闻及散在湿啰音;心脏临界大,律齐,未闻及心脏杂音;腹平软,全腹无压痛、反跳痛,肝脾肋下未及;双肾区无叩痛;双下肢水肿;神经系统检查未见阳性体征。

3.辅助检查

(1)胸部平扫CT:示慢性支气管炎,肺气肿,左肺下叶慢性炎性病变,双侧胸腔积液(见图 11-6-1);心影增大,主动脉、冠状动脉钙化(见图 11-6-2)。

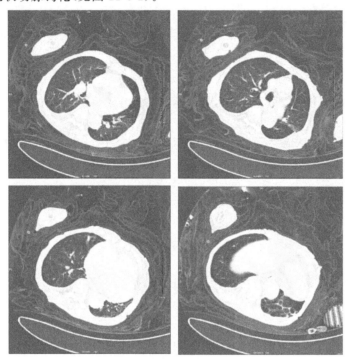

图 11-6-1　慢性支气管炎,肺气肿,左肺下叶慢性炎性病变,双侧积液

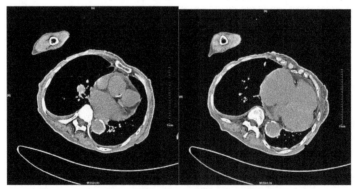

图 11-6-2　心影增大,主动脉、冠状动脉钙化

(2)双下肢深静脉:双下肢深静脉血流通畅。

(3)冠状动脉造影术(2 年前):左主干远端 50% 狭窄;前降支近中端 60%~80% 狭窄,远端 70% 狭窄,D1 近端 80% 狭窄;回旋支开口 40% 狭窄,远端闭塞,钝缘支开口 90% 狭窄;右冠开口无狭窄,近、中段弥漫病变 30%~60% 狭窄,后降支远端轻度病变。

(4)血常规:白细胞计数 7.71×10^9/L,血红蛋白 98.00g/L,血小板计数 73.00×10^9/L。

(5)凝血全套:纤维蛋白原 1.00g/L,部分凝血活酶时间 51.1s,D-二聚体 18.16mg/L。

(6)血生化:尿酸 643μmol/L,尿素氮 18.12mmol/L,肌酐 162μmol/L,葡萄糖 3.69mmol/L,超敏C 反应蛋白 2.35mg/L,超敏肌钙蛋白 0.045μg/L。

(7)甲状腺功能:游离 T_4 9.12pmol/L,游离 T_3 1.08pmol/L,促甲状腺素 23.864mU/L。

(8)心电图:心房扑动。

(9)心血管彩超:右心及左心房增大,室间隔基底部局部增厚;左室舒张功能减退;主动脉瓣退变伴轻度反流,肺动脉瓣轻度反流;二尖瓣后叶根部强光斑伴轻度反流,三尖瓣重度反流。

(10)下肢检查:右下肢动脉硬化伴粥样斑块形成,左下肢深静脉血流通畅,左上肢肘部局部浅静脉内强光斑。

4.拟诊

①冠心病、心房扑动、心力衰竭、心功能Ⅳ级;②慢性阻塞性肺疾病;③甲状腺功能减退;④骨质疏松症。

予以抗血小板聚集、调脂稳定斑块、减轻心肌耗氧量、左甲状腺素钠替代治疗、抑酸护胃、利尿纠正心力衰竭、止咳化痰、解痉平喘、纠正骨质疏松及环磷腺苷改善心肌代谢等治疗,查凝血功能提示 D-二聚体水平明显升高。入院第 7 天,开始预防性应用低分子量肝素钙抗凝,胸闷、气急稍有缓解,病情相对稳定。入院第 4 天,将左甲状腺素钠减量,但患者逐渐出现咳嗽、咳痰。入院第 11 天,患者开始发热,体温最高达 37.9℃,复查超敏 C 反应蛋白 35.31mg/L,当天加用头孢哌酮钠舒巴坦钠抗感染,上述症状无明显缓解,且下午逐渐出现呼吸困难、意识不清,查血气提示 2 型呼吸衰竭,无创呼吸疗效不佳,遂转入 ICU 抢救治疗。

(二)入 ICU 后的情况

1.入科查体

T 37.3℃,P 60 次/min,R 15 次/min,BP 150/80mmHg,昏迷,GCS 评分为 8 分。双侧瞳孔等大、等圆,直径为 2.5mm,对光反射灵敏。颈软,甲状腺未及肿大,皮肤、巩膜无黄染,浅表淋巴结未及肿大。双上肢及腰腹部水肿明显,左腰腹部、双上肢、左小腿外侧及右足大片瘀斑。双肺听诊可闻及散在干湿啰音。HR 60 次/min,律齐,未闻及病理性杂音。腹平软,肝脾肋下未及,移动性浊音阴性。双上肢水肿,双下肢无水肿,足背动脉未及,肌力Ⅴ级,肌张力正常,双侧病理征阴性。

2.辅助检查

(1)尿常规:尿蛋白 2+,余无殊;β-羟丁酸 0.2mmol/L。

(2)血常规+C 反应蛋白:白细胞计数 7.01×10⁹/L,血红蛋白 94.00g/L,血小板计数 52.00×10⁹/L,嗜中性粒细胞百分比 0.856%,红细胞计数 2.88×10¹²/L。

(3)凝血全套:凝血酶原时间国际标准化比值 1.33,活化部分凝血活酶时间 88.3s,凝血酶原时间 15.5s,D-二聚体 1.9mg/L。

(4)血生化:淀粉酶 199U/L,天门冬氨酸氨基转移酶 1157U/L,尿素氮 10.99mmol/L,钙离子浓度 1.87mmol/L,肌酸激酶同工酶 60U/L,肌酐 165μmol/L,肌红蛋白195μg/L;B 型尿钠肽 4151.2ng/L;超敏肌钙蛋白 0.115μg/L;血氨 159.0μmol/L。

(5)大便常规:隐血 2+。

(6)血气分析:钾离子浓度 3.3mmol/L,碱剩余 13.4mmol/L,碳酸氢根浓度 37.6mmol/L,总二氧化碳 39.0mmol/L,$PaCO_2$ 6.12kPa,pH 7.520,PaO_2 13.17kPa,乳酸 2.00mmol/L。

(7)肿瘤全套:CA125 66.10kU/L,癌胚抗原 8.71μg/L,鳞状细胞癌相关抗原 14.90μg/L,细胞角蛋白 19 片段 7.61μg/L。

(8)第 2 天血生化:总蛋白 49.0g/L,尿酸 458μmol/L,白蛋白 32.2g/L,谷氨酸氨基转移酶 712U/L,淀粉酶 197U/L,天门冬氨酸氨基转移酶 1175U/L,尿素氮10.70mmol/L,钙离子浓度 2.03mmol/L,氯离子浓度 94.2mmol/L,肌酐 141μmol/L,球蛋白 16.8g/L,超敏 C 反应蛋白 45.59mg/L。

(9)第 2 天甲状腺全套:三碘甲状腺原氨酸 0.10nmol/L,游离 T_4 7.49pmol/L,甲状腺素 31.80nmol/L,

游离 T_3 0.70pmol/L,促甲状腺素 13.731mU/L,甲状腺球蛋白抗体 TG-I>1000.00kU/L,甲状腺 TPO 抗体-I 22.57kU/L。

(10)心电图:窦性心律,房性期前收缩伴心室内差异性传导,偶见成对前壁 r 波递增不良,房室交界性逸搏,T 波改变。

(11)床边胸片(见图 11-6-3):肺气肿心影增大,肺源性心脏病? 右上肺阴影,结合 CT 考虑伪影。

3.入科诊断

①冠心病,心房扑动,心力衰竭,心功能Ⅳ级;②慢性阻塞性肺疾病,肺部感染,呼吸衰竭,肺性脑病,肺源性心脏病;③高血压病;④甲状腺功能减退;⑤骨质疏松症;⑥急性肾功能不全;⑦高氨血症;肝功能不全? 消化道出血?

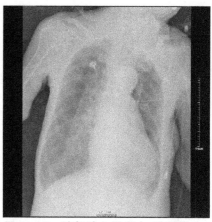

图 11-6-3　肺气肿心影增大,肺源性心脏病?

二、病因、病情严重程度评估及亟须解决的问题

该患者病因考虑为冠心病,慢性阻塞性肺疾病急性加重期并发心力衰竭,2 型呼吸衰竭合并肺性脑病及甲状腺功能减退危象。目前,亟须解决心力衰竭、呼吸衰竭、肺性脑病、甲状腺功能减退等问题。治疗的关键在于建立通畅气道,增加有效肺泡通气量,改善高碳酸血症,进行出入量管理,维持血流动力学稳定,改善心功能,纠正酸碱平衡失调和电解质紊乱,控制感染,需行机械通气、液体复苏、正性肌力、扩张血管、改善微循环、肠内外营养、镇静及抗感染治疗等。

三、诊治经过及思路

1.呼吸衰竭的处理

该患者血气分析提示 2 型呼吸衰竭合并肺性脑病,因意识不清,频繁不自主张口呼吸,无法配合无创通气,故立即行经口气管插管机械通气。机械通气采用 PCV 模式,实施"肺保护策略",PEEP 及 FiO_2 根据病情调整,予以丙泊酚等镇静,并制定镇痛、镇静策略。

2.心力衰竭的处理

急性心力衰竭的治疗原则是积极采取有效的治疗措施,及时稳定病情,稳定血流动力学,控制血压与心率,纠正心肌缺血,保护心脏,病因治疗,选择规范、合理、有效的方法,控制病情与提高心功能,保护重要脏器功能,改善近期与远期预后。该患者入科次日出现低血压,我们应用去甲肾上腺素联合多巴酚丁胺维持,仍有血流动力学波动,加用左西孟旦、去乙酰毛苷强心,适当控制晶体液、胶体液(白蛋白、血浆)补充,同时监测动脉平均压、乳酸、静脉血氧饱和度、尿量、CVP;期间,循环较稳定。

3.甲减危象的处理

患者既往有甲状腺功能减退病史,入院查游离 T_3、T_4、促甲状腺素:游离 T_4 9.12pmol/L,游离 T_3 1.08pmol/L,促甲状腺素 23.864mU/L;期间,患者左甲状腺素钠减量,加之患者有感染、心力衰竭多种诱因,临床表现为表情淡漠、低体温、低血糖、呼吸肌无力。转科后,再次复查甲状腺功能,游离 T_4 7.49pmol/L,游离 T_3 0.70pmol/L,促甲状腺素 13.731mU/L,综上考虑甲状腺危象。抢救措施为迅速补充甲状腺激素、糖皮质激素,同时积极治疗诱发因素。在吸氧、保温、维持血糖正常、保护呼吸道通畅等综合治疗上,于入院第 13 天加大左甲状腺素钠剂量 0.75 片(每片 50μg)qd,适当应用氢化可的松。

4.肝肾功能急性衰竭的处理

该患者入科后查血生化提示肝酶及肌酐明显升高(谷氨酸氨基转移酶 712U/L,天门冬氨酸氨基转移酶 1175U/L,肌酐 165μmol/L),腹部超声提示肝瘀血、胆囊结石。考虑急性肝肾衰竭因心力衰竭

致组织灌注不足导致,一方面积极纠正心力衰竭,维持血流动力学稳定;另一方面加用异甘草酸镁护肝治疗。

5.早期肠内营养支持

该患者心力衰竭合并呼吸衰竭、多脏器衰竭,分解代谢特别严重,因此营养支持也特别重要。早期营养支持可改善心力衰竭患者的营养状态,有利于心功能的恢复。本患者入科后行胃管置入;次日鼻饲短肽型营养剂(康全力500mL/d);入科后第3天,加大剂量,改为1000mL/d。

6.多浆膜腔积液的处理

患者入科后第8天,查床边胸腔+腹腔超声示双侧胸腔积液(左侧约4.4cm,右侧约4.7cm)、腹腔积液(约6.2cm)。次日行腹腔穿刺,引流出1800mL腹水。第11天,复查胸腔积液超声示左侧胸腔内见约7.2cm液性暗区,右侧胸腔内见约9.4cm液性暗区。次日行双侧胸腔穿刺,右侧引流600mL,左侧引流250mL。

7.其他治疗

在治疗期间,其他治疗还包括抑酸、预防应激性溃疡、抗感染(主要针对革兰阴性菌,选用哌拉西林/他唑巴坦)、纠正酸碱电解质紊乱等综合治疗。

8.疾病转归

入科10d后,患者意识转清;机械通气10d后,脱离呼吸机,拔除气管插管,改为高流量吸氧,一般情况改善,能自主呛咳,T 37.0℃,HR 84次/min,BP 127/50mmHg,R 17次/min,血气分析基本正常,感染指标在正常范围;第13天,转回心内科继续治疗。后续随访患者。第14天,复查示胸腔+腹腔积液明显减少,拔除胸腔+腹腔引流管。但第15天再次出现气急现象,血气分析提示2型呼吸衰竭,使用无创呼吸机支持后病情好转,但整体情况仍较差,家属商讨后最终要求自动出院。

四、病例剖析

(一)病例层面的剖析

该患者为老年女性,急性起病,以进行性呼吸困难伴意识障碍为主要症状入住ICU。结合多种辅助检查及症状、体征,患者心力衰竭、2型呼吸衰竭、肺性脑病诊断明确。结合患者既往有甲状腺功能减退(简称甲减)病史,此次住院期间有受寒、感染及左甲状腺素钠减量等诱因,临床症状表现为表情淡漠、低体温、低血糖、呼吸肌无力等,查体全身浮肿,查甲状腺功能血游离 T_3、T_4 明显降低,促甲状腺素明显升高,故甲状腺功能减退危象诊断明确。该患者有冠心病及慢性阻塞性肺疾病急性加重(AECOPD)等基础疾病,考虑呼吸衰竭及心力衰竭由甲状腺功能减退危象诱发所致。甲状腺功能减退时,心肌黏液性水肿导致心肌松弛,全心扩大,心肌乏力造成心排血量降低,机体为代偿心功能不全,一方面使周围血管处于收缩状态,引起高血压,另一方面减少血容量以弥补心功能不足。甲减危象时,心肌失代偿,会导致心源性休克。与心肌相应,呼吸肌乏力导致呼吸障碍,舌头和声带水肿会部分阻塞气道,肺间质黏液性水肿又使弥散功能下降。而甲减时,中枢神经系统受到损害,对缺氧和高碳酸血症的敏感性下降。这些因素相互作用造成呼吸衰竭。而心力衰竭和呼吸衰竭又是加重甲状腺功能减退的重要诱因,甲减危象、呼吸衰竭及心力衰竭并发使病情进展急剧,更加危险。入院后,给予积极的液体复苏、激素应用、机械通气、脏器保护、腹腔及胸腔穿刺引流、早期肠内营养、抗感染等综合治疗,患者病情逐渐好转。

(二)疾病层面的剖析

甲状腺功能减退症(简称甲减)是内分泌科常见的疾病之一。临床上,甲减主要分为原发性甲减(甲状腺性甲减)、继发性甲减(垂体性甲减)及三发性甲减(下丘脑性甲减),前者的病例占绝大多数,后两者只占约 4%。甲减危象是一种少见的危及生命的状态,多发生于进展性甲减的晚期。甲减危象约占所有甲减病例的 0.1%。甲减主要通过以下机制影响呼吸系统:长期缺乏 T_3 导致透明质酸和硫酸软骨素 B 形成的黏多糖代谢障碍,沉积于肺组织,引起肺间质水肿,继而导致肺有效换气面积减少等。长期甲减使得呼吸中枢等对低氧血症、高碳酸血症的反应减低,进一步加重肺泡低通气及二氧化碳潴留。甲减影响膈神经的功能,导致膈肌运动障碍,进而导致限制性通气障碍,促进呼吸衰竭。上呼吸道黏液性水肿导致上气道阻塞,进而导致阻塞性通气障碍。综上所述,随着甲状腺激素的一步步缺乏,外周到中枢呼吸功能逐渐受损,最终出现了呼吸衰竭。目前,甲状腺激素心血管系统的效应比较明确。甲状腺激素的生理性活性物质是 T_3。T_3 的最终效应主要是增加组织的产热,减轻全身血管的阻力,引起全身动脉有效灌注容积下降,进而反射性引起肾钠盐重吸收,增加血容量,同时增加心肌变应性和心率变应性,最终增加了心排血量。T_3 的缺乏会导致全身周围血管阻力增加,心动过缓,心肌收缩力减弱,心排血量减低,而且 T_3 会影响心肌细胞上肾上腺素能受体的数量以及它们对儿茶酚胺的敏感性,最终引起心肌收缩功能和舒张功能障碍,导致心律失常和充血性心力衰竭,甚至顽固性心源性休克。

治疗上,在排除产生昏迷的其他原因确立诊断以后,不需要等待实验室检查结果,应当尽早开始治疗。治疗的目的是提高甲状腺激素水平,控制威胁生命的并发症,避免不必要的用药,特别是中枢神经抑制剂。因患者甲状腺功能减低,所以对许多药物较敏感。①立即给予甲状腺激素治疗。根据症状、体征改善程度,酌情调整剂量。该患者选用左甲状腺素钠效果良好,在用药过程中,要进行心脏监护,及时发现心律失常或其他心脏问题,予以恰当处理。如原有心脏疾患或慢性肺部疾病,则要适当减少剂量。②改善供氧,防止呼吸衰竭。由于患者处于昏迷状态,基础心肺功能差,所以需要进行气道保护。在这种情况下,最好用口咽气道结合 BiPAP 呼吸机进行辅助通气治疗。当效果不好时,应及早行气管插管机械通气治疗。一般经上述治疗,二氧化碳潴留和低氧状态可迅速改善。③纠正肾上腺皮质功能不足。甲减患者均存在不同程度的肾上腺皮质功能不全状态。而昏迷时机体对肾上腺皮质激素的要求增加,所以发生黏液性水肿昏迷患者的肾上腺皮质功能更显不足,故需予以纠正,待病情好转后逐渐减至维持量,直至血清皮质醇水平提示肾上腺皮质功能恢复正常再停药。④维持心血管功能。如已发生休克,则可在补充血容量的基础上适当应用血管活性剂,但升压药与甲状腺素合用易诱发心律失常,所以除非其他药物无效,否则尽量避免应用升压药。对心功能受损的患者,可给予洋地黄制剂。⑤复温。对一般低体温患者仅用甲状腺激素替代治疗,体温可恢复正常,保暖只需盖上毛毯或被子已足够,不需要加温保暖。否则,可使周围血管扩张,增加耗氧致循环衰竭甚至死亡。⑥纠正水、电解质平衡紊乱和低血糖。在抢救过程中,要密切观察水、电解质变化情况,发现问题及时处理,对出现低血糖的患者应补充高浓度葡萄糖。⑦积极去除诱因。在治疗的同时,要认真分析引起黏液性水肿昏迷的病因,并采取措施予以去除。⑧纠正代谢异常,控制液体出入量。甲减严重者的液体需要量较正常人少,如不发热,每日 500~1000mL 已足够维持水电解质平衡。⑨防治感染。感染常为诱因,积极寻找感染证据及部位尤为重要。

五、经验教训总结

若存在以下情况之一,要警惕甲减危象急症的可能,应进行促甲状腺素等甲状腺功能检测。①无法解释的乏力、虚弱和易疲劳;②反应迟钝,记忆力和听力下降,痴呆;③不明原因的水肿和体重增加;④高胆固醇血症、混合型高脂血症;⑤不明原因心律失常,长 QT 间歇,充血性心力衰竭;⑥不明原因的心肌病;⑦不明原因性贫血、便秘、皮肤纹理改变;⑧1 型糖尿病、高血压病;⑨痛经;⑩肾上腺皮质功能不全、白癜风、秃头症等。如果没有明显的心肺、神经系统基础病可以解释相应的临床表现,则应该对低通气性呼吸衰竭的老年患者进行甲状腺功能筛查。且特别提出,对存在心动过缓、贫血、低钠血症、胸腔或心包积液、体重增加的患者进行甲状腺功能测定,可能有助于早期及时诊断黏液性水肿性呼吸衰竭。该患者在明确诊断前,其实就已经存在黏液性水肿、乏力、食欲缺乏、反应较迟钝等甲减的非特异性表现,但因患者有冠心病及慢性阻塞性肺疾病等心肺方面基础疾病,期间过早对左甲状腺素钠减量,所以导致诊治中出现了曲折。

参考文献

1.殷俊,包玉倩,贾伟平.甲状腺功能减退危象的处理(2012)[J].临床内科杂志,2012,29(9):1001-9057.

2.陈愉生,张艺伟,李鸿茹,等.甲状腺功能减退相关性呼吸衰竭临床分析(附2例报告)[J]. 创伤与急诊电子杂志,2014,2(1):29-33.

3.何忠杰,张玉红.黏液性水肿昏迷的诊疗[J].中国临床医生,2011,39(7):1008-1089.

(沈晓园)

病例 11-7 重症系统性红斑狼疮合并多脏器功能衰竭

引 言

系统性红斑狼疮(Systemic lupus erythematosus,SLE)是一种多发于青年女性的累及多脏器的自身免疫性炎症性结缔组织病。近年来,随着对该病认识的提高,早期、典型、不典型以及重症SLE的病例日益增多。尽管激素和免疫生物制剂的出现极大地改善了SLE患者的预后。但一些重症SLE患者由于病情进展迅速,对治疗反应不佳,临床预后较差,是目前SLE治疗的难点。

一、接诊时病情简介

1.患者主诉和基本情况

患者,女性,21岁,工人。因"咯血伴反复呼吸困难2个月,反复抽搐伴意识不清8天"入院。患者入院前2个月余出现痰中带血,鲜红色,量不多,5~6次/天,伴全身乏力明显,无畏寒、发热,无皮疹,无呕血、黑便,无关节疼痛,无盗汗,无体重下降等不适。至当地医院检查,血常规提示贫血(Hb 46g/L);尿常规提示尿蛋白3+,尿隐血4+。肾脏穿刺病理诊断为"狼疮性肾炎Ⅴ+ⅥA期",诊断"重症系统性红斑狼疮,狼疮性肾炎,狼疮性肺炎"。予以输血、促红细胞生成素纠正贫血,抗炎,大剂量激素、丙种球蛋白冲击3次,环磷酰胺0.4g静滴每周一次,共3次。治疗过程中,患者仍反复咯血,量多,约30~40mL/d,伴有呼吸困难进行性加重。予以间断性无创机械通气治疗,患者病情无明显改善,反复咯血伴呼吸困难,逐渐出现视物模糊。入科前8d,患者出现全身抽搐,双眼上翻;随后,意识不清,持续约10min后,神志转清,无大小便失禁;查头颅MR提示顶枕叶T_1WI低信号。上述症状反复发作2次,转入该医院ICU。转入ICU后,予以气管插管机械通气,但患者病情仍进一步加重,反复出现发热,最高体温达40℃,左足足趾发绀、疼痛。咯血症状无改善,机械通气下病情仍危重,患者家属为求进一步治疗转入我科。

2.体格检查

T 39℃,HR 116次/min,R 30次/min,BP 157/112mmHg,神志清,重度贫血貌,双侧面颊部蝶形红斑,经口气管插管,机械通气下(PCV模式,FiO_2 85%,PEEP 5cmH$_2$O)SpO$_2$ 100%。两肺呼吸音粗,两下肺可闻及明显啰音。心律齐,未及病理性杂音。腹软,肝脾肋下未及。双侧巴氏征阴性,右上肢肌力3级,左上肢及双下肢肌力5级,全身水肿明显,左足第1~5足趾末梢发绀明显。

3.辅助检查

(1)血常规:白细胞计数 $3.4\times10^9/L$,中性粒细胞百分比 77.4%,血红蛋白 68g/L,血小板计数 $145\times10^9/L$,C 反应蛋白 289.70mg/L。

(2)尿常规:蛋白质 3+,隐血 3+。

(3)血补体 C3 0.69g/L,C4 0.14g/L,IgG 6.27g/L,IgA 1.15g/L,IgM 0.46g/L。

(4)超声:胸腔积液,心包积液。

(5)外院头颅 MRI:双侧枕顶叶异常信号,SLE 脑内受累考虑。

4.入科诊断

①重症系统性红斑狼疮:狼疮性肾炎,狼疮性肺炎,狼疮性脑炎;②肺部感染,ARDS;③左足足趾坏疽。

二、病因、病情严重程度评估及亟须解决的问题

该患者病因考虑重症系统性红斑狼疮合并多个器官功能衰竭,患者已出现肾衰竭、呼吸衰竭,累及神经系统,凝血功能障碍。患者狼疮性肾炎的病理类型是 V+ⅣA 期。此类患者的治疗极为困难,死亡率高。

一般而言,SLE 的治疗分为针对病因治疗和并发症治疗。SLE 的针对性治疗主要是免疫抑制治疗,并发症的治疗主要是对症治疗。但是我们面对的是在外院治疗 2 个月,机械通气治疗 1 周,反复高热,合并多个器官功能受损的患者,我们还能进行免疫抑制治疗吗?此时,我们需要对患者进行全面的评估。一方面,需要对系统性红斑狼疮的活动度与严重程度进行评估,确定是否需要予以免疫抑制治疗以及确定免疫抑制治疗的方案。另一方面,评估全身状态、各脏器功能、感染严重程度,评估能否行免疫抑制治疗以及何时行免疫抑制治疗。此外,针对各脏器还需要哪些支持治疗。

三、诊治经过及思路

1.SLE 的严重程度与活动度的评估

该患者 SLE 诊断明确。患者多个系统受累,肾脏、中枢神经系统、呼吸系统以及血液系统均受累及,属于重症 SLE。除评估严重程度外,我们还需要评估 SLE 病变活动度,目前多采用英国狼疮评估小组(BILAG)评分系统、SLE 疾病活动指数(SLEDAI)。综合评估该患者入院资料,BILAG 分级为 A,SLEDAI>15 分,为重度活动。

2.评估免疫抑制治疗与全身脏器功能的平衡

SLE 免疫性炎症绝大多数可以应用免疫抑制剂治疗加以控制,但免疫抑制剂必然带来生理性免疫功能的紊乱。因此,在免疫疗法的应用上力求"适可而止"与"趋利避害"。我们在免疫抑制治疗前需要综合评估 SLE 活动度与全身各脏器的功能。该患者 SLE 活动度程度评分为 10 分,但病情危重,存在多个器官功能障碍,院外治疗 2 个月,血象以及感染指标高,C 反应蛋白 289.70mg/L,考虑院内获得性感染。外院已给予大剂量激素以及免疫抑制剂,我们评估后考虑患者目前无法耐受大剂量免疫抑制剂治疗,保留激素治疗,予以泼尼松龙 60mg 鼻饲 qd,暂缓其他免疫抑制剂使用,待患者全身状态改善后再考虑免疫抑制剂治疗。

3.个体化的 SLE 活动治疗

SLE 免疫发病机制复杂,涉及细胞免疫和体液免疫,受累组织包括内皮细胞、系膜细胞、基底膜等。在这样复杂的情况下,单一药物专攻某种病变很难全面奏效。最新指南推荐多靶点疗法。针对患者的具体情况,制定个体化的治疗方案。该患者存在狼疮性肺炎、狼疮性脑炎、狼疮性肾炎,同

时合并多个器官功能障碍。经过前期的对症治疗,患者病情相对稳定,神志清,咯血情况好转,血象以及炎性指标下降,机械通气下氧饱和度维持尚可。综合评估后认为,该患者可以接受 SLE 的对症治疗。采用血浆置换联合免疫吸附治疗后,使用免疫抑制剂治疗。患者狼疮性肺炎、狼疮性脑炎病情危重,亟须针对肺和大脑进行干预。根据文献的报道,血浆置换联合免疫吸附治疗对神经系统受累的 SLE 治疗效果明显。对该患者,我们进行血浆置换+免疫吸附治疗 2 次。免疫抑制剂的选择需要结合患者的病理类型、血清学检查、全身脏器功能进行综合评估,选择临床疗效确切、避免有严重药物不良反应的免疫抑制剂。免疫抑制剂的使用可在全身状态有所改善后启动,同时采用多靶点疗法,如采用泼尼松 60mg 鼻饲 qd+吗替麦考酚酯 0.5g 鼻饲 bid+他可莫司 1mg 鼻饲 bid 联合治疗。

4. 抗感染策略

该患者长期使用激素,机体免疫力低,住院治疗 2 个月余,故首先考虑院内感染。抗菌谱选用覆盖 G^-、G^+ 的广谱抗生素,同时需要覆盖真菌,使用哌拉西林/他唑巴坦 4.5g q8h,联合氟康唑 0.2g qd。同时,需要密切关注炎症指标变化,随时根据病情变化调整用药。同时,给予免疫增强剂治疗。

5. 机械通气策略

根据患者入院胸片表现,考虑"肺出血、间质性病变合并 ARDS"。目前,予以经口气管插管机械通气,机械通气采用 PCV 模式,实施"肺保护策略",设定潮气量 6～8mL/kg,最佳 PEEP,FiO_2 50%,之后根据病情调整,予以丙泊酚等镇静,并制定镇痛镇静策略。经过 1 周的机械通气治疗后,患者咯血症状好转,同时脱离机械通气,成功拔除气管插管,予以面罩吸氧。

6. 神经系统的对症治疗

神经系统的对症治疗主要应用糖皮质激素和免疫抑制剂,同时应用控制症状的药物。该患者在入科后仍反复癫痫发作,予以甘露醇 125mL 静滴 q12h 减轻脑水肿,丙戊酸钠控制癫痫发作;生命体征相对稳定后,予以血浆置换+免疫吸附治疗;随后予以多靶点免疫抑制治疗策略。

7. 其他对症支持治疗

左足坏疽处理:患者左足坏疽,入院时情况危急,暂时予以前列地尔改善微循环、肝素抗凝、局部湿敷等保守治疗;待 SLE 活动期缓解后,予以外科手术治疗。纠正贫血,改善凝血功能,予以输血,华法林抗凝。

8. 疾病转归

患者入科第 5 天,予以血浆置换+免疫吸附治疗。经过两次免疫吸附治疗后,予以多靶点的免疫抑制治疗。入科 7d 后,脱离机械通气;ICU 住院 13d 后,转回当地医院,后在肾内科长期随访。

四、病例剖析

(一)病例层面的剖析

该患者为年轻女性,缓慢起病,SLE 诊断明确,病变累及多个器官,表现为狼疮性肾炎、狼疮性肺炎、狼疮性脑炎,血管内微血栓形成,重症 SLE 治疗存在困难。在外院治疗中,主要针对 SLE 的活动性进行治疗,采用免疫制剂强化治疗,但治疗过程中病情逐渐加重。转入 ICU 后,我们对患者的原发病、合并症、全身脏器功能进行全面的评估,评估的重点在于权衡各种治疗对脏器的利与弊。入院后,我们评估,虽然患者 SLE 的活动性仍属于最高级别,但当时整体状况差,难以耐受免疫抑制剂的使用,治疗着重于全身脏器功能的支持,予以抗感染、机械通气、免疫增强、脏器维持治疗。经过初步的治疗,患者一般情况有所改善后再予以 SLE 的针对性治疗。在 SLE 针对性治疗的选择过程中,我们结合病情的严重程度、合并症情况,采用不同的治疗方式,对狼疮性肺炎以及脑炎选择血浆置换+免疫吸附,治疗效果良好。免疫抑制剂治疗采用多靶点的免疫抑制策略,结合该患者狼疮性肾炎的病理类型、发展进程以及多个器官功能不全的状态,减轻免疫抑制剂的不良反应,减少器官的损伤。多靶点治疗方式对此类重症患者更为适合。最终,患者逐渐恢复。

(二)疾病层面的剖析

SLE 的病因未明,其发病机制复杂,临床表现多样,目前尚无法根治。随着医疗技术的进步,该病预后已明显改善,5 年存活率和 10 年存活率分别由 1950 年的 74.8% 和 63.2%,提高至 2000 年的 94.8% 和 91.4%。对 SLE 的诊断和治疗应包括如下内容:①明确诊断;②评估 SLE 疾病严重程度和活动性;③拟订 SLE 常规治疗方案;④处理难控制的病例;⑤抢救 SLE 危急重症;⑥处理或防治药物不良反应;⑦处理 SLE 患者面对的特殊情况,如妊娠、手术等。SLE 的治疗原则包括免疫抑制治疗和针对相关表现及并发症的对症支持治疗。

免疫抑制治疗:狼疮性肾炎治疗方案的选择需以肾活检病理类型为基础。一般而言,Ⅰ型和Ⅱ型预后较好,只需按 SLE 的全身治疗原则接受糖皮质激素或免疫抑制剂治疗;治疗中的难题是Ⅳ、Ⅴ型及由此衍生出来的亚型(Ⅴ+Ⅳ、Ⅴ+Ⅲ),它们预后较差。单一免疫抑制剂治疗的效果不确定,不良反应大,重症患者难以耐受。多角度攻击多靶点阻断疾病发病过程中的致病因素系统,可以克服许多单靶点药物的局限性,由此产生的多靶点药物治疗(Multi-target therapeutics,MT)可以同时调节疾病网络系统中的多个环节,对各靶点的作用产生协同效应,使总效应大于各单效应之和,达到最佳的治疗效果,不易产生抗药性。对于重症患者,多靶点的治疗策略能够获得更好的效果,将治疗的不良反应降到最低。

血液净化联合免疫吸附:利用独特的吸附功能,将抗体、抗原或某些具有亲和力的物质形成吸附柱,进而清除血液内的致病因子,净化患者的血液成分,缓解患者的病情变化,达到治疗的目的。对于重症 SLE 患者,药物治疗难以在短期内取得较好的疗效,需要血液净化联合免疫吸附技术在将致病因子迅速清除的同时调整免疫状态。在重症 SLE 合并肺泡出血、神经系统病变时,血液净化联合免疫吸附技术效果显著。大量研究证实,此项技术是目前治疗重症 SLE 的特异性强、疗效好、无明显不良反应的一种治疗方式。当然,单纯免疫吸附不能抑制患者体内自身抗体的产生,需联合激素和免疫抑制剂等药物以达到协同作用。

并发症的治疗:重症 SLE 往往合并各个脏器功能的损伤,治疗需包括抗感染、呼吸支持、营养支持、肝肾功能支持等。对全身脏器功能的评估至关重要,这往往影响到我们对是否需要针对性治疗、如何进行针对性治疗的判断。我们需要特别注意过分免疫抑制所诱发的并发症。如果重症 SLE 患者出现多个器官功能衰竭、全身状态差,那么即使 SLE 活动度高,我们也会暂时放弃免疫抑制治疗。

五、经验教训总结

重症 SLE 合并多个器官功能障碍患者的死亡率高,抢救成功率低。其治疗的关键是对重症 SLE 的针对性治疗、全身器官功能的维持以及 SLE 的免疫抑制剂治疗方案的个体化选择。在治疗初期,对本例患者的重点是免疫抑制治疗,但患者全身状态差,难以耐受,病情逐渐加重。在入住我院 ICU 后,综合评估患者的各器官功能,即使患者 SLE 活动度高,我们仍暂缓免疫抑制治疗,治疗的重点在对全身器官功能的维护,即抗感染、机械通气、抗癫痫、营养支持等综合治疗。在患者病情相对稳定后,重新制定 SLE 的治疗策略。同时,重症 SLE 的免疫抑制方案的制定也需要结合病理类型、发病机制以及患者的全身状态。在对重症 SLE 患者的抢救过程中,我们需要注重整体观,对各种治疗措施利与弊的权衡关系着患者的最终预后,个体化的针对性治疗在这类患者中至关重要。

参考文献

1. 中华医学会风湿病学分会. 系统性红斑狼疮诊断及治疗指南中华医学会风湿病学分会[J]. 中华风湿病学杂志,2010,14(5):342-346.

2. Marks SD，Pilkington C，Woo P，et al. The use of the British Isles Lupus Assessment Group (BILAG) index as a valid tool in assessing disease activity in childhood-onset systemic lupus erythematosus [J]. Rheumatology (Oxford),2004,43(9):1186-1189.

3. 关天俊. 狼疮性肾炎多靶点治疗的疗效优势[J]. 内科危急重症杂志,2015,21(4):245-247.

4. 白淑蓉,王涛,魏萌,等. 免疫吸附治疗系统性红斑狼疮合并弥漫性出血性肺泡炎二例的疗效分析及文献复习[J]. 中华临床医生杂志:电子版,2012,6(16):4882-4885.

5. 章海涛,刘正钊,胡伟新,等. 双重血浆置换联合激素治疗重症狼疮性肾炎的临床观察[J]. 肾脏病与透析肾移植杂志,2013,22(3):201-206.

（张伟文 王丹琼）

病例 11-8 干燥综合征引起血栓性血小板减少性紫癜

引 言

血栓性血小板减少性紫癜(Thrombotic thrombocytopenia purpura,TTP)是一种临床罕见病,发病率仅为(2~8)/100万,是以微血管内广泛血小板血栓形成为特征的血栓性微血管病。其多数患者临床症状多变,早期诊断存在困难,且病情进展迅速,病死率高,其中未能进行血浆置换的患者存活率仅为10%,是一种极具挑战性的危急重症疾病。

一、接诊时病情简介

（一）入 ICU 前的情况

1. 患者主诉和基本情况

患者,女性,58岁,务农。因"牙龈出血、黑便5天"入院。患者5d前出现少量牙龈出血,解稀水样黑便,量约400mL/d,伴有头晕、乏力,自觉尿量有减少趋势。就诊于当地医院,查血常规提示血小板计数明显下降,诊断不明。转入我院接受进一步诊治。患者既往有焦虑症、骨质疏松病史,具体服用药物不详。

2. 入院查体

T 36.6℃,HR 85次/min,R 23次/min,BP 160/72mmHg,神志清,全身皮肤、巩膜无黄染,周身皮肤可见大片散在瘀斑,牙龈可见少许血丝渗出,心、肺、腹部无殊,四肢正常活动,无骨痛。

3. 辅助检查

(1)血常规:血红蛋白93g/L,中性粒细胞百分比77.1%,血小板计数 18×10^9/L,红细胞计数 2.52×10^{12}/L,白细胞计数 11.1×10^9/L。

(2)尿常规:蛋白质3+,隐血2+。

(3)血生化:肌酐148.4μmol/L,乳酸脱氢酶1032.4U/L,尿素13.55mmol/L。

4. 拟诊

①血小板减少原因待查：TTP？流行性出血热？②消化道出血；③轻度贫血；④焦虑症；⑤骨质疏松。

予以吸氧、禁食、抑酸护胃、补液等治疗，患者出现头痛、眩晕、言语不清，动态监测血红蛋白、血小板发现其呈进行性下降趋势，病情危重，次日转入 ICU 治疗。

（二）入 ICU 后的情况

1. 入科查体

T 36.5℃，HR 90 次/min，R 20 次/min，BP 140/62mmHg，神志模糊，言语不清，全身皮肤、巩膜无黄染，周身皮肤可见大片散在瘀斑，牙龈可见少许血丝渗出，心、肺、腹部无殊，四肢正常活动，无骨痛。

2. 辅助检查

（1）血气分析：pH 7.397，碳酸氢根浓度 21.6mmol/L，碱剩余－2.5mmol/L，氧饱和度 99.6%。

（2）血常规：红细胞压积 0.17，血红蛋白 59g/L，中性粒细胞百分比 79.6%，血小板计数 10×10^9/L，红细胞计数 1.88×10^{12}/L，白细胞计数 5.9×10^9/L。

（3）血生化：钠 146.5mmol/L，钾 4.24mmol/L，白蛋白 35.7g/L，直接胆红素 13.2μmol/L，肌酐 124.4μmol/L，总胆红素 40.9μmol/L，谷氨酸氨基转移酶23.2U/L，间接胆红素 27.7μmol/L，乳酸脱氢酶 775.3U/L，C 反应蛋白 1.4mg/L。

（4）免疫球蛋白：免疫球蛋白 G 15.46g/L，免疫球蛋白 A 2.31g/L，免疫球蛋白 M 1.29g/L。

（5）补体 C3＋C4：补体 C3 0.69g/L，补体 C4 0.15g/L。

（6）尿常规：pH 5.0，隐血 2＋，蛋白质＋－，胆红素－，尿胆原正常。

（7）抗核抗体：抗核抗体阳性，抗 SS-A(Ro60)抗体阳性，抗 SS-A(Ro52)抗体阳性，抗 SS-B 抗体阳性。

（8）直接抗人球蛋白试验(Coombs')：抗-IgG、C3d 阴性。

（9）冷凝集试验：结果为阴性。

（10）外周血及骨髓涂片：外周血片可见异形红细胞，裂片红细胞易见。巨核细胞数量中等，功能差。红系明显增生。

（11）头颅 CT 平扫：未见明显异常。

3. 入科诊断

①血栓性血小板减少性紫癜(TTP)；②干燥综合征；③消化道出血；④重度贫血；⑤焦虑症；⑥骨质疏松。

二、病因、病情严重程度评估及亟须解决的问题

该患者病因考虑为干燥综合征引起的血栓性血小板减少性紫癜(TTP)，血红蛋白水平及血小板计数下降迅速，全身皮疹明显，出现神志改变，肌酐升高，尿量减少，疾病进展迅速，病情凶险。目前，亟须解决血小板减少、重度贫血、神志改变、尿量减少等问题。治疗的关键在于进一步完善相关检查，预约血浆行血浆置换，改善贫血，升高血小板水平，支持各器官功能。

三、诊治经过及思路

1. 血浆置换

患者被诊断为 TTP，血浆置换治疗为首选。入科后，立即行血浆置换治疗。前 2 天，每天置换 1.5 个血浆容量(约 60mL/kg，患者体重为 52kg，血浆置换量为 3000mL)；以后，每天置换 1 个血浆容量(约 40mL/kg，患者体重为 52kg，血浆置换量为 2000mL)。

2.肾上腺糖皮质激素的使用

根据指南推荐意见,在血浆置换治疗的同时应用肾上腺糖皮质激素,直至病情缓解,推荐应用甲泼尼松龙 0.75mg/kg 或泼尼松 1.0mg/kg,12h 给药 1 次。予以甲泼尼龙 40mg 静脉滴注 q12h。

3.免疫抑制剂的使用

患者为干燥综合征引起的 TTP,予以环孢素 75mg 口服 bid[3~5mg/(kg·d)]。

4.支持治疗

支持治疗包括输红细胞悬液改善贫血、抑酸护胃、护肝退黄、碱化尿液等对症处理。

5.发热处理

患者在入院第 2 天出现发热,C 反应蛋白升高,因使用免疫抑制剂,选用哌拉西林/他唑巴坦预防感染。

6.疾病转归

患者入院 5d 后共行血浆置换 4 次,患者血小板计数正常,溶血消失(血常规:红细胞压积 0.31,血红蛋白 101g/L,血小板计数 141×10⁹/L;血生化:直接胆红素 3.5μmol/L,总胆红素 10.5μmol/L,间接胆红素 7.0μmol/L,肌酐 53.4μmol/L,乳酸脱氢酶 272.4U/L)。6d 后,转入血液内科诊治。10d 后,康复出院。

四、病例剖析

(一)病例层面的剖析

该患者为中年女性,急性起病,以黑便、牙龈出血、全身皮肤散在瘀斑为主要症状,后续出现发热、意识改变、尿量减少、溶血等症状,TTP 五联征均具备,同时外周血涂片见破碎红细胞,骨髓涂片未见明显异常,排除其他血液系统疾病,故 TTP 诊断明确。结合患者抗核抗体检测情况及既往病史,提示风湿免疫系统疾病——干燥综合征,故病因考虑干燥综合征。TTP 进展迅速,该患者临床表现出 TTP 的典型五联征,早期诊断明确,经血浆置换、激素及免疫抑制剂综合治疗,病情逐渐恢复。

(二)疾病层面的剖析

TTP 是一种弥散性血栓性微血管病,首例是由 Moschcowitz 于 1924 年报道的,典型表现有五联征,即血小板减少性紫癜、微血管病性溶血性贫血、中枢神经系统症状和体征、肾损害及发热;若仅有前三项,则为三联征。TTP 病情凶险,如不及时治疗,90% 的患者在发病数天或数周内死亡。但在临床中具备典型五联征的患者较少,常因其临床表现的多样性和非典型性而导致误诊。对本病的认识不足是导致误诊和患者死亡的主要原因之一。近年来,TTP 在国内的报道有所增多,但仍是一种少见的疾病,且病情凶险,是内科的急症、重症。TTP 起病早期症状往往比较隐匿,经常以头痛、贫血、发热、黄疸等非特异性症状发病,早期不易被识别,目前尚无特异的诊断性实验室检查。近年来新发现的血管性血友病因子裂解蛋白酶被认为与该病的发生密切相关,但该项检查尚未普遍开展。TTP 早期明确诊断并及时治疗,病死率可从 90% 降至 20%~30%,整体生存率提高至 70%~85%。鉴于 TTP 紧迫性和早期治疗对预后的影响,所以对该病早期确诊具有重大的意义,延误诊断往往失去最佳抢救时机。有些临床医生对 TTP 的临床表现缺乏全面了解,往往片面强调现病史及局部症状、体征,忽视必要的实验室检查,且不能全面综合分析检查结果,这是导致误诊和患者死亡的另一原因。接诊医生有时仅满足于某一症状的发现,询问病史不详细,体检不全面,仅对本专科行相关检查而不能发现其他的阳性体征,对疾病的诊断缺乏纵观全过程的意识。如入院时被初步诊断原发性血小板减少性紫癜(Primary immune thrombocytopenia,ITP)的患者,接诊医生只是注意到血小板计数减少,而没有将其与贫血结合起来，究其原因，是其对同时引起血小板计数减少和贫血的疾病的认识不够。尤其对于患者血小板计数下降的情况，有的医生在第一时间即给予输注血小板治疗，从而可能加重血小板聚集和微血管血栓，使病情恶化。目前，TTP 诊断标准在国际上尚未统一。关于此病的诊断有多种观点，对具有典型五联征临床表现的 TTP 患者容易确诊；而对非典型 TTP 的理解不多，对临床实验室检查结果分析不深入。对于血小板计数减少的患者，应同时观察血涂片并行骨髓检查。其中，畸形和破碎红细胞数量增多是提示微血管病性溶血的有力佐证，具有较高的诊断价值。我们在诊断中不应过于强调五联征和三联征的特异性。在临床中，如出现血小板计数减少、贫血、发热、神经精神症状、肾功能损害等不能单纯以原发病解释的症状，就应高度警惕 TTP 的可能，第一时间进行血涂片检查和乳酸脱氢酶检查，综合分析实验室检查结果。如有条件进一步检测血管性血友病因子裂解蛋白酶活性，将有助于与其他疾病的鉴别诊断。

五、经验教训总结

TTP 是一种罕见病，其因表现多样性和非典型性，极易引起误诊。在临床上，典型的五联征少见，未经治疗的 TTP 的死亡率极高。因此，诊治的关键是早期明确诊断和行血浆置换治疗。在本病例救治过程中，患者表现为典型的五联征，外周血涂片可见破碎红细胞；入科后，立即完善相关检查，排除其他血小板减少性疾病；早期诊断明确后，立即行血浆置换及糖皮质激素治疗，联用免疫抑制剂，患者病情好转。TTP 治疗的关键是早期诊断和血浆置换。

参考文献

1. 陈灏珠，林果为，王吉耀，等. 实用内科学[M]. 14 版. 北京：人民卫生出版社，2013.

2. Poddar N，Wang JC. Thrombotic thrombocytopenic purpura in a patient with interferon treated hepatitis C successfully treated with rituximab[J]. Hematol Rep，2013，5(1)：5-7.

3. 中华医学会血液学分会血栓与止血学组. 血栓性血小板减少性紫癜诊断与治疗中国专家共识(2012 版)[J]. 中华血液学杂志，2012，11，33(11)：983-984.

（张伟文　胡建华）

病例 11-9　发热、咯血、呼吸困难，别忘记钩端螺旋体病

引　言

弥漫性肺出血是由多种病因引起的肺泡毛细血管受损导致的临床综合征，其以咳嗽、咯血、呼吸困难和放射学弥漫性肺浸润影为特征，而钩端螺旋体病(简称钩体病)是其原因之一。该病起病急，进展快，病情凶险，是钩体病最严重的类型，死亡率高。加之，该类患者常至普内科、急诊科或呼吸科就诊，而相关科室医务人员对该病认识和经验不足，故易误诊、误治，造成严重的后果。

一、接诊时病情简介

1. 患者主诉和基本情况

患者，男性，15 岁，初中生。因"发热、腰腹部疼痛伴咽痛 3 天，加重 4 小时"入院。患者 3d 前在无明显诱因下出现发热，无畏寒、寒战，体温最高为 38.5℃，伴明显头痛，腰背、腹部疼痛，全身乏力，稍感

胸闷、气促,无咳嗽、咯血,无腹泻,无恶心、呕吐,无意识不清,自行服用退热药(安乃近 1 片)后至当地医院就诊。拟诊"发热待查",予以抗感染治疗(具体药物不详)。经治疗后,患者病情无明显好转,仍反复发热。当地医院建议转上级医院就诊,遂至我院发热门诊就诊。4h 前,患者在门诊诊治过程中突发畏寒、寒战,体温上升,伴明显胸闷、气促,呼吸困难,咳嗽,咯鲜红色血,遂送至急诊抢救室。患者在吸氧状态下血氧饱和度维持在 85%~90%,血压低,随即收住 EICU 进一步治疗。

2.入科查体

T 39.5℃,HR 135 次/min,R 50 次/min,BP 96/44mmHg(去甲肾上腺素维持下),意识清,口唇发绀,肢端冰凉,全身皮肤、黏膜未见明显出血点。双侧瞳孔等大、等圆,直径约为 2.0mm,对光反射灵敏,球结膜充血明显。双侧腹股沟可扪及肿大淋巴结。颈软,颈静脉未见明显充盈。胸廓无明显畸形,两肺呼吸音粗,可闻及较多湿啰音及哮鸣音。心律尚齐,未闻及明显杂音。腹平软,肝脾肋下未及。四肢关节可自主活动,未见明显水肿,小腿肌肉压痛显著,肌力、肌张力可,生理反射存在,病理反射未引出。

3.辅助检查

(1)急诊血常规:白细胞计数 2.0×10^9/L,中性粒细胞百分比 72.7%,血红蛋白 101g/L,血小板计数 49×10^9/L,C 反应蛋白 97.85mg/L。

(2)血心肌酶:肌酸激酶 465U/L,肌酸激酶同工酶 10U/L。

(3)D-二聚体:255μg/L。

(4)血气分析:pH 7.304,$PaCO_2$ 26mmHg,PaO_2 57mmHg,血乳酸 4.1mmol/L,血钾 3.16mmol/L,血钠 133mmol/L。

(5)胸部 CT:①两肺弥漫性感染性病变(见图 11-9-1),请结合临床进一步检查及随访。②脾脏增大,请结合临床。

(6)头颅 CT、腹部超声:提示未见异常征象。

4.入科诊断

①弥漫性出血性肺炎:钩端螺旋体病可能;②急性呼吸衰竭;③感染性休克;④低钠、低钾血症。

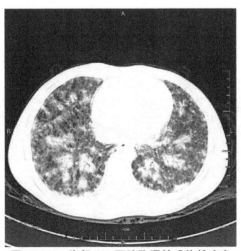

图 11-9-1　胸部 CT:两肺弥漫性感染性病变

二、病因、病情严重程度评估及亟须解决的问题

该患者本次发病特点为高热、乏力、头痛、腰部疼痛、小腿疼痛、咯血、血小板明显减少、球结膜充血、淋巴结肿大。根据症状、胸部 CT 及血化验结果,弥漫性出血性肺炎诊断明确,结合患者生活在农

村,为钩体病疫源地,加之为钩体病好发季节,肺出血的病因高度怀疑为钩端螺旋体感染。患者出现弥漫性肺出血、急性呼吸衰竭、感染性休克,病情危重,进一步发展可能出现多器官功能不全综合征/多器官功能衰竭。目前,亟须解决诊断及病因治疗,纠正呼吸衰竭、休克、电解质紊乱等问题。治疗的关键在于快速诊断、病因治疗,及行气管插管、机械通气、补液扩容、升压、补充电解质及其他集束化治疗。

三、诊治经过及思路

1.诊断和病因治疗

该患者临床表现有高热、畏寒、寒战、腰背部疼痛、小腿疼痛、咯血、球结膜充血、淋巴结肿大等。结合肺部 CT 检查结果,弥漫性出血性肺炎诊断明确。结合患者生活在钩体病疫源地,加之为钩体病好发季节,肺出血的病因高度怀疑为钩体病。入院时,抽取血标本送至疾控中心,尽早明确诊断。因高度怀疑钩体病,予以青霉素 40 万 U 肌注 q8h、氢化可的松 200mg 预防赫氏反应;因不能排除其他病原菌感染,为防止延误治疗,予以亚胺培南/西司他丁 1.0g q8h 抗感染治疗。同时,积极完善血培养、痰培养、降钙素原检测及结核抗体检测等。

2.呼吸衰竭处理

患者在弥漫性出血性肺炎的基础上并发急性呼吸衰竭,呼吸困难,血氧饱和度低,予以经口气管插管呼吸机辅助通气,保持呼吸道通畅,预防咯血窒息,改善氧合。机械通气采用 PCV 模式,实施"肺保护策略",PEEP 6～8cmH$_2$O,之后根据病情调整,并制定镇痛、镇静策略。

3.血流动力学和液体复苏

患者在入院时即表现为感染性休克症状,故迅速补液、提升血压、改善组织灌注、防止脏器功能衰竭刻不容缓。我们在积极应用晶体液扩容的同时,加强了胶体液(白蛋白、血浆)的补充,监测 ABP、CVP、ScvO$_2$ 等,监测尿量,及时掌握复苏效果。

4.纠正电解质紊乱

因为电解质紊乱容易导致心律失常等不良后果,所以纠正电解质紊乱必不可少。

5.疾病转归

患者经积极治疗后循环逐渐平稳,氧合逐渐上升,肺出血减少,体温逐渐正常,未出现肝肾功能不全等。疾控中心检测钩体病相关抗体阳性。入院第 5 天,复查胸部 CT(见图 11-9-2)示两肺弥漫性病变较前吸收好转。机械通气第 4 天,脱离呼吸机,拔除气管插管。入院第 16 天,复查胸部 CT(见图11-9-3)示两肺感染治疗后病变明显吸收好转。16d 后,患者痊愈出院。

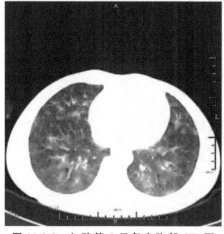
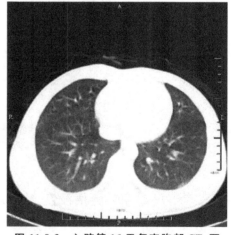

图 11-9-2　入院第 5 天复查胸部 CT:两肺弥漫性病变较前吸收好转　　**图 11-9-3　入院第 16 天复查胸部 CT:两肺感染治疗后病变明显吸收好转**

四、病例剖析

(一)病例层面的剖析

该患者为年轻男性,急性起病,以高热、咯血、血小板明显减少为特点,根据症状、胸部 CT 及血化验结果,弥漫性出血性肺炎诊断明确,病原体难以明确,但考虑患者生活在钩体病疫源地,加之为钩体病好发季节,且有典型的腓肠肌压痛、全身乏力、球结膜充血、淋巴结肿大等表现,故肺出血的病因高度怀疑为钩体病。患者胸闷、气促、呼吸困难,吸氧状态下血氧饱和度低,血气分析提示氧分压低,故急性呼吸衰竭诊断明确。患者血压低、尿量少、肢端冰凉,血气分析提示代谢性酸中毒、血乳酸水平增高,结合感染,感染性休克明确。根据电解质化验结果,低钾、低钠血症明确。入院后,除常规治疗之外,本例钩体病治疗的关键在于改善氧合、改善循环、抗钩体治疗,其主要包括以下几个方面。①呼吸机的应用:患者在弥漫性出血性肺炎的基础上并发急性呼吸衰竭,呼吸困难,血氧饱和度低,予以经口气管插管呼吸机辅助通气,保持呼吸道通畅,预防咯血窒息,改善氧合,并制定镇痛、镇静策略。②血流动力学和液体复苏:患者入院时即表现为感染性休克症状,故迅速补液,提升血压,改善组织灌注,防止脏器功能衰竭刻不容缓。在积极应用晶体液扩容的同时,需补充胶体液(白蛋白、血浆),监测 ABP、CVP、ScvO$_2$ 等,监测尿量,及时掌握复苏效果。③青霉素的应用:根据患者病史及辅助检查,肺出血的病因高度怀疑为钩体病。入院时抽取血标本送至疾控中心,尽早明确诊断。因高度怀疑钩体病,予青霉素 40 万 U 肌注 q8h,氢化可的松 200mg 预防赫氏反应。经积极治疗,患者病情逐渐恢复,痊愈出院。

(二)疾病层面的剖析

钩体病是由各种不同型别的致病性钩端螺旋体所引起的一种急性全身性感染性疾病,属自然疫源性疾病,鼠类和猪是两大主要传染源。我国大多数省、市、自治区存在和流行本病。该病主要流行于夏、秋季,6~10 月发病最多,且多发生于农民、渔民、屠宰工人、野外工作者和矿工等。钩体病的病变基础是全身毛细血管感染中毒性损伤。其潜伏期大多为 7~14d,长至 28d,短至 2d。

钩体病的临床特点为起病急骤,早期有高热、全身酸痛、软弱无力、结膜充血、腓肠肌压痛、浅表淋巴结肿大等钩体毒血症状;中期可伴有咯血、肺弥漫性出血、心肌炎、溶血性贫血、黄疸、全身出血倾向、肾炎、脑膜炎、呼吸衰竭、心力衰竭等靶器官受损表现;后期可表现为后发热、眼葡萄膜炎以及脑动脉闭塞性炎症等多种与感染后的变态反应有关的后发症。重症患者有明显的肺弥漫性出血,中枢神经系统损害,溶血性贫血,肝、肾衰竭,危及生命。

弥漫性肺出血型钩体病病情急,来势凶,进展快,是钩体病病死率最高的临床类型。钩体病肺出血是一种由感染中毒引起的微血管性出血,可以潜在进行,直到感染中毒症状十分严重时急剧发生漏出性广泛弥漫的微血管大出血。它既不是由凝血机制障碍或肺水肿所致的,也不是由肺毛细血管破裂所致的,其本质是非破裂性弥漫性毛细血管漏出性出血。钩体病肺弥漫性出血的临床演变过程复杂多变,其主要特点如下。①痰血/咯血频率与量可从无到有,从少到多;②呼吸、循环功能障碍从轻到重;③肺部体征从不明显到明显,从局限到广泛;④肺部 X 线或 CT 表现从轻到重,从早期点状到片状甚至斑块影。弥漫性肺出血型钩体病的肺内病变的分布特点是:主要分布于两肺外带,中带次之,内带相对透明,故被称为"外八字"征。右肺病灶多,这可能与右肺血供丰富有关。实际上,这些动态变化表现均是肺内部渗血发展与加重的外部表现,并随着病情的变化而转化。由于钩体病可同时累及多个系统,所以临床上表现为早期的钩体血症、中期的各器官损害以及后期的各种变态反应。若病情进入中后期,多器官受损,导致凝血功能障碍,进一步加剧肺出血,患者病情也将更趋严重。因此,抢救成功的关键是早期发现,早期诊断治疗。

五、经验教训总结

钩体病呈世界范围性流行，是引起弥漫性肺泡出血的重要原因之一。弥漫性肺出血型钩体病起病急，进展快，是导致患者死亡的主要钩体病临床类型。该型虽然危险大，但若及时诊治，短期内可康复，肺部病灶可完全吸收而不留任何痕迹。本病例起病凶险，炎症反应强烈，病因不明。诊治过程的关键是早期考虑到弥漫性肺出血型钩体病和及时给予青霉素治疗。

为减少误诊误治，我们总结了弥漫性肺出血型钩体病的部分特点：①患者大多为青壮年农民，男性多见，均为急性发病；②一般发生于 8～11 月；③大部分患者有钩体病感染中毒的临床表现，即三症状——"寒热、酸痛、一身乏"，三体征——"结膜充血、腓肠肌压痛、淋巴结肿大"；④肺部 CT 表现为弥漫分布的点片状密度增高影；⑤大多患者白细胞总数增高，轻度贫血，血小板减少。对于本病例，在应用青霉素的同时，呼吸机的应用和液体复苏也是整个治疗过程中的重要环节。

参考文献

1. 车嘉琳. 肺出血型钩端螺旋体病 63 例诊疗体会[J]. 江西医药,1988,(02):129-131.

2. 李兰娟,任红,主编. 传染病学[M]. 8 版. 北京:人民出版社,2013.

3. 刘忠运,罗良平,刘俊峰,等.肺出血型钩端螺旋体病的 X 线诊断 34 例报告[J]. 暨南大学学报:医学版,2002,23(6):92.

4. 吴忠意. 探讨肺出血型钩端螺旋体病早期 CT 诊断(附 38 例分析)[J]. 中国实验诊断,2013,17(10):1907-1909.

（田　昕）

病例 11-10　以高热、上腹痛为主要表现的孕 29 周小肠非霍奇金淋巴瘤

引　言

原发性胃肠道淋巴瘤(Primary gastrointestinal lymphoma,PGIL)是最常见的来源于淋巴结外淋巴组织的淋巴瘤，绝大多数为非霍奇金淋巴瘤(Non-Hodgkin lymphoma,NHL)。由于原发性胃肠道淋巴瘤起源于胃肠壁淋巴组织内，且沿黏膜下生长逐步浸润胃肠壁，临床表现缺乏特异性，以发热、腹痛为最常见表现，故术前误诊率极高，在临床上需与重症感染、伤寒、噬血细胞综合征等疾病加以鉴别。

一、接诊时病情简介

（一）入 ICU 前的情况

1. 患者主诉和基本情况

患者,女性,24 岁,工人。因"孕 29⁺周,畏寒、发热 10 天伴上腹痛 2 天"入院。患者自诉 10d 前劳累后出现畏寒、发热,体温高达 39.5℃,伴乏力、食欲缺乏,在当地医院按上呼吸道感染治疗(具体不详),疗效不佳。2d 前,患者进食后出现上腹疼痛,呈阵发性,可自行缓解;伴畏寒、发热,体温最高达 40℃,无寒战,伴乏力、食欲缺乏;伴大便稀糊,每天 2 次左右。遂至当地医院再次就诊,查血常规:白细胞计数9.8×10⁹/L,中性粒细胞百分比 75.8%,血红蛋白 110g/L,血小板计数 317×10⁹/L,C 反应

蛋白 124mg/L;尿常规:白细胞(＋)。当地医院予以头孢菌素类抗感染及对乙酰氨基酚控制体温,补液治疗。病情未见明显好转,发热反复,并开始出现全身皮疹,表现为小丘疹伴瘙痒;体温夜间最高达 40～41℃,白天 38～39℃;后开始出现解稀便,每天 2～4 次,呈蛋花样;伴脐周疼痛。遂急诊转入我院消化科。

2.入院查体

T 40.2℃,BP 112/47mmHg,HR 130 次/min,R 24 次/min,神清,精神差。皮肤、巩膜无黄染,全身皮肤可见红色丘疹,局部无脱屑、出血,未见肝掌及蜘蛛痣。无腹壁静脉曲张,浅表淋巴结未触及肿大,咽部充血明显。双肺呼吸音粗,未闻及明显干湿啰音。心律齐,各瓣膜区未闻及病理性杂音。腹膨软,肝略增大,脾肋下未及,脐周轻压痛,全腹无反跳痛,墨菲氏征(－),移动性浊音(－),肾区无叩击痛,肠鸣音 3～5 次/min。双下肢无水肿。

3.辅助检查

(1)血常规:白细胞计数 7.4×10⁹/L,中性粒细胞百分比 74.1％,淋巴细胞百分比 13.4％,嗜酸性粒细胞百分比 0.6％,血红蛋白 103g/L,血小板计数 232×10⁹/L,C 反应蛋白 128mg/L。

(2)生化:丙氨酸氨基转移酶 422U/L,天门冬氨酸氨基转移酶 461U/L,总胆红素 38.9μmol/L,结合胆红素 28.8μmol/L,乳酸脱氢酶 447U/L,白蛋白 21g/L,尿素 3.25mmol/L,肌酐 53μmmol/L,血钾 3.37mmol/L。

(3)降钙素原 0.3ng/mL。

(4)尿常规:尿白细胞(－),尿蛋白(＋)。

(5)大便常规:大便常规 OB(＋)。

(6)凝血功能:凝血酶原时间 14.4s,部分凝血活酶时间 50.3s,纤维蛋白原 1.05g/L,D-二聚体 8700μg/L。

(7)抗体检测:结核抗体(－);甲、乙、丙、丁、戊型肝炎抗体及艾滋病、梅毒抗体均阴性。

(8)血气分析:pH 7.419,PaO₂ 126mmHg,PaCO₂ 27.5mmHg,HCO₃⁻ 17.5mmol/L,BE －5.6mmol/L,乳酸 0.8mmol/L。

(9)床边超声:①餐后胆囊、脾大;②宫内孕,单活胎,胎心率 105～110 次/min,脐带绕颈一周。

4.拟诊

①感染性发热:尿路感染? 肠道感染? ②肝功能异常;③孕 29⁺周;④低蛋白血症;⑤呼吸性碱中毒合并代谢性酸中毒。

予以美罗培南抗感染,质子泵抑制剂抑酸,还原性谷胱甘肽护肝,人血白蛋白改善低蛋白血症等治疗。在消化科住院期间,患者仍然处于高热状态,体温最高达 41℃;当时心率为 110 次/min 左右,血压下降至 88/38mmHg;上腹部局部压痛(＋),腹胀明显,无反跳痛及肌紧张;全身浮肿;胎儿监测无宫内窘迫,产科医生会诊示暂无终止妊娠指征。当天夜间紧急转入 ICU 监护治疗。

(二)入 ICU 后的情况

1.入科查体

T 39.5℃,BP 104/56mmHg,P 112 次/min,R 22 次/min,双鼻腔吸氧,氧流量 5L/min,SpO₂ 96％,神清,精神差,皮肤、巩膜无黄染,全身皮肤可见红色丘疹,局部无脱屑、出血,未见肝掌及蜘蛛痣,无腹壁静脉曲张,浅表淋巴结未触及肿大,咽部充血明显。双肺呼吸音粗,未闻及明显干湿啰音。心律齐,各瓣膜区未闻及病理性杂音。腹膨软,肝略增大,脾肋下未及,脐周轻压痛,全腹无反跳痛,墨菲氏征(－),移动性浊音(－),肾区无叩击痛,肠鸣音 3～5 次/min。双下肢无水肿。

2.辅助检查

(1)血常规:白细胞计数 $4.5 \times 10^9/L$,中性粒细胞百分比 77.1%,淋巴细胞百分比 13.4%,嗜酸性粒细胞百分比 0.0%,血红蛋白 101g/L,血小板计数 $240 \times 10^9/L$,C 反应蛋白>160mg/L。

(2)生化:丙氨酸氨基转移酶 419U/L,天门冬氨酸氨基转移酶 455U/L,总胆红素 $36.7\mu mol/L$,结合胆红素 $26.8\mu mol/L$,乳酸脱氢酶 425U/L,白蛋白 23.4g/L,尿素 2.25mmol/L,肌酐 $48\mu mmol/L$,血钾 3.41mmol/L。

(3)降钙素原 0.15ng/mL。

(4)尿常规:白细胞(-),蛋白(++)。

(5)大便常规:大便隐边(OB)(+)。

(6)凝血功能:凝血酶原时间 18.3s,部分凝血活酶时间 52.7s,纤维蛋白原 3.51g/L,D-二聚体 $8700\mu g/L$。

(7)免疫五项:免疫球蛋白 G 6.440g/L,免疫球蛋白 M 0.507g/L,免疫球蛋白 A 1.040g/L,补体 C3 0.987g/L,补体 C4 0.551g/L。

(8)甲状腺功能五项:T_3 $0.89\mu g/L$,T_4 $113.20\mu g/L$,FT_3 3.04pmol/L,FT_4 14.24pmol/L,促甲状腺素 1.729mU/L。

(9)肿瘤六项:甲胎蛋白 $131.6\mu g/L$,癌胚抗原 $1.37\mu g/L$,CA19-9 2.0kU/L,CA125 40.2kU/L,CA15-3 11.10kU/L,CA242<1.0kU/L。

(10)抗体检测:自身抗体、结核抗体、甲、乙、丙、丁、戊型肝炎抗体及艾滋病、梅毒抗体复查均为阴性。

(11)血气分析:pH 7.422,PaO_2 122mmHg,$PaCO_2$ 30.5mmHg,HCO_3^- 18.5mmol/L,BE -5.8mmol/L,乳酸 0.9mmol/L。

(12)床边超声:①腹腔少量积液;②双侧胸腔未见明显积液;③胆囊壁体积偏小伴毛糙增厚,胆总管未见扩张,脾脏大小正常。

3.入科诊断

入科诊断:①感染性休克,伤寒?;②肝功能异常;③孕 29^+ 周;④低蛋白血症;⑤呼吸性碱中毒合并代谢性酸中毒。

二、病因、病情严重程度评估及亟须解决的问题

该患者病因考虑为伤寒引起肠道感染、血源感染、感染性休克。患者已经出现器官功能不全,严重程度分级为重症,病程分期为早期(急性期),极易并发多器官功能不全综合征/多器官功能衰竭,病情凶险。目前,亟须解决呼吸衰竭、休克、高热、胎儿去留等问题。治疗的关键在于迅速控制感染、维持血流动力学稳定、维持重要器官功能、控制体温和处理胎儿,需行机械通气、液体复苏、抗感染、维持水电酸碱平衡、寻找感染源及其发热病因学治疗。

三、诊治经过及思路

1.告知家属病情,家属放弃胎儿后更改抗生素为莫西沙星+阿奇霉素+亚胺培南/西司他丁抗感染,同时积极给予液体复苏+去甲肾上腺素维持血流动力学稳定,并行气管插管机械通气保证氧供。PiCCO 监测:CI 6.39L/(min·m²),GEDI 708mL/m²,SVRI 789dyn·s·m²/cm⁵,ELWI 8mL/kg,dP_{max} 719mmHg/s,GEF 33%,符合感染性休克诊断。复查相关实验室指标:肥达氏反应(-)。呼吸道感染病原体 IgM 抗体(-)。相关病原学培养:血培养、痰培养、大便培养、尿培养、骨髓培养均无阳性发现;自身免疫性肝病检查(-),自身抗体检查(-),血管炎相关抗体检查(-),抗磷脂抗体相关检查(-),单纯疱疹病毒 1 型 IgG(+)、1 型 IgM(-)、2 型 IgG(-)、2 型 IgM(-)。骨髓涂片:可见中毒颗粒。

复查胸腹部 CT:两侧胸腔积液伴两下肺膨胀不全;肝脏体积增大,肝内胆管无扩张;胆囊密度增高,壁略厚;肠道可见较多积气,局部小肠局限性扩张,内见气液平面形成;腹腔较多积液,肠系膜见较多肿大淋巴结影,后腹膜未见肿大淋巴结影,盆腔少量积液。

2.入 ICU 治疗 3d 后,体温一直处于 39~40℃,血常规中三系减少,多次复查 EB-DNA(+),考虑EB 病毒感染所致噬血细胞综合征,予以激素静脉应用,并加强质子泵抑制剂的应用。入 ICU 治疗 5d后,因胎动减少,腹压监测过高,请产科会诊后予以剖宫产。入 ICU 治疗 7d 后,夜间出现红褐色不成形便,逐渐变成暗红色水样便,量约 500mL,胃管内未见咖啡样液体,复查大便 OB(4+),血红蛋白逐渐下降,请消化科会诊,申请红细胞、血浆等胶体输注,胃管内注入去甲肾上腺素+凝血酶粉。入 ICU治疗 10d 后,患者出现呕血(量约 3000mL)、解黑便约(1000mL)。急诊床边胃镜:未见胃内明显溃疡、出血,十二指肠屈氏韧带附近可疑出血,有血凝块。急诊肠系膜动脉造影:肠系膜上动脉空肠第一分支血管紊乱,远处可见对比剂外溢,但延迟期未见对比剂积聚,考虑该处血管畸形伴出血可能。

3.请普外科会诊后积极术前准备,行全麻下剖腹探查术。术中见肝脏偏大,胆、脾、胰无殊,少量腹水,胃壁、近端空肠水肿明显(大约 100cm),肠壁可见多处疑似出血灶,小肠系膜根部可及多个肿大淋巴结。术中胃镜检查:近段肠管黏膜上可见多处弥漫性出血灶,远端未见明显出血灶和黏膜异常血管。告知家属后,予以手术切除近端空肠 100cm,并切除其根部肿大淋巴结,送病理检查。

4.术后第 3 天病理回报符合肠道 T 细胞淋巴瘤,累及肠系膜淋巴结。免疫组化结果如下。小肠淋巴细胞:LCA(+),CD2(+),CD3(+),CD5 部分(+),CD7(+),CD20(−),CD79a(−),PAX-5(−),CD4 部分(+),CD8 少许(+),TIA-1(+),颗粒酶 B(+),CD56(+),CD30 部分(+),ALK(−),KI-67(+)80%~90%;浆细胞:CD79a(+),CD138(+);组织细胞:CD68(+),CD163(+),CD21(−);肠系膜淋巴结:CD2(+),CD3(+),CD5 部分(+),CD7(+),CD56(+),CD4 灶性(+),CD8 灶性(+),Ki-67(+)60%~70%,CD21 残留生发中心(+),CD20 残留滤泡(+),PAX-5 残留滤泡(+)。请血液科会诊,考虑患者病情危重,暂选择应用化疗方案(托烷司琼+依托泊苷)。3d 后,患者再次发生消化道出血,自动出院。

四、病例剖析

(一)病例层面的剖析

该患者持续性高热达 2 周以上,热型为弛张热。发热时有相对缓脉,有皮疹,肝大,周围血象示白细胞、中性粒细胞、嗜酸性粒细胞水平均下降,有蛋白尿,大便隐血试验阳性,符合伤寒表现,但是相关病原学检查(血、尿、大便、骨髓)培养结果均为阴性。入住 ICU 后,很快出现感染性休克表现,而且血流动力学监测(PiCCO)也支持,但是经过积极抗感染治疗无效,体温一直处于 40~41℃。后血象中三系减少,EB 病毒抗体 DNA 检测阳性,考虑 EB 病毒相关性噬血细胞综合征,予以抗病毒、免疫球蛋白、激素治疗。后,患者出现消化道出血,经内科保守治疗无效,外科剖腹探查发现近端空肠水肿明显(大约 100cm),肠壁可见多处疑似出血灶,小肠系膜根部可及多个肿大淋巴结。3d 后病理回报符合肠道 T 细胞淋巴瘤,累及肠系膜淋巴结。暂选择应用化疗方案(托烷司琼+依托泊苷)。3d 后,患者再次发生消化道出血,自动出院。

(二)疾病层面的剖析

近年来,原发性胃肠道淋巴瘤发病率有上升趋势。导致非霍奇金淋巴瘤发病率增高的原因尚不明确,目前研究指出可能是下列因素共同作用的结果:免疫功能异常,病毒感染(肠病型 T 细胞淋巴瘤与慢性肠炎、EB 病毒感染有一定的关系),细菌感染(目前已知非霍奇金淋巴瘤中的胃黏膜相关组织淋巴瘤的发生 90% 以上与幽门螺杆菌感染有关),遗传因素,其他化学物理因素。

原发性胃肠道淋巴瘤发病部位以胃最为多见,其次为小肠、回盲部。这可能与这些部位含有较多淋巴滤泡有关。内镜是原发性胃肠道淋巴瘤术前诊断的主要手段,但总体内镜诊断率较低。其最常见的病灶类型是溃疡型与隆起肿块型。据 Daum 等报道,小肠淋巴瘤的内镜检出率仅为 21%。由于原发性胃肠道淋巴瘤起源于胃肠壁淋巴组织内,且沿黏膜下生长逐步浸润胃肠壁,临床表现缺乏特异性,以发热、腹痛最为常见,故术前误诊率极高,文献报道误诊率达 90%。其确诊主要依靠组织病理学检查。1999 年,世界卫生组织对原发性胃肠道淋巴瘤提出了新的病理分类,其主要病理分型为:①MALT 淋巴瘤;②DLBCL;③外套细胞淋巴瘤;④周围 T 细胞型淋巴瘤。

治疗上,需要结合病变部位、组织学类型、疾病分期以及是否合并急症等多种因素决定治疗方案。目前,多数学者认为,对原发性胃淋巴瘤一般以化疗、抗幽门螺杆菌等保守治疗为主;若发生消化道大出血、溃疡穿孔、消化道梗阻等急症情况,才考虑手术。因为肠管具有管壁较胃壁薄、管腔更窄等解剖特点,并且有研究表明手术对延长患者总生存率有利,因此,对于病变肠管局限的原发性肠淋巴瘤的治疗多主张先采取手术治疗,术后行全身化疗或结合免疫治疗。

五、经验教训总结

原发性胃肠道淋巴瘤临床表现缺乏特异性,往往需与伤寒、噬血细胞综合征(Hemophagocytic syndrome,HPS)等疾病相鉴别。因确诊困难,往往临床决策滞后,而一旦出现并发症(如消化道出血),往往预后不佳。该患者因有伤寒样表现,EB 病毒抗体 DNA 检测阳性,在某种程度上给诊断造成误导,最后因不明原因消化道出血、内科保守治疗无效等,才经手术及术后病理明确诊断。

因此,在以后临床工作中,若遇有不明原因长期发热、有腹部体征(如腹痛、腹胀)、实验室检查中相关炎症指标不高、抗生素治疗无效、检出 EB 病毒 DNA 阳性的患者,均应考虑本病,积极完善相应 X 线、超声、CT 及内镜等检查或行手术探查,并行组织活检。在淋巴瘤的诊断方法中,病理学诊断是金标准,但当缺乏明显可见的病灶或者可疑病灶位于深部时,因难以取得活检材料而使确诊困难。此时,可能采取多次骨髓涂片加骨髓活检的方式来鉴别诊断。但是骨髓涂片与骨髓活检对检验人员的专业水平和经验要求较高,而且当骨髓中淋巴瘤细胞数量较少、尚未造成骨髓组织结构变化时,骨髓涂片加骨髓活检也不具有优势。因此,在临床工作中有疑似病例时,应尽早行剖腹探查,可避免恶性淋巴瘤发生局部及腹腔转移,同时,减少消化道出血、肠粘连、肠梗阻、肠穿孔的机会。同时一旦确诊淋巴瘤,应尽早请血液科会诊,根据个体的不同情况,如肿瘤的组织类型、分期、全身和局部条件以及病理的不同类型,尽早合理地安排手术、化疗、放疗等综合治疗,做到个体化治疗。

六、病理照片

近端空肠部分切除标本,结合形态及免疫组化结果,考虑肠道 T 细胞淋巴瘤,累及肠系膜淋巴结(见图 11-10-1~图 11-10-4)。

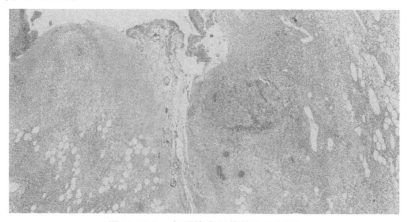

图 11-10-1 多形性瘤细胞伴明显坏死

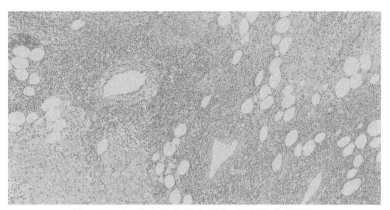

图 11-10-2 瘤细胞侵及血管壁,无纤维素样坏死

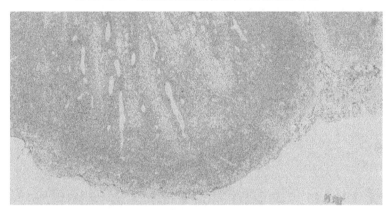

图 11-10-3 免疫组化染色,瘤细胞 CD20(＋) CD56(＋)

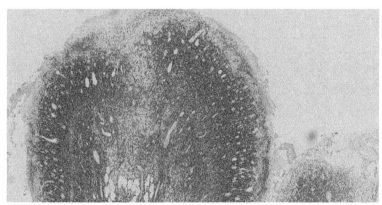

图 11-10-4 原位杂交瘤细胞显示 EBER 阳性

参考文献

1. Muller AM，Ihorst G，Mertelsmann R，et al. Epidemiology of non-Hodgkin's lymphoma (NHL)：trends,geographic distribution,and etiology[J]. Ann Hematol,2005,84：1-12.

2. Nakamura S,Matsumoto T,lida M,et al. Primary gastrointestinal lymphoma in Japan：a clinicopathologic analysis of 455 patients with special reference to its time trends[J]. Cancer,2003, 97：2462-2473.

3. Andriani A,Zullo A,Di Raimondo F,et al. Clinical and endoscopic presentation of primary gastric lymphoma：a multicenter study[J]. Aliment Pharmacol Ther,2006,23：721-726.

4. Kohno S,Ohshima K, Yoeth S,et al. Clinicopathologieal analysis of 143 primary malignant

lymphoma in the small and large intestines based on the new WHO classification[J]. Histopathology, 2003,43(2):135-143.

　　5. 包玉洁,高琴琰,吴书明.35 例原发性恶性胃淋巴瘤临床特点分析[J].胃肠病学,2008,13(5)：264-267.

　　6. Daum S,Ullrich R,Heise W,et al. Intestinal non-Hodgkin'slymphoma：a multicenter prospective clinical study from the German Study Group off Intestinal non-Hodgkin's Lymphoma[J]. J Clin Oncol, 2003,21：2740-2746.

　　7. 李佩文,贾立群,朱世杰.恶性肿瘤误诊误治与防范[M].北京：科学技术文献出版社,2001.

　　8. Harris NT,Jaffe ES, Diebold J, et al. World Health Organization classification of neoplastic diseases of hematopoietic and lymphoid tissues：report of the Clinical Advisory Committee Meeting [J]. J Clin Oncol,1999,17(12):3835-3849.

　　9. Gonzalez QH,Heslin MJ,Davila-Cervantes A,et al. Primary colonic lymphoma[J]. Am Surg, 2008,74:214-216.

　　10. Khosla D,Kumar R,Kapoor R,et al. A retrospective analysis of clinicopathological characteristics, treatment,and outcome of 27 patients of primary intestinal lymphomas[J]. J Gastrointest Cancer, 2013,44(4):417-421.

（苏　俊）

病例 11-11　多发伤合并中毒性表皮坏死松解症

引　言

中毒性表皮坏死松解症（Toxic epidermal necrolysis,TEN）是皮肤科临床上较少见的药源性致死性疾病,以表皮的大量剥脱坏死、口腔黏膜糜烂,并伴有严重的肝肾功能损害等系统并发症为主要症状。其由于发病的不可预知性以及死亡率较高（20%～30%）而受到广泛关注。

一、接诊时病情简介

（一）入 ICU 前的情况

1. 患者主诉和基本情况

患者,女,46 岁,农民。因"全身皮肤红斑、丘疹、水疱 1 周"入住我院皮肤科。患者入院前 22d 因车祸在当地医院救治,被诊断为"创伤性脾脏破裂,左肾挫伤,脑挫伤,蛛网膜下腔出血,头皮裂伤,头皮血肿,多发肋骨骨折肺挫伤,左侧液气胸,多处软组织挫伤"。给予气管切开、机械通气及脾切除术等积极抢救,并应用多种抗生素（美洛西林/舒巴坦、美罗培南及氟康唑等）抗感染治疗,患者病情逐步平稳,成功脱离呼吸机。1 周前开始出现颜面、四肢皮疹,呈针尖大小,压之褪色,无瘙痒,有畏寒、发热,有咳嗽、咳痰,乏力明显。当地医院考虑病毒感染,予以对症支持治疗,患者病情无明显好转,皮疹蔓延及全身,大部分融合成片,颜色红,压之褪色,伴局部水疱、糜烂、脱屑、渗血、渗液等,为求更好诊治而转入我院。

2. 入院查体

T 37.8℃,HR 114 次/min,BP 88/51mmHg,全身皮肤大面积潮红,伴水疱、糜烂,渗液明显,口腔黏膜破溃明显,两侧球结膜充血。双肺呼吸音粗,闻及散在湿啰音。HR 114 次/min,心律齐。腹软,无压痛及反跳痛。双下肢轻度水肿。

3．辅助检查

(1)血生化：白蛋白 29.9g/L，肌酐 39μmol/L，前白蛋白 139mg/L，总蛋白 64.7g/L。

(2)血常规：全血 C 反应蛋白 110.0mg/L，白细胞计数 18.3×10⁹/L，红细胞计数 3.77×10¹²/L，血红蛋白 113g/L，血小板计数 660×10⁹/L，中性粒细胞百分比 90.9%，淋巴细胞绝对值 0.55×10⁹/L，中性粒细胞绝对值 16.59×10⁹/L。

4．拟诊

①中毒性表皮坏死松解症，口腔溃疡，结膜炎；②多发伤(颅内损伤后，创伤性脾脏破裂术后，左肾挫伤，脑挫伤，蛛网膜下腔出血，头皮裂伤、头皮血肿，多发肋骨骨折，肺挫伤)。

入院后给皮损处每日换药；甲强龙 80mg 静推，bid，抗炎；美罗培南 0.5g 静滴 q8h，抗感染；白蛋白 20g 静滴，qd，提高胶体渗透压；血液灌流清除免疫复合物；丙种球蛋白调节免疫反应；康复新和左氧氟沙星滴眼液等局部对症处理。住院第 8 天，皮损无明显好转，出现高热，体温达 39.5℃；胸片提示肺部感染；加用万古霉素 0.5g 静滴，q8h，并转入 ICU 治疗。

(二)入 ICU 后的情况

1．入科查体

T 36.8℃，P 112 次/min，BP 110/81mmHg。全身 90% 以上皮肤有红斑、水疱、糜烂，伴明显渗液；口腔黏膜破溃明显；双侧球结膜充血；喉部气管切开部位有渗液及分泌物。双肺呼吸音粗，闻及散在湿啰音。HR 112 次/min，心律齐。腹软，无压痛。双下肢无水肿，尼氏征(+)。

2．辅助检查

(1)血常规示全血 C 反应蛋白 197.0mg/L，白细胞计数 4.0×10⁹/L，红细胞计数 2.17×10¹²/L，血红蛋白 61g/L，血小板计数 284×10⁹/L。

(2)血乳酸 2.14mmol/L；PCT 0.117ng/mL；白蛋白 20.5g/L。

(3)咽拭子及皮肤分泌物培养提示鲍曼不动杆菌感染；大便 OB(+++)。

3．入科诊断

①中毒性表皮坏死松解症，口腔溃疡，结膜炎；②多发伤(颅内损伤后，创伤性脾脏破裂术后，左肾挫伤，脑挫伤，蛛网膜下腔出血，头皮裂伤，头皮血肿，多发肋骨骨折，肺挫伤)。

二、病因、病情严重程度评估及亟须解决的问题

该患者病因考虑为药物引起中毒性表皮坏死松解症。SCORTEN 评分 4 分(具体评分详见表 11-11-1)，

表 11-11-1 SCORTEN 评分表

指 标	数 值
年龄	≥40 岁
合并肿瘤	合并
心率	≥120 分/min
第 1 天受累皮肤面积	≥10%
血尿素氮	>28mg/dL(>10mmol/L)
血碳酸氢盐	<20mEq/L(>20mmol/L)
血糖	>252mg/dL(>14mmol/L)

注：基于收入院 24h 内的 7 个独立指标进行评价。每个指标为 1 分，最终得分用于估计死亡率。0~1 分：3.2%；2 分：12.1%；3 分：35.5%；4 分：58.3%；5 分：90%。

同时患者多发伤后,免疫功能低下,合并感染,营养不良,极易并发多器官功能衰竭而死亡。治疗的关键在于针对原发病的特异性治疗,抗生素的选择,营养及脏器功能等支持治疗。

三、诊治经过及思路

1. 支持性治疗

尽早停用致敏药物是首要也是最重要的步骤。其次,应仔细清除糜烂面表面坏死的上皮组织,并覆以生物敷料或覆以凡士林纱布/晶状纳米银浸染敷料,以保护皮肤剥脱面,促进表皮再生。患者极易发生医院内感染,败血症是最严重也是最常见的并发症之一,因此需要定期进行皮损分泌物、血液、尿液的细菌培养,以便早期发现感染征象,但不推荐预防性应用抗生素。当有确切感染时,应根据细菌培养和药敏结果选择有效的抗生素。并需维持体液及电解质平衡;加强营养支持;适当镇痛镇静减轻患者痛苦;加强皮肤清创换药,加强保护性的隔离。

2. 特异性治疗

很多特异性药物被用于重症多形红斑(Stevens-Johnson syndrome,SJS)/TEN 的治疗,报道最多的是糖皮质激素及静脉注射用人免疫球蛋白。甲强龙 160mg/d×5d,皮损好转后逐渐减量至停用;丙种球蛋白 30g/d×7d。血浆置换能去除血浆中的药物、毒物、代谢产物、自身抗体及免疫复合物等有害成分。对该患者行血浆置换,每两天 1 次,共行 3 次,获得了良好效果。

四、病例剖析

(一)病例层面的剖析

该患者为中年女性,结合患者症状及既往史,中毒性表皮坏死松解症诊断明确。入院后,立即停用致敏药物,使用大剂量糖皮质激素、丙种球蛋白,及行血浆置换等特异性治疗,以及皮肤换药、合理应用抗生素、营养支持及保护性隔离等支持治疗,患者病情恢复良好。该疾病治疗的关键是及早明确诊断,停用致敏药物。该病的皮肤表现比较有特点,误诊的可能性较小。该患者在疾病发展过程中的皮肤表现见图 11-11-1～图 11-11-3。

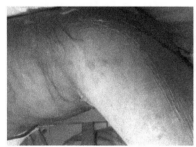 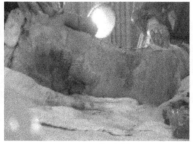 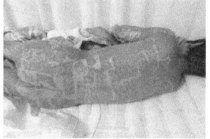

图 11-11-1　住院第 1 天　　　　图 11-11-2　住院第 15 天　　　　图 11-11-3　住院第 28 天

(二)疾病层面的剖析

中毒性表皮坏死松解症(TEN)是皮肤科临床上较少见的药源性致死性疾病。其主要症状为表皮的大量剥脱坏死,口腔黏膜糜烂,并伴有严重的肝肾功能损害等系统并发症。按照体表表皮的剥脱面积,将 TEN 分为三类:剥脱面积<10%的,被称为 Stevens-Johnson 综合征(SJS);剥脱面积>30%的,被称为 TEN;剥脱面积 10%～30%的,被称为 SJS/TEN 重叠。该病发病机制尚不完全清楚,遗传易感性、特定的 T 细胞抗原受体序列、药物特异性 T 细胞、细胞毒蛋白均在其中起着重要的作用。

在治疗上,首先应停用致敏药物,停用越及时,预后越好。糖皮质激素应用虽然缺乏充足的证据和理论支持,但系统应用糖皮质激素治疗 TEN 已有较长的历史。尽管有观点认为,应用糖皮质激素

48h可增加患者被感染的概率和死亡率及延缓伤口愈合的速度,但多项研究证实,系统应用糖皮质激素治疗可使患者的死亡率保持在较低水平。大剂量静脉滴注免疫球蛋白可中断细胞凋亡的信号传导,尤其可抑制Fas/FasL途径诱导的细胞凋亡和坏死,从而延缓病情的发展。一项回顾性分析表明,联合应用免疫球蛋白与糖皮质激素的疗效明显优于单独应用糖皮质激素的疗效,可显著降低患者的死亡率。近年来,TNF-α抑制剂英夫利西单抗(5mg/kg)被报道在散发病例中有助于控制中毒性表皮坏死松解症病情。

五、经验教训总结

Stevens-Johnson综合征(SJS)及中毒性表皮坏死松解症(TEN)为重症药疹中同一疾病谱的不同阶段,发病率低而死亡率高。其组织病理特点为快速而广泛的角质形成细胞凋亡,继而导致表皮与真皮分离。近年来,随着对本病发病机制更为深入的了解,在治疗上也取得了较多新的进展。目前,SJS/TEN重叠的基础治疗仍以支持治疗为主,包括尽早停用致敏药物、预防感染、保护创面及加强支持治疗。在SJS/TEN早期可以给予大剂量糖皮质激素冲击治疗,总剂量>2g/d的注射用人免疫球蛋白治疗SJS/TEN重叠安全且可能有效,但需前瞻性随机对照试验进一步验证。推荐在给予支持治疗的基础上联合应用多种抗凋亡药物,环孢素、环磷酰胺等可作为二线用药,但不推荐应用沙利度胺及预防性应用抗生素。

参考文献

1.陈金波,王宝玺.重症多形红斑及中毒性表皮坏死松解症治疗进展[J].临床皮肤科杂志,2008,37(8):551-553.

2.潘月飞,付萌,刘玉峰.中毒性表皮坏死松解症的研究进展[J].国际皮肤性病学杂志,2013,39(4):252-254.

(杨 莹)

索　引

（按拼音字母排序）